APH Resgate

Emergência em Trauma

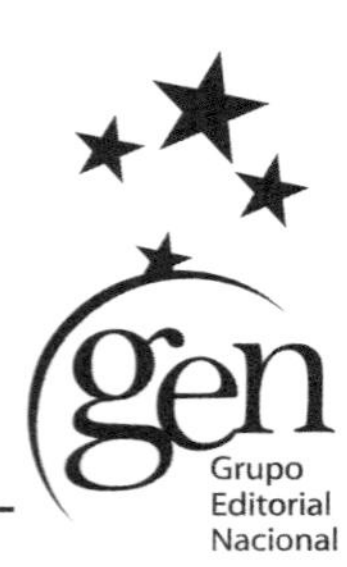
gen
Grupo
Editorial
Nacional

APH Resgate
Emergência em Trauma

Júnia Shizue Sueoka

Médica. Graduação em Medicina pela Universidade de Mogi das Cruzes (UMC). Especialização em Cirurgia Geral e Medicina de Emergência. Médica Reguladora e Intervencionista do Grupo de Resgate e Atenção às Urgências (GRAU) da Secretaria de Estado da Saúde de São Paulo – Resgate 193. Médica Aeronavegante do Comando de Aviação da Polícia Militar do Estado de São Paulo - Águia CAvPM. Professora das disciplinas de Primeiros Socorros I e II da Faculdade de Medicina da UMC. Coordenadora Médica de Voo da ALLJET Aeromédica. Diretora da LifeAir5 Treinamentos, responsável pelos programas Advanced Trauma Life Support (ATLS - ACS), Prehospital Trauma Life Support (PHTLS – NAEMT), Advanced Medical Life Support (AMLS – NAEMT), Tactical Emergency Casualty Care (TECC) e Tactical Combat Casualty Care – PHTLS Militar (TCCC – NAEMT). Diretora do curso de Transporte Aeromédico do Instituto de Ensino em Saúde de São Paulo (IESSP).

Carla Maria Balieiro Abgussen

Bióloga e Médica. Graduação em Biologia pela Pontifícia Universidade Católica de Minas Gerais (PUC Minas), com especialização em Ciências do Ambiente. Graduação em Medicina pela Universidade Federal de Minas Gerais (UFMG). Especialização em Neurocirurgia, com Residência Médica no Conjunto Hospitalar do Mandaqui – São Paulo. Médica Legista do Instituto Médico Legal (IML) – Polícia Técnico-Científica do Estado de São Paulo. Diretora do Núcleo de Tanatologia Forense do IML/SP. Ex-chefe de Seção Técnica da Equipe Centro – IML Central na cidade de São Paulo. Professora de Medicina Legal e Socorros de Urgência na Academia de Polícia Civil do Estado de São Paulo (ACADEPOL).

Mario Fuhrmann Neto

Médico. Graduação em Medicina pela Faculdade de Medicina de Marília (FAMEMA). Especialização em Cirurgia Geral e Pediátrica pelo Hospital Santa Marcelina. Professor das disciplinas de Atendimento Pré-Hospitalar, Técnica Cirúrgica e Cirurgia Geral da Faculdade Santa Marcelina (FASM). Assistente de Coordenação do Internato Médico da FASM. Assistente do Pronto-Socorro Cirúrgico e do Serviço de Cirurgia Pediátrica do Hospital Santa Marcelina. Médico do Grupo de Resgate e Atenção às Urgências (GRAU) da Secretaria de Estado da Saúde de São Paulo – Resgate 193.

2ª edição

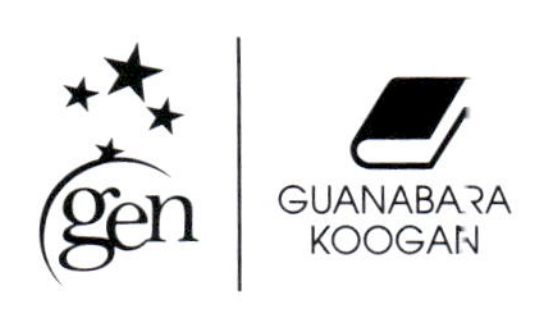

- Data do fechamento do livro: 29/02/2024.

- **Atendimento ao cliente: (11) 5080-0751 | faleconosco@grupogen.com.br**

- Capa: Bruno Sales
- Editoração eletrônica: Leandro Duarte

CIP-BRASIL. CATALOGAÇÃO NA PUBLICAÇÃO
SINDICATO NACIONAL DOS EDITORES DE LIVROS, RJ

S941a
2. ed.

Sueoka, Júnia
APH : resgate : emergência em trauma / Júnia Sueoka, Carla Abgussen, Mario Fuhrmann Neto. - 2. ed. - Rio de Janeiro : Guanabara Koogan, 2024.
28 cm.

Apêndice
Inclui bibliografia e índice
ISBN 978-85-9515-972-3

1. Primeiros socorros. 2. Emergências médicas. 3. Traumatologia. I. Abgussen, Carla. II. Fuhrmann Neto, Mario. III. Título.

CDD: 616.0252
23-87437 CDU: 616-083.98

Meri Gleice Rodrigues de Souza - Bibliotecária - CRB-7/6439

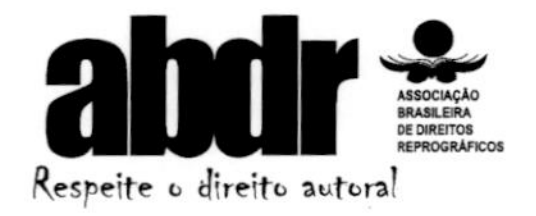

Querem que vos ensine o modo de chegar à ciência verdadeira?
Aquilo que se sabe, saber que se sabe;
aquilo que não se sabe, saber que não sabe;
na verdade, é este o saber.

Confúcio

Na 1ª edição deste livro, a dedicatória foi aos pioneiros.
Agora, nesta 2ª edição, nossa dedicatória não poderia deixar de ser aos que seguiram esses pioneiros. Aos que, diuturnamente, estudam, lutam e labutam para se aprimorar, sem esmorecer, buscando a excelência no atendimento às vítimas politraumatizadas em nosso país.
A vocês, este trabalho.

Colaboradores

Adriana Giorgeti Veiga

Enfermeira. Graduação em Enfermagem pela Faculdade de Ciências Médicas "Dr. José Antônio Garcia Coutinho". Especialização em Urgência e Emergência pela Universidade Federal de São Paulo (Unifesp). Mestrado em Ensino Superior em Saúde pela Unifesp.

Aline Fagnani Pereira Pineda

Perita Criminal. Graduação em Enfermagem pela Faculdade de Medicina de Marília (FAMEMA). Especialização em Enfermagem em Urgência e Emergência e Enfermagem em Cardiologia pelo Instituto de Estudos Avançados e Pós-Graduação das Faculdades Integradas do Vale do Ivaí (ESAP-Univale). Mestrado em Ciências da Saúde pela Escola de Enfermagem da Universidade de São Paulo (EE-USP). Professora da Academia da Polícia Civil do Estado de São Paulo (ACADEPOL).

Ana Carolina Ribeiro Salles

Perita Criminal. Graduação em Ciências Biológicas pela Universidade de São Paulo (USP). Mestrado em Oceanografia Biológica pela USP. Graduanda em Medicina pela Universidade Federal de São Carlos (UFSCAR). Professora da Academia da Polícia Civil do Estado de São Paulo (ACADEPOL).

André Luis T. Dolor

Enfermeiro e Advogado. Graduação em Enfermagem pela Escola de Enfermagem da Universidade de São Paulo (EE-USP). Especialização em Administração Hospitalar pelo Centro Universitário Adventista de São Paulo (UNASP). Mestrado em Administração em Enfermagem pela EE-USP. Enfermeiro do Grupo de Resgate e Atenção às Urgências (GRAU) da Secretaria de Estado da Saúde de São Paulo – Resgate 193.

Antonio Claudio de Oliveira

Enfermeiro. Graduação em Enfermagem pela Pontifícia Universidade Católica de Campinas (PUC-Campinas). Especialização em Ortopedia e Traumatologia pela Universidade de São Paulo (USP). Membro do Colégio Brasileiro de Enfermagem em Emergência (COBEEM). Coordenador Administrativo do Comitê de Trauma Brasileiro.

Antonio Onimaru

Médico. Graduação em Medicina pela Faculdade de Medicina de Marília (FAMEMA). Especialização em Urgência e Emergência pela FAMEMA. Membro da Associação Brasileira de Medicina de Emergência (ABRAMEDE).

Ceila Maria Sant'Ana Malaque

Médica. Graduação em Medicina pela Universidade Estadual de Londrina (UEL). Especialização em Doenças Infecciosas e Parasitárias pelo Hospital das Clínicas da Faculdade de Medicina da Universidade de São Paulo (HC-FMUSP). Mestrado em Doenças Infecciosas e Parasitárias pela FMUSP. Doutorado em Ciências pela FMUSP.

Cristina Chahestian

Médica. Graduação em Medicina pela Pontifícia Universidade Católica de São Paulo (PUC-SP). Especialização em Angiologia e Cirurgia Vascular pelo Instituto Dante Pazzanese. Membro da Sociedade Brasileira de Angiologia e Cirurgia Vascular (SBACV).

Dario Birolini

Cirurgião Geral. Graduação em Medicina pela Faculdade de Medicina da Universidade de São Paulo (FMUSP). Especialização em Cirurgia Geral e Trauma pela FMUSP. Professor Titular Aposentado – Professor Emérito da FMUSP.

David Szpilman

Médico. Graduação em Medicina pela Fundação Técnico Educacional Souza Marques (FTESM). Especialização em Clínica Médica e Terapia Intensiva pela Marinha do Brasil e Associação de Medicina Intensiva Brasileira (AMIB). Membro da Sociedade Brasileira de Salvamento Aquático (SOBRASA).

Diógenes Martins Munhoz

Bombeiro Militar. Graduação em Segurança Pública pela Academia da Polícia Militar do Barro Branco (APMBB). Especialização em Psicanálise pelo Instituto Oráculo de Psicanálise. Mestrado em Saúde Mental pela APMBB. Doutorado em Ciências Policiais pelo Centro de Altos Estudos da Polícia Militar do Estado de São Paulo (PMESP). Professor Titular da Escola Superior de Bombeiros de São Paulo.

Edna Barbosa da Silva

Enfermeira. Graduação em Enfermagem pela Universidade de Mogi das Cruzes (UMC). Especialização em Enfermagem em Pronto Socorro pelas Faculdades Metropolitanas Unidas (FMU). Mestrado em Psicologia Social pela Pontifícia Universidade Católica de São Paulo (PUC-SP).

Fan Hui Wen

Médica Gestora de Projetos do Núcleo Estratégico de Venenos e Antivenenos do Instituto Butantan. Graduação em Medicina pela Faculdade de Medicina da Universidade de São Paulo (FMUSP). Especialização em Moléstias Infecciosas e Parasitárias pelo Hospital das Clínicas da Faculdade de

Medicina da Universidade de São Paulo (HCFMUSP). Mestrado em Epidemiologia pela Universidade Federal de São Paulo (Unifesp). Doutorado em Saúde Coletiva pela Universidade Estadual de Campinas (Unicamp).

Flavia Ismael

Médica Psiquiatra. Graduação em Medicina pela Faculdade de Medicina de Marília (FAMEMA). Especialização em Psiquiatria pela Faculdade de Medicina do ABC (FMABC). Doutorado em Ciências pela Faculdade de Medicina da Universidade de São Paulo (FMUSP). Professora do curso de Medicina da Universidade Municipal de São Caetano do Sul (USCS). Membro da Comissão de Emergências da Associação Brasileira de Psiquiatria (ABP).

Giovanni Chiarello

Médico Legista do Instituto Médico Legal de São Paulo (IML/SP). Graduação em Medicina pela Universidade Estadual Paulista (Unesp). Especialização em Medicina Legal pela Universidade de São Paulo (USP). Professor Convidado de Pós-graduação em Medicina Legal e Perícias Médicas da USP. Assistente Técnico da Diretoria Divisionária do Centro de Perícias do IML/SP. Ex-diretor do Núcleo de Tanatologia do IML/SP. Ex-diretor do Núcleo de Toxicologia do IML/SP. Ex-diretor do Núcleo de Antropologia do IML/SP.

Giuliano Michel Mussi

Enfermeiro. Graduação em Enfermagem e Obstetrícia pela Universidade de Marília (Unimar). Especialização em Cuidados Intensivos pela Universidade de São Paulo (USP). Mestrado em Distúrbios do Desenvolvimento pela Universidade Presbiteriana Mackenzie.

Herbert Wallauer de Mattos

Médico do Grupo de Resgate e Atenção às Urgências (GRAU) da Secretaria de Estado da Saúde de São Paulo – Resgate 193. Graduação em Medicina pela Faculdade de Medicina da Universidade de Mogi das Cruzes (UMC). Especialização em Cirurgia Geral pelo Conjunto Hospitalar do Mandaqui.

Jefferson de Mello

Coronel da Polícia Militar do Estado de São Paulo (PMESP) – Corpo de Bombeiros. Graduação em Segurança Pública pela Academia de Polícia Militar do Barro Branco (APMBB). Graduação em Fisioterapia pela Universidade Bandeirantes. Graduação em Educação Física pela Escola de Educação Física da PMESP. Graduação em Engenharia Civil pela Universidade de Guarulhos. Especialização em Busca e Resgate em Estruturas Colapsadas pelo Corpo de Bombeiros do Estado de São Paulo (CBMESP). Mestrado Profissional em Ciências Policiais de Segurança Pública pelo Centro de Aperfeiçoamento de Ensino Superior (CAES) da PMESP. Doutorado Profissional em Ciências Policiais de Segurança Pública pelo CAES da PMESP. Professor de Salvamento Terrestre, Busca e Resgate em Estruturas Colapsadas, mergulho autônomo em outros cursos do CBMESP. Avaliador das Equipes Internacionais para o Processo de Credenciamento Nacional com Reconhecimento INSARAG (Grupo Consultor Internacional de Busca e Salvamento) para atendimentos de Desastres.

Josiene Germano

Médica. Graduação em Medicina pela Faculdade de Medicina de Ribeirão Preto (FAMERP). Especialização em Medicina do Tráfego pela Associação Brasileira de Medicina de Tráfego (ABRAMET). Mestrado em Ciências Médicas pela Universidade de São Paulo (USP).

Lídia Miwako Kimura

Enfermeira. Graduação em Enfermagem pela Faculdade de Enfermagem do Hospital Israelita Albert Einstein. Especialização em Urgência e Emergência pela Universidade Federal de São Paulo (Unifesp). Instrutora dos cursos Advanced Trauma Care for Nurses (ATCN), Prehospital Trauma Life Support (PHTLS), Advanced Medical Life Support (AMLS) e Advanced Cardiovascular Life Support (ACLS).

Ligia Florio

Médica Psiquiatra. Graduação em Medicina pela Universidade São Francisco (USF) Campus Bragança Paulista. Especialização em Psiquiatra pela Faculdade de Medicina de Jundiaí (FMJ). Mestrado em Ciências da Saúde pela Faculdade de Medicina do ABC (FMABC).

Maira Cristhiane Bogado da Silva

Enfermeira. Graduação em Enfermagem pela Universidade Federal de São Paulo (Unifesp). Especialização em Urgência e Emergência pela Universidade de Guarulhos (UNG).

Marcelo Klinger

Médico. Graduação em Medicina pela Faculdade de Medicina da Universidade de São Paulo (FMUSP). Especialização em Clínica Médica e Saúde Pública pelo Hospital das Clínicas da FMUSP e Faculdade de Saúde Pública (USP). Médico do Grupo de Resgate e Atenção às Urgências (GRAU) da Secretaria de Estado da Saúde de São Paulo – Resgate 193. Ex-diretor do Serviço de Atendimento Móvel de Urgência (SAMU) de São Paulo.

Mauricio Augusto Gonçalves

Médico. Graduação em Medicina pela Faculdade de Medicina de Marília (FAMEMA). Especialização em Medicina Intensiva pelo Hospital Israelita Albert Einstein. Especialização em Clínica Médica pela Associação Médica Brasileira (AMB).

Nelson Gaspar Dip Júnior

Médico. Graduação em Medicina pela Universidade Federal de Mato Grosso do Sul (UFMS). Especialização em Urologia pela Associação Beneficente Santa Casa de Campo Grande. Doutorado em Ciências pela Faculdade de Medicina da Universidade de São Paulo (FMUSP). Professor Associado da Universidade Nove de Julho (UNINOVE). Membro da Sociedade Brasileira de Urologia (SBU).

Newton Djin Mori

Médico. Graduação em Medicina pela Faculdade de Medicina da Universidade de São Paulo (FMUSP). Especialização em Cirurgia Geral e Trauma pelo Hospital das Clínicas da FMUSP (HC-FMUSP). Doutorado em Clínica Cirúrgica pela FMUSP. Membro do American College of Surgeons (ACS), do Colégio Brasileiro de Cirurgiões (CBC), da Sociedade Panamericana de Trauma e da Sociedade Brasileira de Atendimento Integrado ao Traumatizado (SBAIT).

Pedro Henrique Ferreira Alves

Cirurgião do Trauma. Graduação em Medicina pela Faculdade de Medicina de Ribeirão Preto da Universidade de São Paulo (FMRP-USP). Especialização em Cirurgia Geral pela Faculdade de Medicina da Universidade de São Paulo (FMUSP). Titular do Colégio Brasileiro de Cirurgiões (TCBC). Titular da Sociedade Brasileira de Atendimento Integrado ao Traumatizado (SBAIT). Fellow of the American College of Surgeons (FACS). Cirurgião Geral e do Trauma do Hospital das Clínicas da FMUSP (HC-FMUSP). Médico Assistente da Divisão de Cirurgia Geral e Trauma do HC-FMUSP. Gerente Médico do Centro de Trauma do Hospital Nipo-Brasileiro.

Roberto Stefanelli

Médico. Graduação em Medicina pela Faculdade de Ciências Médicas da Santa Casa de São Paulo. Especialização em Cirurgia Plástica pela Faculdade de Medicina do ABC (FMABC). Professor Convidado da Santa Casa de São Paulo. Titular do Colégio Brasileiro de Cirurgiões (TCBC). Ex-diretor do Grupo de Resgate e Atenção às Urgências (GRAU) da Secretaria de Estado da Saúde de São Paulo – Resgate 193. Diretor de Educação do Comitê de Trauma Brasileiro.

Rodrigo Tadeu Rodrigues Silvestre

Médico Policial Militar de Ações e Operações Especiais da Polícia Militar do Estado de São Paulo (PMESP). Graduação em Medicina pela Universidade de Cuiabá (Unic). Especialização em Cirurgia Geral pelo Colégio Brasileiro de Cirurgiões (CBC).

Samir Lisak

Médico Militar da Polícia Militar do Estado de São Paulo (PMESP). Graduação em Medicina pela Pontifícia Universidade Católica de Campinas (PUC-Campinas). Especialização em Anestesiologia pelo Hospital Sírio-Libanês. MBA Gestão em Negócios da Saúde pela Fundação Getulio Vargas (FGV). Assessor Militar do Gabinete do Secretário de Segurança Pública do Estado de São Paulo.

Silene Celerino da Fonseca

Enfermeira. Graduação em Enfermagem pela Universidade Federal de São Paulo (Unifesp). Especialização em Emergência pela Unifesp. Membro da Basingstoke College of Technology (BCoT)

Silvana Nigro

Médica. Graduação em Medicina pela Faculdade de Medicina de Jundiaí. Especialização em Cirurgia Geral pelo Conjunto Hospitalar do Mandaqui. Professora Adjunta da Universidade Nove de Julho.

Waltecir Lopes

Professor. Graduação em Educação Física pela Universidade de Mogi das Cruzes (UMC). Especialização em Reabilitação Cardíaca pela Faculdades Metropolitanas Unidas (FMU). Professor da Medicina do Esporte e da Fisiologia do Centro de Estudos de Fisiologia do Exercício e Treinamento e da Universidade Paulista. Membro da Sociedade Brasileira de Salvamento Aquático (SOBRASA). Consultor Técnico da *Revista Emergência*. Instrutor convidado do Instituto de Ensino em Pesquisa (IEP) do Hospital Sírio-Libanês. Colaborador da Associação Brasileira de Medicina de Áreas Remotas e Esportes de Aventura (ABMAR).

Wana Yeda Paranhos

Enfermeira. Graduação em Enfermagem pela Universidade Federal de São Paulo (Unifesp). Especialização em Estomaterapia pela Universidade de São Paulo (USP). Mestrado em Enfermagem na Saúde do Adulto pela USP. Doutorado em Ciências pela USP. Coordenadora do curso de Enfermagem da Universidade Cidade de São Paulo.

Agradecimentos

Agradecemos ao Corpo de Bombeiros da Polícia Militar do Estado de São Paulo, pelo apoio incondicional, cedendo espaços, materiais e, sobretudo, seu tempo para contribuir com o nosso trabalho.

Dra. Júnia Sueoka
Dra. Carla Abgussen
Dr. Mario Fuhrmann Neto

Apresentação

Em 2019, foi lançada a primeira versão deste manual. Mais que um compilado de capítulos, aquele livro foi uma vitória de todos nós, profissionais do ambiente pré-hospitalar, que, há muito tempo, queríamos escrever não somente sobre os protocolos mundialmente utilizados, mas também da nossa realidade e de como esses protocolos podem – e são – aplicados em nosso estado. Tivemos contribuições de inúmeras pessoas, de áreas diversas, mas interrelacionadas, e o trabalho realizado foi um sucesso!

Agora apresentamos a vocês nossa 2ª edição, atualizada e revisada, com alguns novos colaboradores. Foi um trabalho realizado com afinco e cuidado, para trazer o que temos de novo, mas mantendo-se a importância do preconizado e estabelecido durante anos, conhecimento solidificado pela ciência e atualizado também por ela.

A estrutura é a mesma, começando por uma breve linha histórica, seguida pelos capítulos que versam sobre as estruturas administrativas de regulação e legislação, humanização e gestão. Depois, enfatiza-se a sinergia necessária entre o atendimento pré-hospitalar e as atividades periciais, entrando, então, no trabalho operacional dos socorristas, até chegar aos capítulos que focam a estrutura mental e a relação interprofissional de todos os envolvidos no atendimento pré-hospitalar.

Esperamos que, mais uma vez, este manual possa ser uma ferramenta útil de estudo, aprimoramento e, sobretudo, um material de fácil consulta nas missões do dia a dia.

Dra. Júnia Sueoka
Dra. Carla Abgussen
Dr. Mario Fuhrmann Neto

Prefácio à 2ª edição

Emergências, ocorrências e acidentes de todos os tipos acontecem diariamente em qualquer lugar do mundo, a maioria devido a fatores humanos, alguns por motivos profissionais, a partir de atos inseguros nos quais o trabalhador se expõe a algum risco (p. ex., a não utilização dos Equipamentos de Proteção Individuais – EPIs), ou condições inseguras, com riscos relacionados diretamente ao ambiente de trabalho (p. ex., instalações elétricas irregulares, escadas inadequadas, falta de iluminação). Muitos acidentes ocorrem também nos momentos de lazer, com o uso exagerado de bebidas alcoólicas, deslocamentos em locais de risco sem conhecimento e falta da segurança mínima. Outro fator com alto índice de risco são os acidentes domésticos, principalmente com idosos e crianças, desde uma leve queimadura até os casos mais graves, como explosões ambientais ou mortes por afogamento em piscinas domiciliares. Muitas vezes também somos surpreendidos por fenômenos naturais, como o excesso de chuva, provocando inundações que atingem as vias públicas de maneira rápida e inesperada, quando pessoas em seus veículos, ou mesmo a pé, são arrastadas pelas águas e com frequência desaparecem, sendo encontradas dias depois em locais distantes, infelizmente sem vida.

Conforme o Censo de 2022, realizado pelo Instituto Brasileiro de Geografia e Estatística (IBGE), órgão do Governo Federal, a população do estado de São Paulo atingiu o número de 44.411.238 pessoas, sendo o estado com o maior número de habitantes no Brasil e maior que diversos países. Esse fator interfere diretamente nos números de emergências que ocorrem diariamente, pois, quanto maior o número de pessoas, mais eventos adversos ocorrem no dia a dia, resultando em acidentes pessoais, de leves a fatais. Conforme dado divulgado pelo Ministério da Saúde, também em 2022, morreram 32.174 pessoas de acidentes de trânsito em todo o país, causa recordista de milhares de vítimas.

Diante dos acidentes que acontecem o tempo todo, têm-se resultados diversos. Em pequenos cortes, torções, quedas com lesões leves ou um simples mal súbito, muitas vezes é possível o socorro ser feito por um familiar ou alguém que esteja próximo da vítima, que, mesmo sem conhecimento específico, pode fazer algo para amenizar a dor ou conduzir a vítima até um pronto-socorro. Em casos com maior gravidade que resultam em lesões mais graves, como grandes hemorragias, amputações, dilacerações, parada respiratória ou cardiorrespiratória, extrapolando o nível de conhecimento da pessoa que esteja próxima, há a necessidade da atuação de profissionais capacitados na área de atendimento pré-hospitalar (APH) – médicos, enfermeiros, bombeiros ou técnicos da área da Saúde –, treinados para esse tipo de situação e que devem ser acionados pelos meios públicos, para que rapidamente se desloquem para o local solicitado e prestem a assistência mínima necessária para estabilizar os sinais vitais do paciente e o transportar em segurança para o ambiente hospitalar, a fim de que receba o tratamento adequado.

São esses profissionais que dedicam o seu tempo e a sua vida para salvar e diminuir o sofrimento de pessoas que nem conhecem e com quem não têm o menor vínculo, seja de qualquer origem, raça ou classe socioeconômica. São profissionais que arriscam suas vidas no trânsito de São Paulo para chegar o mais rápido possível a lugares distantes e muitas vezes desconhecidos. São essas pessoas abnegadas que dedicaram ainda mais seu tempo para se debruçarem neste livro, em sua 2ª edição, de modo a multiplicarem seus conhecimentos para aqueles que se interessam pelo assunto de salvar vidas.

O livro *APH Resgate: Emergência em Trauma* foi escrito por várias mãos – 23 médicos, 9 enfermeiros, 2 bombeiros militares, 2 peritas criminais e 1 educador físico –, totalizando 37 autores em seus 36 capítulos, com os mais diversos temas sobre ações diretamente relacionadas ao APH, objetivando ensinar e conscientizar cada pessoa que possa se interessar. Trata-se de temas que não terminam aqui, mas esperamos que esses procedimentos básicos possam fornecer os meios para diminuir o sofrimento das pessoas, ou até mesmo salvar vidas, com atitudes simples, mas muito eficazes, que fazem a diferença no momento de angústia e sofrimento.

Os acidentes e as emergências que resultam em vítimas não cessarão, mas o aprimoramento, a atualização de novas técnicas e a capacitação constante continuarão em batalha para diminuir o agravamento das condições físicas daqueles que, infelizmente, serão acometidos por alguma enfermidade ou lesão corporal resultante de trauma.

Cel PM Jefferson de Mello

Prefácio à 1ª edição

Estamos vivendo um momento da história da Medicina caracterizado por uma série de profundas mudanças no perfil dos médicos, dos profissionais de Saúde, dos pacientes e, o que é mais crítico, da relação entre eles. Em decorrência dos inegáveis avanços sociais e assistenciais ocorridos nas últimas décadas, as perspectivas de vida têm aumentado progressivamente, acarretando uma expansão preocupante da prevalência das doenças típicas da idade avançada. Refiro-me particularmente às neoplasias, às doenças cardiovasculares, às neurológicas e a uma série de distúrbios decorrentes do inevitável desgaste estrutural e fisiológico implícito ao prolongado uso do corpo. O resultado óbvio dessas mudanças tem sido o crescente interesse profissional e assistencial voltado para essas doenças e a enorme divulgação de informações a respeito, informações voltadas tanto para o lado leigo como para o profissional. O número de trabalhos publicados em revistas médicas nos últimos 10 anos a respeito de tratamento de doenças oncológicas supera um milhão. O número de trabalhos publicados sobre o tratamento de doenças neurológicas nesse mesmo período supera 700 mil e de doenças cardiovasculares, 550 mil. Se, entretanto, fizermos uma avaliação do número de publicações científicas voltadas para o trauma e para a divulgação dos impactos sociais e assistenciais implícitos à assistência às vítimas, ficaremos surpresos. Como é sabido, o trauma ocasiona um número anual de mortes próximo ao das neoplasias e das doenças cardiovasculares e afeta, de forma impactante, a população jovem. Em outras palavras, enquanto as neoplasias e as doenças cardiovasculares podem ser vistas como mecanismos inevitáveis de morte, os óbitos por traumas resultam em perda de incontáveis anos potenciais de vida, e o que é avaliado e discutido raramente acarretam numerosas sequelas que podem comprometer a qualidade de vida dos sobreviventes, além de implicar elevados custos sociais. Apesar disso, o número de trabalhos científicos publicados na literatura médica corresponde a pouco mais da metade dos publicados para as doenças cardiovasculares e neurológicas. Para complicar mais um pouco o problema, o ensino voltado ao atendimento ao trauma é relegado, na maioria das escolas de formação de profissionais de Saúde, a um plano secundário, quando não é totalmente marginalizado. Cada vez mais se dedicam aulas à divulgação dos avanços tecnológicos voltados para as doenças mais comuns nos idosos. O mercado de trabalho segue as mesmas diretrizes, estimulando os profissionais de Saúde a dedicar-se ao atendimento de problemas de âmbito oncológico, cardiovascular e neurológico, entre outros, enquanto as condições de trabalho e as remunerações dos profissionais que se dedicam à assistência às vítimas de traumas, tanto na assistência pré-hospitalar como nos serviços de emergência, costumam ser precárias, e os recursos assistenciais disponíveis são muito limitados. Tal constatação é particularmente preocupante, pois o trauma não é apenas uma doença, mas, sim, uma síndrome de inúmeras etiologias, responsável por lesões imprevisíveis e não raramente complexas e por consequências sistêmicas potencialmente graves. Daí ser fundamental, seja no ambiente pré-hospitalar como no hospitalar, a adoção de um atendimento integral, atualizado, mas individualizado, oferecido por profissionais qualificados e que se entendam, se respeitem e se comuniquem entre si. Esse é, sem dúvida, o objetivo central deste livro. Aliás, uma de suas características mais interessantes é exatamente a distribuição dos capítulos que se dedicam, em sua etapa inicial, à análise operacional do atendimento em sua etapa intermediária à assistência, levando em conta tanto o perfil das vítimas como o segmento corpóreo afetado e a natureza do trauma e, na etapa final, a uma série de aspectos de natureza logística. Tenho certeza de que esta publicação tem um potencial altamente significativo na melhoria da atenção às vítimas e, por todos esses motivos, apresento minhas felicitações a todos os autores e colaboradores e recomendo firmemente sua leitura.

Dr. Dario Birolini

Sumário

CAPÍTULO 1

Trauma no Brasil

Dario Birolini

INTRODUÇÃO

As causas externas (CE) de morbidade e mortalidade representam, sem dúvida, uma das doenças de maior impacto na história da humanidade, desde seus primórdios. Por essa razão, a necessidade de defender-se das agressões seguramente contribuiu para moldar, através dos milênios, o perfil anatômico, fisiológico e metabólico do *Homo sapiens,* como Charles Darwin propôs em sua obra clássica *On the Origin of Species*, publicada em 1859, na qual defende o conceito da "seleção natural". Quase um século depois, em 1946, Hans Selye traçou o perfil da resposta do organismo às agressões em seu livro *General Adaptation Syndrome and Diseases of Adaptation* e lançou o conceito da "resposta de luta ou fuga".

CAUSAS EXTERNAS

As CE incluem um complexo e amplo conjunto de causas etiológicas que, ao agredirem o organismo, podem ocasionar, entre outras, lesões viscerais e de partes moles, fraturas e esmagamento de tecidos. Essas agressões podem resultar em repercussões sistêmicas graves, incluindo hipovolemia, hipoperfusão tecidual, alterações da coagulação e contaminação maciça, e podem desencadear distúrbios neuroendócrinos e depressão do sistema imune. Em decorrência da agressão sofrida pelo organismo, pode ocorrer uma resposta inflamatória sistêmica, a qual, por sua vez, desperta uma resposta sistêmica anti-inflamatória. Ambas ocasionam necroses celulares e resultam em insuficiências orgânicas e, particularmente quando associadas a infecções oportunistas, acabam levando à sepse, quadro extremamente grave com taxas de mortalidade que chegam a mais de 50% das vítimas afetadas.

De acordo com dados divulgados pela Organização Mundial de Saúde (OMS), as CE representam um denominador comum a todas as regiões do planeta. De fato, embora existam diferenças nas causas de morte entre diferentes localidades, as CE são responsáveis por cerca de 10% das mortes que ocorrem em todo o mundo. Entretanto, se analisarmos a etiologia das CE nas diferentes regiões, notaremos claras e profundas diferenças. Nas Américas, por exemplo, cerca de um terço das mortes por CE são decorrentes de homicídios. No Pacífico Oeste e na Europa, os suicídios destacam-se como a causa de morte por CE mais significativa. No Mediterrâneo Leste, mais de um terço das mortes por CE são decorrência de acidentes por veículos automotores. Na África, um contingente elevado de mortes por CE decorre de guerras e homicídios, enquanto no Sudeste Asiático a distribuição é mais ou menos uniforme, embora chame atenção a elevada porcentagem de mortes por queimaduras.

Fica claro, com esses dados, que o perfil etiológico das mortes por CE obedece a características locais de ordem social, cultural, religiosa, econômica, entre outras. Cabe lembrar, entretanto, uma publicação da OMS, divulgada há mais de 10 anos, que chama atenção para o fato de que a globalização acarretou o aumento das desigualdades de renda e contribuiu para destruir fatores que protegiam a população da violência interpessoal. Na mesma publicação, somos alertados para o fato de que as sociedades nas quais já existem elevados níveis de desigualdades e que sofrem um agravamento das diferenças entre ricos e pobres como consequência da globalização terão, com grande probabilidade, um aumento significativo nas taxas de violência interpessoal.

Dados divulgados em 2003 pela OMS, relativos às taxas de mortalidade de 2000, informam que o total de vítimas fatais chegou, naquele ano, a aproximadamente 4,5 milhões. Dessas, cerca de 60% foram vítimas de CE não intencionais, com destaque para os acidentes por veículos automotores, e 40% faleceram em decorrência de CE intencionais. O que mais surpreende é que, entre as mortes intencionais, cerca de 50% ocorreram por suicídios, com destaque para a população masculina de mais de 60 anos, e cerca de 40% resultaram de homicídios, também na população masculina, entre 15 e 45 anos. Dados mais recentes confirmam essas porcentagens.

Quanto ao impacto das CE nas Américas, comparando as taxas de mortalidade por CE nas diferentes regiões, chama a atenção o fato de que a área Andina e o Brasil têm as taxas de mortalidade/100 mil habitantes mais elevadas, particularmente as decorrentes de homicídios. Enquanto nas demais regiões das Américas as taxas de mortalidade por homicídios situam-se entre 6% e 11%, na área Andina alcança 45% e, no Brasil, cerca de 30% do total. Entretanto, cabe salientar que, de acordo com a Organização Pan-Americana de Saúde (OPAS/OMS), as informações disponíveis nem sempre são confiáveis, pois há significativa proporção de sub-registro, com destaque para alguns países, entre os quais, infelizmente, o Brasil.

Dados disponíveis nos *sites* da OMS, da OPAS e do Ministério da Saúde do Brasil (MS), estes últimos divulgados pela *internet* e nos folhetos *Indicadores e Dados Básicos para a Saúde* (IBD) e disponibilizados pela Rede Interagencial de Informações para a Saúde (RIPSA) e em outros *sites*, como o Sistema de Informações sobre Mortalidade (SIM), permitem-nos chegar a algumas conclusões. De 1970 a 2005, o número de óbitos por CE no Brasil praticamente duplicou, passando de 65 mil a 130 mil. Em termos percentuais, as taxas se elevaram de pouco mais de 11% para cerca de 15%. De acordo com os IBD (2008), em 2007 o número de óbitos/100 mil habitantes por câncer era de 79 e a taxa de mortalidade por CE alcançava mais de 69, superando a taxa de mortalidade por acidentes vasculares encefálicos (48,9) e por infarto agudo do miocárdio (46,1). No entanto, talvez a informação de maior impacto seja a divulgada pela Secretaria de Vigilância em Saúde do Ministério da Saúde, comparando o número de óbitos por doenças do aparelho circulatório, neoplasias e CE nos anos de 1980, 1996 e 2004 (Tabela 1.1).

Tabela 1.1 Comparação do número de óbitos por doenças do aparelho circulatório, neoplasias e causas externas.

	1980	1996	2004	>%
Doenças do aparelho circulatório	189.215	249.613	285.543	50,9
Neoplasias	61.253	103.408	140.801	129,9
CE	70.212	119.156	127.470	81,6
Número total de mortes	750.727	908.883	1.024.073	36,4

Analisando esses dados, constatamos que, de 1980 a 2004, houve aumento, expresso em porcentagem, de 129,9 para as neoplasias, 81,6 para as CE e 50,9 para as doenças do aparelho circulatório. Ainda que se justifique o crescimento do número de mortes por neoplasias em decorrência do envelhecimento da população, é constrangedor verificar o expressivo aumento da proporção de mortes por CE.

Mais contundentes, entretanto, são as informações apresentadas pela Secretaria de Vigilância em Saúde a respeito das alterações observadas, no mesmo período, no perfil etiológico das causas de óbitos por CE. Analisemos, inicialmente, o que ocorreu com as mortes por acidentes por veículos automotores e por suicídios (Tabela 1.2).

Tabela 1.2 Mortes por acidentes por veículos automotores e por suicídio.

	1980	1996	2004
Acidentes de transporte (n)	20.365	35.545	35.674
Acidentes de transporte (%)	29	29,8	28
Suicídios (n)	3.896	6.743	8.017
Suicídios (%)	5,5	5,7	6,3
Número total de mortes por CE (n)	70.212	119.156	127.470

Verificamos que, apesar do aumento no número absoluto de mortes em ambos os grupos, a porcentagem em relação ao número total de mortes por CE manteve-se praticamente igual. Entretanto, cabe aqui uma observação. Dados publicados no *INFOLIO* (Corrêa, 2009) alertam para o fato de que o número anual de mortes por acidentes envolvendo motociclistas aumentou de 725 em 1996 para 6.925 em 2006.

Analisemos, agora, o que ocorreu com as mortes por agressões, por ferimentos por arma de fogo e por quedas (Tabela 1.3).

Tabela 1.3 Mortes por agressões, ferimentos por arma de fogo e por quedas.

	1980	1996	2004
Agressões (n)	13.910	38.894	48.374
Agressões (%)	19,8	32,6	37,9
Ferimentos por armas de fogo (n)	8.282	26.481	37.113
Ferimentos por armas de fogo (%)	11,8	22,2	29,1
Quedas (n)	1.963	4.349	6.617
Quedas (%)	2,8	3,6	5,2
Número total de mortes por CE (n)	70.212	119.156	127.470

Constatamos que o crescimento do número de mortes por essas três causas em números absolutos foi extremamente significativo, a tal ponto que a porcentagem de mortes por elas aumentou duas a três vezes quando calculada com base na evolução da mortalidade total por CE. Obviamente, o aumento do número de mortes por quedas, tanto em números absolutos quanto em porcentagem, é esperado, pois reflete a mudança do perfil da população cuja taxa de envelhecimento está progressivamente se elevando. Já o aumento das mortes por agressões e por ferimentos por arma de fogo testemunha claramente uma deterioração crítica do perfil da população.

Analisando mais profundamente a questão de trauma no Brasil, vamos discorrer sobre a distribuição da mortalidade por CE nas diferentes regiões do país. Inicialmente, cabe lembrar que, entre 1980 e 1996, a porcentagem de mortes por CE sobre o total de mortes no Brasil aumentou de maneira significativa em todas as regiões, particularmente no Norte e no Nordeste. Informações constantes nos IBD disponibilizados pela RIPSA em 2010 mostram que a porcentagem global de óbitos por CE no Brasil era de 13,5%, variando de 11,5% na região Sul a 19,7% na região Norte. Mais uma vez, cabe assinalar que tudo indica que essas diferenças regionais decorrem de características sociais, econômicas e culturais da população.

Outro aspecto que merece ser avaliado é a correlação entre as faixas etárias da população e as taxas de mortalidade por CE. Até a terceira década de vida, as CE representam a maior causa de mortalidade. Do total de óbitos por CE, mais de 60% ocorrem antes dos 40 anos. Uma análise comparativa entre as três principais causas de óbitos de acordo com a faixa etária pode ser feita com base nos dados da Tabelas 1.4, disponibilizada pelo MS por meio do SIM, e que analisa os óbitos/100 mil habitantes.

Verificamos que na faixa etária de 0 a 29 anos as CE são responsáveis por uma taxa de mortalidade 10 vezes superior às duas outras causas examinadas. Entre os 30 e os 39 anos, a taxa por CE é aproximadamente quatro vezes superior às demais (Tabela 1.5). Cabe, agora, uma breve avaliação da

Tabela 1.4 Taxa de mortalidade específica – óbito/100 mil habitantes; período 2005.

Idade	Doenças do aparelho circulatório	Neoplasias malignas	CE
0 a 29	4,27	5,31	55,48
30 a 39	24,22	19,10	82,90
40 a 49	88,28	65,97	76,79
50 a 59	256,70	183,08	75,51
60 a 69	604,25	364,82	103,98
70 a 79	1.398.78	658,87	
80 e >	3.779,78	1075,96	

Fonte: MS/SVS – Sistema de Informações sobre Mortalidade – SIM.

Tabela 1.5 Taxa de mortalidade específica – óbito/100 mil habitantes; período 2005. Número absoluto de mortes por causas externas: 127.633.

Idade	AVAM	Homicídio	Suicídio	Indeterminada	Demais	Total	n
0 a 9	4,23	0,87	0,01	1,34	7,81	14,26	*4.614*
10 a 14	5,68	3,22	0,59	0,89	5.47	15,95	*2.781*
15 a 19	15,54	38,90	3,16	3,77	7,66	69,03	*13.645*
20 a 24	28,56	60,14	5,79	5,65	8,93	109,07	*19.349*
25 a 29	30,30	57,79	6,47	6,50	9,98	111,04	*16.207*
30 a 39	24,63	35,52	6,34	5,96	10,45	82,90	*23.413*
40 a 49	25,64	23,82	7,25	7,31	12,76	76,79	*17.334*
50 a 59	26,23	17,15	7,75	8,34	16,05	75,51	*10.907*
60 e >	29,08	9,90	7,54	17,76	39,70	103,98	*17.581*

AVAM, acidente por veículo automotor. Fonte: MS/SVS – Sistema de Informações sobre Mortalidade – SIM.

correlação entre faixas etárias e o mecanismo, a etiologia, da CE responsável pelo óbito.

Chamam atenção as elevadas taxas de óbitos por acidentes por veículos automotores nas faixas de 0 a 14 e de 40 a 59 anos, as expressivas taxas de homicídio entre os 15 e os 39 anos, as taxas de óbito por suicídio acima dos 40 anos e os óbitos por quedas (incluídas entre as "demais") acima de 60 anos.

Considerando que a maioria dos óbitos por CE ocorre nas primeiras décadas de vida, é importante analisarmos a Tabela 1.6.

Tabela 1.6 Principais causas de mortalidade entre jovens de 10 a 29 anos, expressa em porcentagem.

Idade	10 a 14	15 a 19	20 a 24	25 a 29
Ferimentos por arma de fogo	8	34	35	26
Acidente por transporte	17	15	16	15
Outras CE	21	23	22	20
Neoplasias	11	5	4	5
Outras causas	43	23	23	34
Total (n)	5.946	19.517	28.121	26.695

Fonte: Secretaria de Vigilância em Saúde/MS (2003).

Verificamos, portanto, que na faixa etária entre 15 e 24 anos, os ferimentos por arma de fogo superam ou igualam em porcentagem o somatório de todas as demais mortes por CE.

Embora não caiba uma avaliação pormenorizada dos principais fatores responsáveis por essa verdadeira epidemia e as formas de controlá-la, finalizamos essa avaliação epidemiológica com algumas considerações pertinentes. Uma comparação a respeito das mortes no trânsito em diferentes países, divulgada pela OMS (2007) e apresentada, de maneira resumida, na Tabela 1.7, permite-nos supor algumas das possíveis causas.

Esses dados sugerem que a reduzida renda *per capita* seja uma das causas das elevadas taxas de mortalidade por mortes por acidentes por veículos automotores. Em apoio a essa hipótese, informações da OMS (2004) analisando a

Tabela 1.7 Informações sobre mortes no trânsito.

	Japão	Austrália	Suécia	Portugal	Brasil
População (milhões)	127,9	20,7	9,1	10,6	191,8
Renda *per capita* US$	37.670	35.960	46.060	18.950	5.910
Nº mortes/milhão habitantes	52	77	52	80	183
Mortes (2006)/100 mil habitantes	6,5	8	5	8	19

Fonte: https://platform.who.int/mortality/themes/theme-details/MDB/injuries – 2007.

porcentagem de mortes por CE mostram que nos países ricos a taxa global é mais baixa, assim como a taxa de mortes por causas intencionais.

Entretanto, informações divulgadas pela OPAS em 1994, analisando todos os países das Américas, não permitem estabelecer uma correlação clara entre o coeficiente de mortalidade/100 mil habitantes e o produto interno bruto (PIB), o gasto total em saúde e o número de médicos. Assim, os EUA – que têm o maior PIB – e a Guiana – que tem o mais baixo PIB – apresentam taxas semelhantes de mortalidade. Do mesmo modo, as taxas são semelhantes entre os EUA e o Peru, apesar das claras diferenças nos investimentos em saúde. O mesmo se pode afirmar em relação ao número de médicos, como demonstra a comparação entre Cuba – que tem o maior número de médicos – e a Nicarágua. O que chama atenção é a posição da Colômbia, que tem a mais elevada taxa de mortalidade, e da Jamaica, que tem a taxa mais baixa. Essas informações dão pistas de que fatores outros, como o perfil social e cultural da população, possam ter um grande significado.

Sem pretender fazer uma análise profunda a respeito das razões pelas quais as CE têm um impacto tão grande no Brasil, lembremo-nos de que, entre as causas mais importantes, podemos incluir tanto os precários investimentos na assistência quanto as elevadas taxas de fecundidade e de pobreza da população, a urbanização crescente e as características culturais da população. Em apoio a essa hipótese, dados brasileiros divulgados pelo SIM/MS/PROAIM, IBGE de 1996 demonstram clara correlação entre a taxa de urbanização e o coeficiente de mortalidade por CE. Além disso, como evidenciam os dados divulgados nos IBD de 2010, nas regiões com maiores taxas de fecundidade, de mortalidade infantil, de analfabetismo e de população com baixa renda, a mortalidade por CE é nitidamente mais elevada.

Informações mais recentes e mais pormenorizadas a respeito do impacto das CE podem ser encontradas nos IBD de 2008. De 1990 a 2004, a taxa global de mortalidade específica por CE, incluindo acidentes de transporte, suicídios e homicídios, manteve-se em torno de aproximadamente 140/100 mil habitantes. Cabe ressaltar, entretanto, que embora tenha diminuído na região Sudeste, aumentou na região Sul e, particularmente, nas regiões Norte, Nordeste e Centro-Oeste.

Em 2015, o MS divulgou informações referentes à morbidade e à mortalidade por CE no período de 2000 a 2013. Em 2013, morreram 151.683 pessoas por CE, a maioria do sexo masculino, vítimas de homicídios e com idade entre 20 e 40 anos.

Quanto à natureza das CE, houve aumento significativo da mortalidade por quedas. Já a taxa de mortalidade por agressões, embora tenha diminuído em São Paulo, Rio de Janeiro, Espírito Santo e outros estados, aumentou de maneira significativa nas regiões Norte e Nordeste. Cabe ressaltar, ainda, que as taxas de internações hospitalares por CE aumentaram, ao longo desse período, mais de 30%, superando 1 milhão em 2013.

CONSIDERAÇÕES FINAIS

Concluo esta breve análise da epidemiologia das CE no Brasil voltando a afirmar que, como ocorre com qualquer outra doença, a maneira mais segura de reduzir a prevalência de CE em geral, e particularmente aquelas decorrentes de violência interpessoal, é por meio de educação. Nas palavras de José Pastore (2014), no mundo competitivo "sem educação não há salvação". Pouco adianta simplesmente aumentar os recursos para o atendimento às vítimas, pois, por maior que seja a "mesa", sempre haverá mais "comensais". Do mesmo modo, imaginar que a prisão ou a internação de jovens infratores possa contribuir para a redução das CE decorrentes de violência é um total equívoco – o importante é investir na prevenção, no controle das causas, e não tentar corrigir as consequências. Em outras palavras, a "vacina" mais importante contra a doença trauma é a prevenção primária, ou seja, os investimentos necessários para evitar que ela ocorra, e a logística mais eficaz é a educação.

O perfil do responsável por violência intencional costuma ser um jovem de família de baixa renda, de baixa escolaridade, com vários irmãos, residente em periferia de grandes cidades ou em favelas, não raramente usuário de drogas, sem emprego fixo, mas com acesso à mídia, à internet e à televisão, instrumentos altamente prejudiciais que inserem em sua mente uma avalanche de desinformações e de influências altamente nefastas. De acordo com informações divulgadas pela *Folha de S. Paulo* (2017), "no Brasil, Norte e Nordeste têm os maiores índices – quase um terço das gestações precoces". Especialistas apontam um ciclo: quanto mais periférica e vulnerável a população, mais mães jovens, condição que agrava a pobreza e gera mais gestações antecipadas. A evasão escolar entre essas jovens é alta, e a inserção no mercado de trabalho é baixa. Estudo do IPEA apontou que 76% das brasileiras de 10 a 17 anos que têm filhos não estudam, e 58% não estudam nem trabalham (Camarano e Kanso, 2012).

Dois economistas americanos, Donohue e Levitt (2000), fizeram um estudo sobre o impacto da legalização do aborto em um estado dos EUA. Nesse trabalho, eles concluíram que "gestações não desejadas são associadas a cuidados pré-natais precários, ao aumento do uso de tabaco e bebidas durante a gestação e ao nascimento de crianças de baixo peso". As evidências apresentadas são consistentes com a hipótese de que o aborto legalizado resultou na redução das taxas de crime após um intervalo de 20 anos. Os autores concluíram afirmando que "a redução do crime foi da ordem de 15 a 20%, em decorrência da legalização do aborto". Obviamente, não estou propondo a adoção da legalização do aborto no Brasil, mas seguramente caberiam medidas para evitar gestações precoces por parte de jovens despreparadas. Trata-se de um grande desafio, tanto pela complexidade da prevenção e do atendimento quanto pelo perfil da população envolvida.

Em síntese, o trauma é o resultado da agressão ao organismo por parte de uma série de "agentes etiológicos" (CE), dentre os quais se destacam os acidentes que envolvem veículos automotores, os suicídios e a violência interpessoal (homicídios, conflitos armados). Em diferentes regiões do mundo, predominam diferentes causas de traumatismo, pois o perfil cultural e socioeconômico da população obedece a características próprias. No Brasil, o trauma é a primeira causa de morte na população com menos de 40 anos e a segunda ou terceira causa de morte na população em geral. O número de vítimas fatais situa-se em torno de 150 mil/ano. Estima-se que a cada vítima fatal correspondam três ou quatro pacientes com sequelas graves (amputados, paraplégicos, cegos etc.). Pela diversidade dos mecanismos envolvidos e pelo fato de as lesões não obedecerem a nenhum padrão definido, o atendimento pode representar um desafio complexo que exige experiência e sólida formação por parte dos profissionais envolvidos, além de recursos diagnósticos e terapêuticos sofisticados e caros. Por todos esses motivos, os custos diretos (com a assistência) e indiretos (perda de anos de vida útil, sequelas definitivas) do trauma são extremamente elevados. Daí a necessidade de investir na prevenção e na oferta de uma assistência pronta e adequada tanto no atendimento pré-hospitalar quanto no hospitalar.

BIBLIOGRAFIA

Barbon, J. (2017). *Uma em cada cinco crianças nascidas no país é filha de adolescente.* São Paulo: Folha de S. Paulo. 27/02/2017. Recuperado de https://www1.folha.uol.com.br/cotidiano/2017/02/1862231-uma-em-cada-cinco-criancas-nascidas-no-pais-e-filha-de-adolescente.shtml

Brasil. Ministério da Saúde. Secretaria de Vigilância em Saúde. (2003). *Principais causas de mortalidade entre jovens de 10 a 29 anos, expressa em porcentagem. Brasília: Ministério da Saúde.*

Brasil. Ministério da Saúde. Secretaria de Vigilância em Saúde. (2015). *Saúde Brasil 2014: uma análise da situação de saúde e das causas externas.* Brasília: Ministério da Saúde.

Brasil. Ministério da Saúde. Secretaria de Vigilância em Saúde. (2005). *Mortes por acidentes por veículos automotores e por suicídio.* Brasilia: Ministério da Saúde.

Brasil. Ministério da Saúde. Secretaria de Vigilância em Saúde. Sistema de Informações sobre Mortalidade – SIM. *Taxa de mortalidade específica – óbito/100mil habitantes; período 2005.* Recuperado de https://svs.aids.gov.br/daent/cgiae/sim/

Camarano, A. M. & Kanso, S. (2012). *O que estão fazendo os jovens que não estudam, não trabalham e não procuram trabalho?.* Mercado de Trabalho, v. 53. Nov. 2012. Instituto de Pesquisa e Estatística Aplicada. Brasília. Recuperado de https://portalantigo.ipea.gov.br/agencia/images/stories/PDFs/mercadodetrabalho/bmt53_nt03_jovens.pdf

Corrêa, J. P. (2009). *20 anos de lições de trânsito: desafios e conquistas do trânsito brasileiro de 1987 a 2007.* Curitiba: Infolio Editorial.

Donohue III, J. J., & Levitt, S. D. (2000). *The impact of legalized abortion on crime.* Working Paper 8004. Cambridge, M.A.: National Bureau of Economic Research. Recuperado de www.nber.org/papers/w8004

Instituto Brasileiro de Geografia e Estatística. (1996). *Contagem da População.* Brasília: IBGE. https://www.ibge.gov.br/estatisticas/sociais/populacao/19878-1996-contagem2.html

Pastore, J. (2014). *Educação, trabalho e desenvolvimento.* Revista USP, 18 de fevereiro de 2014. https://www.revistas.usp.br/revusp/article/view/76168

REDE Interagencial de Informação para a Saúde. (2008). *Indicadores básicos para a saúde no Brasil: conceitos e aplicações.* Brasília: Organização Pan-Americana da Saúde.

REDE Interagencial de Informação para a Saúde. (2010). IBD 1.

World Health Organization. (2004). *The World health report: Changing history.* Recuperado de https://apps.who.int/iris/handle/10665/42891

CAPÍTULO 2

História do Atendimento Pré-Hospitalar

Marcelo Klinger

ORIGENS

Caso o leitor já tenha se interessado pela história do atendimento pré-hospitalar (APH), é bem provável que tenha se deparado com figura de uma antiga carroça equipada com quatro rodas, cobertura, portas e janelas, puxada por dois cavalos, utilizada nas guerras napoleônicas pelo exército francês entre o final do século XVIII e o início do século XIX. Esse tipo de veículo eram as ambulâncias usadas para atender e remover os soldados feridos do campo de batalha para os hospitais de campanha. As chamadas "ambulâncias voadoras" (*ambulance volantes*, Figura 2.1), foram invenção do médico cirurgião francês Dominique-Jean Larrey (1766-1842), um dos pioneiros da medicina militar, que percebeu a necessidade de se criar serviços especializados para transferir e tratar rapidamente os feridos em combate (Baker, Calazaà e Carli, 2005). O barão Larrey foi o cirurgião pessoal de Napoleão. Suas ambulâncias transportavam médicos e socorristas ao *front*, que tinham como objetivo, além de retirar o ferido do campo de batalha, realizar rápidos procedimentos cirúrgicos, em geral amputação de membros feridos e fraturados, a limpeza dos ferimentos, para prevenir a tão temida gangrena gasosa, e controlar hemorragias visíveis, mediante a aplicação de torniquetes, ligaduras e curativos.

Não é sem motivos que a história do APH está intimamente ligada à da medicina militar, constituindo um de seus principais componentes.

Líderes militares perceberam a tempo a importância de retirar rapidamente o soldado ferido do campo de batalha, e não foi por motivos exclusivamente humanitários: em táticas de combate, a retirada do soldado ferido do campo de batalha constitui uma preocupação e, sem dúvida, é considerada uma prioridade tática. O soldado ferido interfere na disposição dos companheiros para a batalha, compromete a moral e os aterroriza com seus ferimentos expostos e seus gritos de medo e dor. É do conhecimento dos exércitos modernos, comumente adotado nas técnicas de guerrilha, um princípio não menos cruel, de que um ferimento incapacitante no soldado inimigo, mas não letal, pode ser mais interessante do que um fatal. O combatente morto é menos um elemento para a luta, porém o combatente ferido e incapacitado, além de desfalcar a tropa, é solidariamente atendido por outros combatentes que vão ao seu encontro e deixam de atuar na batalha.

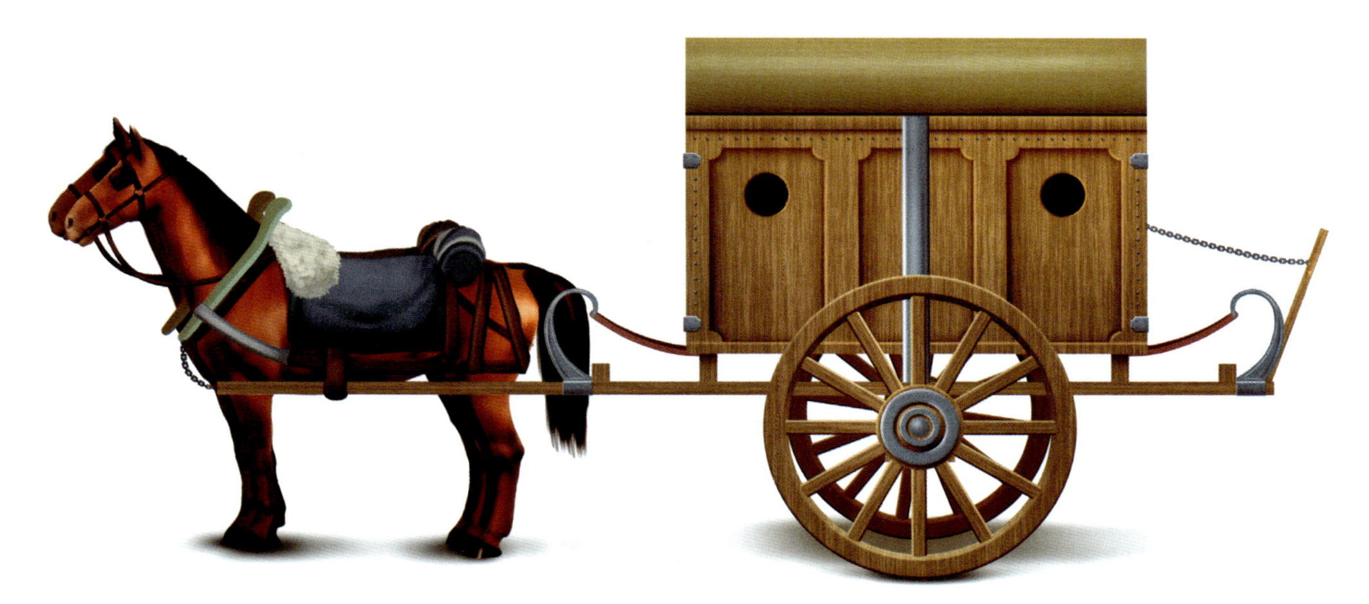

Figura 2.1 "Ambulância voadora" do exército imperial de Napoleão.

Por outro lado, para o combatente, o terror da morte e do sofrimento no campo de batalha, ideia que persegue todo soldado mentalmente sadio, pode ser atenuado se houver a convicção de que uma vez ferido, ele será rapidamente transportado e atendido pelos seus companheiros em local seguro. Isso deve ser assegurado pelas lideranças. Durante o estresse máximo dos combates, devem ter a convicção de que, se feridos, não serão abandonados no campo de batalha, e de que um ferimento não letal, totalmente recuperável sem sequelas, pode resultar inclusive na volta antecipada para casa, de maneira absolutamente honrosa.

Como visto, a medicina militar e seu componente pré-hospitalar ganharam importância estratégica nos campos de batalha nos últimos 200 anos, muito antes do reconhecimento da importância da famigerada *golden hour* no prognóstico das vítimas de trauma, ou seja, o atendimento médico feito na primeira hora após o evento (Cowley, 1976);[1] pois sabe-se que, em combate, cerca de 40% das mortes são potencialmente evitáveis se houver uma intervenção rápida nos primeiros 20 minutos. Tanto que, atualmente, vultosos recursos são empregados nas operações militares de evacuação médica (MEDEVAC) por meio de helicópteros de transporte que acompanham o deslocamento das tropas e de hospitais móveis de campanha tão bem equipados com recursos materiais e humanos quanto os serviços de emergências das grandes metrópoles, para que o melhor atendimento médico chegue até o combatente ferido ainda enquanto há chances de sobrevivência e de recuperação (Institute of Medicine, 1999).

Longe dos campos de batalha, no ambiente civil, para que surgissem os serviços de APH nas grandes cidades e autoestradas como os conhecemos hoje em dia, foram necessários três requisitos mínimos simultâneos: uma perceptível necessidade social, como o acentuado aumento da incidência de patologias agudas de natureza clínica ou traumática; a convicção plena da importância e dos benefícios da intervenção precoce nessas situações; e a disponibilidade da tecnologia e dos recursos materiais e humanos necessários. Essas condições só surgiram no século XX, em especial a partir de meados dos anos 1960. Não se deve confundir APH com a simples remoção de enfermos com a ajuda de ambulâncias. O APH é bem mais que o transporte de um indivíduo doente; caracteriza-se por intervenções e cuidados realizados precocemente, antes da chegada do enfermo ao ambiente hospitalar, que, de algum modo, favorecem sua recuperação. Esse atendimento prévio reduz seu sofrimento ou aumenta suas chances de sobrevivência sem sequelas graves, além de, naturalmente, por meio do auxílio de uma ambulância de transporte rápido e seguro até a sala de emergência e aos recursos médicos necessários, que leva o paciente ao local de atendimento adequado, que nem sempre é o que está mais próximo (Sha, 2006).

Os serviços de urgência dos hospitais modernos têm muito em comum com os antigos hospitais militares para feridos de guerra, tanto no seu componente de atendimento emergencial, a sala de emergência, como no componente de recuperação, nas enfermarias. A instituição hospitalar moderna é recente. Na vida civil, até o final do século XVIII, em geral os enfermos eram tratados em suas próprias casas. Um dos primeiros hospitais do século XVII, o Hotel-Dieu de Paris, foi idealizado inicialmente para retirar os mendigos e miseráveis das ruas da cidade (Foucault, 1992). Os modelos de hospitais existentes, tanto os de misericórdia como os das ordens hospitaleiras, eram instituições mantidas por religiosos que forneciam basicamente abrigo e alimentação aos enfermos. Inicialmente, nos tempos das cruzadas medievais (séculos XI a XIV), esses estabelecimentos tinham por missão abrigar os viajantes que adoeciam durante a longa jornada até a Terra Santa; posteriormente, após essa época, acolhiam os doentes muito pobres, sem lar ou família que os amparasse. Até meados do século XIX, em sua maioria, os hospitais que existiam, mantidos e administrados pelo poder secular, eram os manicômios (hospícios) e os sanatórios, também denominados hospitais de isolamento de doenças contagiosas (leprosários). Os primeiros eram instituições asilares para os alienados e para as pessoas de comportamento considerado socialmente inaceitável. Sua principal finalidade, muito mais do que oferecer algum tipo de tratamento, era afastar esses indivíduos do convívio social. Até a chegada de Philippe Pinel (1745-1826), muitos viviam acorrentados e eram submetidos a tratamentos violentos e desumanos. Normalmente, essas internações eram indicadas e realizadas pela força policial local, responsável por conduzir "sob vara" os enfermos até as instituições (Engel, 2001). Os hospitais de isolamento eram dedicados a abrigar os enfermos portadores de doenças consideradas contagiosas, fossem elas endemias crônicas, como a hanseníase (lazaretos ou leprosários) ou epidemias agudas, como a peste bubônica, a cólera, o sarampo e a varíola, também com o mesmo objetivo principal de afastamento e isolamento do convívio com as pessoas sadias. Ambos os tipos de instituição se assemelhavam muito mais a prisões do que a hospitais como os entendemos atualmente. Desses lugares, dificilmente os enfermos recebiam alta em vida. Em resumo, a instituição hospitalar como a conhecemos nos dias de hoje é uma invenção recente, dos últimos 150 anos.

Conclui-se que antes do aparecimento do hospital moderno, longe dos campos de batalha, não há APH, pois, por princípio, ele não deixa de ser uma extensão da sala de emergência do hospital.

ATENDIMENTO PRÉ-HOSPITALAR NOS EUA

A experiência adquirida nos combates da Segunda Guerra Mundial (1939-45), da Península Coreana (1950-53) e do Vietnã (1959-75) produziu grande conhecimento médico no atendimento de urgência aos feridos. Destacando-se as técnicas de controle de hemorragias, reposição volêmica, tratamento do choque hemorrágico e de suas complicações. Atualmente, esses conhecimentos são adotados na abordagem a vítimas de acidentes de transporte e de violência urbana pelos serviços civis de emergência. Procedimentos de acesso intravascular para a reposição de volume intravascular e a escolha dos fluidos nesses casos foram amplamente experimentados nos campos de batalha. Tanto que, nos anos 1970, muitos veteranos de guerra com experiência em atendimentos de Saúde em combate foram empregados nos serviços de emergência pré-hospitalar como técnicos paramédicos. Posteriormente,

[1] Termo atribuído ao cirurgião Cowley, um dos fundadores do Centro de Trauma de Maryland, com base em pesquisas sobre o tratamento do choque hemorrágico pós-trauma, que se refere à necessidade de intervenção nos primeiros 60 minutos do ocorrido, antes que se torne irreversível.

esses profissionais passaram a receber treinamentos diferenciados, sendo classificados de acordo com o seu preparo e habilitação para realização de procedimentos em variados níveis de complexidade (Chung, 2001).

Na sociedade estadunidense, a partir dos anos 1960, com o início da era dos antibióticos e a queda da mortalidade decorrente das doenças infectocontagiosas, as neoplasias e as doenças cardiovasculares passaram a adquirir maior importância no perfil epidemiológico de morbimortalidade, afetando em especial as populações urbanas. Mudança de hábitos, atividades profissionais sedentárias, consumo de dietas ricas em carboidratos e alimentos processados, assim como o aumento da longevidade promovido pelos avanços sanitários no controle das doenças infecciosas, contribuíram para a alteração desse perfil.

Em meados dos anos 1960, por iniciativa do governo federal dos EUA, foi criada uma comissão científica liderada pelo consagrado cirurgião cardíaco Michael DeBakey com o intuito de recomendar melhorias na assistência médica às pessoas acometidas por doenças cardíacas, neoplasias e acidentes vasculares encefálicos. Essa comissão, sensível à importância do atendimento rápido em eventos agudos, elaborou uma série de recomendações que estabeleceram os Planos Médicos Regionais, que, por sua vez, passaram a regulamentar, entre outros, o funcionamento dos serviços de emergência e de APH dos EUA, denominados Serviços Médicos de Emergência (*emergency medical services* [EMS]), que funcionavam até aquele período em algumas cidades maiores, mas sem padronizações ou protocolos (Sha, 2006).

Em 1966, com o aumento da incidência de acidentes de transporte decorrentes da implantação da nova malha rodoviária interestadual de alta velocidade – as *highways* –, o Conselho Nacional de Pesquisa da Academia Nacional de Ciências publicou o estudo *Accidental Death and Disability: The Neglected Disease of Modern Society* ("Morte e Incapacitação Acidental: a Doença Negligenciada pela Sociedade Moderna"), no qual criticava seriamente a atuação dos serviços de emergência e de socorro no atendimento dos casos de trauma provocado por acidentes de transporte. Esse estudo influenciou a formulação da Lei de Segurança nas Rodovias, que passou a regulamentar os serviços de APH nas estradas, incluindo: ambulâncias, equipamentos, sistema de comunicação e treinamento dos profissionais envolvidos (Highway Safety Act, 1967).

Um marco importante para o desenvolvimento do APH, tanto nos EUA como no mundo, foi quando, em 1967, o Colégio Americano de Cirurgiões publicou um boletim de autoria de J. D. Farrington, cirurgião ortopedista, intitulado *Death in a ditch* ("Morte em uma vala"), no qual é relatada a assistência desastrosa prestada a um casal, vítima de acidente automotivo, em uma estrada vicinal de uma pequena cidade do interior dos EUA. Nesse artigo, informa-se a necessidade de adoção de cuidados na mobilização e no transporte de pacientes vítimas de acidentes de transporte, para evitar mortes e sequelas, principalmente em sinistros que ocorrem em locais isolados e, portanto, implicam demora no transporte e situação de risco. Nesse interessante e pioneiro artigo, são apresentadas técnicas de abordagem, como a retirada do acidentado do interior dos veículos e os cuidados de imobilização utilizados até os dias de hoje pelos serviços do mundo todo (Farrington, 1967).

Um dos principais procedimentos associados aos serviços de APH – a reanimação cardiopulmonar para pacientes em parada cardiorrespiratória –, surge apenas em 1960, quando Kowenhoven, Jude e Knickerbocker publicaram a descrição de manobras que originaria a técnica de reanimação cardiopulmonar empregada até os dias atuais – a compressão torácica intermitente –, que, mais adiante, por recomendação de Peter Safar, foi associada à ventilação artificial "boca a boca", com a inclinação posterior da cabeça, com a finalidade de desobstruir as vias aéreas (Guimarães, 2009).

É também na década de 1960 que o médico cardiologista irlandês Frank Pantridge adaptou a invenção do cardiologista americano Bernard Lown – o desfibrilador cardíaco de corrente contínua – para uma versão "portátil" que utilizava baterias de automóvel, pesava cerca de 70 kg, mas que podia ser instalado em ambulâncias, como ocorreu pela primeira vez no Reino Unido em 1966. Seu principal mérito foi perceber que, nos casos de parada cardíaca decorrente de arritmias cardíacas, era fundamental que o aparelho desfibrilador chegasse rapidamente até o paciente (Pantridge, 1996).

A partir da década de 1960, a história do APH nos EUA e no mundo confunde-se com a história moderna da Medicina de Urgência, passando a incorporar e compartilhar as tecnologias e os conhecimentos adquiridos nesse campo.

É uma característica dos sistemas de APH nos EUA a utilização rotineira de profissionais não médicos diretamente nos atendimentos, mesmo para a realização de procedimentos invasivos mais complexos. Essas atribuições são delegadas a profissionais técnicos habilitados ou a paramédicos, comumente provenientes da área de Enfermagem. A participação médica restringe-se à confecção de protocolos de condutas, a orientações feitas a distância com auxílio de recursos de telemedicina e à fiscalização e à auditoria dos serviços. A participação do médico diretamente no APH é excepcional, no entanto existe uma integração importante das equipes de APH com as das salas de emergência, com canais permanentes de comunicação on-line com os centros hospitalares de referência, assim como a adoção de condutas coerentes e padronizadas (Robbins, 2005).

ATENDIMENTO PRÉ-HOSPITALAR NO BRASIL

Até a promulgação da Constituição Federal de 1988, que lançou as bases da criação do Sistema Único de Saúde (SUS), não havia um sistema nacional de Saúde com acesso universal. Até esse momento, as intervenções de Saúde Pública promovidas pelo Ministério da Saúde (MS) destinavam-se principalmente às ações de saúde coletivas, como o controle de endemias e epidemias; e de controle sanitário. Desde 1920, por meio do Departamento Nacional de Saúde Pública, o Estado, com raras e pontuais exceções, assumia exclusivamente a responsabilidade pelas ações de Saúde Pública e controle sanitário, como combate dos vetores de doenças tropicais, controle de endemias, organização de campanhas de vacinação pública e ações de vigilância e fiscalização sanitárias de portos e fronteiras. Alguns municípios e estados da Federação ofereciam atendimento universal em suas redes de Atenção Primária, em prontos-socorros isolados para os casos de urgência de baixa complexidade, ou nos centros de Saúde, com os programas específicos de imunização, puericultura e pediatria, pré-natal, controle da tuberculose, da hanseníase e da raiva.

O principal sistema de assistência individual de saúde, desde o período conhecido como Estado Novo (1937-1945), era mantido pelas Caixas de Aposentadorias e Pensões e depois pelos Institutos de Aposentadorias e Pensões das diferentes categorias profissionais de trabalhadores, como industriários, comerciários, bancários, ferroviários, marítimos etc. Cada instituto de categoria mantinha sua rede de serviços e hospitais, que variava de tamanho e qualidade conforme sua importância econômica e suas capacidades financeiras. Somente após a unificação dos institutos ao Instituto Nacional de Previdência Social (INPS), em 1965, e mais tarde com a criação do Instituto Nacional de Assistência Médica e Previdência Social (INAMPS), o trabalhador passou a dispor de uma rede assistencial nacionalmente organizada. Apesar disso, essa rede de assistência era destinada exclusivamente a quem estivesse inserido no mercado formal de trabalho e aos seus dependentes, ou seja, àqueles que possuíam carteira de trabalho assinada e que estivessem com as contribuições previdenciárias em dia. Para os outros brasileiros informalmente empregados ou em situação de indigência, restava apenas a assistência particular paga ou a dos serviços de misericórdia, as Santas Casas, ou as dos poucos hospitais-escola ligados às universidades públicas existentes.

Mesmo nesse contexto desfavorável, no início da década de 1950 foi implantado um serviço de APH inédito, que se manteria por cerca de 16 anos nas principais cidades brasileiras. Por iniciativa do Ministério do Trabalho, ao qual os Institutos de Aposentadoria e Pensão estavam subordinados, foi criado, em 1949, o Serviço de Atendimento Médico Domiciliar de Urgência (SAMDU) (Decreto Federal nº 27.664, 1949). Esse serviço, mantido pelos institutos e destinado ao trabalhador, estruturava-se por meio de postos de atendimento de urgência, com um serviço de pronto atendimento e equipes de atendimento domiciliar compostas de médico, enfermeiro, padioleiro e motorista, que com ambulâncias ou veículos leves (jipes), atendiam às urgências dos beneficiários e de seus dependentes, e transportavam os enfermos, quando necessário. As solicitações eram feitas por ligação telefônica diretamente aos postos do SAMDU, o qual despachava as equipes com uma lista de chamados a ser atendidos sequencialmente. Esse serviço era mantido com recursos dos Institutos e abrangia o atendimento clínico ou obstétrico, nas residências ou nos postos de trabalho. Em meados da década de 1960, com a unificação dos Institutos, esse serviço foi extinto.

Justamente nessa época, os avanços científicos obtidos pela medicina de urgência passaram a expor as limitações e dificuldades de se manter serviços de urgência pouco aparelhados, isolados e desvinculados de hospitais que fossem devidamente equipados com centro cirúrgico, laboratório, banco de sangue e unidades de terapia intensiva (UTI), assim como revelaram a importância do fator *tempo* no atendimento das urgências graves.

Em meados dos anos 1970, no estado de São Paulo, a Desenvolvimento Rodoviário S/A (DERSA), empresa de economia mista que administrava algumas das rodovias estaduais paulistas, implantou um sistema de atendimento em estradas, realizado por técnicos que tripulavam ambulâncias básicas e transportavam acidentados para os hospitais mais próximos.

As intervenções realizadas na cena do acidente eram simples e a prioridade era a rápida remoção dos feridos para os serviços de urgência das cidades mais próximas. Como a mobilização cuidadosa dos feridos já era uma preocupação, procedimentos recomendados por J. D. Farrington, citados anteriormente, foram adotados. Sem dúvida, foi um serviço merecedor de reconhecimento por seu pioneirismo na adoção de bases técnicas no atendimento a acidentados em estradas (Okumura, 1989).

Mesmo após o término do SAMDU, em 1966, alguns municípios mantiveram serviços de ambulância cuja finalidade era essencialmente o transporte dos enfermos para os serviços de urgência. As ambulâncias eram tripuladas por técnicos, e nenhuma intervenção mais complexa era realizada, apenas a administração de oxigênio inalatório, se necessário, e o transporte do enfermo em uma maca. Nas grandes metrópoles, a partir de meados da década de 1970, a companhia telefônica estatal passou a disponibilizar o número 192 para que a população acionasse os serviços de ambulância, assim como o 190 para chamar a polícia e o 193 para contatar os bombeiros.

Após o fim do SAMDU, somente em 1986 é instituído um serviço de assistência pré-hospitalar na cidade do Rio de Janeiro – o Grupo de Socorro de Emergência –, integrado ao Corpo de Bombeiros, como ocorre em muitos outros países, e mantido com recursos do governo do estado do Rio de Janeiro. Esse serviço de assistência era desenvolvido por equipes constituídas de médicos bombeiros e foi direcionado especialmente aos atendimentos de casos de trauma relacionado com acidentes pessoais e de transportes em vias públicas, ocorrências já atendidas normalmente pelo Corpo de Bombeiros em suas ações de salvamento.

Um grave acidente aéreo ocorrido em março de 1989 envolvendo a queda de uma aeronave de carga Boeing 707 (voo Transbrasil 801) sobre habitações próximas à cabeceira da pista do Aeroporto Internacional de Guarulhos, em São Paulo, que provocou a morte de 25 pessoas e causou ferimentos em outras 100, motivou o governo do estado de São Paulo a criar o Sistema de Resgate a Acidentados, também vinculado ao Corpo de Bombeiros, mas com a participação e a assessoria técnica da Secretaria de Estado da Saúde e da Faculdade de Medicina da Universidade de São Paulo (USP). Esse Sistema tinha por objetivo o atendimento a vítimas de trauma e instituiu a assistência em duas categorias de complexidade: a de suporte básico de vida, que seria realizada por bombeiros treinados em técnicas de socorrismo tripulando as Unidades de Resgate, ambulâncias equipadas com materiais de socorro médico básico e de salvamento; e a de suporte avançado, que seria realizada por bombeiros, médicos e enfermeiros que passariam a tripular as viaturas especialmente equipadas do Corpo de Bombeiros, as unidades de suporte avançado (USA) com o equipamento necessário para a realização de procedimentos cirúrgicos de urgência, cardioversão elétrica e administração de medicamentos de urgência, assim como tripular os helicópteros da Polícia Militar, adaptados para o transporte de pacientes de maior gravidade que necessitassem chegar rapidamente a um hospital de maior complexidade.[2]

[2] Inicialmente, esse serviço foi criado como Projeto Resgate, sob a coordenação do Dr. Antonio Carlos Turiani Martini, cirurgião assistente do Hospital das Clínicas da Faculdade de Medicina da USP, que previa a implantação gradual desse sistema na cidade de São Paulo e a constituição de um centro de formação de técnicos socorristas.

Na mesma época e com uma estrutura semelhante à de São Paulo, foi criado no estado do Paraná o Serviço Integrado de Atendimento ao Trauma e Emergências (SIATE), também com a participação conjunta do Corpo de Bombeiros e da Secretaria da Saúde, empregando médicos e enfermeiros, e criando as primeiras Centrais de Regulação Médica de Urgências.

Esse padrão de APH adotado em São Paulo e no Paraná também foi incorporado pela maioria dos Corpos de Bombeiros estaduais do país, sendo o serviço acionado por intermédio das centrais de bombeiros, pelo número 193. Esse atendimento é financiado pelo SUS, que remunera a equipe que presta assistência com base em sua tabela de procedimentos na categoria pré-hospitalar básico (feita por técnicos) e avançado (com a presença de médicos e enfermeiros). Esse modelo se mostrou bastante eficiente no quesito "tempo resposta", ou seja, a velocidade do envio do recurso após o recebimento da chamada de socorro, pois incorporou as características de prontidão e de rapidez típicas das atividades dos bombeiros. Sob os aspectos administrativo e técnico, por ter sido criado por uma instituição não integrada ao SUS, distanciou-se e evoluiu independentemente do sistema hospitalar de emergência e da rede de atendimento, sem a desejável integração entre os serviços pré-hospitalar e hospitalar.

Em 1992, na cidade de São Paulo, a antiga central municipal de ambulâncias passou a atuar com um serviço pré-hospitalar organizado, adotando técnicas e protocolos de intervenção para as variadas situações de urgência: clínicas, traumáticas, obstétricas ou psiquiátricas, com profissionais de enfermagem e médicos. Acionado por uma central 192 distinta, o serviço APH-192 funcionou concomitantemente ao Serviço de Resgate do Corpo de Bombeiros, mas atendendo principalmente as ocorrências de origem não traumática, pacientes em domicílio e aqueles com doenças crônicas em estado agudizado, não atendidos pelo "Sistema de Resgate" do Corpo de Bombeiros.[3] A existência de dois serviços públicos de APH concomitantes, separados e independentes, com dois números diferentes de acionamento (192 e 193) evidenciou a fragmentação e a desorganização da rede de serviços do sistema nacional de Saúde, fenômeno que infelizmente persiste até os dias atuais. Penalizado por essas contradições, coube ao usuário a necessidade de ter que memorizar dois números telefônicos de urgência distintos, além de identificar que tipo de urgência é apropriada para cada um deles.

ATENDIMENTO PRÉ-HOSPITALAR NA FRANÇA

Na década de 1990, os Ministérios das Relações Exteriores do Brasil e da França firmaram um convênio na área de urgência e de APH. Por meio do intercâmbio de experiências e visitas, técnicos brasileiros da área da Saúde, gestores, médicos, enfermeiros e oficiais do Corpo de Bombeiros tiveram a oportunidade de conhecer o funcionamento do sistema de emergência francês – o *Service d'Aide Médicale Urgente* (SAMU).[4] O serviço francês é parte constituinte do sistema nacional de Saúde da França, que padroniza o funcionamento de todos os SAMUs regionais do país. O serviço prioriza a regulação das urgências pela central de atendimento (acesso pelo número 15). Recebendo os chamados da população nessas centrais, médicos reguladores com formação em emergência entrevistam o solicitante e, com base nas informações obtidas, determinam que tipo de atendimento ou quais orientações serão oferecidas. Para isso, o médico regulador dispõe de várias modalidades de atendimento de complexidades distintas, utilizando-as conforme a gravidade e a necessidade de cada caso. Ele pode enviar desde carros leves de transporte, uma espécie de táxi sanitário, uma visita médica domiciliar, ambulâncias simples para transporte até equipes de reanimação com médico e enfermeiro em ambulâncias UTIs – as denominadas unidades de urgência e reanimação (SMUR). Além de controlar os serviços de APH, a central de operações do SAMU também controla as salas de emergência dos hospitais públicos de urgência, com as quais mantém contato e supervisão permanentes. As redes de hospitais públicos também pertencem ao Sistema Nacional de Saúde. Essa estrutura organizacional adotada resultou na racionalização do uso dos recursos disponíveis e em grande eficiência, beneficiando tanto o sistema como o seu usuário. Curiosamente, ao contrário da experiência brasileira, como verificaremos a seguir, o SAMU francês só realiza com seus recursos próprios os APHs de alta complexidade. Para os atendimentos de menor gravidade e menos complexos, que não necessitam de intervenção de uma equipe médica de reanimação, o SAMU contrata e utiliza os recursos de diferentes organizações, como o Corpo de Bombeiros, a Cruz Vermelha e empresas privadas prestadoras de serviços. Chamado também de "medicalizado", em oposição aos serviços dos países de língua inglesa, esse é o tipo de organização predominante no sistema de Saúde da Europa Continental.

SERVIÇO DE ATENDIMENTO MÓVEL DE URGÊNCIA NACIONAL

Por iniciativa do MS, em 2002 foi publicada a Portaria GM nº 2.048, que teve como objetivo organizar o sistema de atendimento às urgências e emergências no âmbito do SUS e que, para tanto, entre outras medidas, previa a criação de um sistema de APH em caráter nacional.

Em 2003, influenciado pela experiência francesa, foi criado o serviço de atendimento móvel de urgência (SAMU) nacional. Genuinamente um serviço de APH de abrangência universal, sem segregação de etiologias ou de origem, sejam elas clínicas, traumáticas, obstétricas e psiquiátricas, estando em locais públicos ou privados, independentemente de serem em domicílios, comércios, empresas, praças públicas etc. (Portaria GM nº 1.864, 2003). Inicialmente, foi implantado na cidade de São Paulo utilizando a estrutura já existente do serviço

[3] Implantado pelo Dr. Antonio José Gonçalves, cirurgião assistente da Santa Casa de Misericórdia de São Paulo. Suas equipes e ambulâncias utilizavam os hospitais municipais como bases de apoio. Mantinha atendimentos às categorias de suporte básico de vida, realizados por técnicos de enfermagem, e de suporte avançado de vida, efetuados por médicos e enfermeiros.

[4] A partir de 1991, por meio de um convênio com o SAMU da França, representado pelo médico anestesiologista francês Dr. Miguel Martinez-Almoyna, inicialmente no estado de São Paulo e com ênfase na importância da regulação médica na organização do sistema local de urgências.

municipal denominado, até então, APH-192, com a previsão de que gradualmente, como realmente ocorreu, se expandisse para todo o território nacional. Inspirado no modelo francês, compreendeu a importância da regulação médica das urgências como um dos componentes fundamentais de um serviço de atendimento. Sua regulação se baseia na premissa de que os recursos disponíveis – ambulâncias, equipes de atendimento e serviços de emergência – são limitados e devem ser empregados com critérios médicos precisos, fundamentados por princípios éticos e científicos, garantindo que as necessidades maiores e mais urgentes sejam priorizadas e atendidas.

Para a implantação do programa SAMU, o MS garantiu ao município, estado ou consórcio intermunicipal a adesão ao programa sem ônus, o fornecimento dos veículos ambulância com seus equipamentos de uso permanente, as orientações e bases técnicas, assessoria permanente e custeio parcial para a implantação e manutenção do serviço com base no número de ambulâncias operantes. Foi feito um cálculo estimado de custos de manutenção do serviço pelo próprio MS, que se dispôs a financiar 50% do valor mediante a apresentação de planilhas de produtividade.[5] Por sua vez, cabia ao município que adotasse o programa o custeio da folha de pagamentos, do material de consumo, insumos, da manutenção dos veículos e dos equipamentos, além de dispor das áreas físicas para a instalação da Central de Regulação, e para as bases de atendimento onde as equipes das ambulâncias deveriam permanecer aguardando os chamados triados e priorizados pela Central de Regulação. Segundo previsão do MS, o custo adicional não coberto pelo governo federal deveria ser dividido entre o município e o estado. Percebeu-se que, mais do que um programa de distribuição de ambulâncias, o MS se preocupou em criar um serviço com um bom esteio técnico científico, inserido e integrado ao Sistema de Saúde, que comprometesse os vários entes federativos (União, estados e municípios) e que não pudesse ser identificado como uma ação política passageira vinculada a determinada administração ou partido político.

Apesar de bem intencionado, muitas dificuldades surgiram na implantação e na gestão dos vários SAMUs criados pelo programa. Deve-se atentar para o fato de que o MS estimou os custos do programa antes da implantação dos serviços, sem diferenciar as singularidades de cada município e região. Pouco se sabe sobre quais foram os critérios utilizados nessa estimativa. Além disso, o MS envolveu outros dois entes federativos distintos e autônomos, o estado e o município, e determinou de maneira autocrática de que modo eles deveriam participar do custeio do programa. Como já era esperado, coube aos municípios que adotaram o programa arcar com a maior parte das despesas, muito maiores do que as previstas inicialmente pelo governo federal. Como exemplo, o estado de São Paulo, o mais rico e populoso do Brasil, não apoiou a adoção do programa SAMU e recusou-se a participar do custeio com os municípios que o adotaram, possivelmente motivado mais por rivalidades políticas do que por questões técnicas ou financeiras, apesar dos argumentos e justificativas em contrário.[6] Assim, os municípios do estado de São Paulo tiveram que bancar sozinhos os custos do programa não cobertos pelo MS.

Mais uma distorção apresentada ocorreu no cálculo da quantidade de equipes de socorro previstas para atender a demanda. O cálculo baseou-se unicamente em quocientes populacionais padronizados, sem considerar estudos de prevalência de morbidades específicos de cada região, equipamentos de Saúde instalados e as características demográficas e geográficas. Utilizou-se, inclusive, o mesmo quociente tanto para as pequenas e médias cidades como para as áreas metropolitanas, ou seja, uma unidade de suporte básico de vida para cada 100 a 150 mil habitantes, e uma unidade de suporte avançado de vida para cada 400 a 450 mil habitantes.

As Centrais de Regulação Médica do SAMU-192, por meio do poder de autoridade sanitária delegada aos médicos reguladores, deveriam ser a ferramenta principal na organização e supervisão de todo o sistema de urgência de sua região, assim como ocorre no modelo francês, mas, principalmente nos grandes centros urbanos, falhou, pois não dispõe de meios para controlar ou interferir nos imprevistos que ocorrem nos serviços de emergência, sejam hospitais ou prontos-socorros, apesar da pretensão inicial do programa. Essas centrais funcionam de maneira autônoma, não integrada e sem uma coordenação única efetiva. Compreendem serviços pertencentes ou vinculados a diversas entidades, sejam municipais, estaduais, universitários ou privados, que normalmente respondem apenas às suas chefias locais e que se apresentam como prestadores autônomos de serviços, em vez de integrantes de um serviço nacional de Saúde integrado e hierarquizado, situação recentemente agravada pela tendência de privatização das administrações e pela contratação de serviços privados. Esse processo perpetuou a fragmentação e a desorganização dos sistemas de Saúde, situação comumente encontrada no SUS, e, em especial, na área crítica das emergências.

Por fim, ao se implantar o programa SAMU, não houve simultaneamente a adequação da rede de serviços que passaria a receber os pacientes transportados. O programa de implantação das Unidades de Pronto Atendimento (UPA),[7] as unidades de APH fixas previstas na Portaria nº 2.048 de 2002, só viria a ser adotado quase 10 anos depois da criação do SAMU, mantendo, no entanto, o mesmo modelo de baixa capacidade resolutiva dos antigos prontos-socorros isolados dos anos 1960 e 1970.

Deve-se reconhecer que o programa SAMU teve o mérito de se expandir rapidamente pelo país e atende a uma real necessidade, principalmente em locais isolados e com poucos

[5] Inicialmente foi adotado o valor de custeio de R$ 12.500,00 mensais por unidade de suporte básico, R$ 27.500,00 por unidade de suporte avançado e R$ 19.000,00 para a Central de Regulação.

[6] O governo do estado de São Paulo sempre afirmou que não participaria do custeio do SAMU-192, pois já custeava o serviço de APH realizado pelo Corpo de Bombeiros do estado; no entanto, sabe-se que os municípios também participam no custeio do Corpo de Bombeiros estadual; que não há Corpo de Bombeiros em todos os municípios do estado; e que onde há, o seu atendimento é comumente seletivo (casos de trauma e em via ou local público).

[7] A Portaria do GM do Ministério da Saúde (MS) nº 104, de 15 de janeiro de 2014, alterou a Portaria GM/MS nº 342, de 4 março de 2013, e redefine as diretrizes para implantação do Componente Unidade de Pronto Atendimento (UPA 24 horas) e do conjunto de serviços de urgência 24 horas não hospitalares da Rede de Atenção às Urgências e Emergências (RUE), em conformidade com a Política Nacional de Atenção às Urgências, e dispõe sobre incentivo financeiro de investimento e de custeio mensal para as novas UPA 24 horas (UPA Nova) e UPA 24 horas ampliadas (UPA Ampliada).

recursos. Assim como são poucos os serviços de emergência médica bem estruturados, também não há serviços de bombeiros em todas as localidades do país. Nesses casos, o SAMU representa para muitos a única esperança de acesso a algum atendimento médico por meio de um transporte em condições bastante razoáveis.

É de conhecimento geral que a rede de emergência que presta serviço ao SUS é subdimensionada, está superlotada de pacientes, e não apresenta recursos materiais e humanos em quantidade e qualidade suficientes. Trata-se de um modelo de assistência de baixa complexidade e resolutividade, não afinado com os avanços técnicos e científicos da medicina de urgência. Não se pode ignorar que a medicina moderna, sob influência da indústria de equipamentos diagnósticos, evoluiu para um alto grau de complexidade técnica, associado a um grande aumento de custos, e que o SUS com acesso universal, que deve garantir atendimento integral sem limites técnicos definidos para uma população de mais de 200 milhões de habitantes, mas com um financiamento absolutamente restrito, tem grande dificuldade em satisfazer as expectativas da sociedade.

BIBLIOGRAFIA

Baker D, Calazaà J, Carli P. (2005). Larrey and Percy: A tale of two barons. *Ressuscitation, 66*, 259-262.

Chung, C. H. (2001). The evolution of emergency medicine. *Hong Kong Journal of Emergency Medicine, (8)*2, 84-89.

Cowley, R. A. (1976). The ressuscitation and stabilization of major multiple trauma patients in a trauma center enviroment. *Clin. Med, 83*, 16-22.

Decreto Federal nº 27.664, de 30 de dezembro de 1949. Regula o Serviço de Assistência Médica Domiciliar e de Urgência da Previdência Social e dá outras providências. Recuperado de https://www2.camara.leg.br/legin/fed/decret/1940-1949/decreto-27664-30-dezembro-1949-340344-publicacaooriginal-1-pe.html

Engel, M. G. (2001). *Os delírios da razão: Médicos, loucos e hospícios.* Rio de Janeiro: Fiocruz.

Farrington, J. D. (1967). Death in a ditch. *Bulletin American College of Surgeons, (52)*3, 121-130.

Foucault, M. (1992). *O nascimento do hospital. Microfísica do poder* (10ª ed.). Rio de Janeiro: Edições Graal.

Guimarães, H. P. (2009). Uma breve história da ressuscitação cardiopulmonar. *Revista Brasileira de Clínica Médica, 7*, 177-187.

Highway Safety Act of 1966 (PL 89-564). (1967). *Legislative history* (pp. 2741-2765). Washington DC: US Government Printing Office.

Institute of Medicine. (1999). *Fluid resuscitation: state of the science for treating combat casualties and civilian injuries.* Committee on Fluid Resuscitation for Combat Casualties Division of Health Sciences Policy. Washington, DC: National Academy Press.

Sha, M. N. (2006). The formation of the medical services system. Public health then and now. *American Journal of Public Health, (96)*3, 414-423.

Okumura, M. (1989). Atendimento pré-hospitalar de vítimas de acidentes de trânsito (Serviço de Atendimento de Primeiros-socorros da DERSA). *Rev Hosp Clin Fac Med USP, 44*(3), 128-32.

Pantridge, J. F. (1996). A history of prehospital coronary care. *The Ulster Medical Journal, (65)*1, 68-73.

Portaria GM nº 2.048, de 5 de novembro de 2002. Regulamento técnico para a implantação dos sistemas estaduais de urgência e emergência e de seus componentes.

Portaria GM nº 1.864, de 29 de setembro de 2003. Componente pré-hospitalar móvel da Política Nacional de Atenção às Urgências, por intermédio da implantação do Serviço de Atendimento Móvel de Urgência em municípios e regiões de todo o território brasileiro: SAMU - 192.

Robbins, V. D. (2005, novembro). A history of emergency medical services & medical transportation system in America. *American College of Healthcare Executives.*

CAPÍTULO 3

Aspectos Ético-Legais no Atendimento Pré-Hospitalar

André Luis T. Dolor

INTRODUÇÃO

O conceito de atendimento pré-hospitalar (APH) enquanto especialidade da Saúde é moderno; entretanto, seu desenvolvimento remonta à Antiguidade, pois o primeiro atendimento frequentemente se deu fora das estruturas hospitalares, antes inexistentes, portanto, Era Pré-Hospitalar.

Notório que, em tempos atuais, são desenvolvidos novos recursos materiais, veículos mais bem adaptados e um corpo de conhecimentos sistematizados, a fim de aprimorar os recursos humanos na especialidade, objetivando bons resultados nessa assistência.

Também é crescente o ordenamento ético e legal, regulamentando as possibilidades e os limites da atuação. E diante desse arcabouço legal, emergem conflitos e dilemas, os quais podem ensejar acionamentos judiciais e extrajudiciais, sobre a adequação de condutas, além da aptidão técnica e legal de profissionais envolvidos.

Até onde podem atuar, agindo ou se omitindo, os profissionais nessa modalidade, sem exceder ou prevaricar em suas condutas? A seguir, serão apresentados alguns pontos polêmicos nessa importante especialidade.

Alguns aspectos ético-legais, que a partir de agora serão ventilados e contextualizados, dificilmente serão esgotados, mas a discussão permite um pensar prévio, organizado e balizado, com vistas a compreender as armadilhas que permeiam nossa atuação nessa especialidade.

As ponderações apresentadas não pretendem apontar verdades absolutas ou proposições definitivas, mas propõe uma visão respaldada no ordenamento vigente, em sintonia com a perspectiva teórico-prática, que representa o passo adiante, nos desafios atuais, em um entendimento de vanguarda, que certamente alavancará novos ordenamentos legais.

Com certeza, os profissionais que atuam no APH têm colegas que se orgulham em dizer que são profissionais de mais ação e menos erudição ou teoria, e, com certeza, tais profissionais podem se envolver em sérias complicações, dada a sua eventual conduta/omissão.

O protagonista de ação ou omissão, apontada como infração ética ou legal, **não** poderá alegar ignorância ou desconhecimento do ordenamento jurídico em sua defesa. No Brasil, a ficção jurídica impõe a todos o dever legal de conhecer as leis, ainda que não o façamos em verdade. Ainda que essa ficção jurídica não seja matéria dos bancos da graduação em Saúde, será cobrada em qualquer processo judicial ou extrajudicial.

O ordenamento jurídico no Brasil é fundamentado na Constituição Federal de 1988, que submete a todos em território nacional, brasileiro ou não, e determina: somos iguais perante as leis, sem distinção de qualquer natureza; e a Saúde é direito de todos e dever do Estado, com acesso universal e igualitário às ações e aos serviços para sua promoção, proteção e recuperação. Também discorre que cabe ao Poder Público dispor sobre a regulamentação, a fiscalização e o controle dos serviços de Saúde; e que os serviços públicos de Saúde integram uma rede regionalizada e hierarquizada e constituem um sistema único.

As leis seguem as demandas sociais, ou seja, condutas e normas consagradas pela via prática (Ética/Moral) serão consolidadas, *a posteriori*, como ordenamento jurídico. Entretanto, devemos ter consciência de que: nem tudo que é **legal** (Lei) é **moral** (compreensão do grupo), nem tudo que é **moral** é **ético** (convicção íntima) e nem tudo que é **ético** é **legal**.

Segre, Grinberg e Accorsi (2007) apontam que os dilemas éticos surgem, geralmente, em situações em que há conflitos entre princípios ou valores, mas podem ser resolvidos de diversas maneiras, a partir de discussões sobre o tema. Entretanto, nas situações de emergência, quase nunca se dispõe do tempo para essas discussões.

Fortes (1998) entende que a ética é a reflexão crítica sobre o comportamento humano, que interpreta, discute, problematiza e investiga valores, princípios e o comportamento moral à procura do bem-estar na vida em sociedade, como justificativa do que "deve ser feito". Ela busca razões para fazer ou deixar de fazer algo.

O autor aponta que a regulação do convívio também se dá por normas jurídicas, que apesar de eventualmente tratarem de ética, têm diferenças do comportamento ético-moral. O comportamento ético exige convicção pessoal dos indivíduos, de modo livre e consciente, mas o direito não requer convicção pessoal, apenas impõe a norma, por coerção estatal.

O termo "profissão" no Brasil é reservado a categorias regulamentadas em Lei, tal qual enfermagem, medicina etc. Paramédico, socorrista e técnico em emergência médica não são profissões regulamentadas no Brasil; portanto, indivíduos que assim se apresentam não têm autonomia legal para atuação no APH. Ainda que jornais, televisões e até livros reportem tais profissões, estas não existem no Brasil.

Tal questão, enfrentada em Mandado de Segurança impetrado pelo Conselho Federal de Enfermagem (Cofen), foi julgada e acolhida, tendo suspendido a vigência da Resolução nº 1.529/1988 do Conselho Federal de Medicina (CFM), e, *a posteriori*, a Portaria MS nº 824/1999 substituída por motivos similares e vícios conceituais semelhantes.

Assim, hoje temos a Portaria MS nº 2.048/2002, que normatiza o APH no Brasil e prevê profissionais enfermeiros, médicos, bombeiros e condutores. A cada um, cumpre observar padrões de formação técnica e legal, treinamentos e certificações compatíveis com a função. Os serviços de APH devem observar a Portaria nº 2.048, caso contrário, incorrem em infração legal, e o responsável técnico do serviço responderá civil e criminalmente por isso.

SEGURANÇA

O termo "segurança" é a palavra de ouro, a qual deve nortear a atuação no APH. Ela deve ser o norte desde o acionamento e o despacho para o atendimento, durante o deslocamento em viatura (VTR), no atendimento na cena, até orientar/respaldar ou abandonar a "cena insegura".

A segurança pode impor o transporte imediato, por questão de comoção social, ou com vistas à preservação da integridade física das equipes, permitir a omissão de auxílio, ou interrupção de atendimento, ainda que em oposição aos princípios norteadores anteriores, em excepcional *estado de necessidade*, no qual a preservação da equipe pode ser o bem maior.

VAGA ZERO

As estruturas hospitalares públicas no Brasil de hoje parecem insuficientes às demandas atuais, por vagas, tratamentos e recursos de Saúde.

Mister se faz reconhecer que, muitas vezes, tais instituições não têm condições de receber ou prestar o tratamento definitivo às vítimas de agravos à saúde, e apresentam precárias condições de suporte básico.

Se a VTR traz vítima crítica à unidade hospitalar e é recebida com a informação de que a emergência, centro cirúrgico ou UTI se encontra lotada e/ou sem respiradores, e a equipe hospitalar se recusa a receber a vítima, tal negativa de atendimento caracteriza omissão de socorro à vítima grave.

Essa condição assume caráter crítico quando a viatura que encaminha a vítima não é de suporte avançado, e por não dispor de médico, imperioso se mostra a admissão na instituição para o atendimento médico, mesmo que não seja o especialista necessário à vítima crítica no momento.

A interpretação conjugada da Constituição Federal de 1988, a Lei Orgânica da Saúde (Leis nº 8.080 e 8.142/1990) e a Portaria MS nº 2.048/2002 geram o conceito de *vaga zero*. A urgência impõe que o atendimento deve sempre ser prestado independentemente da existência de leitos vagos ou equipamentos.

A vaga zero pode ser invocada inclusive em instituição particular, a fim de superar o risco iminente contra a vida da vítima. E caso a vítima não tenha convênio ou condições de arcar com os custos do tratamento de emergência e seguimento, as despesas serão suportadas pelo Sistema Único de Saúde (SUS).

Caso ocorra negativa desse atendimento no serviço, o responsável pelo plantão (chefe de plantão) deve ser contatado e documentar formalmente a negativa, com a justificativa dela. Caso ele se recuse, duas testemunhas poderão atestar tal negativa, que serão arroladas em boletim de ocorrência a ser formalizado em delegacia de polícia.

Não obstante o quadro narrado possa ser a realidade, essa condição não autoriza a negativa de recebimento da vítima grave, situação essa que caracterizaria omissão de socorro por parte da equipe de plantão na unidade hospitalar, especialmente se não existe outra unidade apta e próxima para atender àquela vítima em iminente risco de morte.

TRANSPORTE IMEDIATO

Esse conceito é aplicado em situações em que o custo benefício de se aguardar a chegada de viatura de suporte avançado ou intermediário até a cena e a vítima seguramente representa minorar as chances de sobrevida, de modo a majorar a morbimortalidade para aquele caso específico.

A título de exemplo, imaginem: vítima de parada cardiorrespiratória (PCR), suporte básico prestando atendimento, vítima embarcada na VTR, em localidade a menos de 5/10 minutos de distância de unidade hospitalar e o suporte avançado ou intermediário a cerca de 20 minutos de deslocamento.

A literatura ensina que, em casos de PCR, o fator "tempo" é determinante nas chances de sobrevida (tempo = músculo), e aguardar a chegada do suporte especializado representa pior prognóstico. Assim, é indicado o transporte imediato da vítima.

CENAS SUSPEITAS: INSTITUTO MÉDICO LEGAL E SERVIÇO DE VERIFICAÇÃO DE ÓBITOS

As equipes de APH realizam atendimentos das vítimas na cena e/ou seu transporte em VTR para unidade hospitalar, em quadros em que a vítima ainda esteja *viva*, ou, ainda, em processo de reanimação cardiopulmonar (RCP) em curso. Se a vítima necessita de tratamento definitivo e tem chances de ser reanimada, deve ser conduzida ao hospital.

Na constatação de óbito em APH, a cena "deve ser isolada", e a autoridade policial (Polícia Civil) da região deve ser comunicada. Se o evento ocorrer em ambiente aberto (vias públicas), a Polícia Militar preserva a "cena" até que se realize a perícia técnica, a cena seja liberada e o corpo recolhido pela viatura do Instituto Médico Legal (IML), para exame necroscópico. Nos casos de morte dentro do domicílio, onde não há a suspeita de morte por causas externas ou de outra origem criminal, a autoridade policial poderá encaminhar o corpo para o Serviço de Verificação de Óbitos (SVO) para a constatação da causa da morte (natural). O transporte será feito pelo carro específico desse serviço. Na presença de um médico da família, a morte poderá ser atestada por esse profissional, não havendo necessidade de boletim de ocorrência nem de preservação da "cena".

A morte constatada em APH proíbe o transporte do corpo por VTR de emergência/resgate, pois tal ação é privativa dos carros funerários e viaturas do IML oficial. A constatação do óbito é prerrogativa médica, mediante exame direto feito pelo médico, segundo o Ato Médico (regulamenta exclusivamente a atuação do profissional médico).

Aqui temos conflito/dilema, advindo da formal manifestação do Conselho Regional de Enfermagem do Estado de São Paulo (Coren-SP): Câmara Técnica – Orientação Fundamentada nº 044/2015 – Assunto: constatação de óbito, citando a Lei dos Registros Públicos, a Lei nº 6.015, alterada pela Lei nº 6.216/1975, no Capítulo IX – Do Óbito, no art. 77:

> Nenhum sepultamento será feito *sem* certidão do Oficial de Registro [...] após a lavratura do assento de óbito, [...], ou, em caso contrário, de duas pessoas qualificadas [...], com isso, *é admissível* que outros profissionais da saúde (p. ex., enfermeiros) constatem a morte e registrem a data e hora do óbito [...]. (Destaques do autor.)

Ora, não haverá sepultamento, nem lavratura do assento de óbito, exclusivamente a partir da constatação do óbito em APH. Aqui, devemos observar rigorosamente a letra da Lei: nem além, nem aquém daquilo que ali está disposto.

Livre de dúvidas, resta que o enfermeiro é profissional habilitado a constatar óbito, mediante exame direto, apurando a ausência de sinais clínicos de vida (frequências respiratória e cardíaca) e ritmo elétrico no coração (mediante monitorização cardíaca), além de outros, segundo os padrões técnicos preconizados. Tais atuações requerem o respaldo em protocolos institucionais formalizados.

Diante dessas considerações, nas situações de **morte evidente**, profissionais enfermeiros e bombeiros, excepcionalmente, podem constatar tal condição e não iniciar as manobras de RCP. Aqui, reitero que **atestar** o óbito é prerrogativa exclusiva médica. Atestar é diverso de "constatar".

A morte evidente capitula situações: corpo calcinado/carbonizado; decapitação/segmentação de tronco; decomposição do corpo; esmagamento do crânio com perda da massa encefálica; livedo postural e *rigor mortis*. Nessas situações, não naturais, recomenda-se não iniciar a RCP e realizar a suspensão/interrupção do acionamento de suporte avançado ou intermediário.

Em situações de mortes não naturais, a cena deve ser preservada para perícia (Polícia Científica), devendo as equipes se absterem de modificar a "cena do crime". Assim, em vítimas de ferimentos por arma branca (FAB) ou ferimentos por arma de fogo (FAF), sem sinais de viabilidade de reanimação, não se deve iniciar a reanimação, evitando adulterar a cena do "crime".

Ademais, o enfermeiro deve observar princípios deontológicos de respeito ao paciente, evitando submetê-lo a esforços fúteis (aqueles prestados com ausência de benefícios, sem considerar os malefícios, nos quais a vítima sofre desconfortos físicos, perde a sua dignidade, a esperança e prolonga o sofrimento com uma inaceitável qualidade de vida).

Ao realizar o transporte de corpo empenhando esforços de RCP, quando o conhecimento científico define uma irreversibilidade do quadro de morte, trata-se de desrespeito e representa "agressão" desnecessária ao cadáver. Não representa um potencial benefício à vítima, mas "encenação" de uma tentativa de reanimação, sem vantagem real à vítima.

Igualmente, devemos implementar medidas protetivas, a fim de evitar o crime capitulado no Código Penal Brasileiro (1940), caracterizado como Vilipêndio a Cadáver (art. 212), protegendo a intimidade do corpo, após a constatação do óbito.

A documentação com precisão do momento da morte, e em casos de múltiplas vítimas, é imperiosa, especialmente se mais de um familiar falecer na cena, pois questões legais e de sucessão poderão ser suscitadas pelos familiares vivos, com vistas a determinar quem sucede quem, em seus direitos e deveres legais, como herança, poder familiar etc.

LIMITES DE ATUAÇÃO E ESTADO DE NECESSIDADE

A autonomia para atuação no APH é prevista na Lei de Exercício Profissional de cada categoria profissional. As condutas diversas das preconizadas nessas leis poderão ser denunciadas, avaliadas e eventualmente sancionadas.

As infrações podem se dar com imperícia, imprudência e/ou negligência, na modalidade de ação ou omissão, bem como os excessos. Assim, cabe ressaltar que cada indivíduo responderá exclusivamente na extensão de seus atos ou omissões.

Timerman, Paiva e Tarasoutchi (1988) discutem que o Suporte Avançado de Vida em Cardiologia (SAVC) é iniciado com o reconhecimento da emergência cardiopulmonar, e segue até a realização da desfibrilação, do manuseio avançado de vias respiratórias e de medicamentos.

Carvalho e Serrano Jr. (2007) consideram que a PCR e o procedimento de RCP fora do ambiente hospitalar apresentam características próprias, que reportam a questões como a eficácia e a validade desse procedimento em condições em que não existem recursos específicos.

Os estudos revelam que a fibrilação ventricular (FV) é uma arritmia potencialmente reversível, quando é o ritmo inicial da parada cardíaca, e a não desfibrilação elétrica precoce pode determinar uma evolução para ritmo de assistolia, que geralmente é fatal, segundo Grudzen (2006).

O CFM, na Resolução nº 1.718/2004, determinou que é vedado o ensino de atos médicos privativos sob qualquer forma de transmissão de conhecimentos, a profissionais não médicos, inclusive àqueles pertinentes ao suporte avançado de vida, mas admite exceção:

> Art. 1º [...]
>
> Parágrafo único. São exceções os casos envolvendo o atendimento de emergência à distância, através da Telemedicina, sob orientação e supervisão médica, conforme regulamentado pela Resolução CFM nº 1.643/2002, até que sejam alcançados os recursos ideais.

É oportuno lembrar que a Constituição Federal de 1988 determina:

> Art. 193. A ordem social tem como base o primado do trabalho, e como objetivo o bem-estar e a justiça sociais.
>
> Art. 196. A saúde é direito de todos e dever do Estado, garantido mediante políticas sociais e econômicas que visem à redução do risco de doença e de outros agravos e ao acesso universal e igualitário às ações e serviços para sua promoção, proteção e recuperação.

Trata-se, então, de outro dispositivo, do qual se depreende que cada indivíduo tem direito a receber a assistência adequada às suas necessidades e o profissional enfermeiro capacitado é o *longa manus* (prolongamento do braço) do Estado nesse aspecto.

Tais princípios constitucionais são reiterados no Código de Ética dos Profissionais de Enfermagem (2017), nos artigos 13, 14, 22 e 24, que acentuam a responsabilidade da avaliação criteriosa e do aprimoramento profissional, rumo à consecução de uma assistência segura em benefício da pessoa, da família e à coletividade e ao desenvolvimento da profissão.

Ao invocar o estado de necessidade, o enfermeiro capacitado, seguro técnica e cientificamente, poderá realizar a desfibrilação manual, seguindo a melhor conduta em situações de atendimento às vítimas de PCR em ritmo de FV ou taquicardia ventricular sem pulso.

Por que o enfermeiro, que atua no APH, treinado e habilitado pelos protocolos ACLS, que tem reconhecida capacidade e conhecimento sobre agravos e RCP e as condutas padrão ouro, e bem sabe indicar sequências de medicamentos e desfibrilação elétrica, não poderia disparar o botão do choque elétrico, quando totalmente indicado? Em nome de uma reserva de mercado imposta por lei de exercício profissional médica? Isso não parece representar o melhor interesse da sociedade e das vítimas de agravos, privando-as de cuidados especializados, não devendo, portanto, ser tolerado por imposição arbitrária e ilegítima.

Em uma equipe de enfermagem, na qual existe uma hierarquia de competências entre enfermeiros e técnicos de enfermagem, os enfermeiros também respondem por ações/omissões de seus comandados.

A responsabilidade *in eligendo* (escolha de profissional competente e habilitado para procedimento) e *in vigilando* (responsabilidade por supervisionar e certificar a correção de procedimentos realizados) torna inadmissível ao enfermeiro delegar a técnico de enfermagem que atue em VTR sem o seu acompanhamento direto.

"Estado de necessidade" é um termo corrente no Direito Penal, e será destacado em situações nas quais seja questionada a competência legal de um profissional, a realização de procedimento em aparente excesso, em que *não* havia maneira outra, ou profissional diverso, que pudesse, naquele tempo e local, realizar conduta com vistas a buscar as melhores chances de sobrevida da vítima sob seus cuidados.

Com a devida vênia à perspectiva de Eid e Damasceno (2013), esse excludente de antijuridicidade não se reserva somente àqueles que têm dever legal de enfrentar o perigo, e pode ser invocado pelo profissional que se encontra em situação ou dilema em que outra opção mais favorável não se apresenta, e aquele profissional lança mão de medidas justificáveis para situação, tal qual o homem médio, buscando o melhor resultado e desfecho para o atendimento.

Assim, podemos incluir situações como a desfibrilação elétrica, em situações de PCR com indicação de choque (sem a presença de médico), via aérea supraglótica em vítima com insuficiência respiratória ou risco de broncoaspiração, por ser o diferencial e garantir a maior chance de sobrevida.

Aquele que realiza ação, em situação limite, objetivando garantir ou restabelecer o bem-estar de vítima grave, de agravo à saúde, que não provocou, e não existe médico *in loco*, gozará de respaldo desse excludente de antijuridicidade, atuando dentro da legalidade.

INCIDENTES COM MÚLTIPLAS VÍTIMAS (IMV)

São aqueles eventos que produzem um grande número de vítimas a partir de um só mecanismo, em um mesmo lugar e ao mesmo tempo. Nesses eventos, o número de vítimas gerado supera a capacidade de atendimento das equipes existentes na cena, impondo um raciocínio distinto ao eleger as prioridades para o atendimento.

Em regra, a prioridade de atendimento de vítimas se orienta por gravidade, mas, em incidentes com múltiplas vítimas (IMV), podemos ter a escala de prioridades reconsiderada. Nessas situações, diante da limitação de recursos humanos e estruturais para atendimento e encaminhamento das vítimas, terão prioridade de atendimento e encaminhamento aquelas com gravidade relevante, que tenham viabilidade de recuperação e chance de sobrevida.

Nessas situações, a vítima, ainda que em estado mais grave, *sem* prognóstico de sobrevida, poderá ser preterida por outro com viabilidade de recuperação em seu quadro atual. Note-se que aqui não se faz julgamento de outra natureza, senão a da viabilidade e do potencial da recuperação do agravo atual, sem qualquer outro critério emocional de seleção ou discriminação.

Ademais, julgamentos de valores como sexo, idade, raça, profissão, condição social ou econômica não podem nortear a tomada de decisão a fim de eleger o paciente com prioridade de atendimento, pois, na situação de emergência, o critério essencial da tomada de decisão será técnico-científico.

DIREITO DE IMAGEM

Os atendimentos realizados em ambiente pré-hospitalar com frequência são assistidos/observados por familiares, populares transeuntes na cena e curiosos de toda espécie.

Além disso, muitas vezes, tais indivíduos cometem o requinte de curiosidade, de desrespeito, filmam com câmeras portáteis ou celulares, e, por vezes, divulgam tais imagens na internet, nas redes sociais, expondo a intimidade e o pudor das vítimas de agravos. Esses "curiosos" eventualmente são os profissionais envolvidos na cena, que também podem se empolgar e registrar imagens, com divulgação entre seus pares, e oportunizar prejuízos às vítimas.

Assim, cumpre lembrar que são proibidos o registro e a divulgação de imagens, mesmo se existir autorização, pois quem autorizou, naquele momento, não tem capacidade de discernimento da extensão dessa autorização.

O CFM, na Resolução nº 2.126/2015, alterou a redação da Resolução nº 1.974/2011 e dispôs sobre a relação dos médicos com a imprensa, o uso de redes sociais, a participação em eventos, a divulgação de *selfies*, imagens e áudios de situações de atendimento, que podem caracterizar sensacionalismo, autopromoção e concorrência desleal. Alguns pontos merecem destaque:

> Art. 3. É vedado ao médico:
> g) expor a figura de seu paciente como forma de divulgar técnica, método ou resultado de tratamento, ainda que com autorização expressa do mesmo [...]. (Resolução nº 1.974, 2011)

Art. 1. O texto do Anexo I – Critérios para a relação dos médicos com a imprensa (programas de TV e rádio, jornais, revistas), no uso das redes sociais e na participação em eventos (congressos, conferências, fóruns, seminários etc.) – na frase: "É vedado ao médico, na relação com a imprensa, na participação em eventos e no uso das redes sociais:" passa a vigorar com a seguinte redação:

"É vedado ao médico, na relação com a imprensa, na participação em eventos e em matéria jornalística nas redes sociais:". (Resolução nº 2.126, 2015)

Das Proibições Gerais – Anexo I – Resolução 1.974/2011

[...]

VI – apresentar de forma abusiva, enganosa ou assustadora representações visuais das alterações do corpo humano causadas por doenças ou lesões; todo uso de imagem deve enfatizar apenas a assistência;

VII – apresentar de forma abusiva, enganosa ou sedutora representações visuais das alterações do corpo humano causadas por suposto tratamento ou submissão a tratamento; todo uso de imagem deve enfatizar apenas a assistência;

[...]

A Resolução Cofen nº 554/2017, muito oportuna e atual, estabelece os critérios norteadores das práticas de uso e de comportamento dos profissionais de enfermagem em meio de comunicação de massa. Algumas vedações que cumpre destacar:

Art. 4º É vedado ao profissional de enfermagem:

[...]

VII – divulgação de imagens sensacionalistas envolvendo profissionais, pacientes e instituições;

[...]

X – expor a imagem de pacientes em redes sociais e grupos sociais tais como o WhatsApp;

XI – expor imagens da face ou do corpo de pacientes, que não se destinem às finalidades acadêmicas;

XII – expor imagens e/ou fotografias de pacientes vulneráveis ou legalmente incapazes de exercerem uma decisão autônoma, com relação ao uso de suas imagens (crianças, pacientes inconscientes, torporosos etc.);

XIII – expor imagens que possam trazer qualquer consequência negativa aos pacientes ou destinadas a promover o profissional ou instituição de saúde;

[...]

XV – expor imagens de exames de pacientes onde conste a identificação nominal dos mesmos.

TELEMEDICINA E REGULAÇÃO

O conceito "regulação" vem evoluindo muito recentemente, pois a necessidade de uma resposta rápida exige a utilização de recursos de rádio e telefonia, com vistas a abreviar os informes da cena, direcionar o encaminhamento das vítimas ao atendimento definitivo, contatar o hospital de referência e informar a breve chegada da vítima e suas condições gerais.

Na regulação, enfermeiros e médicos contatam os solicitantes de atendimento, com vistas a compreender as condições gerais da vítima que demanda atendimento, para melhor selecionar e encaminhar os recursos para garantir o melhor atendimento, compatível com as necessidades da vítima.

Ainda que a regulação das centrais seja focada e legitimada na figura do médico, os avanços são crescentes, conferindo maiores competências e responsabilidades ao enfermeiro, para que atue junto ao médico e aos demais colaboradores, otimizando os resultados, mediante melhor acompanhamento dos chamados e à regulação do atendimento e do encaminhamento.

Também merecem destaque resultados alcançados no Atendimento de Suporte Intermediário de Vida (SIV), com enfermeiros que atuam com maior autonomia profissional, balizados em seus conhecimentos, certificações e protocolos institucionais de vanguarda. A regulamentação ainda resta restrita a protocolos institucionais, com a tendência para ser expandida e tornada definitiva na realidade brasileira.

O Cofen aprovou a Resolução nº 688/2022, que reconhece o SIV, buscando minorar o hiato entre o Suporte Básico de Vida (SBV) e o Suporte Avançado de Vida (SAV) no Brasil. Tal modalidade será oportuna a respaldar melhor qualidade de APH à população, reduzindo os riscos de morbimortalidade e garantindo melhor assistência direta à população.

Essa resolução traz ainda Anexo, com definições para implementação e diretrizes assistenciais, e sobre administração de medicações, pela equipe de enfermagem, no SBV e no SIV, mediante Telemedicina e Regulação das Centrais de Regulação de Urgências.

Ademais, a Resolução Cofen nº 696/2022, alterada pelas Resoluções Cofen nº 707/2022 e 713/2023, além da Resolução nº 717/2023, dispõe sobre a atuação da enfermagem na Saúde digital e normatiza a telenfermagem. Tais resoluções buscam regulamentar situações emergentes em consonância à segurança do atendimento e da documentação dessa atuação.

Durante o atendimento, por vezes, os enfermeiros realizam contato via telefone com a Central de Regulação, e procedimentos poderão ser realizados com conhecimento e cumplicidade do médico regulador, com vistas ao melhor resultado para o paciente; naquela condição especial, em um flagrante estado de necessidade, o enfermeiro atua com precisão e eficiência.

Essa resolução é um passo fundamental com vistas a consolidar a autonomia do enfermeiro, inserido com maior autonomia técnico-científica na assistência às urgências e emergências, no ambiente pré-hospitalar. Agora, os Protocolos Institucionais, em serviços públicos e privados, contarão com maior segurança, a fim de implementar mais equipes de SIV, com capacitação e segurança técnica, ética e legal.

CONSIDERAÇÕES FINAIS

As considerações aqui apresentadas não têm a pretensão de esgotar o tema, e sim apenas suscitar situações do atendimento de emergência e pontos do ordenamento jurídico que respaldam e fundamentam a atuação em condições que poderão ser vivenciadas pelos profissionais do APH.

A discussão sobre os aspectos éticos e legais é essencial e nos instrumentaliza, de modo a permitir que possamos pensar sobre possíveis conflitos/dilemas que possam surgir no momento de nossa atuação.

O pensar prévio sobre as situações de conflitos nos permite antecipar o entendimento e melhor nos preparar para agir, ou não, diante dessas situações, posto que, nas situações de emergência, as condições são desfavoráveis, principalmente em razão do estresse, do escasso tempo para tomada de decisão, das condições ambientais, climáticas e do cansaço.

As condições adversas podem prejudicar e obstaculizar o melhor entendimento, induzir ao erro ou obstar as melhores decisões, causando algum prejuízo às vítimas e aos demais envolvidos. Com vistas a não incorrer em infrações éticas ou legais, devemos pensar e repensar tais questões, com bom senso e responsabilidade.

BIBLIOGRAFIA

Carvalho, R. T., Serrano Jr, Cruz Vermelha. (2007). Aspectos Éticos e Legais na PCR e RCP. In S. Timerman, M. M. C. Gonzalez, & J. A. F. Ramires. *Ressuscitação e emergências cardiovasculares: do básico ao avançado*. São Paulo: Manole.

Código de Ética dos Profissionais de Enfermagem. (2017). Recuperado de https://www.cofen.gov.br/resolucao-cofen-no-5642017/

Código Penal Brasileiro. (1940). Recuperado de http://www.planalto.gov.br/ccivil_03/decreto-lei/Del2848compilado.htm

Constituição da República Federativa do Brasil de 1988. Recuperado de http://www.planalto.gov.br/ccivil_03/constituicao/constituicao.htm

Eid, C. A. G., & Damasceno, M. C. T. (2013). Legislação e Aspectos Éticos. In *Pré-Hospitalar*. (Vol. 2, pp. 15-26). São Paulo: Manole.

Fortes, P. A. C. (1998). *Ética e Saúde: questões éticas, deontológicas e legais: autonomia e direitos do paciente: estudo de casos*. São Paulo: Pedagógica Universitária.

Grudzen, C. (2006). Out-of-hospital Resuscitation: Have we Gone too far? *Prehospital and Disaster Medicine*, *21*(6), 445-450.

Portaria nº 2048, de 5 de novembro de 2002. Recuperado de http://bvsms.saude.gov.br/bvs/saudelegis/gm/2002/prt2048_05_11_2002.html

Resolução CFM nº 1.718/2004. Recuperado de http://www.portalmedico.org.br/resolucoes/cfm/2004/1718_2004.htm

Resolução CFM nº 1.974/2011. Recuperado de http://www.portalmedico.org.br/resolucoes/CFM/2011/1974_2011.htm

Resolução CFM nº 2.126/2015. Recuperado de https://sistemas.cfm.org.br/normas/arquivos/resolucoes/BR/2015/2126_2015.pdf

Resolução Cofen nº 554/2017. Recuperado de https://www.cofen.gov.br/resolucao-cofen-no-05542017/

Resolução Cofen nº 668/2022. Recuperado de https://www.cofen.gov.br/resolucao-cofen-no-688-2022/

Resolução Cofen nº 696/2022. Recuperado de https://www.cofen.gov.br/resolucao-cofen-no-696-2022/

Resolução Cofen nº 717/2023. Recuperado de http://www.cofen.gov.br/resolucao-cofen-no-717 a 2023-2_107154.html

Segre, C. A., Grinberg, M., & Accorsi, T. A. D. (2007). Ética em Emergência. In S. Timerman, M. M. C. Gonzalez, & J. A. F. Ramires. *Ressuscitação e emergências cardiovasculares: do básico ao avançado*. São Paulo: Manole.

Timerman, S., Paiva, E., & Tarasoutchi, F. (1998). Suporte Avançado de Vida: implantação no Brasil e sua Essência. *Revista da Sociedade de Cardiologia do Estado de São Paulo*, *8*(4), 621-632.

CAPÍTULO

4 Regulação Médica das Urgências

Antonio Onimaru

INTRODUÇÃO

Este capítulo é destinado ao médico que está iniciando as atividades na Central de Regulação Médica de Urgências, ou mesmo ao médico assistencial do atendimento pré-hospitalar (APH) de uma empresa privada ou no Serviço de Atendimento Móvel de Urgência (SAMU 192). Embora existam serviços que diferenciem uma função da outra, tanto para o médico regulador como para o médico assistencial, é muito importante conhecer e saber sobre este tema.

O conteúdo abordará conceitos mais atuais sobre essa atividade médica considerada uma das de maior responsabilidade, uma vez que, quando nessa atividade, o médico se responsabiliza pela saúde da população, de um município ou de um estado ou de uma região de municípios, conforme a configuração adotada, nos momentos de necessidades emergenciais. Por esta razão, atribui-se ao médico regulador a responsabilidade de Autoridade Sanitária (Portaria MS nº 2.048, 2002).

A Portaria MS nº 2.657 (2004) "estabelece as atribuições das centrais de regulação médica de urgências e o dimensionamento técnico para a estruturação e operacionalização das Centrais SAMU 192", e registra:

> É um processo de trabalho através do qual se garante escuta permanente, com acolhimento de todos os pedidos de socorro que acorrem à central e o estabelecimento de uma estimativa inicial do grau da urgência de cada caso, desencadeando a resposta mais adequada e equânime a cada solicitação, monitorando continuamente a estimativa inicial do grau de urgência até a finalização do caso e assegurando a disponibilidade dos meios necessários para a efetivação da resposta definitiva, de acordo com grades de serviços previamente pactuadas, pautadas nos preceitos de regionalização e hierarquização do sistema.

Existem legislações específicas do Ministério da Saúde (MS) e do Conselho Federal de Medicina (CFM) que orientam e definem suas atuações e responsabilidades. Portanto, é fundamental saber que há um respaldo legal dessa atividade.

A regulação médica de urgência garante o acesso dos pacientes aos diferentes pontos do Sistema de Saúde, desde a atenção básica, postos de Saúde, prontos-socorros, prontos atendimentos até hospitais, quando não têm condições técnicas de dar a assistência necessária ao paciente, além das vias públicas e locais onde ocorrer o agravo à saúde. É também um instrumento de gestão essencial para garantir assistência qualificada e resolutiva a ser disponibilizada para toda a população quando acometida por agravo agudo à saúde.

O QUE É REGULAÇÃO DE URGÊNCIAS

A atividade de Regulação Médica de Urgências é exercida na Central de Regulação Médica de Urgências, estrutura física constituída por profissionais (médicos, telefonistas auxiliares de regulação médica e rádio-operadores, cada um com suas competências) capacitados em regulação dos chamados telefônicos que demandam orientação e/ou atendimento de urgência, por meio de uma classificação de gravidade do caso e priorização das necessidades de assistência em urgência. Esses profissionais também ordenam o fluxo efetivo das referências e contrarreferências dentro de uma Rede de Atenção à Saúde – RAS (Lei nº 12.842, 2013).

REGULAÇÃO MÉDICA *VERSUS* ATO MÉDICO

O sistema de APH é um serviço médico, logo, itens como coordenação, regulação, supervisão direta e/ou a distância devem ser efetuados por médico. O ato de regular é reconhecido como um "ato médico", que consiste em ajustar, sujeitando a regras e de forma organizada, todas as respostas às situações de urgência e emergência e gerir o fluxo dos pacientes conforme a oferta de cuidados disponíveis em um município ou região.

Portanto, essa atividade médica está legislada pelo Ministério da Saúde, via Portaria MS nº 2.048 (2002), Portaria MS nº 2.657 (2004) e Portaria MS nº 1.010 (2012) e pelas resoluções do CFM nº 2.110 (2014), além da Lei do Exercício Profissional – Lei do Ato Médico (Lei nº 12.842, 2013).

Ao médico regulador, cabe, portanto, ouvir, qualificar, classificar a demanda e designar o recurso mais adaptado às necessidades, incluindo endereçá-la ao serviço mais adequado no momento para a continuidade do tratamento, de modo a respeitar as capacidades operacionais de cada serviço e garantir a distribuição racional dos casos nos serviços de Saúde disponíveis (hospitais, unidades de pronto atendimento etc.)

Essa atividade chama-se Regulação Médica e apresenta duas dimensões: uma dimensão técnica, relacionada com a decisão quanto ao tipo de recurso a ser enviado e com a realização dos procedimentos de suporte básico (SBV) e avançado de vida (SAV) no local da ocorrência e durante o transporte, na atenção pré-hospitalar. Outra dimensão, denominada gestora, refere-se ao uso racional do sistema de Saúde hierarquizado, estabelecendo qual tipo de serviço em determinado momento está mais bem preparado e em melhores condições de receber determinado paciente para que ele possa ser mais bem atendido e ter seu problema resolvido, seguindo sempre os Princípios e Diretrizes do Sistema Único de Saúde (Lei nº 8.080, 1990), Lei do Exercício Profissional e o Código de Ética Médica.

ITENS INDISPENSÁVEIS PARA UMA BOA REGULAÇÃO DAS URGÊNCIAS

A Portaria MS nº 2.048, de 5 de novembro de 2002, define:

> Ao médico regulador devem ser oferecidos os meios necessários, tanto de recursos humanos, como de equipamentos, para o bom exercício de sua função, incluída toda a gama de respostas pré-hospitalares previstas nesta Portaria e portas de entrada de urgências com hierarquia resolutiva previamente definida e pactuada, com atribuição formal de responsabilidades.

REGULAÇÃO MÉDICA DAS URGÊNCIAS NA PRÁTICA

Contrariamente ao pensamento de alguns profissionais médicos, os processos da regulação médica das urgências são bastante complexos e exigem do profissional, além dos conhecimentos técnicos da medicina de urgência, controle emocional, gestão de equipe e uma ótima relação médico-paciente. É importante lembrar que muitas dessas ações são feitas por telefone, ou seja, o médico não está frente a frente com o paciente nem com as equipes de SBV e SAV, muito menos com as equipes da Rede de Urgência.

As diretrizes e os modos operantes da Regulação Médica de Urgências estão bem estabelecidos e normatizados e serão aqui sequenciados (Ministério da Saúde, 2017). Este capítulo enfocará os processos da regulação, principalmente nos momentos e nas etapas que cabem ao médico regulador.

Classificam-se dois tipos de atendimento na Central de Regulação Médica de Urgências:

- Atendimento de urgência
- Transferência interunidade de paciente grave.

As chamadas para a Central de Regulação Médica de Urgências podem ser caracterizadas por solicitações de atendimento de urgência e solicitações de transferência interunidade de paciente grave, que gerarão a abertura de um prontuário/ficha e o atendimento pelo médico regulador. O termo interunidade é a nova denominação para o termo inter-hospitalar, pois entende-se que um paciente crítico ou agudizado que necessita de recursos ideais para seu tratamento pode estar em qualquer unidade de Saúde que não tenha as condições necessárias.

Outras solicitações também podem acessar a central, mas não geram uma resposta do médico regulador, como as solicitações de informações, as ligações administrativas e os trotes.

Por questões de segurança do paciente, todas as solicitações de transferência interunidades, cuja queixa do paciente tenha se iniciado a menos de 24 horas dentro da unidade solicitante, deverão ser caracterizadas, a princípio, como atendimento de urgência, podendo ser redefinidas posteriormente como transferência interunidades apenas após a passagem pelo médico regulador. Isso garante que sejam observadas as janelas terapêuticas de várias situações de urgência e dada a agilidade necessária ao caso.

O processo da regulação médica dos chamados de urgência e seu tratamento caracteriza-se por três momentos distintos:

- Momento com o usuário solicitante
- Momento com a equipe de/em atendimento móvel
- Momento com o destino do paciente.

Em cada um desses momentos, há etapas realizadas pelos profissionais da central de regulação, as quais serão descritas a seguir.

Primeiro momento: regulação com o solicitante

Primeira etapa

Essa etapa é realizada pelo Telefonista Auxiliar de Regulação Médica (TARM), cujo principal objetivo é obter do solicitante as principais informações quanto à localização e à natureza do agravo. Logo após essas coletas, o TARM transfere a ligação ao médico regulador. Todo pedido de socorro médico deve ser regulado pelo médico, exceto em situações excepcionais e previstas em protocolos institucionais.

Segunda etapa

Compõe-se de quatro passos: a anamnese dirigida, o estabelecimento do diagnóstico sindrômico, o estabelecimento do grau de urgência e a decisão da resposta.

Essa etapa é realizada exclusivamente pelo médico regulador. O principal objetivo é obter do solicitante as principais informações quanto a quadro/situação, antecedentes mórbidos, estabelecer uma hipótese de diagnóstico sindrômico, estabelecer um grau de urgência e decidir o tipo de resposta adequada e/ou adaptada à situação.

Nos casos em que houve dificuldade de coleta de informações pelo TARM, cabe ao médico regulador completar as informações importantes, principalmente quanto à localização do evento.

O médico regulador deve:

- Manter o controle da conversação desde o início, ajudando o solicitante, calmamente, a se expressar
- Orientar o solicitante de maneira clara e precisa, procurando obter sua colaboração
- Falar compassada e calmamente, com uma entonação de voz agradável
- Utilizar expressões simples, evitando termos técnicos e informações desnecessárias
- Registrar as informações relativas ao chamado de acordo com roteiro adotado pelo serviço
- Jamais se exaltar, brigar ou xingar o solicitante, já que ele se encontra em uma situação de extrema ansiedade. Entretanto, pode, e muitas vezes deve, ser incisivo nos questionamentos para que possa obter informações do evento.

1º passo: anamnese dirigida

Atendimentos de urgência

A caracterização do caso, assim como a resposta adequada à solicitação, no menor intervalo de tempo possível (idealmente 1 minuto), depende da habilidade do médico regulador em conduzir o interrogatório, julgando as informações obtidas do solicitante, estabelecendo um diagnóstico sindrômico e caracterizando um grau de urgência.

Para a condução desse interrogatório e a tomada de decisão, o médico regulador deve realizar uma anamnese dirigida, focando no motivo principal da solicitação, podendo também se basear em diretrizes técnicas e/ou protocolos de referência do serviço.

O chamado pode chegar ao médico regulador a partir de diferentes tipos de solicitantes, e o relato dos fatos pode se apresentar de diferentes formas. Algumas vezes, o solicitante apresenta um conjunto de sinais isolados que não constituem uma síndrome. Cabe ao regulador ouvir o solicitante e dirigir o interrogatório a fim de obter os dados que lhe possibilitem estabelecer o diagnóstico sindrômico ou mesmo chegar a uma hipótese diagnóstica, embora esta última não seja indispensável para a tomada de decisão do regulador.

Para que o médico possa estabelecer um diagnóstico sindrômico a distância, é necessário utilizar técnicas específicas para interrogatório do solicitante, que lhe permitam pesquisar os sinais componentes da síndrome.

Assim, por exemplo, um solicitante aflito ao telefone diz ao médico regulador que seu familiar está "passando mal". Essa é uma expressão frequentemente utilizada pelo leigo que não permite ao médico estabelecer um diagnóstico sindrômico ou uma hipótese diagnóstica. Pode se tratar desde um distúrbio neurovegetativo ou uma hipoglicemia até uma parada cardíaca, passando por uma enormidade de processos patológicos. Cabe ao médico fazer uma série de questionamentos, investigando outros sinais que lhe possibilitem estabelecer o diagnóstico sindrômico e/ou uma hipótese diagnóstica.

Vale lembrar alguns sinais essenciais a ser pesquisados a fim de estabelecer o diagnóstico sindrômico. Para fins de padronização, segue-se o conhecido ABC (verificação das vias aéreas, respiração e circulação):

- A (*airways*): avaliar a responsividade, verificar se o paciente fala ou responde ao chamado verbal ou estímulo
- B (*breathing*): pesquisar sobre presença, ausência e qualidade dos movimentos respiratórios. Para obter essas informações em casos de solicitante leigo, pode ser necessário orientá-lo sobre como proceder, por exemplo, pedindo-lhe que observe se o peito (tórax) ou a barriga (abdome) do paciente se movimentam, se sai ar do seu nariz etc. Também pode ser útil observar a coloração das pontas dos dedos, das unhas ou do lábio
- C (*circulation*): pesquisar sobre presença ou ausência de sangramento importante, de sudorese e alterações da temperatura da pele.

Em todas as situações, o médico regulador deve seguir os protocolos específicos de regulação do serviço para cada agravo.

Transferência interunidade de paciente grave

Considerar *transferência interunidade de paciente grave* o serviço prestado a solicitações de transferência oriundas de profissionais de Saúde, equipes ou unidades de Saúde, cujos pacientes já estejam sendo atendidos em seu agravo há mais de 24 horas. Naqueles com menos tempo de atendimento e que possam estar em janelas terapêuticas ou em situações de urgência ainda não resolvidas, o médico regulador deve tratar inicialmente como solicitação de atendimento de urgência.

As transferências interunidades de pacientes graves são atividades secundárias do SAMU e não devem comprometer o atendimento às urgências da região.

A solicitação da transferência deve sempre ser feita pelo médico assistente ou por médico da unidade, diretamente ao médico regulador. O médico solicitante deve informar seu nome, serviço e número do CRM.

Quando a solicitação for realizada por profissional de Saúde de uma unidade que esteja sem médico, não deve ser caracterizado pela Central de Regulação Médica de Urgências como solicitação de transferência interunidade, e, sim, como solicitação de atendimento de urgência.

A vaga/leito na unidade receptora deve ser garantida pela própria unidade demandante ou pela Central de Regulação das Internações da região. Se houver necessidade do transporte, o médico da unidade solicitante deve informar a existência da vaga ao médico regulador da Central de Regulação Médica de Urgências.

O médico regulador deve avaliar o motivo da solicitação e a sua pertinência, confirmando a vaga. Caso haja pertinência ou justificativa válida, deve definir o recurso mais adequado para o caso e, com base nos dados obtidos, avaliar se há condições para efetuar a transferência com qualidade e segurança. O médico regulador deve definir com o médico assistente (se possível) e providenciar a ambulância adequada para cada caso. Deve, ainda, estimar para o solicitante quando a transferência poderá ser realizada, orientando a unidade e o solicitante a respeito de possíveis mudanças nos planos iniciais.

Com relação ao quadro do paciente, o médico regulador deve interrogar sucintamente acerca do problema apresentado, informando-se sobre:

- A doença/afecção principal do paciente
- Comorbidade(s)
- Condição ventilatória (espontânea, em ventilação mecânica e em quais parâmetros)
- Condição hemodinâmica (normal, hipertenso, hipotenso, em choque, com drogas vasoativas, quantas bombas)
- Condição neurológica (Glasgow, agitação, sedação em bomba etc.)
- Sinais vitais (frequência cardíaca [FC], pressão arterial [PA], saturação de oxigênio [$SatO_2$], concentração de gás carbônico [$EtCO_2$], glicemia capilar)
- Imobilização de fraturas
- Presença de doenças infectocontagiosas e equipamento de proteção individual (EPI) necessário
- Principais exames complementares atuais
- Medicamentos em uso atualmente pelo paciente
- Necessidade de equipamentos especiais ao transporte (incubadora, ventilador mecânico, bomba de infusão).

Caso não haja pertinência ou a justificativa não seja válida, o médico regulador orienta o solicitante sobre como conduzir tecnicamente o caso ou como utilizar os recursos locais.

O médico regulador da Central de Regulação Médica de Urgências deve fazer contato com a unidade receptora e com o médico receptor do paciente, confirmando a transferência. Deve anotar o nome e CRM do médico responsável pela confirmação da recepção do paciente e informá-lo da estimativa de horário para ser realizada, retornando a informação sobre qualquer alteração no horário inicialmente combinado. Mesmo onde existir central de leitos já instalada, esse procedimento é necessário, conforme resolução do CFM, por se tratar de ato médico para transferência de responsabilidade perante a assistência do paciente.

2º passo: estabelecimento de um diagnóstico sindrômico

O médico regulador não deve se preocupar em estabelecer uma hipótese diagnóstica, mas, sim, em caracterizar um diagnóstico sindrômico, utilizando os dados coletados.

A anamnese dirigida tem como objetivo chegar inicialmente a um diagnóstico sindrômico que, antes mesmo do estabelecimento de uma hipótese diagnóstica, já permita a determinação da gravidade do caso e possa justificar o envio imediato de um suporte avançado, considerando a fórmula da detecção do grau de urgência ($U = G*A/T + V$), descrita mais adiante. Para efeito de raciocínio, os casos urgentes de maior gravidade foram reunidos em três diferentes grupos sindrômicos, apresentados a seguir.

Síndromes de "valência forte"

Situações em que o valor social é muito elevado. Exemplo: "o prefeito caiu na sede da prefeitura". A morte pode ser uma urgência médica, mesmo que a gravidade seja nula; torna-se uma urgência pelo valor social do evento.

Síndromes de "etiologia potencialmente grave"

Situações em que a causa indica uma gravidade muito elevada. Exemplo: "Ele caiu de uma ponte", "ele foi baleado", "ele foi atropelado por um caminhão", "o bebê está nascendo" etc.

Síndromes de "semiologia potencialmente grave"

Situações em que sinais e/ou sintomas informados pelo solicitante indicam gravidade elevada: Exemplo: "eu o encontrei desmaiado", "está roxo", "não está respirando", "não está se mexendo" etc.

Essas "síndromes" são concebidas, então, a partir de como as queixas são apresentadas via telefone pelo solicitante; portanto, não seguem inicialmente uma lógica de determinação imediata da patologia do paciente.

3º passo: o estabelecimento do grau de urgência

Ferramenta utilizada para ajudar a regulação das urgências. Auxilia muito quando existe um fluxo alto de chamadas e recursos escassos para a resposta. Com a aplicação desse método, o médico regulador pode ter mais clareza sobre para quem enviar primeiramente a unidade móvel. Trata-se de um meio auxiliar e não substitui o médico regulador na qualificação do evento.

O grau de urgência é diretamente proporcional à gravidade, à quantidade de recursos necessários para atender o caso e à pressão social presente na cena do atendimento, e inversamente proporcional ao tempo necessário para iniciar o tratamento.

Para avaliar o grau de urgência, utiliza-se a seguinte fórmula, inicialmente apresentada por Martinez-Almoyna & Nitschke (2000):

$$U = \frac{G*A}{T} + V$$

Em que:

- U = Grau de urgência
- G = Gravidade do caso
- T = Tempo para iniciar o tratamento
- A = Atenção – recursos necessários para o tratamento
- V = Valor social que envolve o caso.

Gravidade

É possível quantificar a gravidade do caso pelo telefone, por meio de perguntas objetivas dirigidas diretamente ao paciente ou à pessoa que ligou solicitando ajuda, utilizando uma semiologia a ser definida e abordada nos protocolos específicos. Mais fácil ainda é quantificar as urgências nas transferências interunidades, quando o contato telefônico é feito diretamente entre médicos.

Tempo

Utiliza-se o conhecimento dos intervalos de tempo aceitáveis entre o início dos sintomas e o início do tratamento. Quanto menor o tempo exigido, maior a urgência. Nas transferências interunidades, com o atendimento inicial já realizado, essa avaliação deve ser mais cuidadosa, para evitar precipitações.

Atenção

Quanto maior a necessidade de recursos envolvidos no atendimento inicial e no tratamento definitivo, maior a urgência. Esse subfator é o que mais influencia na decisão de transferir o paciente.

Valor social

A pressão social que envolve o atendimento inicial pode, muitas vezes, justificar o aumento do grau de urgência de um caso simples. Esse fator não pode ser negligenciado, pois, muitas vezes, uma comoção social no local do atendimento pode dificultar a prestação de socorro. É de pouca influência, porém, nas transferências interunidades.

4º passo: decisão da resposta

A escolha do tipo de resposta à solicitação, com todas as suas consequências diretas, é de integral responsabilidade do médico regulador. Ele deve avaliar igualmente a necessidade ou não de intervenção, decidir sobre o recurso disponível mais adequado a cada caso, levando em consideração: diagnóstico sindrômico, grau de urgência, mecanismos de trauma, gravidade, tipo de recurso necessário, meios disponíveis, relação custo/benefício, avaliação tempo-resposta etc.

Essa avaliação deve ser precisa e ordenar necessidades e melhores recursos disponíveis. São várias as opções de resposta de urgência, associadas ou não:

- Conselho médico ao solicitante ou orientação técnica a um colega médico
- Atendimentos de SBV por profissionais da Saúde (ambulâncias, ambulanchas ou motolâncias para suporte básico)
- Atendimento de SBV por profissionais bombeiros ou outros profissionais de APH (viaturas de resgate, resgate de rodovias, polícias, serviços privados etc.)

- Atendimentos médicos terrestres (ambulâncias de suporte avançado ou veículos de intervenção rápida)
- Atendimentos médicos aéreos (aeronaves aeromédicas)
- Atendimentos médicos aquáticos (ambulanchas)
- Acionamento de múltiplos recursos, inclusive de outras instituições (companhias de luz, gás, água etc.).

Algumas vezes, as solicitações são de transporte simples ou de remoção de pacientes sem quadro de urgência. Para esses casos, os solicitantes devem ser orientados a procurar os serviços municipais responsáveis por tais transportes. O SAMU não deve, em hipótese alguma, realizar tais transportes, pois coloca em risco as possibilidades de resposta às urgências e o transporte de pacientes graves.

Para facilitar a decisão, o médico regulador deve responder a algumas questões:

- A solicitação/ocorrência é uma urgência ou não?
- Pode ser orientado somente por telefone?
  - Resposta por telemedicina
- Necessita de uma resposta de equipe móvel?
  - Caso necessite de atendimento móvel, qual o código?
    - Prioridade máxima (emergências ou urgências absolutas, ou urgências vitais): código vermelho
    - Prioridade média (urgências ou urgência relativa): código amarelo
    - Prioridade baixa (urgência mínima ou transferências interunidades de alta complexidade): código verde
- Em caso de código vermelho, qual a unidade móvel mais próxima?
  - Ativar a unidade mais próxima
- Necessita de atendimento médico no local?
  - Se necessário, ativar a unidade de suporte avançado (USA) (UTI móvel).
- Necessita de atendimento de enfermagem no local ou pode ser atendido por outros profissionais de APH?
  - Caso necessite atendimento de enfermagem no local (sem necessidade médica), ativar a unidade de suporte básico (USB) do SAMU
- Pode ser atendido por profissionais de APH de outras instituições?
  - Priorizar a ativação de unidades de outras instituições
- É necessário ativar mais de uma unidade?
- É necessário solicitar apoio de outras instituições?

Orientações gerais

- Nos casos em que exista dúvida quanto ao recurso necessário, sempre deve ser disponibilizado o de menor tempo de resposta possível
- Nos casos de explícita falta de recursos, gerando as indesejáveis filas ou longos tempos de espera, o médico regulador deve constantemente reavaliar o conjunto dos casos pendentes e proceder a repriorizações tantas vezes quantas forem necessárias, não se esquecendo de monitorar a solicitação por meio de contatos sucessivos com os solicitantes, informando-os sobre as dificuldades e orientando-os quanto ao tempo previsto de espera
- As situações de insuficiência de recursos devem ser devidamente registradas e encaminhadas sistematicamente ao diretor técnico do serviço, que encaminha um relatório mensal à coordenação do serviço, salientando as intercorrências que necessitem de intervenção a curto prazo
- Nos códigos vermelhos, a primeira equipe que chegar ao local informa ao regulador o real quadro clínico do paciente e, em função desses dados, o médico regulador reforça sua decisão, muda-a ou acrescenta mais alguma unidade ou serviço necessário. Enquanto isso, a USA já deve se dirigir ao destino
- Nos casos de múltiplas vítimas, podem ser liberadas quantas ambulâncias forem necessárias e/ou solicitadas, sem comprometer as situações cotidianas
- Nos casos cuja resposta seja orientação médica, o médico regulador deve colocar-se à disposição do solicitante para novas orientações, caso haja qualquer mudança em relação ao quadro relatado na primeira solicitação
- O médico regulador, principalmente nas situações de código vermelho, deve orientar o solicitante sobre como proceder até a chegada da equipe, indicando e explicando as ações principais a ser realizadas. Dentro das possibilidades e da necessidade, pode-se perguntar sobre a disponibilidade de profissionais de Saúde nas proximidades e pedir ajuda de outras pessoas visando a determinados objetivos:
  - Não se colocar em risco (fogo, substâncias desconhecidas, acidente mal sinalizado etc.)
  - Orientar não remover capacetes ou objetos fincados
  - Não mobilizar o paciente/vítima, exceto nas situações em que seja necessário abrir a via aérea, ou quando a cena oferece risco de agravamento do caso
  - Iniciar a orientação das compressões torácicas e desobstrução de vias aéreas
  - Orientar o controle de sangramento externo
  - Evitar entrar em contato com o sangue ou secreções da vítima (podem ser usados sacos plásticos).

Segundo momento: regulação com a equipe móvel

Consiste em quatro etapas: ativação da resposta e controle do deslocamento e tempo-resposta; coleta de informações e orientações repassadas pela unidade móvel; monitorização do atendimento e situações especiais; e monitoração do deslocamento da unidade com o paciente/vítima.

Primeira etapa | Rádio-operador: ativação da resposta e controle do deslocamento e tempo resposta

Após a decisão do médico regulador sobre código e tipo de unidade, é de responsabilidade do rádio-operador a ativação das unidades móveis (ambulâncias).

Segunda etapa | Unidade móvel: coleta de informações e orientações repassadas pela unidade móvel

O médico regulador, via rádio-operador, deve monitorar sistematicamente a equipe no local da ocorrência e prontificar-se imediatamente a enviar apoio sempre que necessário, lembrando que, às vezes, por várias razões, não é possível fornecer justificativas detalhadas.

Em situações de risco iminente ou de regiões/bairros/locais perigosos à equipe ou à vítima, a equipe deve sair do local com a vítima e encontrar-se com o apoio solicitado no caminho.

O médico regulador deve manter o controle do atendimento e registrar os dados repassados por profissionais no local da ocorrência:

- Tipo de ocorrência confirmada pelo profissional da ambulância
- História da doença atual e tratamentos em curso

- Descrição dos pacientes com sexo, idade, cor da pele, estado da consciência, enchimento capilar, dados vitais (pressão arterial, pulso, frequência respiratória, saturação de oxigênio, Glasgow, glicemia, temperatura)
- Número de pessoas envolvidas
- O motivo do não atendimento, se for o caso
- Escala de coma, escala de trauma/principais lesões
- Destino e orientações transmitidas ao local para onde o paciente foi encaminhado
- Identificação do médico regulador.

1º passo: repasse de informações pela unidade móvel

As USBs devem repassar, o mais breve possível, as primeiras informações do evento e da primeira coleta de dados do paciente/vítima (avaliação primária e, quando não for crítico, também a avaliação secundária), informando:

- Condições da cena (segura/insegura) – caso seja insegura, se existem condições de deixá-la segura pela equipe ou se necessita de apoio de outra instituição
- Nas cenas seguras, informar o ABCDE e os primeiros dados da anamnese/exame clínico e condições encontradas.

As USAs, quando em cenas inseguras, devem proceder como as USBs, informando à regulação se poderão tornar a cena segura ou se necessitarão de apoio de outras instituições ou reforço. Devem repassar, na sequência, a avaliação do paciente/vítima, com dados sobre o motivo da ocorrência, comorbidades, sinais vitais, exame clínico, condutas tomadas pela equipe no local da ocorrência e estado atual do paciente/vítima. Informar à regulação quando o paciente/vítima precisa ser removido para um hospital.

2º passo: orientações do médico regulador e da supervisão de enfermagem (se necessário)

O médico regulador deve orientar sobre os procedimentos a ser seguidos pela equipe da USB, preferencialmente à equipe de enfermagem da unidade móvel, registrando suas percepções e orientações, em especial quanto aos procedimentos invasivos e drogas prescritas a distância (que deve igualmente constar de gravação na central de regulação). Por outro lado, todas essas orientações devem ser registradas pela equipe da USB e seguidas.

Quando houver supervisão de enfermagem, as orientações sobre cuidados determinadas pelo médico regulador devem ser repassadas e registradas pelo enfermeiro da Central de Regulação Médica de Urgências para as equipes (com gravação). Tais informações também devem ser registradas pela equipe da USB.

Nos casos em que é enviada uma ambulância de SBV, após a chegada da equipe ao local da ocorrência e recebidas as primeiras informações sobre a situação, os achados a seguir determinam a necessidade de atendimento médico no local da ocorrência:

- Solicitação do profissional da ambulância, em virtude de dificuldades técnicas no atendimento ao paciente
- Paciente com pressão sistólica abaixo de 90 mmHg, com evidências de hipoperfusão periférica
- Paciente com frequência respiratória inferior a 10 ou superior a 30 movimentos por minuto ou dificuldade respiratória não controlada com manutenção de vias aéreas
- Escala de coma com resultado igual ou menor que 8
- Escala de trauma com resultado inferior a 9
- Comprometimento de vias aéreas e ventilação: trauma de face, pescoço, traumatismos graves do tórax
- Ferimentos penetrantes em cabeça, pescoço, tórax, abdome ou região inguinal
- Evidência de trauma raquimedular
- Amputação parcial ou completa de membros
- Trauma de extremidade com comprometimento vasculonervoso
- Incidentes com múltiplas vítimas (5 ou mais)
- Queimaduras com acometimento extenso da superfície corporal ou das vias aéreas.

Terceira etapa | Central de Regulação Médica de Urgências: monitoramento do atendimento

O médico regulador deve acompanhar o atendimento e aguardar as reavaliações previstas para dar seguimento à ocorrência. É primordial que as equipes da linha de frente sintam segurança e, sobretudo, que haja respaldo por parte da Regulação.

Quarta etapa | Monitoramento do deslocamento da unidade com o paciente/vítima

Quando é necessário remover o paciente/vítima, o médico regulador deve acompanhar o deslocamento, monitorando a distância, avaliando a evolução, intervindo por orientação nas intercorrências, se preciso. Todos os dados recebidos da unidade móvel, assim como as orientações repassadas a ela, devem ser registrados e gravados.

Terceiro momento: regulação com a unidade de destino

Nesse momento, inicialmente, cabe ao médico regulador, com base na rede instalada, nas pactuações existentes, nas linhas de cuidado previamente definidas e considerando o tempo de deslocamento para o paciente/vítima, fazer uma decisão gestora sobre o melhor recurso (hospitalar ou não) para atender às necessidades.

Primeira etapa | Decisão sobre a unidade para o recebimento do paciente/vítima (decisão gestora)

A decisão sobre o destino do paciente/vítima considera, antes de tudo, a necessidade e a complexidade do caso. Em segundo lugar, adequa a necessidade do paciente/vítima à rede instalada ou às linhas de cuidado estabelecidas.

Segunda etapa | Contato com a unidade

O médico regulador deve selecionar, registrar a unidade/serviço de destino e entrar em contato com o médico da unidade para passar o caso, conforme resolução do CFM e da Portaria MS nº 2.048 (2002).

Caso seja possível encaminhar o paciente/vítima, o médico regulador registra o nome da unidade/serviço e o nome do médico receptor, e informa esses dados à unidade móvel.

Nos casos em que não é possível receber o paciente/vítima, informação dada pelo médico da unidade, registrar o motivo da recusa. Nesse caso, duas possibilidades devem ser vistas:

- Quando é possível redirecionar para outra unidade
- Quando não é possível redirecionar para outra unidade, em função do quadro do paciente, tempo-resposta ou inexistência de outro serviço que atenda às necessidades.

Quando é possível redirecionar para outro serviço, sem prejuízo do atendimento às necessidades do paciente/vítima, o procedimento de contato do médico regulador com o médico receptor deve seguir o mesmo apontado anteriormente. O médico regulador deve informar o motivo da escolha da segunda ou terceira opção.

Quando não é possível redirecionar o paciente/vítima, deve-se reforçar a necessidade do atendimento ou da manutenção da vida, informando a inexistência de outra unidade de referência disponível e, por isso, o paciente será enviado em "vaga zero".

O conceito de "vaga zero" deve ser aplicado para garantir a prestação do(s) serviço(s) necessário(s) ao atendimento de urgência. A busca de leitos deve ser realizada *a posteriori* por centrais de leitos, onde existirem, ou pelos profissionais da unidade hospitalar, mas nunca nesse momento, evitando o retardo do atendimento de urgência.

Dentro dessa conceituação de "vaga zero", como garantia de atendimento de urgência por serviço(s), não se aplica a obtenção de leito (seja UTI, neonatologia etc.) argumentando-se como vaga zero.

Terceira etapa | Confirmação do recebimento do paciente/vítima e liberação da unidade móvel

O rádio-operador acompanha a unidade em seu trajeto, informando ao médico regulador sobre qualquer necessidade e/ou intervenção. Chegando ao destino, depois de informado pela unidade móvel, aguarda e registra a recepção do paciente/vítima ou qualquer dificuldade/intercorrência apresentada.

Após o adequado recebimento do paciente no serviço determinado, e a unidade estando liberada, o médico regulador pode considerar o caso encerrado.

CONSIDERAÇÕES FINAIS

As fichas de regulação e as fichas de atendimento são documentos equivalentes aos prontuários médicos de qualquer serviço de Saúde. Portanto, devem ser preenchidas de maneira completa e legível, nas fichas ou no sistema informatizado.

Além dos objetivos internos de registro de dados, essas informações podem ser solicitadas para fins judiciais. Quando devidamente preenchidos, esses documentos servem, inclusive, como proteção aos envolvidos no atendimento.

A Portaria MS nº 2.657 (2004) define as normas gerais e fluxos da regulação, conforme listado a seguir:

- A Central de Regulação Médica de Urgências deve ser acessada pelo número gratuito nacionalmente designado para o Atendimento Pré-hospitalar Móvel 192, admitindo-se outro número exclusivo e gratuito apenas em locais onde haja impedimento técnico da área de comunicações para sua utilização
- Seu funcionamento deve ser ininterrupto, contando com médico regulador e correspondentes telefonistas auxiliares de regulação médica e rádio-operadores de plantão presencial na sala de regulação, durante 24 horas, todos os dias, incluindo sábados, domingos e feriados
- Todo chamado deve ser atendido por telefonista/técnico auxiliar de regulação médica e, após as devidas identificação e localização do solicitante, ser repassado ao médico regulador
- Nos chamados em que o solicitante necessite apenas de informação que não caracterize pedido de atendimento de urgência, o TARM está autorizado a fornecer a informação, caso esteja disponível em suas ferramentas de trabalho, e encerrar a solicitação, sem a interveniência do médico regulador.

A regulação médica das urgências ainda é um grande desafio, tanto para os gestores como para a sociedade como um todo. Como ferramenta de gestão, ela é necessária para que se possa garantir, de forma equânime, os direitos de todos os cidadãos nos momentos mais críticos de sua existência, ou seja, nos momentos em que sua saúde está fragilizada ou até mesmo no limite entre a vida e a morte.

BIBLIOGRAFIA

Conselho Federal de Medicina. (1995). *Resolução CFM nº 1.451, de 10 de março de 1995.* Define os conceitos de urgência e emergência, além de equipe médica e equipamentos, para os prontos-socorros.

Conselho Federal de Medicina. (1998). *Resolução CFM nº 1.529, de 28 de agosto de 1998.* Normatiza a atenção médica na área da urgência e emergência na fase de atendimento pré-hospitalar – Revogada.

Conselho Federal de Medicina. (2003). *Resolução CFM nº 1.671, de 29 de julho de 2003.* Dispõe sobre a regulação do atendimento pré-hospitalar e dá outras providências.

Conselho Federal de Medicina. (2014). *Resolução CFM nº 2.110, de 19 de novembro de 2014.* Normatiza fluxos e responsabilidades dos serviços pré-hospitalares móveis de urgência e emergência, dentre eles os SAMUs que atendem os pacientes do Sistema Único de Saúde (SUS). A norma estabelece critérios que buscam trazer melhorias na assistência oferecida, beneficiando, sobretudo, os pacientes.

Lei nº 8.080, de 19 de setembro de 1990. Recuperado de https://www.planalto.gov.br/ccivil_03/leis/l8080.htm

Lei nº 12.842, de 10 de julho de 2013. Recuperado de https://www.planalto.gov.br/ccivil_03/_ato2011-2014/2013/lei/l12842.htm

Martinez-Almoyna, M., & Nitschke, C. A. S. (Orgs.). (2000). *Regulação médica de urgências e de transferências inter-hospitalares de pacientes graves* (2ª ed.). Cooperação Brasil-França.

Ministério da Saúde. Secretaria de Atenção à Saúde. Departamento de Atenção Especializada. (2006). *Regulação médica das urgências* (Série Normas e Manuais Técnicos). Brasília: Editora do Ministério da Saúde.

Ministério da Saúde. Secretaria de Atenção à Saúde. Departamento de Atenção Hospitalar e Urgência. (2017). *Regulação médica das urgências* (Ed. Revisada e Ampliada. Série Normas e Manuais Técnicos). Brasília: Editora do Ministério da Saúde.

Portaria MS nº 2.048, de 5 de novembro de 2002. Recuperado de http://dtr2001.saude.gov.br/sas/PORTARIAS/Port2002/Gm/GM-2048.htm

Portaria MS nº 2.657, de 16 de dezembro de 2004. Recuperado de http://dtr2001.saude.gov.br/sas/PORTARIAS/Port2004/Gm/GM-2657.htm

Portaria MS nº 1.010, de 21 de maio de 2012. Recuperado de http://bvsms.saude.gov.br/bvs/saudelegis/gm/2012/prt1010_21_05_2012.html

Serviço de Atendimento Móvel de Urgência (SAMU). (2012). *Rede de urgência e emergência – Curso de capacitação SAMU 192 – Macrorregional.* Recuperado de http://www.scribd.com/doc/16786317/Apostila-do-SAMU-de-Minas-Gerais

CAPÍTULO 5

Gestão da Qualidade no Sistema de Saúde

Adriana Giorgeti Veiga

INTRODUÇÃO

Um dos princípios da bioética, o da não maleficência, remete à frase *Primum non nocere*, cujo significado é "primeiro, não prejudicar". O juramento de Hipócrates, pai da Medicina, fundamenta esse princípio afirmando que o entendimento e o poder seriam sempre utilizados para o bem e nunca para causar dano ou mal a alguém.

Na História, encontramos várias personalidades que buscaram, além de "não prejudicar", analisar fatos e estabelecer mudanças para melhores resultados aos pacientes. Florence Nightingale, em 1855, por meio do estudo da mortalidade das tropas britânicas, estabeleceu alterações organizacionais e em procedimentos de higiene das mãos, reduzindo o número de morte dos internados. Ernest Codman, cirurgião do Hospital de Massachusetts, acreditava ser necessário melhorar as condições dos hospitais para otimizar resultados. Codman propôs o primeiro método de monitoramento do resultado do cuidado, a fim de verificar sua efetividade. Ele influenciou o American College of Surgeons que, em 1917, estabeleceu o primeiro elenco de padrões mínimos hospitalares, utilizado como alicerce para as estratégias de avaliação da melhoria contínua da qualidade dos cuidados nos serviços de Saúde, reconhecida mundialmente e utilizada por muitos países.

Trabalhar com gestão da qualidade tornou-se um desafio para as instituições de Saúde, desde a adaptação de conceitos, antes utilizados apenas na área industrial, até o entendimento pelos gestores e profissionais e a mudança cultural para esse novo olhar. Avedis Donabedian, o precursor dessa adaptação, dedicou-se ao estudo da teoria de sistemas e definiu índices de medição dos cuidados médicos, os quais se tornaram referências para novos estudos nessa temática. Ele observou que índices simples podem relacionar-se com situações de alta complexidade. A teoria do sistema trabalha a relação entre as partes que o compõem inseridas em um ambiente. Segundo Donabedian, essas partes devem se complementar por meio de informações que favoreçam a contínua avaliação dos métodos de trabalho e garantam a qualidade do serviço prestado. Os profissionais precisam estar diretamente inseridos, reconhecendo essas integrações e avaliações como necessárias; a educação continuada, a capacitação e o apoio institucional e político são importantes pilares para o sucesso desse entendimento.

Os sistemas de Saúde são considerados complexos, em virtude da diversidade de profissionais envolvidos, exigindo maior interação com importâncias distintas e necessárias para alcançar o objetivo da qualidade no atendimento. Essas interações podem ser analisadas tanto nos macros como nos microssistemas de Saúde, que precisam ser entendidos como unidades de negócio a fim de garantir sua própria sustentabilidade. Portanto, o gestor deve compreender a organização, definir o negócio e as metas institucionais para traçar estratégias que direcionem o serviço para os objetivos estabelecidos. A gestão da qualidade é uma ferramenta que proporciona aos gestores essa visão e favorece, por meio de análises constantes de indicadores, novas adaptações aos processos que levem ao alcance do objetivo final.

"Não se trata de inovar por inovar de maneira inconsequente e leviana, mas de direcionar a organização para novos patamares de gestão e assistência, com mais eficiência, eficácia e efetividade." (Burmester, 2013)

Entende-se pelos conceitos de eficiência, eficácia e efetividade:

- Eficiência: utilização de recursos suficientes para melhoria do resultado; visa diminuir o desperdício de recursos sem prejudicar o resultado esperado
- Eficácia: proporcionar o melhor resultado
- Efetividade: utilizar conhecimento científico e recursos para o alcance do resultado desejado.

Para favorecer o entendimento sobre a teoria de sistemas para gestores e profissionais da Saúde, Donabedian sistematizou a qualidade na tríade estrutura, processo e resultado, definindo-os da seguinte maneira:

- Estrutura: relacionado com o cuidado/assistência oferecido pela instituição. Nessa dimensão estão inseridos a estrutura física, os recursos humanos e suas competências, os recursos materiais e financeiros e a estrutura política organizacional (política institucional, informação, normatização)
- Processo: avalia os cuidados prestados ao paciente conforme padrões técnico-científicos estabelecidos e aprovados nas diversas etapas realizadas para alcançar um resultado
- Resultado: aborda as mudanças no estado de saúde do paciente após o tratamento/assistência prestado, bem como sua satisfação quanto à prestação dos cuidados.

A qualidade dos serviços de Saúde é estabelecida pela integração das três dimensões de indicadores; a excelência em apenas uma delas não representa de fato a qualidade e a continuidade dos serviços prestados. Donabedian define que a qualidade dos serviços está pautada em sete importantes pilares: eficácia, efetividade, eficiência, otimização de recursos, aceitabilidade, legitimidade e equidade. Com a publicação do relatório *To Err is Human* (Errar é humano) pelo Institute of Medicine, em 1999, a qualidade definida por Donabedian ganhou mais um pilar: a segurança do paciente. Esse relatório apresentou análises retrospectivas de prontuários demonstrando números alarmantes de mortes evitáveis ocasionadas por eventos relacionados com a assistência à Saúde e o alto custo gerado para as instituições.

A complexidade crescente dos sistemas traz a necessidade do entendimento sobre a importância da integração entre assistência e gestão. Ter uma metodologia de "como fazer" promove a avaliação dos gestores sobre as necessidades de recursos que agregarão valores aos processos, garante ao paciente o atendimento necessário com o resultado desejado, favorece a organização institucional de maneira sistêmica, coerente e integrada e propicia a expansão de novos processos que diferenciem o serviço.

Os serviços hospitalares têm entendimento e aplicabilidade importantes sobre a gestão da qualidade; no entanto, as interações são estabelecidas a partir da entrada do paciente nos serviços. Segundo a Portaria nº 2.048/2002, o atendimento pré-hospitalar móvel é aquele que procura chegar precocemente à vítima, após ocorrido agravo à saúde que possa ocasionar sofrimento, sequelas ou até mesmo a morte. Tem a finalidade de prestar atendimento e transportar o paciente ao sistema de Saúde adequado, hierarquizado e integrado ao Sistema Único de Saúde (SUS). Portanto, uma vez que o pré-hospitalar móvel é a primeira fase do atendimento a pacientes de natureza clínica, cirúrgica, traumática, obstétrica ou psiquiátrica, em quadros agudizados ou crônicos, é preciso entender, desenvolver e acompanhar seus próprios processos, além de inseri-lo nos processos hospitalares, já que realizam intervenções que podem fazer a diferença entre a vida e a morte do paciente até a chegada ao serviço adequado, que proporcionará o tratamento definitivo.

Ainda há escassez de estudos que estabeleçam programas de qualidade e segurança do paciente no atendimento pré-hospitalar. No entanto, torna-se fundamental que os serviços estabeleçam estratégias para a manutenção da qualidade do cuidado e utilizem seus recursos em ações que possam agregar valor ao serviço e à assistência. Este capítulo tem a intenção de agregar as particularidades do atendimento pré-hospitalar à tríade elaborada por Donabedian para provocar o pensamento crítico na busca de implantações de sistemas de qualidade e segurança do paciente. O atendimento pré-hospitalar móvel, como parte do sistema de Saúde, precisa participar ativamente nas inter-relações do cuidado para a busca da melhoria contínua, garantindo a manutenção dos sete pilares que definem a qualidade dos serviços.

ESTRUTURA

Neste tópico estão inseridos os diversos recursos oferecidos pela instituição, como a estrutura física, os recursos humanos e suas competências, os recursos materiais e financeiros e a estrutura organizacional (política, informação, normatização), os quais serão discutidos a seguir.

Estrutura organizacional

O planejamento estratégico define grande parte da estrutura organizacional de um serviço e precisa retratar com clareza sua atividade fim e os objetivos pretendidos. Ele proporciona o direcionamento do desenvolvimento gerencial, possibilita a escolha de métodos que vão ao encontro da política e do programa do serviço, sistematiza a tomada de decisão e estimula a avaliação crítica das informações, buscando a melhoria contínua do desempenho institucional.

Para a elaboração do planejamento estratégico, faz-se necessário considerar o foco epidemiológico, com o intuito de conhecer os determinantes das doenças ou condições relacionadas com a saúde em determinada população. Essa análise requer constante revisão, uma vez que sofre interferências da qualidade de vida da população, sazonalidade, recursos disponíveis, contexto social e perfil populacional.

A política institucional elaborada após a estruturação do planejamento estratégico definirá um conjunto de ações e diretrizes que orientará o alcance dos objetivos traçados pelo serviço. Dentre elas estão a orientação aos usuários para adequada utilização do serviço; investimento em estratégias que agregarão valor, como o desenho do perfil e a competência profissional; aquisição de equipamentos e materiais específicos; bem como o estabelecimento de inter-relações para a continuidade da assistência. O desenvolvimento da política institucional acarretará no desenvolvimento de normatizações que proporcionarão padrão de condutas com o intuito de manter a missão, a visão e os valores definidos para o serviço.

A estrutura organizacional precisa estabelecer a integração dos fluxos de atividades entre as áreas que compõem o serviço. Cabe aos gestores e líderes a competência de estimular comportamentos de confiança, predisposição ao trabalho conjunto, além de desenvolver políticas e diretrizes que favoreçam a participação e o envolvimento dos colaboradores para o alcance dos objetivos estabelecidos.

Dentre as diretrizes estratégicas gerenciais para favorecer o envolvimento dos profissionais e a diferenciação do serviço está a gestão do conhecimento, que se empenha em proporcionar aos profissionais um ambiente compatível com processos de criação do aprendizado individual e organizacional, fornecendo e incentivando a aquisição e o compartilhamento dos conhecimentos próprios e adquiridos. Esse modelo de gestão busca constantemente a manutenção e o desenvolvimento de talentos proporcionando o crescimento do potencial das pessoas e o fortalecimento do trabalho em equipe.

A implantação e o desenvolvimento da gestão do conhecimento estão diretamente relacionados com o modelo de hierarquia utilizado pelo serviço. Mesmo com o estabelecimento de novas teorias administrativas, ainda presenciamos instituições em que o termo *líder* se refere a pessoas que ocupam posições de autoridade e agem como tal no cargo que ocupam. Por isso, é essencial que os serviços identifiquem o modelo hierárquico atual e como a relação do poder influencia o processo do aprendizado e a troca de conhecimentos. O modelo de liderança determina como o conhecimento é gerenciado dentro do serviço, e o desempenho organizacional representa o grau de responsabilidade que o modelo possui. No entanto, o planejamento estratégico precisa direcionar todo esse processo de criação de novas competências e conhecimentos e propiciar o desenvolvimento da gestão compartilhada, focada na transparência e na clareza da comunicação entre seus pares (Oliveira, Oliveira, Melo, & Ronchi, 2016).

Recursos humanos

Na última década, estudos sobre o tema capital intelectual proporcionaram às instituições um novo olhar por meio da valorização de artigos intangíveis, tornando-os importantes agregadores de valor. Distinguem o capital intelectual em dois tipos: humano e estrutural.

O capital humano, que é o responsável para que os demais se desenvolvam, está relacionado com o conhecimento de pessoas ou grupos atuantes no serviço, e é fundamental por ser fonte inesgotável de inovações pela capacidade de aprendizado e compartilhamento do conhecimento. No entanto, cabe aos líderes e gestores a capacidade de proporcionar o crescimento desse capital, por meio de contratações, incentivo ao desenvolvimento de novas competências e habilidades, transformando-as em propriedade do grupo. Essas ações propiciarão a transformação de atitudes dos profissionais, incentivando o compartilhamento de saberes, a motivação e melhoria do relacionamento interpessoal. Santos (2014) relata ser inconcebível que o conhecimento não seja ainda o ativo mais importante nas instituições, uma vez que determina sua própria existência.

A satisfação no trabalho e a autoestima são os principais elementos motivadores para o adulto na busca de novos conhecimentos, atitudes e habilidades, além de propiciar o compartilhamento de saberes, a melhoria da qualidade e a eficiência organizacional. Essa satisfação gera o compromisso organizacional, dimensão mais desejada pelas organizações nos novos modelos de gestão. Ela representa a adoção de valores e objetivos que geram um comportamento organizacional positivo; caracterizado pela fidelidade e pelo envolvimento dos profissionais, representa o diferencial do capital intelectual, considerado importante agregador de valor para as instituições, desde que baseado em uma cultura de confiança. A cultura de confiança entre gestores e colaboradores propicia a construção de relações favoráveis para o desenvolvimento de atitudes positivas, maior compromisso afetivo e normativo e compartilhamento de conhecimentos.

O desenvolvimento de novas competências e habilidades no processo de aprendizado do adulto está diretamente relacionado com o significado com que o conteúdo se acomoda à sua vida cotidiana. Proporcionar possibilidades de desenvolvimento intelectual ao adulto requer muito mais do que a apresentação de um tema – é necessário estimular a resolução de problemas que fazem parte do seu contexto, utilizando seu *know-how* na busca de soluções inovadoras, com base em novos conhecimentos, que sejam capazes de transformar seus conceitos e atitudes.

A andragogia é a ciência que estuda a aprendizagem do adulto. O termo surgiu em 1833, com o educador alemão Alexander Kapp. Em 1926, Lindeman, na tentativa de proporcionar o melhor entendimento sobre o assunto, descreveu que o adulto aprende o que faz, ou seja, direciona seus interesses na busca de novas habilidades que tenham significado na aplicabilidade do seu papel social, buscando o entendimento do conhecimento na sua prática. Em 2015, Bellan trouxe o conceito de andragogia, a ciência que estuda a maneira como os adultos assimilam novos conhecimentos (Carvalho, Carvalho, Barreto, & Alves, 2010). O eixo dessa ciência é a aprendizagem significativa, que permite a interação com uma cultura sistematizada, na qual o ator principal participa ativamente do processo de construção do conhecimento. A andragogia possibilita que novos conteúdos desafiem seus conhecimentos e experiências anteriores e estimulem o modo reflexivo e consciente, tornando-os relevantes na aquisição de novas descobertas.

A participação do adulto no processo da construção do conhecimento é o foco de diversas metodologias de ensino, conhecidas como metodologias ativas. O alcance da eficácia do aprendizado está diretamente relacionado com o modelo utilizado. Determinadas atividades não favorecem o desenvolvimento de novas competências e habilidades específicas. Segundo a teoria do aprendizado de Edgar Dale (Figura 5.1), a retenção do conhecimento é proporcional à participação ativa do aprendiz. Essa teoria complementa Confúcio (*apud* Silva, Lima, Cara, & Wen, 2017), que afirma: "O que eu ouço, eu esqueço. O que eu vejo, eu lembro. O que eu faço, eu entendo". Um dos empecilhos encontrados pelas instituições para o desenvolvimento dessas metodologias é o custo envolvido, em virtude da necessidade de tecnologias específicas e infraestrutura adequada.

A gestão tem importante papel no desenvolvimento de novas competências pela equipe de trabalho por meio da relação de confiança e manutenção de um clima que propicie essa busca. Cabe aos gestores direcionar esforços e investimentos

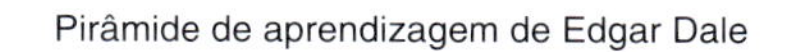

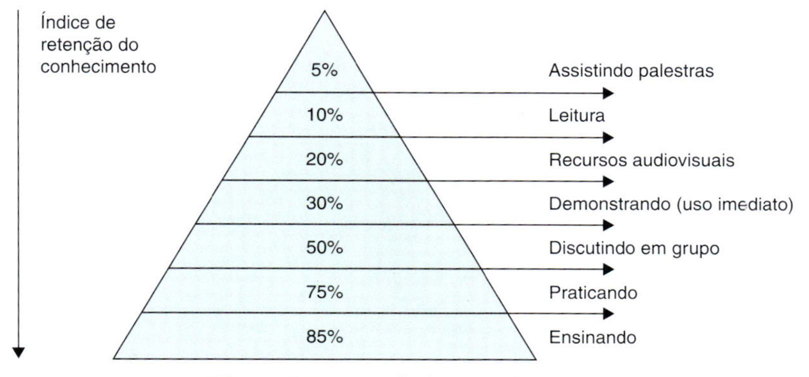

Figura 5.1 Pirâmide de aprendizagem.

para o desenvolvimento de competências e habilidades que agreguem valor na melhoria da qualidade da instituição pelo desenvolvimento de seu capital intelectual. Considerando que o adulto agrega valor de conhecimento a partir do momento que encontra significado em sua rotina, e conhecendo o contexto da epidemiologia e da sazonalidade da atividade pré-hospitalar, cabe aos gestores elaborarem um plano de desenvolvimento de aprendizado para a aquisição de novas competências, respeitando essas especificidades.

Gestão financeira e de equipamentos

A gestão financeira das instituições de Saúde é um grande desafio da atualidade, influenciada por questões econômicas do mercado, pela alteração dos perfis epidemiológico e demográfico e pelo avanço tecnológico de alto custo. O uso de ferramentas pode colaborar com os gestores para melhor controle e distribuição desses recursos; no entanto, a aplicabilidade depende de planejamento estratégico estruturado, o qual direcionará os processos que serão desenvolvidos, controlados e implementados. Estratégias de gerenciamento por meio da avaliação dos processos possibilitam a busca e eliminação de resíduos, diminuem as possibilidades de falhas dos processos e melhoram a eficiência e a segurança do paciente sem prejudicar a qualidade dos processos assistenciais. No entanto, para melhor resultado, a cultura organizacional precisa ser transformada para esse olhar, partindo de uma proposta de gestão com o envolvimento de todos que fazem parte direta ou indireta dos processos.

Com os avanços tecnológicos e a crescente oferta do mercado de equipamentos hospitalares, o desafio da gestão no processo de aquisição está em atender às necessidades da população conforme o perfil epidemiológico do serviço, garantir a qualidade assistencial por meio da aquisição, manutenção e qualidade dos equipamentos, conforme a RDC 509/21, além de manter a sustentabilidade do serviço. Para alcançar os objetivos desse processo, a interdisciplinaridade é imprescindível, considerando o conhecimento técnico da aplicabilidade de determinado recurso para o benefício do paciente, o conhecimento técnico sobre as características específicas dos diversos equipamentos e sua importância no cenário envolvido, além da análise sobre a condição de investimento da instituição. Um estudo com base em uma coleta de dados entre os anos 2001 a 2010 em uma instituição pública de Saúde relatou a importância do setor de engenharia clínica para o serviço, por meio da queda de 20% de manutenção corretiva dos equipamentos e uma economia de R$ 2 milhões no ano de 2010 e de R$ 7,6 milhões no acumulado no período.

A relevância desse assunto para a manutenção da qualidade e da confiabilidade dos processos assistenciais, associada à sustentabilidade dos serviços, tornou-se foco de avaliação dos importantes programas de qualidade em Saúde. Em 12 de dezembro de 2011, o Ministério da Saúde, por meio da Portaria nº 2.915, instituiu a Rede Brasileira de Avaliação de Tecnologias em Saúde (REBRATS), que tem por objetivo analisar aspectos como segurança, acurácia, eficácia, efetividade, custos, custo-efetividade, impacto orçamentário, equidade, impacto ético, cultural e ambiental nos processos de incorporação, monitoramento e exclusão de tecnologias no SUS.

Aprimorar a gestão de equipamentos é fundamental para a gestão financeira. A correta aplicabilidade de recursos, considerando a qualidade assistencial e a sustentabilidade institucional, pode proporcionar novas oportunidades de investimento e melhorias do serviço.

PROCESSO

Entende-se por *processo* o conjunto de atividades inter-relacionadas e interativas que agregam valor, transformando insumos (entradas) em produtos (saídas), e que atendem às necessidades e expectativas dos clientes e das partes interessadas (Figura 5.2). Essas atividades proporcionam uma visão de sequência e fluxos, direcionados por regras e pelo contexto das inter-relações no sistema composto por um conjunto de processos que formam as instituições.

Os processos podem ser classificados em:

- Processo primário: também conhecido como processo finalístico, agrega diretamente valor ao cliente e representa atividades essenciais executadas pelas organizações para alcançar a missão. Pode envolver outras organizações e proporciona uma visão completa da criação de valor a partir da perspectiva do cliente
- Processo de apoio: entrega valores a outros processos (primários, de apoio e gerenciais). São interfuncionais, fundamentais e estratégicos para a instituição
- Processo gerencial: tem a finalidade de medir, monitorar, controlar atividades, administrar o negócio institucional e assegurar que as instituições alcancem objetivos e metas estabelecidas.

A qualidade dos serviços prestados está relacionada com o adequado funcionamento dos processos que resultarão em entregas satisfatórias, entendendo que o resultado de um pode ser o insumo de outro. Tem como foco a gestão departamental com o estabelecimento de metas; não trabalha a interação

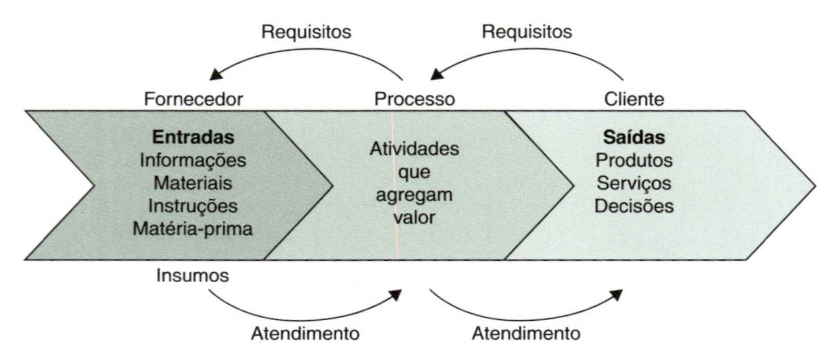

Figura 5.2 Representação da definição de processo. (Adaptada de Fundação Nacional da Qualidade, 2014.)

entre processos de diferentes departamentos e não avalia os impactos desses processos nas organizações. Esse método, apesar de ser considerado insatisfatório para atender as necessidades das instituições em virtude da falta de visão sistêmica e por não inter-relacionar os diversos departamentos da instituição, pode ser útil para que gestores acompanhem seus processos internos por meio do estabelecimento de metas e entregas de resultados para os demais processos do serviço.

A gestão por processo trabalha uma visão ampla e sistêmica, propiciando aos gestores o entendimento de que o todo significa mais do que as partes (macroprocessos). Ela percebe o trabalho dinâmico de um sistema adaptativo complexo, composto por inúmeras relações internas e externas e a necessidade de inter-relacionar indivíduos distantes e com diferentes níveis de conhecimentos e competências. Além disso, prevê o detalhamento das operações por meio do estabelecimento de atividades e responsabilidades dos envolvidos, associado à utilização dos recursos disponíveis, tornando-os responsáveis pelo planejamento, pela prevenção e pela solução de problemas, eliminação de desperdícios e produtividade. A gestão por processo tem como característica uma visão integrada mediante uma estrutura horizontalizada com processos transversais. Ela favorece a gestão do conhecimento e de competências, facilita a visualização e identificação de indicadores de desempenho e medição para melhoria dos processos, além de propiciar a implantação de abordagens inovadoras.

O planejamento e a modelagem dos processos com foco sistêmico consideram variáveis como cultura e política institucional, estratégias e objetivos, e as integram às necessidades dos clientes, empregando métodos e ferramentas tecnológicas para o desenho, a análise, a implementação e o gerenciamento, o que favorece a governança dos processos.

Modelar processos consiste em estabelecer uma comunicação por meio de representação completa e precisa às partes interessadas, que possibilite a compreensão do inter-relacionamento e *feedback* dos clientes, além do gerenciamento pelos diversos atores envolvidos mediante suas *expertises*. Entre as inúmeras ferramentas de modelo de processo disponíveis, cabe à instituição definir a que melhor se encaixa às suas necessidades, considerando a linguagem e as técnicas comuns que propiciem a comunicação, além da consistência em forma e significado dos modelos. O modelo deve promover o entendimento básico sobre os objetivos estratégicos da organização mediante fluxos de valor e necessidades das partes interessadas (Figura 5.3). Um dos modelos utilizados, que demonstra simplicidade de comunicação e facilita o entendimento das etapas dos processos, é representado pela sigla SIPOC (Figura 5.4):

- *Supplier*: fornecedores/entrada
- *Input*: entrada/insumos
- *Process*: processo/transformação/saída
- *Output*: saída/resultados
- *Customer*: clientes/partes interessadas

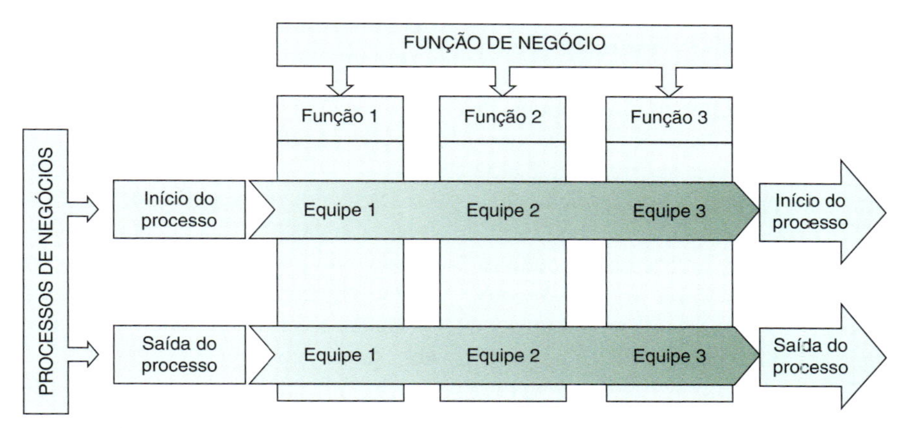

Figura 5.3 Modelo horizontal da gestão por processos. (Adaptada de Fundação Nacional da Qualidade, 2014 e Guia BPM CBOK, 2013.)

Supplier	*Input*	*Process*	*Output*	*Customers*
Fornecedores de insumos para o processo	Materiais, recursos ou dados para execução do processo	Atividades que transformam as entradas em saídas específicas e agregam valor aos clientes e partes interessadas	Produtos resultantes dos processos	Destinatário do resultado do processo

Principais requisitos para os fornecedores	Principais fatores críticos para o sucesso do processo	Principais requisitos dos clientes
• Definir prazo para conclusão do ciclo de revisão • Definir nível de participação das partes interessadas na revisão da estratégia	• Qualidade das informações • Qualidade da análise do cenário • Envolvimento de todas as áreas organizacionais	• Sustentabilidade de negócio • Geração de valor para as partes interessadas

Figura 5.4 Modelo horizontal da gestão por processos. (Adaptada de Fundação Nacional da Qualidade, 2014 e Guia BPM CBOK, 2013.)

O gerenciamento e a análise dos processos têm o intuito de medir, monitorar, controlar e administrar o negócio, contemplando todo o trabalho executado para a entrega do produto ou serviço. Isso torna possível o levantamento das oportunidades e a implementação de ações que aumentarão a eficiência e eficácia do produto ou serviço, a elaboração de barreiras para diminuir fragilidades, a análise crítica dos resultados alcançados e as desconexões entre os sistemas organizacionais.

Dentro do universo *Saúde*, Donabedian define processo como cuidados prestados ao paciente conforme padrões técnico-científicos estabelecidos e aprovados nas diversas etapas realizadas para alcançar um resultado. Essa mudança conceitual para gestão de processos em saúde ganhou notoriedade nas instituições hospitalares por meio dos processos de certificação de qualidade.

Em 2013, o Ministério da Saúde publicou a RDC 36, que instituiu ações de segurança do paciente para a implantação ou implementação de protocolos, com o intuito de minimizar os incidentes decorrentes dos processos assistenciais. Nesse contexto encontra-se a publicação do livro *To Err is Human: Building a Safer Health System*, em 1999, pelo Institute of Medicine, o qual apresenta estudos que demonstram dados representativos de mortes de pacientes decorrentes de danos causados durante a prestação do cuidado. A publicação desse livro tornou-se um marco, transformando a segurança do paciente em uma dimensão da qualidade e um movimento mundial. O Brasil participa da Aliança Mundial para a Segurança do Paciente, criada pela Organização Mundial de Saúde (OMS), e a Agência Nacional de Vigilância Sanitária (Anvisa) é o órgão responsável por regulamentar e aprimorar a efetividade das ações a fim de proporcionar a qualidade da assistência e garantir a segurança do atendimento. A proposta do Programa Nacional de Segurança do Paciente (PNSP), com o intuito de diminuir os riscos e danos na assistência à Saúde, está na mudança de cultura dos profissionais e serviços, colocando o paciente como foco principal dos processos. O PNSP tem como meta trabalhar a mudança de sistemas, proporcionar o aperfeiçoamento das equipes de Saúde, incentivar a utilização de boas práticas, o aprimoramento de tecnologias e a melhoria do ambiente de trabalho.

Os sistemas de Saúde têm alta complexidade em virtude dos níveis de hierarquização, tecnologia, número e qualidade dos profissionais envolvidos nos processos, além das respostas individuais de cada paciente ao tratamento proposto. Eles precisam ter alta confiabilidade e ser regulamentados pelos gestores e times de trabalho, considerando o contexto onde estão inseridos, bem como as condições do ambiente interno. Para a boa execução dos processos, o desafio está em derrubar fronteiras funcionais, a resistência humana, a inércia e os interesses pessoais para buscar eficiência e eficácia nos conjuntos de atividades, considerando referencial absoluto as necessidades dos clientes e partes interessadas.

Protocolos, *checklist* e *guidelines* baseados em evidências para a aplicabilidade de práticas seguras são importantes ferramentas inseridas em etapas de processos. Esse material precisa ser claro, flexível para adaptação ao contexto, cientificamente confiável, comprovadamente efetivo, viável de implantação considerando os recursos disponíveis e a continuidade da assistência. Além disso, é necessário o constante gerenciamento para a busca contínua da melhoria e a criação de barreiras que possam minimizar os riscos. James Reason acredita que os sistemas complexos de Saúde, diante das inúmeras variáveis, podem apresentar diversas oportunidades de perigo aos pacientes. Ele utiliza a teoria do queijo suíço como representação, cujos furos simbolizam as fraquezas do sistema e, uma vez alinhados, em decorrência da falta de barreiras, ocasionam possibilidades de danos aos pacientes (Figura 5.5).

O atendimento pré-hospitalar (APH) é uma atividade com particularidades, riscos e perigos ímpares e envolve uma gama de profissionais com características e competências muito distintas para sua execução. É um sistema complexo que precisa ser inserido nessas estratégias de melhoria, por meio do conhecimento dos processos que compõem a atividade, com o intuito de gerenciar a qualidade da entrega de serviço em um momento tão crucial e determinante aos pacientes.

RESULTADOS

Os resultados representam os efeitos da aplicação adequada e integrada das práticas implementadas nas etapas dos processos de uma instituição, conforme os requisitos do modelo de gestão vigente. Eles refletem o desempenho, o cumprimento de metas e o posicionamento quanto ao alcance dos objetivos estratégicos.

Os indicadores são importantes ferramentas para a avaliação dos resultados; eles propiciam o monitoramento, o planejamento e a implementação de ações para agregar valor aos processos e manter a qualidade da entrega. No entanto, dependem de uma estratégia eficaz para a comunicação,

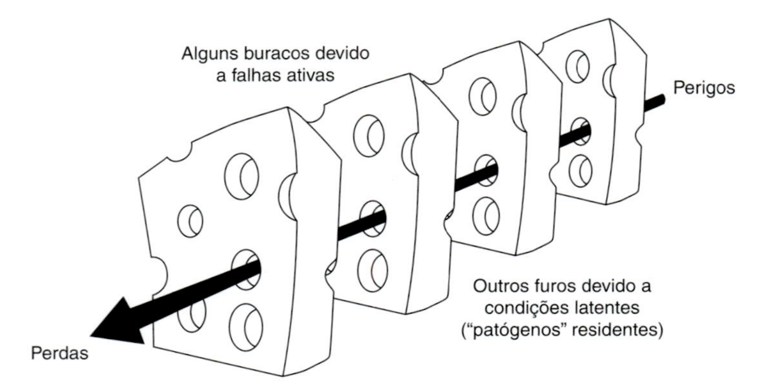

Figura 5.5 Modelo do queijo suíço de James Reason.

garantindo a confiabilidade e a validade dos dados. Podem ser classificados em:

- Direcionadores – retratam as causas antes do efeito, possibilitando alterar as estratégias para o alcance dos resultados
- Resultados – monitoram o efeito; não permitem a alteração de estratégias para os resultados já alcançados.

Os indicadores de desempenho de processos possibilitam a análise de partes do fluxo de processo ou fluxos de trabalho e favorecem a elaboração de estratégias para minimizar os desvios que ocasionaram resultados não satisfatórios. A escolha de um bom indicador não é simples – ela precisa estar relacionada com o contexto e as estratégias institucionais, caso contrário não passará de uma sequência de números sem aplicabilidade ao serviço.

Segundo a Fundação Nacional da Qualidade (2008), para uma boa seleção de indicadores de desempenho de processo é fundamental considerar:

- Demonstra valor para uma ou mais partes interessadas?
- Apresenta relação direta com pelo menos uma estratégia institucional?
- Demonstra alinhamento ou inter-relação com outros indicadores?
- Possibilita medição periódica?
- Tem relação direta como um dos processos institucionais?
- O entendimento está claro e bem definido para os diversos níveis onde será utilizado?
- Garante a exatidão no processo de coleta?
- A mensuração é objetiva?
- É de fácil interpretação?
- Possibilita a comparação com referenciais?

A teoria dos sistemas definida por Donabedian (estrutura, processo e resultado), associada à definição de processo como um conjunto de atividades inter-relacionadas e interativas que agregam valor, transformam insumos (entradas) em produtos (saídas) que atendem às necessidades e expectativas dos clientes e das partes interessadas. Os indicadores referentes à entrada estão relacionados com a estrutura, uma vez que avaliam pessoas, ambiente, equipamentos e informação – ou seja, insumos necessários para o início do processo. Os indicadores referentes à transformação do insumo agregando valor são os indicadores de processos, que avaliam metodologia/tempo, práticas seguras, conformidade de protocolos, interações e desperdícios. E os indicadores de saída são os de resultado, que avaliam o desfecho do processo, a entrega do produto.

Os processos de qualidade e boas práticas nas instituições de Saúde direcionam não apenas o reconhecimento, o desenho, o planejamento e o gerenciamento dos processos, como colaboram com a identificação de indicadores relacionados com os processos estratégicos e possibilitam a comparação com referenciais de excelência. Ainda assim, cabe aos serviços identificar indicadores que possam contribuir nos processos internos na busca contínua da melhoria da qualidade assistencial.

CONSIDERAÇÕES FINAIS

Este capítulo retoma conceitos sobre gestão da qualidade no sistema de Saúde com foco no APH. No entanto, a busca por referências ainda demonstra que há um longo caminho a ser percorrido nesse contexto. São tímidos os estudos que analisam o desempenho dos processos, geralmente relacionados com a eficiência de determinadas atividades, ainda em pequena quantidade. O APH é a primeira etapa do atendimento de situações agudas para uma diversidade de patologias. É um sistema extremamente complexo pela diversidade de profissionais e características de pacientes envolvidos, e a entrega dessa etapa pode ser o diferencial para o paciente. Desse modo, é fundamental a definição dos objetivos e das estratégias institucionais, o reconhecimento dos processos envolvidos e a gestão de oportunidades de melhorias que garantam a qualidade e a segurança dos processos assistenciais.

Em novembro de 2021, a Organização Nacional de Acreditação (ONA), com o olhar para novos perfis de serviço e entendendo a necessidade de colaborar com a melhoria da assistência em todos os níveis de Saúde, incluiu o APH no *Manual para organizações prestadoras de serviços de saúde* – OPSS versão 2022-2026 (ONA, 2021). A subseção específica foi construída mediante a orientação e condução de profissionais referenciados pela ONA e a participação de profissionais especialistas e com ampla experiência na área. O manual tem como base as dimensões da qualidade (eficiência, efetividade, oportuna, segurança, equidade e centrada no paciente) e os fundamentos de gestão. O processo de acreditação direciona a construção e o desenvolvimento dos serviços por meio de uma organização crescente de prioridades, quais sejam: definição de diretrizes e políticas organizacionais para o atendimento seguro e de qualidade; definição, classificação, desenho/modelagem dos processos organizacionais e interação entre eles; acompanhamento e avaliação dos resultados para o alcance de diretrizes e políticas estratégicas e promoção de melhorias; utilização do conhecimento e aprendizado para tomada de decisão; bem como o relacionamento com todas as partes interessadas, buscando a efetividade dos resultados institucionais, sustentabilidade, responsabilidade socioambiental e promoção da melhoria contínua. Com essa metodologia de orientação para o desenvolvimento das atividades, os serviços de APH terão novos desafios e oportunidades de melhoria nos processos assistenciais e, como consequência, a certificação de um trabalho intenso, mas com um valor agregado ímpar para todos.

BIBLIOGRAFIA

Abreu, A., & Alcântara, R. L. C. (2014). A gestão de pessoas e a estrutura organizacional sob a perspectiva da cadeia de suprimentos. *Reuna, 19*(1), 67-88.

Agostinho, M. C. E. (2003). Administração complexa: revendo as bases científicas da administração. *RAE-eletrônica, 2*(1).

Agência Nacional de Vigilância Sanitária. (2017). *Assistência segura: uma reflexão teórica aplicada à prática.* Série Segurança do Paciente e Qualidade em Serviços de Saúde. Brasília: Anvisa. Recuperado de https://www.saude.go.gov.br/images/imagens_migradas/upload/arquivos/2017-09/2017-anvisa---caderno-1---assistencia-segura---uma-reflexao-teorica-aplicada-a-pratica.pdf

Almeida, L. M. D., & Silva, H. T. H. (2016). Equipamento médico-hospitalar: uma gestão na área da saúde. *Interdisciplinary Journal of Health Education, 1*(1), 32-39.

Associação Brasileira de Normas Técnicas. (2015). *Sistemas de gestão da qualidade – fundamentos e vocabulário.* Rio de Janeiro: ABNT.

Association of Business Process Management Professionals. (2013). *Guia para o Gerenciamento de Processos de Negócio - Corpo Comum do Conhecimento (BPM CBOK).*

Asta, D. D., & Barbosa, A. (2014). Modelo conceitual de mensuração de desperdícios em hospitais privados. *Revista de Gestão em Sistemas de Saúde, 3*(1), 40-56.

Ball, S. L., Stevenson, L. D., Ladebue, A. C., McCreight, M. S., Lawrence, E. C., Oestreich, T., & Lambert-Kerzner, A. C. (2017). Adaptation of lean six sigma methodologies for the evaluation of veterans choice program at 3 urban veterans affairs medical centers. *Medical Care, 55*(Suppl 7 Suppl1), S76-S83.

Blanski, B. S. (2015). *Gestão de custos como instrumento de governança pública: um modelo de custeio para os hospitais públicos do Paraná.* Curitiba: Universidade Tecnológica Federal do Paraná.

Brasil. Ministério da Saúde. (2002). *Equipamentos médico-hospitalares e o gerenciamento da manutenção: capacitação a distância.* Projeto REFORSUS, Campinas: Universidade Estadual de Campinas.

Burmester, H. (2013). Gestão da qualidade hospitalar. *Revista da Faculdade de Ciências Médicas de Sorocaba, 15*(3), 73-75.

Cardoso, E. C. S., & Guizzardi, R. S. S. (2007). Alinhando análise de objetivos e modelagem de processos: uma experiência em um ambiente de Saúde. In: II Workshop de Gestão de Processos de Negócio, 2008, Vila Velha/ES. *Anais do XIV Simpósio Brasileiro de Sistemas Multimídia e Web, 2*, 215-224.

Carvalho, J. A., Carvalho, M. P., Barreto, M. A. M., & Alves, F. A. (2010). Andragogia: considerações sobre a aprendizagem do adulto. *Ensino, Saúde e Ambiente, 3*(1). https://doi.org/10.22409/resa2010.v3i1.a21105.

Christensen, F. E., Berlac, P. A., Nielsen, H., & Christiansen, C. F. (2016). The Danish quality database for prehospital emergency medical services. *Clinical Epidemiology, 8*, 667-671.

Corrêa, A. C. P., & Rosa, I. M. (2016). Gestão do processo de implementação da política de saúde do homem. *Revista de Enfermagem UERJ, 24*(1), e9483.

Costa, A. P., & Gasparotto, M. S. (2016). Uma análise crítica do ciclo PDCA na ABNT NBR ISO 9001 (2015) para auxiliar na redução de não conformidades. *Revista Interface Tecnológica. 13*(1), 107-118.

Costa, R. S., Freitas, H., & Andriotti, F. K. (2007). *Uma reflexão sobre o uso da teoria sistêmica para compreensão do fluxo da informação nas organizações.* Porto Alegre: *Revista Eletrônica GIANTI.*

D'Innocenzo, M., Adami, N. P., & Cunha, I. C. K. O. (2006). O movimento pela qualidade nos serviços de saúde e enfermagem. *Revista Brasileira de Enfermagem, 59*(1), 84-88.

Di Bartolomeo, S., Valent, F., Rosolen, V., Sanson, G., Nardi, G., Cancellieri, F., & Barbone F. (2007). Are pre-hospital time and emergency department disposition time useful process indicators for trauma care in Italy? *Injury, 38*(3), 305-11.

Farias, P. A. M., Martin, A. L. A. R., & Cristo, C. S. (2015). Aprendizagem ativa na educação em saúde: percurso histórico e aplicações. *Revista Brasileira de Educação Médica, 39*(1), 143-158.

Fundação Nacional da Qualidade. (2008). *Processos.* Cadernos Compromisso com a Excelência. São Paulo: FNQ.

Fundação Nacional da Qualidade. (2014). *#6 Gestão por Processos.* São Paulo: FNQ.

Hagiwara, M. A., Nilsson, L., Strömsöe, A., Axelsson, C., Kängström, A., & Herlitz, J. (2016). Patient safety and patient assessment in pre-hospital care: a study protocol. *Scandinavian Journal of Trauma, Resuscitation and Emergency Medicine, 24*(14).

Hagiwara, M. A., Suserud, B. O., Jonsson, A., & Henricson, M. (2013). Exclusion of context knowledge in the development of prehospital guidelines: results produced by realistic evaluation. *Scandinavian Journal of Trauma, Resuscitation and Emergency Medicine, 21*(46).

Haugland, H., Rehn, M., Klepstad, P., & Krüger, A. (2017). Developing quality indicators for physicianstaffed emergency medical services: a consensus process. *Scandinavian Journal of Trauma, Resuscitation and Emergency Medicine, 25*(1), 14.

Junqueira, C. R. (2011). *Bioética: conceito, fundamentação e princípios.* Modalidade a Distância, Módulo de Bioética. São Paulo: Unifesp.

Knowles, M. M. S. K., Holton, E. F., & Swanson, R. A. (2009). *Aprendizagem de resultados: uma abordagem prática para aumentar a efetividade da educação corporativa* (2 ed.). Rio de Janeiro: Elsevier.

Knox, S., Cullen, W., & Dunne, C. P. (2015). A national study of Continuous Professional Competence (CPC) amongst pre-hospital practitioners. *BMC Health Services Research, 15*, 532.

Kohn, L. T., Corrigan, J. M., & Molla, S (eds.). (2000). *To err is human: building a safer health system.* Washington: National Academies Press.

Lima-Costa, M. F., & Barreto, S. M. (2003). Tipos de estudos epidemiológicos: conceitos básicos e aplicações na área do envelhecimento. *Epidemiologia e Serviços de Saúde, 12*(4), 189-201.

Manual para organizações prestadoras de serviços de saúde – OPSS: versão 2022-2026. (2021). São Paulo: Organização Nacional de Acreditação.

Montella, E., Di Cicco, M. V., Ferraro, A., Centobelli, P., Raiola, E., Triassi, M., & Improta, G. (2017). The application of Lean Six Sigma methodology to reduce the risk of healthcare-associated infections in surgery departments. *Journal of Evaluntion in Clinical Practice, 23*(3), 530-539.

Moreira, M. J. B. M. (2007). *Abordagem sistêmica e gestão por processos.* InsadI. Management Expertise Center.

Neto, A. N. A., & Vacovski, E. (2016). O gerenciamento de projetos e sua importância para a qualidade e a efetividade no setor púbico. *Caderno Gestão Pública, 8*(5), 33-48.

Neves, S. C., Rodrigues, L. M., São Bento, P., Maranhão, S. A., & Neves, I. N. (2017). Aprendizagem significativa por descoberta: uma reflexão da problematização sob a abordagem de Ausubel. *Atas - Investigação Qualitativa em Educação, 1*, 719-724.

Oliveira, G. R., Oliveira, R. D., Melo, J. S. M., & Ronchi, C. C. (2016). A liderança e sua relação com a gestão do conhecimento: um estudo de campo. *Espacios, 37*(26), 27.

Pittet, V., Burnand, B., Yersin, B., & Carron, P.-N. (2014). Trends of pre-hospital emergency medical services activity over 10 years: a population-based registry analysis. *BMC Health Services Research, 14*, 380.

Ponchirolli, O., & Fialho, F. A. P. (2005). Gestão estratégica do conhecimento como parte da estratégia empresarial. *Revista FAE, 8*(1). Recuperado de https://revistafae.fae.edu/revistafae/article/view/381

Portaria MS nº 2.048, de 5 de novembro de 2002. Princípios e diretrizes dos sistemas estaduais de urgência e emergência.

Portaria MS nº 2.915, de 12 de dezembro de 2011. Institui a Rede Brasileira de Avaliação de Tecnologias.

Rahati, A., Sotudeh-Arani, H., Adib-Hajbaghery, M., & Rostami, M. (2015). Job involvement and organizational commitment of employees of prehospital emergency medical system. *Nurs Midwifery Stud, 4*(4), e30646.

Reason, J. (2003). Human Error. London: Cambridge University Press.

Resolução – RDC MS nº 36, de 25 de julho de 2013. Institui ações para a segurança do paciente em serviços de saúde e dá outras providências.

Resolução – RDC MS nº 509, de 27 de maio de 2021. Dispõe sobre o gerenciamento de tecnologias em saúde em estabelecimentos de saúde.

Rezende, M. (2009). *À sombra do plátano: crônicas de história da medicina.* São Paulo: Unifesp.

Rodrigues, C. R., Luiz, I. C., & Gil, M. C. R. (2016). *O processo de trabalho na gestão do SUS.* São Luís: Universidade Federal do Maranhão.

Rodrigues, F. C. A., & Moura, M. G. C. (2016). Aprendizagem no contexto da modalidade educação de jovens e adultos (EJA): uma reflexão à luz da andragogia. *PerCursos, 17*(34), 112-133.

Rodrigues, T. A., Diniz, I. A., & Rodrigues, L. A. (2016). Manutenção preventiva com foco na redução de custos em unidades hospitalares: uma revisão interativa da literatura. *Revista de Administração Hospitalar e Inovação em Saúde, 13*(2), 55-66.

Rognås, L., Hansen, M. T., Kirkegaard, H., & Tønnesen, E. (2013). Standard operating procedure changed pre-hospital critical care anaesthesiologists' behaviour: a quality control study. *Scandinavian Journal of Trauma, Resuscitation and Emergency Medicine*, *21*, 84.

Santos, N. M., Bronzo, M., Oliveira, M. P. V., & Resende, P. T. V. (2014). Cultura organizacional, estrutura organizacional e gestão de pessoas como bases para uma gestão orientada por processos e seus impactos no desempenho organizacional. *Brazilian Business Review*, *11*(3), 106-129.

Santos, V. G. V. (2013). *A gestão do conhecimento e as organizações que aprendem*. Aracruz: Faculdade Casa do Estudante.

Seymour, C. W., Rea, T. D., Kahn, J. M., Walkey, A. J., Yealy, D. M., & Angus, D. C. (2012). Severe sepsis in pre-hospital emergency care. *American Journal of Respiratory and Critical Care Medicine*, *186*(12), 1264-1271.

Silva, D. R., Lima, L. R. A., Cara, L. M., & Wen, C. L. (2017). Projeto Jovem Doutor: o aprendizado prático de estudantes de medicina por meio de atividade socioeducativa. *Revista de Medicina (São Paulo)*, *96*(2), 73-80.

Sobrinho, F. M., Ribeiro, T. C., Cristiny, H. C., Alves, M., Figueiredo, B. M., & Nunes, M. V. (2015). Performance em processo de acreditação de hospitais públicos de Minas Gerais/Brasil: influências para a qualidade da assistência. *Enfermería Global*, *14*(37), 286-297.

Souza, D. B., Milagre, S. T., & Soares, A. B. (2012). Avaliação econômica da implantação de um serviço de Engenharia Clínica em hospital público brasileiro. *Revista Brasileira de Engenharia Biomédica*, *28*(4), 327-336.

Sousa, P., & Abdade C (orgs.). (2014). *Segurança do paciente*. Rio de Janeiro: Fiocruz.

Sprawls, P. (2008). Evolving Models for Medical Physics Education and Training: A Global Perspective. *Biomedical Imaging and Intervention Journal*, *4*(1), e16.

Vaz, C. R., Inomata, D. O., Maldonado, M. U., & Selig, P. M. (2014). *Capital intelectual: reflexão da teoria e prática*. Florianópolis: Universidade Federal de Santa Catarina.

Vieira, S. B. (2016). O papel da partilha de conhecimento na relação entre confiança e compromisso organizacional. Dissertação de Mestrado, Universidade de Lisboa. Instituto Superior de Economia e Gestão.

Viola, D. C. M., Cordioli, E., Pedrotti, C. H. S., Iervolino, M., Neto, A. S. B., Almeida, L. R. N., Nevez, H. S. S., & Lottenberg, C. L. (2014). Advanced units: quality measures in urgency and emergency care. *Einstein (São Paulo)*, *12*(4), 492-498.

Wernke, R., Lembeck, M., & Bornia, A. C. (2003). As considerações e comentários acerca do capital intelectual. *Revista da FAE*, *6*(1). Recuperado de https://revistafae.fae.edu/revistafae/article/view/441

Yaduvanshi, D., & Sharma, A. (2017). Lean six sigma in health operations: challenges and opportunities – nirvana for operational efficiency in hospitals in a resource limited settings. *Journal of Health Management*, *19*(2), 203-213.

CAPÍTULO 6

Humanização no Atendimento Pré-Hospitalar

Edna Barbosa da Silva

INTRODUÇÃO

Cuidado humanizado é uma atitude ética em que os seres humanos percebem e reconhecem os direitos uns dos outros. Esse propósito deve ser sentido, vivido e exercitado (Waldow, 1999).

O atendimento humanizado está respaldado na Constituição Federal Brasileira, em seu artigo primeiro, incisos II e III, sendo corroborado por expressões como "a cidadania" e "a dignidade da pessoa humana", dentre os cinco fundamentos do Estado Democrático de Direito (Brasil, 1988). No exercício profissional nas áreas médicas e de enfermagem, a assistência humanizada está implícita quando se discute sobre respeito à vida, manutenção da dignidade, da integridade e da liberdade, garantia de bem-estar ao ser que adoece de acordo com os preceitos estabelecidos nos códigos de ética dessas respectivas profissões.

Nas unidades de emergência, o risco iminente de morte é tão alto que estimulou muitos autores a discorrer sobre a importância da humanização no atendimento e da assistência ao sofrimento do familiar.

Em 2003, o governo federal criou a Política Nacional de Humanização (PNH), a qual abrangia todas as pessoas envolvidas no processo de assistência personalizada à saúde, fossem eles usuários, trabalhadores ou gestores. Dessa maneira, diferentes recursos foram criados para promover a humanização, tanto no que diz respeito à capacitação dos profissionais como no investimento em tecnologia, com vistas à melhoria da qualidade assistencial e da ambiência das instituições de Saúde e a elaboração de programas que viabilizassem essa política (Brasil, 2003).

Ao instituir a PNH, o Ministério da Saúde (MS) recomendou a implantação do programa de acolhimento com classificação de risco em todos os serviços de urgência e emergência ligados ao Sistema Único de Saúde (SUS) na tentativa de organizar o fluxo no atendimento, equilibrando o quantitativo de usuários nas diferentes unidades, considerando a complexidade de cada caso, incluindo aqueles com queixas graves na fila de espera. Ao identificar e priorizar os pacientes com risco de morte, o ato de humanidade estava presente, confirmando a importância do acolhimento e, consequentemente, da PNH, dando início a uma das estratégias mais humanizadas de atendimento e à assistência aos mais necessitados.

Em 2002, diante da crise nas instituições de Saúde, em especial nas portas de entrada dos serviços de urgências e emergências em decorrência das diferentes demandas, o governo federal buscou parceria com as Secretarias de Saúde dos estados e municípios, e criou o Programa de Apoio à Implantação de Sistemas Estaduais de Referência Hospitalar em Atendimento de Urgência e Emergência em toda a rede assistencial. Foi implantado o Serviço de Atendimento Móvel de Urgência (SAMU 192) que disponibilizou atendimento pré-hospitalar (APH) em todo o território nacional, antecipando cronologicamente a assistência humanizada, principal objetivo dessa política (Brasil, 2002).

O APH já era prestado à população desde 1989 de forma integrada pela Secretaria da Saúde e pela Secretaria da Segurança Pública, por intermédio do Corpo de Bombeiros e do Grupamento de Radiopatrulha Aérea da Polícia Militar, responsáveis pela disponibilização de recursos que garantiram o tratamento e transporte para o hospital. Com essa parceria, a Secretaria da Saúde instituiu o Serviço de Atendimento Médico de Urgência (SAMU-SP), criando as Unidades de Suporte Avançado (USAs), que, juntamente com as Unidades de Resgate (URs) e o helicóptero águia, formariam o Sistema de Resgate do estado de São Paulo (Whitaker, 2000). Em 2012, esse serviço sofreu uma reestruturação e atualmente atende pelo nome de Grupo de Resgate e Atenção às Urgências (GRAU), prestando serviço de APH na capital e em cinco cidades do estado de São Paulo.

Não raro, o atendimento à vítima acontece em locais onde não há ambiência para a promoção da humanização, como rodovias, matas, rios, e em situações como desabamentos, incêndios, rebeliões em presídios, entre outras de igual complexidade, obrigando os profissionais a atuar sob condições adversas, em locais como rodovias, matas, rios, e em situações como desabamentos, incêndios, rebeliões em presídios, entre outras de igual complexidade. Apesar de todas as adversidades ao serviço de APH, o sucesso na assistência depende basicamente da competência dos profissionais e do trabalho de equipe em prol da mesma missão: salvar vidas. Para eles, os recursos tecnológicos, importantes nas organizações de trabalho, não substituem o valor da vida humana, porque a humanização acontece em diferentes níveis de cuidados de saúde e está relacionada principalmente com as estratégias de acolhimento necessárias para todos os atores inseridos nesse universo.

ASPECTOS DA HUMANIZAÇÃO RELACIONADOS COM A VÍTIMA

Ao se pensar nas questões referentes ao atendimento humanizado fora do ambiente hospitalar, há algumas condições em que o sofrimento físico ou psíquico pode ser minimizado pelas equipes. A dor relatada pelas vítimas de trauma frequentemente é o primeiro componente associado ao sofrimento, ou o primeiro parâmetro considerado pelos profissionais, quando avaliam e identificam lesões graves naqueles com comprometimento neurológico, levando-os a instituir ações com objetivo de promover analgesia e conforto, garantindo desse modo a humanização no atendimento.

Muitas vezes, a medicalização é o único recurso possível para atenuar a dor, e, dependendo da sua intensidade, a analgesia com opioide é a única opção efetiva. Apenas o médico pode administrar essa medicação, o que justifica o acionamento da USA. Apesar disso, não há garantia de que essa conduta seja instituída por esse profissional. Por se tratar de uma queixa subjetiva, muitas vezes a dor é subestimada; em outros casos, esse sintoma é reconhecido, porém, sob a justificativa de não querer comprometer a avaliação neurológica realizada no pronto-socorro, o médico opta por não medicar a vítima, e isso posterga seu sofrimento.

Ao assistir o doente, o profissional deve ter consciência de que essa interação acontece com o outro, tão humano quanto ele, que todas as técnicas aplicadas no atendimento, por mais padronizadas que sejam, perpassam todos os aspectos físicos desse indivíduo.

Outra condição que também causa sofrimento para as vítimas é a falta de comunicação/interação durante o atendimento. Para os profissionais, a prioridade é garantir a sobrevivência do indivíduo pela identificação das lesões que ameaçam à vida e pela realização de intervenções que estabilizem o estado do traumatizado, para que seja possível encaminhar a vítima o mais rápido possível para o serviço de emergência.

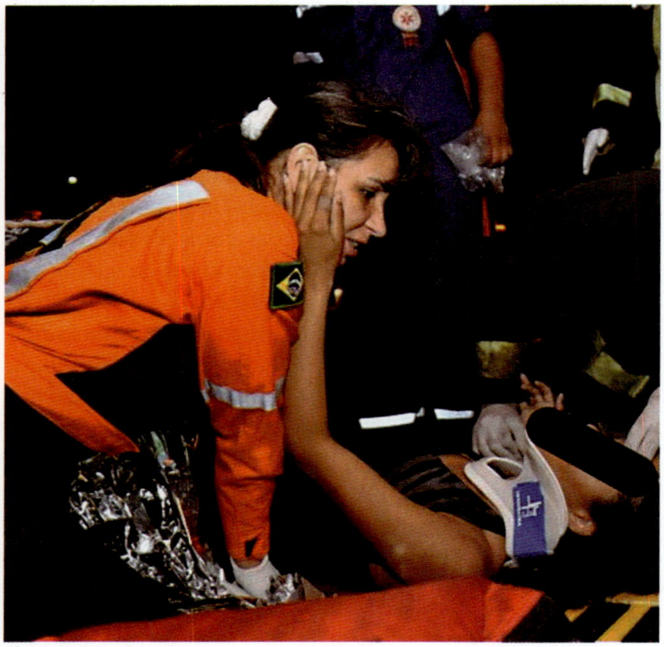

Figura 6.1 Humanização do atendimento.

Nessas condições, a interrupção da comunicação ocorre em prol de um bem maior – a valorização da vida –, implícita no processo de humanização.

Os sentimentos de ansiedade e medo são frequentes nas vítimas conscientes e orientadas, principalmente quando compreendem a gravidade e a condição em que se encontram. Nesses casos, a melhor estratégia é fornecer informações que as tranquilizem sem detalhá-la. Durante o atendimento, os profissionais devem evitar falar da gravidade das lesões, principalmente se houve óbito decorrente do evento, subestimando a percepção e/ou compreensão da vítima inconsciente ou com rebaixamento do nível de consciência sobre os fatos, provocando seu sofrimento sem que tenha a chance de se expressar. Ao se sentir acolhido, o doente responde melhor ao tratamento a ele oferecido (Caveião, 2021).

A exposição da *vítima* durante a atuação das equipes de APH é outro fator preditor de sofrimento. A presença da mídia não é incomum em ocorrências de traumatismos com repercussão em diferentes veículos de comunicação. As imagens podem ser adquiridas também pela população presente na cena que registra tudo nas redes sociais, fator causador de constrangimento para a vítima que não está em condição de se defender, muito menos reivindicar seus direitos. Nesse contexto, cabe aos profissionais envolvidos no atendimento, evitar a exposição e garantir a privacidade do traumatizado.

Os profissionais que agem com frieza e distanciamento como meio de autoproteção nessa curta relação devem se colocar no lugar da vítima e compreender a importância da humanização no atendimento. Para Barchifontaine e Pessini (2001), "o valor da vida do outro é o mesmo valor que damos à nossa vida e à vida das pessoas que amamos e são insubstituíveis para nós".

ASPECTOS DA HUMANIZAÇÃO RELACIONADOS COM A FAMÍLIA

Muitos trabalhos tratam da desumanização nos serviços de emergência, fazem referência ao atendimento dentro das instituições de Saúde, citam a falta de infraestrutura e de recursos materiais e humanos, e, sobretudo, a ausência da assistência individualizada e humanizada. Para a família que vivencia momentos de medo e desesperança, a atuação dos profissionais beira à indiferença e ao descaso. A principal queixa está relacionada com a falta de comunicação. Na visão do acompanhante, não há interesse em amenizar a angústia e o sofrimento daqueles que aguardam qualquer informação (Andrade et al., 2009).

Diferentemente do que acontece em uma sala de emergência, o APH ocorre em qualquer local, nas condições mais inóspitas possíveis, frequentemente conta com a participação de familiares ou conhecidos da vítima – essa exposição, dependendo da situação, é inevitável. Obviamente, a atenção dos profissionais está direcionada para as manobras de salvamento, o resgate e a reanimação, podendo ser mais ou menos complexas, dependendo dos motivos que originaram o chamado. Para os profissionais envolvidos no atendimento, a prioridade é garantir a sobrevivência da vítima realizando procedimentos sistematizados, incluindo seu transporte para o hospital para que possa receber o tratamento definitivo.

Nesse contexto, não há como garantir apoio para o acompanhante, o que não impede os profissionais de informar a família sobre o estado da vítima, o tratamento instituído na cena e o hospital para onde ela será encaminhada. Desse modo, o profissional exercita a sua humanidade por reconhecer a importância desse ato, minimizando a insegurança, o medo e a dor do familiar, para quem a humanização está estabelecida a partir da assistência prestada com qualidade, respeito e, sobretudo, com o alívio do sofrimento do seu ente querido.

Com frequência, a comunicação com o parente da vítima acontece na porta do hospital, após ela ser entregue aos cuidados das equipes na sala de emergência. Para os profissionais que prestaram atendimento, informar a gravidade do quadro ou um desfecho fatal implica compreender o significado que a vítima tem para esse familiar, valorizar seu sofrimento e ser sincero sem provocar desesperança. É nesse momento que se estabelece o processo de humanização (Peppeto & Hupsel, 2011).

Quando se acolhe o doente, o familiar sente-se igualmente amparado pelo atendimento oferecido, equilibrando o medo e estresse promovidos pelo sofrimento. Constata-se também que a atenção destinada ao paciente costuma aumentar a eficiência nas intervenções realizadas pela equipe, por contar com a participação do doente nesse processo, proporcionando, assim, melhores resultados no desfecho clínico.

ASPECTOS DA HUMANIZAÇÃO RELACIONADOS COM OS PROFISSIONAIS

A assistência extra-hospitalar implica vivenciar a dor e o sofrimento no local em que ocorreu o episódio e significa adentrar no universo social desse indivíduo, que muitas vezes é permeado de miséria e injustiça social. Esses profissionais vivem tudo isso em tempo real e sem nenhuma proteção, e, quando conseguem superar todos os desafios impostos pela atividade de resgate e salvamento, e garantir a sobrevivência da vítima, deparam-se com a falência do serviço público. Muitas vezes, prontos-socorros estão fechados em decorrência da superlotação de pacientes, da falta de recursos humanos e de materiais essenciais para o atendimento de emergência e o tratamento definitivo dessa população, acarretando no profissional um profundo sentimento de impotência (Regehr, Goldberg & Hughes, 2002).

O conhecimento científico, a destreza e a habilidade, associados aos treinamentos específicos para as diferentes ocorrências, são considerados pré-requisitos para a atuação dos profissionais do APH. Entretanto, mesmo preparados tecnicamente, eles não têm como prever a real situação do local, tanto em relação à segurança deles como ao que diz respeito à gravidade da vítima, gerando ansiedade, fator preditor de estresse. Para alguns autores, esse profissional cria estratégias de enfrentamento, busca modificar, transformar e minimizar a percepção da realidade que o faz sofrer (Dejours, Abdoucheli & Jayet, 1994).

No APH, especialmente o do bombeiro militar, que participa ativamente nas ocorrências com vítimas presas nas ferragens, acidentes envolvendo perda de membros ou decapitação, incêndios com corpos carbonizados, procura de pessoas desaparecidas após afogamento, perdidas em mata, galerias, estruturas colapsadas, acidentes aéreos, entre outros, os eventos que ocorrem os deixa vulneráveis a desenvolver a fadiga por compaixão, processo pelo qual o profissional passa a apresentar sintomas associados a sua atividade laboral. Ou seja, ele adoece de tanto se solidarizar pelo sofrimento das vítimas que atende, pela compaixão que sente pelo outro, de tanto experienciar a dor do outro ao longo da sua trajetória profissional no trabalho de resgate e salvamento (Lago & Codo, 2010).

Diante da exposição contínua ao sofrimento humano, os profissionais do APH criam mecanismos de defesa para continuar exercendo seu trabalho, o que não garante proteção para o desenvolvimento de problemas físicos, psíquicos e comportamentais (Dejours, 2007). Em alguns casos, o adoecimento desses profissionais se manifesta nas relações com a família, os amigos e os colegas de trabalho, porém, os mais próximos sequer associam os problemas afetivos à dinâmica do trabalho, tampouco, reconhecem essa possibilidade (Bouyer, Sznelwar & Costa, 2007).

Para continuar exercendo essa atividade que está sempre em contato com a dor e o sofrimento humanos, os profissionais do APH criam estratégias, adotam defesas para suportar, reconhecem a importância que o seu trabalho tem para a sociedade, e principalmente, para as vítimas que atendem. Para alguns profissionais, quanto mais difícil e complexa for a ocorrência, mais interesse e motivação eles apresentam por se sentirem desafiados. Esse comportamento é visto por Queiroz, Dias e Carlotto (2011) como um fator protetor de estresse, ao mesmo tempo em que melhora a qualidade de vida e dos serviços prestados por eles.

A afetividade estabelecida entre os bombeiros militares e seus companheiros de equipe é considerada uma estratégia para lidar com o sofrimento decorrente das perdas e mortes das vítimas atendidas por eles. Nessa relação, eles procuram curar as próprias feridas. Há uma cumplicidade, algo que só a eles pertence, porque todos experimentaram esse sentimento (Silva, 2013). As organizações de trabalho devem compreender a importância de se investir nas relações interpessoais dentro das instituições e promover ambiência para que a afetividade entre eles possa emergir de modo terapêutico e humanizado.

CONSIDERAÇÕES FINAIS

O processo de humanização necessário nas diferentes áreas assistenciais da Saúde apresentou-se de maneira subjetiva no trabalho dos profissionais que atuam no APH. Assistir fora das instituições de Saúde não significa "pegar e levar para o hospital", envolve formação específica, experiência no atendimento à vítima com risco iminente de morte e habilidade nos procedimentos que vão garantir a sobrevivência desse indivíduo em um curto intervalo de tempo.

A assistência humanizada estende-se tanto para a vítima, que se beneficia quando o trabalho é realizado com qualidade e garante a sua sobrevivência, como para a família, ao ver o respeito que esses profissionais demonstram com a vida humana quando assumem a responsabilidade de salvar e buscam atingir esse objetivo a qualquer custo, muitas vezes, arriscando a própria vida.

Esses profissionais se sentem realizados quando garantem a sobrevivência e integridade da vítima. Para os bombeiros militares, o sentimento de dever cumprido os ajuda a amenizar o sofrimento decorrente da intensa exposição imposta pela atividade (Silva, 2013). Segundo Queiroz, Dias e Carlotto (2011), a satisfação no trabalho é um fator protetor contra o estresse para os profissionais que lidam com o sofrimento humano.

Corroborando o que foi exposto anteriormente, Velloso (2011) afirma:

> "E ao dar-se enquanto experiência humana consciente, infecciosa, então, a certeza frustrante e sombria da morte com uma dúvida e uma *suspeita*: a de que ela não é nem pode ser o fim de tudo. E isso dá forças para lutar e combatê-la, para não tolerá-la, para rejeitá-la de todo o coração, com todas as forças, com todo o entendimento."

BIBLIOGRAFIA

Andrade, L. M., Emanuelle, C. M., Caetano, J. A., Soares, E., Beserra, E. P. (2009). Atendimento humanizado nos serviços de emergência hospitalar na percepção do acompanhante. *Revista Eletrônica de Enfermagem, 11*(1). Recuperado de https://www.fen.ufg.br/fen_revista/v11/n1/pdf/v11n1a19.pdf

Barchifontaine, C. P., Pessini, L. (orgs.). (2001). *Bioética: alguns desafios* (2a ed.). São Paulo: Edições Loyola.

Bouyer, G. C., Sznelwar, L. I., Costa, M. J. B. (2006, outubro). Subjetivação e sofrimento no trabalho: o "si" que "se" produz na atividade. *Memorandum, 11*, 43-45. Recuperado de http://www.fafich.ufmg.br/cerca de memorandum/a11/bouyer01.pdf

Brasil. Ministério da Saúde. (2003). *Humaniza SUS: política nacional de humanização*. Brasília, DF: Ministério da Saúde, Série B, Textos Básicos de Saúde.

Caveião, C., Garcia, I. F., Rodrigues, I. C. G. (2012). *Humanização em serviços de saúde* (1a ed.). Curitiba: InterSaberes.

Constituição Federal de 1988. Recuperado de https://www.planalto.gov.br/ccivil_03/constituicao/constituicao.htm

Dejours, C., Abdoucheli, E., Jayet, C. (1994). *Psicodinâmica do trabalho: contribuições da Escola Dejouriana à análise da relação prazer, sofrimento e trabalho*. São Paulo: Atlas.

Dejours, C. (2007). *A loucura no trabalho: estudo da psicopatologia no trabalho* (5a ed.). São Paulo: Cortez.

Lago, K., Codo, W. (2013, abril-junho). Fadiga por compaixão: evidências de validade fatorial e consistência interna do ProQol-BR. *Estudos de Psicologia, 18*(2), 213-221.

Peppeto, M. A., Hupsel, Z. N. (2011). Humanização no cuidado ao paciente crítico. In: Malagutti, W., Martins, J. C. A. *Catástrofes: atuação multidisciplinar em emergências*. São Paulo: Martinari.

Portaria MS nº 2.048, de 5 de novembro de 2002. Regulamento Técnico das Urgências e Serviços de Atendimento Móvel de Urgência e seus Diversos Veículos de Intervenção. Recuperado de http://bvsms.saude.gov.br/bvs/saudelegis/gm/2002/prt2048_05_11_2002.html

Queiroz C, Dias S, Carlotto MS. (2011, p. 292-299). *Burnout, hardiness e satisfação com o trabalho: um estudo comparativo entre profissionais da área da saúde portugueses e brasileiros*. In: Congresso em Saúde e Qualidade de Vida. Porto: Escola Superior de Enfermagem de Porto.

Regehr, C., Goldberg, G., Huges, J. (2002, outubro). Exposure to human tragedy, empathy, and trauma in ambulance paramedics. *American Journal of Orthopsychiatry, 72*(4), 505-513.

Silva, E. B. (2013). *A construção identitária dos resgatistas do Corpo de Bombeiros de São Paulo*. Dissertação (Mestrado em Psicologia). São Paulo: Pontifícia Universidade Católica de São Paulo.

Velloso, J. P. R. (2011). *O sentido da vida e a busca da felicidade*. Rio de Janeiro: José Olympio.

Waldow, V. R. (1999). *Cuidado humano: o resgate necessário*. Porto Alegre: Sagra Luzzatto.

Whitaker, I. Y. (2000). *Gravidade do trauma e probabilidade de sobrevivência em pacientes internados*. Tese (Doutorado). São Paulo: Universidade Federal de São Paulo, Escola de Enfermagem.

CAPÍTULO 7

Segurança de Cena

Roberto Stefanelli

INTRODUÇÃO

De acordo com o dicionário, "segurança" significa "estado do que se acha seguro ou firme: estabilidade, solidez", ou, ainda, "condição ou estado de quem está livre de danos ou riscos". Por essas definições, percebe-se que para termos segurança em um atendimento, precisamos nos sentir seguros (pelos atos tomados por nós) e estar seguros (pelos atos tomados pelas instituições envolvidas no atendimento — Corpo de Bombeiros, Polícia Militar, entre outras) (Figura 7.1).

Toda cena de atendimento *sempre* apresentará fatores de insegurança; é praticamente impossível termos um local totalmente seguro, e cabe a todos os personagens envolvidos o cuidado, a percepção do risco e a prevenção.

ANÁLISE PRÉ-ATENDIMENTO

A avaliação do risco da cena se inicia antes mesmo do acionamento da equipe para a ocorrência. Devemos verificar alguns aspectos que aumentam a segurança no atendimento.

Checagem da equipe

Ao chegarmos no plantão, devemos sempre confirmar se a equipe está completa, quem são os membros da equipe, qual sua qualificação, nível de descanso e por quanto tempo irão permanecer no plantão, e, imediatamente, passar esses dados para a equipe de regulação médica.

Checagem do material

Todo o material deve ser checado pela equipe, conjuntamente. Esse procedimento evita "sustos", perda de tempo e estresse desnecessário durante o atendimento (Figura 7.2).

Não devemos esquecer de checar as condições do nosso veículo de deslocamento junto ao motorista.

Recebimento do chamado

Ao receber um chamado, devemos checar o local, o trajeto e se existe alguma informação de trânsito ou do percurso informada pela central que possa facilitar a nossa chegada.

A natureza da ocorrência deve ser analisada pela equipe, pois, dependendo da gravidade, da quantidade provável de vítimas, dos hospitais próximos à região, já se inicia mentalmente o atendimento. Durante o deslocamento, programe quais atos a guarnição deve tomar.

A programação do atendimento e a organização estabelecida durante essa fase são um norteador, facilitam o deslocamento e a organização inicial do evento. Durante o atendimento, conforme estabelecidas a realidade das vítimas e as condições locais, as mudanças necessárias deverão ser realizadas.

Chegada na cena

Durante a aproximação da cena, já devemos observar possíveis riscos, os quais só podemos ver a certa distância do atendimento, por exemplo:

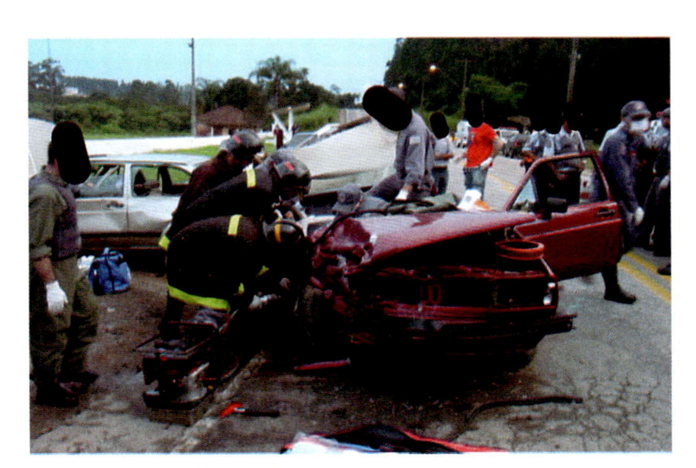

Figura 7.1 Acidente em rodovia.

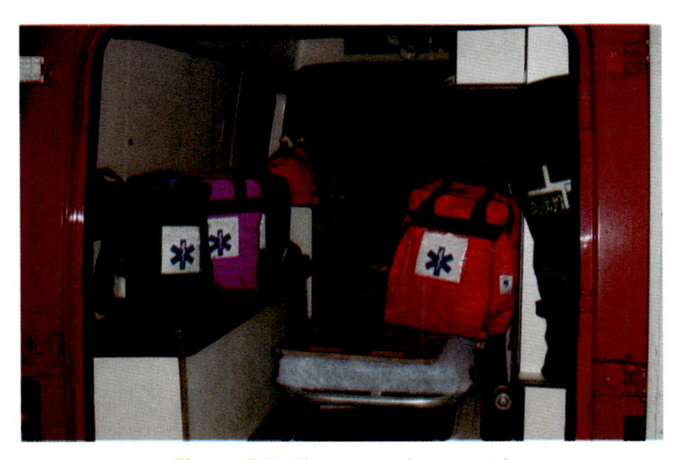

Figura 7.2 Checagem do material.

- Necessidade de desvios de trânsito
- Fios elétricos com possibilidade de cair sobre a equipe
- Desabamento de estruturas
- Placas de trânsito ou sinalizadores que podem cair sobre a equipe
- Presença de pessoas circulando próximo à cena que não fazem parte do atendimento
- Agressores (principalmente em casos de lesões por ferimento por projétil de arma de fogo, armas brancas ou agressões pessoais)
- Risco de incêndio.

Existe uma infinidade de riscos que nunca conseguiremos listar, mas o importante é termos o conceito de "*observar a cena de longe, antes de acessarmos as vítimas*" (Figura 7.3).

Acesso à vítima

O acesso à vítima deve ser realizado após liberação das equipes de salvamento presentes no local e, caso seja necessário, liberação das equipes de segurança. A equipe médica deve sempre ser preservada para que não se torne vítima também.

Quem controla a ocorrência é o comandante da operação de salvamento; é ele quem avalia a segurança e nos orienta com relação à forma e aos locais de acesso, aos equipamentos necessários e ao momento correto (Figura 7.4).

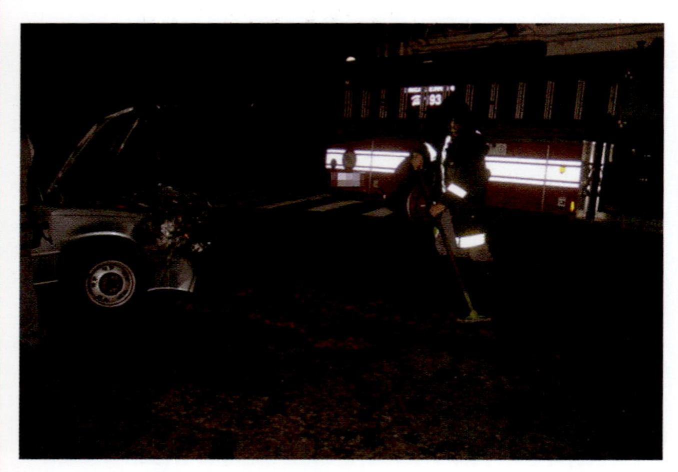

Figura 7.3 Análise da cena: além da deformidade no veículo, existe uma grande poça de óleo com risco de queda e incêndio.

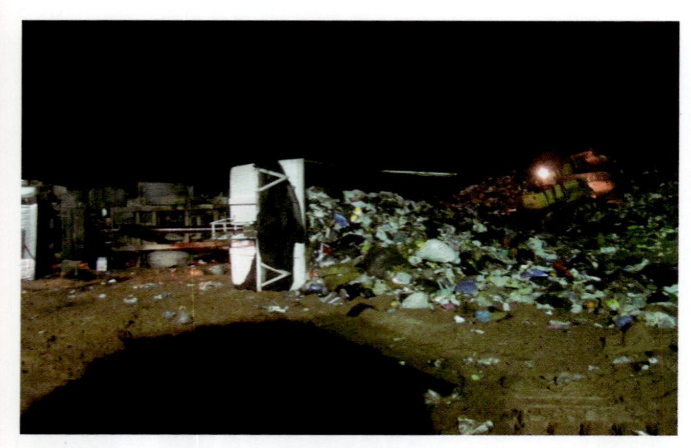

Figura 7.4 Capotamento de caminhão dentro de lixão com motorista preso às ferragens.

Equipamento de proteção individual — biossegurança

O controle da biossegurança deve ser ampliado no atendimento pré-hospitalar (APH). Estamos em um ambiente no qual não temos controle de posicionamento do paciente, muitas vezes em locais molhados ou até expostos à chuva, o que faz com que fluidos provenientes do paciente possam "escorrer" na direção do socorrista; assim, o simples fato de ajoelhar ou deitar ao lado da vítima pode provocar uma grande contaminação.

Os óculos de proteção *nunca* devem ser esquecidos, é interessante e didático. Se, após o atendimento, retirarmos os óculos e mostrarmos as lentes a todos os envolvidos no atendimento, praticamente em todos perceberemos "respingos" de sangue nas lentes, que se não estivessem lá, teriam contaminado os nossos olhos.

Máscara também deve sempre ser usada, por motivos semelhantes aos dos óculos, associados aos elementos de contaminação que estão no ar.

Acredito que sobre a utilização de luvas nem precisamos nos alongar, pois sem esse item não existe atendimento.

A vestimenta correta para o APH deve proteger o socorrista de contaminação (permeabilidade, mangas longas e fechadas), cortes, abrasões e outras lesões traumáticas da pele (resistência), de transmissão de calor, de riscos quanto a atropelamentos (refletivos) e da exposição do corpo.

É importante lembrar também que, atualmente, é muito comum o uso de aparelhos de filmagem (celulares, principalmente) pelos populares ou mesmo por outros membros da equipe de socorro, e, muitas vezes, alguns tipos de vestimentas podem, em algumas posições, expor partes do corpo do socorrista, podendo gerar cenas desconfortáveis.

Atendimento

Durante o atendimento à vítima, devemos sempre lembrar de que ela terá que ser transportada do local do atendimento até a viatura e depois ao hospital, muitas vezes passando por corredores estreitos, nos quais poucas pessoas terão acesso à prancha. Além disso, podem existir locais de ângulo agudo, nos quais haverá a necessidade de colocar a prancha em pé, subidas ou descidas muito anguladas e várias outras posições; por esse motivo, todos os procedimentos realizados e materiais utilizados para o atendimento devem ser fixados e posicionados de maneira a não se soltarem e não atrapalharem durante o transporte (Figura 7.5).

Transporte

O transporte da vítima é um momento de grande risco, tanto para a vítima como para o socorrista. A vítima pode sofrer com as forças gravitacionais impostas sobre ela, deslocamento de cateteres e outras perdas pela movimentação.

Vítimas e socorristas estão sujeitos a acidentes durante o transporte, como quedas, freadas bruscas com deslocamento de articulações, queda de materiais, calor ou frio e colisões. Por esses motivos, devemos sempre fixar todos os materiais, não realizar procedimentos com a viatura em deslocamento e sempre usar cinto de segurança durante o transporte.

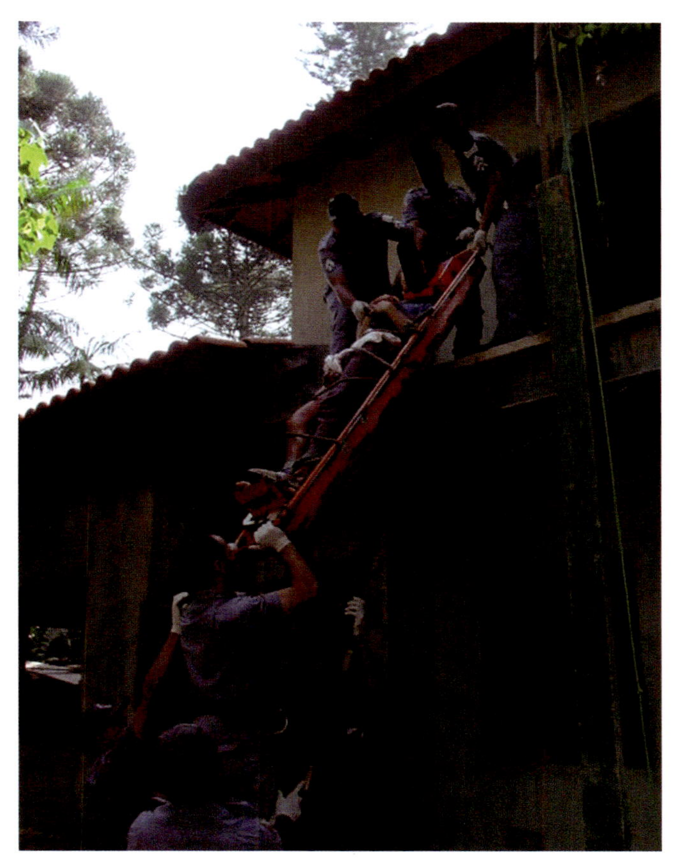

Figura 7.5 Vítima de ferimento inguinal com serra e lesão vascular. A residência estava em construção e ainda não tinha acesso ao andar superior.

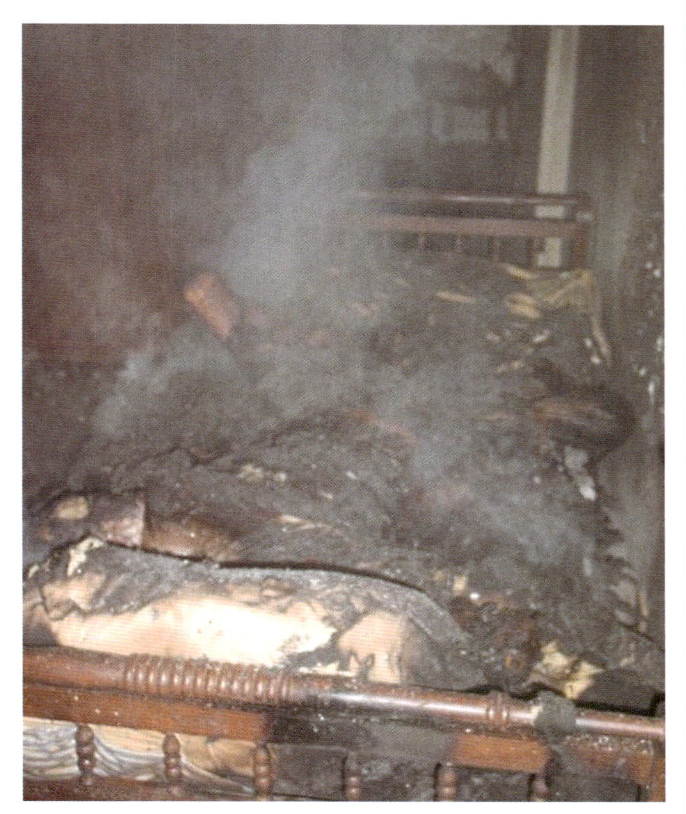

Figura 7.6 Vítima de queimadura dentro de residência. A equipe médica teve que entrar na zona quente para constatar o óbito.

Chegada ao hospital

Ao chegarmos ao hospital, devemos sempre reavaliar o paciente, checar todos os equipamentos que foram utilizados para o atendimento e cuidar durante a saída da viatura para que o paciente esteja completamente "solto" dela (cateteres de O_2, cabos de monitoramento).

Situações especiais

Incêndios

O atendimento a vítimas de queimaduras ou outros acidentes durante eventos de incêndio deve ser precedido de cuidados quanto à vestimenta (quando orientado pelo comandante da operação, deve-se utilizar roupas antichamas ou equipamentos de proteção respiratória), equipamento de proteção individual (EPI) próprio e cuidados, por exemplo, com uso de oxigênio.

Toda movimentação dentro da área quente deve ser acompanhada por um bombeiro, que cuidará da proteção da equipe (Figura 7.6).

Vias públicas (atropelamentos, presos em ferragens, outros traumas em via pública)

O controle do tráfego de veículos é fundamental para a segurança dos socorristas e das vítimas; o trânsito tem que ser desviado e, às vezes, bloqueado. Sinais luminosos ou sonoros podem ser utilizados, e a observação cuidadosa por um elemento da equipe deve ser mantida durante o atendimento.

Equipamentos viários, como placas, semáforos, fios de alta tensão, devem ser observados para controle de queda. É comum as equipes atenderem embaixo desses equipamentos — por exemplo, a colisão de um automóvel contra um poste pode provocar queda de luzes, semáforos, placas ou fios energizados sobre a equipe/vítima.

O vazamento de óleo ou combustível pode provocar quedas ou fogo; o controle do vazamento e a prevenção do fogo devem ser observados constantemente (Figura 7.7).

Suicidas

Muitas vezes, a maneira utilizada pela vítima para a concretização do suicídio pode colocar em risco a equipe de atendimento. A prevenção e a segurança da equipe são sempre o primeiro controle a ser feito na cena.

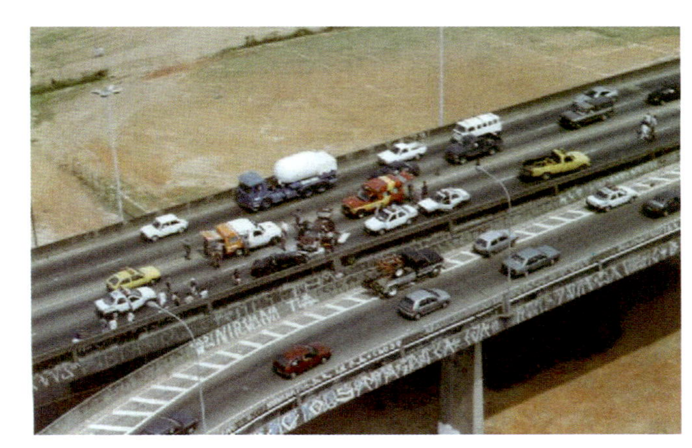

Figura 7.7 Visão aérea de acidente sobre viaduto.

Projeção de altura não é infrequente, cuidados com ancoragens são importantes e as equipes de atendimento médico, que habitualmente devem permanecer embaixo (no provável local de queda), devem estar protegidas contra queda de objetos (capacetes e localização segura).

Métodos como utilização de gás de cozinha, líquidos inflamáveis e uso de explosivos devem suscitar cuidado extremo por parte da equipe, pois não é infrequente a equipe se acidentar.

Alguns surtos psiquiátricos podem cursar com agitação psicomotora e mesmo agressividade. Deve-se tomar muito cuidado com esses pacientes. Muitas vezes, a aparente calma pode preceder uma grande agressividade ou até o desfecho final de uma projeção da altura. O socorrista deve ter cuidado na tentativa de auxílio em tais casos, para que não sofra, ele mesmo, sérios danos.

Muitas maneiras diferentes podem ser utilizadas, mas temos sempre que antecipar os riscos para realizarmos a prevenção (Figura 7.8).

Acidentes em altura

É preciso ter muito cuidado nesse tipo de atendimento. Frequentemente, é necessário iniciarmos o atendimento no local e, mesmo já tendo realizado treinamentos de altura (isso é fundamental para o acesso), todo cuidado é necessário. Um elemento do Corpo de Bombeiros deve ser designado para acompanhar a equipe de Saúde, principalmente porque, durante o atendimento, é normal que nos concentremos no paciente e percamos um pouco a atenção sobre o processo de salvamento/segurança.

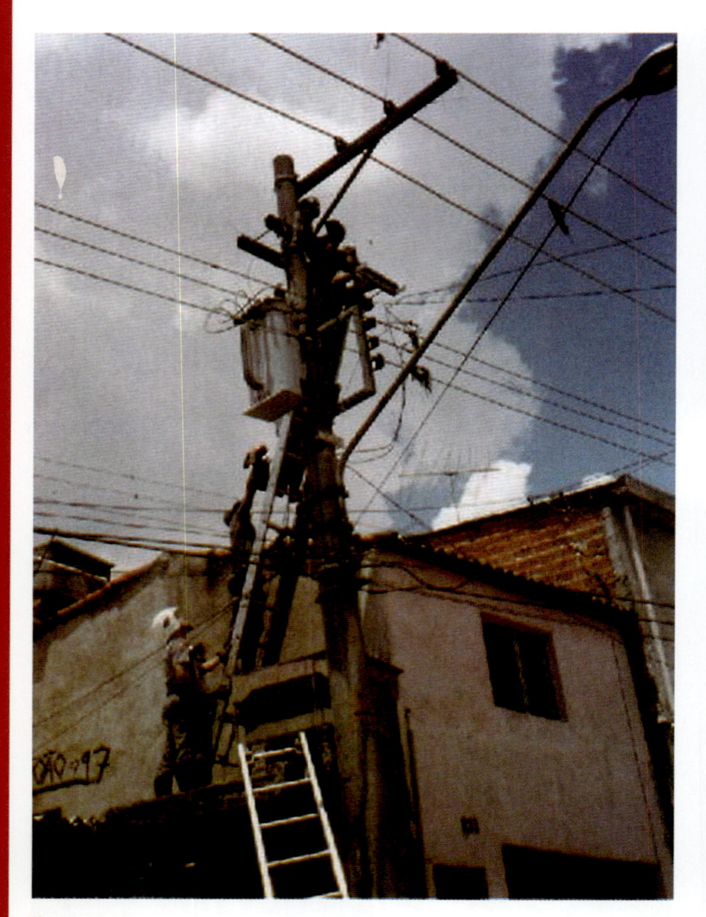

Figura 7.8 Suicida em poste, sobre o transformador, área de extremo risco de queda e descarga elétrica.

Acidentes aquáticos

Os cuidados gerais devem ser semelhantes aos relatados para os acidentes em altura, adicionados à necessidade da prática em natação e natação equipada.

Acidentes noturnos

O período noturno oferece riscos extras à equipe, a falta de iluminação dificulta o acesso à vítima, a identificação de riscos no trajeto (buracos, água ou óleo) e a identificação do atendimento pelos motoristas que estão trafegando próximo ao local. Luzes de identificação, faixas refletivas e sinais luminosos de identificação devem sempre ser utilizados (Figura 7.9).

Utilização da aeronave

A presença da aeronave no atendimento faz com que a atenção de grande parte das pessoas se volte a ela. Isso pode proporcionar acidentes envolvendo os socorristas ou vítimas (tropeçar, deixar cair objetos), acidentes ao redor do atendimento (pessoas correndo para ver a aeronave e sofrendo acidentes) e acidentes com a própria aeronave ou equipe de bordo.

Objetos podem voar ou cair, poeira pode atingir a vítima ou socorristas e equipamentos podem sofrer interferências (Figura 7.10).

Outras situações especiais

Muitas situações são encontradas pelas equipes de APH. Seria impossível abarcar todas em um capítulo, mas o foco na

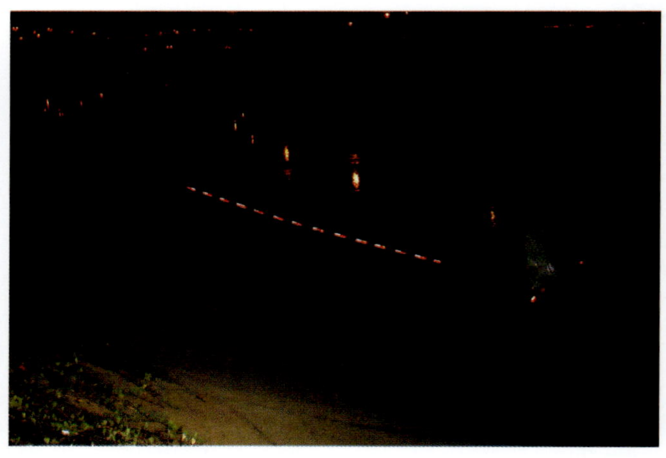

Figura 7.9 Queda de caminhão no rio Tietê.

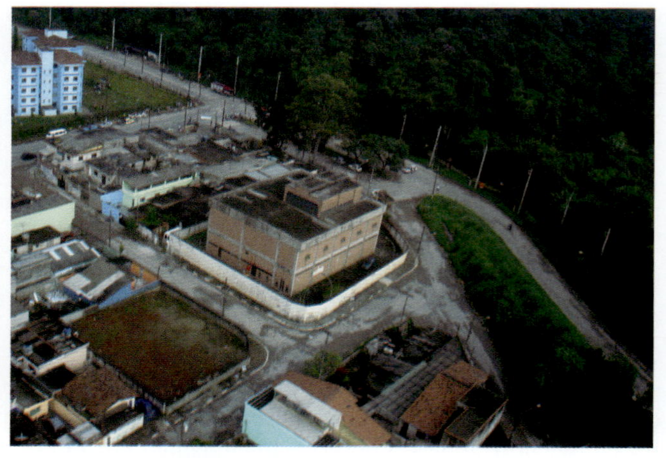

Figura 7.10 Difícil área de pouso.

segurança é sempre o principal fator. Acidentes com colheitadeiras, membros presos em prensas ou extrusores de plástico quente e outras tantas situações já foram encontradas. O contato com pessoas ligadas ao trabalho da vítima que podem nos orientar sobre os riscos, o contato direto com o comandante da operação de salvamento e a troca de informações sobre o que eles farão e quais procedimentos nós iremos realizar fazem com que os riscos diminuam, para a equipe e para o paciente.

Cuidados físicos e psíquicos

Todo atendimento de urgência tem uma carga extra de emoção. No pré-hospitalar, essa carga aumenta muito porque é comum os familiares estarem ao lado das vítimas. Existe, muitas vezes, a dificuldade de realizar o salvamento, pois o tempo e o espaço para o atendimento são dificultados, equipes multiprofissionais estão presentes e a imprensa geralmente está próxima. Até atendimentos com transmissão nacional ao vivo são realizados. Isso faz com que a equipe tenha que se preparar muito bem tecnicamente para poder atuar de forma tranquila. Também é importante que o treinamento psicológico esteja sempre em dia. Cuidados antes e depois dos atendimentos devem ser tomados para que a carga extra de pressão não seja maléfica.

O APH requer treinamento físico. As ocorrências nem sempre são próximas do local de estacionamento da viatura: podem ser necessários deslocamentos longos (corridas com os equipamentos e *kits* de atendimento, às vezes com equipamentos de proteção individual pesados e quentes), subir vários andares ou até mesmo nadar (situação mais rara). Os mais frequentes são pequenas corridas com carga (materiais), ficar em posição desconfortável por tempo prolongado e levantar carga (p. ex., carregar maca). Treinamentos aeróbicos, de explosão e alongamentos prévios são fundamentais para o preparo, e alongamentos, principalmente, depois dos atendimentos.

CONSIDERAÇÕES FINAIS

O atendimento pré-hospitalar tem como uma de suas bases a presença de riscos, que devem ser minorados por todos os personagens. Nenhum risco extra se sobrepõe à preservação da vida dos socorristas.

BIBLIOGRAFIA

American College of Surgeons. (2012). *ATLS – Suporte Avançado de Vida no Trauma para Médicos*. (9ª ed.). Chicago: American College of Surgeons.

Brasil. Ministério da Saúde. (2016). *Protocolo de Suporte Básico da Vida*.

Corpo de Bombeiros do Estado de São Paulo. (2006). *Manual Técnico dos Bombeiros de São Paulo: Resgate e Emergências Médicas*.

Grau. (2015). *GRAU – Pré-hospitalar*. (2ª ed.). São Paulo: Manole.

Lei nº 9.503, de 23 de setembro de 1997. Institui o Código de Trânsito Brasileiro. Recuperado de https://www2.camara.leg.br/legin/fed/lei/1997/lei-9503-23-setembro-1997-372348-publicacaooriginal-1-pl.html

National Association of Emergency Medical Technicians. (2017). *PHTLS – Atendimento Pré-hospitalar ao politraumatizado*. (8ª ed.). EUA: Jones & Bartlett Learning.

CAPÍTULO 8

Preservação de Local nas Mortes Violentas para Fins de Perícia Criminal e Medicina Legal

Aline Fagnani Pereira Pineda • Ana Carolina Ribeiro Salles • Carla Maria Balieiro Abgussen • Giovanni Chiarello

INTRODUÇÃO

Mortes ocasionadas por violência são comuns em todo o mundo, e no Brasil não é diferente. Além disso, muitas dessas mortes decorrem de atos criminosos, e, nesses casos, é preciso tentar descobrir o que, como e onde aconteceu, qual a motivação e, se possível, quem a ocasionou. Por isso, é necessário que o local onde o fato ocorreu e a vítima fatal sejam preservados o máximo possível, para que o trabalho pericial possa ser feito de forma efetiva, trazendo respostas para a sociedade.

Entretanto, em inúmeras ocasiões, é necessária a intervenção das equipes de socorro antes dos exames periciais, no intuito de atender à situação de urgência e emergência, abordagem esta que geralmente é inerente a atos violentos. Não há dúvidas de que o socorro é a prioridade, pois as vítimas devem ser atendidas e tratadas da melhor forma possível para que suas funções vitais sejam restabelecidas ou preservadas.

Este capítulo tem como premissa demonstrar o caminho e traçar diretrizes que auxiliem as equipes de atendimento às emergências a preservar o local e o corpo da vítima, sem que isso tenha qualquer influência na avaliação e no atendimento dessa vítima, caso a intervenção seja necessária. A colaboração e a troca de informações entre as equipes de socorro e as equipes periciais são de suma importância para que as evidências de um crime ou morte de causa violenta sejam preservadas, sem prejuízo ao atendimento da vítima.

A ação das equipes de emergência é imprescindível. Na maioria das vezes, o sucesso no atendimento de urgências e emergências é tempo-dependente, e o conhecimento das boas práticas e diretrizes corretas de atendimento, além da habilidade técnica e do treinamento exaustivo das equipes, é primordial.

Diversas circunstâncias podem gerar vítimas: acidentes (de trânsito, domésticos ou relacionados com o trabalho), agressões de todos os tipos, quedas e esportes de risco, para citar algumas. Para a equipe que prestará socorro, o essencial é a preservação da vida, atuando na tentativa de identificar o tipo de trauma causado, tomar medidas para tratá-lo de forma rápida, efetiva e dentro dos limites do atendimento pré-hospitalar (APH), prevenindo novas lesões e, quando necessário, transportando essa vítima para o local de tratamento definitivo. Todavia, é necessário que as equipes de APH se preocupem e lembrem que, muitas vezes, atuarão em um caso que terá interesse criminal. Em um segundo momento, profissionais de carreira policial trabalharão no mesmo local e com a mesma vítima, porém, com o enfoque de promoção da justiça.

As evidências observadas em um local de suspeita de crime pelos policiais, a identificação e a coleta dos vestígios pelos peritos no local (perito criminal) e no corpo da vítima (médico legista) vão definir todo o caminho da investigação policial e, na fase processual, orientar o trabalho da acusação e da defesa, além de sustentar a decisão judicial.

Desse modo, quanto maior a preservação das evidências de crime em um local de violência e no corpo da vítima, maiores as chances dessas evidências serem cientificamente relacionadas com o evento e utilizadas para a identificação do suspeito, materialização e qualificação do crime, contribuindo, assim, com a promoção da justiça para a vítima e para a sociedade.

Este capítulo tem como objetivos:

1. Definir *perícia criminal* e seu campo de atuação.
2. Demonstrar a importância do trabalho pericial na persecução criminal e na Justiça.
3. Demonstrar onde ocorre a intersecção do trabalho da equipe de urgência com o trabalho da equipe de perícia criminal.
4. Discutir sobre as possibilidades de colaboração da equipe de urgência com o trabalho pericial e com a Justiça em cada uma das situações em que as atuações se interpõem.

TRABALHO PERICIAL

De acordo com o Código de Processo Penal brasileiro (Decreto-Lei nº 3.689, 1941), em seu art. 158, "quando a infração deixar vestígios, será indispensável o exame de corpo de delito, direto ou indireto, não podendo supri-lo a confissão do acusado". Isso significa que pessoas, objetos e locais que apresentarem elementos materiais passíveis de serem relacionados com determinado evento criminoso (corpo de delito), devem ser examinados por profissionais específicos: os médicos legistas e os peritos criminais, conforme descrito na mesma legislação, em seu art. 159, que diz "o exame de corpo de delito e outras perícias serão realizados por perito oficial, portador de diploma de curso superior".

Tochetto et al. (1995) conceitua corpo de delito como "conjunto de todos os vestígios materiais diretamente relacionados com o fato delituoso e seu exame compreende o próprio levantamento do local de crime, a perinecroscopia, a necropsia médico-legal, correspondente à pesquisa, à constatação, ao registro e à interpretação das circunstâncias".

O mesmo autor ainda explica que a principal finalidade dos procedimentos técnicos periciais é reconstituir os eventos ocorridos no local, respondendo aos seguintes questionamentos: onde e quando ocorreu o fato; qual o meio empregado; de que forma esse meio foi empregado; qual a arma utilizada e por quem (Tochetto et al., 1995).

A partir dessa necessidade do exame de corpo delito, definida pelo ordenamento jurídico, foram estabelecidas cinco finalidades características do exame pericial:

1. Constatar se houve ou não infração penal.
2. Qualificação da infração penal.
3. Coleta de elementos que possam levar a identificação dos criminosos e a prova de culpabilidade.
4. Perpetuação dos indícios.
5. Legalização dos indícios (Tochetto et al., 1995).

A perícia criminal, realizada de forma imparcial, é fundamental para a aplicação da Justiça, proporcionando cientificidade à prova material, garantindo a certeza tanto de punição de culpados como a não penalização de inocentes. Por isso, para garantir essa imparcialidade, tanto a Organização das Nações Unidas (ONU) como o Plano Nacional de Direitos Humanos recomendam a independência e a autonomia dos órgãos periciais.[1]

O trabalho pericial é alicerçado na criminalística, que, segundo Gilberto Porto *apud* Tochetto et al. (1995) "não se constitui em uma ciência, mas em uma disciplina transformada e elevada para um sistema, aplicando dados fornecidos por diversas ciências, artes e outras disciplinas, utilizando os próprios métodos inerentes a essas ciências".

Eraldo Rabello *apud* Tochetto et al. (1995) complementa esse conceito, definindo a criminalística como:

> uma disciplina autônoma, integrada pelos diferentes ramos do conhecimento técnico-científico, auxiliar e informativa das atividades policiais e judiciárias de investigação criminal, tendo por objeto o estudo dos vestígios materiais extrínsecos à pessoa física, no que tiver de útil à elucidação e à prova das infrações penais e, ainda, à identificação dos autores respectivos.

Vale frisar que o estudo dos vestígios materiais intrínsecos à pessoa física é de competência da Medicina Legal, especialidade médica regida por uma ciência própria, sob a óptica da criminalística.

Aos médicos legistas são atribuídos os exames em vítimas de violência, tenha ela produzido a morte ou não, sendo eles:

1. Exames necroscópicos em cadáveres com suspeita de morte violenta.
2. Exames clínicos em vivos:
   - Exames relacionados com lesão corporal em acidentes de trânsito
   - Exames relacionados com lesão corporal em casos de suspeita de agressão
   - Exames sexológicos nos casos de suspeita de abuso sexual ou estupro
   - Exames de embriaguez
   - Exames relacionados com abandono ou maus tratos a incapazes
   - Exames cautelares em presos
   - Avaliações psiquiátricas
   - Avaliações odontolegais.
3. Coleta de materiais para DNA ou exames toxicológicos (capazes de constatar drogas, teor alcoólico e envenenamentos) em vivo e em morto.
4. Exames em peças anatômicas que possam ser encontradas, como ossos, segmentos de extremidades, entre outros.
5. Exames toxicológicos em derivados biológicos.

Aos peritos criminais cabe a avaliação de locais, objetos e substâncias que tenham relação com eventos criminosos. O trabalho do perito criminal divide-se basicamente entre o realizado no próprio local onde o delito ocorreu (levantamento e coleta de vestígios) e o realizado nos laboratórios, em substâncias (biológicas ou não) e peças coletadas por eles no local ou encaminhadas pelas autoridades requisitantes, sendo estes:

1. Exames em locais relacionados com:
   - Crimes contra a pessoa (homicídio, latrocínio, lesão corporal etc.)
   - Acidentes de trânsito
   - Engenharia (incêndios, desabamentos, acidentes de trabalho)
   - Crimes contra o patrimônio (furto, danos etc.)
   - Crimes ambientais.
2. Em peças:
   - Relacionadas com os locais descritos – crimes contra a pessoa, acidentes de trânsito, engenharia, crimes contra o patrimônio e crimes ambientais
   - Documentos, escrita e assinaturas
   - Dispositivos informáticos e mídias
   - Vistorias veiculares (relacionadas com acidentes de trânsito, crimes contra o patrimônio e adulteração de sinal identificador de veículo).
3. Apoio laboratorial:
   - Armas de fogo, munições e outros artefatos relacionados
   - Biologia e DNA
   - Química
   - Análise instrumental (venenos, medicamentos e substâncias desconhecidas)
   - Física
   - Entorpecentes.

O trabalho dos médicos legistas e dos peritos criminais tem como resultado um laudo, "peça técnico-formal por meio da qual é apresentado o resultado de uma perícia" (Espíndula, 2006). Nele constarão os resultados da análise, a interpretação e a conclusão dos exames realizados, bem como o detalhamento do embasamento técnico-científico utilizado nos exames. Os laudos são peças que subsidiam a Justiça por apresentarem a materialidade do delito, e, em determinados casos, a sua autoria.

Durante o trabalho pericial, os principais objetivos do perito são buscar elementos que possam ser relacionados com

[1] Disponível em http://www.espindula.com.br/artigo.php?id=15

o evento, para que sejam caracterizadas a materialidade, a dinâmica e a identificação do(s) autor(es). Muitas vezes, um único trabalho isolado (exame em local, exame em peça, exame necroscópico ou clínico, um resultado laboratorial) não é suficiente para permitir essa caracterização. Porém, quando esses trabalhos são somados, fornecem aos operadores do direito (delegado de polícia, promotoria ou defesa) subsídios para confirmar ou não suas hipóteses, e até mesmo para a construção de uma nova tese sobre o caso.

Desse modo, o resultado do trabalho pericial é importante desde a fase investigativa, realizada pela polícia, até a fase processual, quando os laudos são utilizados pelas partes (defesa e acusação) no julgamento.

O trabalho da equipe pericial encontra-se com o trabalho da equipe de socorristas em um contexto bem específico: a violência. E a violência está inserida em todas as ocorrências resultantes de trauma atendidas pelos serviços de APH de urgências e emergências, tendo como consequência a morte ou a lesão corporal, conforme descrito a seguir:

- Acidentes de trânsito
- Ferimentos por arma de fogo
- Ferimentos por arma branca (penetrante ou contundente)
- Quedas e precipitações
- Afogamentos
- Queimaduras
- Explosões
- Asfixias (enforcamentos, sufocamentos, soterramentos, entre outros).

Assim, muitas vezes ocorrerá a interposição da atividade de socorro com a atividade pericial, bem como situações em que esses profissionais trabalharão na mesma cena e na mesma vítima, porém, em momentos diferentes, com objetivos diferentes.

A equipe de atendimento a urgências e emergências atua na cena e na vítima com o objetivo de salvar vidas e reduzir danos. A equipe de perícia atua na cena e na vítima com o objetivo de materializar o crime e identificar sua autoria, com intuito de promover justiça para a vítima e para a sociedade.

Como já citado, a manutenção da vida é primordial, e em nenhum momento ela deve ser deixada em segundo plano. Porém, é necessário evitar ações que possam prejudicar a conclusão dos trabalhos periciais, sem que isso prejudique o atendimento da vítima.

Nos próximos itens deste capítulo, serão descritos os eventos traumáticos mais comuns nas ocorrências que envolvem violência, com algumas diretrizes que devem ser seguidas pelas equipes de atendimento para que a cena seja preservada e o trabalho pericial possa ser executado com excelência.

CENA DO EVENTO

Espíndula (2006) define local de crime como "uma área física onde ocorreu um fato – não esclarecido até então – que apresente características e/ou configurações de um delito". Tochetto et al. (1995) definem local de crime como "toda área que reclame as providências da polícia" (Figura 8.1).

Observa-se que os autores definem "área" e "área física" de forma genérica, podendo ser qualquer espaço onde tenha

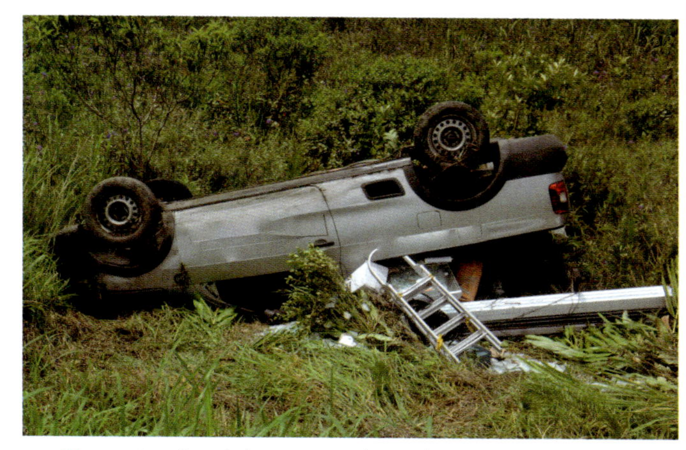

Figura 8.1 Local de crime: acidente de trânsito em rodovia.

ocorrido um suposto crime, interno, externo ou ambos. Outro fator importante é que não é necessária a certeza da ocorrência do delito; a simples sugestão da ocorrência de crime classifica a área como local de crime.

A área de crime é classificada como área imediata (aquela no entorno do local onde ocorreu o evento propriamente dito) e área mediata (aquela onde pode existir algum vestígio pela proximidade ao local do evento, a depender de sua dinâmica). Ambas as áreas são importantes e podem trazer informações essenciais para a investigação do evento criminal.

O local de crime é um dos elementos mais importantes para o esclarecimento de um delito, pois é dele que se extrai os elementos para as possíveis linhas investigativas a ser seguidas pela polícia. Os vestígios encontrados no local de crime mostrarão se realmente houve crime; e se houver qualquer vestígio de autoria, é nesse local que esse vestígio será encontrado.

Contudo, apesar da sua extrema importância, o local de crime é um elemento bastante frágil e delicado, pois qualquer interferência pode alterar o estado das coisas, eliminando vestígios que poderiam auxiliar a investigação ou inserindo outros que levem a polícia a uma linha investigativa vazia. Por essa razão, por toda importância e fragilidade, torna-se imprescindível que haja a mínima interferência de todos os profissionais que passem pelo local antes do trabalho pericial, tanto dos agentes de segurança pública como de outros profissionais, incluindo aqueles que prestam socorro.

Há uma preocupação especial em transmitir esses conhecimentos aos socorristas, em virtude de dois fatores: primeiro, por haver grandes chances de serem os primeiros representantes do Estado a adentrarem e intervirem no local de crime com vítimas, devido à natureza de urgência desse trabalho; segundo, dada a urgência em salvar vidas e reduzir danos, não há como limitar o acesso desses profissionais ao local de crime, restando apenas a conscientização de que, nesses locais, devem ser realizadas apenas as interferências necessárias para o socorro.

Preservação de local

Para que o trabalho pericial seja bem-sucedido, é fundamental que o local esteja o mais preservado possível. Um local preservado é aquele que não sofreu alterações externas após a ação criminosa, constituindo-se no cenário ideal para as equipes periciais trabalharem. Entretanto, essa é uma condição quase impossível de ser alcançada, pois a simples presença de um familiar que tenha entrado no ambiente e encontrado a vítima já pode alterar elementos da cena. Faz parte do trabalho dos peritos no local identificar essas alterações e considerar o quanto elas prejudicaram as análises.

Segundo o art. 169 do Código de Processo Penal brasileiro (CPP), "os peritos registrarão, no laudo, as alterações do estado das coisas e discutirão, no relatório, as consequências dessas alterações na dinâmica dos fatos" (Decreto-Lei nº 3.689, 1941).

Alterações no local podem ser intencionais, realizadas pelos próprios criminosos com a finalidade de dificultar sua identificação e ocultar provas. Entretanto, a maior parte das intervenções é espontânea, feitas por pessoas que não imaginam o quanto a sua ação na cena pode alterar, e até mesmo destruir, elementos importantes para a investigação. Podem ser familiares e curiosos que transitam no local, a imprensa que tenta se aproximar das equipes médicas que prestaram atendimento e até mesmo os primeiros policiais que chegam ao local para isolá-lo e preservá-lo até que a perícia chegue. Por exemplo, é comum que policiais removam a carteira do bolso do cadáver para procurar sua identidade, e a ausência da carteira no momento da perícia pode induzir a investigação a erro, pois pode levar à conclusão equivocada de que a pessoa tenha sido vítima de um roubo.

A importância da preservação do local é reconhecida por lei, sendo que o art. 6º do Código de Processo Penal determina que a autoridade policial (delegado de polícia), ao tomar conhecimento de uma prática criminosa, deve "dirigir-se ao local, providenciando para que não se alterem o estado e a conservação das coisas, até a chegada dos peritos criminais" (Decreto-Lei nº 3.689, 1941). A alteração "do estado e da conservação das coisas" nada mais é do que a intervenção no local, seja ela intencional ou não.

Em 2019, entrou em vigor a Lei nº 13.964 (2019), que ficou popularmente conhecida como parte do chamado "pacote anticrime". Entre outras alterações no Código de Processo Penal, o texto dessa Lei inseriu os artigos 158-A, 158-B, 158-C, 158-D, 158-E e 158-F, relacionados com a cadeia de custódia, dando especial importância à preservação do local de crime, como pode-se observar:

> Art. 158-A. Considera-se cadeia de custódia o conjunto de todos os procedimentos utilizados para manter e documentar a história cronológica do vestígio coletado em locais ou em vítimas de crimes, para rastrear sua posse e manuseio a partir de seu reconhecimento até o descarte.
>
> § 1º O início da cadeia de custódia dá-se com a preservação do local de crime ou com procedimentos policiais ou periciais nos quais seja detectada a existência de vestígio.
>
> § 2º O agente público que reconhecer um elemento como de potencial interesse para a produção da prova pericial fica responsável por sua preservação.
>
> § 3º Vestígio é todo objeto ou material bruto, visível ou latente, constatado ou recolhido, que se relaciona à infração penal.

A manutenção adequada da cadeia de custódia é um procedimento indispensável para garantir a idoneidade da prova pericial e, consequentemente, o sucesso na sua utilização pela Justiça.

Um local de crime é considerado idôneo quando está adequadamente preservado, sem alterações significativas entre a ação criminosa e o início dos trabalhos periciais. Esse cenário, entretanto, é muito raro de ser encontrado, e, sem dúvida, o desconhecimento da importância da preservação do local está diretamente relacionado com isso. O próprio legislador reconhece que o primeiro agente público que identificar algum elemento no local de crime que pode vir a ter interesse pericial torna-se responsável pela sua preservação, incluindo-se aqui os socorristas.

Outra alteração importante que a Lei nº 13.964 (2019) trouxe foi a possível responsabilização criminal do agente que não se atentar à adequada preservação do local. De acordo com o segundo parágrafo do art. 158-C, "*É proibida a entrada em locais isolados bem como a remoção de quaisquer vestígios de locais de crime antes da liberação por parte do perito responsável, sendo tipificada como fraude processual a sua realização.*" (Lei nº 13.964, 2019).

A fraude processual é crime tipificado no art. 347 do Código Penal: "Inovar artificiosamente, na pendência de processo civil ou administrativo, o estado de lugar, de coisa ou de pessoa, com o fim de induzir a erro o juiz ou o perito", com pena prevista de detenção de 3 meses a 2 anos, além de multa (Decreto-Lei nº 2.848, 1940).

Tomando-se a devida cautela, é possível comparar a importância da preservação do local para o sucesso das investigações com a importância da preservação do ferido até a chegada dos profissionais que prestarão socorro para o sucesso nos procedimentos. Por meio de intensas campanhas dos órgãos médicos, a população foi tomando consciência de que mexer sem treinamento em uma pessoa acidentada pode agravar lesões e até mesmo gerar novas. Com isso, diminuiu-se significativamente os casos de socorro inadequado, e pessoas que tentam fazê-lo são até mesmo impedidas por populares. Essa mudança cultural foi possível pela disseminação do trabalho dos emergencistas e de sua importância, e das consequências de uma manipulação adequada do ferido. Da mesma forma, os peritos trabalham para divulgar seu trabalho e conscientizar a população da importância da preservação, no intuito de alterar essa cultura e, consequentemente, melhorar os resultados dos trabalhos periciais. Este capítulo faz parte desses esforços, com objetivo de que, com o tempo, os cenários de locais inidôneos deixem de ser nossa realidade mais comum e passem a ser apenas lembranças de outros tempos.

Locais inidôneos são aqueles onde a movimentação, seja de pessoas ou de veículos, modifica a posição de vestígios, ou até mesmo os destrói, prejudicando sobremaneira o trabalho dos peritos e, consequentemente, a investigação criminal.

De acordo com pesquisas realizadas pela Associação Brasileira de Criminalística, estima-se que apenas entre 5 e 8% dos homicídios ocorridos no Brasil tenham a autoria esclarecida, e o autor, preso (Enasp, 2012). Diversos fatores contribuem para esses índices alarmantes, e a cultura de não preservação do local de crime é, sem dúvida, uma das principais.

Situações nas quais equipe de APH e perícia trabalharão na mesma cena

Quando as equipes de perícia comparecem a um local de crime onde a equipe de emergência tenha atuado, geralmente é possível deduzir que houve atendimento médico, em razão das evidências encontradas no local.

Idealmente, sempre que um local tenha sido alterado para que a vítima pudesse ser atendida ou mesmo removida, as equipes de atendimento deveriam deixar um relato por escrito do ocorrido e dos procedimentos realizados. Cortes nas vestes, seccionamento dos veículos e presença de eletrodos ou cânulas no cadáver são alguns exemplos de elementos que tornam óbvia a presença de equipe médica. Nesses casos, a alteração na cena é inevitável, absolutamente compreensível e, na maioria das vezes, não traz prejuízos para a investigação.

Entretanto, algumas ações dessas equipes no local podem prejudicar as análises e as interpretações, e a intenção deste capítulo é justamente fazer os socorristas compreenderem como alguns procedimentos podem alterar, ajudando ou prejudicando, o trabalho da investigação.

Por exemplo, uma pegada encontrada em um local de crime (Figura 8.2). Se estiver relacionada com o autor da agressão, pode trazer informações importantes para um perito sobre o tipo de calçado, até mesmo sobre a marca de fabricação, e pode ser confrontada com um calçado apreendido posteriormente na casa de um suspeito. Contudo, se essa pegada foi produzida por alguém da equipe de atendimento, não se tem certeza de que o perito conseguirá identificar, em um local de crime, que esta é a origem de fato. Ele pode passar um tempo importante analisando uma evidência que acredita estar relacionada com o autor quando, na verdade, ela foi produzida por uma interferência externa.

O arrombamento de uma porta no local pode tanto ter sido realizado pela equipe para acessar o local onde a vítima estava como pelo autor do crime. Quando o rompimento de obstáculo é efetuado pelos socorristas, essa informação nem sempre é disponibilizada para o perito no local, que pode interpretar erroneamente e atribuí-la ao autor.

Esse tipo de situação é mais comum do que se imagina. Portanto, para conscientizar os membros das equipes médicas, a seguir serão discutidos alguns procedimentos de cuidados gerais para todos os tipos de locais que minimizariam essas intervenções.

1. Procurar estabelecer a mesma rota de entrada e saída, pois isso minimiza a chance de se destruir vestígios no trajeto.
2. Não caminhar sobre as marcas de sangue no caminho que leva à vítima, caso elas existam. A análise do padrão de manchas de sangue é muito importante para o perito no local. Por meio desses exames, é possível inferir sobre a posição em que a vítima estava quando foi ferida, se houve deslocamento após o ferimento, se o cadáver foi removido de posição etc.
3. Ter cautela na circulação pelo local. O acesso ao local mediato e imediato deve ser restrito às equipes que irão realmente atender a vítima. As equipes de apoio devem permanecer fora do perímetro do evento (Figura 8.3).

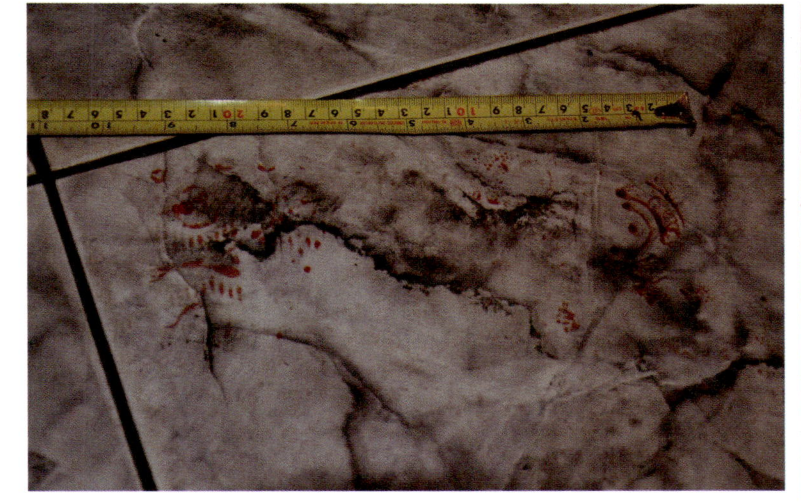

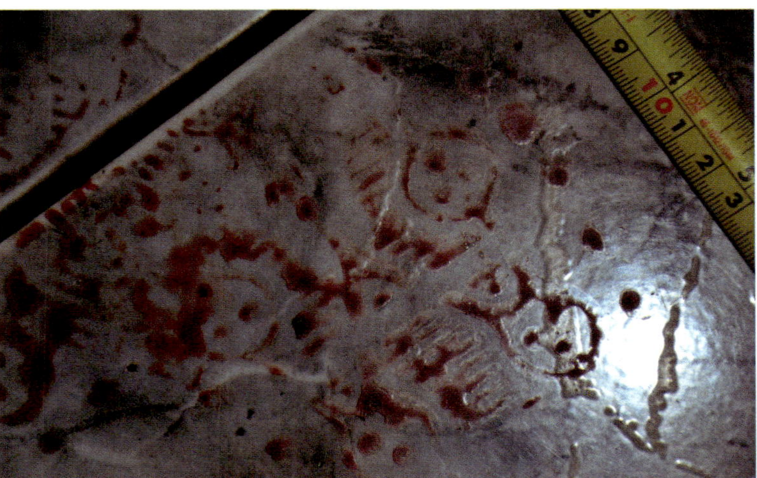

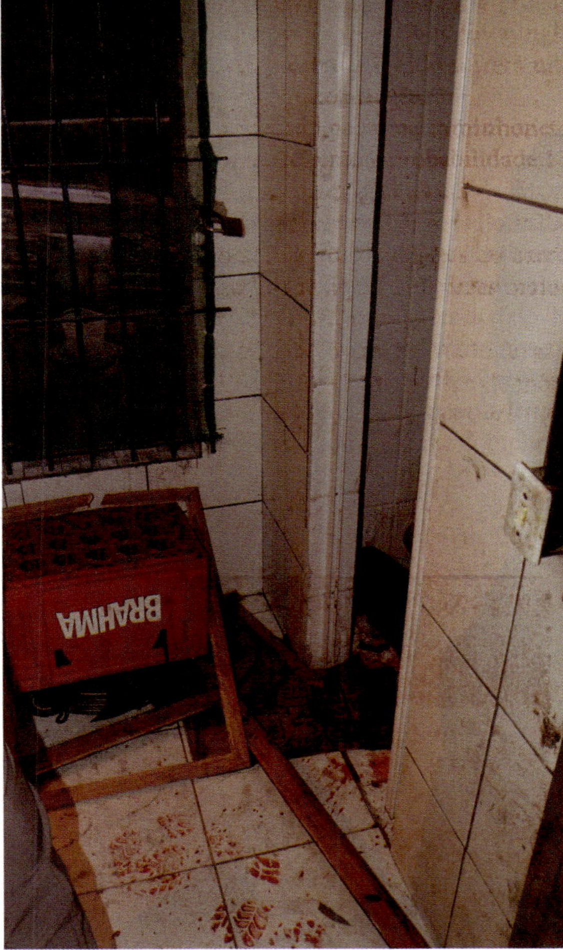

Figura 8.2 Pegadas em local de crime.

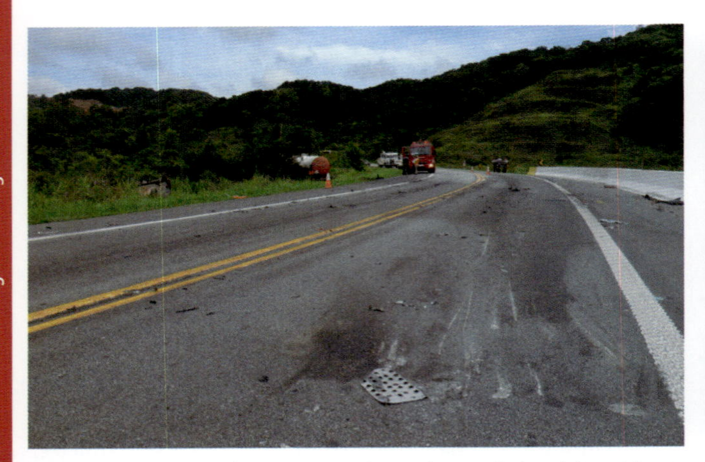

Figura 8.3 Viaturas de socorro e trânsito longe do local do acidente bloqueando o acesso à cena.

4. Não acessar outros cômodos ou áreas que não dizem respeito à vítima no local de crime.
5. Evitar tocar em paredes, móveis, entre outros, para não contaminar o local com impressões digitais e não apagar quaisquer impressões latentes (a ser descobertas) deixadas pelos autores. O uso de luvas no local de crime é de extrema importância, pois, além de proteger contra contaminações, evita que o socorrista deixe suas impressões digitais e DNA no local de crime (Figura 8.4).
6. Não manipular peças ou instrumentos encontrados no local. As peças e os instrumentos de crime são de extrema importância na análise do local. Nelas, o autor pode deixar elementos de identificação (impressões digitais e DNA), além de haver outros exames importantes que auxiliam na análise da dinâmica do evento. As armas de fogo, em especial, não devem ser tocadas, pois, além do risco de acidentes, o simples posicionamento dela no chão ou a posição do tambor de um revólver posterior aos disparos são passíveis de análises periciais (Figura 8.5).
7. Não deixar no local qualquer material utilizado, sobretudo luvas de procedimento, e não descartar nenhum desses materiais nos lixos do local, pois podem induzir os peritos a erro (Figura 8.6).
8. Evitar se aproximar da vítima com a ambulância, principalmente em eventos envolvendo disparo de arma de fogo em via pública, pois a passagem das rodas pode movimentar ou até mesmo inutilizar eventuais estojos e projéteis que se encontram no local (Figura 8.7). A passagem da ambulância sobre as manchas de sangue também pode prejudicar a construção da dinâmica do evento (Figura 8.8).
9. Cortar as vestes preservando os orifícios resultantes da passagem do instrumento utilizado para causar os ferimentos (arma de fogo, arma branca, entre outros), sempre que possível.
10. Não comer, beber, fumar, tomar água, usar o banheiro, lavar a mão no local ou dispensar qualquer objeto nas lixeiras. É importante não esquecer que a preservação do local de crime é prevista em Lei, e prejudicá-la de forma intencional pode resultar em multa e prisão, mesmo nos casos em que as vítimas devem ser atendidas, pois há maneiras de se fazer isso sem prejudicar em demasiado a cena.

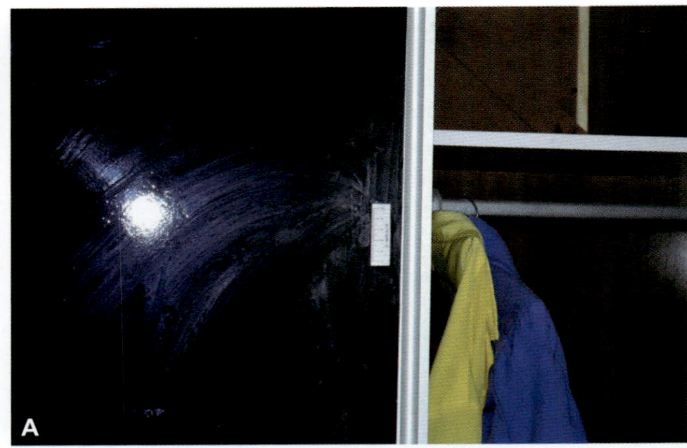

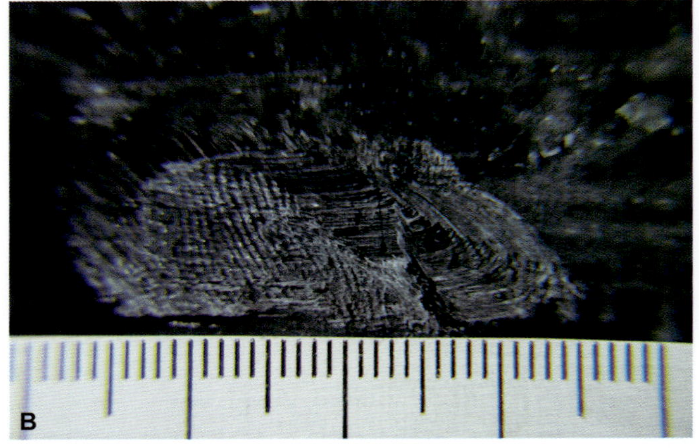

Figura 8.4 **A.** Impressão digital encontrada em cena de crime. **B.** Detalhe.

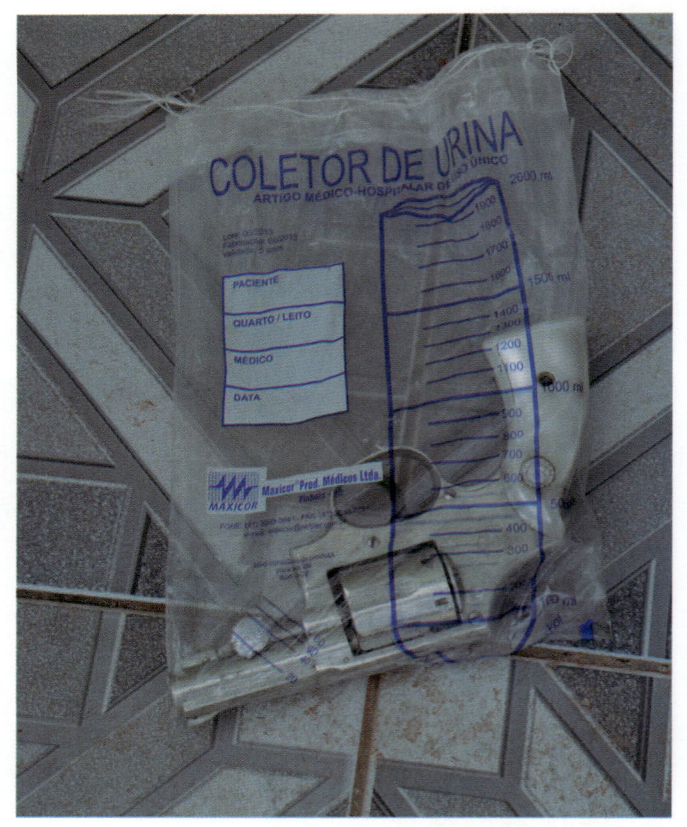

Figura 8.5 Arma possivelmente utilizada em crime que foi indevidamente desmuniciada e "guardada" antes da chegada da perícia.

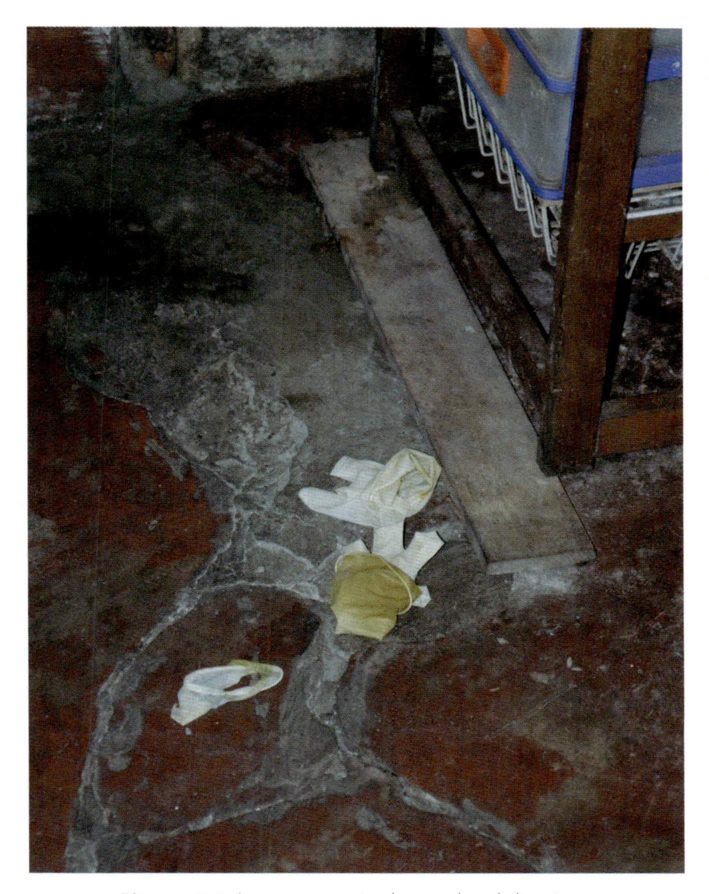

Figura 8.6 Luvas encontradas em local de crime.

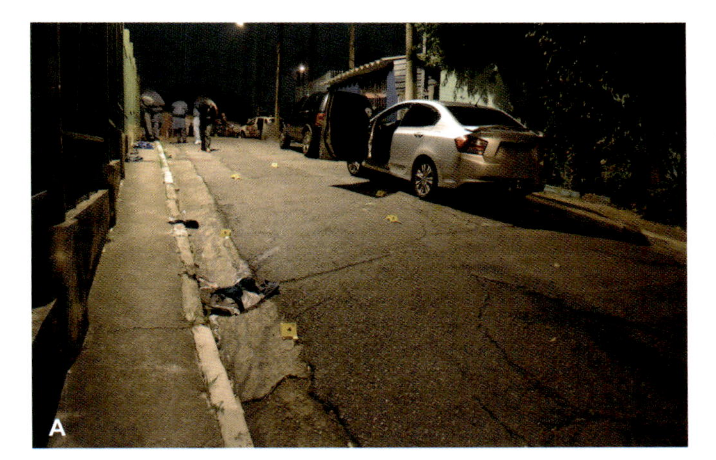

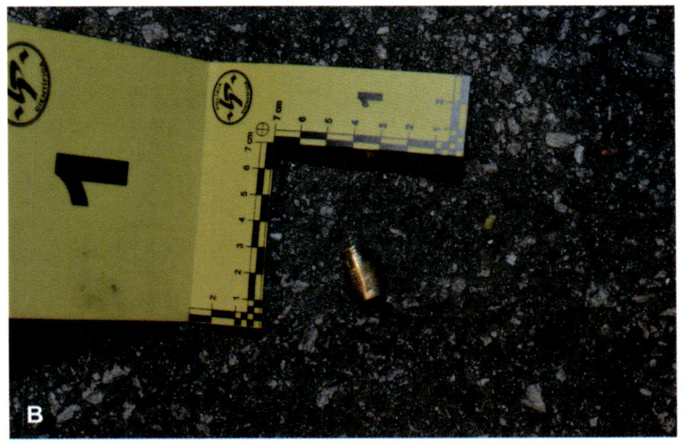

Figura 8.7 **A.** Local de crime. **B.** Detalhe de projétil em via pública.

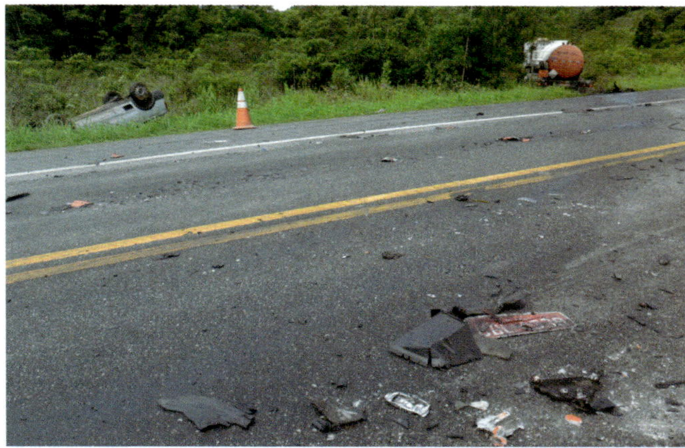

Figura 8.8 Local de acidente em rodovia com restrição da circulação e preservação de vestígios.

Como já referido anteriormente, fraude processual é crime, descrito no art. 347 do Código Penal: "inovar artificiosamente, na pendência de processo civil ou administrativo, o estado de lugar, de coisa ou de pessoa, com o fim de induzir a erro o juiz ou o perito". A pena varia de 3 meses a 2 anos, além da multa e, no caso de Processo Penal, as penas são dobradas (Decreto-Lei nº 2.848, 1940). Desse modo, mesmo que esse crime só admita a modalidade dolosa (com intenção), uma alteração não intencional realizada por um agente público que tem conhecimento sobre o tema é passível de ser interpretada como imprudência.

Existem também os cuidados específicos que devem ser tomados em cada tipo de ocorrência, e a Tabela 8.1 identifica os possíveis eventos nos quais as equipes de urgência e emergência e perícia trabalharão no mesmo local, indicando pontos em que se deve ter cautela e o que não se deve fazer jamais, com as respectivas justificativas.

VÍTIMAS DE MORTE VIOLENTA

Morte violenta é toda morte decorrente de uma ação denominada vulnerante, ou seja, um agente ou evento externo capaz de causar uma lesão grave o suficiente para levar a vítima ao óbito. Entre esses agentes, os mais comuns no nosso meio são acidentes de trânsito, homicídios e suicídios.

Do ponto de vista pericial, essas mortes devem ser investigadas para definir a causa jurídica do fato; dizendo de maneira mais simples, os peritos precisam responder se houve crime ou não.

Como já dito, para que a investigação seja feita de forma correta, tanto em relação à cena como em relação à vítima, é necessário que os vestígios dessa morte sejam preservados o quanto for possível. Para isso, além das orientações referentes à preservação da cena já apresentadas, serão descritas a seguir as diretrizes em relação à preservação do corpo.

Vítimas encontradas em óbito

1. Movimentar o corpo da vítima apenas para constatar o óbito. Não mexer no cadáver além do necessário.
2. Não realizar procedimentos invasivos desnecessários após a constatação do óbito, por exemplo, não palpar lesões,

Tabela 8.1 Procedimentos específicos para preservação de local de crime.

Tipo de local		Cautela no local de crime	Não fazer no local de crime	Justificativas
Disparo de arma de fogo	**Locais externos**	Evitar aproximação demasiada dos veículos ao local em que se encontra a vítima. Sugere-se um perímetro de segurança mínimo de 5 m Cautela ao cortar vestes preservando os orifícios resultantes da passagem do projétil	Nunca manipular intencionalmente ou recolher elementos balísticos do local (estojos, projéteis, munições, armas etc.)	A aproximação deve ser evitada para que o veículo não passe por cima de elementos balísticos, prejudicando o exame pericial Deve-se preservar ao máximo os orifícios e vestígios de tiro em vestes, pois são passíveis de análises periciais, como estimativa da distância do atirador Os elementos balísticos são de extrema importância para a análise pericial, como identificação da arma que efetuou o disparo, e devem ser preservados no estado em que se encontram
	Locais internos	Observar cuidados gerais		
Ferimentos por arma branca	**Locais externos**	Evitar aproximação demasiada dos veículos ao local em que se encontra a vítima. Sugere-se um perímetro de segurança mínimo de 5 m Cautela ao cortar vestes preservando os orifícios resultantes da passagem do instrumento (faca, segmento de madeira etc.)	Nunca manipular intencionalmente ou recolher armas brancas do local (facas, segmentos de madeira etc.)	A aproximação deve ser evitada para que o veículo não passe por cima de instrumentos e manchas de sangue, prejudicando o exame pericial Devem-se preservar ao máximo os orifícios e vestígios de instrumentos em vestes, pois são passíveis de análises periciais As armas brancas e os instrumentos de crime são de extrema importância para análise pericial (p. ex., análise de DNA) e devem ser preservados no estado em que se encontram
	Locais internos	Observar cuidados gerais		
Precipitação		Observar cuidados gerais	Nos casos de morte evidente, não mover a vítima da posição encontrada Nos casos de acidente de trabalho, não remover os EPIs da vítima	A posição final da vítima de precipitação pode trazer informações importantes sobre a dinâmica do evento O uso ou não de EPI nos acidentes de trabalho é importante para determinar culpabilidade
Enforcamento		Nos casos em que seja necessário o socorro à vítima, deixar a corda no local	Nos casos de morte evidente, não retirar a vítima da corda	As cordas nos casos de enforcamento são passíveis de análise pericial, a fim de se constatar se elas se prestam para o ato, além de outras análises A manutenção da vítima fatal na posição encontrada é importante para a materialização do suicídio, ou para encontrar vestígios que possam indicar um homicídio (Figura 8.9)
Acidente de trânsito		Nos casos em que seja necessário socorrer a vítima, se possível, deixar por escrito os danos causados no veículo para o desencarceramento (estricamento)	Nos casos de morte evidente, não efetuar o desencarceramento e retirada da vítima do veículo (Figura 8.10)	A ausência de um histórico completo e detalhado sempre traz prejuízo à análise pericial, e, dependendo da extensão dos danos do veículo, há dificuldade em se isolar os danos decorrentes do estricamento veicular A manutenção da vítima fatal em sua posição final após o evento auxilia no estabelecimento da dinâmica do evento e análise dos demais vestígios (Figura 8.11)
Acidentes de trabalho diversos		Observar cuidados gerais	Não manipular a cena, máquinas e, nos casos de morte evidente, não remover a vítima ou suas partes da máquina Nos casos de morte evidente, também não remover os EPIs da vítima	A manutenção da vítima fatal (ou suas partes) e máquinas em sua posição final após o evento auxilia no estabelecimento da dinâmica do evento e análise dos demais vestígios O uso ou não de EPI nos acidentes de trabalho é importante para determinar culpabilidade
Acidentes domésticos ou mortes em que as circunstâncias precisam ser esclarecidas		Observar cuidados gerais	Não remover objetos relacionados com o evento (p. ex., escadas, botijões, fiações, solventes etc.), exceto se necessário por medidas de segurança ou para acessar a vítima	A manutenção da cena em seu estado final após o evento auxilia no estabelecimento da sua dinâmica e análise dos demais vestígios (Figura 8.12)
Intoxicações exógenas (medicamentos, produtos químicos ou substâncias ilícitas) (Figura 8.13)		Observar cuidados gerais	Não recolher medicamentos, frascos de substâncias químicas etc. Nos casos de socorro à vítima, anotar os dados necessários (Figura 8.14)	Medicamentos, substâncias químicas, entre outros, podem ser analisados pelos laboratórios do Instituto de Criminalística a fim de identificar ou confirmar a substância em questão, além de estabelecer sua capacidade de danos e letalidade
Suspeita de crimes sexuais		Observar cuidados gerais	Não recolher ou descartar preservativos, roupas íntimas, lençóis ou qualquer outra peça ou vestimenta que possa estar relacionada com o evento Nas vítimas fatais, não efetuar limpeza ou manipulação da região íntima ou de qualquer outra região do corpo que contenha secreções	Preservativos, roupas íntimas, lençóis, entre outras peças, podem ser analisados com intuito de pesquisa de sangue (da vítima ou suspeito) ou espermatozoides (do suspeito), para futuro confronto de DNA Material do suspeito rotineiramente é pesquisado e coletado nas vítimas, e a manipulação ou limpeza de qualquer parte do corpo pode prejudicar o exame

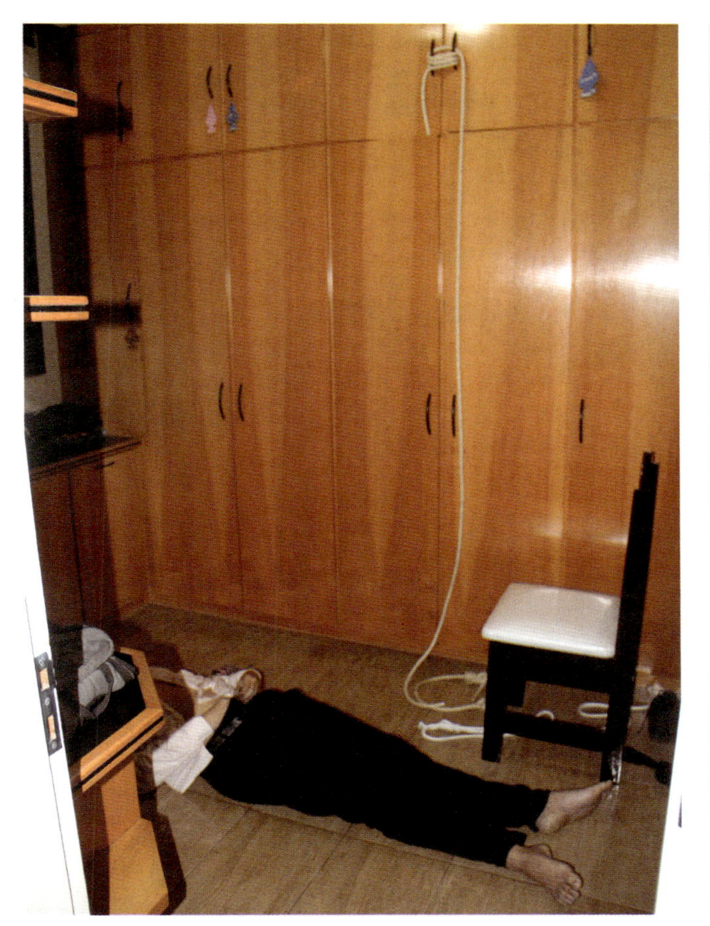

Figura 8.9 Vítima de enforcamento retirada da suspensão.

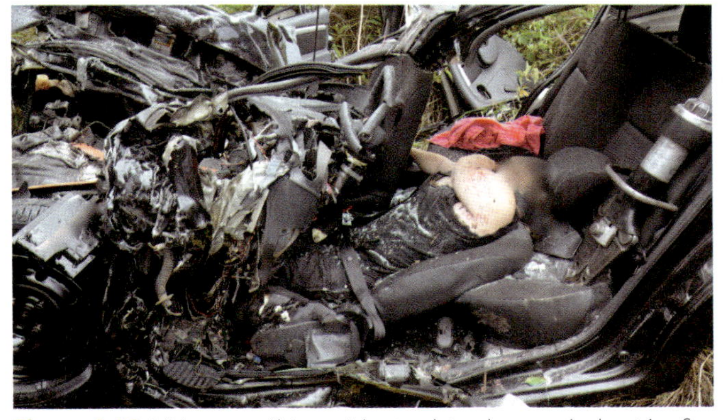

Figura 8.10 Vítima em óbito evidente, deixada no veículo até o fim dos trabalhos periciais.

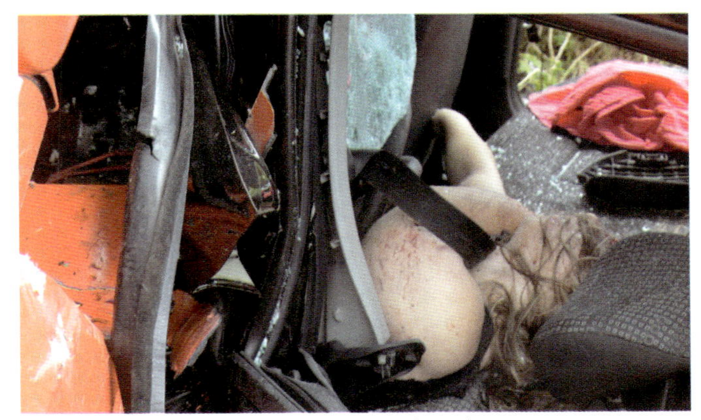

Figura 8.11 Vítima em óbito evidente, deixada na posição encontrada no interior do veículo para melhor análise pericial.

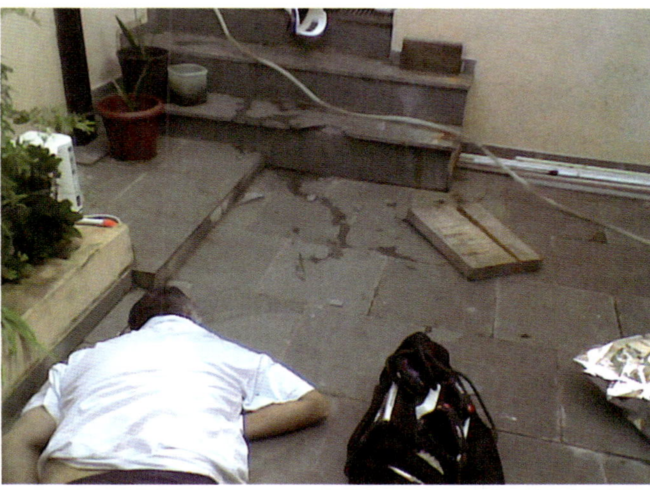

Figura 8.12 Vítima em óbito deixada na posição encontrada para melhor análise pericial, com objetos e vestígios ao redor preservados, apesar das manobras de acesso à vítima.

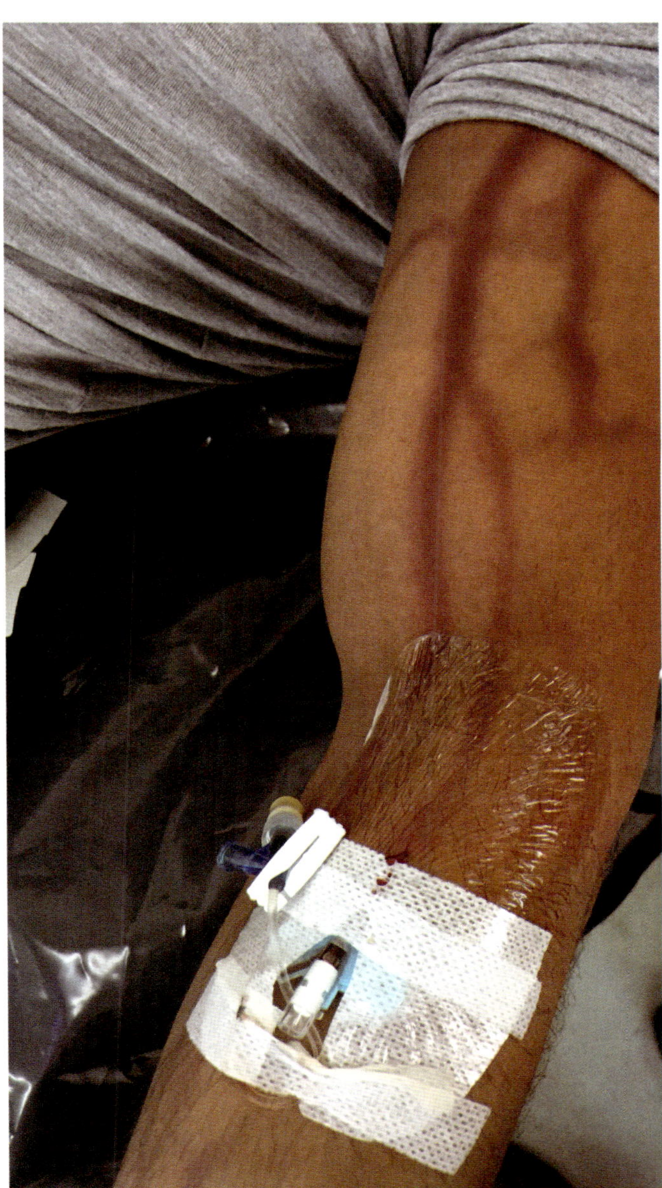

Figura 8.13 Acesso venoso em um caso de suspeito suicídio mantido no local pelas equipes de atendimento pré-hospitalar.

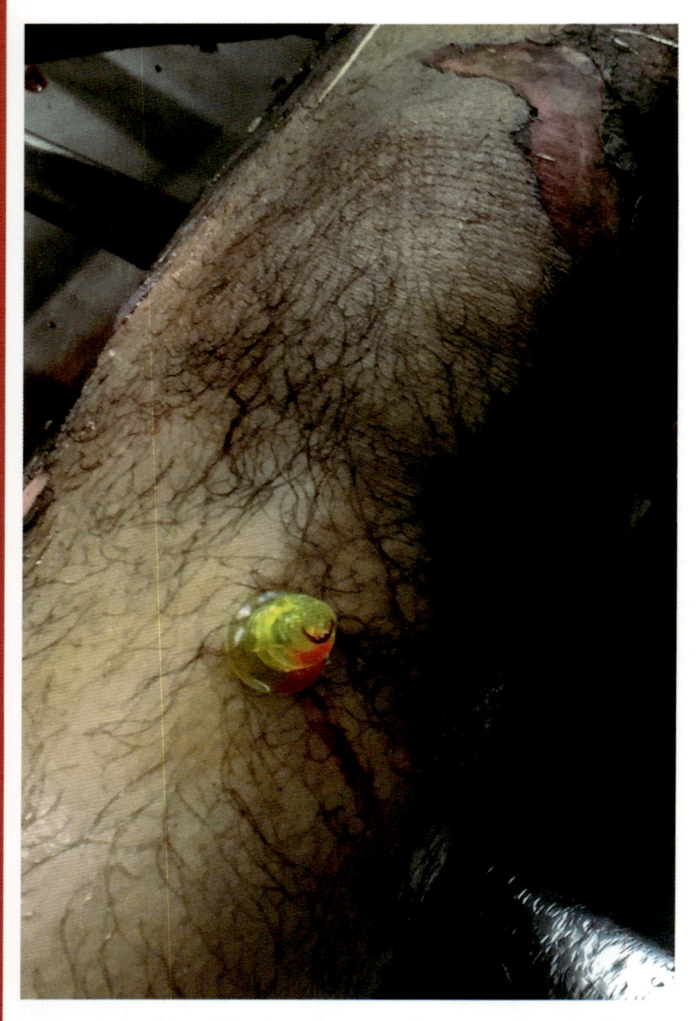

Figura 8.14 Dispositivo intraósseo usado na reanimação de uma vítima.

muito menos inserir dedos ou objetos nos ferimentos, pois podem prejudicar a análise médico-legal. Objetos encravados ou empalados também devem ser mantidos no local.

3. No caso de realização de procedimentos invasivos e evolução da vítima para óbito, não é necessário retirar tubos, cateteres e outros dispositivos, exceto os que não são de uso descartável. A manutenção desses equipamentos auxilia as equipes do Instituto Médico Legal na avaliação do corpo e das lesões encontradas.
4. A primeira equipe a chegar ao local deve se tornar um agente da preservação, criando as rotas de atendimento e direcionando as equipes para os locais corretos, evitando trânsito e procedimentos desnecessários; não permitir a presença de curiosos.

Vítimas vivas que entram em óbito durante o atendimento inicial (ou transporte)

Importância do relatório dos procedimentos realizados

É previsto pelo Conselho Federal de Medicina (CFM) e pelo Conselho Federal de Enfermagem (Cofen) que todo procedimento realizado em vítimas, vivas ou que morrem durante os procedimentos, deve ser relatado, de forma legível e mantido disponível para as equipes posteriores. Isto é bem estabelecido para vítimas vivas, entregues nos hospitais e não é diferente para as vítimas que morrem durante o atendimento ou que já estão mortas quando chegam as equipes pré-hospitalares.

Preservação posterior

Não é adequado movimentar a vítima do local onde foi constatado o óbito, e todos os procedimentos realizados na vítima ou no seu entorno para mantê-la protegida também devem ser relatados (coberturas, ataduras etc.). Caso tenha sido necessário movimentar a vítima do local por motivo estrito de segurança de cena, isso deve ser obrigatoriamente relatado no documento a ser deixado para a equipe de preservação, que deverá entregar à equipe de peritos.

VÍTIMAS VIVAS

Em muitos casos, o trabalho pericial é feito após o socorro da vítima, já levada com vida para o hospital e sem evolução para óbito. Por exemplo, é feita a avaliação dos ferimentos causados por arma de fogo ou armas brancas, lesões decorrentes de crimes sexuais etc. Por isso, é importante que todo e qualquer procedimento realizado pela equipe de atendimento médico e de enfermagem seja relatado por escrito.

Além disso, muitos locais de possíveis crimes dos quais a vítima foi levada também são objeto de avaliação pericial, no intuito de se procurar vestígios do delito. Assim, todas as orientações descritas também são válidas para os casos de vítimas socorridas.

CONSIDERAÇÕES FINAIS

Longe de esgotar o assunto, este capítulo tem como objetivo primordial demonstrar que a integração das equipes de APH e pericial, além de necessária, **é** viável. Com cuidados básicos e perfeitamente possíveis de serem seguidos, a vítima pode ser atendida da melhor maneira, preservando-se, ainda, elementos importantes, justamente para que seja possível entender o que aconteceu com ela.

Todas as equipes trabalham com um único objetivo: o cuidado, seja no momento da emergência, na tentativa de salvar a vida de uma pessoa, ou depois, no momento de elucidar a possível violência que tentou tirar, ou tirou, a vida dessa pessoa.

BIBLIOGRAFIA

Chisum, W. J., & Turvey, B. (2011). *Crime reconstruction* (2nd ed.). Boca Raton: Academic Press.

Decreto-Lei nº 2.848, de 7 de dezembro de 1940. Código Penal. Recuperado de http://www.planalto.gov.br/ccivil_03/decreto-lei/Del2848compilado.htm

Decreto-Lei nº 3.689, de 3 de outubro de 1941. Código de Processo Penal. Recuperado de http://www.planalto.gov.br/ccivil_03/decreto-lei/Del3689Compilado.htm

Eckert, W. G., & James, S. H. (1998). *Interpretation of bloodstain evidence at crime scenes* (2nd ed.). Boca Raton: CRC Press.

Espíndula, A. (2006). *Perícia criminal e cível: Uma visão geral para peritos e usuários da perícia* (2ª ed.). Campinas: Millennium.

Estratégia Nacional de Justiça e Segurança Pública (Enasp). (2012). *Relatório nacional da execução da meta 2: Um diagnóstico da investigação de homicídios no país*. Brasília: Conselho Nacional do Ministério Público. Recuperado de http://www.cnmp.mp.br/portal/images/stories/Destaques/Publicacoes/RelatorioEnasp-FINAL-web.pdf

Grubbs, T. C. (2014). Preserving crime scene evidence when treating patients at an MCI. In *Journal of Emergency Medical Services*. Recuperado de http://www.jems.com/articles/print/volume-39/issue-5/features/preserving-crime-scene-evidence-when-tre.html

James, S. H., Nordby, J. J., & Bell, S. (Eds.). (2014). *Forensic science: An introduction to scientific and investigative techniques* (4th ed.). Boca Raton: CRC Press.

Lei nº 13.964, de 24 de dezembro de 2019. Aperfeiçoa a legislação penal e processual penal. Recuperado de https://www.planalto.gov.br/ccivil_03/_ato2019-2022/2019/lei/l13964.htm

Mallmith, D. M. (2007). *Local de crime*. Recuperado de https://ead.senasp.gov.br/modulos/educacional/material_apoio/LocalCrime_VA.pdf

Murgado, A. (2016). *How to preserve a crime scene*. Recuperado de http://www.policemag.com/channel/patrol/articles/2016/09/how-to-preserve-a-crime-scene.aspx

National Forensic Science Technology (NFSTC). (2013). *Crime scene investigation: A guide for law enforcement*. Recuperado de https://www.nist.gov/sites/default/files/documents/forensics/Crime-Scene-Investigation.pdf

New Hampshire Society Health Pharmacist. (2013). *Crime scene guidelines. New Haven Sponsor Hospital Program*. Recuperado de http://sponsorhospital.org/wp-content/uploads/2013/07/NHSHP-Crime-Scene-Guidelines.pdf

Proposta de emenda constitucional (PEC) nº 325/2009 e PEC nº 499/2010. Autonomia da polícia técnico-científica como forma de garantir a imparcialidade da justiça e a promoção dos direitos humanos. Recuperado de http://www.espindula.com.br/artigo.php?id=15

Serra, A., Netto, S., & Espíndula, A. (Orgs.). (2016). *Manual de atendimento a locais de morte violenta: Investigação pericial e policial* (2ª ed.). Campinas: Millennium.

Tochetto, D., Galante Filho, H., Zarzuela, J. L., Mendes, L., Aragão, R. F., Quintela, V.M., & Stumvoll, V.P. (1995). *Tratado de perícias criminalísticas*. Porto Alegre: Sagra-DC-Luzzatto.

Velho, J. A., Costa, K. A., & Damasceno, C. T. M. (2013). *Locais de crime: Dos vestígios à dinâmica criminosa*. Campinas: Millennium.

CAPÍTULO 9

Cinemática do Trauma

Júnia Shizue Sueoka

INTRODUÇÃO

A cinemática do trauma consiste no estudo do movimento dos corpos envolvidos em um trauma, independentemente do tipo de força que o produziu.

Fazer o diagnóstico correto rapidamente não é tão fácil se o profissional não tiver a noção do que aconteceu, ainda que se tenha anos de experiência e recursos diagnósticos de última geração. Sem a informação precisa do ocorrido, é possível interpretar erroneamente uma situação clínica que a vítima apresente e ter dificuldade em identificar as possíveis lesões no cenário do incidente. No intra-hospitalar, isso pode acarretar dificuldades para definir os exames necessários. Consequentemente, o tratamento correto pode levar mais tempo para ser implementado e os custos certamente se elevarão.

Esse tipo de conhecimento é o que diferencia o profissional em seu atendimento. Saber o quê e onde procurar uma lesão de acordo com a cinemática do trauma é fundamental para melhor prognóstico da vítima, já que a identificação da lesão será mais rápida e, consequentemente, o tratamento será mais específico, minimizando as sequelas ou mesmo evitando a morte.

No início da década de 1990, em São Paulo, o número de vítimas de trauma e sua gravidade cresciam significativamente, assim como o número de óbitos por trauma. Nessa época não se tinha conhecimento da cinemática, de sua importância e de como interpretá-la. Com o passar dos anos, muita pesquisa e muito treinamento, o atendimento pré-hospitalar (APH) foi se aprimorando e tornando-se decisivo no desfecho dos pacientes politraumatizados. Certamente, um melhor conhecimento sobre os mecanismos de trauma e seus efeitos sobre o corpo humano – ou seja, o estudo da cinemática do trauma – possibilitou um enorme avanço tanto na avaliação inicial dos pacientes quanto no tratamento das mais diversas lesões.

PICOS DE MORTALIDADE

Todo incidente traumático tem três picos de mortalidade: a *imediata*, a *precoce* e a *tardia*.

Pico de mortalidade imediata

Corresponde a 50% dos casos de incidente traumático. Acontece nos primeiros minutos do incidente – quando nem sempre é possível recuperar a vítima, seja porque ela apresenta lesão muito grave e incompatível com a vida, o que ocorre na maioria das vezes, seja porque o socorro para a realização da intervenção necessária para a manutenção da vida não chega a tempo.

A morte é iminente, mesmo que as equipes de APH cheguem rápido. A melhor maneira de combater esses óbitos é por meio da prevenção do trauma e de estratégias de segurança.

Pico de mortalidade precoce

Corresponde a 30% dos casos de incidente traumático. Acontece em minutos a horas do momento do incidente. Esse é o principal momento em que as equipes de APH e da sala de emergência têm sua importância, e o conhecimento do mecanismo de trauma pode fazer a diferença na recuperação da vida da vítima. Nesses casos, a mortalidade talvez até possa ser diminuída se algum socorrista estiver bem próximo do local do incidente, iniciando o atendimento rapidamente, diminuindo o tempo de hipoxia e da perda sanguínea, ou se o sistema de APH for acionado de imediato, o que poderá oferecer o melhor tratamento para cada caso e proporcionar transporte rápido ao local mais adequado para a realização do tratamento definitivo.

É nessa fase que o comprometimento das equipes em atender imediatamente ao chamado, traçar a melhor estratégia de abordagem a ser executada e se deslocar de maneira rápida e segura implicará a melhor recuperação da vítima, já que cada minuto a mais de hipoxia ou de perda sanguínea é crucial no desfecho dos casos. É preciso assegurar a realização total do XABCDE (*exsanguination, airway, breathing, circulation, disability, exposure*) do trauma, sem pular nenhuma etapa, para que se obtenha o melhor resultado. Na letra "E", por exemplo, é muito comum esquecer de evitar a hipotermia, o que terá grande impacto na evolução da vítima no intra-hospitalar.

Pico de mortalidade tardia

Corresponde a 20% dos casos de incidente traumático. Pode levar dias a semanas depois do incidente – esse é o período em que o paciente está internado, e seja pela gravidade do caso, seja pelo tratamento inicial incompleto, ele permanece por mais tempo no hospital de tratamento definitivo. O paciente pode receber alta hospitalar precocemente, sem ter sido diagnosticado no primeiro atendimento (pelo desconhecimento do profissional sobre a cinemática), e precisará voltar ao serviço de emergência, podendo evoluir de modo desfavorável, levando a um quadro secundário muitas vezes pior do que o quadro inicial.

Um dos fatores no atendimento primário que pode afetar sobremaneira a evolução clínica da vítima é a prevenção da hipotermia. Ela é responsável pela evolução de mau prognóstico porque favorece a coagulopatia, maior risco de infecções por queda da imunidade e mais tempo de permanência na UTI.

COLISÃO

Além dos três picos de mortalidade, é preciso levar em conta as possíveis situações que levam a uma colisão. O termo *colisão* não se refere necessariamente a acidentes com veículo automotor. O atropelamento de um pedestre, o ferimento por projétil no abdome ou uma vítima de queda são todos colisões. Essas situações são divididas em três fases, que podem ser resumidas assim: a fase *pré-colisão* é a prevenção do acidente; a *colisão* é quando a vítima sofre o trauma; e a *pós-colisão* é o atendimento em si.

Fase pré-colisão (prevenção)

É a fase que precede o incidente e que influencia diretamente em tudo o que pode levar a uma situação que acarretará a colisão, como ingestão de bebida alcoólica, uso de medicamentos ou a falta deles, uso de drogas, cansaço excessivo, excesso de velocidade, entre outras. As situações a seguir são bastante ilustrativas.

- O indivíduo consome bebida alcoólica em grande quantidade e dirige em alta velocidade. Certamente, estará com os reflexos e a atenção diminuídos, favorecendo a possibilidade de provocar um acidente
- Um paciente epiléptico, que não toma a medicação regularmente, apresenta crise convulsiva enquanto dirige, levando à perda do controle do automóvel e causando um acidente
- Um paciente diabético que toma insulina, mas não se alimenta adequadamente, dirige seu veículo ou manipula alguma máquina que requer muita atenção. O paciente pode evoluir com hipoglicemia, o que o deixará com menos reflexos ou até mesmo inconsciente, culminando em algum tipo de trauma que poderá ser mais grave. A interpretação inicial de qualquer socorrista poderá ser de traumatismo craniano ou hipovolemia, pelo estado clínico de sudorese e rebaixamento do nível de consciência, induzindo ao diagnóstico de choque hipovolêmico, sem se lembrar da possibilidade de hipoglicemia. A demora em corrigir a hipoglicemia prejudica ainda mais o cérebro, caso haja alguma lesão cerebral traumática, ocasionando lesão cerebral secundária
- Um paciente com doença coronariana apresenta dor precordial e resolve ir sozinho ao hospital, desenvolvendo quadro de síncope durante o trajeto ou até mesmo uma parada cardiorrespiratória, resultando em acidente.

São inúmeros os exemplos possíveis, frutos da observação diária e da literatura mundial. Na fase pré-colisão, pode-se e deve-se interferir com programas de conscientização no trânsito, prevenção de acidentes e fiscalização mais atuante.

Fase de colisão

É o início do trauma, com o impacto entre os objetos envolvidos levando à troca de energia entre eles. A deformidade do veículo e sua capacidade em dissipar a energia cinética em outras formas de energia fazem com que a energia lesiva nos tecidos corporais da vítima seja menor.

Nessa fase, o estudo da cinética pelos engenheiros que desenvolvem os sistemas de segurança do veículo é imprescindível. É importante projetar os melhores *designs* dos veículos e seus itens de segurança de modo a favorecer a dissipação da energia e manter um habitáculo seguro para o ocupante em um possível acidente.

Fase pós-colisão

É a fase após a transferência de energia. Em geral, é quando o socorrista faz o atendimento primário, utilizando a informação sobre o ocorrido por meio da busca ativa por possíveis lesões, a fim de minimizar os riscos de piora do quadro geral. É também quando se encaminha a vítima ao hospital mais adequado para o tratamento definitivo o mais rápido possível. Nessa fase, a atuação do socorrista faz toda a diferença na evolução do quadro.

Se não forem identificadas as possíveis alterações existentes nas letras X (sangramentos maciços), A (vias aéreas), B (boa ventilação) e C (circulação) da avaliação primária ao abordar a vítima, fatalmente o prognóstico não será favorável. O conhecimento da cinemática propicia antever uma provável situação de piora dos traumas.

É importante, ainda, ter em mente que não basta chegar rápido ao lugar do incidente e transportar a vítima ao local de atendimento mais próximo sem ter feito as intervenções mínimas para a manutenção da vida (*scoop and run*). Por outro lado, não se pode chegar ao local, atender a vítima, demorar na avaliação e iniciar um procedimento não necessário, desperdiçando um tempo precioso na recuperação do paciente (*stay and play*).

Assim, temos que o padrão ouro de atendimento consiste em chegar ao local do incidente o mais breve possível, fazer as intervenções fundamentais para a manutenção da vida e encaminhar a vítima rapidamente ao local mais adequado para o tratamento definitivo. Conter sangramentos, permeabilizar a via aérea, oxigenar a vítima, identificar possível hemorragia que só possa ser resolvida em procedimento cirúrgico e transportar a vítima rapidamente são ações cruciais, pois o início do tratamento definitivo já está sendo realizado no local e será complementado durante o trajeto e/ou no hospital de destino.

Outro ponto a ser considerado é, por meio da regulação adequada, notificar o hospital de destino, de modo que o sistema intra-hospitalar seja acionado. Isso é muito importante para que as equipes que receberão uma vítima potencialmente grave se preparem de maneira adequada, como a equipe da sala de emergência, o centro cirúrgico e as equipes de especialistas, o laboratório e os serviços auxiliares, o banco de sangue – enfim, todos que estarão envolvidos nesse atendimento –, o que pode impactar diretamente na redução da sequela grave ou até da morte.

AVANÇOS NO ATENDIMENTO PRÉ-HOSPITALAR NO BRASIL

Em 1996, o APH crescia vertiginosamente no Brasil, apesar do pouco conhecimento sobre a cinemática do trauma por parte das equipes de atendimento. Era preciso melhorar o atendimento ao traumatizado tanto no intra quanto no pré-hospitalar. Assim, um grupo composto por médicos dos serviços de APH de São Paulo e de Curitiba (considerado referência no atendimento das vítimas de trauma no país) e por médicos representantes das melhores faculdades de Medicina do estado de São Paulo foi a Chicago buscar o curso *Prehospital Trauma Life Support* (PHTLS®), a fim de difundi-lo nacionalmente. O aprendizado adquirido nessa viagem foi fundamental para a melhoria no atendimento à vítima, marcando a história do atendimento ao trauma no Brasil em antes e depois do PHTLS®.

O APH era realizado com o conhecimento que se tinha na época, porém muito tempo era dispensado na rua com o intuito de resolver todos os problemas encontrados, como dissecção de veia, infusão de grande quantidade de soluções cristaloides e até correção da hipovolemia, drenagem de tórax, sondagem vesical e outros procedimentos. A vítima era atendida como se estivesse no hospital, com base nas diretrizes do Advanced Trauma Life Support (ATLS®). Não se tinha o conhecimento da hora de ouro, do período de ouro, nem dos procedimentos simples que poderiam reduzir o risco de morte da vítima em curto espaço de tempo. Muitas vítimas deixaram de ser beneficiadas por essa falta de conhecimento.

Com o início da difusão do PHTLS® no Brasil, houve avanços significativos no atendimento, principalmente com a visão sobre a cinemática do trauma, o que aumentou consideravelmente a taxa de sobrevivência das vítimas e reduziu a morbimortalidade, diminuindo custos, inclusive do tempo de internação hospitalar.

Toda a equipe de APH deve obter da cena do incidente o maior número de informações possíveis a fim de compreender o que aconteceu e prestar o melhor atendimento. Essa visão ajuda a definir o local mais adequado para encaminhar a vítima e auxilia a transmissão dos fatos para a equipe que o receberá (como ocorreu o trauma, o tratamento iniciado e a resposta do paciente), de modo que a vítima seja beneficiada no atendimento, mesmo que não apresente nenhum sinal clínico aparente de lesão grave. O atendimento se torna mais rápido e direcionado.

CONCEITOS FÍSICOS

O bom socorrista é aquele que tem profundo conhecimento da cinemática e da anatomia humana. Em caso de acidentes automobilísticos, por exemplo, são perguntas importantes: a colisão se deu entre dois automóveis ou com caminhão/ônibus/objeto fixo? Quanto de deformação ocorreu no(s) veículo(s)? O(s) veículo(s) estava(m) em alta velocidade? Quantos ocupantes haviam no interior do(s) veículo(s)? Qual era a posição da(s) vítima(s) no(s) veículo(s)? A(s) vítima(s) estava(m) com o cinto de segurança afivelado? O(s) veículo(s) tinha(m) *air bag* e ele foi deflagrado? A(s) vítima(s) foi(foram) ejetada(s)?

Para entender a cinemática, devemos saber que a energia cinética tem como fórmula:

$$EC = M/2 \times V^2$$

Ou seja, quanto maior é a velocidade (V) do veículo acidentado ou do corpo que esteja envolvido em um trauma, maior será a lesão provocada nele, pois até que toda a energia seja convertida e dissipada, o dano poderá ser maior, dependendo do tempo que tenhamos para isso. Para entender como as lesões decorrentes de um trauma acontecem no corpo humano, é preciso conhecer duas leis da física que atuam nesses casos.

A primeira lei de Newton, ou a lei da inércia, diz que um corpo em movimento continua em movimento e um corpo em repouso permanece em repouso até que uma força externa atue sobre ele, mudando seu estado. Isso quer dizer que quando alguém está dentro de um veículo a 120 km/h, seu corpo e órgãos também estão na mesma velocidade. Se esse veículo sofrer um impacto e parar bruscamente (desaceleração brusca), certamente o corpo permanecerá em movimento até que alguma força externa seja aplicada sobre ele, quer seja pelo sistema de contenção do veículo (cinto de segurança ou *air bag*) ou nas partes internas do veículo (painel, volante, para-brisas etc.). Quando esse corpo finalmente para, seus órgãos internos continuam em movimento até que toda a velocidade seja dissipada ou até que eles sejam parados por seus ligamentos ou pela parede interna do corpo.

A outra lei é a da conservação da energia, que diz que nenhuma energia pode ser criada ou destruída. A energia cinética não desaparece quando um veículo colide com outro objeto – ela simplesmente se transforma em algum outro tipo de energia (p. ex., sonora, térmica, energia que deformará o veículo). Quando toda a energia possível for dissipada, o que restará é a que causará lesão aos tecidos do organismo. Com base nessa informação, tem-se que quanto maior é a velocidade de um veículo, mais difícil é a dissipação da energia, e a energia lesiva dos tecidos terá ação mais agressiva sobre o corpo, podendo culminar até em morte imediata em virtude da lesão de múltiplos órgãos.

As montadoras de veículos já têm esse conhecimento há muito tempo, e a engenharia é aplicada na fabricação dos carros de modo a melhorar a segurança para os passageiros. Atualmente, os novos automóveis são mais "destrutíveis", a fim de que a maior quantidade possível de energia seja dissipada se houver um acidente, sobrando a menor parcela de energia, que é entendida como energia lesiva, aos tecidos do corpo. O objetivo é projetar veículos em que o último local a ser destruído seja o habitáculo onde estão os ocupantes.

Outro fator relevante no trauma é o tempo de parada. Quando um veículo colide com um objeto e para imediatamente, a força necessária para que isso ocorra é muito grande e não há tempo para dissipar toda a energia. Assim, muita energia de lesão tecidual atuará sobre o corpo do ocupante, causando lesões por desaceleração que, em muitas situações, não são diagnosticadas, seja pela rapidez do atendimento, por desconhecimento sobre a cinemática ou simplesmente pelo fato de o médico do APH ignorar as informações passadas por pessoas que estavam no local, ou o médico do hospital ignorar as informações passadas pela equipe do APH.

A fórmula da aceleração é a razão entre a velocidade e o tempo. Assim, para encontrar a aceleração média, basta dividir a variação da velocidade pela variação do tempo. A aceleração tem como medida padrão o m/s^2.

$$\text{Aceleração} = (V_{final} - V_{inicial})/T$$

Para transformar km/h em m/s, devemos dividir por 3,6.

$$V = V0 + at$$

Em que:

V = velocidade final
V0 = velocidade inicial
a = aceleração
t = tempo

Por exemplo, um veículo a 70 km/h (19,444 m/s) freia e para em 7 segundos.

$$(0 - 19,4)/7 = -2,7 \text{ m/s}^2$$

Ou seja, esse veículo leva 2,7 m/s² para desacelerar e parar completamente.

Um veículo que está a 70 km/h (19,4 m/s²) colide em uma superfície rígida estática e para em 0,5 segundos.

$$(0 - 19,4)/0,5 = -38,8 \text{ m/s}^2$$

Ou seja, seriam necessários 38,8 m/s² para desacelerar e parar completamente o veículo.

O tempo de parada importa!

Para que um corpo em repouso inicie um movimento, é preciso aplicar uma força de aceleração; outra força deve ser aplicada para desacelerá-lo, até que o movimento finalize. Quanto maiores as forças necessárias para a aceleração e a desaceleração, maior será a força que atuará sobre o veículo ou sobre o corpo.

Força (Newtons) = massa × aceleração ou
massa × desaceleração

Tendo em vista as fases de evolução do trauma, é importante que o socorrista descubra na cena o maior número de informações possível, perguntando se alguém presenciou o fato e como ocorreu, ou mesmo buscando as informações no próprio veículo, quando se tratar de acidente automobilístico, desde que não comprometa o atendimento rápido ao politraumatizado e, claro, sua própria segurança. Ao se examinar a vítima e o veículo, podemos supor como o corpo da vítima foi atingido.

A Figura 9.1 mostra que a energia cinética envolvida no acidente foi muito grande, levando à deformação completa do carro. Trata-se de uma colisão traseira provocada por um ônibus em alta velocidade que colidiu com o automóvel e o jogou contra outro ônibus, que estava parado no ponto aguardando a entrada dos passageiros. O carro foi esmagado entre dois objetos – o detrás vindo em alta velocidade e o da frente, estacionado.

Assim, o automóvel sofreu uma colisão traseira de alto impacto e, em seguida, uma segunda colisão, desta vez um impacto frontal maior do que o traseiro, pois houve o somatório das velocidades do ônibus detrás e do próprio automóvel, que se chocou contra um objeto estacionário, sofrendo, assim, desaceleração brusca.

Na Figura 9.2 podemos observar que, apesar de não apresentar nenhum ferimento corto-contuso e aparentemente ter apenas equimoses e escoriações, a vítima pode apresentar lesões internas graves que ainda não estão evidentes. Esse é o desafio para o socorrista em casos de ferimentos fechados. Essa vítima estava no carro da Figura 9.1. Se a cinemática não for levada em consideração, a vítima pode ser encaminhada a um hospital de menor porte e ter um prognóstico comprometido por apresentar um quadro que pode piorar nos próximos minutos, além de não ter a equipe de especialistas necessária para atendimento adequado.

A Figura 9.3 ilustra outro caso de trauma. É possível notar que uma pessoa colidiu com o para-brisas do automóvel, de fora para dentro; certamente essa vítima foi atropelada pelo veículo em alta velocidade. Observe o afundamento do para-brisas e a impressão de pontos diferentes, o que leva a crer que todo o corpo foi atingido.

Se a equipe de APH estiver em número reduzido, é aconselhável que primeiro se faça o atendimento, obedecendo à sequência do protocolo, e depois, se possível, busque obter informações que ajudem a entender outras possíveis lesões a ser investigadas.

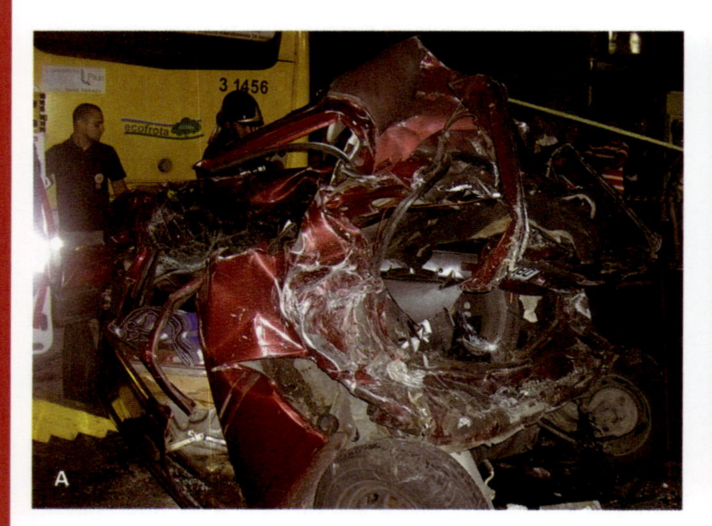

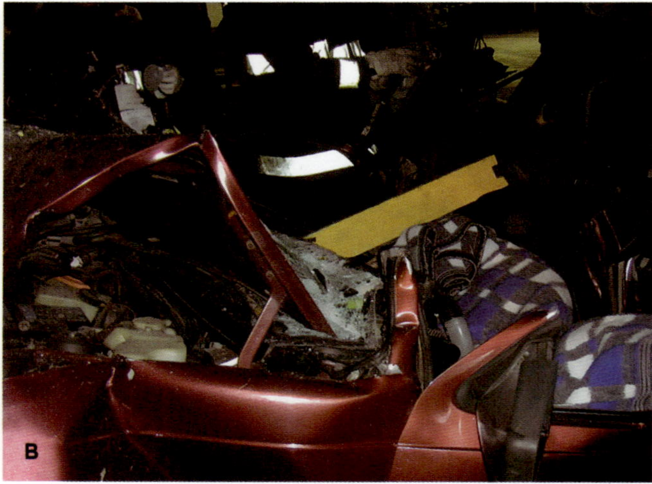

Figura 9.1 A e B. Ônibus × carro × ônibus.

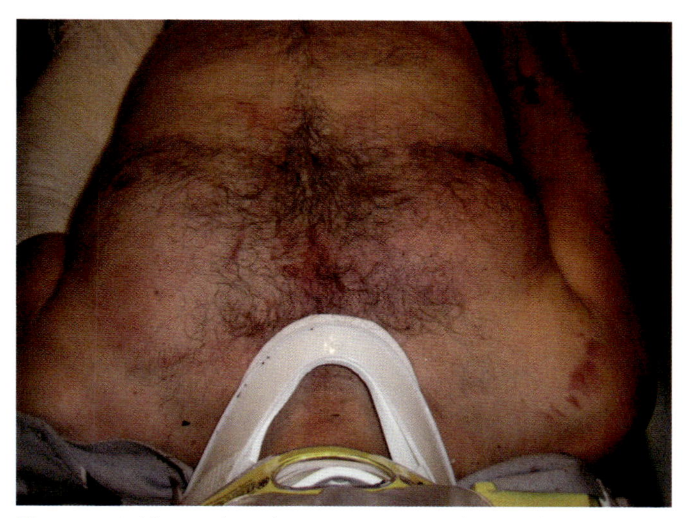

Figura 9.2 Vítima de colisão que estava dentro do automóvel (ver Figura 9.1).

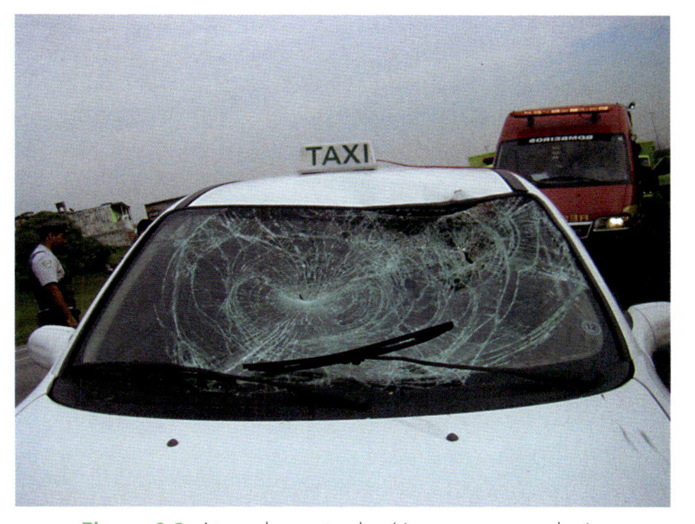

Figura 9.3 Atropelamento de vítima em uma rodovia.

Dependendo da região em que a energia atue sobre o corpo, pode ocorrer maior ou menor dano, de acordo com a densidade do tecido afetado. Quando uma força atinge um tecido, as partículas desse tecido são aceleradas para longe do ponto de impacto, formando como se fosse um vazio (cavitação). Quanto maior a densidade do tecido, maior será o número de partículas envolvidas, e pode ser que a energia seja dissipada entre elas, provocando danos mais ou menos graves ao tecido, de acordo com a intensidade e a velocidade da energia. Se essa mesma energia for localizada em uma região com menor número de partículas, o tecido pode sofrer deformidade até seu limite de resistência, sem sofrer danos maiores, porém poderá afetar as estruturas adjacentes à sua passagem.

Essa deformidade é conhecida como *cavitação*, que pode ser *temporária* – quando a energia não ultrapassa a resistência tênsil do tecido e ele volta à sua posição habitual (Figura 9.4A-C) – ou *definitiva* – quando a resistência tênsil é ultrapassada, causando a ruptura do tecido (Figura 9.4D). O exemplo mais fácil de compreender é a ação de uma força em uma parede de tijolos e a mesma força agindo sobre um travesseiro de plumas. A cavitação no travesseiro de plumas será maior do que na parede de tijolos, e o objeto que atingiu sofrerá menor lesão. Entretanto, apesar de a cavitação temporária aparentar ser menos lesiva, pode haver lesão grave por comprometimento de um órgão que esteja na adjacência de sua passagem, dependendo de onde o trauma ocorreu (p. ex., um ferimento por arma de fogo que passe próximo à fossa poplítea, podendo lesionar a parede de vasos que passam por aí, ocasionando trombose ou até lesão maior nesse vaso, comprometendo a circulação ou mesmo romper sua parede, levando a sangramento importante).

Muitas vezes, dependendo do tempo e da intensidade da força, a lesão ainda não está visível externamente, o que pode levar o socorrista a ter conclusões inadequadas nos casos

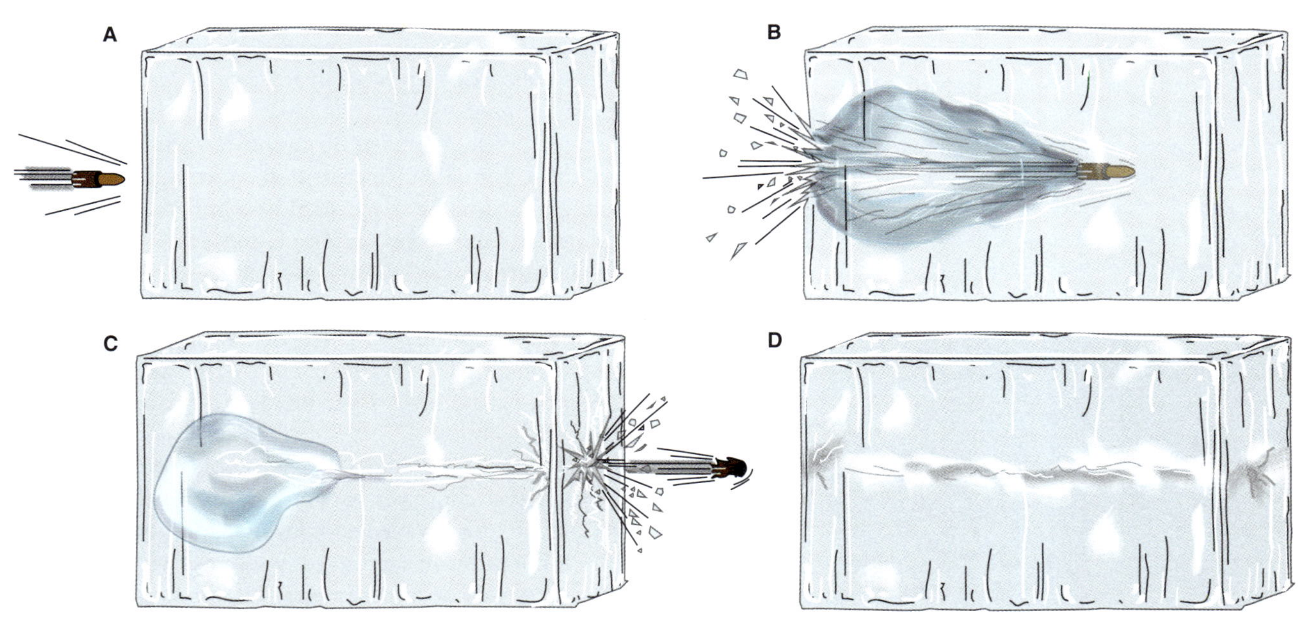

Figura 9.4 **A.** Projétil de arma de fogo antes de entrar em um bloco de gel que simula um corpo humano. **B.** Cavitação temporária pela passagem de um projétil de arma de fogo de grande velocidade. **C.** A volta de parte dos tecidos ao seu local de origem após a passagem do projétil. **D.** Cavitação permanente por onde a resistência tênsil do tecido foi ultrapassada, deixando uma lesão definitiva.

de cavitação temporária. Conhecendo-se os princípios da cinemática do trauma é possível fazer diagnósticos precoces.

Quando a força atingir uma área maior, ela se distribuirá em uma quantidade maior de partículas e o trauma será fechado (Figura 9.5A e B). Se a mesma força atingir uma área menor (Figura 9.5C-E), ela será concentrada em menos partículas, podendo causar um ferimento penetrante.

O objeto de menor densidade sofrerá maior deformidade de acordo com a intensidade do trauma. É por isso que os tecidos de densidades diferentes sofrem mais ou menos lesões causadas pela mesma energia.

TRAUMAS FECHADOS

O trauma fechado acontece quando as forças de aceleração ou desaceleração atuam sobre o corpo da vítima atingindo uma área maior e envolvendo mais partículas, podendo comprometer os órgãos afetados.

Princípios mecânicos do trauma fechado

Trauma fechado, ou contuso, é quando um tecido sofre a ação de duas forças: a *compressão* e o *cisalhamento*.

O *cisalhamento* ocorre quando um órgão ou estrutura sofrem variação de velocidade maior ou menor que outro, causado por aceleração ou desaceleração brusca. É como se o tecido sofresse um esgarçamento, separando as partes envolvidas (p. ex., o rim e a artéria renal, que se separam da artéria aorta). Os ligamentos da artéria aorta são muito maiores que os do rim, e quando há desaceleração brusca na vertical, o rim, por ter menos ligamentos que a aorta, mantém a velocidade da queda enquanto a artéria renal é submetida a uma tração pelo próprio rim (Figura 9.6), podendo sofrer lesão, já que a extremidade ligada à aorta terá outra velocidade.

A *compressão* ocorre quando o tecido fica entre duas forças que estão em sentidos opostos, e a resultante depende de entre quais objetos o tecido foi submetido a essa mesma força. Se o tecido for maciço (p. ex., em órgãos parenquimatosos), a resultante será a lesão tecidual com sangramento do órgão; já se o tecido apresentar ar em seu interior (p. ex., o intestino), o ar pode se deslocar pelo interior da alça intestinal e a lesão causada diretamente na parede do intestino poderá ser de menor intensidade em virtude da cavitação temporária que se formará no local – ou seja, existe espaço para a energia se dissipar.

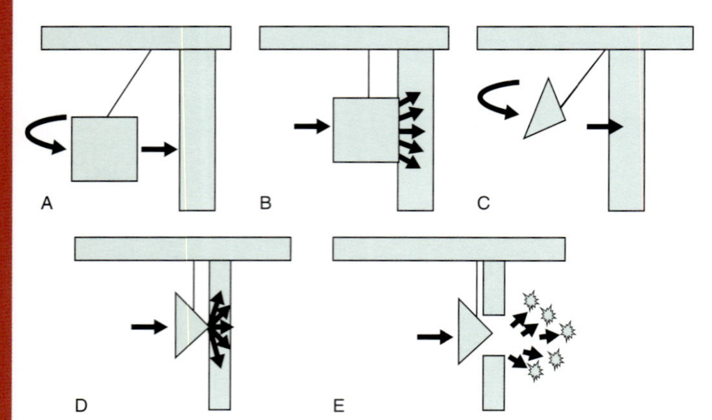

Figura 9.5 A. Mecanismo de trauma fechado. **B.** Trauma fechado – ação do bloco sobre o pilar. **C.** Mecanismo de trauma penetrante. **D.** Trauma penetrante – ação do objeto pontiagudo contra a pilastra. **E.** Trauma penetrante – resultado da ação do objeto pontiagudo contra a pilastra.

ACIDENTES AUTOMOBILÍSTICOS

Em todo acidente envolvendo um veículo automotivo acontecem três colisões: a primeira é quando o veículo colide com um objeto e diminui sua velocidade; o corpo mantém o movimento até atingir um ponto de impacto (segunda colisão), que pode ser o cinto de segurança ou alguma parte interna do veículo (para-brisas, painel, banco etc.). O corpo muda de velocidade, mas os órgãos internos ainda mantêm a velocidade original, até que colidam contra a parede interna do corpo (terceira colisão) e toda a energia cinética se dissipe. Se a energia cinética for muito grande, a deformidade no veículo será grande, o trauma no corpo será intenso e a lesão interna pode ter um resultado desastroso, dependendo da parte do corpo que sofreu o impacto (Figura 9.7A e B).

1ª colisão: automóvel × objeto

2ª colisão: corpo × automóvel

3ª colisão: órgãos internos × corpo.

As colisões automobilísticas podem ser classificadas, de acordo com o local do impacto, em:

- Colisão frontal
- Colisão lateral
- Colisão traseira ou posterior
- Colisão rotacional
- Capotamento.

Uma simples observação do dano ao veículo indicará se ele estava em alta ou baixa velocidade. Se houver intrusão em algum compartimento do veículo, isso indica que a vítima pode ter sofrido lesão direta sobre uma parte do corpo, o que facilitará a compreensão do quadro clínico apresentado.

A vítima que estiver mais próxima do ponto de impacto sofrerá as maiores lesões.

Intrusões com mais de 30 cm no compartimento onde se encontra a vítima ou superior a 50 cm em qualquer parte do veículo indicam que a velocidade era grande; portanto, também grande é a energia cinética e, consequentemente, a possibilidade de causar lesões graves por desaceleração brusca. Assim, mesmo que a vítima não apresente lesões externas significativas, ela deverá ser transportada ao hospital de maior complexidade para avaliação mais detalhada, com auxílio de recursos diagnósticos por imagem e pela equipe especializada em trauma.

O sistema de contenção veicular, como o cinto de segurança e o *air bag*, contribui para a redução dos danos causados pela colisão, por isso seu uso deve ser incentivado. Diversos estudos comprovam quanto esses dispositivos de segurança reduzem o risco de lesões graves, desde que os ocupantes do veículo estejam adequadamente sentados nos bancos. Caso o *air bag* tenha sido deflagrado e o cinto esteja afivelado, é importante que o socorrista relate o fato ao médico do hospital

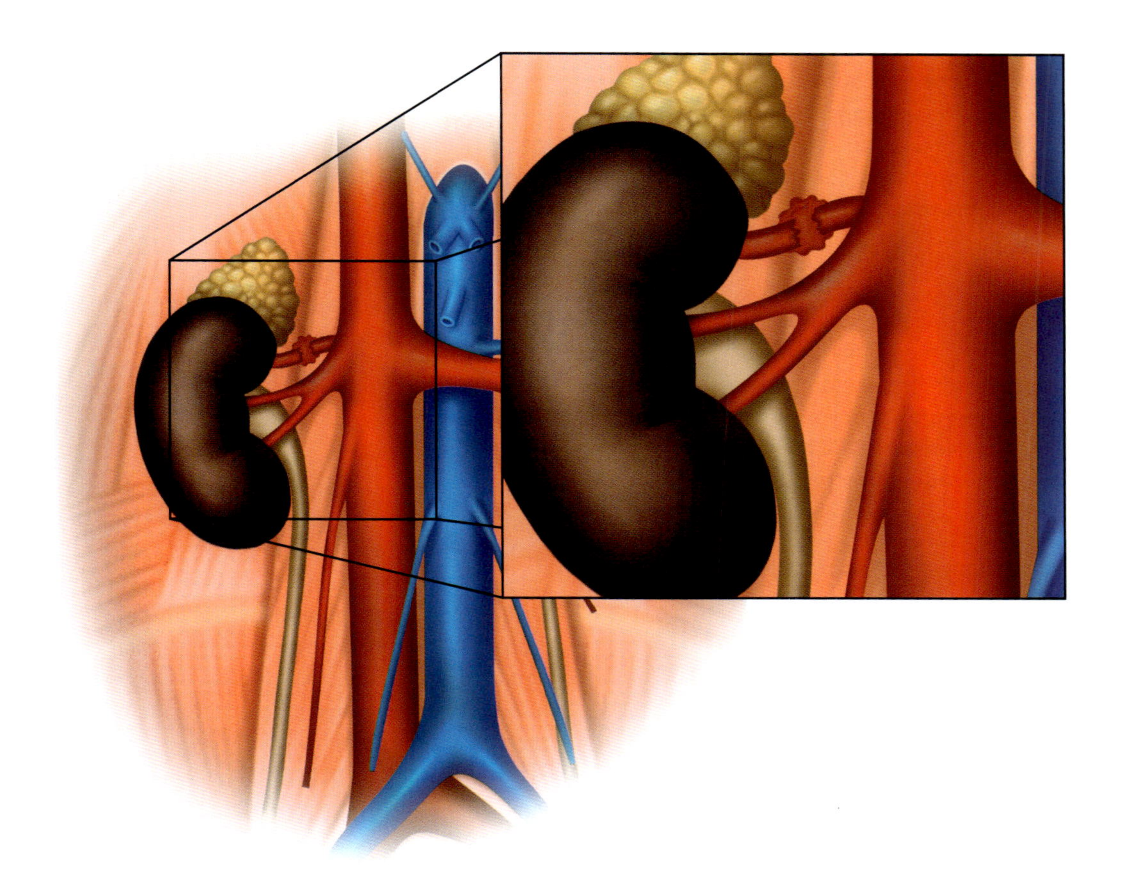

Figura 9.6 Cisalhamento da artéria renal.

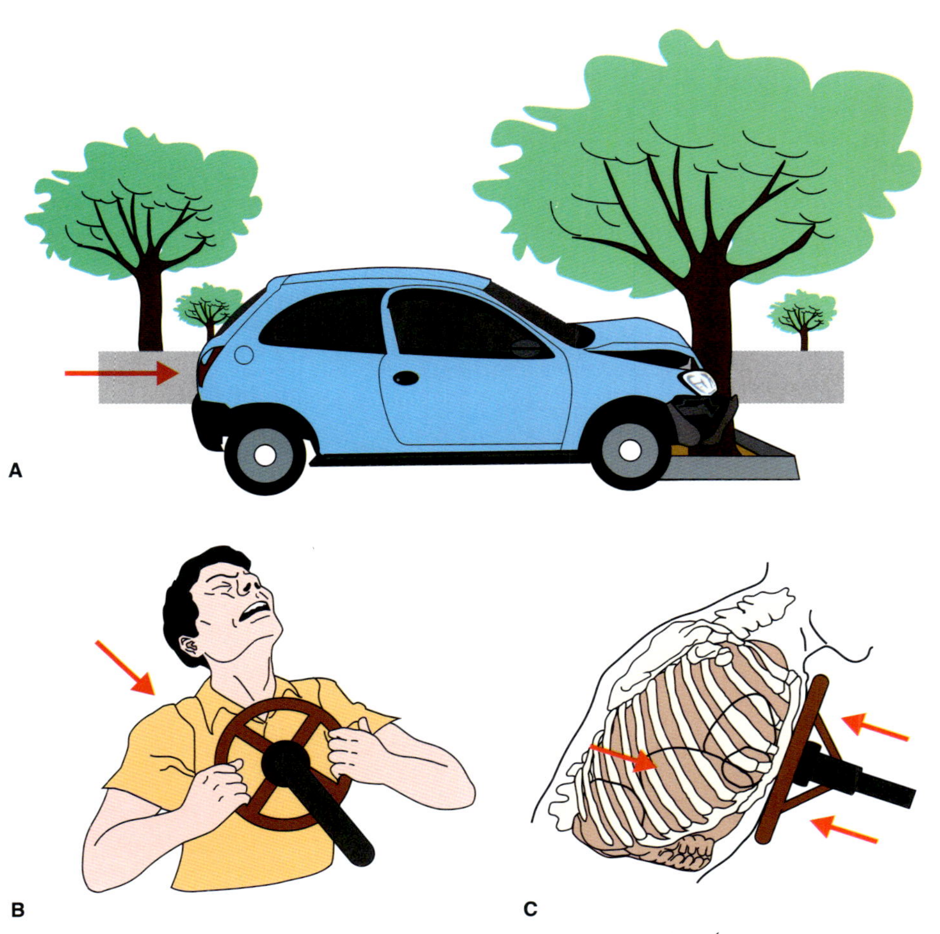

Figura 9.7 Três colisões. **A.** Automóvel × objeto. **B.** Corpo × automóvel. **C.** Órgãos internos × corpo.

de tratamento definitivo, para que ele possa entender que as lesões foram minimizadas por sua ação.

Em carros mais modernos, quando ocorre um acidente, o odômetro pode deixar registrada a velocidade em que se encontrava o veículo no momento da colisão, ajudando na compreensão das lesões provocadas.

Colisão frontal

É quando o veículo sofre impacto na frente do automóvel e, dependendo do objeto em que houve a colisão (estacionário ou não), o ocupante pode ser ejetado contra o volante do automóvel, contra o cinto de segurança que o conterá no banco, ou ficar preso nas ferragens. Nesse tipo de colisão, a vítima pode seguir em duas trajetórias diferentes: por cima ou por baixo.

Trajetória por cima

É quando a vítima é arremessada contra o para-brisas e, provavelmente, estava sem o cinto de segurança, ou o dispositivo não teve a ação de contenção necessária para mantê-lo no banco (Figura 9.8A) ou, ainda, o cinto de segurança estava sendo utilizado de maneira incorreta. Nesse caso, a cabeça vai à frente, causando impressão na parte interna do para-brisas, deixando uma marca conhecida como "olho de boi" ou alvo (Figura 9.8B). Quanto maior for a velocidade, maior é a chance de o tórax, o abdome ou a pelve serem projetados para cima do volante, causando lesões como pneumotórax, trauma abdominal fechado ou fratura de bacia.

Se a vítima estiver usando o cinto de segurança e o impacto for forte, poderá ocorrer lesão da coluna cervical, o segmento da coluna que apresenta menor proteção por ser mais móvel, e dos ligamentos pela hiperextensão do pescoço, conhecido como efeito chicote. Quando a cabeça bate no para-brisas ou no teto do veículo, o corpo continua em movimento, comprimindo a coluna cervical no eixo axial, provocando fraturas, acunhamentos ou até a explosão da coluna, o que pode levar a lesões medulares. Portanto, em todo paciente com lesão no polo cefálico deve ser colocado o colar cervical para prevenção de instabilidade da coluna durante o deslocamento. Procurar a impressão do volante ou do cinto de segurança no corpo da vítima (Figura 9.9A e B) ajuda a compreender a velocidade do veículo e quanto de energia provavelmente foi absorvida pelo corpo, o que possibilita a busca ativa por lesões graves.

É importante ressaltar que o colar cervical sozinho não imobiliza totalmente a coluna cervical, e deve ser complementado com a imobilização na prancha longa e a colocação do imobilizador lateral de cabeça, mais conhecido no ambiente do APH como *head block*. Enquanto isso não ocorre, um socorrista deve segurar a cabeça da vítima o tempo todo até sua imobilização completa por algum dispositivo de contenção ou até que outro socorrista assuma seu lugar.

Trajetória por baixo

Ocorre quando o corpo é jogado na direção dos pedais do veículo ou contra o painel do carro (Figura 9.10), levando a lesões de membros inferiores e, depois, lançando o tronco e a cabeça contra o volante. É muito comum quando a vítima se senta sobre a parte abdominal do cinto de segurança e prende o cinto apenas no tronco. O tronco está contido, mas a parte baixa do corpo não. Além disso, ainda pode correr o risco de lesões no pescoço pelo cinto, desde abrasões, lesões de coluna cervical e até mesmo asfixia.

A vítima também pode ser jogada para baixo e ficar entre o painel do veículo e o banco, o que pode dificultar seu acesso pela equipe de socorro. Caso o joelho bata no painel, e dependendo da angulação do membro inferior, a força é direcionada para a articulação do quadril, levando à luxação posterior da articulação coxofemoral (Figura 9.11). Nesse tipo de luxação, o membro fica encurtado e com rotação medial do pé. O mais comum é ocorrer fratura de joelho ou de fêmur em virtude da força exercida sobre os ossos no momento do impacto.

No caso de o impacto contra o painel ocorrer no terço superior da tíbia, o fêmur continua em movimento, acarretando em luxação da articulação do joelho, que geralmente compromete a artéria poplítea (Figura 9.12) e causa ruptura total ou lesão da sua camada íntima. Em qualquer uma dessas situações há formação de coágulo no local, o que dificulta a circulação arterial, e isquemia dos tecidos da perna e do pé.

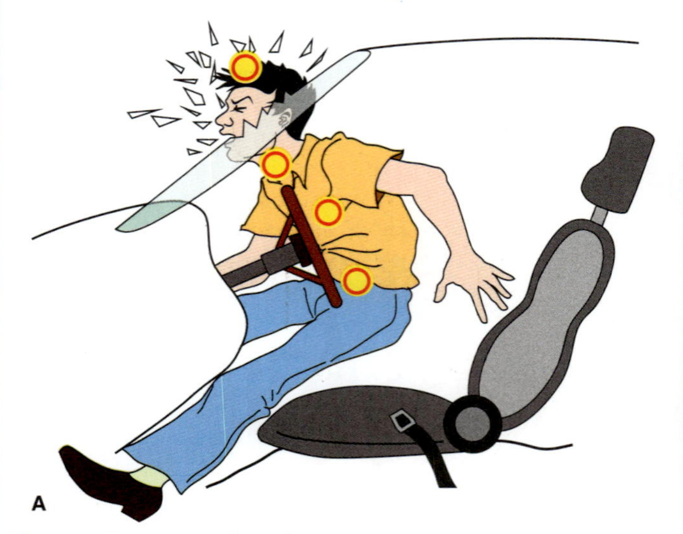

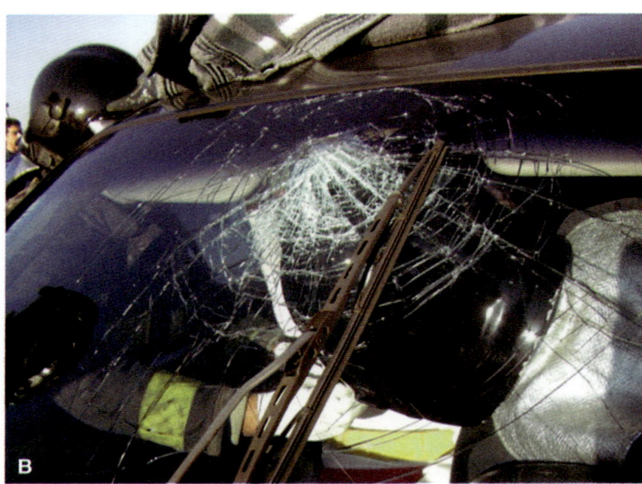

Figura 9.8 **A.** Colisão frontal com trajetória por cima. **B.** A imagem mostra claramente que houve uma colisão de algo de dentro para fora no para-brisas.

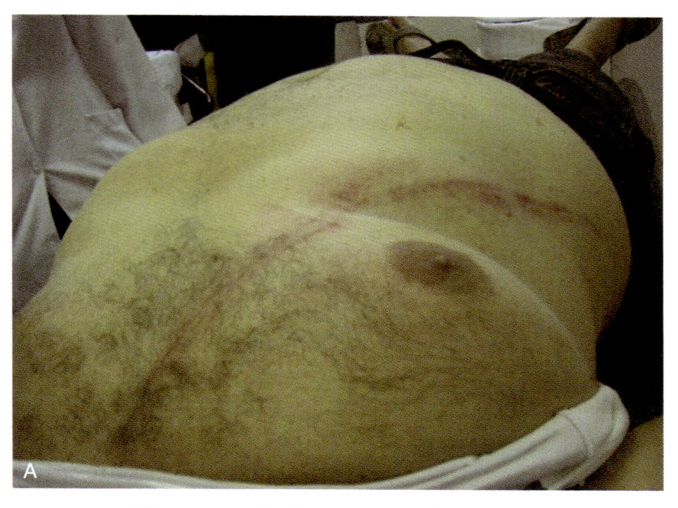

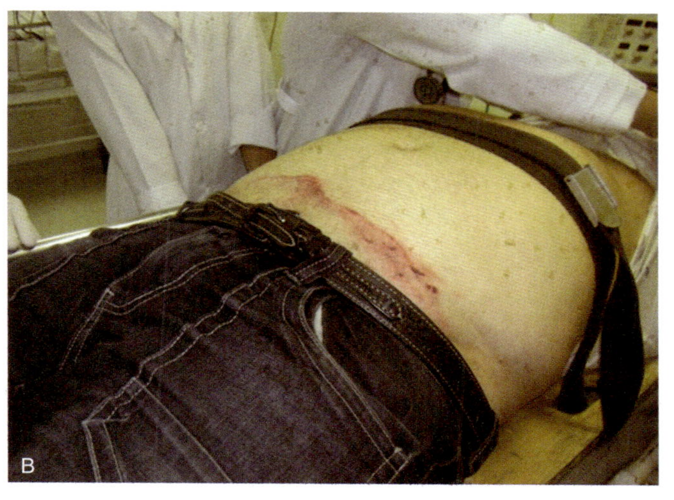

Figura 9.9 **A** e **B.** Impressão do cinto de três pontas. Segmento toracoabdominal e abdominal, respectivamente.

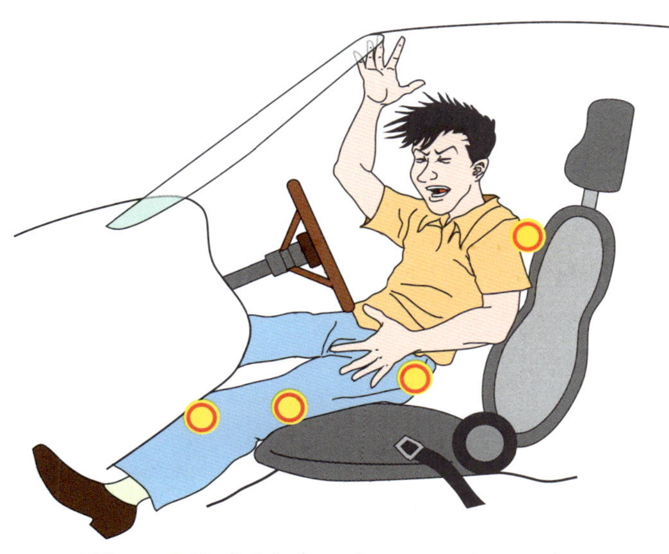

Figura 9.10 Colisão frontal com trajetória para baixo.

Desse modo, o médico deverá procurar pelo pulso pedioso bilateralmente para identificar a presença/ausência e compará-los, além de analisar a perfusão periférica.

Colisão lateral

Geralmente ocorre em veículo que sofre um impacto lateralmente, em cruzamentos, ou quando é arremessado sobre um objeto estacionário, como um poste ou uma árvore. Também conhecido como acidente em "T" (Figura 9.13).

Dependendo do tipo de veículos envolvidos, as lesões serão mais ou menos graves. Por exemplo, se houver uma colisão entre dois carros sem a presença do *air bag*, a vítima do carro atingido na lateral sofrerá maior lesão e tem a probabilidade 5,6 vezes maior de morrer do que o que foi atingido frontalmente, pois a vítima do carro atingido sofrerá um trauma mais direto do que aquele que o atingiu.

Em um impacto lateral provocado por uma caminhonete em um carro, os ocupantes do carro terão a probabilidade 13 vezes maior de morrer do que os da caminhonete.

Em um impacto lateral provocado por um veículo utilitário esportivo (SUV) ou um furgão, os ocupantes do carro atingido na lateral têm probabilidade de 25 a 30 vezes maior de morrer do que os do furgão ou do SUV.

Se o veículo atingido lateralmente for um SUV, um furgão ou uma caminhonete, e não um outro carro, o risco de morte dos ocupantes será quase o mesmo para todos os veículos

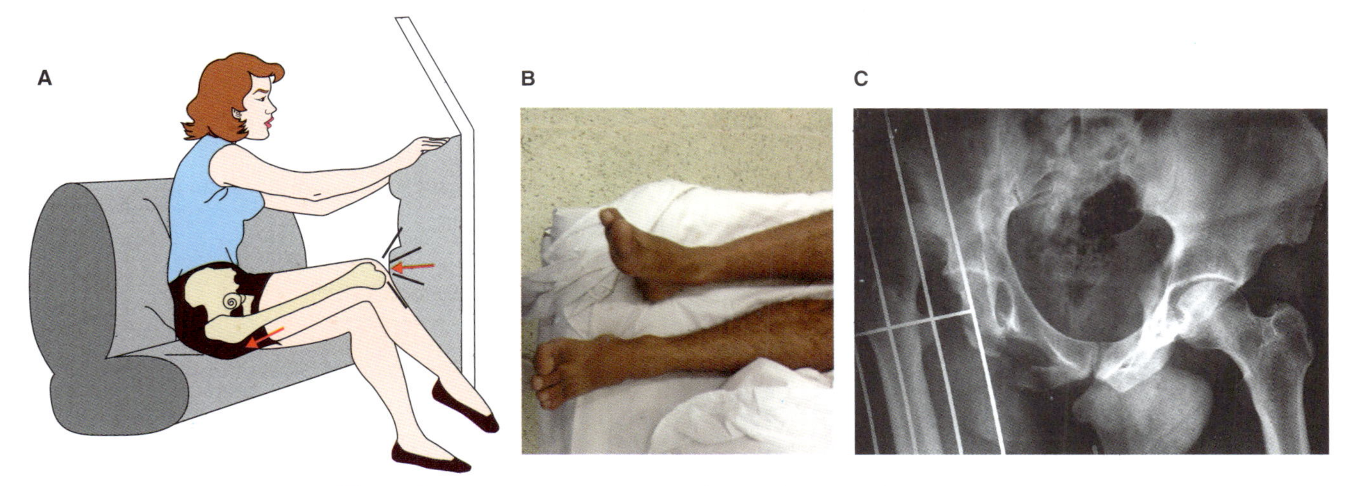

Figura 9.11 **A-C.** Luxação posterior da articulação coxofemoral direita.

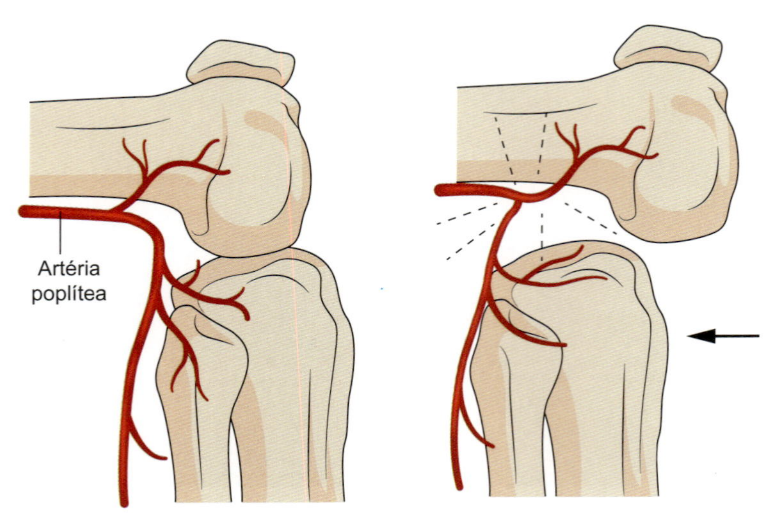

Figura 9.12 Lesão de artéria poplítea por luxação posterior da tíbia. (Adaptada de Salomone, Pons, & McSwain, 2011.)

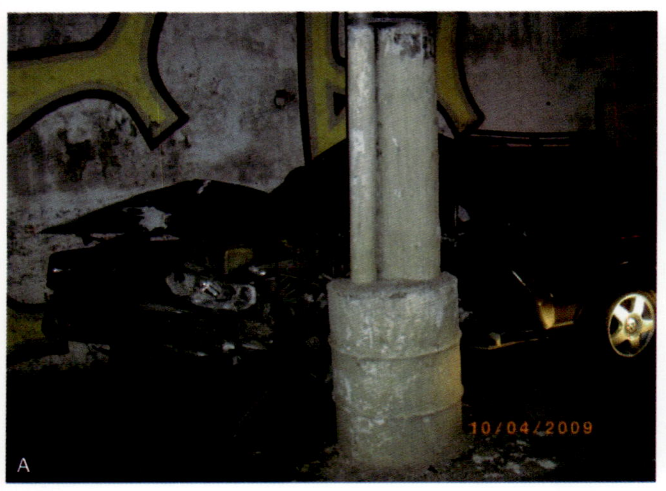

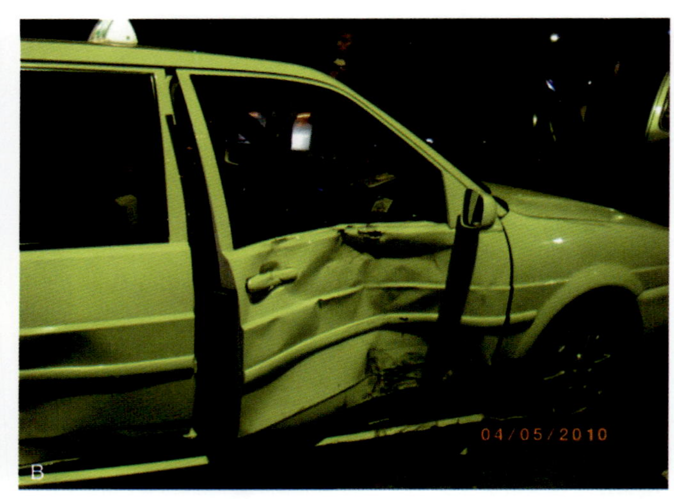

Figura 9.13 **A** e **B.** Colisões laterais.

envolvidos. Isso se deve à proteção adicional aos ocupantes do veículo maior, porque o compartimento onde estão as vítimas está um nível acima em relação ao solo em comparação aos do carro, e os ocupantes estão menos suscetíveis ao trauma direto.

Quando o impacto ocorrer no lado em que se encontra a vítima, a força exercida sobre seu corpo fará com que a cabeça fique parada e o corpo seja jogado para o lado oposto, causando uma flexão além do normal do pescoço, o que pode levar à hiperflexão súbita da coluna cervical. Esse movimento pode causar fraturas, lesões ligamentares graves, lesão de vasos cervicais, entre outros danos (Figura 9.14).

Dependendo da área atingida no tronco da vítima, poderão ocorrer as seguintes lesões:

- Terço superior do tronco: comprometimento da clavícula, da coluna cervical e da cabeça
- Terço médio do tronco: fratura de arcos costais, úmero e/ou comprometimento pulmonar, como contusão pulmonar, hemotórax ou pneumotórax
- Terço inferior do tronco: fratura de arcos costais, comprometimento pulmonar e/ou comprometimento dos órgãos abdominais, que pode levar a um quadro de choque hipovolêmico por lesão direta ou por cisalhamento.

Além do trauma no tórax e no abdome, a pelve também pode ser lesionada se o impacto ocorrer diretamente sobre ela e, nesses casos, a cabeça do fêmur pode ser empurrada para dentro do acetábulo (Figura 9.15), provocando uma lesão complexa que leva a sangramento abundante. Se o socorrista não souber avaliar a cinemática, a vítima pode seguir com choque hipovolêmico grave, e se houver demora no deslocamento até o hospital de referência adequado, pode evoluir de maneira não satisfatória.

Na colisão lateral, se a vítima não estiver contida pelo cinto de segurança, ela poderá ser ejetada para o lado oposto do impacto; se houver outra vítima no banco ao lado, poderá sofrer lesão pela vítima ejetada.

Colisão posterior ou traseira

Esse tipo de colisão acontece quando o veículo da frente está parado ou está em velocidade menor do que o detrás. Durante a colisão, o veículo traseiro acelera o veículo da frente e faz com que ele seja jogado mais para a frente, podendo colidir com outro veículo ou contra algum outro objeto, como muro, poste, árvore etc. (Figura 9.16).

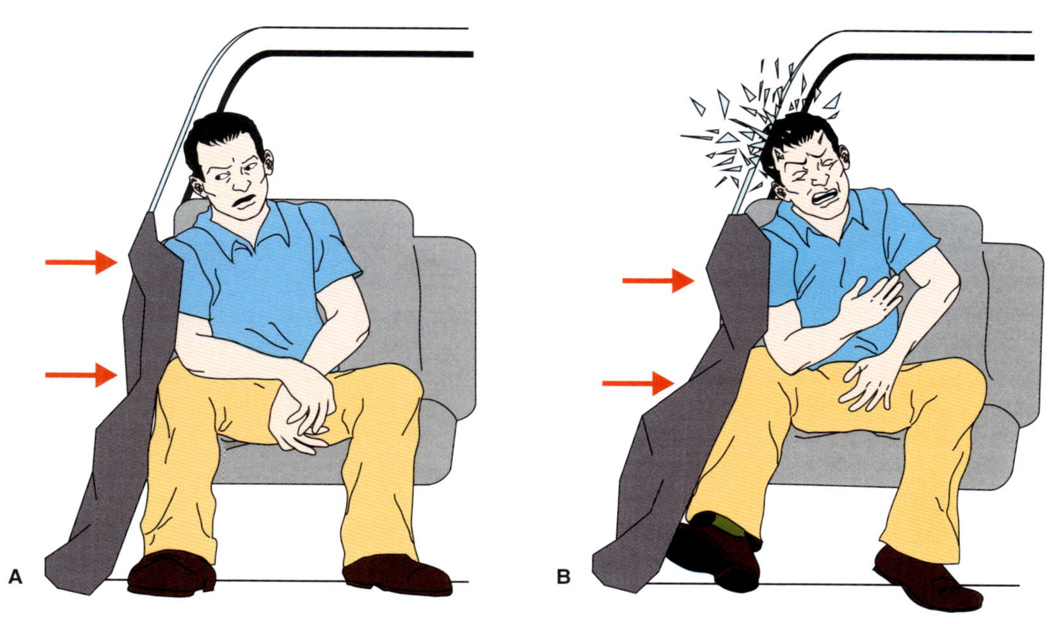

Figura 9.14 A. Impacto lateral. **B.** Lesão em cabeça, ombro, tórax, abdome, pelve e fêmur.

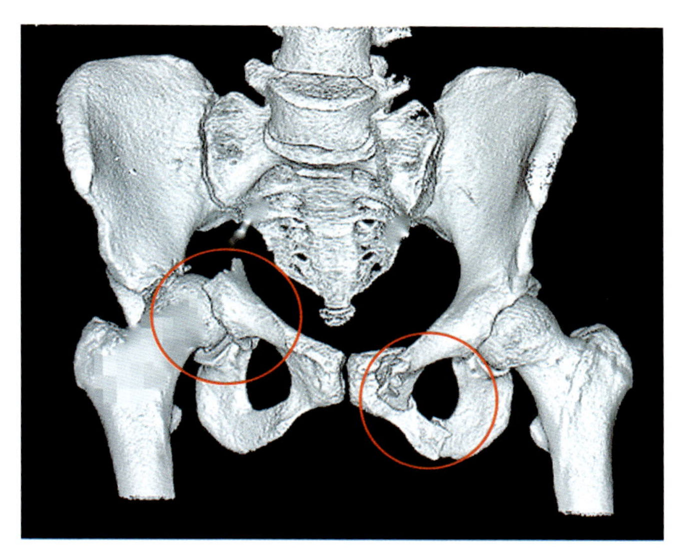

Figura 9.15 Fratura de acetábulo direito e ramo isquiopúbico esquerdo.

Na colisão posterior, a vítima pode sofrer lesão de coluna cervical se não houver encosto de cabeça ou se ele estiver sendo utilizado de maneira inadequada. O encosto de cabeça deve estar em uma altura em que a região occipital fique em contato com o ele. Se estiver mais baixo do que a cabeça, servirá de ponto de apoio para o pescoço e a cabeça será jogada para trás, o que poderá levar a um comprometimento da coluna cervical e de seus ligamentos, dos vasos cervicais e da medula espinal (Figura 9.17).

Se o veículo da frente for ejetado contra um objeto estacionário, também sofrerá uma colisão frontal e todas as consequências decorrentes desse segundo impacto.

Ao perceber a iminência de um impacto posterior, é comum o motorista do veículo que está prestes a sofrer o impacto tentar "brecar" aquele que se aproxima acionando os freios. Isso transforma seu veículo em um objeto estacionário e, portanto, toda a energia será dividida entre o veículo que sofre o impacto e o que vai bater nele vindo de trás. Se os freios não são acionados, o veículo que recebe o impacto

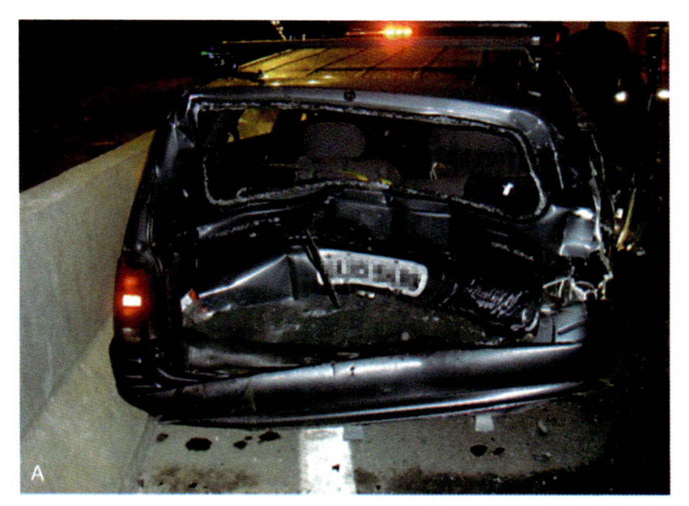

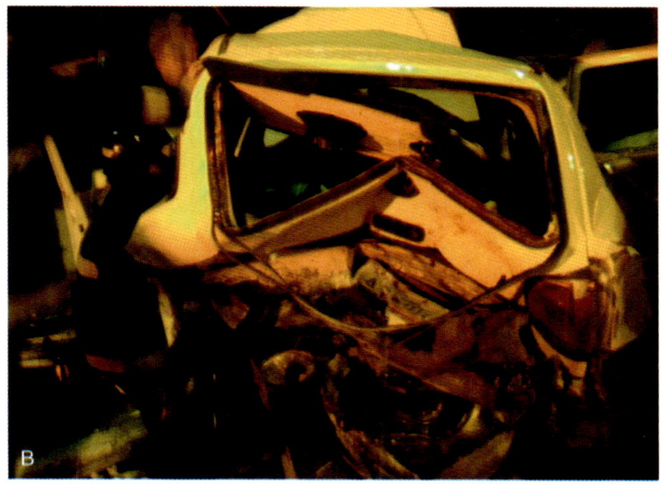

Figura 9.16 A e **B.** Colisões traseiras de alto impacto.

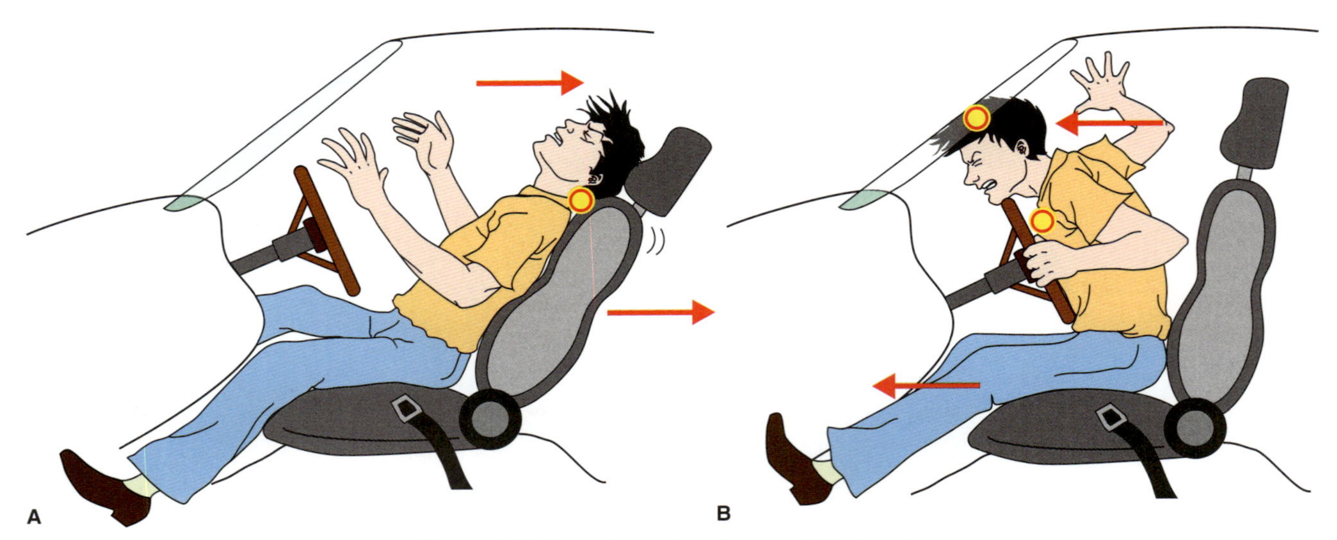

Figura 9.17 Mecanismo de lesão em colisão traseira.

será deslocado para a frente, e se não houver nenhum anteparo, vai transformando toda a energia até que ela pare de agir sobre o veículo e seus ocupantes. No entanto, se for jogado contra outro objeto, a energia será dividida novamente entre o veículo e o objeto, sobrando menos energia lesiva ao corpo dos ocupantes do automóvel.

Colisão rotacional

É quando ocorre uma colisão em um dos cantos do veículo atingido, que para, enquanto o resto dele continua em movimento, fazendo com que o veículo seja movimentado em torno do próprio eixo, rodando sobre si mesmo. O atrito do pneu no solo dissipará toda a energia até que o veículo pare ou até que sofra nova colisão, parando no ponto do impacto (Figura 9.18).

Nesse caso, a vítima que estiver mais próxima do local do impacto é a que absorverá a maior parcela da energia, depois aquela que estiver diametralmente oposta, e assim sucessivamente. Por exemplo, se o motorista sofrer o primeiro impacto, ele absorverá a maior quantidade de energia, seguido pelo passageiro do banco detrás do lado oposto, ao qual se seguirá o passageiro do banco da frente que está ao lado do motorista e, por último, o passageiro detrás que está atrás do banco do motorista.

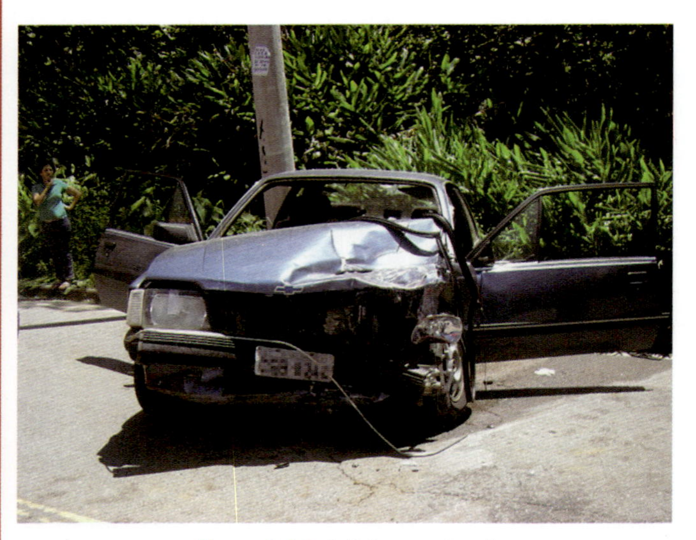

Figura 9.18 Colisão rotacional.

Esse movimento é uma combinação dos impactos frontais e laterais, resultando em todas as lesões provocadas nessas situações.

Capotamento

É o caso mais complexo e difícil de prever as lesões decorrentes desse tipo de colisão, porque é a combinação de todas elas (Figura 9.19). Não há um padrão de impacto, e a vítima pode sofrer lesões provocadas em todas as colisões. A cada impacto, o corpo sofrerá a ação da energia cinética até que toda a energia seja dissipada. Felizmente, esse tipo de ocorrência tem baixa incidência.

Nos casos em que a vítima não esteja contida pelo cinto de segurança, ela poderá ser ejetada parcial ou totalmente. Se a ejeção for parcial, o corpo da vítima poderá ser esmagado entre o veículo e o local da colisão; se for totalmente ejetado, a vítima poderá ser projetada contra outro objeto estacionário, sofrendo novo impacto. Toda vítima ejetada sofre dois ou mais mecanismos de trauma. O primeiro é o que causou a ejeção, o segundo acontece quando a vítima ejetada cai no chão ou bate em algum outro objeto (parede, poste, outro veículo etc.), podendo mesmo ser atropelada. Em casos de ejeção total, a gravidade das lesões aumenta em seis vezes em relação à vítima que permaneceu no interior do veículo. Uma em cada 13 vítimas de ejeção sofre fratura de coluna. A ejeção total ocorre em 25% dos casos de capotamento, e em 77% desses casos a colisão é fatal.

Preso em ferragens

É qualquer situação na qual a vítima fica presa pelas ferragens retorcidas do veículo em que se encontra. Em geral, para que isso aconteça, o veículo deve estar em alta velocidade. O mecanismo de trauma é complexo, comumente ocasionando lesões graves e de alta morbimortalidade.

É importante saber há quanto tempo a vítima se encontra presa nas ferragens, pois o tempo de retenção está diretamente relacionado com a gravidade das lesões e suas complicações. Pode, por exemplo, ocorrer isquemias graves por lesões

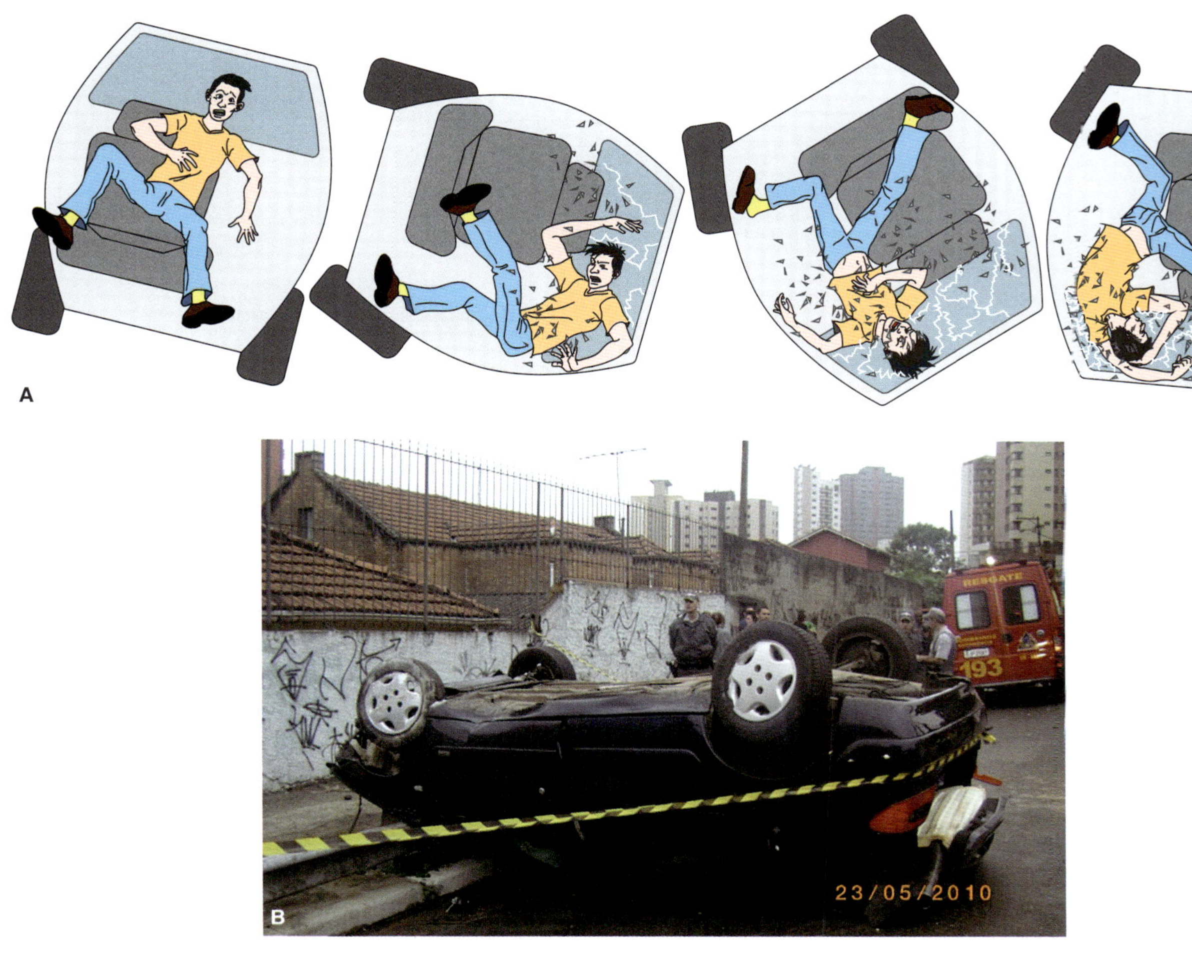

Figura 9.19 **A.** Mecanismo de lesão em capotamento. **B.** Capotamento.

dos membros, que evoluem para um quadro de rabdomiólise e, consequentemente, lesões musculares e renais graves, além de cursar com hipercalemia (elevação sérica dos níveis de potássio), importante causa de arritmias cardíacas e/ou até parada cardiorrespiratória.

A assistência avançada no local deve ser rotineira e iniciada o mais breve possível para que seja instituída a terapêutica apropriada, em tempo adequado, para o tratamento da rabdomiólise, principalmente se a vítima permanecer muito tempo presa. Quanto mais precoce o início do tratamento, menor a chance de evolução de mau prognóstico. A necessidade de se realizar acesso venoso e reposição de volume deve ser avaliada de acordo com o tempo de desencarceramento da vítima, evitando-se a hipovolemia.

Em alguns casos, a vítima pode apresentar lesões que exijam uma abordagem no XABC do trauma – sangramentos maciços, via aérea, boa respiração e circulação – ainda dentro do veículo, e os procedimentos avançados devem ser feitos no local, se possível, na tentativa de se recuperar o estado fisiológico da vítima (Figura 9.20). O período de ouro ficará

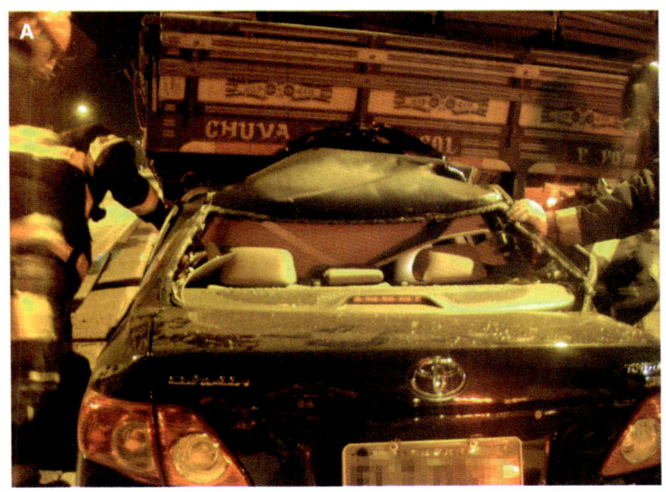

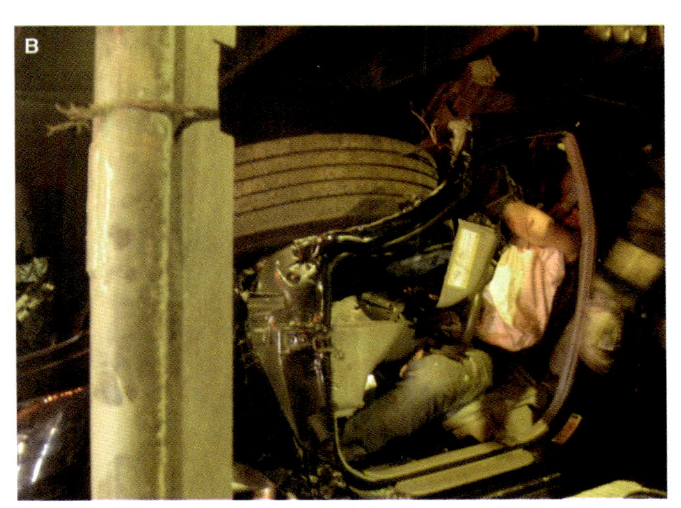

Figura 9.20 **A** e **B.** Colisão automóvel × caminhão pesado estacionado. Vítima de alta complexidade, presa nas ferragens.

comprometido e a vítima será considerada de extrema gravidade, mas com a abordagem adequada na cena o prognóstico pode melhorar.

ACIDENTES COM MOTOCICLETAS

É ocorrência comum nas grandes cidades, onde seu uso é profissional ou mesmo como meio de transporte, e está associado a muitos óbitos e/ou traumas graves.

As leis da física são as mesmas em relação ao automóvel, mas a interação entre condutor e motocicleta é diferente, já que não há proteção externa ao seu corpo.

As colisões com motocicletas podem ser classificadas, de acordo com o local do impacto, em:

- Colisão frontal
- Colisão angular
- Colisão com ejeção.

Colisão frontal

Quando a motocicleta colide com um objeto sólido, sua velocidade é modificada rapidamente, levando a uma alteração brusca de seu movimento. Como o centro de gravidade se encontra acima e atrás do eixo da frente, é comum a motocicleta e seu condutor serem jogados para a frente. O condutor é ejetado para cima do guidão ou para longe do veículo, traumatizando a cabeça, o tórax, o abdome, a pelve e os membros superiores e/ou inferiores.

Quando o condutor é ejetado e mantém os pés nos pedais, a diáfise do fêmur bate no guidão causando sua fratura, dependendo da energia transferida a ele. Nesses casos, é comum ocorrer fratura bilateral (Figura 9.21), o que leva a sangramento importante, já que um fêmur quebrado pode levar à perda de até 2 ℓ de sangue.

Uma das várias possibilidades de lesão é quando a pelve colide com o guidão e, dependendo da velocidade da moto, resulta em fratura em "livro aberto", importante causa de sangramento de mais de 40% da volemia.

Colisão angular

Ocorre quando a motocicleta colide em ângulo com outro objeto. Dependendo da energia envolvida, a moto poderá ser jogada para o outro lado, caindo sobre o condutor e causando esmagamento de membro inferior, além de traumatismo no tronco e na cabeça.

As lesões mais comuns nesse caso são as de membros superiores e/ou inferiores, além de trauma fechado por desaceleração brusca, dependendo da quantidade de energia envolvida.

Colisão com ejeção

É o que ocorre em grande parte dos acidentes envolvendo motocicleta, e tem como consequência o grande número de lesões graves e de mortes, em virtude da capacidade de lesionar qualquer parte do corpo do motociclista, principalmente nos traumas de alta energia.

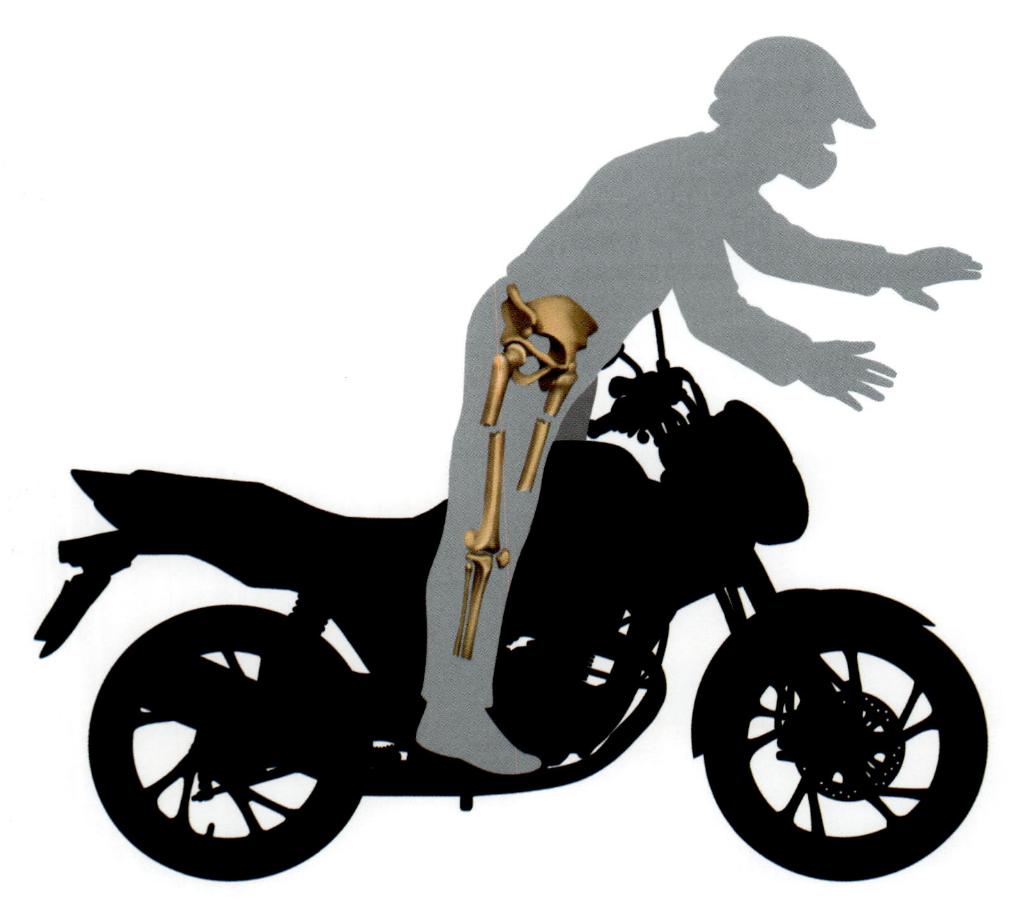

Figura 9.21 Colisão frontal de motocicleta com um anteparo, podendo causar fratura bilateral de fêmur. (Adaptada de Salomone, Pons, McSwain, 2011.)

O uso de capacete e roupas adequadas para proteção é fundamental para diminuir a gravidade da lesão. Capacetes salvam vidas e reduzem em até 300% as lesões graves no crânio. Atualmente, existem vários equipamentos de proteção que minimizam os danos ao corpo do condutor (p. ex., colete inflável que funciona como *air bag*, protegendo pescoço e tronco). No entanto, o mais importante é a consciência do condutor em respeitar as leis de trânsito.

QUEDA DE BICICLETA

Atualmente, tem se incrementado o uso de bicicleta nas grandes cidades para diminuir a poluição e incentivar a atividade física. São vários locais com ciclovias, mas muito trabalho de conscientização e educação no trânsito, tanto para motoristas como para ciclistas, ainda deve ser feito.

A queda da bicicleta é semelhante à da motocicleta. No entanto, como a velocidade desenvolvida é menor, teoricamente as lesões causadas são menos impactantes. A diferença é que como a velocidade é menor, a obrigatoriedade do uso de equipamentos de proteção é menos respeitada entre os ciclistas do que entre os motociclistas. Além disso, são comuns os casos de atropelamentos de ciclistas por automóveis e ônibus, o que aumenta a chance de lesões mais graves.

ATROPELAMENTOS

O atropelamento tem impacto diferente para a vítima, dependendo de sua idade e peso e da altura do veículo que a atingiu.

Quando o adulto percebe que vai ser atropelado, costuma ter o reflexo de fuga, virando o corpo para o outro lado na tentativa de evitar o impacto. Nesse momento, a vítima é atingida nos membros inferiores e/ou na pelve pela frente do veículo, sendo arremessado para cima do capô do automóvel (Figura 9.22), que continua o movimento, fazendo com que a vítima sofra um novo impacto no para-brisa ou no teto do veículo; quando o motorista do automóvel freia, a vítima é jogada para o chão, causando mais um impacto, dessa vez contra o solo.

Já a criança, ao perceber que vai ser atropelada, costuma ficar de frente para o veículo, estática. O primeiro impacto geralmente é causado pelo para-choque, em seguida a vítima é atingida pela frente do automóvel ou jogada para cima do capô, caindo ao chão (Figura 9.23), quando pode ser atropelada uma segunda vez pelo mesmo veículo.

QUEDAS

As quedas são comuns, principalmente entre gestantes, crianças e idosos. Quando associadas a grandes alturas, são mais significativas. Se a altura for de três vezes ou mais do que a da vítima, há a possibilidade de lesões graves no corpo se a queda não for modificada por um anteparo antes de a vítima atingir o solo. É importante lembrar que quanto maior a altura da queda, maior a velocidade que o corpo assumirá até chegar ao solo; assim, quanto maior a altura, maior a gravidade das lesões esperadas.

O socorrista deve estar atento para o fato de que, mesmo que essa vítima não apresente lesões visíveis, ela deve ser encaminhada para um hospital onde tenha todo o recurso diagnóstico e especialistas de plantão, a fim de que seja feita uma avaliação mais detalhada.

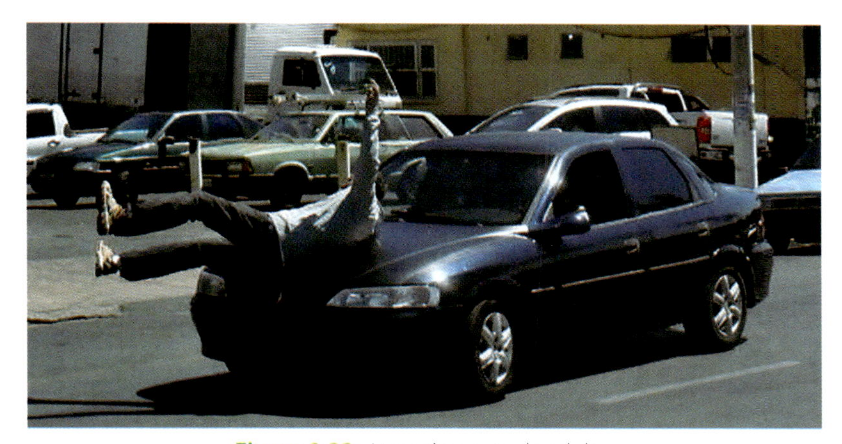

Figura 9.22 Atropelamento de adulto.

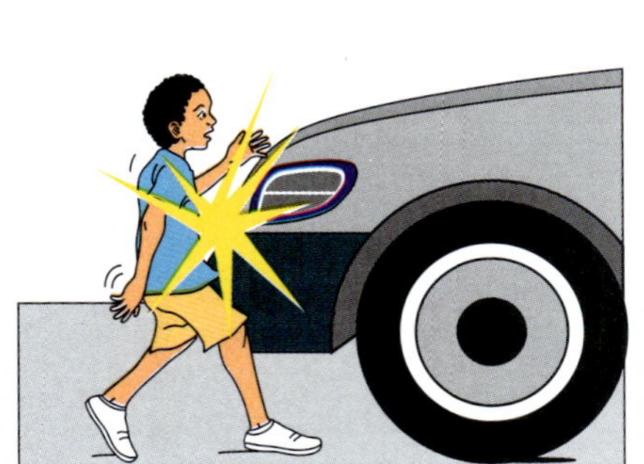
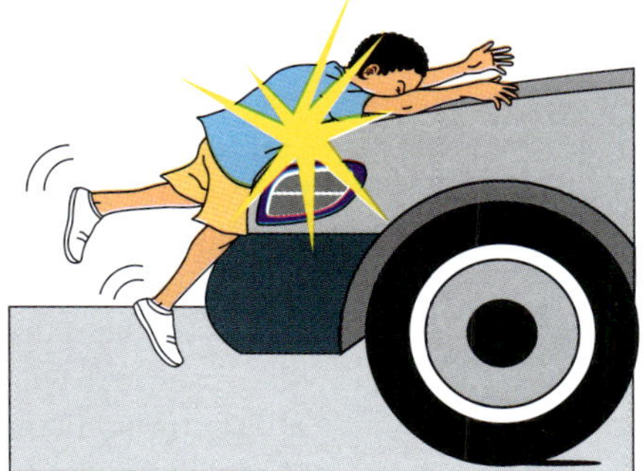
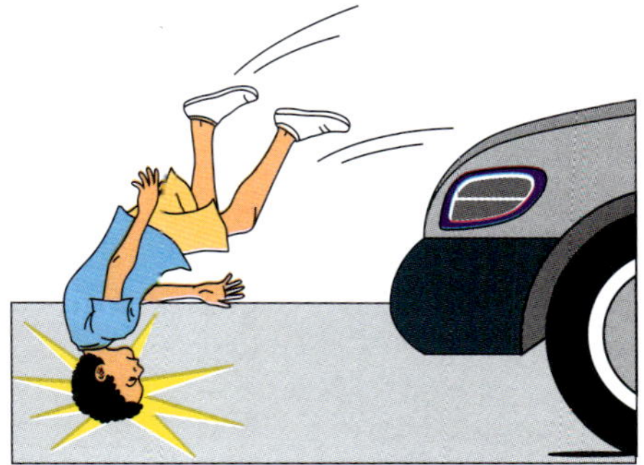

Figura 9.23 Atropelamento de criança.

A troca de energia depende da superfície em que a vítima cai. Se a superfície for depressível, a energia cinética será dissipada pela absorção pelo solo menos compacto ou pelos anteparos maleáveis ou que se quebram, amortecendo a queda. Se a vítima cair de pé de uma grande altura, seu corpo sofrerá a ação da gravidade no eixo axial, mantendo a velocidade para baixo, o que causará lesões tanto nos membros inferiores como na coluna vertebral, acentuando suas curvaturas fisiológicas e provocando fraturas. Essas vítimas devem ser avaliadas como casos graves não só pelos possíveis traumatismos na coluna, mas também pela possibilidade de apresentarem lesões por cisalhamento de órgãos internos decorrentes da brusca desaceleração. É comum essas vítimas serem encaradas apenas como caso ortopédico, em virtude das fraturas, e então apresentarem quadro de choque hipovolêmico dentro da sala de raios X, podendo evoluir para óbito antes que se perceba que a vítima está em parada cardiorrespiratória.

Se a vítima não cair de pé, o socorrista deve avaliar a parte do corpo que colidiu primeiro para identificar o trajeto da dissipação de energia e ser capaz de prever o padrão de lesão. Ao perceber que vai cair, a vítima costuma esticar os antebraços e tenta se proteger colocando a mão na frente para amortecer a queda. Isso pode causar fraturas em flexão dos pulsos, conhecidas como fraturas de Colles.

Se a queda for de cabeça e com o corpo alinhado, como nos casos de mergulho em águas rasas, a força será exercida na coluna cervical, provocando sua compressão e causando uma possível fratura e lesão da medula espinal. É o mecanismo que leva à paraplegia ou tetraplegia, dependendo da vértebra comprometida – se a fratura for em C1 ou C2, pode haver comprometimento no centro respiratório, causando parada respiratória, muitas vezes fatal. Nesse tipo de fratura, quando há comprometimento da medula espinal, o índice de mortalidade pode chegar a 94%.

ACIDENTES ESPORTIVOS

Alguns esportes podem causar lesões graves, mesmo que sejam praticados como atividades recreativas. Em geral, acontecem em virtude da desaceleração brusca causada pelas colisões entre os jogadores no futebol americano, traumas diretos como nas lutas como jiu-jitsu, karatê ou judô, quedas de altura no *motocross*, acidentes automobilísticos em alta velocidade como o *rally* e outras corridas, queda no *bicicross*, além dos acidentes causados nos esportes aéreos, como o balonismo, paraquedismo etc. O mais importante é sabermos:

- Como aconteceu o trauma e quais forças estão envolvidas?
- Para qual parte do corpo a energia foi transmitida?
- A vítima usava algum equipamento de proteção?
- Houve mudança súbita na velocidade?
- Quais foram os movimentos causados pelo trauma?
- A vítima apresenta algum indício clínico de alteração hemodinâmica ou no nível de consciência?
- As lesões aparentes são compatíveis com o relato do ocorrido?

Nos casos em que o equipamento de proteção está danificado, a situação pode ser mais grave, pois se existiu uma força para danificar o equipamento (desde que seja de boa qualidade), essa mesma força é capaz de causar lesões graves no corpo da vítima.

Independentemente da lesão, o atendimento à vítima deverá ser sempre o mesmo, obedecendo a avaliação inicial ao traumatizado por meio do protocolo XABCDE.

O atleta profissional suporta maior força em virtude do preparo físico necessário para sua atividade, porém o esportista eventual pode não absorver a força tão bem e sofrer lesões que podem colocar sua vida em risco.

TRAUMA FECHADO E SUAS REPERCUSSÕES NOS DIVERSOS SEGMENTOS CORPORAIS

Em órgãos parenquimatosos (p. ex., fígado, baço ou rim), o sangramento é a maior consequência de lesões. Já em órgãos ocos, uma lesão pode causar a saída de seu conteúdo para uma cavidade fechada e provocar irritação local (p. ex., lesão intestinal com eliminação do conteúdo fecal na cavidade abdominal, que leva a um quadro de peritonite que, se não for diagnosticado rapidamente, evoluirá para quadro grave de sepse de foco abdominal).

Para compreender melhor essas forças no corpo humano, vamos descrevê-las por segmento corporal e suas consequências.

Cabeça

Hematomas no couro cabeludo ou sinais de fratura de crânio nos dão indícios de que houve trauma moderado no local e de que podem ter ocorrido lesões intracranianas. A alteração do nível de consciência é um dos principais sinais de que isso tenha acontecido.

Em traumas na região temporal, a vítima pode apresentar pequena alteração da consciência no momento do impacto, seguido por um intervalo de lucidez (que pode levar de minutos a horas), com rápida deterioração posterior do nível de consciência, evoluindo rapidamente ao coma. Essa pequena alteração de consciência pode estar ausente ou ser discreta, percebida como agitação ou confusão mental. Esse período, conhecido como intervalo lúcido, é bastante comum e pode indicar um hematoma epidural ou extradural. A vítima deve ser levada imediatamente a um hospital com tomografia computadorizada e neurocirurgião de plantão para ser avaliada. Hematoma epidural ou extradural com indicação cirúrgica deve ser rapidamente operado para melhor prognóstico. Esse tipo de hematoma tem crescimento rápido, já que o vaso lesionado, na maioria das vezes, é uma artéria, mais comumente a artéria meníngea média; pode ser decorrente também de fraturas da calota craniana, principalmente em crianças.

Alcoolistas e idosos podem apresentar atrofia cortical e, por isso, quando caem, o balanço do cérebro dentro da caixa craniana pode romper algumas veias (chamadas veias ponte), levando a um sangramento que pode ser lento e insidioso, mas que também pode ter apresentações agudas. Esses hematomas, conhecidos como hematomas subdurais, podem ser agudos, subagudos ou crônicos. Nessa população específica, o mais comum é o hematoma subdural crônico, que pode apresentar sintomas apenas após algumas semanas e, comumente, são mal interpretados pelo médico inexperiente. Caso o idoso ou o alcoolista apresente alteração súbita do humor, do senso crítico ou do comportamento, o médico deve perguntar aos acompanhantes se a vítima sofreu queda ou trauma envolvendo a região da cabeça. Tomografia computadorizada de crânio deve ser feita para afastar a hipótese de hematomas intracranianos. Em adultos e crianças, os hematomas subdurais mais comuns são os do tipo agudo, com alteração ou perda da consciência no momento do trauma e, em geral, associados a outras lesões intracranianas.

Pescoço

A coluna cervical pode sofrer alterações se a aceleração ou a desaceleração brusca levar à hiperextensão ou hiperflexão decorrentes do efeito "chicote". Em algumas situações, a mudança súbita da velocidade pode provocar um quadro de lesão de partes moles, comprometendo ligamentos, vasos ou a musculatura. Avaliar criteriosamente o pescoço de maneira rápida antes de colocar o colar cervical pode fazer a diferença entre o bom ou o mau atendimento.

Tórax

Os órgãos torácicos podem ser lesionados em casos de desaceleração brusca em virtude do cisalhamento que ocorre quando as velocidades dos órgãos diretamente relacionados forem diferentes (p. ex., o coração e o arco da artéria aorta, podendo causar ruptura da aorta pelo ligamento arterioso).

Se houver compressão torácica entre dois objetos, o coração pode ser contundido e levar a um quadro de arritmia. A vítima deve ser monitorada durante pelo menos 24 horas em ambiente hospitalar. Essas arritmias são benignas e desaparecem em 24 horas com medicamentos habituais para seu controle.

Casos de lesão no tórax também podem evoluir com tamponamento cardíaco e ruptura de válvulas cardíacas, e quase sempre são fatais. Se a vítima chega com vida ao hospital, ela deve ser reavaliada constantemente para se identificar rapidamente a necessidade de intervenção cirúrgica.

As lesões torácicas mais comumente encontradas, entretanto, são fraturas de arcos costais, pneumotórax e hemotórax.

Abdome

Os órgãos abdominais podem ser comprimidos ou sofrer cisalhamentos, acarretando um quadro de sangramento intra-abdominal que pode passar despercebido. Sempre que uma vítima apresentar quadro de choque de origem inexplicável, deve-se aventar a hipótese de lesão de órgãos intra-abdominais. Os órgãos abdominais podem sofrer lesão por cisalhamento em seu pedículo. Os mais facilmente acometidos são: baço, rins, intestino delgado e intestino grosso.

Se houver compressão abdominal entre dois objetos, o diafragma pode sofrer ruptura (em função do aumento da pressão intra-abdominal), levando ao quadro de hérnia diafragmática traumática. O fígado, por ser um órgão grande e sofrer desaceleração súbita, pode ser lesionado pelo ligamento redondo, causando laceração e/ou ruptura grave. O rim pode sofrer cisalhamento em casos de queda em pé, quando for de grandes alturas, lesionando o pedículo renal; se o socorrista não conhecer o mecanismo de trauma, pode deixar de fazer o diagnóstico e de orientar a equipe do intra-hospitalar em relação às suspeitas de possíveis lesões.

A bacia, apesar de fazer parte do sistema musculoesquelético, também pode ser considerada parte do tronco. Ela pode quebrar sua parte externa, causando lesão de bexiga ou dos vasos sanguíneos da cavidade pélvica. Quando isso ocorre, o sangramento é intenso, e pode levar a um quadro de choque classe III ou IV – se não for rapidamente identificado e tratado, a vítima pode evoluir para o óbito. A fratura pélvica em livro aberto é a mais grave e mais fácil de ser tratada no ambiente pré-hospitalar, porque podemos contê-lo "fechando" o anel pélvico por meio de amarração da bacia com um lençol largo na altura do trocanter maior e da sínfise púbica. Além disso, já existem dispositivos de contenção de bacia (p. ex., cinta pélvica), também de fácil aplicabilidade no ambiente pré-hospitalar (Figura 9.24).

TRAUMA PENETRANTE

Acontece quando a força exercida sobre o corpo da vítima é localizada, lesionando as partículas e fazendo com que haja

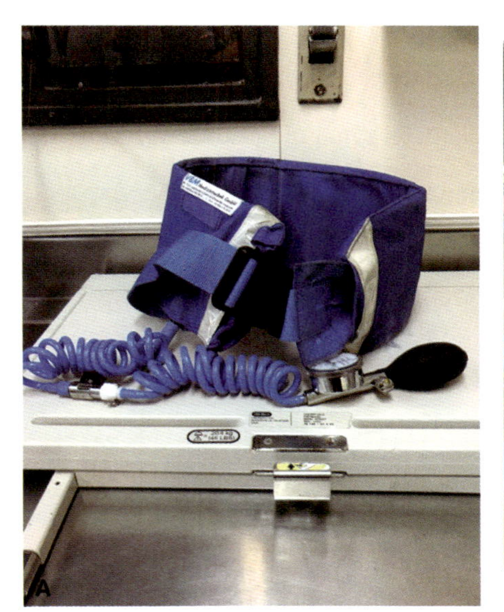

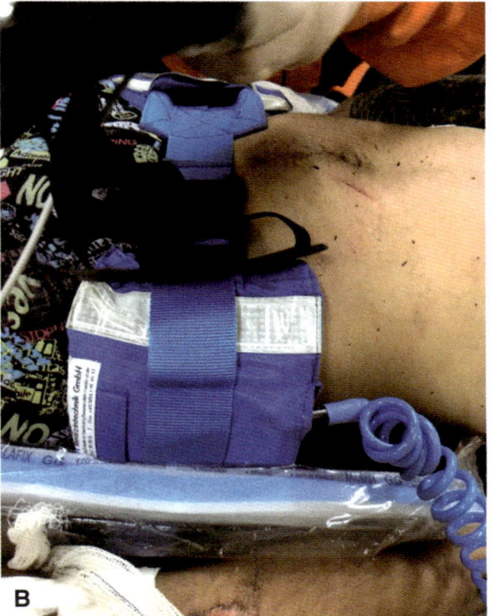

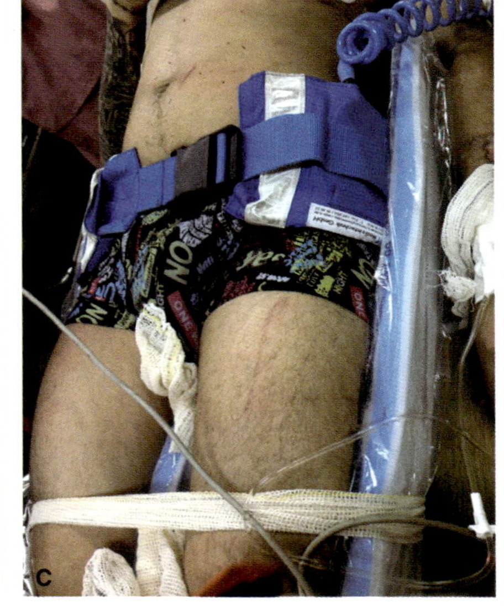

Figura 9.24 Cinta pélvica.

ruptura das fibras do tecido acometido. Se for causada por um ferimento por projétil de arma de fogo, ocorrerá a cavitação temporária e definitiva, de acordo com o calibre da arma. Quanto maior o calibre, mais tecidos serão comprometidos pelo deslocamento da energia dentro do corpo.

Podemos classificar as armas em três categorias: *baixa*, *média* e *alta energia*.

Armas de baixa energia

São aquelas usadas com a mão (p. ex., faca, estilete, chave de fenda). São conhecidas como arma branca e só produzem lesão com a borda cortante ou com a ponta afiada.

Apesar de ser de baixa energia, a lesão pode ser grave quando a ponta gira dentro do corpo da vítima, fazendo um cone de lesão. Dependendo da localização da lesão, poderá ser fatal.

Nesse tipo de ferimentos, quando a arma estiver cravada no corpo, não deve ser retirada no ambiente pré-hospitalar pelo risco de aumentar o sangramento, pois a ponta da arma pode estar ajudando na hemostasia da lesão. Ela deverá ser retirada apenas no centro cirúrgico, sob visão direta do local afetado.

É importante lembrar também que ferimentos na transição toracoabdominal podem causar tanto lesões abdominais como torácicas.

Armas de média ou alta energia

São as armas de fogo. As armas de média energia são os revólveres e alguns rifles, cuja velocidade é de, em média, 300 m/s. A cavidade temporária criada por essa arma é de três a cinco vezes o calibre do projétil. Em armas de alta energia, as velocidades são superiores a 600 m/s. Elas criam uma cavidade temporária 25 ou mais vezes maior do que o calibre do projétil.

As lesões causadas por esses projéteis não ocorrem apenas por onde eles passam, mas também em virtude da cavitação temporária causada por eles (p. ex., um tiro no joelho, que passe muito próximo à artéria poplítea, pode lesionar sua camada íntima (cavitação temporária) levando a um quadro de trombose e consequentemente à isquemia do membro abaixo da lesão).

A arma de alta energia pode provocar um vácuo e puxar fragmentos de roupas ou debris para dentro da lesão causada pelo projétil, perpetuando infecções ou barreiras para a consolidação óssea ou a cicatrização do tecido acometido. Em algumas situações, a velocidade do projétil é tão grande e causa um deslocamento de ar tão intenso que leva à explosão do segmento do corpo afetado. Alguns projéteis podem se fragmentar e afetar uma área ainda maior do corpo.

LESÃO POR EXPLOSÃO

A explosão é causada pela liberação súbita de grande quantidade de energia altamente comprimida na forma de calor e gás em rápida expansão, causando uma onda de choque intensa e capaz de projetar fragmentos em velocidade extremamente elevada.

A onda de explosão pode ser superior a 3.000 m/s, dependendo do que foi detonado. As lesões causadas podem ser classificadas em:

- Primária: os órgãos lesionados são os mais próximos do ponto de explosão. A lesão é produzida pelo contato da onda de choque com o corpo. Os órgãos preenchidos por ar são os mais suscetíveis à lesão (p. ex., ruptura timpânica, explosão pulmonar, lesões oculares e concussão cerebral)
- Secundária: são lesões balísticas causadas pelos fragmentos primários (do explosivo) ou secundários (do ambiente). Tem como características lesões penetrantes e lacerações
- Terciária: ocorre quando a onda de choque é tão intensa que ejeta os indivíduos contra superfícies ou objetos ou os objetos em direção à vítima, provocando a translocação completa do corpo, ou quando as lesões são provocadas pelo dano estrutural ou pelo colapso de edifícios. Lesões características são as lesões contundentes, a síndrome de esmagamento e a síndrome compartimental
- Quaternária: outras doenças, lesões ou distúrbios relacionados com a explosão. Lesões características são queimaduras, inalação de gases tóxicos ou outras substâncias ou lesão por contaminação ambiental
- Quinária: lesões resultantes de aditivos específicos, como bactérias e radiação ("bombas sujas").

Em casos de explosão, o socorrista deve, antes de qualquer coisa, cuidar da segurança da cena, pois pode acontecer uma segunda explosão, o que colocaria em risco sua vida e a da sua equipe. Se isso acontecer, quem cuidará da vítima e do socorrista que se transformou em outra vítima?

Se a explosão ocorrer em ambiente confinado, a lesão pode ser ainda maior porque a onda de choque se expande, bate na parede e retorna até a vítima, causando mais lesão. Explosão dentro da água também causa lesão grave, principalmente se houver proximidade do ponto de detonação. A explosão em ambiente aberto tem consequências menores do que em relação ao local confinado.

CONSIDERAÇÕES FINAIS

O socorrista deve ser treinado para reconhecer o potencial de lesão causada no corpo da vítima de acordo com a cinemática do trauma, quer seja ele fechado ou penetrante. Outro ponto de atenção é a transferência rápida da vítima, após as intervenções mínimas para a manutenção de sua vida, para um hospital de referência, onde os recursos necessários para o bom atendimento do paciente estejam disponíveis.

Quanto mais as equipes de APH se aprimorarem em reconhecer o mecanismo de lesão, melhor será o atendimento e menor o risco de o quadro da vítima evoluir de maneira inadequada.

BIBLIOGRAFIA

Association of Emergency Medical Technicians. (1994). *PHTLS: Basic and Advanced Prehospital Trauma Life Support*. (3rd ed.). St. Louis: Mosby-Yearbook.

Association of Emergency Medical Technicians. (1999). *PHTLS: Basic and Advanced Prehospital Trauma Life Support*. (4th ed.). St. Louis: Mosby-Yearbook.

Association of Emergency Medical Technicians. (2004). *PHTLS: Atendimento pré-hospitalar ao traumatizado.* (5ª ed.). Rio de Janeiro: Elsevier.

Association of Emergency Medical Technicians. (2014). *PHTLS: Prehospital Trauma Life Support.* (8th ed.). Burlington: Jones & Bartlett Learning.

Kanable, R. (1999). *Peak Performance: Well-treined Tactical Medics Can Help the Team Perform at its Best.* Law Enforcement Technology.

National Association of Emergency Medical Technicians. (2007). *PHTLS: Atendimento pré-hospitalar ao traumatizado.* (6ª ed.). Rio de Janeiro: Elsevier.

National Association of Emergency Medical Technicians. (2011). *PHTLS: Atendimento pré-hospitalar ao traumatizado.* (7ª ed.). Rio de Janeiro: Elsevier.

National Association of Emergency Medical Technicians. (2021). *PHTLS: Atendimento pré-hospitalar ao traumatizado.* (9ª ed.). Rio de Janeiro: Elsevier.

Nascimento, B., Jr., Scarpelini, S., & Rizoli, S. (2007). Coagulopatia no trauma. *Medicina (Ribeirão Preto)*, *40*(4), 507-17.

Niella, R. M. (2016). O ponteiro do velocímetro sempre trava na velocidade de impacto? [Blog]. Recuperado de https://peritojudicialsc.jusbrasil.com.br/artigos/438136050/o-ponteiro-do-velocimetro-sempretrava-na-velocidade-de-impacto

Powell, J. N., Waddell, J. P., Tucker, W. S., & Transfeldt, E. E. (1989). Multiple-level Noncontiguous Spinal Fractures. *Journal of Trauma*, *29*(8), 1146-51.

Simon, B. J., Legere, P., Emhoff, T., Fiallo, V. M., & Garb, J. (1994). Vehicular trauma triage by mechanism: avoidance of the unproductive evaluation. *Journal of Trauma*, *37*(4), 645-649.

Trunkey, D. D. (1983). Trauma. Accidental and intentional injuries account for more years of life lost in the U.S. than cancer and heart disease. Among the prescribed remedies are improved preventive efforts, speedier surgery and further research. *Scientific American*, *249*(2), 28-35.

U. S. Departament of Transportation. National Highway Traffic Safety Administration. *Seat Belt Use in 2008 – Use Rates in the States and Territories*. (2009, abril). Recuperado de https://crashstats.nhtsa.dot.gov/Api/Public/ViewPublication/811106

CAPÍTULO

10 Atendimento Inicial ao Traumatizado

Dario Birolini

INTRODUÇÃO

Antes de abordar os princípios básicos do atendimento às vítimas de traumas, é oportuno lembrar que o traumatizado pode falecer em três momentos:

- No local da ocorrência, antes que chegue ao hospital
- No hospital, durante o atendimento inicial
- No hospital, já internado, em geral em alguma unidade de terapia intensiva.

Esse conceito de "morte trimodal" foi estabelecido por Donald Trunkey, no início da década de 1980, e contribuiu para definir a logística assistencial adotada até os dias atuais. Está claro, atualmente, que um atendimento inadequado na etapa pré-hospitalar pode resultar na morte precoce das vítimas ou no agravamento das repercussões sistêmicas provocadas pelo trauma. Da mesma maneira, se a assistência hospitalar inicial não for apropriada, as vítimas podem morrer nas primeiras horas ou enfrentar consequências graves que causarão sua morte em dias ou semanas após o trauma, em decorrência de insuficiências orgânicas ou de complicações infecciosas, acarretando sofrimento para as vítimas e para seus familiares, e resultando em prejuízos econômicos incalculáveis. Por outro lado, um atendimento altamente qualificado na etapa pré-hospitalar pode permitir que vítimas graves, que antes faleciam no local do evento, cheguem vivas ao hospital, mas em condições totalmente precárias, e faleçam logo em seguida. Conclui-se, pois, que as informações disponíveis na literatura devem ser analisadas com cuidado, considerando-se as características do atendimento, tanto do ponto de vista dos profissionais envolvidos como dos recursos diagnósticos e terapêuticos disponíveis. A seguir, serão apresentados, de maneira sucinta, apenas alguns princípios básicos de reanimação das vítimas, desde o atendimento pré-hospitalar (APH) até a fase inicial do atendimento hospitalar.

O atendimento inicial ao traumatizado fundamenta-se na avaliação clínica e na adoção de uma série de procedimentos básicos que deveriam ser conhecidos e dominados por todos os profissionais envolvidos na assistência. A sequência da avaliação e do atendimento inicial obedece a uma ordem lógica e seu reconhecimento e divulgação devem ser creditados ao Comitê de Trauma do American College of Surgeons (ACS) que, no início da década de 1980, elaborou o programa *Advanced Trauma Life Support* (ATLS), que foi instituído no Brasil em 1989 como Suporte Avançado de Vida no Trauma e possibilitou o treinamento de dezenas de milhares de médicos brasileiros. Existem numerosos trabalhos na literatura publicados em diferentes países que comprovam, de modo inquestionável, o impacto positivo da adoção dos princípios do ATLS.

Tanto a avaliação diagnóstica como os procedimentos terapêuticos na etapa inicial do atendimento ao traumatizado têm por objetivo garantir que sejam observadas as prioridades assistenciais imprescindíveis para a sobrevivência do traumatizado. Essas etapas obedecem, obrigatoriamente, à seguinte ordem sequencial:

- X (*exsanguination*): identificação de hemorragias maciças e seu controle imediato
- A (*airway*): identificação e remoção de obstáculos ao fluxo de ar pelas vias aéreas, restabelecendo sua permeabilidade. Colocação de colar cervical, se indicado pela cinemática do trauma
- B (*breathing*): identificação e correção de possíveis dificuldades ou obstruções que comprometam a ventilação alveolar
- C (*circulation*): identificação de instabilidade circulatória e de sua etiologia, e correção do quadro em caso de sangramentos não identificados anteriormente
- D (*disability*): avaliação sumária para detecção de possíveis lesões neurológicas
- E (*exposure*): inspeção completa e cuidadosa da vítima, para descartar lesões não percebidas de imediato e prevenir hipotermia.

A estratégia da adoção sequencial das etapas X, A, B e C é óbvia, pois a sobrevivência depende da captação de oxigênio da atmosfera, da transferência deste para as hemácias através dos alvéolos pulmonares, e do transporte de oxigênio e nutrientes, por meio da circulação, para as células. Deve-se enfatizar que o atendimento inicial e a reanimação das vítimas correspondem, apenas, à primeira etapa de um processo muito mais extenso e complexo que inclui reavaliações sequenciais, repetidas com frequência e de acordo com a natureza e a gravidade do trauma, e termina apenas com o tratamento definitivo, uma etapa terapêutica que não integra o treinamento oferecido pelo ATLS. Enfatiza-se a importância de um atendimento inicial adequado, tanto na fase pré-hospitalar como na hospitalar, pois a experiência prova claramente que uma proporção significativa de mortes precoces e tardias se deve a erros nessa assistência inicial. A seguir, serão tratados: os principais fatores de risco, os procedimentos para corrigi-los e, finalmente, serão abordados os erros e as iatrogenias mais importantes, de modo que sejam evitados e tratados. Obviamente, tal abordagem representa, tão somente, uma orientação básica a ser adotada. Para alcançar uma qualificação adequada, o profissional envolvido no atendimento ao traumatizado deve realizar o curso de suporte avançado de vida e deve sempre contar com a supervisão e o apoio de um instrutor experiente, até que adquira a experiência necessária.

Cabe aqui lembrar que, além do ATLS, há vários outros programas de treinamento para a assistência às vítimas de traumas. Entre eles, há um direcionado para o treinamento de enfermeiras (Advanced Trauma Care for Nurses [ATCN]), outro destinado ao treinamento de estudantes de medicina (Trauma Evaluation and Management [TEAM]), um especializado no APH (Pré-Hospital Trauma Life Support [PHTLS]), entre vários outros.

X (*EXSANGUINATION*): HEMORRAGIA EXSANGUINANTE

Em casos de sangramento ativo, interno ou externo, em que a perda volêmica possa comprometer o estado hemodinâmico do ferido, o controle do sangramento deve ser estabelecido o mais rápido possível.

Nos sangramentos externos e visíveis, esse controle se dá pela compressão direta, inicialmente, e, em casos de dificuldade nessa estabilização, indica-se a colocação de torniquete dedicado (industrializado) o mais alto e apertado possível (quando não se tem a visualização exata do local), até que se obtenha a cessação do sangramento. Após esse controle, orienta-se a exposição do local sangrante, para que se observe o tipo de lesão que provocou a hemorragia e se faça nova aplicação com outro torniquete, de 5 a 7 cm acima do ferimento puntiforme, ou preenchimento da ferida com gaze hemostática ou não, para lesões extensas e profundas, mediante técnica adequada e, posteriormente, o empacotamento da ferida com bandagem elástica (Israelense).

Em casos de sangramentos em grandes articulações (virilha ou axila), em que não é possível a introdução de torniquetes dedicados convencionais, devem-se utilizar torniquetes juncionais dedicados, para se obter a hemostasia.

Recomenda-se a utilização de torniquetes aprovados pelo Comitê do Tactical Combat Casualty Care (TCCC), que comprova a eficácia do dispositivo para a contenção de hemorragias maciças.

Para sangramentos internos, em que não seja possível controle no ambiente pré-hospitalar, deve-se encaminhar a vítima o mais rápido possível para um hospital de referência em trauma, para que seja realizado procedimento cirúrgico para o controle.

É importante salientar que, caso a unidade de atendimento seja um suporte básico, o acionamento do suporte avançado, terrestre ou aéreo, para apoio terapêutico é fundamental.

Nos casos em que o suporte avançado terrestre esteja muito distante do suporte básico e o acesso ao hospital de referência seja ainda mais afastado, sugere-se o deslocamento da vítima até um ponto de encontro entre eles, que deve ser o mais breve possível, melhorando a assistência ao ferido com os melhores recursos terapêuticos que o serviço possa oferecer, reduzindo, desse modo, a gravidade do caso e o impacto negativo na morbimortalidade.

A (*AIRWAY*): PERVIEDADE DAS VIAS AÉREAS

Em traumatismos bucomaxilofaciais ou cervicais, deve-se atentar para ronco, gargarejo ou estridor quando da tentativa do paciente de inalar o ar pelas vias aéreas, para retração das fossas supraclaviculares, da parede torácica (tiragem intercostal) ou da parede abdominal durante a inspiração e se a frequência respiratória for alta. Nessas condições, deve-se suspeitar de obstáculos à captação de oxigênio pelas vias aéreas. A diminuição do fluxo de ar por obstruções parciais das vias aéreas implica risco iminente de vida, e a interrupção total desse fluxo resulta em morte por asfixia em poucos minutos. Seja como for, a oferta de oxigênio deve ser sempre considerada em todos os casos de trauma, até que se exclua qualquer comprometimento, tanto das vias aéreas como da ventilação pulmonar, assim como da circulação.

Embora possam ocorrer lesões traumáticas que comprometam diretamente as vias aéreas e prejudiquem sua perviedade, as causas mais frequentes de obstrução são os corpos estranhos (restos alimentares, coágulos etc.) e a "queda" da língua. Essa situação decorre da perda de sustentação desse órgão por relaxamento da musculatura quando a vítima está com rebaixamento do nível de consciência e deitada em decúbito dorsal.

A primeira medida a ser adotada para desobstruir as vias aéreas é a remoção de corpos estranhos por manobras manuais, desde que o fator obstrutivo seja visível, ou pela aspiração com cânulas rígidas e calibrosas. Na obstrução por "queda" da língua, a simples anteriorização manual da mandíbula, por elevação do mento ou da anteriorização ou tração da mandíbula, costuma ser suficiente para restabelecer o fluxo respiratório. Em pacientes inconscientes, o uso de cânulas orofaríngea (cânula de Guedel®) ou nasofaríngea, quando não há contraindicação, é a maneira corriqueira para evitar ulteriores interrupções do fluxo de ar por nesse tipo de obstrução.

O acesso definitivo às vias aéreas pela intubação traqueal (via aérea definitiva) pode ser realizado pelas vias oral ou nasal, ou por via direta, quando a traqueia está exposta e lesionada por traumas cervicais. A via nasotraqueal não é procedimento de rotina, sendo recomendada apenas quando houver suspeita de instabilidade de coluna cervical, desde que a vítima esteja respirando e que não haja contraindicações. A intubação orotraqueal convencional é a alternativa clássica, embora possa ser de difícil execução, dependendo das características anatômicas da vítima, e exige, sempre, um treinamento rigoroso. Atualmente, um dos procedimentos realizados é a intubação por videolaringoscopia. Tanto no ambiente pré-hospitalar como no pronto-socorro, também têm sido usados com maior frequência os dispositivos extraglóticos ou supraglóticos, particularmente as máscaras laríngeas ou tubos laríngeos, alternativas de execução mais simples do que a intubação clássica. Embora seu uso também exija um treinamento adequado, sua indicação se restringe a casos de via aérea difícil, ou seja, não pode substituir a intubação convencional por maior facilidade, uma vez que não protege a via aérea de possíveis broncoaspirações.

Há situações nas quais o acesso às vias aéreas é dificultado pela anatomia da vítima ou por sua agitação (em casos de hipoxia ou lesões neurológicas). Nessas condições, a insistência pode resultar em hipoventilação com hipoxia grave e hipercarbia. Para facilitar a intubação, pode ser adotado o uso de medicações anestésicas, sedativas ou de bloqueadores neuromusculares (ver Capítulo 11, *Manejo das Vias Aéreas no Atendimento Pré-Hospitalar*).

Se o médico decidir usar esses fármacos, entretanto, é fundamental que esteja familiarizado com os procedimentos de acesso às vias aéreas, seja por intubação ou cricotireoidostomia, e qualificado a procedê-los correta e rapidamente. Caso contrário, poderá contribuir para acelerar a morte do ferido em decorrência dos efeitos desses medicamentos.

Quando as medidas anteriormente mencionadas não são eficazes ou não podem ser realizadas, impõe-se o acesso direto à traqueia, que pode ser feito em caráter temporário ou definitivo. A punção da membrana cricotireoidiana por meio de um cateter agulhado, de calibre 12 ou 14, embora seja útil apenas por poucos minutos, possibilita a oferta de oxigênio, o que significa um ganho de tempo precioso até que sejam estabelecidos os acessos definitivos. Quando a intubação orotraqueal não é possível, o acesso cirúrgico por cricotireoidostomia é uma alternativa a ser considerada. Trata-se de um procedimento de execução simples que pode ser realizado mesmo em ambientes desprovidos de recursos sofisticados, mas exige conhecimentos básicos da anatomia da região anterior do pescoço e treinamento por parte do profissional que irá realizá-lo.

Conforme já exposto, até que se consiga uma via aérea adequada, é fundamental que se ofereça sistematicamente oxigênio à vítima de trauma (10 a 12 ℓ/min) por meio de uma máscara facial. Tendo em vista as possíveis oscilações da oxigenação sanguínea em situações graves e as dificuldades para detecção dessas variações clinicamente, recomenda-se o uso de um oxímetro de pulso para avaliar se a saturação da hemoglobina está em 95% ou mais. Além disso, é importante lembrar que, durante as tentativas de intubação, o traumatizado deve ser ventilado periodicamente com oxigênio, por meio de uma máscara facial e um reanimador manual (*artificial manual breathing unit* [AMBU]) para evitar hipoxia e hipercarbia. Cabe lembrar que, durante os procedimentos preliminares de ventilação da vítima com máscara, pode ocorrer insuflação de ar no estômago, o que pode desencadear uma distensão gástrica aguda capaz de causar vômito e consequente broncoaspiração, ocasionando um aumento significativo da pressão intra-abdominal.

Nessa etapa assistencial, os erros e as iatrogenias mais comuns costumam ser os seguintes:

- Introdução forçada da cânula orofaríngea empurrando a língua para trás
- Aspiração incorreta ou introdução involuntária de corpos estranhos na via aérea
- Demora em proceder à intubação ou à cricotireoidostomia
- Intubação seletiva do brônquio fonte direito
- Intubação do esôfago
- Erros na realização de cricotireoidostomia.

A intubação seletiva, habitualmente de brônquio fonte direito, não constitui, por si só, um erro, mas passa a sê-lo quando não diagnosticada rapidamente. É fundamental que, após a intubação endotraqueal, a posição do tubo seja verificada pela inspeção dos movimentos da caixa torácica e da ausculta da ventilação. O diagnóstico de intubação seletiva é clínico, e não radiológico. Já a intubação do esôfago pode resultar em rápida deterioração das condições da vítima, acarretando hipoxia e hipercarbia, incompatíveis com a vida, e, ainda que ocasionalmente, distensão e explosão do estômago. O diagnóstico pode ser feito lançando mão da inspeção e da ausculta do tórax (hemitórax direito e esquerdo) e do abdome (epigástrio), por meio de um estetoscópio. Quando se opta pela intubação traqueal, é fundamental que se verifique de imediato se todos os equipamentos necessários estão disponíveis e funcionando. Durante todo o procedimento de controle das vias aéreas, é obrigatório que se evitem manobras de rotação, flexão ou extensão do pescoço, o que pode resultar em lesão definitiva da medula espinal caso exista alguma lesão instável da coluna vertebral.

Iatrogenias menos frequentes, mas potencialmente graves, são representadas pela insuflação excessiva do balonete da cânula endotraqueal e por erros técnicos ao realizar o procedimento de cricotireoidostomia. O uso de equipamentos alternativos para ventilação, como é o caso da máscara laríngea ou do tubo laríngeo, deve ser restrito a profissionais devidamente treinados.

B (*BREATHING*): OXIGENAÇÃO E VENTILAÇÃO

A disponibilidade de oxigênio é fundamental para garantir a função das células e evitar sua morte. Por esses motivos, todo traumatizado de certa gravidade deve sempre receber oxigênio suplementar. Estando as vias aéreas permeáveis, o oxigênio chega aos alvéolos e é transferido para o sangue. A ventilação alveolar espontânea depende da integridade de uma série de estruturas. Assim, as causas de hipoventilação são variadas e incluem: (1) comprometimento dos centros nervosos que regulam a respiração; (2) lesões capazes de desestabilizar a caixa torácica ou de abri-la para o meio exterior; (3) processos "expansivos" intrapleurais (derrames ou pneumotórax); e (4) lesões diafragmáticas extensas. Apesar da variedade de causas, em geral os procedimentos necessários para restabelecer a ventilação resumem-se a três alternativas: o tamponamento do pneumotórax aberto, a descompressão pleural por agulha ou drenagem e a ventilação com pressão positiva.

No caso da aspiração de corpos estranhos nas vias aéreas, o diagnóstico é simples quando o corpo estranho é radiopaco (p. ex., dentes). Na maioria das vezes, entretanto, ocorre a aspiração de coágulos ou de restos alimentares, que não são visíveis à radiografia. Por esse motivo, durante o atendimento, a prevenção da broncoaspiração é fundamental e deve ser sempre adotada.

A punção pleural, quando indicada, deve ser feita no quinto espaço intercostal, entre as linhas axilares anterior e média. A drenagem pleural deve ser executada por meio de drenos tubulares de calibre adequado (entre 28 e 30 Fr), introduzidos também no quarto ou quinto espaço intercostal, entre as linhas axilares já mencionadas. Trata-se de um procedimento que, se não realizado corretamente, pode acarretar complicações. Sugere-se, sempre que disponível, o uso da ultrassonografia (USG) para identificação do local correto de inserção do dreno e sua introdução na cavidade pleural. Em casos de rupturas diafragmáticas extensas à esquerda, o estômago pode herniar para o tórax. Nessas circunstâncias, a descompressão gástrica pode aliviar temporariamente a dificuldade ventilatória.

Nessa etapa, existem dois grupos principais de iatrogenias: um ligado à ventilação com pressão positiva e outro associado à descompressão pleural. Quando se utiliza oxigênio sob pressão excessiva, pode ocorrer um barotrauma, que resulta na eclosão ou no agravamento do pneumotórax, com pneumomediastino e, subsequentemente, com pneumoperitônio ou enfisema subcutâneo (universal). A descompressão pleural por punção pode acarretar lesões do parênquima pulmonar e agravar o pneumotórax. Deve-se enfatizar, por esse motivo, que esse procedimento é uma medida de exceção e deve ser indicado e realizado por um profissional qualificado, pois pode resultar em lesões iatrogênicas graves e potencialmente fatais.

Na drenagem de tórax, observam-se as iatrogenias mais comuns. Pode haver erros no sistema de drenagem, tornando-a ineficiente, ou iatrogenias decorrentes da inserção do dreno. O procedimento de inserção do dreno, quando realizado incorretamente e sem a visualização oferecida pela USG, pode resultar em penetração do dreno no parênquima pulmonar ou, se o dreno for inserido inferiormente ao quinto espaço, pode perfurar a cavidade abdominal, acarretando eviscerações, ou o diafragma.

Por esse motivo, recomenda-se que o dreno seja introduzido no local correto e, antes de tentar inseri-lo na cavidade pleural, se explore o trajeto e a cavidade pleural com o dedo (exploração digital). Essa medida evita que o tubo seja inserido tangencialmente, na própria parede torácica, ou que seja introduzido no parênquima pulmonar ou no abdome.

Uma vez realizado o acesso às vias aéreas e descomprimidas as cavidades pleurais, mediante respiradores mecânicos, podem ocorrer iatrogenias decorrentes da confiança excessiva que se tem nesses equipamentos. Quando a vítima de trauma "luta" contra o respirador, é fundamental que sejam investigadas todas as possíveis causas e que se adotem as medidas necessárias para corrigi-las. O uso precipitado de medicações anestésicas, sedativas, bloqueadores neuromusculares, entre outras, pode provocar o agravamento do quadro.

Por todos esses motivos, é imprescindível que o doente intubado seja: monitorado, acompanhado de perto por médico ou outro profissional da Saúde, examinado periodicamente e, submetido, quando indicado, a exames laboratoriais para controlar a oxigenação e descartar possíveis alterações ácido-básicas.

C (*CIRCULATION*): CORREÇÃO DA INSTABILIDADE HEMODINÂMICA

A causa mais comum de instabilidade hemodinâmica no traumatizado é a hipovolemia decorrente de perdas sanguíneas ou, menos comumente, de líquido extracelular. Mais raramente a contusão cardíaca, o tamponamento cardíaco e o pneumotórax hipertensivo podem precipitar a instabilidade hemodinâmica ou agravar o estado de choque (obstrutivo). A contusão miocárdica e suas repercussões hemodinâmicas são de difícil caracterização. Traumas críticos que acometem o sistema nervoso central podem ser acompanhados de hipotensão grave devido à perda do tônus simpático.

A medida inicial consiste em identificar a instabilidade hemodinâmica e diagnosticar suas possíveis causas. A avaliação clínica, que inclui a análise de estado de consciência, ventilação pulmonar, débito urinário, frequência e intensidade do pulso, enchimento capilar, valor da pressão arterial, por ser rápida e poder ser repetida, não necessitando de equipamentos sofisticados para isso, é fundamental e deve ser adotada sistematicamente. O uso de medidas laboratoriais, particularmente a determinação dos valores de hemoglobina e do hematócrito, costuma ser desnecessário e, às vezes, contraindicado, pois pode induzir a erros. Os exames laboratoriais mais indicados são aqueles que definem se existem distúrbios do equilíbrio ácido-básico (medida do pH, *base excess* [BE], dos valores do lactato) e da oxigenação sanguínea.

As lesões viscerais responsáveis por perdas sanguíneas importantes podem ser diagnosticadas por vários métodos. A punção abdominal, muito usada no passado, é atualmente totalmente proscrita. Na suspeita de sangramento intraperitoneal, a lavagem peritoneal diagnóstica (LPD), ainda que invasiva, poderá evidenciar o sangue na cavidade, embora não defina seu volume ou origem. Um método diagnóstico usado frequentemente nos dias atuais é a USG (*Focused Assessment Sonography in Trauma* [FAST]), que detecta líquido na cavidade peritoneal, no pericárdio e também no espaço pleural (*Extended FAST* [E-FAST]). É importante enfatizar que a USG deve ser realizada corretamente e interpretada com ponderação, pois ela não mostra as lesões viscerais. Além disso, não define com segurança o volume e a natureza do líquido eventualmente encontrado na cavidade (sangue, urina, ascite, outros). Sem dúvida, a tomografia computadorizada (TC) é uma opção diagnóstica excelente para pacientes estáveis, pois permite definir com clareza a presença de lesões torácicas, abdominais e pélvicas, identifica sua origem e auxilia na definição da melhor opção terapêutica. Pode, entretanto, deixar de diagnosticar lesões do diafragma e do tubo digestivo. Nas últimas décadas, têm sido usados, com frequência crescente, procedimentos minimamente invasivos para o acesso ao abdome e ao tórax, os quais podem ter indicação essencialmente diagnóstica, embora estejam sendo utilizados, cada vez mais, com o intuito terapêutico. É fundamental, entretanto, que sejam lembradas suas possíveis repercussões negativas e que, quando indicados, sejam realizados por profissionais devidamente treinados.

Uma vez comprovada a instabilidade hemodinâmica, qualquer que seja sua possível causa, medidas terapêuticas básicas deverão ser adotadas imediatamente. É fundamental que se estabeleça o acesso venoso por, pelo menos, duas vias, e que se iniciem medidas para a reposição volêmica e para o tratamento das causas da instabilidade hemodinâmica.

O acesso venoso pode ser obtido por punção percutânea ou dissecção cirúrgica de veias periféricas, ou pelo acesso percutâneo de veias centrais. Deve-se ter cuidado com a punção de veias na fossa antecubital, pois elas frequentemente se perdem rapidamente, o que pode resultar em extravasamento de líquidos infundidos e ocasionar síndrome compartimental do antebraço. O acesso intraósseo, indicado no passado somente em crianças de idade inferior a 6 ou 7 anos, é medida atualmente usada inclusive para adultos, sendo uma excelente via de infusão, inclusive, de sangue.

Uma alternativa importante a ser considerada é o acesso venoso central, de preferência pela punção da veia jugular interna direita ou da subclávia, se possível guiada pela USG. Trata-se, entretanto, de procedimento que pode causar iatrogenias graves, sendo a mais comum o pneumotórax, no acesso subclávio. Nos últimos anos, tem sido indicado com frequência crescente o uso de cateteres venosos centrais inseridos pela veia periférica até o terço distal da veia cava superior ou proximal da veia cava inferior (*peripheral inserted central catheters* [PICC]). Trata-se, entretanto, de uma alternativa questionável no trauma, pois, em decorrência de seu calibre e de seu comprimento, não é viável a infusão rápida de soluções salinas.

As medidas terapêuticas a serem adotadas, dependem, evidentemente, da etiologia e da gravidade do choque. Há vários índices sugeridos para avaliar essa gravidade e o risco de mortalidade, como é o caso do *shock index (SI)*. Trata-se, entretanto, de um tema extremamente complexo, pois ao longo das últimas décadas foram propostas e adotadas diferentes alternativas para a reposição volêmica, não raramente conflitantes.

Obviamente, caso exista uma lesão vascular grave em vasos periféricos, a interrupção da perda sanguínea por compressão é a medida a ser empregada imediatamente. A utilização do torniquete dedicado de um membro deve também ser considerada, particularmente no APH, ainda que deva ser interrompida tão logo seja possível (até 150 minutos) para evitar a isquemia do membro. Havendo evidências clínicas e/ou ultrassonográficas de tamponamento pericárdico, costuma-se optar pela punção pericárdica descompressiva, que poderia viabilizar a remoção de pequenos volumes de sangue e constituir-se em medida salvadora de vida, ainda que de caráter temporário. Trata-se, entretanto, de manobra que pode ocasionar lesões iatrogênicas do coração e costuma ser ineficaz, pois o sangue no interior do pericárdio pode estar coagulado.

Embora as medidas terapêuticas para a reposição volêmica sejam temas de controvérsias tanto do ponto de vista qualitativo como quantitativo, diante de evidências de perdas volêmicas significativas, essa reposição deverá ser iniciada sem demora e poderá ser realizada por meio de soluções salinas isotônicas, de sangue e/ou de hemocomponentes (concentrados de hemácias, plasma fresco congelado [PFC], plaquetas). Caso o paciente esteja gravemente comprometido, pode ser considerada a conveniência de uma transfusão empírica com sangue total tipo O negativo. O volume a ser transfundido dependerá das condições clínicas do paciente. Trata-se, entretanto, de uma medida de exceção. Nos dias atuais, para pacientes que apresentam perdas de grandes volumes de sangue (taquicardia acentuada, redução significativa da pressão arterial, vasoconstrição cutânea), recomenda-se a adoção de um protocolo de transfusão maciça, com a infusão de 10 ou mais unidades de concentrados de hemácias, PFC e plaquetas. É importante discutir o tema em cada serviço de emergência com profissionais qualificados e envolvidos nessas medidas terapêuticas (hematologistas, hemoterapeutas, transfusionistas).

Uma das medidas propostas nos últimos anos é o emprego do tromboelastograma para avaliar o estado de coagulação do paciente e guiar a reposição volêmica. Recentemente, tem sido adotado também, com frequência, o uso de ácido tranexâmico que inibiria a ação do plasminogênio e diminuiria os riscos de sangramento. Seu uso precoce tem sido indicado nas primeiras 2 ou 3 horas após o trauma, mas não substitui o transporte rápido da vítima para um centro de trauma para que possa ser feito um diagnóstico correto e sejam adotadas medidas para o controle do sangramento.

É fundamental lembrar que, quando existirem lesões viscerais graves que estejam determinando perdas sanguíneas importantes, se não forem tomadas medidas cirúrgicas imediatas para interrompê-las, quaisquer outras iniciativas terapêuticas serão totalmente ineficazes e até perigosas. Em suma, se as medidas de reposição volêmica não forem eficazes ou se a resposta for transitória, deve ser sempre considerada a necessidade de adotar uma abordagem cirúrgica imediata para interromper as perdas, seja pela correção da lesão ou por um procedimento de controle de danos.

Nessa etapa da reanimação, podem ocorrer várias iatrogenias. As mais frequentes decorrem do acesso venoso, podendo ser exemplificadas por lesões acidentais de artérias ou nervos durante a dissecção venosa e pelas complicações inerentes à punção venosa central (pneumotórax simples ou hipertensivo, derrames pleurais, lesões vasculares). Por esses motivos, a punção venosa central em vítimas de traumas deve ser evitada, a não ser em condições especiais. Quando se torna necessária essa medida, deve-se preferir o acesso supraclavicular à veia jugular interna direita. Reitera-se que, nos dias atuais, tem sido adotado, com frequência crescente, o uso de cateteres venosos centrais de inserção periférica, embora seu uso no caso de traumas seja questionável, como já foi comentado. Quanto à expansão volêmica e à correção da instabilidade hemodinâmica, há variadas causas de iatrogenia: reposição insuficiente ou excessiva, uso de albumina e de expansores de plasma, uso de medicações vasoativas e interpretação inadequada do choque. Quando se usam soluções salinas, a reposição insuficiente pode decorrer do fato de que apenas 25 a 30% dessas soluções infundidas permanecem no compartimento intravascular. Por outro lado, a reposição excessiva de soluções salinas pode ocasionar ou agravar a insuficiência respiratória, precipitar a síndrome compartimental abdominal e provocar o aumento da pressão intracraniana com deterioração do estado neurológico, além de resultar em possível aumento das perdas sanguíneas. Constitui-se em uma das mais graves iatrogenias no atendimento inicial ao traumatizado. O uso de albumina humana, embora tenha sido preconizado durante vários anos, não é mais adotado para a expansão volêmica, sendo reservado para situações específicas. Os expansores artificiais de plasma não são indicados na reanimação inicial, pois podem provocar alterações da coagulação, falsear resultados de exames de laboratório de uso corrente e interferir na tipagem do sangue. As soluções salinas hipertônicas e vários substitutos de sangue também não são recomendados.

Tendo em vista o fato de que o choque do traumatizado deve-se a causas diversas e coexistentes, o médico deve estar atento para reconhecer essas possíveis associações de causas etiológicas e adotar as medidas terapêuticas indicadas.

Em outras palavras, é essencial que a vítima seja reavaliada repetidamente e em curtos intervalos. Para complicar mais um pouco esse tema, cabe lembrar que em idosos, crianças e atletas a resposta à hipovolemia pode ser diferente daquela padrão, além de se ter em mente também que o uso de polifarmácia pode acarretar modificações significativas no estado do indivíduo ferido.

Quanto ao tratamento definitivo, cabe ressaltar que, além dos procedimentos cirúrgicos convencionais, atualmente existem novas opções terapêuticas, como o *resuscitative endovascular balloon occlusion of the aorta* (REBOA), procedimento pelo qual se introduz um balão endovascular na aorta para controlar o sangramento e manter temporariamente a pressão arterial estável, e a arteriografia, tanto para aprimorar o diagnóstico da origem do sangramento como para viabilizar a realização de uma embolização com o intuito de bloquear essa hemorragia.

D (*DISABILITY*): DIAGNÓSTICO DE DÉFICITS NEUROLÓGICOS E INSTABILIDADE DA COLUNA

Atender a um doente traumatizado com comprometimento neurológico, estabelecer uma avaliação correta e adotar medidas terapêuticas adequadas podem constituir-se em desafios difíceis. O instrumento mais comumente usado para determinar o nível de consciência é a Escala de Coma de Glasgow (ECG), publicada pela primeira vez em 1974, que avalia a abertura ocular, a resposta verbal e a melhor resposta motora. O melhor escore (pontuação) da ECG, somando-se os três indicadores mencionados, é 15 (abertura ocular 4 + resposta verbal 5 + resposta motora 6). O pior escore tem um valor de 3 (abertura ocular 1 + resposta verbal 1 + resposta motora 1). O traumatismo cranioencefálico (TCE) é considerado leve quando o escore da ECG é de 13 a 15 pontos, moderado quando varia de 9 a 12 e grave se resultar entre 3 e 8. Nos últimos anos, a versão original da ECG tem sido revisada e atualizada, com a adoção de alguns outros critérios. O método diagnóstico complementar mais confiável de lesões cranioencefálicas e raquimedulares é a TC.

No atendimento inicial é fundamental lembrar que a hipoxia e a hipotensão podem ter um papel determinante na evolução desfavorável de uma lesão neurológica potencialmente curável, podendo ser mais graves do que o próprio TCE, agravando o prognóstico do quadro clínico, independentemente da idade da vítima, de seu escore na ECG e dos achados tomográficos. Por isso, a obrigatoriedade de investir no protocolo XABC. Da mesma maneira, o uso de drogas, fármacos e álcool, e a concomitância de distúrbios metabólicos graves (p. ex., hiperglicemia) podem dificultar a avaliação neurológica do indivíduo.

Toda vítima de trauma que se queixe de dor ao longo da coluna ou que não possa prestar informações claras quanto aos seus sintomas deve ser considerada como portadora de lesão instável da coluna vertebral, com risco de lesão medular, até prova em contrário. Esses parâmetros valem não apenas para a coluna cervical, mas também para os segmentos distais da coluna vertebral. Por isso, impõem-se medidas para garantir a imobilização da coluna como um todo, para evitar possíveis sequelas, com ênfase especial para o segmento cervical. A imobilização do traumatizado deve ser adequada e sua transferência e movimentação devem ser realizadas "em bloco". Como já mencionado, entre os métodos diagnósticos complementares, aqueles habitualmente adotados para avaliação da coluna cervical são os estudos de imagem (radiografia ou TC habitualmente). É necessário que as radiografias de perfil sejam realizadas com o doente em posição adequada que possibilite a visualização de todas as sete vértebras cervicais. Uma vez detectadas lesões ósseas ou ligamentares da coluna, ou se não for possível excluí-las, é fundamental adotar medidas eficientes que garantam o alinhamento e a imobilização da coluna.

Nessa etapa, a iatrogenia mais grave é a lesão medular por falhas na imobilização, causando paraplegia ou tetraplegia definitiva em vítima potencialmente recuperável. A hipoxia e a hipercarbia e a reposição insuficiente ou excessiva de soluções salinas são motivos de complicações neurológicas graves. Quando se decide aspirar secreções ou inserir alguma sonda gástrica por via nasal, a detecção de fraturas na face ou na base do crânio contraindica esses procedimentos pela possibilidade de penetração da sonda na cavidade craniana ou, ainda que mais raramente, no próprio canal medular da coluna.

E (*EXPOSURE*): AVALIAÇÃO COMPLETA

Conhecer os mecanismos de trauma é fundamental para estabelecer estratégicas terapêuticas; entretanto as vítimas de traumatismos físicos de gravidade significativa, mesmo quando lúcidas e conscientes, costumam prestar informações pouco confiáveis. As causas desse fato vão desde a natureza das lesões, que podem impedir a comunicação entre o indivíduo ferido e o médico, até o impacto psicológico da situação. Além disso, a vítima pode ocultar, intencionalmente, informações, como, por exemplo, o fato de ter sido submetida a abusos sexuais e a violências físicas.

É imprescindível que se investiguem, sempre que possível, os antecedentes do doente quanto à existência de comorbidades (hipertensão arterial sistêmica, insuficiência cardíaca congestiva, diabetes etc.), quanto ao uso de medicamentos (hipotensores, betabloqueadores, inibidores da agregação plaquetária etc.), principalmente da polifarmácia, problema cada vez mais frequente nos dias atuais, e quanto a possíveis alergias. Pelos mesmos motivos, a avaliação clínica deve ser realizada de maneira sistematizada e completa, não se esquecendo dos exames do dorso, do períneo, dos membros e de todos os orifícios naturais. Nessa etapa e em todo o atendimento inicial, deve-se evitar a hipotermia decorrente da exposição prolongada da vítima, o que pode acarretar mais complicações ao quadro.

OUTROS POSSÍVEIS ERROS E IATROGENIAS

Tentativas forçadas de introduzir uma sonda nasogástrica podem provocar engasgo e vômito, e precipitar a aspiração de conteúdo gastrintestinal para as vias aéreas. Do mesmo modo, a colocação forçada de uma sonda vesical pode causar ou agravar uma lesão uretral. Conforme já assinalado, a passagem de sonda nasogástrica em traumatizado portador de fratura de base de crânio pode resultar em penetração da cavidade craniana.

Outra circunstância na qual surgem condições favoráveis à ocorrência de iatrogenias é durante a execução de procedimentos diagnósticos e terapêuticos, ainda que simples, como a punção venosa, a drenagem de tórax, a sondagem da bexiga. No ambiente conturbado do pronto-socorro, não raramente o médico relega a um plano secundário medidas básicas de assepsia e antissepsia. É comum que posteriormente surjam empiemas, tromboflebites sépticas, infecções urinárias, entre outras complicações, que seguramente contribuem para agravar as condições dos pacientes, para prolongar sua permanência no hospital e para elevar os custos do tratamento.

Sem condenar o uso sistemático de antibióticos, deve ser enfatizado que essa classe de medicamentos deve ser utilizada de acordo com critérios adequados (quanto ao tipo, à dosagem, ao momento da indicação, ao tempo de uso etc.), lembrando-se que elas não substituem uma assistência de qualidade.

Por fim, ainda há o problema de atendimento inadequado por falta de liderança e de integração entre os membros da equipe assistencial por possível inobservância das prioridades já mencionadas e da subordinação de decisões urgentes a medidas diagnósticas e terapêuticas desnecessárias. Em virtude de tudo o que foi exposto, não se pode esquecer que a adoção sistematizada e rígida de protocolos e *guidelines* pode induzir erros de conduta e não substitui a reavaliação clínica sequencial da vítima de trauma. Deve-se compreender que não existe resposta padronizada do traumatizado à agressão e ao tratamento.

ETAPAS SUBSEQUENTES

Uma vez terminada a avaliação inicial e conforme foi enfatizado repetidas vezes, é importante que o indivíduo ferido seja submetido a uma avaliação sequencial repetida, sendo acompanhado, de preferência, pelo mesmo médico até que sua situação esteja claramente definida e estabilizada. Esse monitoramento deve ser sequencial e repetido em curtos intervalos (de 1 a 2 horas). Esse procedimento é fundamental tendo em vista a imprevisibilidade da evolução das lesões traumáticas, particularmente durante o eventual transporte para outro centro ou para outra unidade assistencial.

O uso de métodos avançados de diagnóstico de imagem, particularmente da TC, tem sido adotado com frequência crescente nos últimos anos e, hoje em dia, é indicado rotineiramente. Trata-se, sem dúvida, de um avanço diagnóstico inquestionável. Entretanto, por não serem sempre disponíveis e por predisporem, ainda que ocasionalmente, a interpretações equivocadas, eles não substituem a avaliação clínica sequencial e devem ser indicados e interpretados com critério. Recomenda-se que o cirurgião que solicitou o exame e o radiologista que o realizou conversem entre si para chegarem a uma interpretação correta dos achados.

Outros fatos costumam contribuir para a preocupante quantidade de "mortes evitáveis" decorrentes de traumatismos. É comum que nos serviços de emergência não existam recursos físicos e humanos, e normas institucionais apropriadas para o atendimento ao traumatizado. A assistência é improvisada, e o tempo de trânsito intra-hospitalar é longo. É óbvio, por isso, que os erros e as iatrogenias anteriormente mencionadas não significam desinteresse dos profissionais envolvidos, mas decorrem de seu despreparo, da sobrecarga de trabalho e, muitas vezes, da precariedade dos recursos disponíveis.

CONSIDERAÇÕES FINAIS

A finalidade deste tópico é tão somente alertar os profissionais envolvidos no atendimento a respeito das prioridades e das medidas fundamentais a ser adotadas no APH.

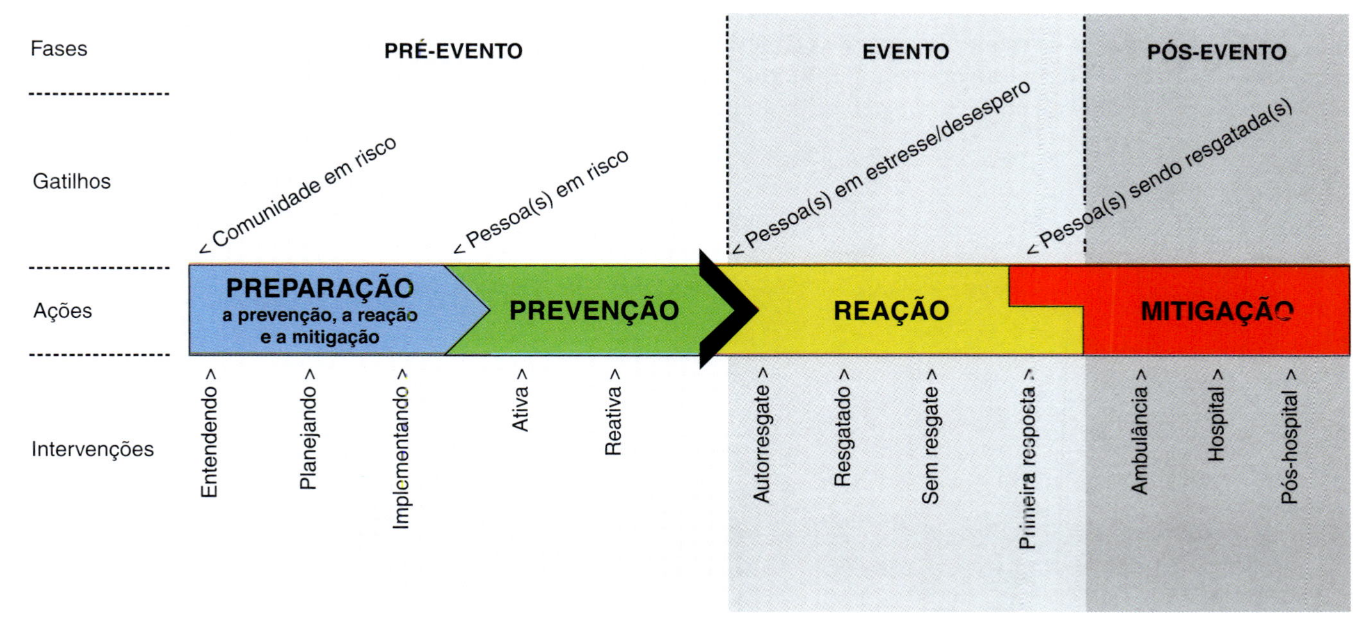

Figura 10.1 Linha do tempo em trauma. (Fonte: International Drowning Research Alliance.)

Obviamente, os princípios gerais de atendimento a traumatizados não diferem em relação ao ambiente pré-hospitalar ou ao hospitalar. O problema, entretanto, consiste no fato que, no ambiente pré-hospitalar, é inviável proceder a avaliações diagnósticas e a procedimentos terapêuticos mais avançados. Em decorrência desses desafios, existem algumas controvérsias a respeito do que se deve fazer ou não no ambiente pré-hospitalar. De modo geral, existem duas opções mais conhecidas: *stay and play* (ficar no local e adotar as medidas necessárias para a reanimação) e *scoop and run* (resgatar e correr para o hospital). A primeira adota a estratégia de iniciar a reanimação básica da vítima no local do evento, e a segunda parte do princípio de que quanto antes a vítima puder ser transferida para um hospital qualificado, maiores serão as possibilidades de sucesso.

Os fatores envolvidos na adoção de uma ou outra alternativa para o APH são variados e incluem tanto as características do local onde ocorreu o evento como a quantidade de vítimas e seu perfil, a natureza das lesões, a qualificação dos profissionais envolvidos, a disponibilidade de recursos e equipamentos para a reanimação e para o transporte das vítimas, a localização e o perfil dos hospitais que as receberão. Por todas essas razões, podem existir diferenças radicais entre diferentes cidades ou em uma mesma cidade. Para complicar mais um pouco esses temas polêmicos, há controvérsias relacionadas com a adoção ou não de medidas como a intubação endotraqueal, a punção de um possível pneumotórax hipertensivo, o início da reposição volêmica e até a realização de toracotomias de reanimação.

A estratégia ideal seria adotar algumas medidas básicas que, ao mesmo tempo, promovessem a sobrevida da vítima sem interferir na rapidez de seu transporte para o hospital de retaguarda. Esse método poderia ser intitulado de *play and run* ou *scoop and play*, com a adoção imediata apenas das medidas imprescindíveis para garantir a sobrevida da vítima e a remoção da vítima o mais rápido possível para o hospital.

Um ingrediente essencial para viabilizar efetivamente essa estratégia seria, obviamente, o preparo e o treinamento dos integrantes da equipe de resgate. As medidas imprescindíveis no local seriam o emprego de técnicas básicas de permeabilização das vias aéreas, a oferta de oxigênio e a utilização de garrotes (como o *combat application tourniquet*) ou de outras medidas para interromper a hemorragia. É importante lembrar que perdas volêmicas importantes podem decorrer de fraturas de membros e, particularmente, de fraturas de bacia. Quando existem evidências clínicas de fraturas de bacia, deve ser considerada a possibilidade de imobilização temporária com o uso de um lençol ou com algum tipo de contenção específica, como um *splint* (tala) imobilizador ou cinta pélvica.

Não deveria ser tentada a punção de um possível pneumotórax hipertensivo nem deveriam ser adotadas medidas para a reposição volêmica, pois a punção pleural poderia resultar em iatrogenias graves e a reposição volêmica exigiria investimento considerável de tempo e resultaria em questionável expansão volêmica, além de poder ocasionar aumento das perdas sanguíneas. A toracotomia de reanimação deveria ser proibida.

Deve-se atentar para a necessidade de adotar algumas cautelas, como:

- Seja "pessimista"... considere sempre as piores alternativas
- Considere o mecanismo de trauma, mas suspeite
- Examine a vítima por inteiro e com muito cuidado
- Reavalie o traumatizado constantemente, sem considerá-lo "estável"
- Trabalhe em equipe, de forma cooperativa e amigável
- Comunique-se com seus colegas e outros profissionais
- Ligue o relógio: algumas lesões podem evoluir rapidamente
- Pondere sobre as possibilidades: "o diagnóstico pode ser 'outro'"
- Adote estratégias diagnósticas e terapêuticas mais seguras
- Lembre-se de que cada vítima de trauma responde a um estímulo de maneira diferente.

BIBLIOGRAFIA

Maier, R. V. (2014). Scudder oration on trauma. A century of evolution in trauma resuscitation. *Journal of the American College of Surgeons, 219*(3), 335-345.

Mackersie, R. C. (2010). Pitfalls in evaluation and resuscitation of trauma patient. *Emergency Medicine Clinics of North America. 28*(1), 1-27.

Guia de utilização de anti-infecciosos e recomendações para a prevenção de infecções relacionadas à assistência à saúde. 7ª ed. São Paulo: Hospital das Clínicas da Faculdade de Medicina da Universidade de São Paulo.

CAPÍTULO 11

Manejo das Vias Aéreas no Atendimento Pré-Hospitalar

Samir Lisak

INTRODUÇÃO

Ao falar em atendimento pré-hospitalar (APH), as grandes emergências vêm à mente. Situações complicadas, sangue, trauma, enormes dificuldades. De fato, isso ocorre com frequência, mas situações aparentemente mais simples colocam as equipes de assistência – e os pacientes – em risco (Figura 11.1).

Urgências e emergências clínicas diversas, grandes obesos, insuficiência respiratória aguda, parada cardiorrespiratória, acidentes com vítimas presas em ferragens, múltiplas vítimas. Várias são as situações e os ambientes. A escolha da abordagem à via aérea deve considerar alguns aspectos importantes, nem sempre citados na literatura tradicional. Por exemplo:

- O que é melhor para o paciente?
- Do que o paciente precisa?
- O que é melhor para a equipe?
- O que é mais seguro e confortável?
- O que pode ser feito?
- Quais são as opções de tratamento?
- O que dá para se fazer?
- Quais são os recursos disponíveis?

As escolhas devem ser pautadas de acordo com as necessidades dos pacientes, considerando a capacidade de execução da equipe, as opções e recursos disponíveis e o que se consegue fazer naquela situação.

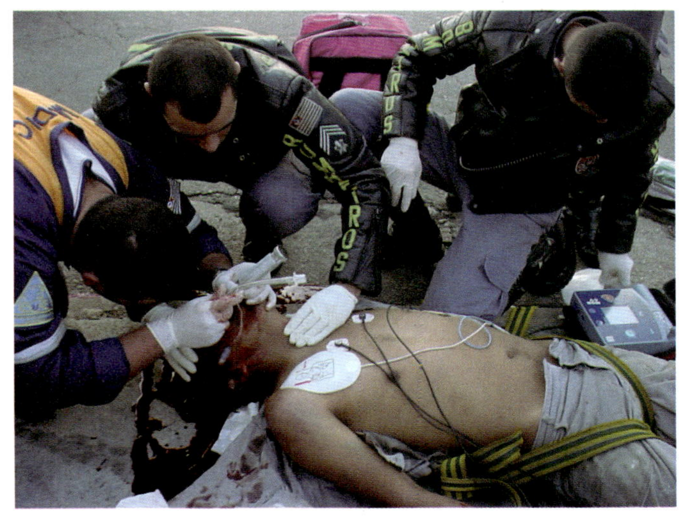

Figura 11.1 Atendimento pré-hospitalar a paciente vítima de eletrocussão seguida de queda de altura (7 metros).

Não há receita de bolo nem protocolo que englobe todas as situações. Os treinamentos e os *guidelines* servem para orientar condutas, mas sua aplicação deve ser baseada nas necessidades do paciente, monitoradas continuamente por profissional comprometido.

SISTEMATIZAÇÃO DO ATENDIMENTO

Escolher entre preservar ou suprimir a ventilação espontânea do paciente, tentar intubar ou acessar cirurgicamente a via aérea, induzir anestesia ou realizar intubação com o paciente acordado são dilemas frequentemente encontrados durante os atendimentos de emergência.

Para maior segurança, reconhecer os riscos rapidamente e gerenciá-los garantirá mais tranquilidade ao profissional que executa o procedimento, potencializando as chances de sucesso. Entretanto, muitas situações dificultam a avaliação da via aérea, e nesses casos, o planejamento adequado pode fazer a diferença entre o sucesso e o desfecho catastrófico no manuseio de uma dificuldade não antecipada na via aérea.

Estruturar a linha de cuidado ao paciente requer conhecimento, prática, recursos e, acima de tudo, a capacidade de ver e enxergar as necessidades daquele que receberá os cuidados.

Com muita frequência, as condições da cena e do paciente mudam rapidamente. Planejar a linha de cuidado principal é o começo do atendimento, porém ter outras alternativas de conduta é fundamental para o sucesso do atendimento.

Após a identificação da necessidade de manuseio avançado da via respiratória, a conduta sugerida é:

1. Avaliar a probabilidade e o impacto clínico das seguintes dificuldades:
   - Intubação difícil
   - Ventilação difícil
   - Paciente não cooperativo (crianças, agitação psicomotora, paciente alcoolizado, confuso ou inconsciente)
   - Acesso cirúrgico difícil.
2. Sempre administrar O_2 suplementar durante os procedimentos.
   - Fornecer oxigênio suplementar por meio do dispositivo mais adequado.

3. Desenvolver estratégias primárias e alternativas.
   - Os recursos disponíveis para o manuseio da via aérea deverão estar sempre preparados para pronto uso
   - A opção por intubação acordado nos permite outras estratégias caso haja falha na técnica:
     - Intubação traqueal após indução farmacológica sem bloqueador neuromuscular
     - Uso de dispositivos supraglóticos ou retroglóticos após indução farmacológica
     - Utilizar técnicas invasivas.
4. Considerar os prós e os contras na escolha das técnicas.
   - Intubação com paciente acordado ou tentativa de intubação após indução de anestesia geral?
     - A escolha de técnicas de intubação com o paciente acordado são as que oferecem maior segurança
     - Poderemos optar por métodos não invasivos, que incluem: dispositivos supraglóticos ou retroglóticos, intubação com estilete guia, estilete luminoso ou tubo trocador; intubação retrógrada; intubação nasal ou oral às cegas
     - A confirmação da ventilação (com tubo traqueal ou máscara laríngea) é sempre realizada com CO_2 expirado (capnografia ou método colorimétrico)
     - A decisão de tentar uma intubação traqueal após indução da anestesia em um paciente com via aérea difícil diagnosticada pode se transformar em uma catástrofe, se nos depararmos com a situação "*não intubo, não ventilo*"
   - Técnicas de acesso não invasivo à via aérea ou acesso invasivo?
     - Essa escolha depende da história pregressa, do exame físico e das doenças existentes
     - Quando a dificuldade no manuseio da via aérea se deve à limitação da mobilidade do pescoço ou da abertura da boca, a intubação nasal às cegas ou o estilete luminoso podem ser empregados. Por outro lado, se o caso é um tumor em laringe, a via aérea cirúrgica é uma opção correta
     - Como técnicas invasivas em APH, a cricotireoidostomia cirúrgica ou por punção são as recomendações
   - Preservação da ventilação espontânea ou abolição da ventilação espontânea?
     - Preservar a ventilação espontânea é sempre a técnica mais segura nos casos de dificuldade identificada, prevista ou duvidosa.

A rápida avaliação das características da cena e do paciente e a disponibilidade de recursos mínimos para manuseio alternativo da via aérea permitem a sistematização do atendimento em planos, como segue:

- Plano A: tentativa inicial de intubação traqueal
- Plano B: tentativa secundária de intubação traqueal
- Plano C: manutenção da ventilação e oxigenação
- Plano D: "não intubo, não ventilo".

Plano A: tentativa inicial de intubação traqueal

Ao reconhecer a necessidade de intubação traqueal do paciente, seja por angústia respiratória, seja por eventual necessidade de proteção de vias aéreas contra aspiração de conteúdo regurgitado, deve-se considerar a inexistência de jejum prévio como certa.

Nessas situações, a escolha do dispositivo adequado para fornecimento de oxigênio, assegurando pré-oxigenação eficaz, constitui o primeiro passo para o manuseio seguro das vias aéreas.

O uso de máscara facial não reinalante com reservatório constitui-se na melhor alternativa, tanto pelo conforto como pela alta fração inspirada de oxigênio fornecida.

Logo após o início da suplementação de oxigênio, pode-se reavaliar a via aérea e o plano de manuseio. Nesse momento, a revisão dos monitores e dos dados do paciente pode ser bastante útil, porém ocorre com certa frequência a necessidade de intubação imediata. Nos casos em que houver acentuado rebaixamento do nível de consciência com iminente comprometimento respiratório, assegurar a via aérea por meio da intubação traqueal após suplementação de oxigênio pode ser uma opção.

A escolha por garantir a preservação dos reflexos de proteção das vias aéreas durante a intubação traqueal, realizando o procedimento com o paciente acordado, pode ser uma opção bastante razoável em determinadas situações, mas requer habilidade significativa do profissional médico e é eventualmente bastante desagradável ao paciente.

Plano B: tentativa secundária de intubação traqueal

Após não mais que duas tentativas sem sucesso de intubação por meio de laringoscopia convencional, o Plano B – tentar intubar por meio de um dispositivo supraglótico que permita ventilação e facilite a intubação traqueal – é recomendado.

Apesar da reconhecida possibilidade de intubação traqueal bem-sucedida por meio de alguns dispositivos supraglóticos variados, dispositivos que não foram desenvolvidos especificamente para esse fim têm limitações claras para tal propósito. Nesse cenário, o uso da máscara laríngea para intubação Fastrach® tem demonstrado elevado índice de sucesso para realização da intubação traqueal, mesmo nas situações em que a dificuldade da via aérea não foi prevista.

Plano C: manutenção da ventilação e oxigenação

É importante considerar que a ventilação e a oxigenação do paciente devem ser mantidas, independentemente do dispositivo ou técnica que se planeja utilizar. Para isso, procedimentos simples – mas frequentemente esquecidos – podem ser a solução.

Liberação manual das vias aéreas

A via aérea deve ser checada quanto a sua permeabilidade, retirada de secreções e corpos estranhos. Manobras de elevação do queixo (*chin lift*) ou tração da mandíbula (*jaw thrust*) asseguram mínima movimentação da coluna cervical dos pacientes, especialmente a tração da mandíbula (Figura 11.2). Ambas as técnicas resultam na movimentação ântero-caudal e latero-caudal da mandíbula (para cima e na direção dos pés), assegurando espaço para a passagem do ar.

A partir da permeabilização da via aérea há exposição de secreções ou corpos estranhos. Dentes e restos de alimentos em pedaços podem ser retirados manualmente, desde que

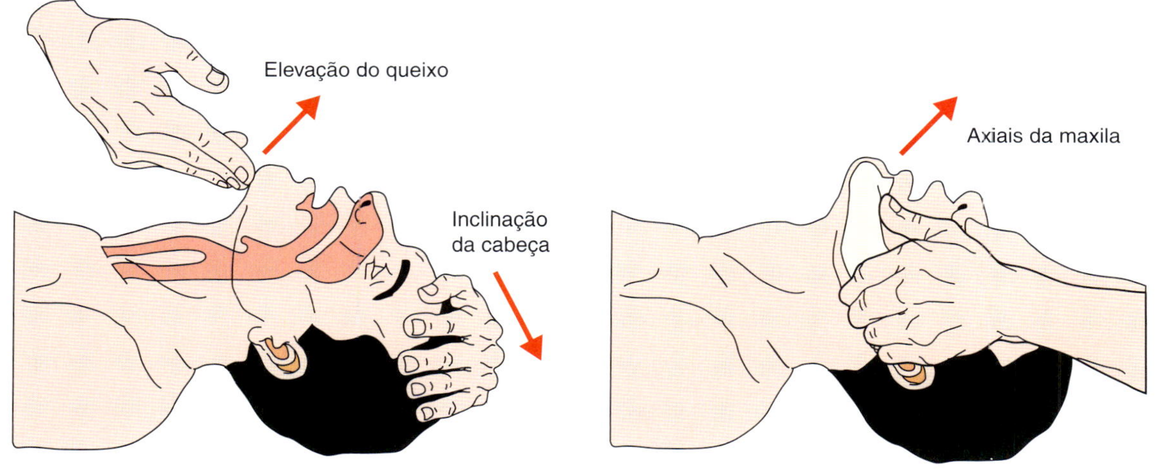

Figura 11.2 Liberação manual das vias aéreas.

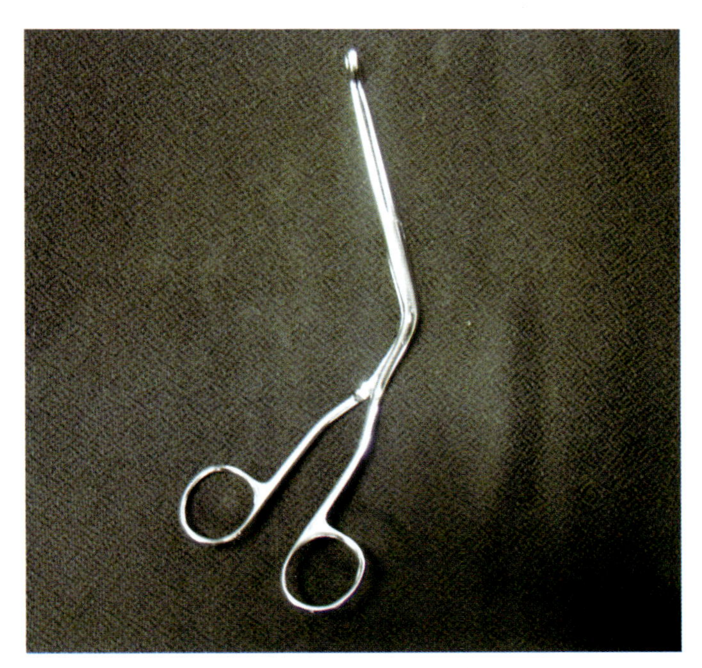

Figura 11.3 Pinça Magil®.

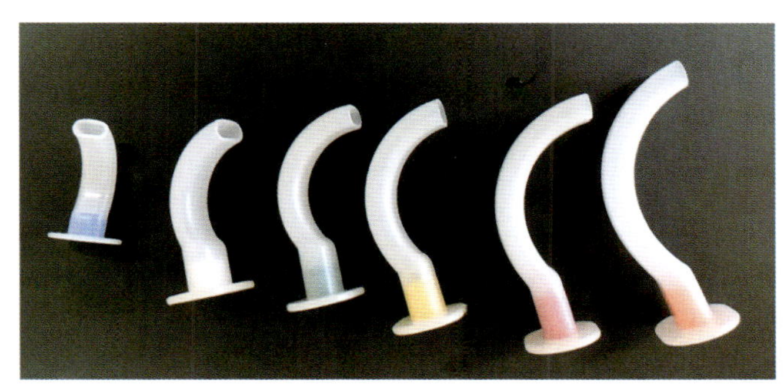

Figura 11.4 Cânulas orofaríngeas.

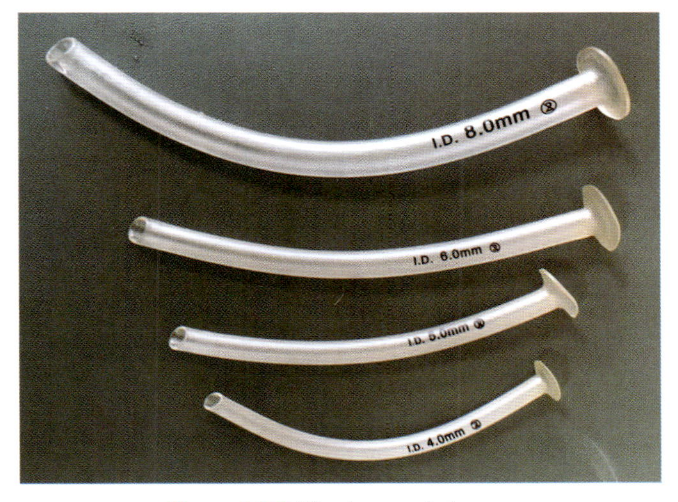

Figura 11.5 Cânulas nasofaríngeas.

o objeto seja visualizado. Não se deve, em hipótese alguma, realizar varredura digital às cegas, podendo provocar lesões na boca e na garganta da vítima ou no dedo do socorrista, sem evidências de eficácia, ou mesmo empurrar o objeto para estruturas mais profundas do sistema respiratório. Outro método permitido é a retirada do objeto com uma pinça tipo Magil® (Figura 11.3).

Dispositivos de manutenção para vias aéreas abertas

Na condição de manter o paciente com a via aérea pérvia, pode-se utilizar dispositivos como as cânulas orofaríngeas (Figura 11.4) para inconscientes e as cânulas nasofaríngeas (Figura 11.5) para pacientes que detêm algum nível de consciência e reagem a estímulos. Está contraindicada a utilização de cânula orofaríngea nesse grupo de pacientes (com certo nível de consciência e preservação dos reflexos protetores das vias aéreas) ao custo de promover regurgitação, vômitos e complicações associadas.

A suplementação de oxigênio por meio de dispositivo apropriado é mandatória a fim de se garantir maior segurança ao paciente, com altos índices de sucesso.

Plano D: "não intubo, não ventilo"

Essa situação de emergência pode ter um fim catastrófico se não gerenciada adequada e rapidamente. Persistir nas tentativas de intubação e ventilação é um equívoco comum, e seu desfecho indesejado já é bem estabelecido.

Os dispositivos auxiliares e de resgate devem ser prontamente empregados, sejam eles supra ou retroglóticos. Imediatamente após a tentativa frustrada de garantir adequada oxigenação e ventilação, a via aérea invasiva está formalmente indicada, seja por meio de cricotireoidostomia cirúrgica, seja por punção.

No Brasil, os dispositivos auxiliares e de resgate mais empregados nos serviços de APH são as máscaras laríngeas, com experiências isoladas utilizando combitubos, máscaras perilaríngeas e tubos esofágicos. Esses dispositivos estão sendo difundidos rapidamente, incentivando a produção de estudos controlados.

ABORDAGEM INICIAL

O manuseio adequado da via aérea é de suma importância nos atendimentos de urgência e emergência. Está entre as prioridades estabelecidas nos protocolos internacionalmente difundidos para padronização de atendimento em situações de urgência clínica e traumática, e sua manipulação inadequada é a principal causa de morbimortalidade na assistência ao paciente crítico.

Sedar e intubar um paciente com insuficiência respiratória aguda, consciente, agitado, cianótico, com grande desconforto respiratório pode parecer uma medida muito precoce para alguns. E de fato pode ser. Porém, é fundamental compreender que não há, na maioria dos serviços pré-hospitalares, dispositivos de ventilação não invasiva por pressão positiva. Nesse caso, o que é melhor ao paciente – sem comprometimento da equipe – e o que pode ser feito encontram limitação no que é viável ser feito.

É assim que frequentemente se opta por assegurar via aérea definitiva e controlar as funções ventilatórias dos pacientes, garantindo maior segurança e qualidade aos atendimentos.

A indicação de intubação no APH não é diferente das recomendações habituais, porém algumas situações peculiares podem justificar ou exigir a obtenção de via aérea definitiva em cenário hostil.

As causas de obstrução de vias aéreas ou ventilação inadequada em pacientes traumatizados são:

- Obstrução de via aérea
    - Ferimento em face, mandíbula ou pescoço (Figura 11.6)
    - Hemorragia em nasofaringe, seios da face, boca ou via aérea superior
    - Aspiração de conteúdo gástrico ou corpo estranho
    - Má aplicação de dispositivo supraglótico ou tubo traqueal
- Ventilação inadequada
    - Rebaixamento do nível de consciência secundária a traumatismo craniano, choque, intoxicação, hipotermia ou sedação excessiva
    - Trauma direto na traqueia ou brônquios
    - Ferimento na parede torácica
    - Aspiração
    - Contusão pulmonar
    - Trauma raquimedular
    - Broncospasmo secundário à inalação de fumaça ou gás tóxico.

Garantir que a via aérea permaneça pérvia e protegê-la da aspiração ou da obstrução garantem ventilação e níveis de oxigenação aceitáveis. As intervenções devem ocorrer de forma a assegurar que o oxigênio chegue efetivamente à corrente sanguínea.

As principais indicações de intubação traqueal são:

- Parada respiratória ou cardiorrespiratória
- Insuficiência respiratória
- Necessidade de proteção mecânica das vias aéreas
- Necessidade de sedação profunda ou anestesia
- Necessidade transitória de hiperventilação em pacientes com efeito massa em lesões cerebrais e evidências de aumento da pressão intracraniana (PIC)
- Necessidade de administração de Fi_{O_2} 100% a pacientes com intoxicação por monóxido de carbono.

Em algumas situações, opta-se por assegurar via aérea definitiva em razão da distância até a referência hospitalar, do meio de transporte utilizado e da evolução natural da doença. Pacientes com alteração do nível de consciência de origem traumática tendem a piorar com o passar do tempo.

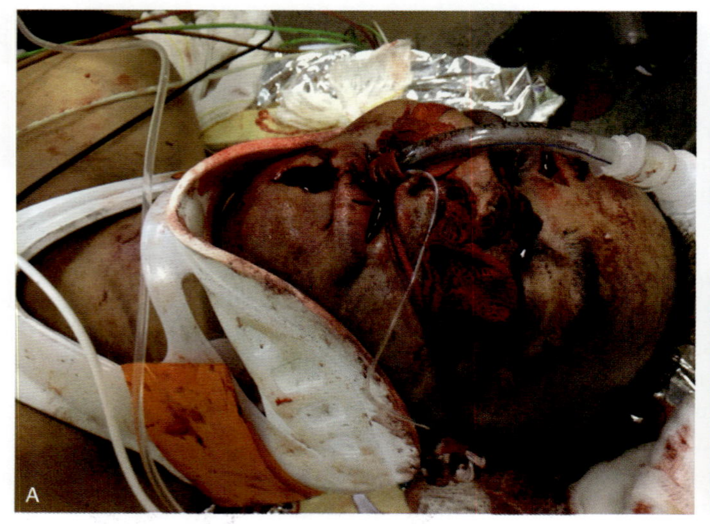

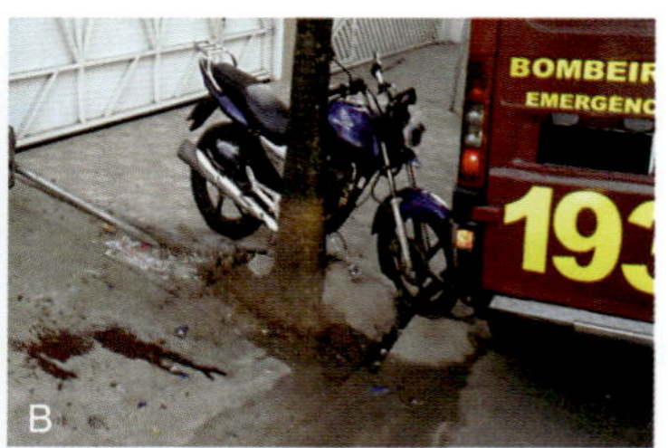

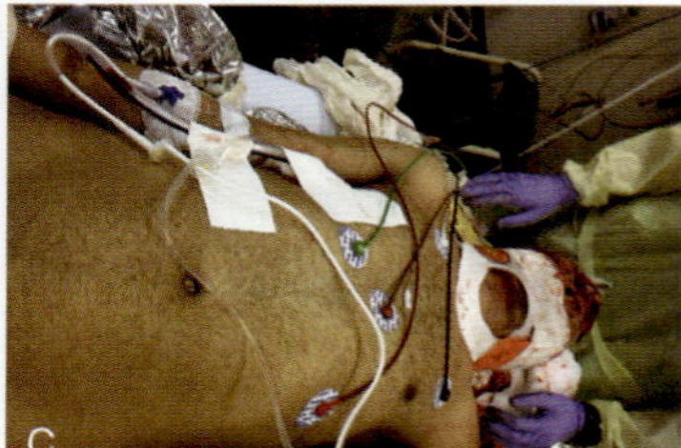

Figura 11.6 Colisão moto *versus* lixeira. Politrauma grave com trauma de crânio (traumatismo craniano), trauma de face, trauma de tórax (pneumotórax), enfisema subcutâneo cervical e via aérea crítica. Transportado de helicóptero a hospital terciário.

Aeronaves oferecem pouca ergonomia para realização de manobras, como a intubação traqueal. Eventualmente, a soma desses fatores, agregada à experiência do profissional de APH, podem ser indicativos de via aérea definitiva em prol da segurança de paciente e equipe.

Os principais assuntos relacionados ao manuseio da via aérea no APH concentram-se em (Figura 11.7):

- Sequência rápida de intubação (SRI):
  - Com uso de bloqueador neuromuscular
  - Sem uso de bloqueador neuromuscular
- Intubação acordado
- Dispositivos auxiliares e de resgate (extraglóticos):
  - Supraglóticos
  - Retroglóticos
- Via respiratória cirúrgica:
  - Cricotireoidostomia cirúrgica
  - Cricotireoidostomia por punção.

E alguns dos problemas mais comuns no APH são:

- Intubação acordado × intubação após indução
- Intubação extra-hospitalar × intubação intra-hospitalar
- Dispositivos extraglóticos × intubação traqueal
- Ventilação espontânea × relaxamento muscular
- Técnica não invasiva × técnica invasiva.

O manejo da via aérea no cenário pré-hospitalar atual deve contemplar:

- Realização de SRI
- Uso de dispositivos acessórios e de resgate (supraglóticos/retroglóticos)
- Identificação dos casos em que a sequência rápida de intubação não está indicada
- Habilidade para gerenciamento ou resgate da via aérea em que a tentativa de intubação falhou e a ventilação manual não é efetiva
- Intubação traqueal imediata
- Intubação traqueal assistida por medicamentos
- Via aérea cirúrgica: cricotireoidostomia.

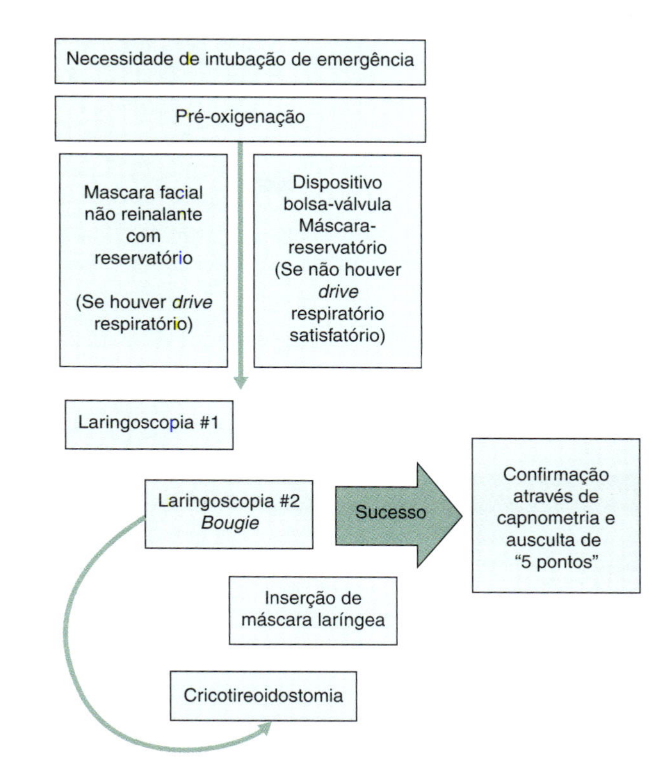

Figura 11.7 Manejo da via aérea no pré-hospitalar.

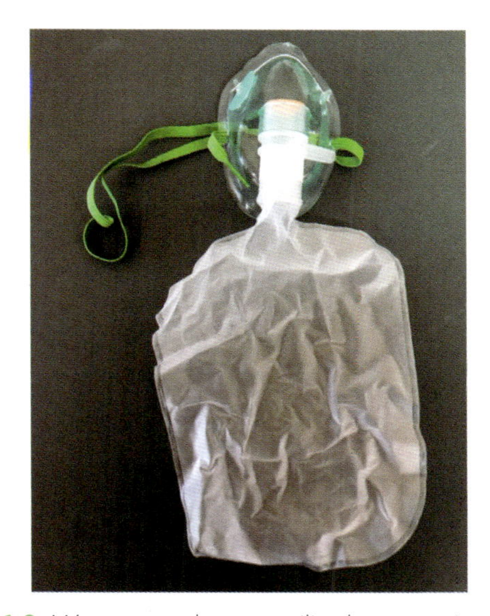

Figura 11.8 Máscara que deve ser utilizada se o paciente respirar.

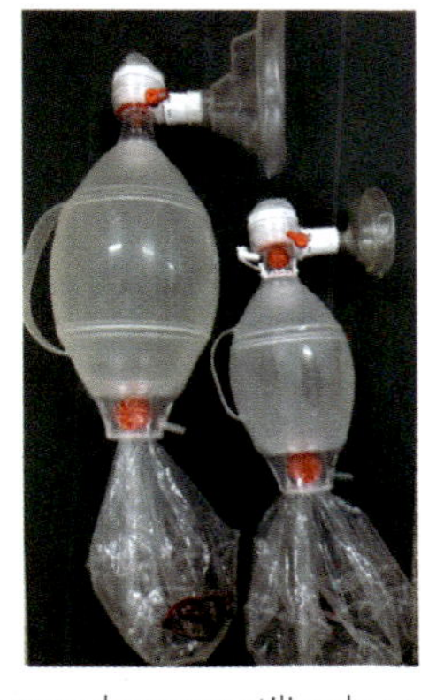

Figura 11.9 Máscara que deve ser utilizada se o paciente não respirar.

SEQUÊNCIA RÁPIDA DE INTUBAÇÃO

Métodos mnemônicos são frequentemente utilizados e ajudam bastante na autochecagem do profissional na execução de procedimentos. A utilização dos 7 P's baseia-se nessa filosofia:

1. **Preparar** material e equipamento necessários e assegurar-se de que o paciente está em local apropriado para intubação.
2. **Pré-oxigenar** o paciente utilizando máscara facial com reservatório (não reinalante) (Figura 11.8) ou ventilação manual por meio de dispositivo bolsa-máscara-válvula-reservatório (se não houver ventilação espontânea) (Figura 11.9).
3. **Pré-tratamento** farmacológico: relativamente pouco utilizado. Lidocaína 1,5 mg/kg IV para trauma cranioencefálico ou doença reativa de vias aéreas.
4. **Paralisia com sedação**: administrar o sedativo em dose adequada e, posteriormente, o bloqueador neuromuscular, respeitando seus tempos de ação.

5. **Posicionamento** da via aérea, se o caso permitir. Pode ser aplicada manobra de Sellick ou B.U.R.P. (*Back-Up-Right-Position*) imediatamente após a infusão dos fármacos.
6. **Posição + confirmação**: intubar e confirmar posicionamento do tubo (visualização direta, ausculta de 5 pontos, capnografia e capnometria). Fixar o tubo.
7. **Pós-intubação**: administrar sedação de ação prolongada e bloqueadores neuromusculares, se necessário. Preparar para o transporte.

Apesar de pequenas diferenças dependendo do bloqueador neuromuscular utilizado, em virtude de seu tempo de ação, as sequências rápidas de intubação habitualmente utilizadas contemplam a administração de succinilcolina ou rocurônio.

MANOBRAS DE AUXÍLIO NO POSICIONAMENTO DA VIA AÉREA

O valor da Manobra de Sellick (Figura 11.10) na oclusão do esôfago durante a intubação é discutível, porém sua realização bastante simples pode oferecer benefícios adicionais. Consiste na compressão extrínseca da cartilagem cricoide posteriormente, com o intuito de ocluir o esôfago.

Essa técnica pode facilitar a visualização da laringe pelo intubador, enquanto a palpação pode identificar alterações anatômicas e até servir como indicativo da passagem do tubo traqueal adequadamente. Entretanto, a manobra também pode piorar a visualização por meio da laringoscopia direta, devendo a compressão ser titulada entre o profissional que intuba e o que realiza a pressão.

Outra técnica recentemente recomendada é a B.U.R.P. (Figura 11.11), que consiste na compressão extrínseca da cartilagem tireoide no sentido posterior, cranial e para direita, de forma a combinar-se com a laringoscopia, deslocando a língua para a esquerda e aumentando o campo de visão do intubador durante o procedimento.

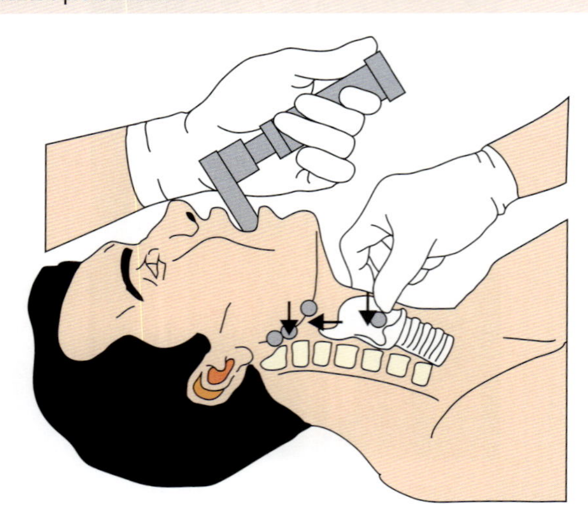

Figura 11.10 Manobra de Sellick.

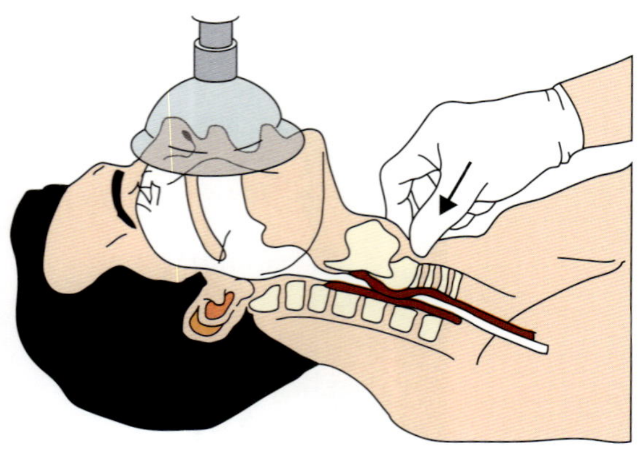

Figura 11.11 Técnica B.U.R.P. (*Back-Up-Right-Position.*)

Os medicamentos comumente utilizados em SRI no ambiente pré-hospitalar são: fentanila, midazolam e etomidato, com ou sem associação de succinilcolina.

Menos frequentemente, porém não menos útil e importante, temos a cetamina. Considerando a estabilidade hemodinâmica e a presença ou não de lesão cerebral, a Tabela 11.1 contém informações importantes sobre a escolha terapêutica e a Tabela 11.2 contém os fármacos utilizados na indução anestésica e suas posologias.

O clássico comparativo de Benumof é muito útil para compreensão do efeito de um bloqueador neuromuscular como a succinilcolina na fisiologia da relação indivíduo – doença – medicamento, evidenciando a queda da saturação de oxigênio após apneia.

A Figura 11.12 ajuda a visualizar os tempos e as consequências do manuseio da via aérea. Demorar demais, insistir muito na mesma técnica ou protelar a adoção de medida invasiva pode trazer consequências irreversíveis aos pacientes.

Tabela 11.1 Opções de fármacos utilizados em sequência rápida de intubação.

Condição clínica	Primeira escolha	Alternativas
Sem lesão cerebral		
Hemodinamicamente estável	Etomidato	Midazolam/propofol
Choque	Cetamina	Etomidato
Com lesão cerebral		
Hemodinamicamente estável	Etomidato	Propofol
Choque	Etomidato	Cetamina
	Cetamina	–

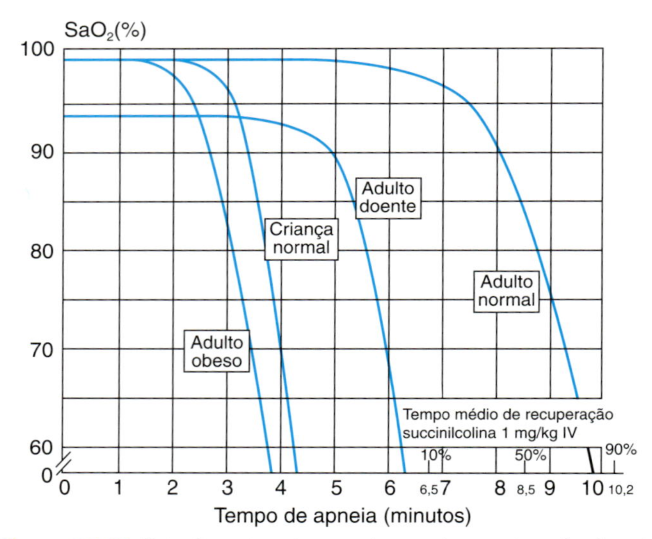

Figura 11.12 Relação entre o tempo de apneia e a saturação de oxigênio. Fonte: Benumof, Dagg e Benumof (1997).

Tabela 11.2 Fármacos para indução anestésica.

Fármaco	Dose para indução SRI (IV)	Tempo para início	Duração (minutos)
Lidocaína	1,5 mg/kg	45 a 90 s	10 a 20
Fentanila	1 a 3 mcg/kg	2 a 3 min	30 a 60
Etomidato	0,2 a 0,3 mg/kg	15 a 45 s	3 a 10
Midazolam	0,1 a 0,3 mg/kg	1 a 2 min	15 a 60
Cetamina	1,5 mg/kg	45 a 60 s	10 a 20
Propofol	1 a 2 mg/kg	15 a 45 s	5 a 10
Cetamina	1 a 2 mg/kg	45 a 60 s	10 a 20

(*continua*)

Tabela 11.2 Fármacos para indução anestésica. (*Continuação*)

Fármaco	Dose para intubação (IV) (mg/kg)	Tempo para paralisia (segundos)	Duração (minutos)
Succinilcolina	0,6 a 1,5	45	4 a 10
Rocurônio	1	60 a 75	40 a 60
Vecurônio	0,15	75 a 90	60 a 75

SRI com bloqueador neuromuscular

1. **P**reparar.
2. **P**ré-oxigenar.
3. **P**ré-tratamento.
4. **P**aralisia com sedação:
   - Fentanila 1 a 2 mcg/kg + midazolam 0,1 a 0,2 mg/kg; ou
   - Etomidato 0,2 mg/kg
   - Succinilcolina 0,6 a 1 mg/kg; ou
   - Rocurônio 1 mg/kg.
5. **P**osicionamento + Sellick (ou B.U.R.P.).
6. **P**osição com comprovação.
7. **P**ós-intubação.

SRI sem bloqueador neuromuscular

1. **P**reparar.
2. **P**ré-oxigenar.
3. **P**ré-tratamento.
4. **P**aralisia com sedação:
   - Fentanila 2 a 3 mcg/kg + midazolam 0,2 a 0,3 mg/kg; ou
   - Etomidato 0,3 mg/kg.
5. **P**osicionamento + Sellick (ou B.U.R.P.).
6. **P**osição com comprovação.
7. **P**ós-intubação.

DICA

Borrifar 1 a 3 *puffs* de lidocaína *spray* na fenda glótica promove diminuição dos reflexos de proteção das vias respiratórias, permitindo intubações com doses de sedativos menores e eventualmente sem a necessidade de agentes bloqueadores neuromusculares.

Algumas situações peculiares ao APH devem ser consideradas na abordagem da via aérea:

- Difusão de dispositivos extraglóticos nos serviços de emergência como opção à abordagem inicial ou ventilação manual com dispositivo bolsa-máscara-válvula-reservatório
- Possibilidade de realizar sequência rápida de intubação não paralisante, com dose plena de agente indutor, sem agente bloqueador neuromuscular
- Dados não precisos sobre benefícios da intubação traqueal no APH.

DISPOSITIVOS EXTRAGLÓTICOS

Dispositivos extraglóticos têm ocupado espaço cada vez maior no cenário pré-hospitalar e de emergência. Seu uso vem sendo difundido graças à simplicidade de manuseio da maior parte dos dispositivos somada aos benefícios explícitos de sua utilização. A racionalização dos custos e a tecnologia agregada em benefício dos pacientes em conjunto com políticas de expansão de serviços de emergência colaboram para sua rápida aceitação no ambiente pré-hospitalar, apesar de estarem em uso clínico há mais de três décadas (Figura 11.13).

Esse salto tecnológico fez surgir inúmeros dispositivos, todos com peculiaridades e proposições de melhorias, mas que, em linhas gerais, têm uma função: facilitar a ventilação e a oxigenação dos pacientes.

Alguns modelos apresentam *cuff*, outros não. Alguns permitem aspiração gástrica, outros a passagem de tubo traqueal em seu interior. Enfim, os vários modelos existentes buscam a excelência no quesito ventilação, com conforto, qualidade e segurança.

Apesar de não ocuparem o posto de via aérea definitiva, são muito práticos e úteis para o fim a que se destinam, com baixos índices de complicações e excelentes resultados operacionais.

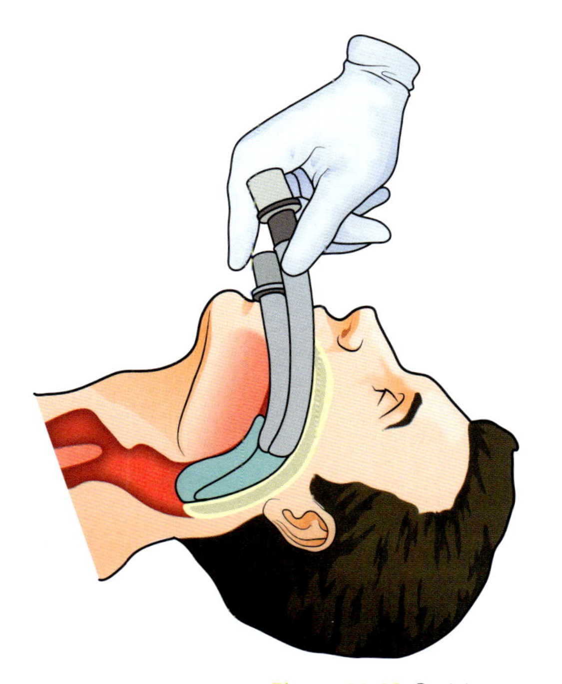

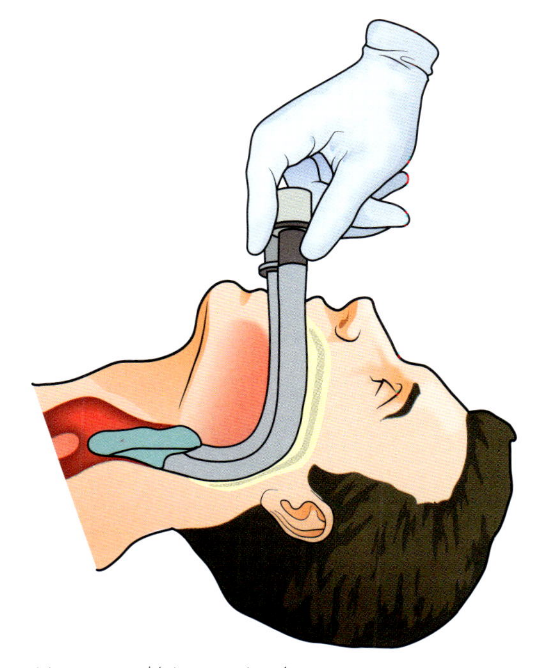

Figura 11.13 Posicionamento do dispositivo supraglótico na via aérea.

Os dispositivos extraglóticos atualmente disponíveis são (Figura 11.14):

- Supraglóticos:
  - Máscara Laríngea Tradicional (LMA) (Figura 11.15)
  - Máscara Laríngea Modificada
  - Supreme (Figura 11.16)
  - Unique
  - i-gel® (Figura 11.17)
  - Pro-Seal
  - Máscara Peri-Laríngea (Cobra PLA)
- Retroglóticos (infraglóticos)
  - Combitubo
  - Tubo laríngeo (Figura 11.18).

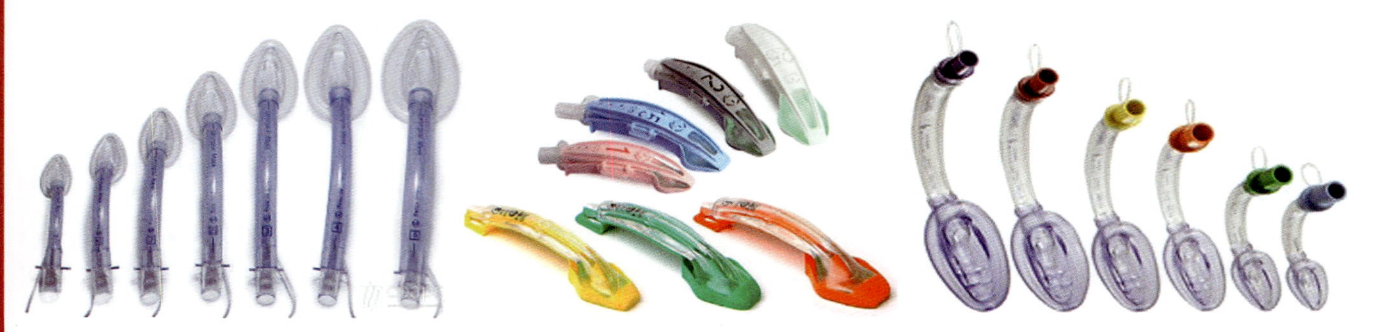

Figura 11.14 Máscaras laríngeas tradicionais e modificadas.

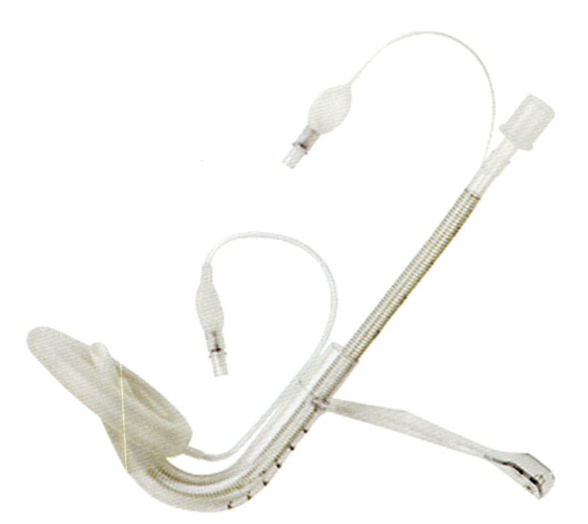

Figura 11.15 Máscara Fastrach LMA®. Permite inserção de tudo traqueal pelo orifício ventilatório. Índice de sucesso ultrapassa 95%. A canulação traqueal é ato privativo de médico (Lei nº 12.842, de 10 de julho de 2013 – Lei do Ato Médico).

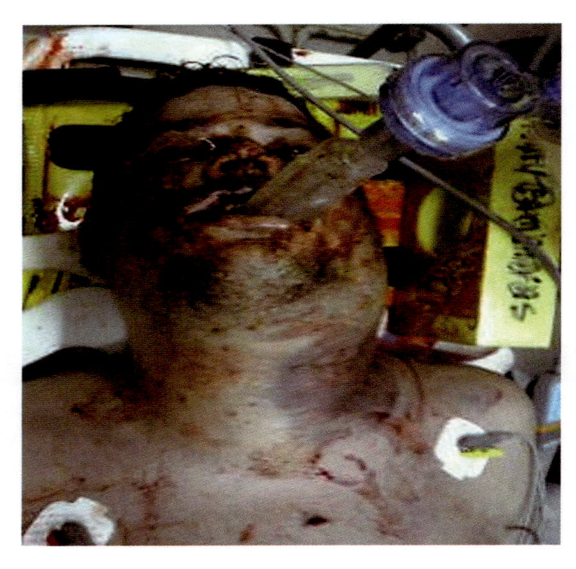

Figura 11.17 Motociclista vítima de colisão contra objeto fixo. Utilização de dispositivo supraglótico modificado *i-gel®*. Arquivo pessoal.

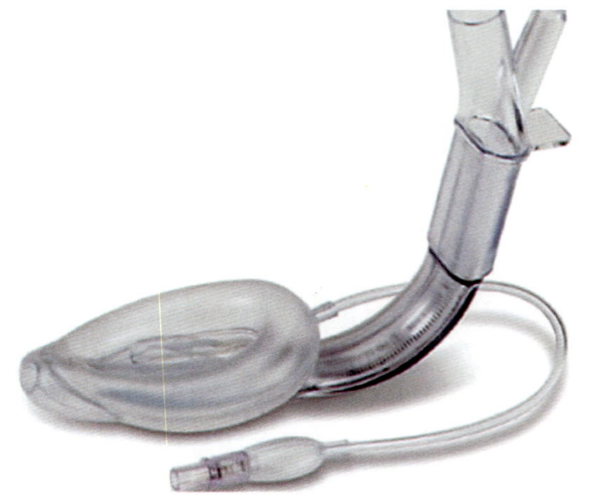

Figura 11.16 Máscara laríngea Supreme (amplamente difundida e com canal que permite aspiração de conteúdo gástrico por meio de sonda. Sua curvatura assemelha-se ao dispositivo Fastrach®, de fácil coaptação na via aérea e inserção intuitiva).

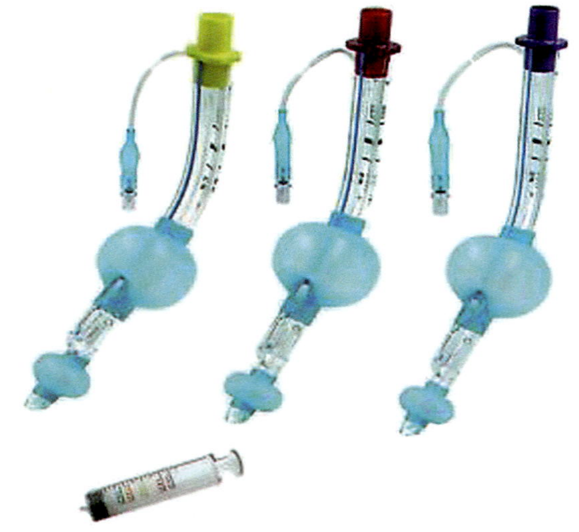

Figura 11.18 Tubos laríngeos. Facilidade de inserção e alto índice de sucesso na ventilação.

A inserção dos dispositivos extraglóticos deve obedecer basicamente aos mesmos princípios da intubação traqueal, sendo necessário sedar os pacientes que tenham reflexos de proteção das vias aéreas a fim de que tolerem a presença dos dispositivos.

Na maioria das situações não é necessário o concurso de agente bloqueador neuromuscular, devendo haver atenção quanto à manutenção do nível de sedação a fim de garantir segurança e estabilidade.

Os dispositivos extraglóticos são excelentes opções para acesso rápido e seguro das vias aéreas, mas não asseguram totalmente proteção contra aspiração de líquidos e conteúdo gástrico. É necessário manter observação constante dos pacientes e fixação dos dispositivos no centro da boca, evitando deslocamentos acidentais e vazamentos de coaptação entre o dispositivo e a hipofaringe.

Não há estudos conclusivos até o momento sobre qual o melhor dispositivo extraglótico a ser utilizado, ficando essa escolha diretamente relacionada com a disponibilidade do material e com o conhecimento e habilidade do operador.

VIA AÉREA DIFÍCIL

Com essas informações consolidadas, pode-se partir para o conceito de via aérea difícil (VAD), ultrapassando a definição clássica, pautada em três tentativas de intubação malsucedidas por profissional experimentado, com 3 anos de prática habitual. A dificuldade é uma situação vivenciada caso a caso, que necessita de preparação e planejamento para sua resolução.

O manuseio adequado da via aérea é de suma importância nos atendimentos de urgência e emergência, especialmente no ambiente pré-hospitalar. Está entre as prioridades estabelecidas nos protocolos internacionalmente difundidos para padronização de atendimento em situações de urgência clínica e traumática, e sua manipulação inadequada é a principal causa de morbimortalidade na assistência ao paciente crítico.

Alguns indicativos de dificuldade no manuseio de vias aéreas devem ser considerados de maneira objetiva e sistematizada, garantindo rápida previsão das possíveis dificuldades e planejamento para superá-las.

Outras regras mnemônicas úteis são as que evidenciam dificuldade de ventilação manual sob máscara (MOANS) e dificuldade de laringoscopia e intubação (LEMON).

- MOANS:
  - **M** – *Mask seal* (Vedação da máscara)
  - **O** – *Obesity/Obstruction* (Obesidade/Obstrução)
  - **A** – *Age* (Idade > 55 anos)
  - **N** – *No teeth* (Ausência de dentes)
  - **S** – *Stiff* (Rigidez da via aérea)
- LEMON:
  - **L** – *Look externally* (Aparência geral)
  - **E** – *Evaluate* (Regra 3-3-2 a 3 dedos de abertura bucal, 3 dedos mento-hioide e 2 dedos hioide-proeminência tireoide)
  - **M** – Mallampati (Figura 11.19)
  - **O** – *Obesity/Obstruction* (Obesidade/Obstrução)
  - **N** – *Neck mobility* (Mobilidade cervical).

Na classificação de Cormack-Lehane, a laringoscopia é dividida em quatro categorias de acordo com as estruturas visualizadas (Figura 11.20).

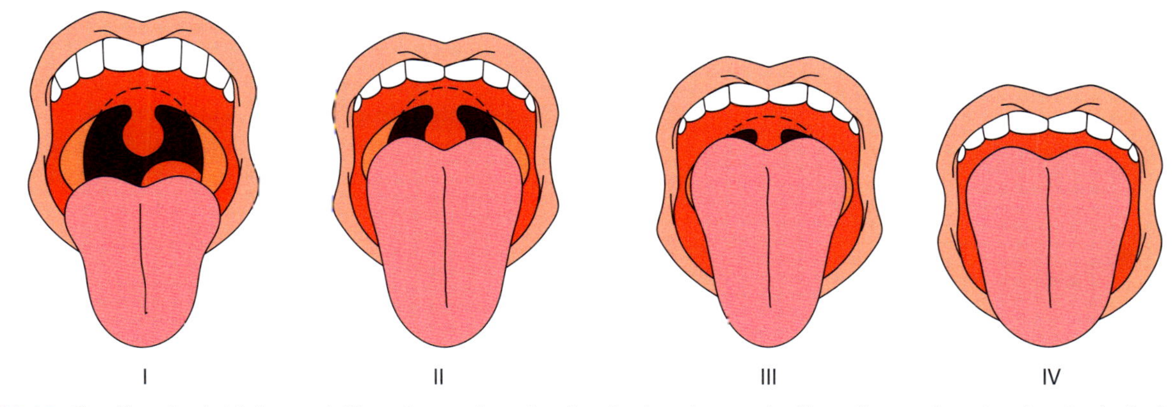

Figura 11.19 Classificação de Mallampati. Classe I: completa visualização do palato mole; Classe II: completa visualização da úvula; Classe III: visualização apenas da base da úvula; Classe IV: palato mole não visível.

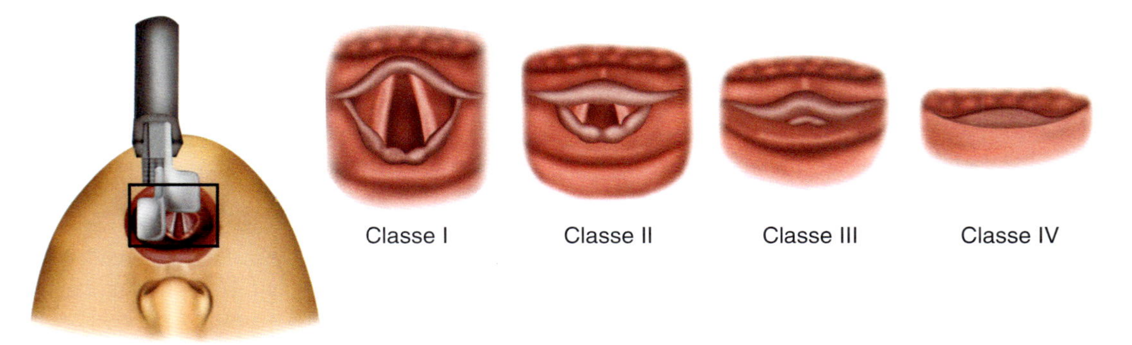

Figura 11.20 Classificação de Cormack-Lehane. Classe I: glote bem visível; Classe II: somente a parte posterior da glote é visualizada (aritenoides); Classe III: somente a epiglote pode ser visualizada – nenhuma porção da glote é visível; Classe IV: nem a epiglote nem a glote podem ser visualizadas.

DICA

Existe correlação entre as classificações de Mallampati e Cormack-Lehane, entretanto estão relacionadas à técnica do operador durante a laringoscopia. Servem como preditores de dificuldade, entretanto um Mallampati de Classe IV pode corresponder a um Cormack de classe menor.

VIA AÉREA CIRÚRGICA

Nenhuma das alternativas assegurou ventilação e oxigenação adequadas. O paciente apresenta-se em situação crítica. O risco de morte é iminente. Esse é o momento de não hesitar! Essa é a hora de realizar procedimento invasivo, de salvar o paciente.

Entretanto, a pouca prática na realização dessas manobras e a insistência em persistir tentando intubar, tentando posicionar dispositivo extraglótico ou qualquer outra técnica podem custar um preço muito alto.

O procedimento de escolha é a cricotireoidostomia – e não traqueostomia! A passagem de cânula pela membrana cricotireóidea é muito mais rápida, simples e segura do que a perfuração da rígida traqueia em condições de emergência (Figura 11.21).

Atualmente existem *kits* prontos para a realização de cricotireoidostomia cirúrgica ou por punção (Figura 11.22), que facilitam bastante a realização segura do procedimento, mas seu custo nem sempre permite a difusão e o treinamento dos profissionais.

As técnicas citadas a seguir são universais e demandam o mínimo de equipamentos. São efetivamente medidas extremas, para situações extremas!

Após identificação da proeminência laríngea (gogó) e estabilização da traqueia com uma das mãos, localiza-se a membrana cricotireóidea logo abaixo. Esse será o ponto da

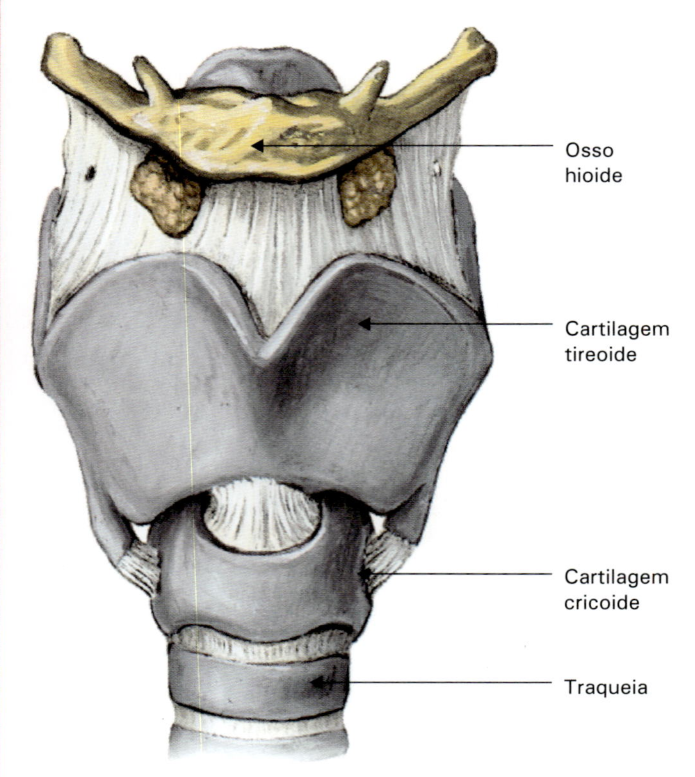

Figura 11.21 Anatomia da laringe.

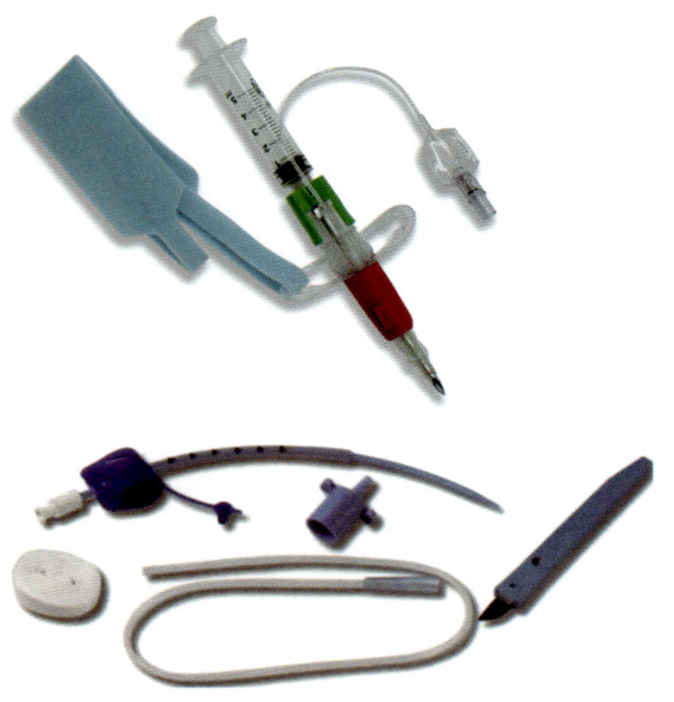

Figura 11.22 *Kits* de cricotireoidostomia percutânea.

incisão ou perfuração. Geralmente, perfura-se a membrana em ângulo de 90°, atentando-se para evitar que o excesso de força ultrapasse a parede posterior da traqueia, perfurando-a.

Pode-se acoplar seringa com conteúdo líquido (soro fisiológico) e realizar a punção aspirando o êmbolo (Figuras 11.23 e 11.24). No momento em que houver a primeira perda de resistência, certamente haverá aspiração de ar, evidenciando ter-se atingido a luz traqueal.

Nesse instante, o cateter ou cânula permanece no local em que está e a agulha ou mandril são retirados. A cânula ou cateter é, então, progredido no sentido caudal.

Após o posicionamento da cânula ou cateter, deve-se ofertar oxigênio. Quanto menor a luz da cânula, maior a dificuldade para a entrada do oxigênio.

No caso de utilização de dispositivos não comerciais, como cateteres sobre agulha 14 G (Figura 11.25), deve-se ter atenção ainda maior para que não ocorra a dobra do cateter, o que inviabilizará a oferta de oxigênio.

A partir desse instante, cerca de 20 a 30 minutos adicionais de sobrevida são adicionados, com oxigenação do paciente sem efetivamente conseguir ventilá-lo, até que a instabilidade causada pela acidose seja novamente prejudicial em níveis críticos.

Caso a cricotireoidostomia seja feita cirurgicamente, com abertura da membrana cricotireóidea e introdução de cânula de traqueostomia ou de tubo traqueal pelo pertuito, pode-se ventilar o paciente em vez de apenas oxigená-lo, praticamente exercendo a mesma função de via aérea definitiva – e segura – ao paciente.

Tubos traqueais de tamanho 5,0 Fr são suficientes para ventilação de adultos, com fácil inserção. Não é necessário introduzir na emergência cânulas com luz maior.

Vantagens do uso de cânulas traqueais ou tubos é a possibilidade de insuflação do *cuff*, evitando deslocamentos da cânula, minimizando as chances de perda do procedimento e a aspiração de líquidos e secreções.

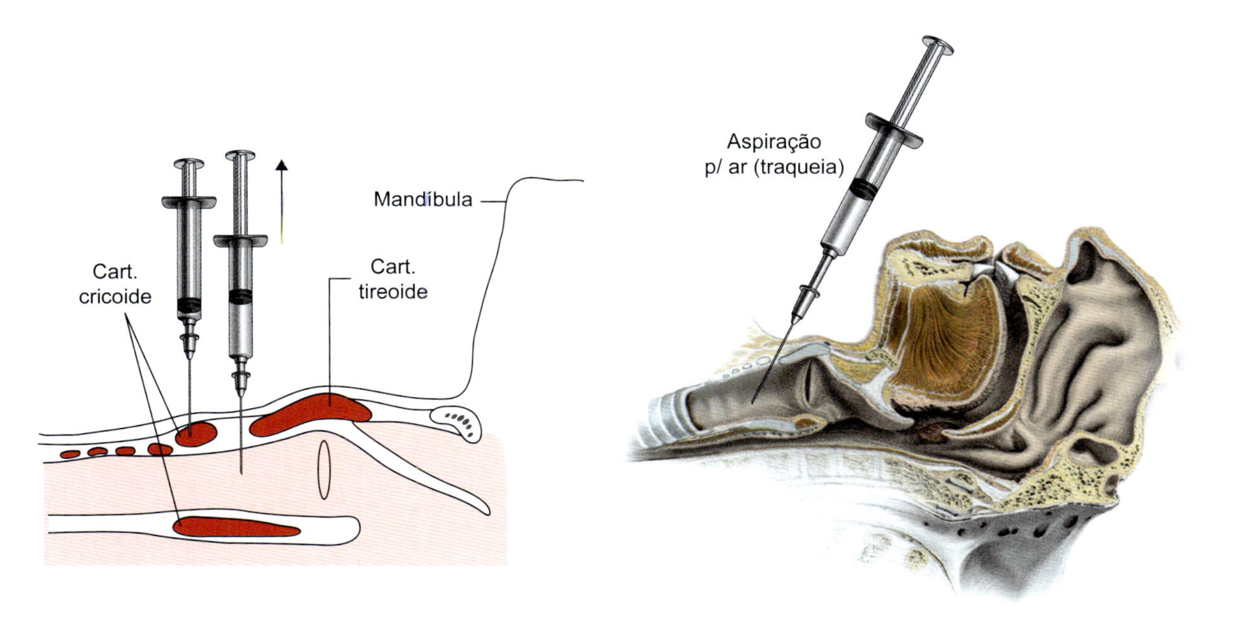

Figura 11.23 Punção da membrana cricotireóidea para posicionamento de cateter.

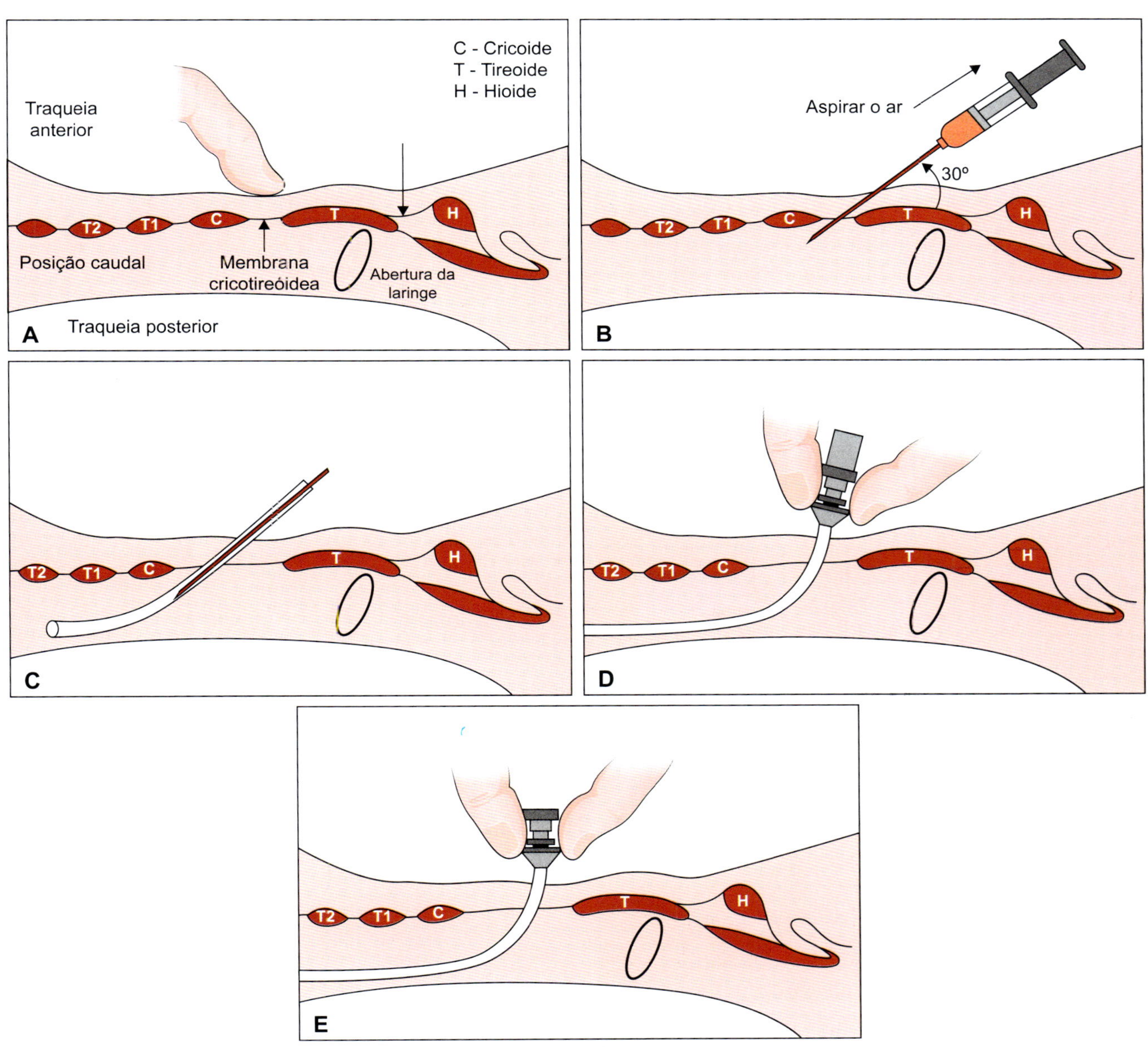

Figura 11.24 Cricotireoidostomia por punção.

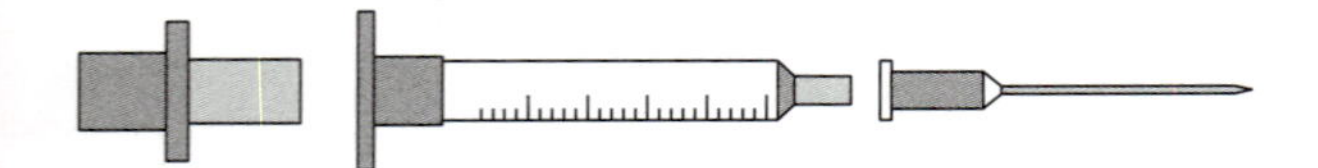

Figura 11.25 Adaptação de corpo de seringa de 3 mℓ ao cateter para possibilidade de conexão de ponta de tubo traqueal 5,0 a 6,5 Fr (adaptador 15 mm), viabilizando acoplamento de dispositivo bolsa-máscara-válvula-reservatório para oxigenação e ventilação, ainda que mínima.

Qualquer dispositivo introduzido, seja por punção, seja cirurgicamente, deve ser fixado, imobilizando-o e evitando problemas futuros.

DICA

Adaptações são sistemas inseguros utilizados amplamente e que devem ser prontamente substituídos por equipamentos destinados à finalidade específica. O espaço dedicado a essa adaptação neste capítulo reside na importância didática de orientar a adoção de medidas de treinamento e aperfeiçoamento técnico e material, em todos os níveis, garantindo a utilização dos dispositivos comercialmente existentes – desenvolvidos para essas emergências – no menor tempo possível.

NOVAS TECNOLOGIAS

O avanço tecnológico crescente tem permitido unir rapidamente as funcionalidades dos dispositivos extraglóticos à comodidade da geração de imagem remota, em pequenas telas, *tablets* e *smartphones*. Essa tecnologia ergonômica, óptica e funcional tem conquistado território rapidamente em grandes centros nacionais, devendo, em breve, chegar aos serviços pré-hospitalares móveis para ficar.

Aproveitar os consagrados benefícios da curvatura do Fastrach® e permitir visualização do procedimento é o que oferece a maioria dos novos dispositivos. Nessa linha, KingVision® e Glidescope® (Figura 11.26) certamente chamam a atenção.

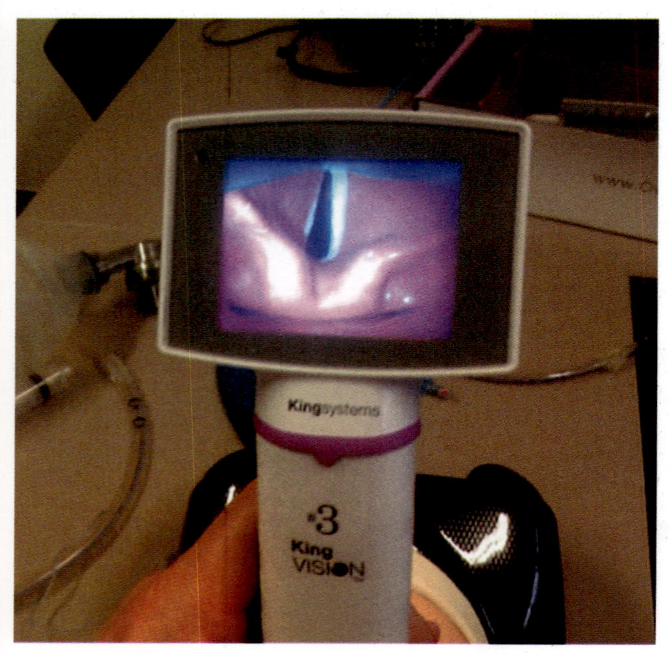

Figura 11.26 KingVision® e Glidescope®.

BIBLIOGRAFIA

American Heart Association, & Citizen CPR Foundation. (2005-2006). *Currents in Emergency Cardiovascular Care, 16*(4).

American Society of Anesthesiologists Task Force on Management of the Difficult Airway. (2003). Practice guidelines for management of the difficult airway: an update report by the American Society of Anesthesiologists Task Force on Management of the Difficult Airway. *Anesthesiology, 98*(5), 1269-1277.

Butler, J., & Sen, A. (2005). Best evidence topic report. Cricoid pressure in emergency rapid sequence induction. *Emerg Med J, 22*(11), 815-816.

Duarte, N. M. C., Bagatini, A., & Anzoategui, L. C. (2005). *Curso de Educação a distância em Anestesiologia*. (1ª ed., pp. 15-29). São Paulo.

Ellis, D.Y., Harris, T., & Zideman, D. (2007). Cricoid pressure in emergency department rapid sequence tracheal intubations: a risk-benefit analysis. *Ann Emerg Med, 50*(6), 653-665.

Melhado, V.B., Bastos, J.P.V., Cunha G.P., & Silva S.C. (2003). Intubação traqueal difícil. In Sociedade Brasileira de Anestesiologia, *Projeto Diretrizes*. Associação Médica Brasileira e Conselho Federal de Medicina.

Keller, C., Brimacombe, J., Kleinsasser, A., & Loeckinger, A. (2003). Pharyngeal mucosal pressures with the laryngeal tube airway versus ProSeal laryngeal mask airway. *Anasthesiol Intensivmed Notfallmed Schmerzther, 38*(6), 393-396.

Levitan, R. M., Kinkle, W. C., Levin W. J., & Everett, W. W. (2006). Laryngeal view during laryngoscopy: a randomized trial comparing cricoid pressure, backward-upward-rightward pressure, and bimanual laryngoscopy. *Ann Emerg Med, 47*(6), 548-555.

Martins, H. S., Damasceno, M. C. T., & Awada, S. B. (2013). *Pronto-socorro: condutas do Hospital das Clínicas da Faculdade de Medicina da Universidade de São Paulo*. (8ª ed.). São Paulo: Manole.

Molina, N. M. (2004). *Máscara laríngea proseal versus intubación endotraqueal en el control de la vía área en colecistectomía laparoscópica*. (s.n., 39 p. tab, graf). Managua.

Morgan, G. E. Jr., & Mikhail, M. S. (2003). *Anestesiologia Clínica*. (2ª ed., pp. 48-69). Los Angeles.

Morton, P. G., Fontaine, D. K., Hudak, C. M., & Gallo, B. M. (2007). *Cuidados críticos de Enfermagem: uma visão holística*. Rio de Janeiro: Guanabara Koogan.

National Association of Emergency Medical Technicians NAEMT. (2007). *Atendimento Pré-hospitalar ao Traumatizado Básico e Avançado*. PHTLS Pré-hospital Trauma Life Support. Comitê PHTLS National Association of Emergency Medical Thecnicans (NAEMT) em cooperação com o Comitê de Trauma do Colégio americano de Cirurgiões. (6ª ed.). Rio de Janeiro: Elsevier.

Pollack Jr, C. V. (2001). The laryngeal mask airway: a comprehensive review for the Emergency Physician. *J Emerg Med, 20*(1), 53-66.

Rotondo, M. F., McGonigal, M. D., Schwab, C. W., Kauder, D. R., & Hanson C. W. (1993). Urgent paralysis and intubation of trauma patients: is it safe?. *J Trauma, 34*(2), 242-246.

Souza, R. M. C., Calil, A. M., Paranhos, W. Y., & Malvestio, M. A. (2009). *Atuação no trauma: uma abordagem para a enfermagem*. São Paulo: Atheneu.

Stene, J. K., Grande, C. M., & Barton, C. R. (1991). Airway management for the trauma patient. In J. K. Stene, & C. M. Grande (Eds.), *Trauma Anesthesia*. (pp. 64-99). Baltimore: Williams & Wilkins.

Talucci, R. C., Shaikh, K. A., & Schwab, C. W. (1988). Rapid sequence induction with oral endotracheal intubation in the multiply injured patient. *Am Surg, 54*(4), 185-187.

Turgeon, A. F., Nicole, P. C., Trépanier, C. A., Marcoux, S., & Lessard M. R. (2005). Cricoid pressure does not increase the rate of failed intubation by direct laryngoscopy in adults. *Anesthesiology, 102*(2), 315-319.

Walls, R. M., & Murphy, M. F. (2011). *Guia prático para o manejo da via respiratória na emergência*. Artmed.

CAPÍTULO

12 Sedação e Analgesia no Atendimento Pré-Hospitalar

Samir Lisak

INTRODUÇÃO

Ninguém gosta de sentir dor. A evolução da civilização torna os indivíduos menos tolerantes ao desconforto doloroso, de modo geral.

O arsenal terapêutico disponível para controle e tratamento da dor é enorme. Entretanto, nas ruas ou em uma sala de emergência, as medicações são mais restritas, com ótima capacidade de resolução momentânea, sejam elas associadas ou usadas isoladamente.

Os fármacos comumente utilizados para sedação e analgesia em APH são:

- Analgésicos:
  - Dipirona
- Anti-inflamatórios não esteroidais (AINEs):
  - Diclofenaco sódico
  - Tenoxicam
  - Cetoprofeno
  - Cetorolaco
- Opioides fracos:
  - Dolantina
  - Tramadol
- Opioides fortes:
  - Morfina
  - Fentanila
- Benzodiazepínicos:
  - Midazolam
  - Diazepam
- Bloqueadores NMDA:
  - Cetamina.

Deve-se sempre questionar o paciente ou responsável sobre possíveis alergias.

A via de administração tem total influência no efeito farmacológico. Cada substância tem características peculiares e múltiplas formas de interação com o organismo. A farmacocinética e a farmacodinâmica dos medicamentos determinam etapas importantes, como absorção, distribuição, meia-vida, eliminação e efeito.

Dependendo do objetivo, múltiplas são as estratégias. De forma geral, seguindo o padrão progressivo de potência analgésica e dirigindo a terapia por metas, o escalonamento da Organização Mundial de Saúde (OMS) costuma ser bastante resolutivo no alívio da dor em pacientes (Figura 12.1).

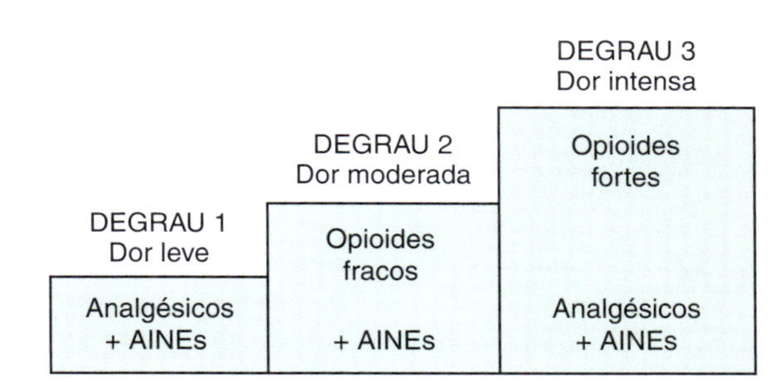

Figura 12.1 Escala analgésica da Organização Mundial de Saúde.

AVALIAÇÃO OBJETIVA DA DOR

Muitas vezes, a dor é subjetiva, mas tentar traduzir o desconforto em números costuma ajudar – e antecipar – seu tratamento. Classificá-la em escala decimal é uma forma bastante direta de percepção e planejamento terapêutico, em que **0** corresponde à ausência de dor, **5** traduz um incômodo suportável e **10** representa a dor mais forte de toda a vida. Esta é a escala visual analógica (Figura 12.2).

Se a dor for suportável, até 5 ou 6, isso significa que medidas urgentes não são necessárias naquele momento, mas que, a depender das condições de transporte e tempo até estabelecimento de tratamento definitivo, talvez seja necessária intervenção farmacológica.

Já em quadros mais intensos, o tratamento imediato traz, além de conforto, estabilidade hemodinâmica e aumento da sensação de confiança entre paciente e médico.

A maneira de conversar com o paciente influencia o resultado. Perguntar se a dor está muito forte, insuportável, mesmo após o remédio, é bastante diferente de conduzir o diálogo em tom acolhedor, informando que a medicação foi feita e que a dor provavelmente está diminuindo.

Olhar nos olhos, apresentar-se dentro do campo visual do paciente, compreender que ele está com sua movimentação limitada e fragilizado são ações simples que, além de tornarem

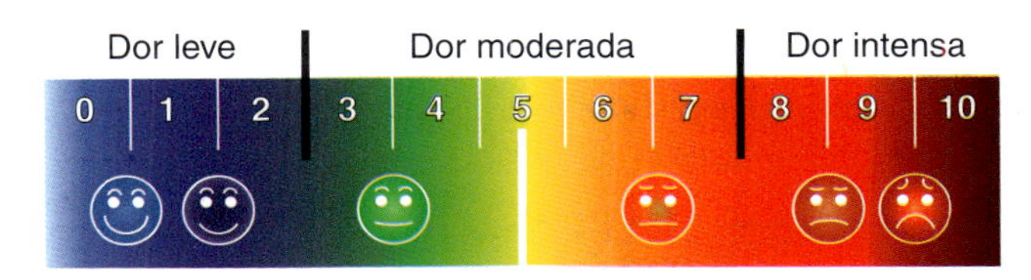

Figura 12.2 Escala visual analógica.

o atendimento mais humanizado, garantem maior segurança aos pacientes.

Além de todos esses pontos, existe algo individual, único e que norteia todo o diagnóstico e tratamento: a percepção médica. Isso significa o modo como o médico interpreta as informações coletadas, a fisionomia do paciente, sua ansiedade, seu medo, sua compreensão, os valores numéricos que informa. Não são raras as vezes que o paciente responde calmamente que sua dor é 10, grita que sua dor é 4 ou 6.

Quando o paciente não compreende o que foi solicitado, pode-se repetir as instruções para ele, iniciando a administração de medicamentos principalmente com base na percepção clínica do examinador, titulando a dose conforme a necessidade.

Há situações, porém, em que não há nível de consciência adequado para estabelecer diálogo, mas o paciente nitidamente está com dor. Dirigir a analgesia exclusiva nesses casos pode não ser a melhor opção, sendo a sedação e até anestesia geral opções mais seguras e confortáveis à equipe de Saúde e ao paciente.

SEDAÇÃO

O objetivo da sedação em ambiente pré-hospitalar está diretamente ligado à analgesia e à tranquilização dos pacientes. Dependendo do caso, o foco pode ser mais um ou outro objetivo, ou ambos. Esse foco é o definidor da linha de tratamento a ser adotada.

Uma simples analgesia, ou seja, a eliminação da dor, pode ser obtida com analgésicos comuns, AINEs e opioides (Tabela 12.1). Em alguns casos, a administração exclusiva de morfina ou fentanila em baixas doses já surte o efeito desejado com bastante segurança (Tabela 12.2).

A terapia dirigida por metas deve ser concomitante à administração cuidadosa de medicamentos. De acordo com a escala analgésica da OMS, iniciar o tratamento da dor com analgésicos e anti-inflamatórios é um passo que pode ser adotado para todas as intensidades de dor, porém, os tempos de ação e os objetivos devem ser ponderados pelo profissional que está fazendo a assistência.

Se a dor é muito intensa, controlá-la rapidamente traz benefícios diretos ao paciente. O tempo de ação do medicamento escolhido deve ser considerado. Fentanila tem ação rápida e efeito titulável pela dose. Após o opioide, analgésicos e AINEs também podem ser administrados, com o controle álgico já iniciado.

Tabela 12.2 Potência de opioides em relação à morfina.

Opioide	Potência
Tramadol	10 vezes menos
Meperidina	10 vezes menos
Fentanila	100 vezes mais

ANESTESIA GERAL

Definir anestesia geral como uma forma mais profunda de sedação não é tecnicamente a conduta mais correta nem contempla todo o universo anestesiológico de conhecimentos. Contudo, em linhas gerais, resume bem o princípio de analgesia, sedação e imobilidade que se pretende atingir com os medicamentos mais comumente utilizados em serviços de emergência móveis ou fixos pelo país.

A associação de um benzodiazepínico como o midazolam, um opioide como a fentanila e um relaxante muscular como a succinilcolina servem amplamente para promover desde sequência rápida de intubação até garantir transporte seguro em viaturas aéreas ou terrestres.

O controle das funções vitais é gerenciado pelo médico assistente e, muitas vezes, é a conduta de conforto e segurança que o paciente necessita.

Drenar um tórax ou movimentar áreas que causarão intensa dor são procedimentos relativamente comuns. Programar o atendimento e dirigi-lo por metas, antecipando-se às necessidades do paciente são ações mandatórias. Em casos de trauma grave, cinemática importante, transporte prolongado e procedimentos com grande potencial doloroso a ser feitos durante o atendimento, uma conduta bastante adequada é garantir a segurança do paciente por meio do controle de suas funções vitais. Sedá-lo e intubá-lo garantirá mais conforto ao paciente e à equipe, além de segurança no deslocamento.

Nesse caso, a sedação significa promover anestesia geral, mantendo o paciente sob total controle da equipe de Saúde assistente.

BLOQUEIOS REGIONAIS

Algumas situações especiais podem requerer cuidados médicos adicionais. Pacientes presos em ferragens, maquinários ou equipamentos industriais/domésticos, ou mesmo vítimas de acidentes cotidianos, que mantêm seu nível de consciência preservado, mas apresentam intensa dor localizada e nos

Tabela 12.1 Fármacos analgésicos comumente utilizados.

Fármaco	Dose de ataque (IV)	Tempo de início de ação (minutos)	Apresentação	Nome de referência
Dipirona	30 mg/kg	10 a 15	Ampola – 500 mg/mℓ – 2 mℓ	Novalgina®
Cetorolaco	30 mg – adulto	5 a 10	Ampola – 30 mg/mℓ – 1 mℓ	Toradol®
Tenoxicam	40 mg – adulto	10 a 15	Frasco-ampola: 20 mg	Tilatil®
Cetoprofeno	100 mg – adulto	Infusão em 100 mℓ de SF 0,9% – em 20 min	Frasco-ampola: 100 mg	Profenid®
Diclofenaco sódico	75 mg – adulto – IM	15 a 20	Ampola: 75 mg	Voltaren®
Tramadol	50 a 100 mg, preferencialmente diluído	30 a 60 Infusão de 1 mℓ/min	Ampola: 50 mg/mℓ – 1 e 2 mℓ	Tramal®
Cetamina	0,5 mg/mℓ IV 1 mg/mℓ IM	40 s – 1 min IV 3 a 5 min IM	Ampola: 50 mg/mℓ – 2 e 10 mℓ	Ketamin®

quais a sedação e a analgesia tradicionais são insuficientes para tornar a dor suportável, são beneficiados por bloqueios regionais com anestésicos locais (Figura 12.3).

O ambiente pré-hospitalar nacional não disponibiliza grandes equipamentos para realização de bloqueios, como estimulador de nervos periféricos ou ultrassonografia portátil; entretanto, os procedimentos realizados segundo as bases anatômicas e as descrições clássicas podem ser bastante úteis para o conforto do paciente sem promover grandes efeitos sistêmicos.

A principal restrição à realização de bloqueios em ambiente pré-hospitalar é o tempo para sua execução. Não se deve prolongar demasiadamente a permanência na cena, respeitando-se os preceitos da "hora de ouro" do trauma. A avaliação deve ser feita caso a caso pelo médico responsável.

A medicação de escolha para bloqueios de membros nesse ambiente hostil é a lidocaína, considerando seu rápido início de ação, custo, relativa segurança e curta duração. A dose máxima de segurança é de 3 a 4 mg/kg de lidocaína 1% (10 mg/mℓ) sem vasopressor.

Os bloqueios periféricos mais comuns em APH são:

- Plexo braquial (Figura 12.4)
- Axilar (Figura 12.5)
- Ulnar
- Poplíteo
- Infiltração local.

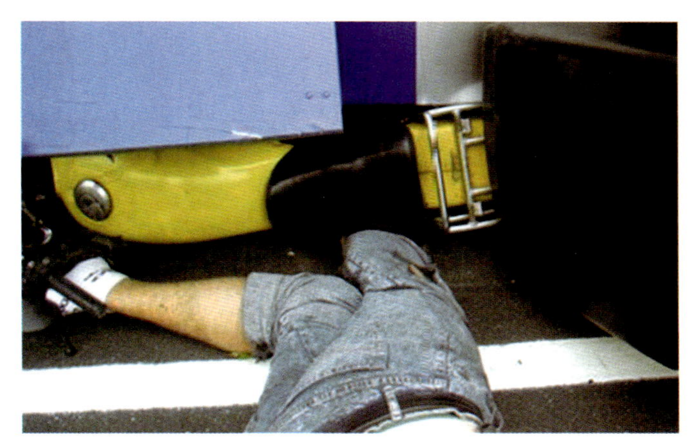

Figura 12.3 Motociclista com membro inferior esquerdo esmagado sob moto e ônibus. Sem outras lesões. A movimentação dos veículos causaria muita dor. Raquianestesia pré-hospitalar, lembrando que qualquer anestesia deve ser feita pelo especialista.

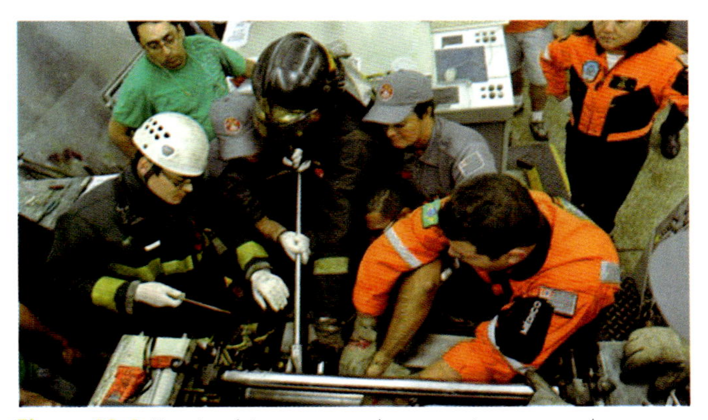

Figura 12.4 Funcionário com membro superior esmagado em maquinário. Bloqueio de plexo braquial pré-hospitalar.

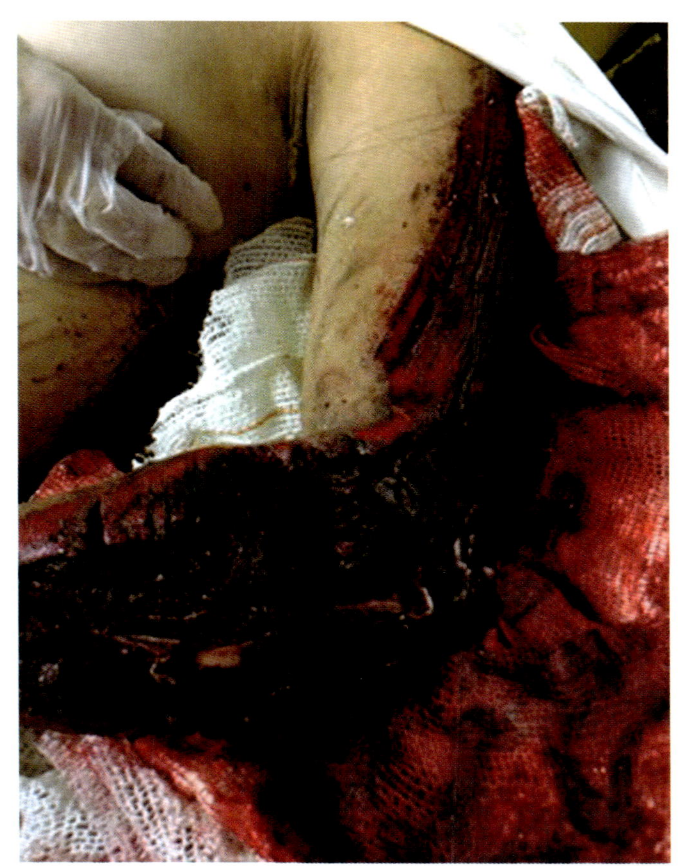

Figura 12.5 Ferimento provocado por tombamento lateral e arrasto de veículo de passeio. Condutora estava com o braço apoiado na porta do veículo. Bloqueio axilar pré-hospitalar.

BIBLIOGRAFIA

American Society of Anesthesiologists. (1997). Practice guidelines for chronic pain management. A report by the American Society of Anesthesiologists Task Force on Pain Management, Chronic Pain Section. *Anesthesiology*, *84*(4), 995-2004.

Chapman, C. R. (1985). Pain measurement: an overview. *Pain*, *22*(1), 1-31.

Jensen, M. P., Karoly, P., & Braver, S. (1986). The measurement of clinical pain intensity: a comparison of six methods. *Pain*, *27*(1), 117-26.

Rosenberg, A. D., & Bernstein, R. L. (1996). Anestesia regional e traumatismo. *Clin Anest Am Norte*, *1*, 101-123.

Teixeira, M. (1991). Dor: fisiopatologia e tratamento. In R. Nitrini. *A neurologia que todo médico deve saber*. São Paulo: Maltese1.

World Health Organization Expert Committee on Drug Dependence: twenty-eight report. (1993). *Technical Report Series; n. 836*. Geneva: WHO.

CAPÍTULO

13 Choque

Newton Djin Mori

ASPECTOS HISTÓRICOS

Historicamente, o primeiro uso do termo choque na língua inglesa, no sentido médico, data de 1743, quando um tradutor anônimo interpretou como *shock* a palavra *secousse* ou *saisissement* (*Traité... sur les playes du armes à feu*) utilizado por Henri François Le Dran em *Um tratado de reflexões provenientes da experiência por ferimento por arma de fogo*. Em 1872, Samuel D. Gross referia-se ao choque como "um estado rude e desengonçado da maquinaria da vida", enquanto John Collins Warren referia-se a "uma pausa momentânea no ato da morte". Poucos anos após, George W. Crile publicava originalmente o primeiro trabalho experimental em animais, descrevendo a importância da pressão venosa central e da resposta à sobrecarga de volume no choque, em sua monografia *Surgical shock*, de 1897. Nove anos depois, Yandel Henderson salientava a importância do retorno venoso ao coração e sua relação com o débito cardíaco e a pressão arterial, e que a infusão de solução salina, no choque, melhorava os índices de sobrevida.

Assim, compreendemos que o choque era uma condição que causava morte, pois tinha repercussão direta no sistema circulatório, e desenhava-se seu tratamento.

Lamentavelmente, novos conhecimentos a respeito dessa patologia ganharam maior impulso com os conflitos bélicos. Desse modo, na Primeira Guerra Mundial, Archibald e McLean, em 1917, já reconheciam que um dos sinais clínicos mais constantes do choque era a redução da pressão sanguínea. Walter B. Cannon, em 1923, em sua publicação *Traumatic shock*, juntamente com Bayliss (outro fisiologista inglês), acreditava que os efeitos sistêmicos do choque eram causados por produtos tóxicos de tecidos lesados. Em 1930, Alfred Blalock demonstrava a importância da perda de fluidos nos tecidos lesados e a alteração na distribuição sanguínea durante a hipovolemia. Durante a Segunda Guerra Mundial, trabalhos desenvolvidos por H. K. Beecher concluíram que "a maior causa de choque era a perda de sangue, que, quando grave e prolongada, levava à acidose metabólica..." Carl J. Wiggers descreveu, em 1951, uma preparação experimental padrão de choque, a qual, de maneira modificada, tornou-se aceita como modelo de choque hemorrágico em animais. Essa preparação deu origem ao conceito de irreversibilidade no choque.

A partir desse momento sabíamos, então, que o doente em choque exibia diminuição da pressão sanguínea, com impacto na distribuição circulatória de fluidos, liberação de produtos tóxicos dos tecidos, provocados pela perda sanguínea, causando acidose metabólica e que a partir de um limite a morte seria inevitável.

Alguns anos mais tarde, durante a Guerra da Coreia, apesar dos últimos conhecimentos adquiridos, o rim passava a ser um fator limitante na sobrevida, gerando um estado fisiopatológico pós-reanimação denominado "insuficiência renal pós-traumática". Posteriormente, ficou evidente que, com frequência, a etiologia dessa insuficiência renal era de causa pré-renal, e que poderia ser prevenida pela infusão de grandes volumes de fluidos durante a fase da reanimação. Em 1961, Shires et al. descreveram que um progressivo déficit de fluido intersticial se desenvolvia à medida que o estado de choque hipovolêmico se aprofundava; o sódio e a água moviam-se para dentro da célula como resultado da deterioração funcional das membranas celulares. Os autores também demonstraram que a administração de soluções salinas balanceadas a animais em choque irreversível resultava em reanimação completa. Ao longo das décadas de 1960 e 1970, avanços significativos foram feitos no manejo de pacientes queimados com o entendimento de que a reposição volêmica deveria ser vigorosa (Carrico, Canizaro, & Shires, 1976), com estratégia de administração de solução cristaloide no trauma em uma proporção de 3:1 para perda de cada unidade de sangue. Assim, durante o conflito bélico do Vietnã, praticava-se a reanimação volêmica agressiva, aliada ao transporte rápido das vítimas com lesões maciças para os hospitais base, o que possibilitou um índice maior de sobrevida. Entretanto, o pulmão tornava-se, então, o fator limitante desses pacientes, despontando nova conceituação de complicação fisiopatológica no choque hemorrágico grave, o "pulmão de Da Nang" ou "a insuficiência respiratória pós-traumática", cuja forma mais exuberante e fatal é o desenvolvimento daquilo que chamamos síndrome da angústia respiratória do adulto (SDRA).

Coube a F. W. Blaisdell e F. R. Lewis Jr. demonstrarem que nas formas avançadas de choque, particularmente naqueles associados a lesões maciças de partes moles, observava-se aumento difuso na permeabilidade vascular, com consequente perda de fluidos desse último compartimento para o interstício. Portanto, o edema intersticial encontrado nos pulmões foi resultado do aumento generalizado da permeabilidade vascular no choque, e não causado pela reanimação volêmica.

Na década de 1990, novos estudos demonstravam que essa reposição volêmica com solução cristaloide era prejudicial no nível celular, com aumento da lesão de reperfusão e resposta sistêmica na inflamação. Nesse contexto, entre choque hemorrágico, reposição volêmica e tempo decorrido de abordagem e tratamento, verificamos que nos anos 1980 e 1990 as investigações levaram ao emprego de soluções hipertônicas de NaCl no tratamento do choque. Seus efeitos benéficos já haviam sido relatados por Penfield desde a Primeira Guerra Mundial. Assim, pequenas quantidades de NaCl a 7,5% (4 mℓ/kg), quando utilizadas como forma única de tratamento, proporcionam não somente benefícios hemodinâmicos, mas também a diminuição da gravidade do edema sistêmico e alta taxa de sobrevida.

Não obstante os conhecimentos até então adquiridos no tratamento do choque, ainda uma parcela de pacientes evoluiu com complicações infecciosas e falência de múltiplos órgãos e sistemas (FMOS). Na década de 1990, novas publicações voltaram seu interesse para a "reanimação hipotensiva" ou "reanimação controlada" ou "hipotensão permissiva", revigorados pelos conhecimentos de Cannon durante a Segunda Guerra Mundial, que acreditava que a reposição hídrica precoce antes do controle da hemorragia causaria aumento do risco de sangramento e da mortalidade. Com a hipotensão permissiva, pressões sanguíneas mais baixas (sistólica > 70 mmHg) foram inicialmente direcionadas até que a hemostasia definitiva fosse alcançada. Essa abordagem resultou em melhora da sobrevida, redução da perda de sangue e redução da utilização de produtos sanguíneos.

A história da transfusão de sangue tem sido contada principalmente pelo uso de sangue total. Nos anos 1960, o sangue podia ser coletado em sacos plásticos e depois separado em seus componentes: concentrado de hemácias (CH), plasma e plaquetas. Na década de 1970, essa terapia de componentes começou a substituir o uso de sangue total. Compreendendo que o trauma é responsável por apenas 10 a 15% do total de transfusões de CH, abordagens mais personalizadas com componentes específicos são muitas vezes preferíveis, reduzindo-se o desperdício e aumentando os tempos de armazenamento.

No início dos anos 2000, a experiência militar durante a Operation Iraqi Freedom e a Operation Enduring Freedom observou a presença de coagulopatia nos traumatizados mais graves. A coagulopatia traumática aguda, também denominada coagulopatia induzida por trauma, estava presente em 24,4% das vítimas de trauma e foi associada a alta mortalidade. Estudos posteriores demonstraram que mesmo antes da administração de fluidos registrava-se a presença significativa da coagulopatia – isto é, a coagulopatia traumática aguda é um processo complexo com múltiplos mecanismos que ainda não são totalmente compreendidos.

Com essas operações militares, o conceito de Damage Control Resuscitation (DCR) foi classificado como uma diretriz de prática clínica do Departamento de Defesa dos EUA em 2004. Por esse novo conceito, os feridos mais graves foram transfundidos com CH e plasma na proporção de 1:1. As plaquetas também foram transfundidas e posteriormente descritas como proporção "1:1:1" – ou seja, a maior aproximação disponível para sangue total reconstituído. Essa proporção também foi chamada "reanimação balanceada" ou "reanimação hemostática". O maior estudo até o momento, o ensaio de controle randomizado *Pragmatic Randomized Optimal Plasma Ratios and Plasma Ratios*, encontrou diminuição da morte por exsanguinação em 24 horas, embora a diminuição observada na mortalidade por todas as causas não tenha sido estatisticamente significativa. Contudo, quando se avalia com diversos estudos observacionais e retrospectivos, a reanimação hemostática mostrou melhores resultados e diminuição da mortalidade. Esse método já foi adotado pela maioria dos centros de trauma civil.

DEFINIÇÃO

Com base nos conhecimentos adquiridos até o momento, podemos observar que o termo choque se refere comumente a uma situação fisiopatológica, com sinais e sintomas nem sempre homogêneos, porém na qual, em essência, existe uma inadequação na perfusão tecidual – ou seja, uma circulação inadequada do sangue arterial para suprir as necessidades metabólicas.

FISIOPATOLOGIA

Basicamente, as células do nosso organismo dependem metabolicamente do oxigênio (O_2) para a produção máxima de energia vital. O combustível essencial desse intrincado processo metabólico é a glicose, que por meio do metabolismo aeróbico produz 38 moléculas de ATP, além da água e dióxido de carbono. Na falta do O_2, nosso organismo lança mão de um sistema de *backup* de emergência – metabolismo anaeróbico – que garante a produção de duas moléculas de ATP para cada unidade de glicose. Logo, conclui-se que essa alternativa não irá garantir a produção de energia suficiente para a subsistência celular, caso a anaerobiose seja prolongada. Além disso, o produto final desse metabolismo alternativo é a produção de radicais ácidos. Se o fornecimento de O_2 não for revertido rapidamente, a célula não sobreviverá e a disfunção orgânica será inevitável. Dependendo do órgão envolvido nesse processo deletério, seu comprometimento poderá ocorrer em 4 a 6 minutos, como no caso do cérebro, pulmão e coração. Para outros órgãos, como o fígado, os rins e o trato digestório, esse tempo poderá ser um pouco maior (45 a 90 minutos) e ainda um pouco mais alongado (4 a 6 horas) para osso, pele e músculos.

Assim, a efetividade do atendimento pré-hospitalar (APH) para reverter e/ou prevenir a hipoxia e a hipoperfusão é crítica e inquestionável para a sobrevida do paciente traumatizado, principalmente quando ele se encontra na "hora de ouro", como descrito por R. Adams Cowley. A parte crucial de todo esse processo é garantir que o paciente tenha quantidade suficiente de eritrócitos capaz de garantir o transporte do O_2, sua distribuição e extração tecidual; fenômenos conhecidos como princípio de Fick.

O tratamento pré-hospitalar ao traumatizado em choque deve garantir que todos os componentes críticos desse princípio sejam mantidos, visando reverter ou combater o metabolismo anaeróbico. É primordial obter via aérea e ventilação adequadas, com uso criterioso de suplemento de O_2 e, finalmente, manter uma circulação adequada, controlando/interrompendo rapidamente as fontes de hemorragia e/ou situações exsanguinantes e mantendo o fornecimento de sangue oxigenado, aquecido ao nível tecidual.

Clinicamente, as respostas circulatórias iniciais à hemorragia têm intuito compensatório, isto é, progressiva vasoconstrição das circulações cutânea, muscular e visceral para preservar o fluxo sanguíneo para os rins, coração e cérebro. Habitualmente, essa resposta à perda aguda de volume circulante se dá por meio do aumento da frequência cardíaca, na tentativa de preservar o débito cardíaco. Na maioria das vezes, a taquicardia representa o sinal circulatório mensurável mais precoce do choque. Concomitantemente, há liberação de catecolaminas endógenas aumentando a resistência vascular periférica, aumentando a pressão sanguínea diastólica e reduzindo a pressão de pulso. Contudo, esse aumento da pressão não resulta em aumentos significativos na perfusão orgânica e na oxigenação tecidual. Nas fases iniciais do choque hemorrágico, o retorno venoso é preservado até certo limite pelo mecanismo compensatório da contração do volume sanguíneo no sistema venoso. Esse mecanismo de compensação é limitado. Assim, a maneira mais efetiva de restaurar o débito cardíaco, a perfusão aos órgãos-alvo e a oxigenação tecidual é restabelecendo o retorno venoso ao normal, por meio da identificação e da interrupção da fonte de sangramento. A reposição volêmica permitirá a recuperação do estado de choque apenas se o sangramento estiver controlado.

CLASSIFICAÇÃO

De maneira muito sintética, poderíamos agrupar as situações de choque em quatro tipos:

- Choque hipovolêmico
    - Perda de sangue (choque hemorrágico)
        - Hemorragia externa
        - Traumatismo
        - Sangramento do trato gastrintestinal
        - Hemorragia interna
        - Hematoma
    - Perda de plasma
        - Grande queimado
    - Perda de fluidos e eletrólitos
        - Externas
            - Vômitos
            - Diarreia
            - Sudorese excessiva
            - Estados hiperosmolares (cetoacidose diabética)
        - Internas ("terceiro-espaço")
            - Pancreatite
        - Ascite
        - Obstrução intestinal
- Choque distributivo
    - Choque neurogênico
    - Choque séptico
    - Choque anafilático
- Choque cardiogênico
    - Arritmias
    - Insuficiência cardíaca congestiva
    - Miocardiopatias
    - Secundário ao infarto miocárdico
- Choque obstrutivo
    - Pneumotórax hipertensivo
    - Tamponamento cardíaco.

Choque hipovolêmico

A principal etiologia nesse tipo de choque é a hemorragia (perda aguda de sangue); outras causas de hipovolemias seriam decorrentes da diminuição ou do comprometimento críticos no volume efetivo circulante, tal qual no grande queimado (perda excessiva de plasma), desidratação, vômitos incoercíveis, diarreia crônica (perda de água e eletrólitos), sudorese excessiva, cetoacidose diabética em que o desbalanço hidroeletrolítico é preponderante.

No ambiente pré-hospitalar, particularmente no trauma, podemos afirmar jocosamente que as três etiologias mais comuns de choque são: hemorragia, hemorragia e hemorragia – ou seja, a perda sanguínea é o principal fator de choque nos traumatizados.

Choque hemorrágico

A hemorragia é a principal gênese nesse tipo de choque e é passível de mensuração clínica em quatro categorias, em ordem crescente de gravidade segundo a perda sanguínea (Tabela 13.1). Essa tabela é muito útil para fazermos rapidamente uma estimativa do comprometimento volêmico para um

Tabela 13.1 Classificação da hemorragia e apresentação clínica.

	Classe I	Classe II	Classe III	Classe IV
Perda de sangue (mℓ)	Até 750	750 a 1.500	1.500 a 2.000	> 2.000
Perda de sangue (% do volume sanguíneo)	Até 15%	15 a 30%	30 a 40%	> 40%
Pulso	< 100	100 a 120	120 a 140	> 140
Pressão arterial	Normal	Normal	Diminuída	Diminuída
Pressão de pulso (mmHg)	Normal ou aumentada	Diminuída	Diminuída	Diminuída
Frequência ventilatória	14 a 20	20 a 30	30 a 40	> 35
Débito urinário (mℓ/h)	> 30	20 a 30	5 a 15	Imperceptível
SNC/estado mental	Ansiedade discreta	Ansiedade branda	Ansiedade, confusão	Confusão, letargia
Reposição de fluidos	Cristaloides	Cristaloides	Cristaloides e sangue	Cristaloides e sangue

SNC, sistema nervoso central.

adulto com peso aproximado de 70 kg. Em geral, o volume sanguíneo efetivo desse indivíduo corresponde a aproximadamente 7% do seu peso corporal – isto é, o volume de sangue circulante seria aproximadamente 4,9 a 5 ℓ. Em adultos obesos, consideramos o peso corporal ideal para esse mesmo cálculo; para crianças, o volume sanguíneo calculado corresponde a 8 a 9% do peso corporal (ou 80 a 90 mℓ/kg).

Hemorragia classe I

Nessa classe, o doente traumatizado tem perdas de até 15% da volemia (cerca de 750 mℓ). A frequência cardíaca praticamente não se altera, a pressão sanguínea em decúbito dorsal horizontal está próxima dos valores normais, a pressão de pulso (diferença entre a pressão sistólica e diastólica) pode estar ligeiramente elevada, frequência respiratória praticamente normal, sem comprometimento do débito urinário e, frequentemente, o paciente apresenta-se discretamente ansioso. Corresponde à condição clínica semelhante ao doador de uma bolsa de sangue.

A reposição volêmica praticamente é dependente da administração de solução salina balanceada.

Hemorragia classe II

Para uma perda sanguínea de 15 a 30% da volemia (aproximadamente 750 a 1.500 mℓ), o quadro clínico torna-se mais exuberante, com ocorrência de taquicardia e taquipneia, diminuição da pressão de pulso, primariamente atribuída pela elevação da pressão diastólica em decorrência da liberação de catecolaminas. Um sinal clínico muito importante que pode estar presente nessa situação é a constatação de hipotensão postural. Esses pacientes apresentam discreta diminuição do débito urinário e exibem claramente ansiedade ou inquietude. Clinicamente, corresponde a uma situação de hemorragia não complicada, mas a reposição volêmica é necessária e predominantemente realizada às custas de administração de solução salina balanceada.

Hemorragia classe III

Quando a perda sanguínea compromete 30 a 40% da volemia, isto é, aproximadamente 1.500 a 2.000 mℓ), os sinais clínicos de choque são muito evidentes. O paciente apresenta-se com taquicardia e taquipneia pronunciadas, hipotensão grave, débito urinário muito baixo, mais ansioso ou mesmo confuso. Considera-se o paciente em condição de hemorragia complicada com potencial necessidade de intervenção cirúrgica e necessidade de transfusão sanguínea, além da administração de solução cristaloide para a reposição volêmica.

Hemorragia classe IV

A perda sanguínea estimada agora é maior que 40% da volemia (> 2.000 mℓ), clinicamente uma situação grave, com risco de morte elevado. Esses pacientes apresentam-se muito pálidos, com a pele fria, pulsos periféricos muito finos ou ausentes, taquicárdicos e taquipneicos e a pressão arterial inaudível. O débito urinário é desprezível, e muitos deles estão letárgicos. Nessas condições, a sobrevida depende do controle imediato da hemorragia; com frequência, há necessidade de intervenção cirúrgica imediata aliada a rápida transfusão de hemoderivados e pouca quantidade de soluções cristaloides.

Choque distributivo

Basicamente, ocorre como resultado da perda de controle que o sistema nervoso autônomo possui sobre a musculatura lisa, que controla o tamanho dos vasos, levando a uma alteração na relação continente/conteúdo. Pode-se imaginar que subitamente ocorre uma expansão da rede vascular, fazendo com que o sangue percorra um espaço maior, trazendo como consequência um comprometimento da volemia com redução do volume bombeado pelo coração, sem que haja uma perda de fluidos do compartimento intravascular. Por essa razão, essa condição clínica é conhecida como hipovolemia relativa.

O choque distributivo pode ocorrer por trauma medular, infecções graves e reações alérgicas.

O tratamento dessa condição é dirigido para melhorar a oxigenação e o fluxo sanguíneo, principalmente para o cérebro e outros órgãos vitais.

Choque neurogênico

Talvez o melhor exemplo de choque distributivo seja o paciente traumatizado com lesão da medula espinal ou aquele submetido à anestesia regional (espinal). Em traumatismos cervicais e cervicotorácicos altos com comprometimento medular pode ocorrer a perda do controle simpático do sistema vascular, com consequente queda da resistência vascular sistêmica e vasodilatação periférica.

A característica clínica marcante desse paciente é o registro de hipotensão, pressão de pulso normal ou aumentada e frequência cardíaca normal ou mesmo bradicardia (Tabela 13.2).

Ainda constitui um tema entusiástico e controverso quanto à compreensão de sua fisiopatologia e tratamento. O choque bacterêmico descrito por Weisbren (1951) tem sido extensamente estudado experimentalmente com endotoxinas, exotoxinas e bactérias vivas.

Choque séptico

O choque séptico pode ser a manifestação primária de uma infecção grave, que ameaça a vida, oriunda de uma incisão cirúrgica, dos pulmões e tratos urinário, biliar ou gastrintestinal. Contudo, sabe-se que o choque séptico é mais grave como manifestação secundária de sepse, como complicação de um tratamento tardio ou de insucesso, de um choque

Tabela 13.2 Sinais clínicos associados a tipos de choque.

Sinais vitais	Hipovolência	Neurogênico	Séptico	Cardiogênico
Temperatura da pele	Fria, pegajosa	Quente, seca	Fria, pegajosa	Fria, pegajosa
Coloração da pele	Pálida, cianótica	Rosada	Pálida, rendilhada	Pálida, cianótica
Pressão arterial	Diminuída	Diminuída	Diminuída	Diminuída
Nível de consciência	Alterado	Lúcido	Alterado	Alterado
Enchimento capilar	Retardado	Normal	Retardado	Retardado

Fonte: National Association of Emergency Medical Technicians, 2020.

hipovolêmico primário após trauma grave (Alexander, 1974; Altemeier, 1972) e após o choque primário que frequentemente leva a síndrome da resposta inflamatória sistêmica ou FMOS (Gelin, 1970; Maclean, Duff, & Maclean, 1971).

Em geral, choque séptico é definido como sepse grave acompanhada de hipoperfusão de órgãos e hipotensão que respondem precariamente à reanimação inicial com fluidos. Sepse é uma infecção acompanhada de reação inflamatória aguda com manifestações sistêmicas associadas à liberação de vários mediadores endógenos da inflamação. Apesar de não ser totalmente preciso, clinicamente pode se manifestar com dois ou mais dos seguintes sintomas:

- Temperatura > 38°C ou < 36°C
- Frequência cardíaca > 90 bpm
- Frequência respiratória > 20 incursões/min ou pressão parcial arterial de dióxido de carbono ($PaCO_2$) < 32 mmHg
- Contagem de leucócitos > 12.000 células/μℓ ou < 4.000 células/μℓ ou > 10% de formas imaturas.

Diversos fatores predisponentes em pacientes clínicos e cirúrgicos impedem os mecanismos de defesa do hospedeiro de agir adequadamente, como idade avançada, doença sistêmica, desidratação e hipovolemia, tratamentos com imunossupressores e citotóxicos, infecções iatrogênicas de cateteres e traqueostomias.

As citocinas liberadas como resposta à infecção provocam dano ao endotélio vascular e vasodilatação, propiciando a saída de fluidos para o espaço intersticial, por exemplo. Por isso, o choque séptico tem características tanto distributivas quanto hipovolêmicas.

Choque anafilático

A anafilaxia é uma reação alérgica aguda, com risco de morte, mediada por IgE, que ocorre em pessoas pré-sensibilizadas quando reexpostas ao antígeno sensibilizante. Os sintomas incluem estridor, dispneia, roncos e hipotensão. O diagnóstico é clínico e o tratamento é feito com epinefrina. O broncospasmo e o edema da via aérea superior são tratados com beta-agonistas inalados ou injetados e, às vezes, com intubação endotraqueal. Hipotensão persistente requer administração de vasoconstritores e fluidos intravenosos. A anafilaxia é desencadeada caracteristicamente por fármacos (antibióticos betalactâmicos, insulina, estreptoquinase e extratos de alergênios), alimentos (p. ex., nozes, ovos, frutos do mar), proteínas (p. ex., antitoxina tetânica, transfusão de sangue), venenos de animais e látex. Os alergênios de amendoim e látex podem ser adquiridos pelo ar. Ocasionalmente, exercício ou exposição ao frio (p. ex., em pacientes com crioglobulinemia) podem provocar ou contribuir para uma reação anafilática. A história de atopia não aumenta o risco de anafilaxia, mas aumenta o risco de morte quando ocorre anafilaxia.

Choque cardiogênico

Choque cardiogênico é basicamente um problema inerente ao funcionamento da bomba, com redução relativa ou absoluta do débito cardíaco. Fatores mecânicos que interfiram no preenchimento ou esvaziamento do coração ou dos grandes vasos explicam o choque obstrutivo. As causas são mostradas na Tabela 13.3.

Tabela 13.3 Mecanismos dos choques cardiogênico e obstrutivo.

Tipo	Mecanismo	Causa
Obstrutivo	Interferência mecânica no enchimento ventricular	Pneumotórax hipertensivo, compressão de veia cava, tamponamento cardíaco, tumor ou coágulo atrial
	Interferência no esvaziamento ventricular	Embolismo pulmonar
Cardiogênico	Contratilidade miocárdica dificultada	Anormalidades do ritmo cardíaco
	Distúrbio estrutural do coração	Isquemia miocárdica ou infarto do miocárdio, miocardite, drogas
	Taquicardia, bradicardia	Regurgitação mitral ou aórtica aguda, septo interventricular rompido, mau funcionamento de prótese valvar

Fonte: Procter, 2022.

O desenvolvimento do estado de choque por problemas intrínsecos pode ser rapidamente compreendido, porque se a bomba cardíaca falha por infarto agudo, por arritmia cardíaca grave ou por mau funcionamento de uma válvula, depreende-se que ocorrerá alteração no débito cardíaco com consequente comprometimento hemodinâmico. Todavia, as causas extrínsecas, como tamponamento cardíaco e pneumotórax hipertensivo, podem não ser tão intuitivos. Assim, admite-se uma lesão de ventrículo esquerdo causada por arma branca. À medida que o coração contrai, um jato de sangue pode sair da câmara cardíaca e ocupar o espaço pericárdico. Com os batimentos subsequentes pode se formar um acúmulo de aproximadamente 100 mℓ de sangue nesse espaço, que poderá restringir o volume diastólico final, comprometendo subsequentemente o volume sistólico final, culminando em diminuição do débito cardíaco e na instalação de uma síndrome de baixo débito cardíaco, que pode ser fatal em um curto espaço de tempo.

No caso de pneumotórax hipertensivo, o colapso do pulmão do lado afetado resulta em diminuição de fluxo de sangue ao coração, aumento no trabalho cardíaco para ejetar o sangue para os pulmões e desvio do mediastino para o lado contralateral à lesão, prejudicando a expansão desse pulmão e provocando a torção/compressão das veias cavas superior e inferior, o que diminui consideravelmente o retorno venoso com consequente comprometimento do débito cardíaco.

AVALIAÇÃO

O ponto de partida para a abordagem do traumatizado em choque é reconhecer a presença do choque. A alteração na perfusão tecidual com comprometimento direto no fornecimento de O_2 a nível celular tem como consequência uma produção menor de energia em decorrência do metabolismo anaeróbico. Se essa condição não for corrigida rapidamente, o resultado final será a morte celular. O organismo responde precocemente a essa queda de energia com uma descarga adrenérgica, diminuindo seletivamente a perfusão de órgãos considerados não essenciais e aumentando a função cardiovascular para compensar e perfundir melhor outros órgãos mais importantes.

SINAIS E SINTOMAS

Os componentes-chave para reconhecer os sinais e sintomas clínicos do choque na vítima traumatizada incluem:

- Identificação da presença de foco de hemorragia externa ou interna
- Nível de consciência
- Condição da pele
- Pulso
- Respiração
- Pressão arterial do paciente
- Fatores de confusão.

Em decorrência dos fenômenos fisiopatológicos, as mãos e os pés do paciente em choque ficam pálidos, frios, viscosos, por vezes cianóticos, assim como os lóbulos das orelhas, o nariz e os leitos ungueais. O tempo de enchimento capilar é prolongado e, exceto no choque distributivo, a pele aparece acinzentada ou escura e úmida. É possível identificar a presença de diaforese. Os pulsos periféricos são fracos e tipicamente rápidos; não é incomum que se identifiquem tão somente os pulsos femoral e/ou carotídeo. A queda de perfusão traz também repercussão ao nível do sistema nervoso central, e o paciente encontra-se muitas vezes agitado, confuso, sonolento e/ou letárgico.

O metabolismo anaeróbico instaurado pela queda de perfusão tecidual de O_2 tem como resultado a produção de radicais ácidos. O organismo tenta compensar com ventilações mais rápidas, com o intuito de liberar o subproduto do CO_2 e corrigir essa acidez – por isso, é possível identificar a presença da taquipneia e hiperventilação.

A pressão sanguínea tende a ser baixa (sistólica < 90 mmHg) ou impossível de medir quando a perda volêmica é mais exuberante (> 30% da volemia estimada para um adulto – ver Tabela 13.1). Com o comprometimento gradativo e progressivo da pressão sanguínea sistêmica ocorre diminuição da excreção urinária, que no choque hemorrágico mais grave praticamente torna-se desprezível.

O choque distributivo produz sintomas similares, exceto pelo fato de a pele poder parecer quente ou enrubescida, especialmente durante a sepse. O pulso pode ser saltitante em vez de fraco. No choque séptico costuma haver febre, habitualmente precedida de calafrios. Alguns pacientes com choque anafilático têm urticária ou sibilação. Muitos outros sintomas (p. ex., dor torácica, dispneia, dor abdominal) podem ocorrer em virtude de doença subjacente ou falência secundária de órgãos. No choque neurogênico, tipicamente ocorre diminuição da frequência cardíaca, ao contrário da taquicardia observada nos outros tipos.

Com os sinais clínicos até então descritos é possível reconhecer rapidamente o paciente traumatizado em choque. Como a principal causa dessa condição é a hemorragia, o próximo passo é identificar a fonte desse sangramento e prontamente coibir essa perda com compressão direta da ferida, aplicação de bandagens, utilização de curativos compressivos, curativos hemostáticos, torniquetes ou estabilização de fraturas de extremidades. Se não há evidência de hemorragia externa, deve-se suspeitar de hemorragia interna, cujos focos principais encontram-se nas cavidades torácica, abdominal, pelve e coxas (fraturas). No ambiente pré-hospitalar, não se pode tratar adequadamente ou de maneira definitiva as causas de hemorragia interna; entretanto, essa informação é importante porque a equipe de resgate saberá da necessidade de transferência rápida da vítima para o ambiente hospitalar.

Hemorragia grave ou exsanguinação

A exsanguinação é a situação clínica crítica em que a perda excessiva e aguda de sangue poderá acarretar na morte do paciente traumatizado mais rapidamente do que outros mecanismos de trauma. A hemorragia deve ser imediatamente interrompida, já que é possível sangrar até a morte em questão de minutos diante de uma lesão arterial significativa. A observação clínica desse evento instituiu a modificação da abordagem sistemática ao paciente traumatizado criticamente enfermo por hemorragia.

O mnemônico XABCDE enfatiza o controle de hemorragias externas que ameaçam a vida. Considera-se que a abordagem sistemática do paciente traumatizado possa e deva ocorrer simultaneamente pelos membros da equipe de resgate.

- X (*exsanguination*): controle da hemorragia externa grave – exsanguinação
- A (*airway*): via aérea e controle da coluna cervical
- B (*breathing*): boa ventilação e oxigenação
- C (*circulation*): circulação (parar o sangramento e perfusão tecidual)
- D (*disability*): avaliação neurológica
- E (*exposure*): exposição e controle do ambiente.

A abordagem MARCH alinha-se intimamente com a abordagem XABCDE quanto ao acrônimo de avaliação do paciente traumatizado utilizado por profissionais de resgate.

- M (*massive hemorrhage*): massiva hemorragia. Controle da hemorragia que ameaça a vida com torniquete, curativo hemostático ou compressão com curativos convencionais
- A (*airway*): via aérea. Avaliar a presença da obstrução; com o paciente em posição, desobstruir a via aérea com dispositivos naso ou orofaríngeos, dispositivos avançados ou via aérea cirúrgica
- R (*respirations*): respiração. Avaliar e tratar lesões penetrantes do tórax, feridas aspirativas e pneumotórax hipertensivo
- C (*circulation*): circulação. Avaliar a presença de choque. Estabelecer via intravenosa ou intraóssea para iniciar a reposição volêmica
- H (*hypothermia*): cabeça/hipotermia. Proteger contra hipotermia. Proteger de fatores como calor e riscos químicos e tóxicos. Imobilizar fraturas maiores e prover restrição a movimentos da coluna nos pacientes com risco.

TRATAMENTO

Ao se deparar com uma vítima em choque, a equipe deverá:

1. Manter cuidado adequado à via aérearespiratória.
2. Providenciar suporte ventilatório com oferta de O_2 em fração ≥ 85% ($FiO_2 \geq 0,85$).
3. Identificar e controlar o foco da hemorragia externa e, quando possível, da hemorragia interna.
4. Transferir a vítima ao local de tratamento o mais rápido possível.
5. Melhorar a circulação para que o O_2 chegue aos tecidos, administrando fluidos em seu trajeto, mantendo o calor corpóreo.

Quatro questões norteiam o socorrista no tratamento da vítima em choque:

1. Qual é a causa de choque neste paciente em particular?
2. Qual é o cuidado com esse tipo de choque?
3. Qual é o melhor lugar para que o paciente receba o cuidado definitivo?
4. O que pode e deve ser feito desde agora até o momento em que o paciente receber o cuidado definitivo?

Fundamentalmente, o principal objetivo a ser alcançado em ambiente pré-hospitalar é o correto manejo da vítima em choque, melhorando a oxigenação sanguínea aos tecidos e células.

VIA AÉREA

Em ambiente pré-hospitalar, o socorrista tem de estar preparado para utilizar técnicas básicas e avançadas de permeabilização da via aérea rapidamente, com a finalidade de garantir a oferta de O_2 para o organismo. Pacientes traumatizados que não respiram ou que obviamente têm comprometimento da via aérea, ou aqueles com frequência respiratória > 20 incursões/min e aqueles que exibem respirações ruidosas devem ser abordados prontamente para a permeabilização da via aérea. Contudo, a maioria das vítimas pode ser transportada com a aplicação de técnicas básicas.

RESPIRAÇÃO/VENTILAÇÃO

Vítimas de trauma que apresentam sinais clínicos de choque necessitam de suplementação de oferta de O_2 entre 85 e 100%, destarte que tal fato seja verdadeiro para quase todas as vítimas de trauma e não apenas aquelas com comprometimento da circulação. A avaliação da saturação de hemoglobina com o uso de um oxímetro é muito útil para mensurar, por exemplo, a eficácia dessa medida. O socorrista deve tomar como nível de base valores de saturação acima de 95% (ao nível do mar); valores abaixo dessa cifra indicam hipoxia e devem estimular o socorrista a identificar sua causa. A mensuração e o monitoramento contínuo da concentração máxima de CO_2 ao final da expiração ($ETCO_2$) deve ser uma prática rotineira nos APHs, particularmente para aqueles pacientes que foram submetidos à intubação endotraqueal. Em geral, a correlação entre $ETCO_2$ e $PaCO_2$ é boa nos pacientes com perfusão adequada, mas pobre nos pacientes em choque. O valor normal do capnógrafo é de 35 a 45 mmHg. Uma diminuição da capnografia pode indicar choque hipovolêmico, mas também pode corresponder a outras situações clínicas como hipotermia, diminuição da atividade muscular, hipotireoidismo, anestesia geral, hiperventilação alveolar ou até mau funcionamento do equipamento.

Circulação

Dois dados importantes são utilizados na avaliação da circulação:

- Hemorragia e a quantidade de sangue perdido
- Perfusão total e regional do sangue oxigenado.

Quando presente, a hemorragia deve ser controlada o mais rápido possível, porque todos os outros esforços para tratar a vítima serão em vão enquanto ela persistir. O reconhecimento de um sangramento externo significativo é indicativo de choque, e na maioria das vezes o socorrista deve abordá-lo no próprio ambiente pré-hospitalar. Já o sangramento interno geralmente só poderá ser tratado de modo eficaz em ambiente hospitalar (sala de cirurgia ou centro de trauma). Uma vez detectada essa possibilidade, é fundamental providenciar o transporte rápido da vítima ao destino apropriado. Quando a causa do choque não é óbvia, deve-se assumir que a etiologia é a perda de sangue, porque as cavidades torácica, abdominal e pélvica, assim como sítios de fraturas como a bacia e ossos longos como o fêmur, são grandes espaços reservatórios.

O correto posicionamento da vítima é muito importante. A posição de Trendelenburg deixou de ser recomendada, pois os órgãos abdominais pressionam cranialmente o diafragma, impedindo seu movimento e comprometendo ainda mais a ventilação e a oxigenação, além do fato de não existirem evidências que deem suporte ao suposto benefício em se elevar as extremidades inferiores. Pacientes traumatizados em choque hemorrágico estão em vasoconstrição intensa e, portanto, não há sangue na rede vascular das extremidades inferiores para permitir uma autotransfusão.

Controle da hemorragia

O principal lema daquele que presta socorro ao traumatizado em choque é: *Pare o sangramento!*

A aplicação direta de pressão sobre o local do sangramento, em geral, pode controlar a maioria das hemorragias externas praticamente em qualquer lugar do corpo. Um par de mãos firmemente aplicado diretamente sobre uma lesão sanguinolenta, a princípio, pode controlar o sangramento arterial mesmo em grandes vasos sanguíneos, como os da região cervical e crural. O uso de compressas cirúrgicas ou gazes para a confecção de um curativo compressivo corroboram para o correto uso desse tipo de manobra. É importante ressaltar que, uma vez que se observa a diminuição ou interrupção do sangramento, não se deve liberar a pressão para checar quão eficaz está sendo a manobra.

O controle hemorrágico é mais trabalhoso em ferimentos nas regiões juncionais (região axilar, braquial, ombro, crural e poplíteo). Essas lesões são comuns em conflitos armados e ocorrem como resultado de bombardeios, conforme observado na Maratona de Boston, em 2013. Nesse tipo de lesão, um modo eficaz de se controlar a hemorragia é fazer a compressão direta com a introdução de compressas ou gazes no interior do ferimento, mesmo sendo um procedimento doloroso, mas necessário.

Alguns tipos de ferimentos graves de extremidades podem não ser passíveis de controle hemorrágico apenas com compressão, e é necessária a aplicação de um torniquete (Figura 13.1). Esses dispositivos foram desenvolvidos para uso militar e exercem pressão sobre os vasos sanguíneos acima do local de uma ferida grave, a fim de parar o sangramento contínuo. Quando aplicado corretamente, ele interrompe o fluxo sanguíneo daquela extremidade, cessando o sangramento (Figura 13.2).

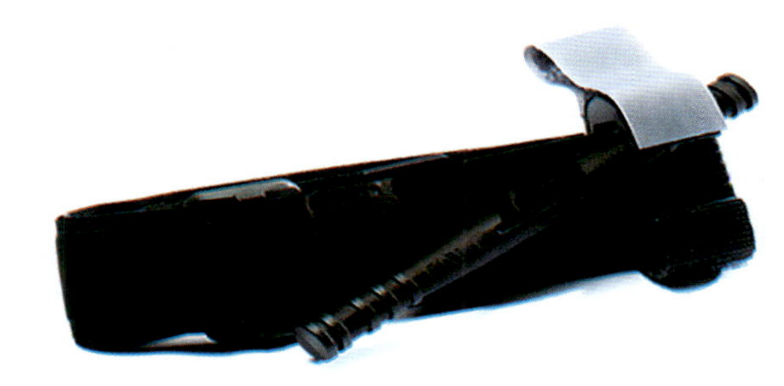

Figura 13.1 Torniquete de aplicação em combate. (Cortesia de Peter T. Pons.)

Instruções de uso

Aplicação com duas mãos

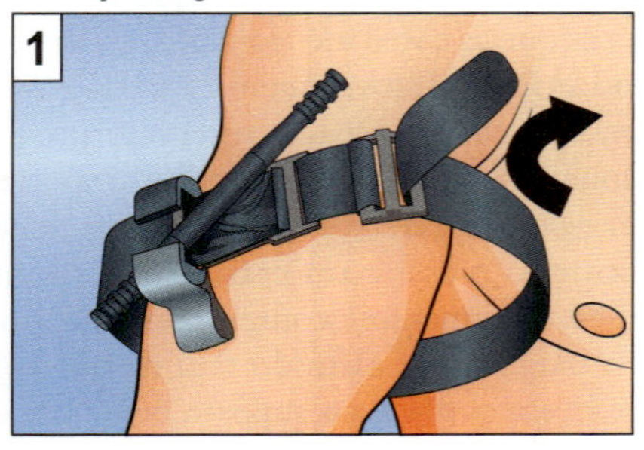

Direcione a tira em volta do membro, passe a lingueta através da fenda da presilha e posicione o **CAT 2-3"** (5-7 cm) acima do local do sangramento diretamente na pele.

ou

Aplicação com uma mão

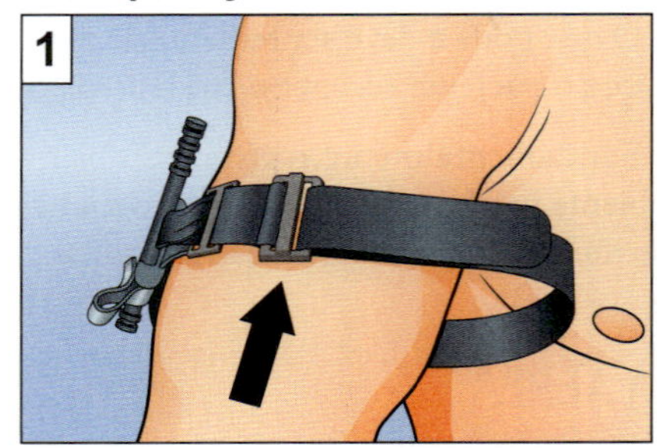

Insira o membro ferido através do laço feito com tira e posicione o **CAT 2-3"** (5-7 cm) acima do local do sangramento diretamente na pele.

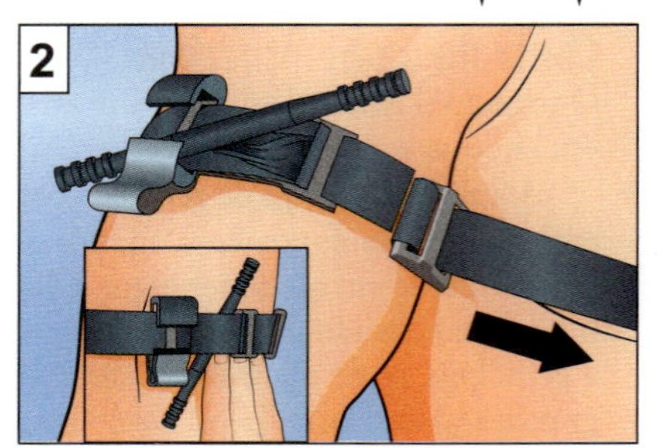

Puxe a tira firmemente e prenda-a em todo o seu caminho em volta do membro, mas não sobre os clipes. A tira deve estar presa o suficiente para que a ponta de três dedos não possam deslizar entre a tira e o membro. Se as pontas de três dedos deslizar sob a tira, reaperte e reafixe.

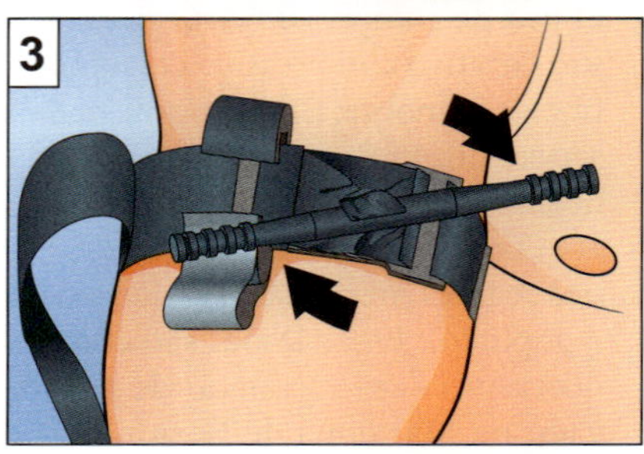

Gire a haste até parar o sangramento.

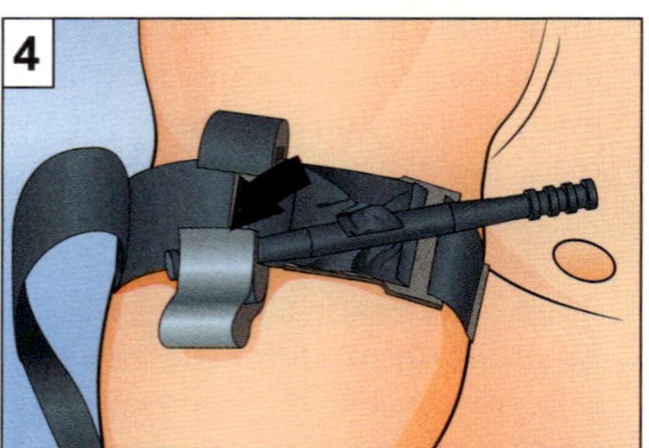

Fixe a haste dentro de um clipe para prendê-la no local. Verifique se há sangramentos e pulso distal. Se o sangramento não está controlado ou o pulso distal está presente, considere aperto adicional ou aplicar um segundo **CAT** acima e lado a lado ao primeiro. Reavalie.

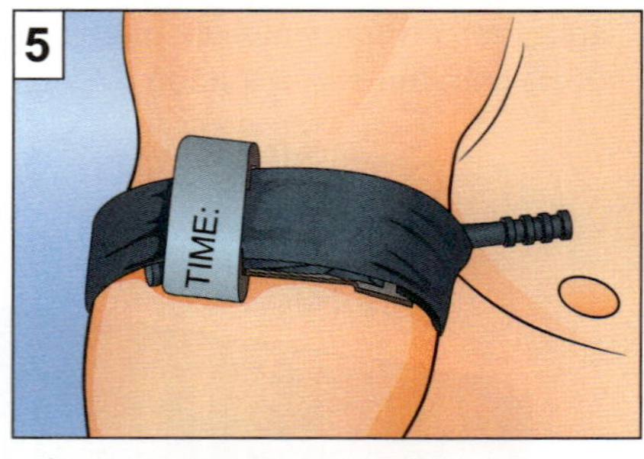

Direcione a tira entre os clipes e sobre a haste. Fixe a haste e tira com a fita TIME. Escreva o tempo de aplicação.

Se você não está seguro ou não possa tomar um tempo adicional para examinar de onde o sangramento provém baseado na situação, o **CAT** pode efetivamente ser aplicado sobre a roupa o mais alto no braço ou perna possível. O **CAT** NÃO pode ser aplicado sobre objetos sólidos dentro da roupa. Assim que a situação permita, o membro ferido deve ser avaliado e o **CAT** reposicionado 2-3" (5-7 cm) acima do ferimento diretamente sobre a pele.

Figura 13.2 Fotos ilustrativas de treinamento de aplicação do torniquete de aplicação em combate CAT® em um curso de Suporte de Vida Avançado no Trauma (ATLS®). *(Continua)*

Armazenando o CAT na configuração de inicialização rápida

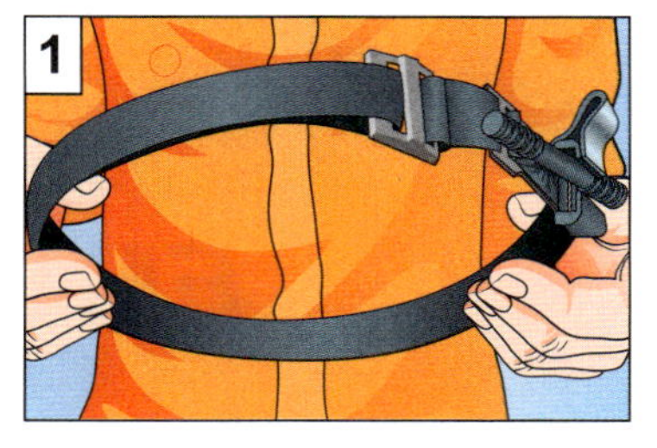

Passe a tira através da fenda da fivela. Puxe a tira umas 8" (20 cm) e dobre-a de volta aderindo-a a si mesma.

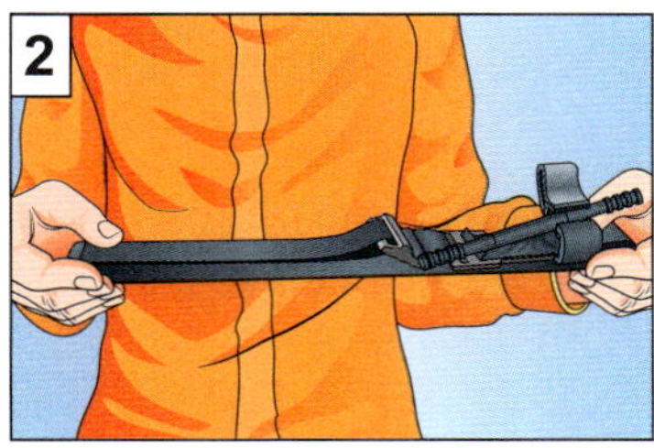

Achate o *loop* formado pela tira. Coloque a fivela no meio da tira dobrada.

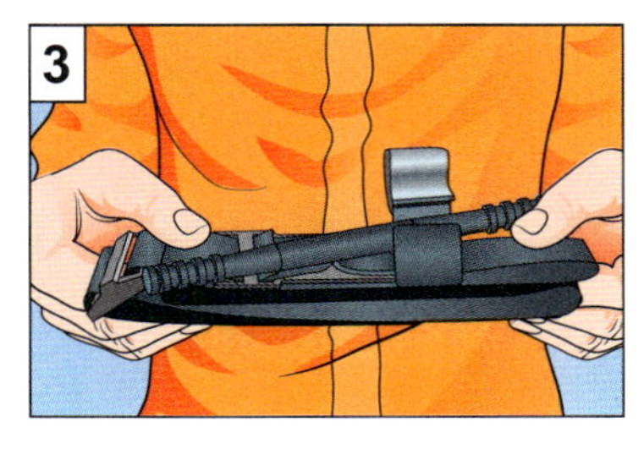

Dobre o **CAT** pela metade colocando a fivela em uma extremidade. O **CAT** está agora pronto para ser colocado no seu *kit* médico.

O **CAT** está pronto para ser colocado no seu *kit* médico.

Figura 13.2 (*Continuação*) Fotos ilustrativas de treinamento de aplicação do torniquete de aplicação em combate CAT® em um curso de Suporte de Vida Avançado no Trauma (ATLS®).

A imobilização das extremidades é outro importante método no controle de hemorragias secundárias a fraturas. Dependendo da condição da vítima, a imobilização em maca pode ser a melhor maneira de fazê-lo.

Com os conflitos bélicos do Iraque e Afeganistão, a comunidade civil tomou ciência do desenvolvimento de agentes hemostáticos tópicos que podem ser úteis em ambiente civil. Esses curativos hemostáticos são materiais que ajudam a coagular o sangue (QuikClot, civil; Combat Gauze, militar; Celox; Celox Rapid; Chitoflex; Chitogauze) (Figura 13.3).

Após a localização da ferida sangrante, remove-se o excesso de sangue à sua volta e aplicam-se esses curativos internamente à lesão. Uma vez que se tenha preenchido toda a ferida, aplica-se firmemente pressão com as mãos. Ao preencher a lesão, essa pressão é transmitida até porções mais profundas, em direção à fonte do sangramento, o que possibilita um controle bastante eficaz da hemorragia.

REPOSIÇÃO VOLÊMICA

Os resultados de trabalhos científicos nas últimas quatro décadas demonstraram que a reposição volêmica deve ser realizada de maneira muito mais equilibrada, isto é, equilíbrio entre a quantidade de fluido administrado e a elevação da pressão arterial. O excesso de fluido durante a reanimação leva ao aumento de sangramento, e o retorno da pressão sanguínea a patamares da normalidade poderá deslocar o coágulo formado dos tecidos lesados, também aumentando a hemorragia. Poucas publicações na literatura médica demonstram que não há benefício na reposição volêmica antes que a hemorragia seja controlada.

Habitualmente, no paciente traumatizado multissistêmico com traumatismo cranioencefálico (TCE) associado, almeja-se a manutenção da pressão arterial sistólica (PAS) ≥ 100 mmHg na faixa etária de 50 a 69 anos ou ≥ 110 mmHg para pacientes com 15 a 49 anos ou com mais de 70 anos a fim de diminuir a mortalidade e melhorar os resultados.

Durante a fase de atendimento inicial, no exame primário em adultos com hemorragia controlada pode ser necessária a reposição volêmica de até 1.000 mℓ de solução de lactato de Ringer ou solução salina normal, aquecidos a 39°C; no trauma pediátrico com hemorragia controlada, 20 mℓ/kg de solução cristaloide aquecida para crianças até 40 kg. Não há evidências na literatura médica que admitam a melhora da sobrevivência de vítimas de trauma com reposição volêmica em ambiente pré-hospitalar. Acredita-se que uma hipotensão moderada seja benéfica para reduzir sangramentos, excetuando-se nos pacientes com TCE.

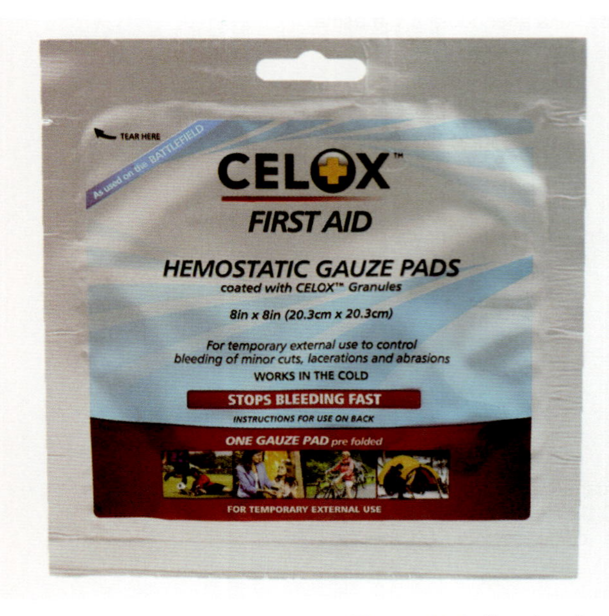

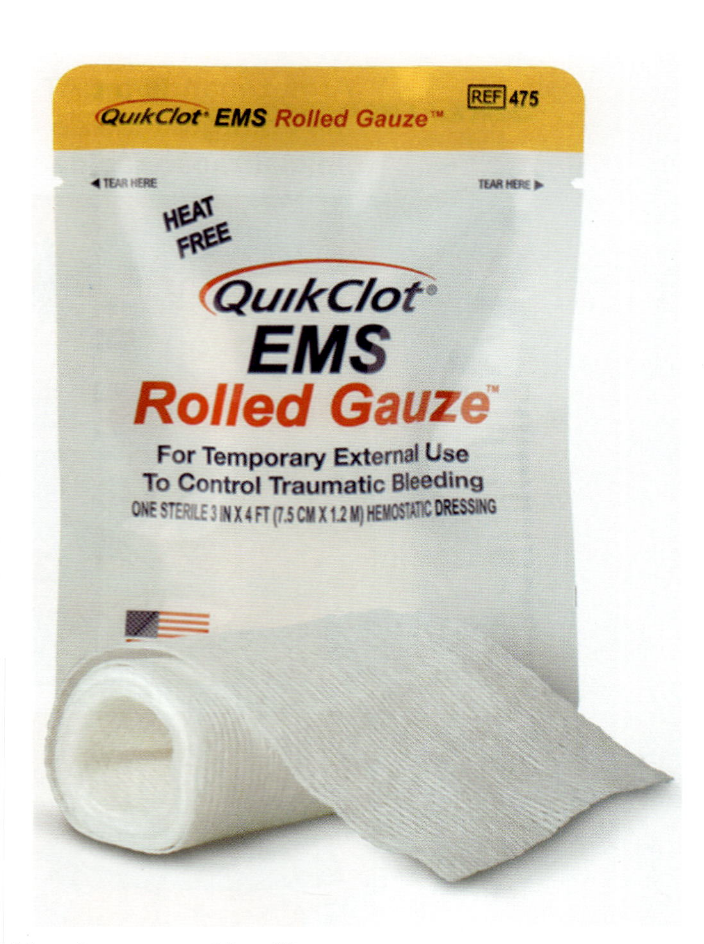

Figura 13.3 Curativos hemostáticos de uso comercial e militar.

A hemodiluição e o aumento da pressão arterial podem prejudicar a coagulação; o sangue é o fluido preferencial, mas é impraticável em APH. Portanto, as melhores alternativas são soluções cristaloides isotônicas, expansores de volume de ação curta (é preferível o lactato de Ringer, na proporção de 3:1 para a quantidade de sangue perdido). *Contudo, os desfechos da reanimação/reposição volêmica pré-hospitalar não são conhecidos.*

As soluções cristaloides hipertônicas, que foram advogadas no passado recente, não oferecem melhora na taxa de sobrevida do paciente traumatizado quando comparadas com aqueles que receberam apenas isotônicos. Entretanto, no contexto militar, onde não se podem carregar grandes volumes de líquido, o uso de coloides sintéticos, que são grandes moléculas de proteínas que ajudam a manter o volume efetivo circulante, parece ser vantajoso, ainda que também apresente grandes desvantagens (custo, reações alérgicas, interferência com tipagem sanguínea e transmissão de doenças infecciosas). Alguns substitutos do sangue continuam sendo utilizados em ensaios clínicos promissores, mas não demonstraram melhora no desfecho.

ACESSOS VASCULARES

O acesso venoso no paciente traumatizado com lesões graves, evidentes ou suspeitas, para darmos início à reposição volêmica é obtido preferencialmente na ambulância já a caminho do hospital apropriado, excetuando-se aquelas situações como vítima presa em ferragens ou aguardando transporte aéreo, nas quais a obtenção do acesso vascular é feita na viatura em rota para o hospital mais próximo e mais apropriado para a vítima. É sempre importante considerar que o acesso vascular pode ser realizado na cena, desde que isso não retarde o transporte para o atendimento definitivo de vítimas gravemente feridas.

Em um modelo fisiológico, experimental e computadorizado, demonstrou-se que a reposição volêmica é vantajosa em três situações:

- Vítima sangrando com taxa de 25 a 100 mℓ/min
- Fluxo da reposição volêmica igual ao fluxo de sangramento
- Tempo de transporte da cena ao hospital superior a 30 minutos.

Para os traumatizados em choque ou com lesões potencialmente graves, a venóclise, ou punção percutânea venosa, é realizada com dois cateteres curtos (2 a 3 cm) de grosso calibre (18 Gauge), de preferência nos membros superiores, fossa antecubital, mãos e braços (veia cefálica). Em crianças, após duas tentativas frustradas, está indicada a via intraóssea (Figuras 13.4 a 13.6). Essa via também pode ser eleita como a via para reposição volêmica em adultos. Vários tipos de acesso intraósseo são descritos, podendo ser realizado no esterno, tíbia proximal e distal, fêmur distal, quadril, úmero proximal, dependendo apenas do dispositivo intraósseo disponível.

A dissecção venosa ou flebotomia e a punção venosa central não são vias de acesso venoso adequadas para o ambiente pré-hospitalar.

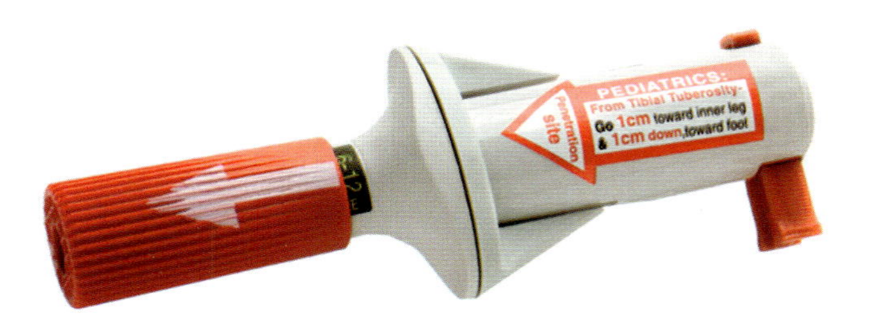

A

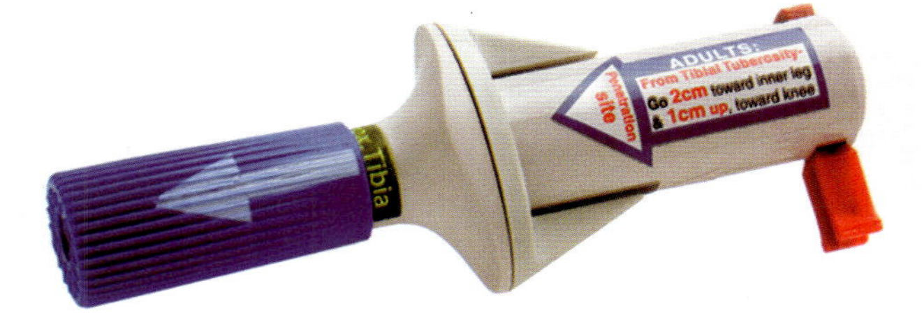

B

Uso pediátrico

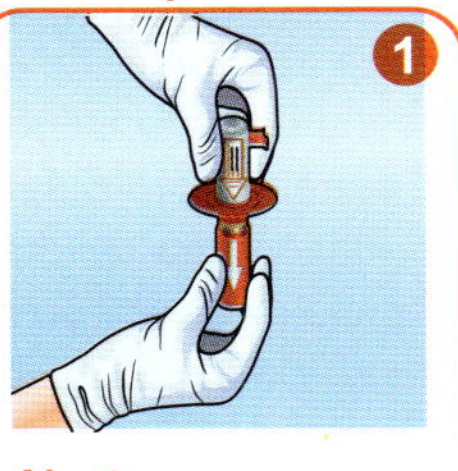

Ajuste
Ajuste a profundidade de penetração da agulha conforme faixa etária. Aplicar somente na tíbia proximal.

Ponto de aplicação
Da tuberosidade tibial (A), mova para a região medial 1-2 cm (B) e aproximadamente 1 cm em direção ao pé (C).

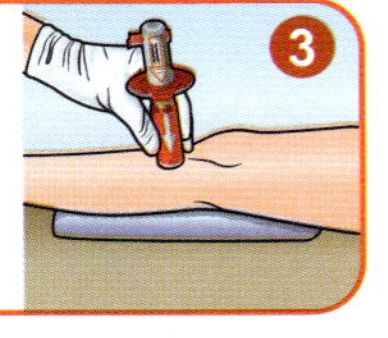

Enquanto segura com firmeza a parte inferior a 90°, pressione o BIG com a palma da mão.

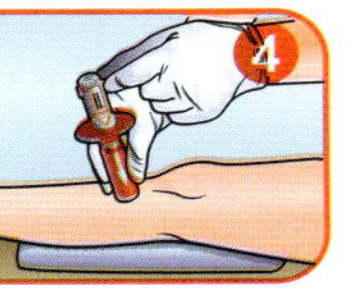

Pressione e retire a trava de segurança do BIG.

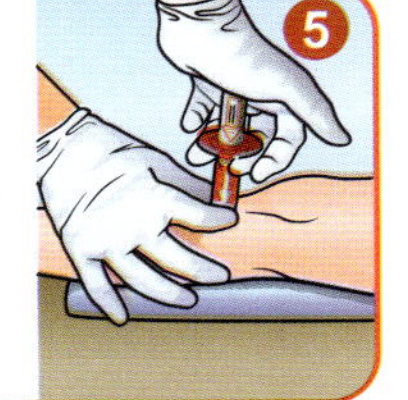

Enquanto segura com firmeza a parte inferior a 90°, pressione o BIG com a palma da mão.

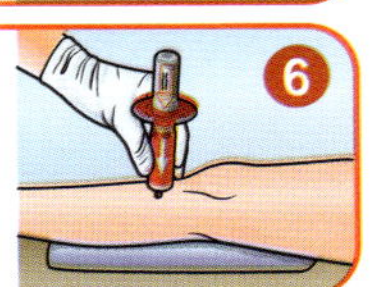

Puxe o BIG para cima lentamente.

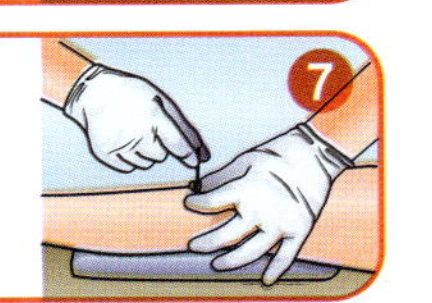

Remova a agulha do **trocater**.

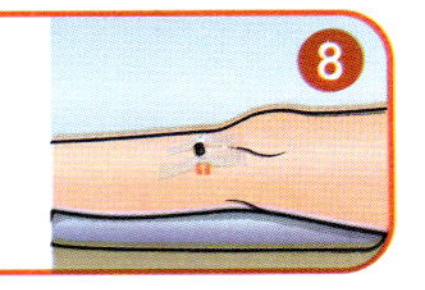

Aplique a trava de segurança.

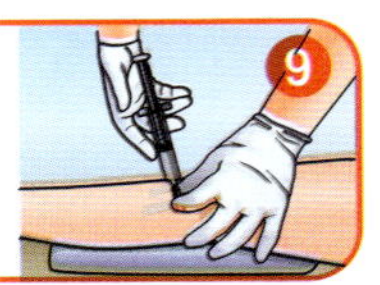

Lave (*flush*) com 5-10 mℓ de solução salina normal.

Utilize técnica asséptica durante todo o procedimento

Uso adulto

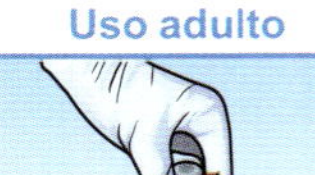

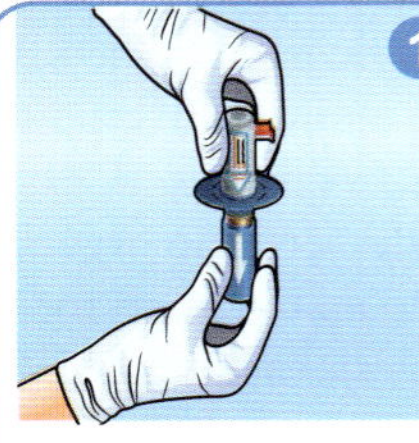

Ajuste
Ajuste a profundidade de penetração da agulha conforme área de interesse: tíbia proximal, maléolo e rádio distal.

Ponto de aplicação
Da tuberosidade tibial (A), mova para a região medial 1-2 cm (B) e aproximadamente 1 cm em direção ao joelho (C).

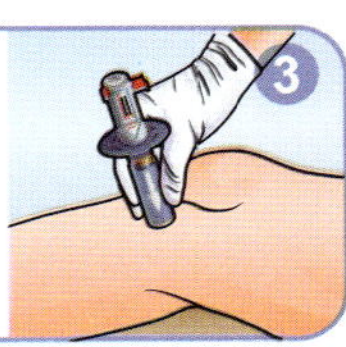

Enquanto segura com firmeza a parte inferior a 90°, pressione o BIG com a palma da mão.

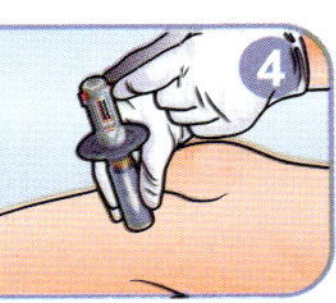

Pressione e retire a trava de segurança do BIG.

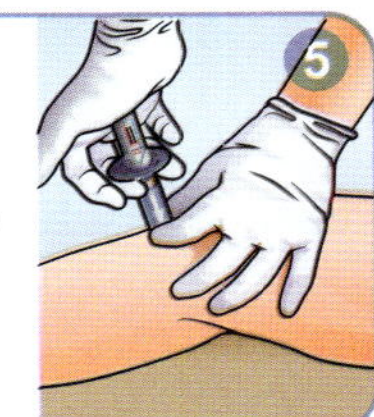

Enquanto segura com firmeza a parte inferior a 90°, pressione o BIG com a palma da mão.

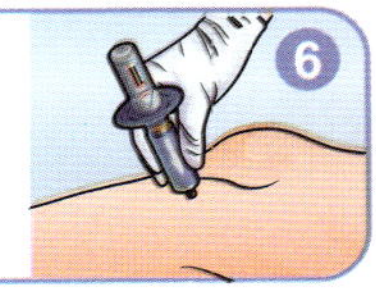

Puxe o BIG para cima lentamente.

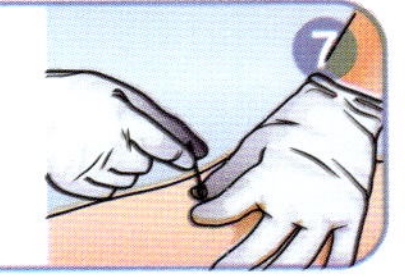

Remova a agulha do **trocater**.

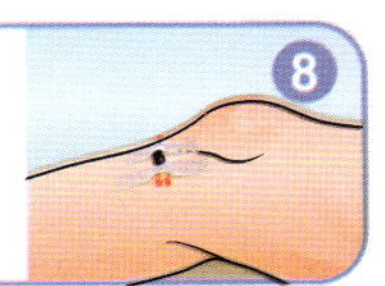

Aplique a trava de segurança.

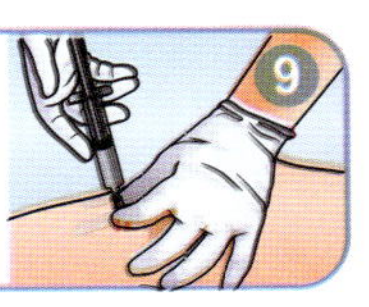

Lave (*flush*) com 10-20 mℓ de solução salina normal.

Utilize técnica asséptica durante todo o procedimento

C

Figura 13.4 Exemplos de equipamentos para infusão óssea pediátrica **(A)** e em adultos **(B)** com suas instruções **(C)**. (BIG® – All Solutions Medical.)

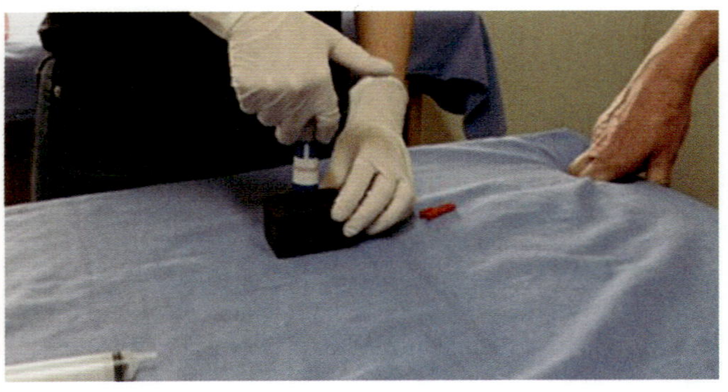

Figura 13.5 Foto ilustrativa de treinamento em curso de Suporte de Vida Avançado no Trauma (ATLS®) com uso do BIG® – All Solutions Medical.

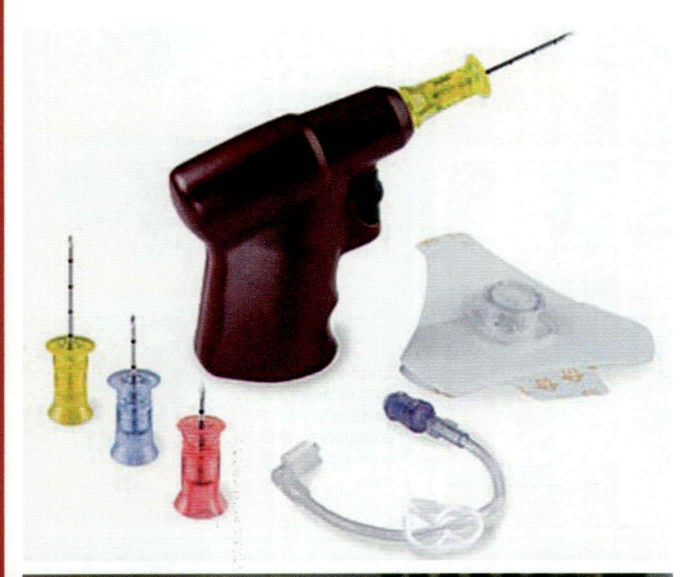

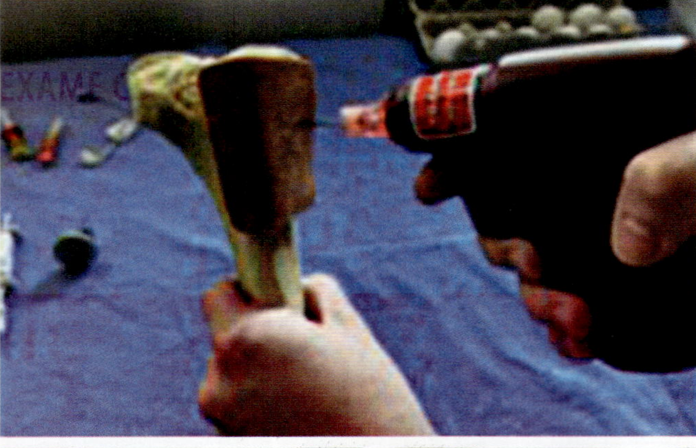

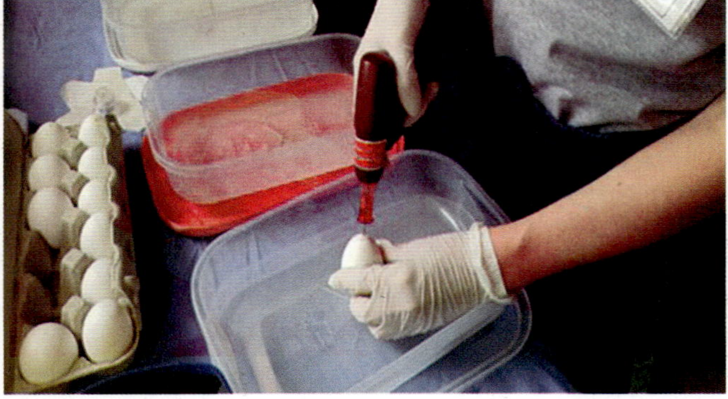

Figura 13.6 Fotos ilustrativas de uso de equipamento comercial para infusão intraóssea (Arrow® EZ-IO® – Teleflex).

MANEJO DA REPOSIÇÃO VOLÊMICA

Choque hemorrágico não controlado

Nas vítimas de trauma com suspeita de hemorragia interna no tórax e/ou abdome e/ou pélvis (retroperitônio), a reposição volêmica deve ser titulada com soluções cristaloides o suficiente para manter, inicialmente, a PAS ≥ 80 a 90 mmHg, excetuando-se os casos de TCE concomitante, como citado anteriormente. A reposição volêmica e a prevenção da hipotensão são princípios importantes no manejo inicial dos pacientes com traumatismos contusos, particularmente naqueles com traumatismo craniano associado. No traumatismo penetrante com hemorragia, retardar a reposição agressiva de fluidos, até que o controle definitivo da hemorragia tenha sido alcançado, pode prevenir a ocorrência de sangramento adicional; faz-se necessária uma abordagem cuidadosa e balanceada por meio de reavaliações frequentes. A estratégia de realizar o balanço do objetivo da perfusão orgânica e da oxigenação tecidual com a prevenção do ressangramento por meio da aceitação de uma pressão arterial abaixo do normal tem sido denominada "reanimação controlada", "reanimação balanceada", "reanimação hipotensiva" e "hipotensão permissiva". Essa estratégia de reanimação pode ser uma ponte para o controle cirúrgico definitivo do sangramento, mas não um substituto.

Choque hemorrágico controlado

De modo geral, durante a reposição volêmica podemos esperar três respostas fisiológicas:

- **Resposta rápida**: sugere que a hemorragia parou. Em geral, um rápido retorno aos sinais vitais normais e à estabilização da condição do paciente indica que ele tenha perdido até 20% da volemia e poderá ser necessária uma intervenção cirúrgica
- **Resposta transitória**: mostra que a perda sanguínea foi significativa e provavelmente existe hemorragia contínua; portanto, será necessária intervenção cirúrgica urgente. Em alguns casos pode-se observar melhora inicial seguida por piora clínica, indicando que houve perda de 20 a 40% da volemia
- **Resposta mínima ou nenhuma resposta**: indica hemorragia contínua e de grande monta; é necessária intervenção cirúrgica imediata. A ausência de mudança na condição clínica após rápida infusão de 1.000 a 2.000 mℓ de líquido indica hemorragia exsanguinante massiva e necessidade de intervenção cirúrgica imediata para evitar a morte.

Ácido tranexâmico

O ácido tranexâmico (ATX) é um fármaco antifibrinolítico, análogo à lisina, que interfere na ligação do plasminogênio com a fibrina, necessária para a ativação da plasmina. A quebra da fibrina pela plasmina é a base da fibrinólise. Os antifibrinolíticos previnem a dissolução do coágulo, levando à redução da perda sanguínea em cirurgia. O ATX tem sido utilizado por décadas para diminuir o sangramento em pacientes ginecológicos com sangramento uterino grave, pacientes submetidos a cirurgias cardíacas e ortopédicas e aqueles portadores de hemofilia submetidos à extração dentária, diminuindo em até 30% a necessidade de transfusão sanguínea, sem afetar a mortalidade e nem aumentar as complicações pós-operatórias.

Como já salientado, o sangramento é diretamente responsável pela maioria das mortes hospitalares precoces, contribuindo com frequência para a mortalidade hospitalar tardia, fruto da FMOS. Pacientes traumatizados com sangramento podem desenvolver um distúrbio de coagulação característico e complexo, em que fatores etiológicos múltiplos como diluição, consumo, acidose, hipotermia, deficiência na utilização do fibrinogênio e dissolução exacerbada do coágulo (hiperfibrinólise) são responsáveis pelo seu desenvolvimento.

Recentemente, alguns estudos (*CRASH-2*) demonstraram que o ATX foi associado com redução da taxa de mortalidade em muitos traumatizados. Nesse estudo, realizado em mais de 40 países, o ATX foi avaliado nos pacientes traumatizados que tiveram ou pudessem ter hemorragia significativa. Os resultados demonstraram redução estatisticamente significativa no grupo de pacientes que recebeu o ATX em até 3 horas após o evento. Um segundo estudo comparou soldados de guerra que receberam o ATX com outros que não receberam, demonstrando mais uma vez a redução da mortalidade no primeiro grupo e também a necessidade de receber transfusão maciça.

Choque distributivo

No choque distributivo no paciente traumatizado, comumente o neurogênico, é necessário descartar uma fonte de hemorragia como causa principal do choque. A maioria dos pacientes, no entanto, deve ser tratada como se estivesse em choque hipovolêmico, até prova em contrário.

Como há suspeita de trauma raquimedular nesse tipo de choque, deve-se imobilizar o paciente, também, para restringir movimentos da coluna vertebral.

Choque obstrutivo

Pneumotórax hipertensivo é o principal representante do choque obstrutivo no trauma de origem extrínseca. O paciente deve ser tratado com descompressão com agulha ou toracocentese, que pode ser realizada no segundo ou quinto espaço intercostal no adulto, dependendo do dispositivo a ser utilizado, e no segundo espaço intercostal na criança.

Já a vítima de trauma com tamponamento cardíaco necessitará de transporte imediato associado à reposição volêmica, pois provavelmente suas lesões necessitarão de uma decisão terapêutica rápida em ambiente hospitalar.

Em pacientes com trauma de causa intrínseca, é necessário um transporte rápido para tratamento de arritmias, se necessário, devendo-se evitar a sobrecarga de fluidos.

TRANSPORTE OU TRANSFERÊNCIA

Toda vítima em choque deve ser transportada sem demora para o destino apropriado. O socorrista deve ter em mente que a maioria dos procedimentos pode ser realizada durante o deslocamento.

Após terminada a avaliação, procura-se manter a temperatura corporal cobrindo a vítima. A temperatura da cabine da ambulância deve ser mantida a mais aquecida possível. A temperatura está boa para a vítima quando estiver desconfortável para os socorristas.

Caso exista a expectativa de transporte prolongado, é necessário garantir via aérea permeável e patente, otimizando-se o estado de ventilação, além de manter o controle da hemorragia externa, prevenindo-se a perda de calor corporal.

Durante todo o trajeto, o socorrista deve avaliar e reavaliar a vítima, corrigindo os distúrbios fisiopatológicos que possam ocorrer. É importante lembrar que, se o choque não for tratado, a condição patológica progride rapidamente; é o atendimento pré-hospitalar bem feito que pode impactar no desfecho do traumatizado, auxiliando o restabelecimento da perfusão e produção energética. O manejo adequado do choque no ambiente pré-hospitalar pode ajudar a prevenir a cascata de morte celular, morte orgânica e, por conseguinte, a morte do paciente.

CONSIDERAÇÕES FINAIS

Com o objetivo de minimizar complicações advindas do choque, é necessário:

- Avaliar e reconhecer os sinais de choque
- Supor que seja choque hemorrágico até que se prove o contrário
- Controlar qualquer hemorragia externa o mais rápido possível e, nas situações críticas de hemorragia grave, iniciar o controle imediato do sangramento (XABCDE ou MARCH)
- Lembrar que o débito cardíaco e a oxigenação dos tecidos são comprometidos precocemente
- Restabelecer e manter a via aérea, ventilação, oxigenação e circulação da vítima
- Lembrar que o uso do ácido tranexâmico pode trazer resultados superiores
- Ter em mente que a hipotermia cria um ciclo de agravamento do choque e da hipotermia
- Lembrar que o transporte da vítima traumatizada em choque deve ser realizado sem atraso injustificado.

BIBLIOGRAFIA

Alexande, J. W. (1974). Emerging concepts in the control of surgical infections. *Surgery*, *75*(6), 934-946.

Altemeier, W. A. (1972). Significance of infection in trauma. *Bulletin of the American College of Surgeons, 57*, 7-13.

Baker, C. C., Oppenheimer, L., Stephens, B., Lewis, F. R., & Trunkey, D. D. (1980). Epidemiology of trauma deaths. *American Journal of Surgery*, *140*(1), 144-150.

Bergentz, S. E. (1961). Studies on the genesis of posttraumatic fat embolism. *Acta Chirurgica Scandinavica. Supplementum*, *Suppl 282*, 1-72.

Bickell, W. H., Bruttig, S. P., & Millnamow, G. A., O'Benar, J., & Wade, C. E. (1991). The detrimental effects of intravenous crystalloid after aortotomy in swine. *Surgery*; *110*(3), 529-536.

Blaisdell, F. W. (1981). Controversy in shock research. Con: The role of steroids in septic shock. *Circulatory Shock*, *8*(6), 673-682.

Borgman, M. A., Spinella, P. C., Perkins, J. G., Grathwohl, K. W., Repine, T., Beekley, A. C., ... Holcomb, J. B. (2007). The ratio of blood products transfused affects mortality in patients re ceiving massive transfusions at a combat support hospital. *The Journal of Trauma*, *63*(4), 805-813.

Brain Trauma Foundation. (2000). *Guidelines for Prehospital Management of Traumatic Brain Injury*. New York. The Brain Trauma Foundation.

Braunwald, E., Alpert, J. S., & Ross, R. S. (1980). Acute myocardial infarction. In K. J. Isselbacher, R. P. Adams, E. Braunwald, R. G. Petersdorf, & Wilson, J. D. (eds.), *Harrison's Principles of Internal Medicine* (pp. 1123-36). New York: McGraw-Hill Book.

Brinker, J.A., Weiss, J. L., Lappé, D. L., Rabson, J. L., Summer, W. R., Permutt, S., & Weisfeldt, M. L. (1980). Leftward septal displacement during right ventricular loading in man. *Circulation*, *61*(3), 626-633.

Brohi, K., Singh, J., Heron, M., & Coats, T. (2003). Acute traumatic coagulopathy. *The Journal of Trauma*, *54*(6), 1127-1130.

Cannon, J. W., Khan, M. A., Raja, A. S., Cohen, M. J., Como, J. J., Cotton, B. A., ... Duchesne, J. C. (2017). Damage control resuscitation in patients with severe traumatic hemorrhage: A practice management guideline from the eastern association for the surgery of trauma. *The Journal of Trauma and Acute Care Surgery*. *82*(3), 605-617.

Capone, A. C., Safar, P., Stezoski, W., Tisherman, S., & Peitzman, A. B. (1995). Improved outcome with fluid restriction in treatment of uncontrolled hemorrhagic shock. *Journal of the American College of Surgeons*, *180*(1), 49-56.

Carpenter, M. A., Trunkey, D. D., & Holcroft, J. W. (1978). Ionized calcium and magnesium in the baboon: hemorrhagic shock and ressucitation. *Circulatory Shock*, *5*(2), 163-172.

Carrico, C. J., Canizaro, P. C., & Shires, G. T. (1976). Fluid resuscitation following injury: rationale for the use of balanced salt solutions. *Critical Care Medicine*, *4*(2):46-54.

Cloutier, C. T., Lowery, B. D., & Carey, L. C. (1969). Acid basic disturbance im hemorrhagic shock. *Archives of Surgery (Chicago Ill.: 1960)*, *98*(5), 551-557.

Committee on Trauma. (2018). ATLS – Advanced Trauma Life Support. Student Course Manual (10th ed.). Chicago: American College of Surgeons.

Como, J. J., Dutton, R. P., Scalea, T. M., Edelman, B. B., & Hess, J. R. (2004). Blood transfusion rates in the care of acute trauma. *Transfusion*, *44*(6), 809-813.

Cowley R. A. (1975). A total emergency medical system for the State of Maryland. Maryland state medical journal, 24(7), 37–45. CRASH-2 trial collaborators, Shakur, H., Roberts, I., Bautista, R., Caballero, J., Coats, T., Dewan, Y., … Yutthakasemsunt, S. (2010). Effects of tranexamic acid on death, vascular occlusive events, and blood transfusion in trauma patients with significant haemorrhage (CRASH-2): a randomized, placebo-controlled trial. *Lancet (*London, England), *376*(9734), 23-32.

Das, P. C., Smit Sibinga, C. T., & Halie, M. R. (1985). *Supportive therapy in haematology*. Boston: Martinus Nijhoff Publishing.

De Felippe, J., Jr.; Timoner, J.; Velasco, I. T., Lopes, O. U., & Rocha-e-Silva, M., Jr (1980). Treatment of refractory hypovolemic shock by 7,5% sodium chloride injections. *Lancet (*London, England), 2(8202), 1002-1004.

Dutton, R. P., Mackenzie, C. F., & Scalea, T. M. (2002). Hypotensive resuscitation during active hemorrhage: impact on in-hospital mortality. *The Journal of Trauma*, *52*(6), 1141-1146.

Frank, O. (1985). Zur dynamik des herzmuskels. *Zeitschr Biol.*, *32*, 370-437.

Gelin, L. E. (1970). Reaction of the body as a hole to injury. *Journal of Trauma*, *10*(11), 932.

Glantz, S.A., Misbach, G. A., Moores, W. Y., Mathey, D. G., Lekven, J., Stowe, D. F., ... Tyberg, J. V. (1978). The pericardium substantially affects the left ventricular diastolic pressure-volume relationship in the dog. *Circulation Research*, *42*(3), 433-441.

Green, J. F. (1979). Determinants of systemic blood flow. In A. C. Guyton, & D. B. Young (eds.). *Cardiovascular Physiology III International Review of Physiology* (v 18). Baltimore: University Park Press.

Guillemin, R. (1978). Peptides in the brain: the new endocrinology of the neuron. *Science*, *202*(4366), 390-402.

Guytin, A. C., Lindsey, A. W., Kaufmann, B. N., & Abernathy, J. B. (1958). Effect of blood transfusion and hemorrhage on cardiac output and on the venous return curve. *The American Journal of Physiology*, *194*(2), 263-267.

Guyton, A. C. (1955). Determination of cardiac output by equating venous return curves with cardiac response curves. *Physiological Reviews*, *35*(1), 123-129.

Guyton, A. C. (1981). *Textbook of Medical Physiology* (6th ed.). Philadelphia: W. B. Saunders.

Hadley, M. N., Walters, B. C., Grabb, P. A., Oyesiku, N. M., Przybylski, G. J., Resnick, D. K., & Ryken, T. C. (2002). Blood pressure management after acute spinal cord injury. *Neurosurgery*, *50*(3 Suppl), S58-S62.

Hall, S., & Murphy, M. F. (2015). Limitations of component therapy for massive haemorrhage: Is whole blood the whole solution? *Anesthesia*, *70*(5), 511-514.

Heideman, M., Kaijser, B., & Gelin, L. E. (1979). Complement activation early in endotoxin shock. *The Journal of Surgical Research*, *26*(1), 74-78.

Henry, D. A., Carless, P. A., Moxey, A. J., O'Connell, D., Stokes, B. J., McClelland, B., ... Fergusson, D. (2007). Antifibrinolytic use for minimizing perioperative allogeneic blood transfusion. *The Cochrane Database Systematic Reviews*, (4), CD001886.

Hess, J. R., Brohi, K., Dutton, R. P., Hauser, C. J., Holcomb, J. B., Kluger, Y., … Bouillon B. (2008). The coagulopathy of trauma: a review of mechanisms. *The Journal of Trauma*, *65*(4), 748-54.

Hess, J. R., Holcomb, J. B., &Hoyt, D. B. (2006). Damage control resuscitation: the need for specific blood products to treat the coagulopathy of trauma. *Transfusion*, *46*(5), 685-686.

Holcomb, J. B., Jenkins, D., Rhee, P., Johannigman, J., Mahoney, P., Mehta, S., … Hess, J. R. (2007). Damage control resuscitation: directly addressing the early coagulopathy of trauma. *The Journal of Trauma*, *62*(2), 307-310.

Holcomb, J. B., Tilley, B. C., Baraniuk, S., Fox, E. E., Wade, C. E., Podbielski, J. M., ... PROPPR Study Group (2015). Transfusion of plasma, platelets and red blood cells in a 1:1:1 vs a 1:1:2 ratio and mortality in patients with severe trauma: The PROPPR randomized clinical trial. *JAMA*, *313*(5), 471-482.

Holcroft, J. W. (1982). Impairment of Venous Return in Hemorrhagic Shock. *Surgical Clinics of North America, 62*(1), 17-29.

Holcroft, J. W., & Blaisdell, W. (1986). *Shock: causes and management of circulatory collapse. Textbook of surgery – the biological basis of modern surgical practice* (13th ed.). California: Lange.

Jakschik, B.A., Marshall, G. R., Kourik, J. L., & Needleman, P. (1974). Profile of circulating vasozctive substances in hemorrhage shock and their pharmacologic manipulation. *The Journal of Clinical Investigation*, *54*(4), 842-852.

Kowalenko, T., Stern, S., Dronen, S., & Wang, X. (1992). Improved outcome with hypotensive resuscitation of uncontrolled hemorrhagic shock in a swine model. *The Journal of Trauma*, *33*(3), 349-362.

Krausz, M. M., Horn, Y., Gross, D. (1992). The combined effect of small volume hypertonic saline and normal saline solutions in uncontrolled hemorrhagic shock. *Surgery, Gynecology & Obstetrics*, *174*(5), 363-368.

Lister, J., Mcneill, I. F., Marshall, V. C., Plzak, L. F., Jr, Dagher, F. J., & Moore, F. D. (1963). Transcapillary refilling after hemorrhage in normal man. Basal rates and volumes: effect of norepinephrine. *Annals of Surgery*, *158*(4), 698-712.

Lopes, O. U., Pontieri, V., Rocha e Silva, M., Jr, & Velasco, I. T. (1981). Hyperosmotic NaCl and severe hemorrhagic shock: role of the innervated lung. *The American Journal of Physiology*, *241*(6), H883-H890.

MacLean, L. D., Duff, J. H., & McLean, A. P. (1971). The patient in shock. I. *Canadian Medical Association Journal*, *105*(1), 78-83.

MacLean, L. D., Duff, J. H., MacLean, A. P. (1971). The patient in shock. II. *Canadian Medical Association Journal*, *105*(2), 182-passim.

MacLean, L. D., Mulligan, W. G., McLean, A. P., & Duff, J. H. (1967). Patterns of septic shock in man – a detailed study of 56 patients. *Annals of Surgery*, *166*(4), 543-562.

MacLeod, J. B., Lynn, M., McKenney, M. G., Cohn, S. M., & Murtha, M. (2003). Early coagulopathy predicts mortality in trauma. *The Journal of Trauma*, *55*(1), 39-44.

Mela, L., Bacalzo, L. V., & Miller, L. D. (1971). Defective oxidatve metabolism of rat liver mitochondria in hemorrhagic and endotoxin shock. *The American Journal of Physiology*, *220*(2), 571-577.

Mela, L., Miller, L. D., Bacalzo, L. V., Jr, Olofsson, K., & White, R. R., 4th (1973). Role of intracellular variations of lysossomal enzyme activity and oxigen tension in mitohondrial impairment in endotoxemia and hemorrhage in the rat. *Annals of Surgery*, *178*(6), 727-735.

Mellander, S., & Johansson, B. (1968). Control of resistance, exchange and capacitance function in the peripheral circulation. *Pharmacological Reviews*, *20*(3):117-196.

Mellander, S., & Lewis, D.H. (1963). Effect of hemorrhagic shock on the reactivity of resistance and capacitance vessels and on capillary filtration transfer in cat skeletal muscle. *Circulation Research*, *13*, 105-118.

Myrvold, H. E. (1976). Experimental septic shock. A study of initial mechanisms in septic shock induced by desintegrated Pseudomonas aeruginosa bacteria in dogs. *Acta Chirurgica Scandinavica. Supplementum*, *Suppl 470*.

Nakayama, S., Sibley, L., Gunther, R. A., Holcroft, J. W., & Kramer, G. C. (1984). Small-volume resuscitation with hypertonic saline (2,400 mOsm/liter) during hemorrhagic shock. *Circulatory Shock*, *13*(2), 149-159.

National Association of Emergency Medical Technicians. (2020). *PHTLS: Prehospital Trauma Life Support* (9 ed.). Burlington: Johnes and Bartlett Learning.

Nichols, R. L., Smith, J. W., Klein, D. B., Trunkey, D. D., Cooper, R. H., Adinolfi, M. F., & Mills, J. (1984). Risk of infection after penetrating abdominal trauma. *The New England Journal of Medicine*, *311*(17), 1065-1070.

Procter, L. D. (2022). Choque. In *Manuais MSD para profissionais*. Recuperado de https://www.msdmanuals.com/pt-br/profissional/medicina-de-cuidados-cr%C3%ADticos/choque-e-reanima%C3%A7%C3%A3o-vol%C3%AAmica/choque.

Rowell, L. B. (1983). Cardiovascular aspects of human thermoregulation. *Circulation Research*, *52*(4), 367-379.

Salzman, E. W. (1983). Hemorrhagic Disorders.In Kinney, J. M., Egdahl, R. H., Zwdema, A. D (eds.). *Manual of Preoperative and Postoperative Care* (3rd ed.). Philadelphia: W.B. Saunders.

Sauaia, A., Moore, F. A., Moore, E. E., Moser, K. S., Brennan, R., Read, R.A., Pons, P. T. (1995). Epidemiology of trauma deaths: a reassessment.*The Journal of Trauma, 38*(2), 185-93.

Schroeder, S. A. (1985). *Current emergency diagnosis & treatment* (2nd ed.). California: Lange.

Schroeder, S. A. (1989). Shock syndrome. In S A. Schroeder, M. A. Krupp, L. M. Tierney Jr., & S. J. McPhee (eds.), *Current medical diagnosis and treatment* (28th ed, Cap. 1, p. 10). Norwal: Appleton & Lange.

Schumer, W. (1976). Steroids in the treatment of clinical septic shock. *Annals of Surgery*, *184*(3), 333-341.

Shoemaker, W. C. (1971). Cardiorespiratory patterns in complicated and uncomplicated septic shock. *Annals of Surgery*, *174*(1), 119-125.

Sindlinger, J. F., Soucy, D. M., Greene, S. P., Barber, A. E., Illner, H., & Shires, G. T. (1993). The effects of isotonic saline volume resuscitation in uncontrolled hemorrhage. *Surgery, Gynecology & Obstetrics*, *177*(6), 545-550.

Solomonov, E., Hirsh, M., Yahiya, A., & Krausz, M. M. (2000). The effect of vigorous fluid resuscitation in uncontrolled hemorrhagic shock after massive splenic injury. *Criticar Care Medicine*, *28*(3), 749-754.

Sori, A. J., Rush, B. F., Jr, Lysz, T. W., Smith, S., & Machiedo, G. W. (1988). The gut as source of sepsis after hemorrhagic shock. *American Journal of Surgery*, *155*(2), 187-192.

Thal, A. P. (1971). *Shock – a physiological basis for treatment*. Chicago: Year Book Medical Publishers.

Tran, A., Yates, J., Lau, A., Lampron, J., & Matar, M. (2018). Permissive hypotension versus conventional resuscitation strategies in adult trauma patients with hemorrhagic shock: A systematic review and meta-analysis of randomized controlled trials. *The Journal of Trauma and Acute Care Surgery*, *84*(5), 802-808.

Trunkey, D. D., Salber, P. R., & Mills, J. (1985). *Shock in; current emergency diagnosis & treatment* (2nd ed.). California: Lange.

Trunkey, D., Holcroft, J., Carpenter, M. A. (1976). Calcium flux during hemorrhagic shock in baboons. *The Jounral of Trauma*, *16*(8), 633-638.

Tyson Jr., G. S. (1984). Pericardial influences of ventricular filling in the conscious dog. *Circulation Research*, *54*(2), 173-184.

Velasco, I. T., Pontieri, V., Rocha e Silva, M. Jr.; Lopes, O. U. (1980). Hyperosmotic NaCl and severe hemorrhagic shock. *The American Journal of Physiology*, *239*(5), H664-H673.

Virgilio, R. W., Rice, C. L., Smith, D. E., James, D. R., Zarins, C. K., Hobelmann, C. F., & Peters, R. M. (1979). Crystalloid vs. colloid resuscitation. Is one better? A randomized clinical Study. *Surgery*, *85*(2), 129-139.

Walker, W. F., Zileli, M. S., Reutter, F. W., Shoemaker, W. C., Friend, D., & Moore, F. D. (1959). Adrenal medullary secretion in hemorrhagic shock. *The American Journal of Physiology*, *197*, 773-780.

Watkins, G. M., Rabelo, A., Bevilacqua, R. G., Brennan, M. F., Dmochowski, J. R., Ball, M. R., & Moore, F. D. (1974). Bodily changes in repeated hemorrhage. *Surgery, Gynecology & Obstetrics*, *139*(2), 161-175.

Weisbren, B. A. (1951). Bacteremia due to gram-negative bacilli other than Salmonella; a clinical and therapeutic study. *A.M.A. Archives of Internal Medicine*, *88*(4), 467-488.

Werwath, D. L., Schwab, C. W., Scholten, J. R., Robinett, W. (1984). Microwave ovens: a new safe method of warming crystalloids. *The American Surgeon*, 50(12), 656-659.

York, J., Arrillaga, A., Graham, R., & Miller, R. (2000). Fluid resuscitation of patients with multiple injuries and severe closed head injury: experience with an aggressive fluid resuscitation strategy. *The Journal of Trauma*, *48*(3), 376-380.

Younes, R. N., Aun, F., Birolini, D., Kawahara, N. T., Takeuti, M. M., Casale, L. L., ... Brito, P. L. (1988). O tratamento inicial de pacientes hipovolêmicos: emprego da solução hipertônica de NaCl a 7.5% [Initial treatment of patients with hypovolemic shock: use of a 7.5% hypertonic solution of NaCl]. *Revista do Hospital das Clínicas*, *43*(3), 138-141.

CAPÍTULO

14 Trauma de Tórax no Atendimento Pré-Hospitalar

Herbert Wallauer de Mattos

INTRODUÇÃO

O trauma de tórax é atualmente uma das principais causas que determinam maior gravidade nos pacientes politraumatizados atendidos no atendimento pré-hospitalar (APH). Isso ocorre pela maior energia envolvida nos diferentes mecanismos de colisão, como em acidentes veiculares, quedas, lesões durante práticas esportivas, ferimentos por armas brancas e de fogo, entre outros.

Nos EUA, estima-se que 25% das mortes decorrentes de múltiplas lesões estejam diretamente associadas ao traumatismo torácico. Muitos óbitos poderiam ser evitados, uma vez que menos de 10% dos traumas fechados do tórax e apenas 15 a 30% das lesões penetrantes exigem toracotomia para tratamento. A maioria das lesões torácicas é resolvida pela permeabilização da via aérea ou pela inserção de agulha ou dreno no tórax. Dos acometidos por traumatismos torácicos isolados, 12% não sobrevivem.

ANATOMIA

Trauma torácico é toda lesão que ocorre no tronco, entre o ponto de implantação do pescoço e o abdome. De acordo com a região afetada, pode abranger (Figura 14.1):

- Parede torácica
- Espaços pleurais
- Pulmões
- Hilos pulmonares
- Mediastino.

CONCEITOS CRÍTICOS

Confirmado o diagnóstico de trauma torácico, deve-se implementar assim que possível a terapêutica. Esse tipo de lesão requer reavaliações frequentes e uma abordagem que exige atenção total, presteza na tomada de decisões e sistematização no trabalho em equipe.

O bom senso evita condutas intempestivas e intervenções invasivas desnecessárias. Devem-se avaliar a condição clínica da vítima, o tempo já transcorrido entre o trauma e sua avaliação, a distância e o tempo de deslocamento até o hospital e o procedimento a ser realizado.

As prioridades na condução da terapêutica são:

- Avaliação de vias aéreas, observando-se os obstáculos à ventilação e a expansibilidade pulmonar
- Choque hipovolêmico causado por sangramento abundante
- Tamponamento cardíaco.

Deve-se intervir para evitar:

- Hipoxia decorrente de oferta inadequada de oxigênio aos tecidos, causada por três principais fatores: hipovolemia, alteração da relação ventilação/perfusão pulmonar e por variação na pressão intratorácica (pneumotórax hipertensivo, aberto etc.)
- Hipercapnia por ventilação insuficiente resultante de variações da pressão intratorácica e rebaixamento do nível de consciência
- Acidose metabólica secundária ao choque (hipoperfusão dos tecidos).

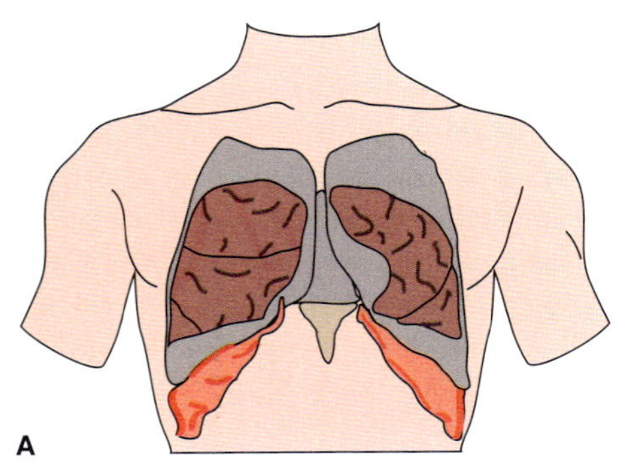

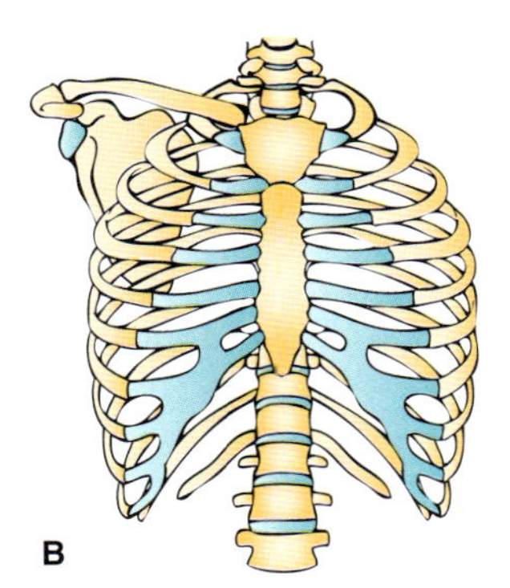

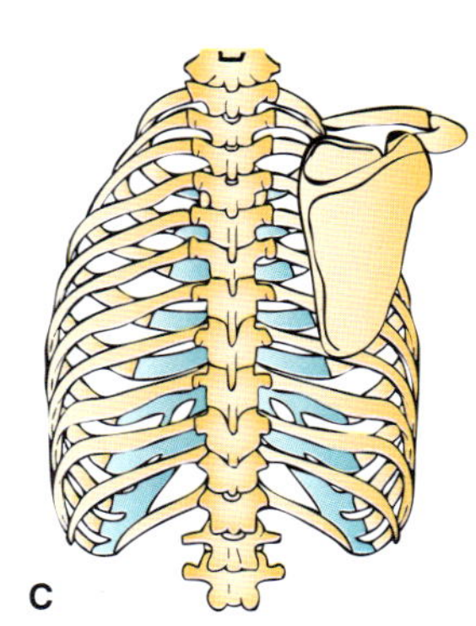

Figura 14.1 Anatomia torácica. **A.** Pulmões e espaços pleurais. **B.** Arcabouço torácico via anterior. **C.** Arcabouço torácico via posterior.

Existe controvérsia na utilização da ultrassonografia (USG) no trauma de tórax no APH. Os dados sobre o uso da USG no ambiente pré-hospitalar são esparsos, muitas vezes de baixa qualidade e descrevem uma ampla variedade de pacientes e desafios clínicos. No cenário pré-hospitalar, é importante ressaltar que a avaliação rápida da situação tem um papel importante no desfecho do quadro, pois o suporte inicial à vida e o atendimento cirúrgico precoce influenciam o resultado do paciente gravemente ferido. O tempo é especialmente crucial nas lesões do tronco.

PRINCIPAIS LESÕES

Pneumotórax aberto

Produzido por ferimento penetrante (lesão ultrapassa a pleura parietal) que conecta o espaço pleural com a atmosfera. Geralmente, é causado por objetos perfurantes (ferragens, madeiras, pontas) ou lesões por arma branca ou projéteis de arma de fogo (Figura 14.2).

Quando suspeitar

- Quando houver dor torácica no local do impacto e queixa de dispneia
- Diante de ferimento aberto, extenso e profundo na parede torácica. Quando essa lesão ultrapassa 2/3 do diâmetro da traqueia, é mais fácil o ar entrar por aí do que pela via aérea superior, provocando ruído aspirativo durante a inspiração e borbulhamento durante a expiração
- Em caso de insuficiência respiratória, ansiedade, taquidispneia em casos de trauma de tórax.

Conduta

- Proceder à avaliação primária e secundária
- Aplicar curativo oclusivo estéril com três pontos de fixação ou utilizar o selo torácico dedicado (industrializado)
- Fornecer 12 ℓ/min de oxigênio (O_2) por meio de máscara com reservatório
- Manter saturação de $O_2 > 95\%$
- Se necessário, garantir perviedade de via aérea por meio de intubação traqueal e ventilação com pressão positiva, cuidadosamente, pelo risco de pneumotórax hipertensivo
- Se houver piora do esforço ventilatório, remover o curativo de três pontas ou o selo torácico dedicado para viabilizar a descompressão da tensão acumulada pelo ferimento aberto. Se isso for ineficaz, proceder à descompressão mediante agulha calibrosa, tipo Jelco® 14, e realizar manutenção de curativo oclusivo em ferimento fechado
- Instalar acesso venoso
- Proceder reposição volêmica se necessário, avaliando-se o estado da vítima e o tempo até a chegada ao hospital de referência
- Monitorar constante e atentamente a vítima, pelo risco de pneumotórax hipertensivo
- Transportar para o hospital.

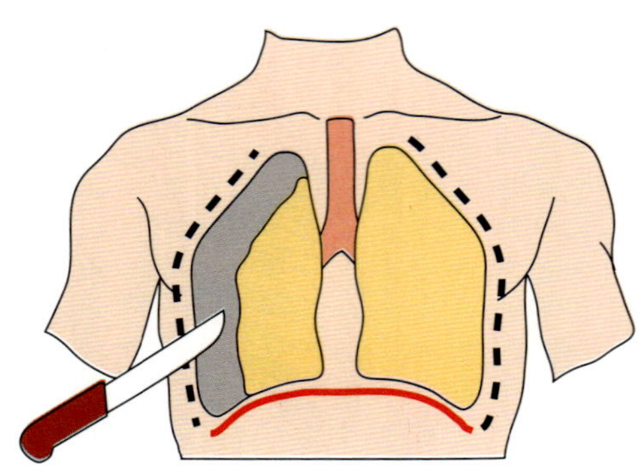

Figura 14.2 Pneumotórax aberto à direita, devido a ferimento por arma branca.

Pneumotórax simples

Tipo de pneumotórax cujos sinais e sintomas são muito parecidos com aqueles em que ocorrem apenas fraturas de arcos costais. Dor torácica pleurítica e variáveis níveis de dispneia podem ser manifestações clínicas importantes.

Conduta

- Monitorar sinais vitais (pressão arterial, pulso, oximetria) e estar pronto para realizar a descompressão por agulha, caso o quadro evolua para pneumotórax hipertensivo
- Oferecer O_2 e executar acesso venoso
- Em alguns casos, o pneumotórax simples pode cessar espontaneamente (o ar é absorvido pelo organismo), sem necessidade de intervenção
- Solicitar vaga em hospital próximo e com equipe cirúrgica disponível.

Pneumotórax hipertensivo

Emergência com risco iminente de morte, em que o ar só entra no espaço interpleural (sentido unidirecional), onde a pressão é negativa, facilitando seu rápido acúmulo e, consequentemente, o aumento na pressão intratorácica. Ocorre, então, a compressão extrínseca do pulmão e, se o volume de ar continuar em expansão, todo o mediastino será desviado para o outro lado, comprometendo tanto o sistema circulatório, por acotovelamento dos vasos da base do coração, como o respiratório, pelo colabamento pulmonar (Figura 14.3).

Pode ocorrer em diferentes situações, como: impacto do tórax contra anteparos, ocorrendo múltiplas fraturas de costelas (volante de veículo, quedas etc.), choque de objetos contra o tórax (agressões, coices de animais), atropelamento, explosões, soterramento, desacelerações súbitas e ventilação mecânica.

É importante frisar que o diagnóstico é clínico, portanto, não se recomenda aguardar a chegada ao hospital nem a realização de exame radiológico para instituição da terapêutica.

Quando suspeitar

- Extrema ansiedade, taquidispneia intensa, taquicardia, hipotensão, cianose, dor torácica e respiração superficial
- Sinais precoces: ruídos respiratórios ausentes ou diminuídos do lado afetado, aumento progressivo da taquidispneia, percussão hipertimpânica, de difícil identificação no ambiente pré-hospitalar devido ao ruído excessivo que pode atrapalhar a interpretação, mas pode ser realizado no APH fixo (unidades de pronto atendimento [UPA] e prontos-socorros)
- Sinais tardios: ingurgitamento da veia jugular, desvio da traqueia, sinais de hipoxia aguda, hipertimpanismo à percussão do tórax, pressão de pulso diminuída, hipotensão, sinais de choque descompensado
- Em casos graves, cianose e apneia.

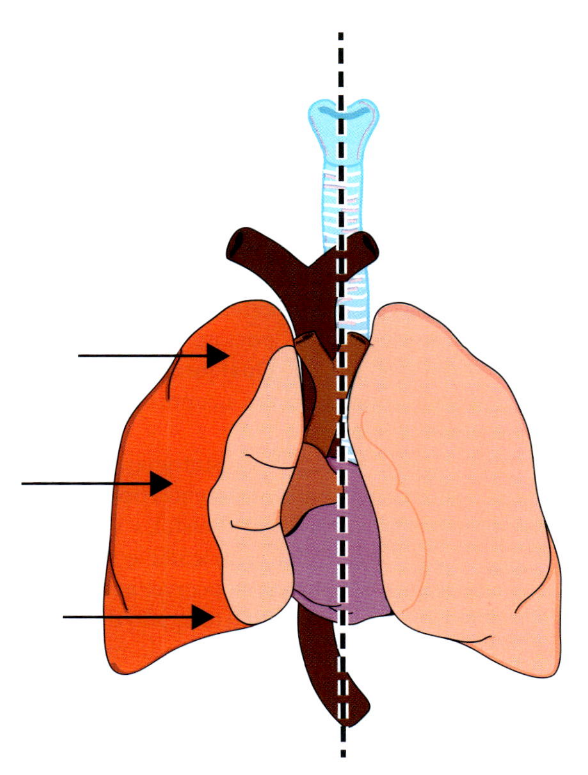

Figura 14.3 Pneumotórax hipertensivo à direita, com deslocamento das estruturas da linha média para a esquerda.

Conduta

Se, chegando ao local, a vítima já tiver um curativo oclusivo em um ferimento penetrante aberto no tórax, deve-se retirá-lo por alguns segundos, para que o ar saia pela ferida (se permanecer aberta). Quando a pressão diminuir, deve-se aplicar novo curativo, agora com três pontos de fixação ou com o selo torácico dedicado. Repetir o procedimento se a pressão torácica aumentar novamente. No caso de não haver melhora com essa manobra, ou não havendo ferida aberta, deve-se realizar punção torácica imediata, no quinto espaço intercostal (EIC), entre as linhas axilares anterior e média, com Jelco® 14 ou 16 (usar dedo de luva estéril como válvula unidirecional); na criança, esse procedimento deve ser efetuado no segundo EIC, na linha hemiclavicular; usar Jelco® 18 ou 20.

Já existe o dispositivo de 8 cm, específico para descompressão por agulha, que pode ser utilizado no segundo EIC, na linha hemiclavicular, somente em adulto obeso (pois seu panículo adiposo é avantajado) ou em indivíduo que tenha a musculatura peitoral hipertrofiada.

Além disso, deve-se:

- Realizar drenagem torácica em seguida, principalmente em caso de transporte aéreo do traumatizado em asa fixa (ou aeronaves pressurizadas) ou recurso hospitalar muito distante
- Sempre oferecer O_2 sob máscara com reservatório (10 a 15 ℓ/min)
- Realizar ventilação assistida caso necessário
- Manter saturação de $O_2 \geq 95\%$
- Instalar acesso venoso com Jelco® 18 e repor volemia, se necessário
- Transportar a vítima rapidamente para hospital terciário com equipe disponível.

Hemotórax

Sangue no espaço pleural, o qual pode acomodar até 3 ℓ (Figura 14.4). A hipovolemia causada pelo sangramento é o principal fator de piora do estado geral do paciente.

Quando suspeitar

- Vítima com desconforto, dor torácica e respiração superficial
- Murmúrio vesicular diminuído, mas, ao contrário do pneumotórax, a percussão é maciça (isso pode ser difícil de avaliar no APH móvel, em virtude de barulhos no ambiente). No APH móvel, o mais importante é chegar ao centro de referência de tratamento definitivo.

Conduta

- Lembrar-se de que podem ocorrer simultaneamente o pneumotórax e o hemotórax
- Transportar a vítima para hospital com equipe cirúrgica disponível.

Trauma cardíaco

Os traumatismos cardíacos apresentam duas consequências: tamponamento cardíaco e contusão miocárdica.

Tamponamento cardíaco

Líquido no espaço pericárdico que promove restrição diastólica e hipotensão arterial. Ocorre no trauma fechado, por ruptura cardíaca ou lesão de vasos sanguíneos cardíacos

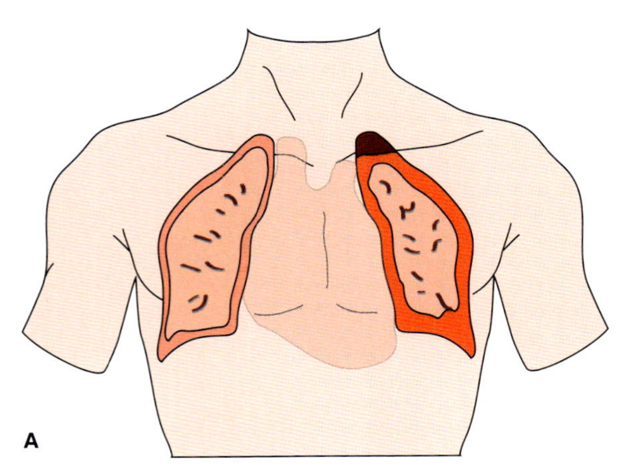

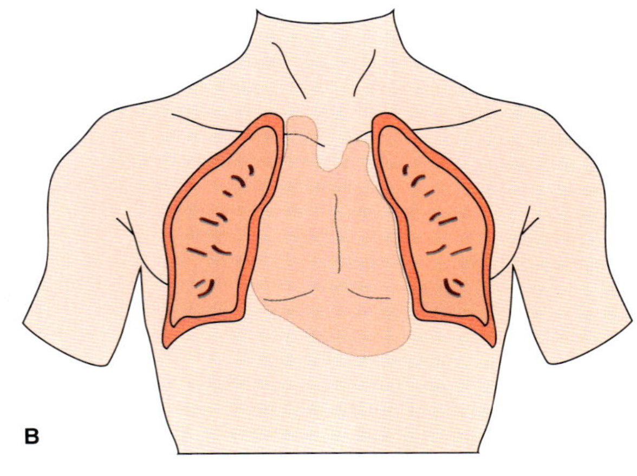

Figura 14.4 Hemotórax à direita.

ou pericárdicos, e nos ferimentos penetrantes na zona de Ziedler (Figura 14.5).

Desenvolve-se basicamente devido a dois fatores: volume de líquido e velocidade de acúmulo desse líquido. Nos casos agudos, 200 mℓ podem ser suficientes para provocar a síndrome de tamponamento.

Quando suspeitar

- Trauma ocorre na região torácica anterior
- Fácies pletórica, estase jugular com hipotensão arterial, taquicardia, cianose de extremidades, dispneia e pulso paradoxal podem ocorrer
- A "tríade de Beck" no trauma nem sempre é observada: distensão das veias do pescoço – pode estar ausente devido à hipovolemia, abafamento de bulhas cardíacas (de difícil reconhecimento em virtude do ambiente barulhento do APH) e hipotensão (muitas vezes interpretada somente como choque hipovolêmico).

Conduta

- Tratar o choque por meio de acesso venoso para reposição volêmica
- A remoção do sangue deve ser realizada por pericardiocentese (punção pericárdica com agulha), preferencialmente guiada por USG; raramente a toracotomia de reanimação é realizada
- Oferecer oxigênio por máscara, inicialmente, procurando manter saturação de $O_2 \geq 95\%$. Avaliar a necessidade de desobstruir via aérea e realizar ventilação com pressão positiva nos casos de hipotensão
- O transporte da vítima deverá ser o mais rápido possível, devendo-se avaliar a possibilidade de suporte aéreo.

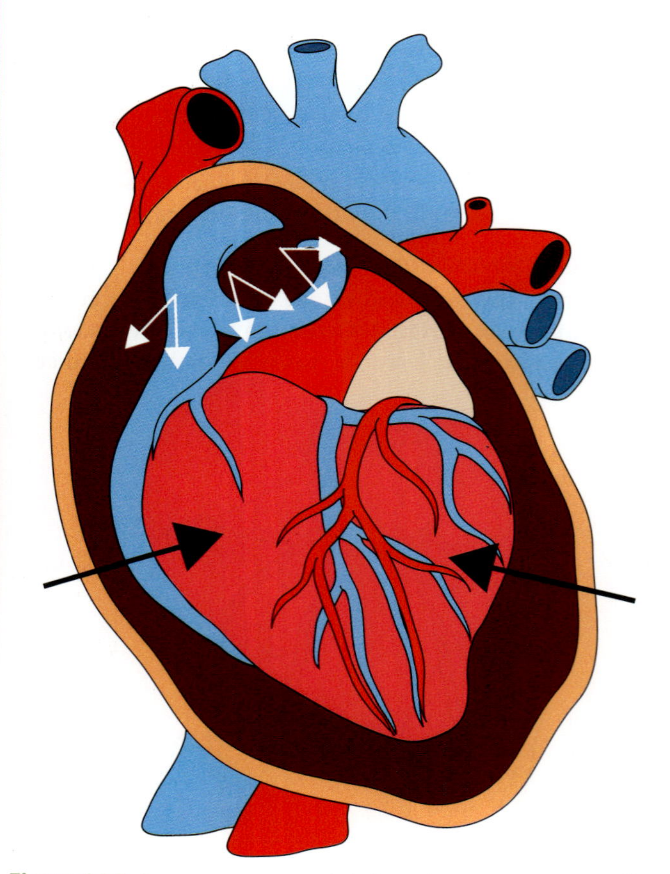

Figura 14.5 Sangue no saco pericárdico – tamponamento cardíaco.

Contusão miocárdica

Provocada por desaceleração brusca ou compressão torácica sustentada. Entre as principais causas desse tipo de trauma cardíaco, estão os acidentes de automóveis (Figura 14.6). Outras causas incluem acidentes com equipamentos esportivos, coice de animais, quedas de pequenas alturas e reanimação cardiopulmonar. O mecanismo do trauma deve ser avaliado minuciosamente, buscando-se indícios que, associados às lesões observadas na região esternal, como alterações de formato e posição do volante, possam evidenciar o risco e sugerir contusão miocárdica. Qualquer estrutura na área cardíaca pode ser lesionada, porém a contusão miocárdica é a lesão mais frequente.

Determina grande variedade de sintomas, desde sua ausência até dor precordial, angina e diferentes tipos de arritmias cardíacas (taquicardia sinusal, extrassístoles ventriculares e ainda ritmos como taquicardia ventricular e fibrilação ventricular). A dor pode ser imediata ou ocorrer após alguns dias e lembra aquela sofrida por um infarto agudo do miocárdio.

Pode ocorrer prejuízo da contratilidade miocárdica, levando o paciente a um estado de choque, porém cardiogênico. É importante saber que esse tipo de choque não se beneficiará com administração de volume, podendo, inclusive, piorá-lo.

Conduta

- Proceder à avaliação primária e secundária para descartar lesões associadas
- Oferecer O_2 e manter sua saturação ≥ 95%; instalar acesso venoso e observar monitoramento cardíaco durante todo o transporte
- Informar o médico da sala da emergência sobre a possiblidade de contusão miocárdica.

Asfixia traumática

Ocorre por compressão do tórax ou da parte superior do abdome, em virtude de trauma fechado com acentuado aumento da pressão intratorácica e consequente aumento da pressão intravascular (cava superior e tributárias), obstruindo o

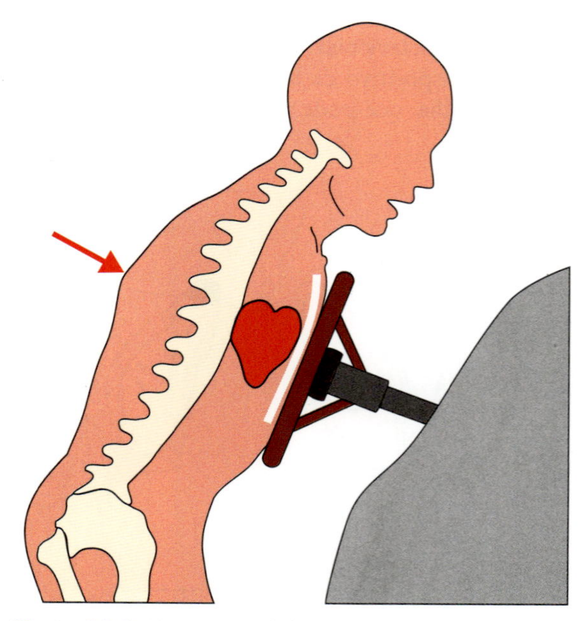

Figura 14.6 Mecanismo de lesão na contusão miocárdica.

retorno venoso e promovendo estase venosa para veias do tórax superior e da região cervical.

Caracteriza-se por coloração violácea intensa da pele em cabeça e pescoço, distensão das veias jugulares e edema ou hemorragia conjuntival bilateral. Pode haver lesões associadas (vasos, traqueia, brônquios, esôfago etc.) e rebaixamento de nível de consciência.

Conduta

- Proceder à avaliação primária e secundária para descartar lesões associadas
- Oferecer O_2 e manter as vias aéreas pérvias
- Instalar acesso venoso
- Transportar a vítima para hospital terciário com equipe disponível.

Tórax instável

Também denominado *flail chest*, o tórax instável é causado pela fratura de três ou mais costelas adjacentes, em dois ou mais pontos da mesma costela ou na junção costocondral. Produz movimentos torácicos paradoxais à respiração, ou seja, à inspiração o segmento instável afunda e, à expiração, abaula-se.

O movimento paradoxal do segmento fraturado, juntamente com a contusão pulmonar, pode comprometer a ventilação/oxigenação. Hipoxia e cianose podem ocorrer. Nesse caso, existe pneumotórax que pode evoluir para hipertensivo em alguns casos.

Conduta

- Administrar analgésico, controlar a de via aérea e oferecer O_2 suficiente para manter sua saturação $\geq$ 95%
- Em caso de pneumotórax hipertensivo, realizar descompressão com agulha
- Proceder à drenagem de tórax em selo d'água.

CONSIDERAÇÕES FINAIS

Como a maioria das lesões torácicas traumáticas são resolvidas com procedimentos simples, como a descompressão por agulha nos casos mais graves (pneumotórax hipertensivo), não se recomenda perder tempo com procedimentos mais complexos no APH. Devem-se identificar e resolver todos os problemas que surgirem, em cada etapa da avaliação da vítima, mantendo-se a atenção direcionada aos parâmetros clínicos durante todo o transporte, analisando-se sempre a distância entre o hospital indicado pelo médico regulador e o tempo de deslocamento até lá.

BIBLIOGRAFIA

Baccarin, V., Rizoli, S. B., Vieira, R. W., Mantovani, M. (1992). Ferimentos cardíacos penetrantes: experiência de 21 casos. *Revista do Colégio Brasileiro de Cirurgiões, 19*(3), 112-115.

Battle, C., Hutchings, H., Evans, P. A. (2013). Blunt chest wall trauma: a review. *Trauma, 15*(2), 156-175.

Campbell, N. C., Thomson, S. R., Muckart, D. J. J. et al. (1997). Review of 1198 cases of penetrating cardiac trauma. *British Journal of Surgery, 84*(12), 1737-1740.

Cuba, R. B. F., Bezerra, J. A. F. (2005). Traumatismo torácico: estudo retrospectivo de 168 casos. *Revista do Colégio Brasileiro de Cirurgiões, 32*(2), 57-59.

Deneuville, M. (2002). Morbidity of percutaneous tube thoracostomy in trauma patients. *European Journal of Cardiothoracic Surgery, 22*(5), 673-678.

Durham, L. A., Richardson, R. J., Wall, M. J., Pepe, P.E., Mattox, K.L. (1992). Emergency center thoracotomy: impact of prehospital resuscitation. *The Journal of Trauma, 32*(6), 775-779.

Heidarpour, A., Jahani, M. R., Dabbagh, A., Khatami, M. S. (1999). Surgical interventions at field Hospitals during the Iran and Iraq war. *Mil Med, 164*(2), 136-137.

Jørgensen, H., Jensen, C. H., Dirks, J. (2010). Does prehospital ultrasound improve treatment of the trauma patient? A systematic review. *European Journal of Emergency Medicine, 17*(5), 249-253.

Kavolius, J., Golocovsky, M., Champion, H. R. (1993). Predictors to outcome in patients who have sustained trauma and who undergo emergency thoracotomy. *Archives of Surgery, 128*(10), 1158-1162.

Mantovani, M., Fraga, G. P. (2001). Estudo crítico dos óbitos no trauma: experiência da Unicamp. In: Freire, E. *Trauma – a doença dos séculos* (pp. 2851-2861). Rio de Janeiro: Atheneu.

Pons, P. T., Honigman, B., Moore, E. E., Rosen, P., Antuna, B., Dernocoeur, J. (1985). Prehospital advanced trauma life support for critical penetrating wounds to the thorax and abdomen. *Journal of Trauma, 25*(9), 828-832.

Regel, G., Stalp, M., Lehmann, U., Seekamp, A. (1997). Prehospital care, importance of early intervention on outcome. *Acta Anaesthesiologica Scandinavica, 110,* 71-6.

Stevens, R., Rochester, A. A., Busko, J., Blackwell, T., Schwartz, D., Argenta, A. et al. (2009). Needle thoracostomy for tension pneumothorax: failure predicted by chest computed tomography. *Prehospital Emergency Care, 13*(1), 14-17.

CAPÍTULO 15

Trauma Abdominal no Atendimento Pré-Hospitalar

Herbert Wallauer de Mattos

INTRODUÇÃO

O trauma abdominal é especialmente desafiador ao socorrista, pois, à exceção daquele no qual existe a evidência clara por ferimento penetrante na cavidade, em um grande número de casos é o responsável pelas mortes potencialmente evitáveis, que ocorrem por lesões que passam despercebidas. O socorrista, por esse motivo, deve atentar-se à importância dos detalhes da cena para poder colaborar com as decisões que serão tomadas na atenção hospitalar.

Todo atendimento a ocorrências inicia-se no momento da comunicação ao sistema de atendimento pré-hospitalar (APH). Nesse momento, a regulação deverá colher o máximo de informações do solicitante; na hipótese de trauma abdominal, o suporte avançado de vida, se estiver disponível, deverá ser acionado para apoio ao suporte básico.

Sendo um suporte básico a primeira viatura a chegar ao local, a equipe deve avaliar o paciente e, na presença de trauma abdominal, decidir, em conjunto com o médico regulador, se o transporte imediato do paciente para o hospital mais adequado para esse atendimento — um que tenha, obviamente, equipe cirúrgica disponível — é a ação a ser adotada ou se é necessário aguardar o suporte avançado para o mesmo transporte, sob atenção médica. Considerar que o suporte avançado pode interceptar a unidade com a vítima que já está a caminho.

O trauma abdominal deve ser considerado sempre que houver alteração hemodinâmica sem causa ou sangramento aparente, avaliando-se a história do trauma, dados da cena, avaliação primária e secundária da vítima. Lembrando que, em relação à localização do trauma, geralmente as lesões mais comuns são em extremidades, seguidas por trauma de cabeça e pescoço, tórax e, então, o abdome. Especificamente em relação ao trauma abdominal fechado, as vísceras mais atingidas são as parenquimatosas (baço e fígado), ao passo que nos ferimentos abertos, os órgãos mais comprometidos são as vísceras ocas, seguidas de fígado e rins.

ANATOMIA

Externamente, temos o abdome anterior, que é o espaço compreendido entre a linha transmamilar, os ligamentos inguinais e a sínfise púbica e as linhas axilares anteriores (Figura 15.1). Flanco é a área entre as linhas axilares anteriores e posteriores, desde o sexto espaço intercostal até a crista ilíaca.

O dorso, parte posterior do abdome, corresponde à área entre as linhas axilares posteriores abaixo das escápulas até as cristas ilíacas.

Internamente, o abdome é dividido em três regiões (Figura 15.2):

- Cavidade peritoneal
- Espaço retroperitoneal
- Pelve.

Cavidade peritoneal

A cavidade peritoneal é dividida em duas partes: intratorácica (superior) e intra-abdominal (inferior). A parte superior varia em tamanho, dependendo da fase respiratória — aumenta na expiração e diminui na inspiração. Essa variação ocorre pela mobilidade diafragmática. Trauma na região dos últimos arcos costais pode estar associado a lesões de fígado e baço. Ainda nesse espaço estão o estômago e o cólon transverso. Na parte inferior estão o intestino delgado e partes do intestino grosso, útero e ovários.

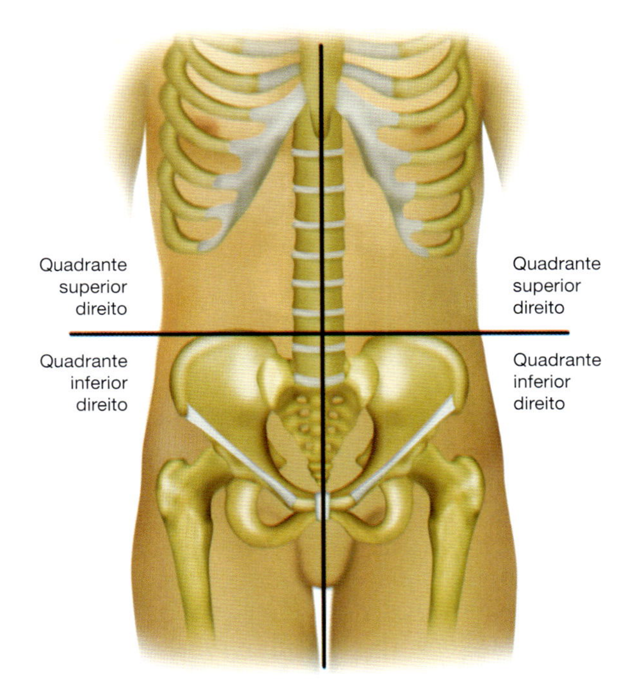

Figura 15.1 Abdome (vista anterior), quadrantes anatômicos. (Adaptada de Netter, 2014.)

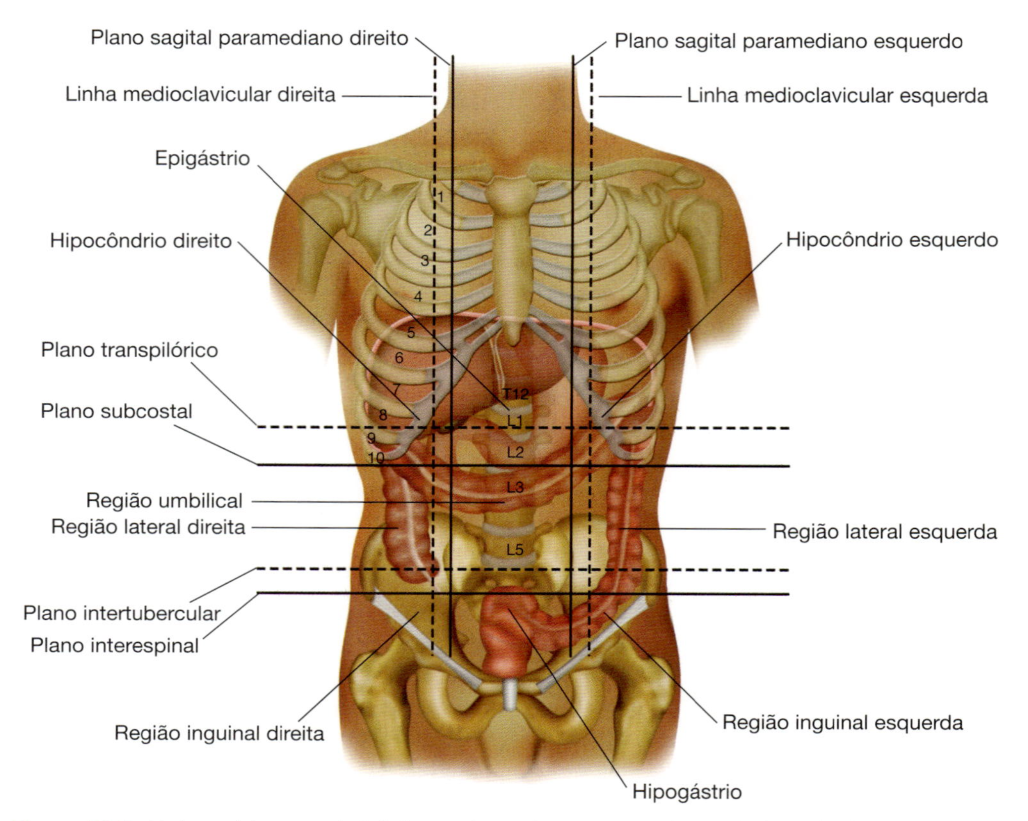

Figura 15.2 Abdome (vista anterior), linhas e planos de secção anatômica. (Adaptada de Netter, 2014.)

Espaço retroperitoneal

O espaço retroperitoneal compreende o espaço no qual estão os rins, os ureteres, a aorta abdominal, a veia cava inferior, o pâncreas, parte do duodeno, os cólons ascendente e descendente e o reto. Lesões do espaço retroperitoneal são aquelas de maior dificuldade de diagnóstico e que podem levar ao óbito por passarem despercebidas.

Pelve

A cavidade pélvica é onde se encontram a bexiga, o reto, os vasos ilíacos e os órgãos reprodutores femininos. É um local de difícil avaliação pelo arcabouço ósseo que tem.

MANEJO DA OCORRÊNCIA

No acionamento de qualquer ocorrência, a primeira informação a ser passada é a natureza da ocorrência. Com isso, no deslocamento, é possível prever possíveis traumas e consequentes ações a ser tomadas no local ou mesmo antes da chegada. Essa regra é válida para qualquer trauma, devendo ser sempre colocada em prática. Por exemplo, nos casos de ferimentos por armas, saber se o agente agressor está dominado ou evadiu-se, ou se já existe viatura de força policial no local. Nos casos de queda, se a vítima se encontra em local de difícil acesso. Tais informações devem ser levantadas pela regulação e definem qual apoio os socorristas precisam para poder acessar a vítima.

Um princípio básico no APH é que, havendo suspeita de trauma abdominal, o socorrista não deve perder tempo com a vítima na cena. Avaliando-se a necessidade de realização de procedimentos, deve-se pesar a relação entre o tempo para execução e o tempo para deslocamento ao recurso hospitalar.

A avaliação da cena e a avaliação primária da vítima devem ser realizadas imediatamente. A avaliação da cinemática do trauma (descrita em capítulo anterior) é extremamente importante na suspeição do trauma abdominal, principalmente nos fechados.

Nos ferimentos por arma branca ou arma de fogo, detalhes como características do agressor (sexo/altura), tamanho e característica da arma branca, calibre da arma de fogo, se disponíveis, podem ajudar na avaliação de possíveis ferimentos, assim como a posição da vítima em relação ao agressor, número de ferimentos etc.

Essas informações sugerem possíveis lesões que deverão ser confirmadas ou descartadas nas avaliações subsequentes ou na sala de emergência, na qual o caso deve ser passado com esse detalhamento para a correta continuidade do tratamento.

MANEJO DA VÍTIMA

Não diferentemente da avaliação em outros tipos de traumas, o atendimento sempre começa seguindo-se a sequência do XABCDE (*exsanguination, airway, breathing, circulation, disability, exposure*), e atuando conforme são identificadas as necessidades de intervenção.

A avaliação primária pode evidenciar alterações da frequência respiratória, que será maior quanto mais grave for o choque. Observar que fraturas de arcos costais à direita podem ter relação com lesão hepática e sangramento.

No trauma abdominal, a ênfase durante o exame deve ser feita no C, com a avaliação dos 3 Ps e 1 H — pulso, pele, perfusão, hemorragias internas e externas. Sangramentos internos podem ser grandes, levando a choque hipovolêmico, podendo evoluir rapidamente para o óbito.

As alterações hemodinâmicas vão variar de acordo com o tipo de lesão, o tempo transcorrido desde o trauma e as intervenções realizadas. Os clássicos sinais de choque, como pele fria, pegajosa e pálida, taquicardia intensa e hipotensão grave, aparecerão nos choques classes III e IV, nos quais a perda de volume já é grande e com indicação de intervenções mais rápidas e agressivas para salvar a vida do paciente. É extremamente importante que os sinais iniciais do choque sejam detectados e a procura ativa por hemorragias seja feita, desde que, obviamente, isso não retarde o transporte dessa vítima para o local do tratamento definitivo.

Descartadas causas em outros segmentos ou de outras origens, a busca de sinais de trauma abdominal se impõe. É realizada rapidamente e a caminho do hospital, seguindo rotina de exame, por meio de:

- Inspeção: a presença de equimoses, hematomas, escoriações, abaulamentos, ferimentos por arma branca ou de fogo, marcas de cinto de segurança, sinais de empalamento, equimose escrotal, sangramentos em períneo (uretra, reto ou vagina) geralmente associados a fraturas da pelve e possível lesão abdominal.
- Palpação: apresenta-se como método propedêutico importante, pois define sinais de peritonite, como resistência involuntária à palpação. Avaliar a importância de realizá-lo quando houver evidência de lesão abdominal. Palpação muito vigorosa pode determinar complicações, como deslocar coágulos e piorar sangramentos. Na pesquisa de fratura na bacia, realizar essa manobra apenas uma vez.
- Ausculta para detecção de ruídos hidroaéreos não muda conduta, salvo seja percebida a existência desse sinal na ausculta do tórax, podendo relacionar-se com existência de lesão diafragmática (difícil de ser realizada no ambiente pré-hospitalar).
- Percussão buscará identificar a presença de timpanismo ou macicez, além de determinar reação, por poder ser um estímulo doloroso, sugerindo peritonite (difícil de ser realizada no ambiente pré-hospitalar).

TRATAMENTO

1. Seguir as etapas de atendimento do XABCDE, sendo objetivo para não perder tempo na cena. O paciente com trauma abdominal deverá estar em ambiente hospitalar adequado, com equipe cirúrgica disponível, o mais rápido possível.
2. Manter uma via aérea segura e oferecer oxigênio, com intenção de manter saturação de oxigênio acima de 95%.
3. Acesso venoso será realizado, no local ou a caminho do hospital, se não houver perda de tempo na execução. Lembrar que reposição volêmica mais volumosa pode complicar a situação da vítima por reativar sangramento que hipotensão e coagulação haviam controlado.
4. Situações especiais, como presença de objeto encravado e evisceração, também exigem cuidados.

- Objeto encravado ou empalado
  - Imobilizá-lo na posição que se encontra
  - Proteger contra qualquer risco de impacto no transporte
  - Nunca retirá-lo no ambiente pré-hospitalar (esse procedimento normalmente é realizado em centro cirúrgico com todas as condições para hemotransfusão e por cirurgião)
  - Evita-se palpação de abdome nesses casos
- Evisceração
  - Proteger a alça ou estrutura que saiu pela ferida, com gaze umedecida e cobrindo com dispositivo plástico para evisceração
  - Nunca tentar devolver à cavidade.

5. Lesões de órgão do aparelho geniturinário: são descobertas geralmente na análise secundária ou pela evidência de sangramento. Podem também aparecer sinais que podem traduzir fraturas de bacia, sangramentos intracavitários, como hematoma de bolsa escrotal ou em grandes lábios (sinal de Destot). Podem estar relacionados com lesões de estruturas próximas (bexiga e reto). A bacia deve ser imobilizada na suspeita de fratura, utilizando-se os dispositivos próprios a essa finalidade ou lençóis.

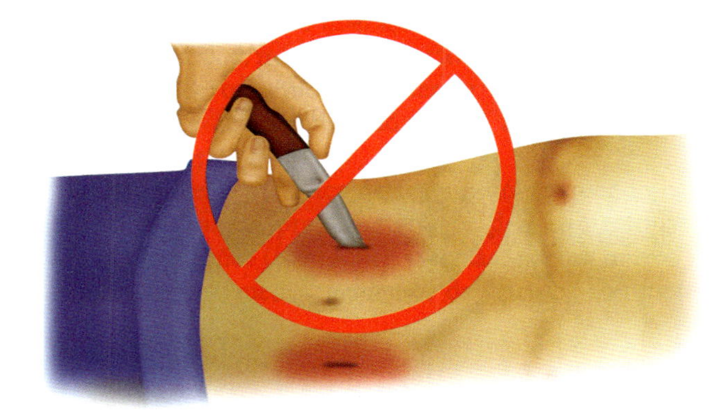

Figura 15.3 Objetos encravados no abdome – nunca retirar no ambiente pré-hospitalar.

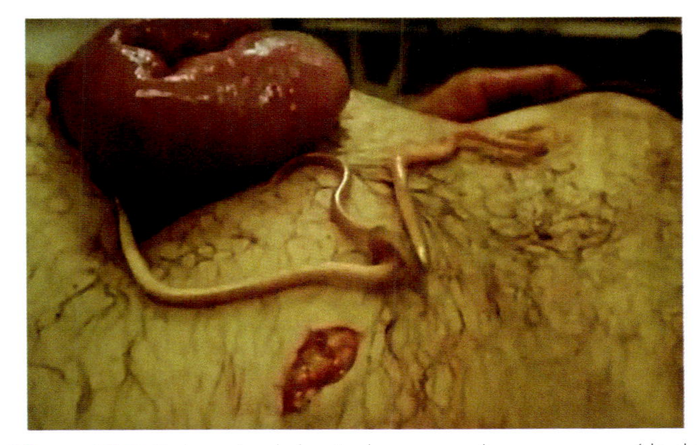

Figura 15.4 Ferimento abdominal por arma branca, com saída de vermes por ele.

BIBLIOGRAFIA

Brasil. Ministério da Saúde. (2010). *Violência por arma de fogo no Brasil.*

Cardoso, R. G., Francischini, C. F., Ribera, J. M., Vanzetto, R., & Fraga, G. P. (2014). Resgate aeromédico a traumatizados: experiência na região metropolitana de Campinas, Brasil. *Revista do Colégio Brasileiro de Cirurgiões, 41*(4), 236-244.

Malta, D. C., Silva, M. M. A., Mascarenhas, M. D. M., Sá, N. N. B., Morais Neto, O. L., Bernal, R. T. I., ... Gawryszewski, V. P. (2012). Características e fatores associados às quedas atendidas em serviços de emergência. *Revista de Saúde Pública, 46*(1), 128-137.

Malvestio, M. A. (Org.). (2014). *Protocolos de Atendimento Pré-hospitalar*. Prefeitura da Cidade de São Paulo, Secretaria Municipal da Saúde.

Malvestio, M. A. A., & Sousa, R. M. C. (2010). Indicadores clínicos e pré-hospitalares de sobrevivência no trauma fechado: uma análise multivariada. *Revista da Escola de Enfermagem da USP, 44*(2), 352-359.

National Association of Emergency Medical Technicians (2021). *Prehospital Trauma Life Support PHTLS* (9ª ed.). Rio de Janeiro: Elsevier.

Netter, F. (2014). *Atlas of Human Anatomy* (6th ed.). Philadelphia: Saunders.

Parreira, J. G., Malpaga, J. M. D., Olliari, C. B., Perlingeiro, J. A. G., Soldá, S. C., Assef, J. C. (2015). Indicadores de lesões intra-abdominais "ocultas" em pacientes vítimas de trauma fechado admitidas sem dor abdominal ou alterações no exame físico do abdome. *Revista do Colégio Brasileiro de Cirurgiões, 42*(5), 311-317.

Polícia Militar do Estado de São Paulo. Corpo de Bombeiros do Estado de São Paulo. (2006). *Manual de Procedimentos Operacionais Padrão do Sistema de Resgate a Acidentados.* (2ª revisão).

Ribas-Filho, J. M., Malafaia, O., Fouani, M. M., Justen, M. S., Pedri, L. E., Silva, L. M. A., & Mendes, J. P. (2008). Trauma abdominal: estudo das lesões mais frequentes do sistema digestório e suas causas. *ABCD, Arquivos Brasileiros de Cirurgia Digestiva, 21*(4), 170-174.

Lima, S. O., Cabral, F. L. D., Neto, A. F. P., Mesquita, F. N. B., Feitosa, M. F. G., & Santana, V. R. (2012). Avaliação epidemiológica das vítimas de trauma abdominal submetidas ao tratamento cirúrgico. *Revista do Colégio Brasileiro de Cirurgiões, 39*(4), 302-306.

Sousa, R. M., Calil, A. M., Paranhos, W. Y., & Malvestio, M. A. (2009). *Atuação no trauma: uma abordagem para Enfermagem*. São Paulo: Atheneu.

CAPÍTULO

16 Fraturas Pélvicas

Roberto Stefanelli • Mario Fuhrmann Neto

INTRODUÇÃO

O trauma de bacia é frequentemente associado a politraumatizados, podendo provocar desde sintomas leves e transitórios até a morte, em várias fases do atendimento.

A motivação deste capítulo foi a recorrência de casos, discutidos nas diversas reuniões acadêmicas, nos quais o paciente chegava à sala de emergência em fases avançadas de choque, com história de parada cardiorrespiratória (PCR) durante o transporte, ou apresentava PCR em atividade elétrica sem pulso (AESP) no transporte ou sala de emergência e, durante a avaliação, encontrava-se a fratura pélvica como causadora da perda de sangue.

Como se aprende nas aulas de propedêutica no primeiro ano da faculdade, só se diagnostica o que se pensa; se não há hipótese diagnóstica, esse diagnóstico não surgirá "magicamente", salvo exceções.

A hipótese diagnóstica de fratura pélvica deve ser feita na avaliação do item C (circulação) do método XABCDE (*exsanguination, airway, breathing, circulation, disability, exposure*) de atendimento inicial ao politraumatizado, quando se identifica um paciente em choque; ele pode perder sangue para o meio externo (chão), mas também internamente, em tórax, abdome, fraturas de ossos longos ou pelve.

O tratamento deve ser iniciado no local do acidente, sempre visando à diminuição do sangramento e à estabilização mecânica do anel ósseo.

MECANISMO DE TRAUMA

Acredita-se que 25% dos politraumatizados apresentem fraturas pélvicas, sendo 50% das mortes decorrentes de sangramento; 30 a 50% dos pacientes podem apresentar trauma cranioencefálico (TCE) associado; 25 a 40%, trauma torácico; e 40 a 60%, trauma abdominal.

Os mecanismos mais frequentes de fraturas do anel pélvico decorrem de:

- Atropelamentos
- Acidentes com motocicletas
- Queda de grandes alturas
- Esmagamentos (acidentes de trabalho, soterramentos)
- Acidentes automobilísticos (Figura 16.1).

ANATOMIA

A pelve é formada por estruturas ósseas e ligamentares que formam um anel. Internamente, está ligada a um grande plexo vascular (arterial e venoso). Essas estruturas devem permanecer estáveis mecanicamente para proteger o movimento dos membros inferiores (MMII), a circulação local e dos MMII e a integridade anatômica de vários órgãos que se encontram dentro desse anel.

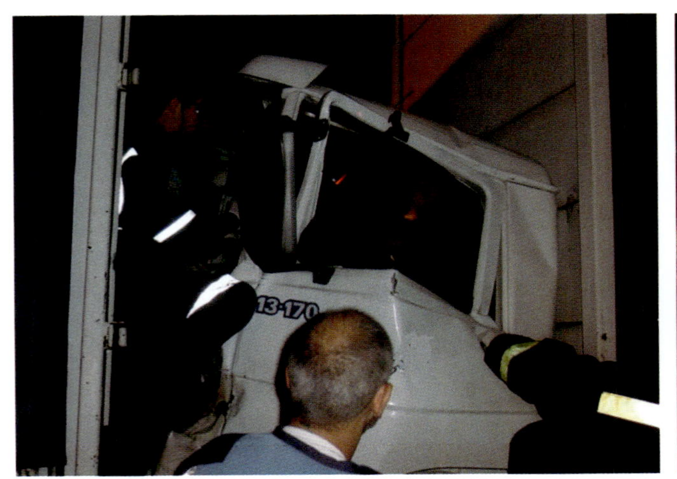

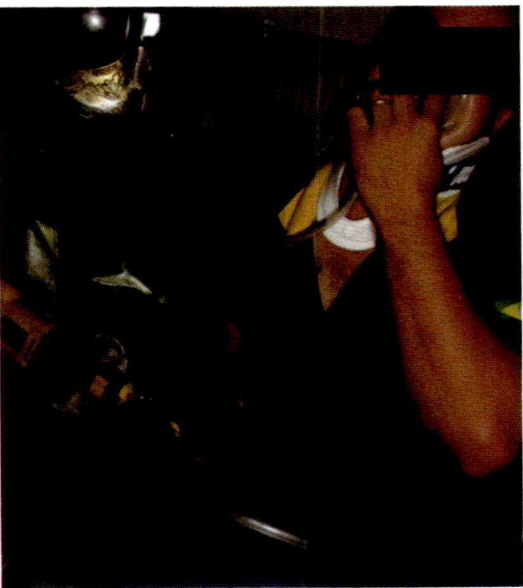

Figura 16.1 Compressão da pelve pelo volante em acidente de caminhão.

Três ossos formam o anel pélvico: o sacro, na região posterior, e os dois ossos inominados (formados pela fusão de ilíaco, ísquio e púbis) que se encontram nas laterais. Esses ossos apresentam sua união posteriormente pela articulação sacro ilíaca e anteriormente pela sínfise púbica.

Existem ainda vários ligamentos unindo esses ossos, tanto na vertical quanto na horizontal, os quais auxiliam na estabilidade mecânica e permitem a variedade de movimentos da região.

Todas essas estruturas podem ser lesadas no trauma, propiciando, a depender do local e do grau da lesão, desde sintomas locais como dor ou equimoses, que se resolvem com sintomáticos e repouso, até instabilidades mecânicas permanentes, dor crônica ou mesmo choque por perda volêmica, podendo chegar a morte nos primeiros momentos do trauma.

SINAIS E SINTOMAS

- Dor: espontânea ou à palpação (lembrar sempre que somente um examinador deve palpar a pelve, e somente com compressão lateral)
- Discrepância e/ou alterações na rotação dos MMII: provocadas por fraturas na articulação com o fêmur ou no próprio fêmur
- Deformidade pélvica
- Hematoma perineal ou escrotal
- Uretrorragia: lesões de uretra ou bexiga
- Hemorragias vaginais ou anais: lesões vaginais, uterinas ou anorretais
- Choque: sangramento do plexo vascular pélvico.

Vale lembrar que, na avaliação do item C, quando é identificado o choque, uma das prováveis causas é a fratura pélvica (Figura 16.2).

EXAME CLÍNICO

Durante a avaliação inicial, ao avaliar a circulação (item C), é necessário verificar a presença de choque, sobretudo em pacientes taquicárdicos, com pele fria, sudoreica e perfusão periférica alargada, pois isso leva a buscar a origem do sangramento e principalmente os possíveis procedimentos de controle no ambiente pré-hospitalar.

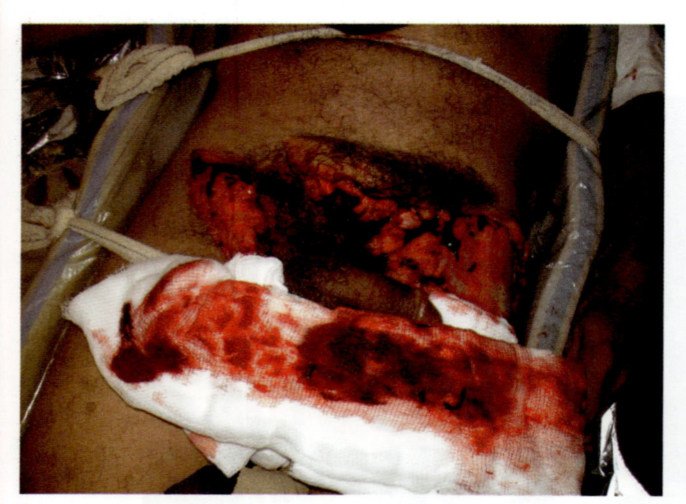

Figura 16.2 Atropelamento com grande lesão de pele e tecido celular subcutâneo (TCSC) na pelve, ainda não imobilizado para a fratura pélvica.

Deformidades da bacia, exposição óssea ou objetos impactados facilitam a formulação da hipótese de fratura pélvica, mas outros sinais, como dor espontânea, desvio da perna ou pé, incapacidade de movimentação do membro inferior e ausência de pulso, devem também alertar sobre o diagnóstico (Figura 16.3).

Os sinais e sintomas associados à avaliação do mecanismo de trauma levantam a hipótese diagnóstica, que, por sua vez, associada à palpação da bacia, fecha o quadro.

A palpação da bacia deve ser realizada a partir da compressão lateral das espinhas ilíacas anterossuperiores com o intuito de fechar o anel pélvico (Figura 16.4). O exame positivo mostra dor à palpação e sensação de crepitação óssea.

Caso o exame seja positivo, a manobra não deve ser repetida, pois isso provoca dor e pode aumentar ou reiniciar o sangramento.

A inspeção também auxilia no diagnóstico, identificando hematomas de períneo, sangramento uretral ou vaginal.

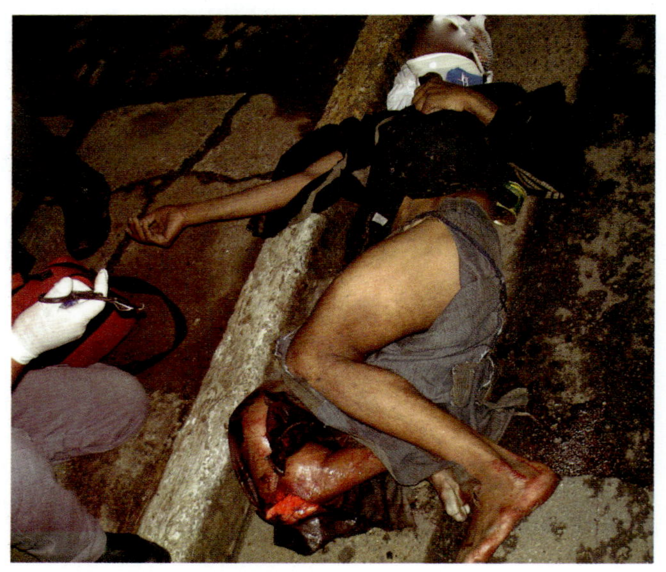

Figura 16.3 Deformidade de bacia e MMII após atropelamento.

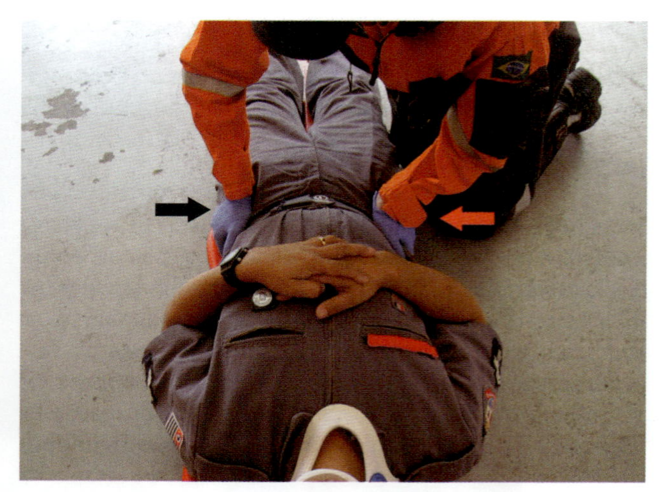

Figura 16.4 Exame físico: sempre palpar comprimindo a bacia para dentro.

TRATAMENTO

O tratamento do choque é abordado no Capítulo 13. Aqui será abordada apenas a fratura de bacia, especificamente.

É importante lembrar que a bacia tem a forma de um cone truncado invertido e que seu volume interno depende dos raios superiores e inferiores; logo, quanto maior o raio, maior o volume, e quanto maior o volume, mais sangue cabe nessa cavidade, piorando o choque (Figura 16.5).

Diagnosticada a fratura pélvica, é preciso reduzir o volume interno e estabilizar as peças ósseas, para reduzir a dor, o volume interno e o sangramento.

O fechamento da pelve pode ser realizado com o uso de lençol, tala aramada ou equipamentos específicos de compressão, como mostram as Figuras 16.6 a 16.8.

O material deve ser posicionado sempre comprimindo a pelve na altura da cabeça do fêmur (tuberosidade). Devem-se fixar também os MMII, para evitar rotação e nova abertura da pelve.

É imprescindível fixar os pés juntos, pois isso auxilia no fechamento do anel pélvico.

CONSIDERAÇÕES FINAIS

A fratura pélvica está envolvida em um sensível número de traumas e frequentemente relacionada a casos de PCR em AESP durante o transporte ou PCR na sala de emergência, muitas vezes sem chances de recuperação, mesmo que todos os dispositivos cirúrgicos estejam disponíveis. Por essa razão, é preciso sempre atentar para a realização da hipótese diagnóstica, o que permite iniciar o tratamento ainda no ambiente pré-hospitalar, com a fixação das fraturas e o controle do choque.

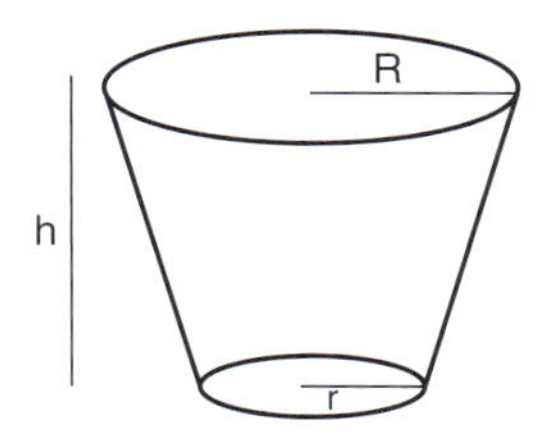

$$V = h/3 \cdot \pi \, (R^2 \cdot r^2 + R \cdot r)$$

Figura 16.5 Volume do tronco de cone.

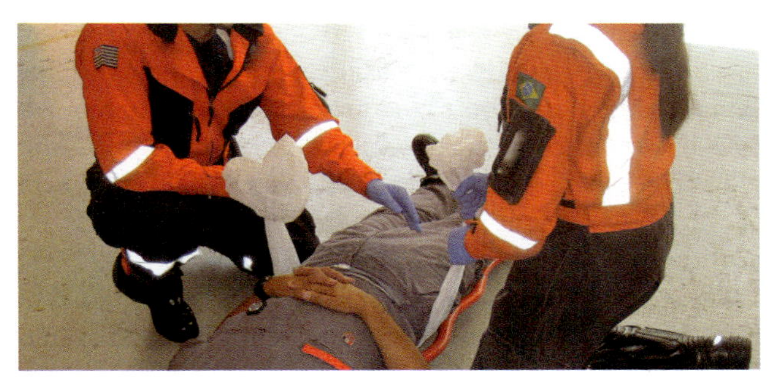

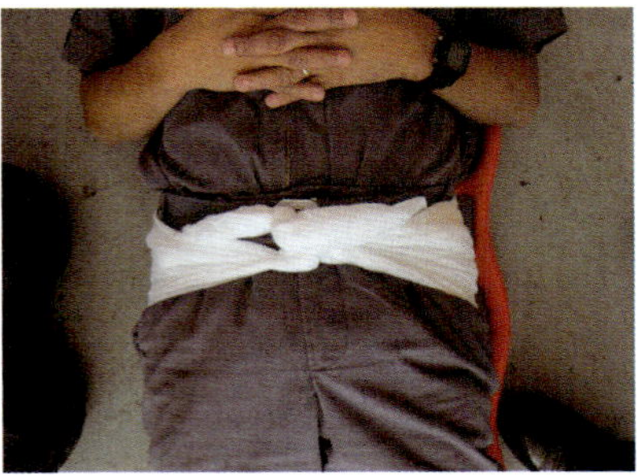

Figura 16.6 Imobilização da bacia com o uso de lençol: fixar na altura dos trocanteres.

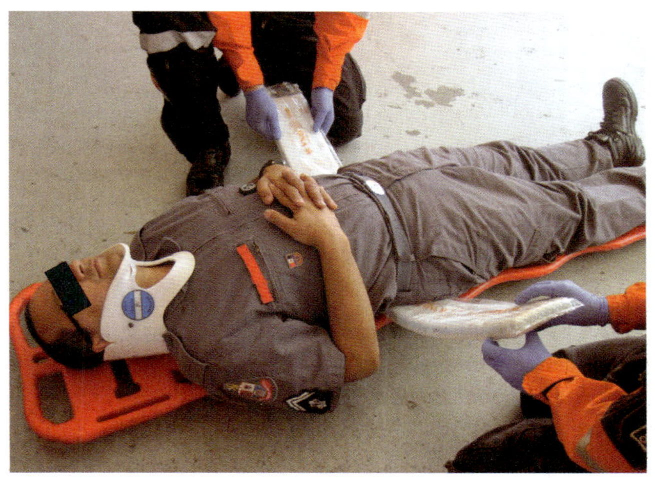

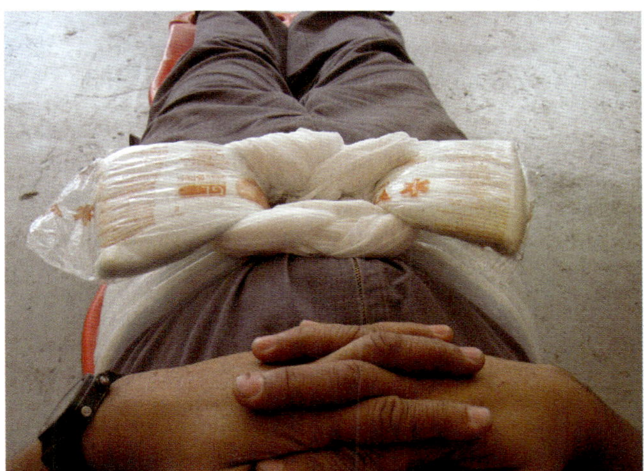

Figura 16.7 Imobilização com tala moldável.

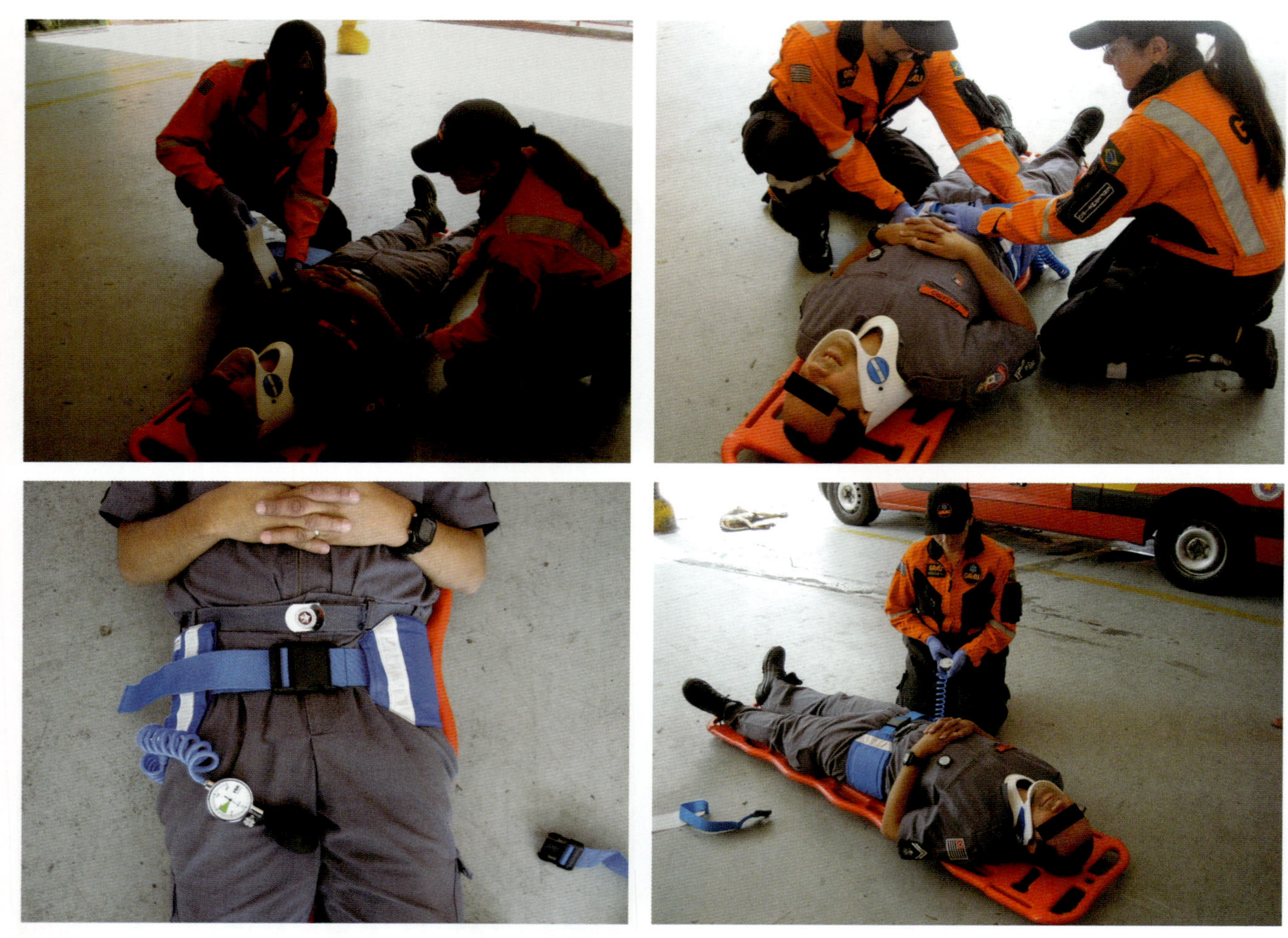

Figura 16.8 Imobilização com aparelho pneumático. (Agradecimento à enfermeira Jaqueline e ao cabo Edjairo, do Posto de Bombeiros de Itaquera [São Paulo, SP].)

BIBLIOGRAFIA

Demetriades, D., Murray, J., Brown, C., Velmahos, G., Salim, A., Alo, K., & Rhee, P. (2005). High level falls. Type and severity of injuries and survival outcome according to age. *Journal of Trauma, Injury Infection & Critical Care*, *58*(2), 342-5.

Geeraerts, T., Chhor, V., Cheisson, G., Martin, L., Bessoud, B., Ozanne, A., & Duranteau, J. (2007). Clinical review: Initial management of blunt pelvic trauma patients witu haemodynamic instability. *Critical Care*, *11*(1), 204.

Parreira J. G., Coimbra, R., Rasslan, S., Oliveira, A., Fregoneze M., & Mercadante, M. (2000). The role of associated injury and outcome of blunt trauma patients sustaining pelvic fractures. *Injury*, *31*(9), 677-82.

Heetveld, M. J., Harris, I., Schlaphoff, G., & Sugrue, M. (2004). Guidelines for the management of haemodynamically unstable pelvic fracture patients. *ANZ Journal of Surgery*, *74*(7), 520–529.

CAPÍTULO 17

Trauma Vascular e de Extremidades

Cristina Chahestian

INTRODUÇÃO

O trauma de extremidades, desde os primórdios da história da humanidade, representa importante causa de morbidade, mortalidade e incapacidade permanente ou temporária ao ser humano. O trauma de extremidades está presente tanto no meio urbano quanto no rural, em situações de conflitos militares, civis ou não, e representa a principal causa de morte na população até os 40 anos, predominando no sexo masculino.

Há relatos desse tipo de trauma a partir de 1762, quando a primeira reconstrução arterial foi tentada por Hallowell, com sucesso isolado; as demais tentativas baseavam-se em ligaduras arteriais com altíssimo índice de insucesso. Os grandes conflitos bélicos do século XX, assim como as melhores condições de registro e formulação de estatísticas, nos permitiram ter noções das dimensões da gravidade e do impacto social que o trauma de extremidades representa.

As bases da reconstrução arterial foram desenvolvidas por Carrel e foram aprimoradas na Primeira Guerra Mundial e na Guerra da Coreia. O desenvolvimento dessas técnicas contribuiu para o sucesso dos reparos vasculares e para o conhecimento da etiopatogenia, assim para o melhor manejo desses traumas no ambiente pré-hospitalar e no desenvolvimento de técnicas cirúrgicas de reconstrução. De Bakey e Simeone, ao comparar os primeiros grandes conflitos mundiais, relataram que o trauma de extremidades representou 70% das lesões na Primeira Guerra Mundial e 85% na Segunda Guerra (que tinha maior poderio bélico). Em ambas as guerras, a taxa de amputação era de 40%. Com o melhor conhecimento e o desenvolvimento de técnicas de socorro rápido, uso de sistemas de evacuação rápida com helicópteros, hospitais de campanha mais bem equipados e técnicas de reparos vasculares, essa taxa caiu para 13% na Guerra da Coreia.

Em nosso meio, 50% das lesões vasculares estão associadas ao traumatismo de extremidades com lesões ortopédicas e de tecidos moles associadas, tais como músculos, ossos, pele, articulações, nervos, tecido celular subcutâneo. As demais lesões vasculares relacionam-se com traumas penetrantes como ferimentos por arma de fogo (FAF), ferimentos por arma branca (FAB) e traumatismos de impacto, como vemos em acidentes de várias características. No cotidiano da vida urbana predominam acidentes automobilísticos, motociclísticos, ciclísticos, quedas, desmoronamentos, explosões ambientais, acidentes de trabalhos e demais condições, muitas vezes incomuns, encontradas no ambiente pré-hospitalar.

É fundamental ter em mente o conceito de que o intervalo de tempo entre o trauma, o socorro adequado, o transporte e a reconstrução da lesão está diretamente ligado à viabilidade do membro, assim como na instalação de sequelas definitivas ou temporárias e na mortalidade.

DEFINIÇÃO

Trauma de extremidades representa qualquer condição em que há algum tipo de agressão às extremidades que comprometa a integridade das estruturas anatômicas desses segmentos – ossos, músculos, ligamentos, tendões, articulações, nervos, vasos arteriais e venosos, tecido celular subcutâneo e pele. Essas estruturas dão suporte e funcionalidade umas às outras, em estreita correlação anatômica, fazendo-nos entender quanto um trauma pode atingir mais de uma estrutura pela estreita proximidade (Figura 17.1).

Quando ocorre um trauma vascular, seja ele arterial ou venoso, principalmente *arterial*, há interrupção ou grande prejuízo do fluxo de sangue aos tecidos irrigados, assim como do retorno venoso. Em se tratando de uma lesão arterial, o fluxo de sangue arterial a esse tecido é interrompido, com prejuízo à oxigenação tecidual (isquemia tecidual) e à entrega

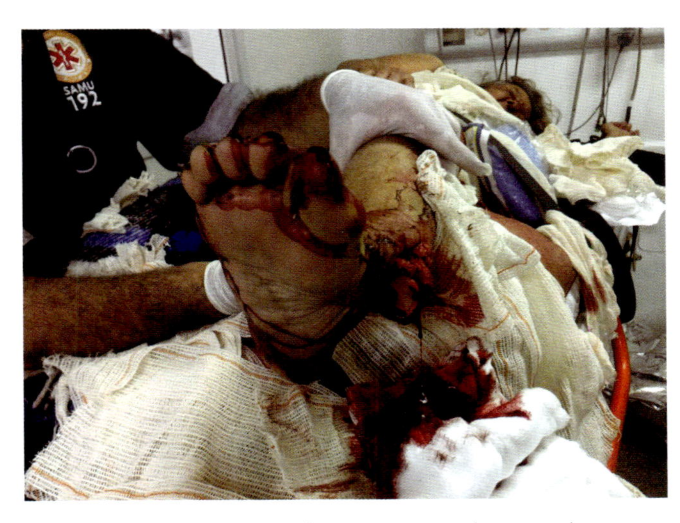

Figura 17.1 Fratura luxação exposta de tornozelo.

de nutrientes e oxigênio, assim como da remoção de metabólitos tóxicos. Há, ainda, prejuízo do metabolismo tecidual, iniciando-se um metabolismo anaeróbico com a produção de distúrbios metabólicos prejudiciais ao organismo, o que aumenta a morbimortalidade.

ETIOPATOGENIA E ANATOMIA DE EXTREMIDADES

Para o melhor manejo do trauma de extremidades, é fundamental o conhecimento da anatomia da região atingida, assim como do mecanismo do trauma e sua cinemática.

ANATOMIA DE EXTREMIDADES

As extremidades superiores e inferiores envolvem as seguintes estruturas anatômicas:

- Ossos
- Articulações
- Músculos
- Tendões e ligamentos
- Vasos arteriais
- Vasos venosos
- Circulação linfática
- Tecido celular subcutâneo
- Pele.

Assim, de acordo com o segmento da extremidade lesada, pode haver lesões de vasos e nervos correspondentes (Tabela 17.1).

É preciso considerar, ainda, a possibilidade de *fraturas ocultas*.

Fraturas ocultas

São as mais difíceis de identificar na avaliação primária e são potencialmente letais, representando risco iminente de morte. Dentre elas, destacamos:

- **Fraturas de pelve**: em um exame mais cuidadoso, é possível verificar a pelve instável ou a rotação dos membros com formação de grandes hematomas e sequestro de sangue no retroperitônio, pelve e coxa, levando a vítima a um quadro de choque. A fratura de pelve pode estar associada à lesão de vasos ilíacos e femorais. Esses hematomas podem sequestrar até 4 ℓ de sangue e instalar um grave quadro de hipovolemia e choque
- **Fratura de clavícula e cintura escapular**: frequentemente associada ao trauma cervical e à lesão de vasos subclaviculares e troncos supra-aórticos.

Tabela 17.1 Traumas e possíveis vasos comprometidos.

Fraturas de terço distal fêmur	Vasos femorais e poplíteos
Luxação de joelho	Artéria e veia poplítea
Fratura de platô tibial	Artérias e veias poplíteas, tronco poplíteo e emergência de artérias de perna
Fratura do terço distal de úmero	Artéria e veia braquial
Luxação de cotovelo	Artéria e veia braquial, artérias e veias do antebraço
Fratura luxação de ombro	Artérias e veias subclávias e axilares
Fratura da primeira costela	Vasos subclávios e arco aórtico
Esterno	Vasos subclaviculares e arco aórtico
Ossos do antebraço	Vasos radiais e ulnares
Ossos do tarso e carpo	Lesões de vasos distais

MECANISMOS DE TRAUMA (CINEMÁTICA)

Uma agressão externa pode ser fechada ou aberta. *Trauma fechado* é aquele em que não há uma solução de continuidade da pele com outros tecidos, como em fraturas fechadas sem ferimentos da pele acima. *Trauma aberto* compreende a exposição de tecidos ao meio ambiente. Há perda da integridade da pele, como nas fraturas expostas, em que há comunicação do osso lesado e outras estruturas com a superfície da pele. São os FAF, FAB, ferimentos contusos e lacerantes (como aqueles encontrados em acidentes de impacto).

Trauma fechado

No trauma fechado, podemos encontrar as seguintes situações:

- Contusão simples do membro: a vítima se queixa de dor se estiver consciente, podendo apresentar ou não edema local, sem crepitações ósseas ou desvios ou lesões de pele
- Fraturas fechadas com dor, edemas locais, desvios e angulações do membro, crepitação óssea.

Trauma aberto

No trauma aberto, podemos encontrar as seguintes situações:

- Amputação traumática do membro por avulsão ou por mecanismos de cisalhamento, visto em acidentes de trabalho com máquinas de corte (Figura 17.2)
- Fraturas expostas ou não, com desvios anatômicos ou não (Figura 17.3)
- Presença de hemorragias profusas causando hipovolemia e instabilizando a vítima.

A viabilidade do membro está diretamente relacionada com o tipo de fratura, se existente, ao tipo de lesão vascular, à abordagem do trauma no atendimento pré-hospitalar (APH) e ao tempo de socorro e reparação desses traumas.

Uma classificação muito usada em fraturas nos dá indícios de haver lesões vasculares coexistentes ou não. É a classificação AO para ossos longos. Nela, descrevem-se três tipos de fraturas, cada uma com outros três subtipos (Figura 17.4):

- **Fraturas Tipo A.** São fraturas simples e lineares que se subdividem de acordo com a angulação e o direcionamento em três subgrupos:
  - A1: fraturas espirais
  - A2: fraturas oblíquas
  - A3: fraturas transversas
- **Fraturas Tipo B.** São fraturas em cunha, nas quais um fragmento ósseo fraturado, simples e único do osso se desloca de sua posição anatômica:
  - B1: fragmento se desloca em forma de espiral
  - B2: fragmento se desloca causando flexão do osso
  - B3: fragmento em cunha simples

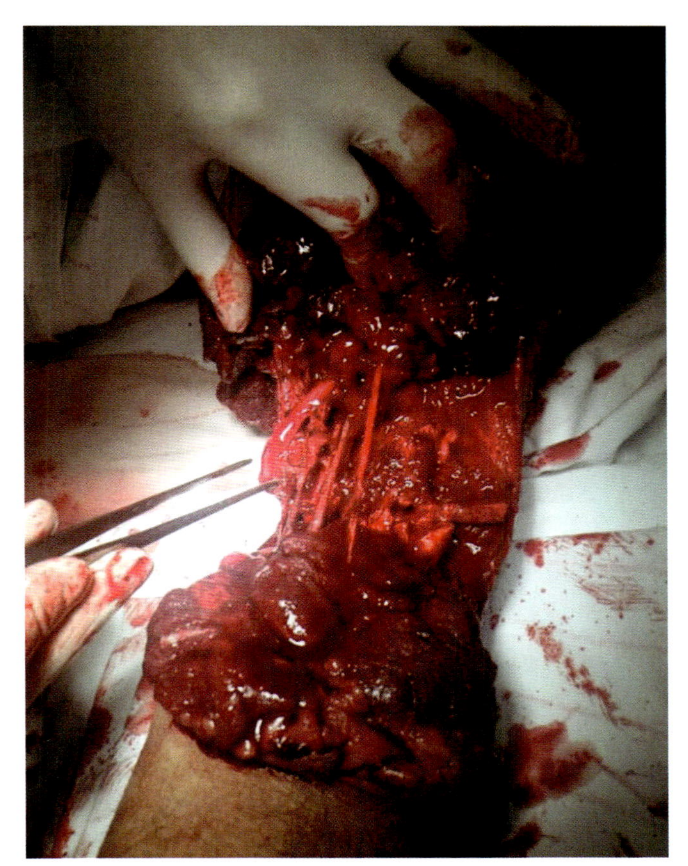

Figura 17.2 Trauma aberto. Amputação traumática do membro por avulsão ou por mecanismos de cisalhamento em acidentes de trabalho com máquinas de corte.

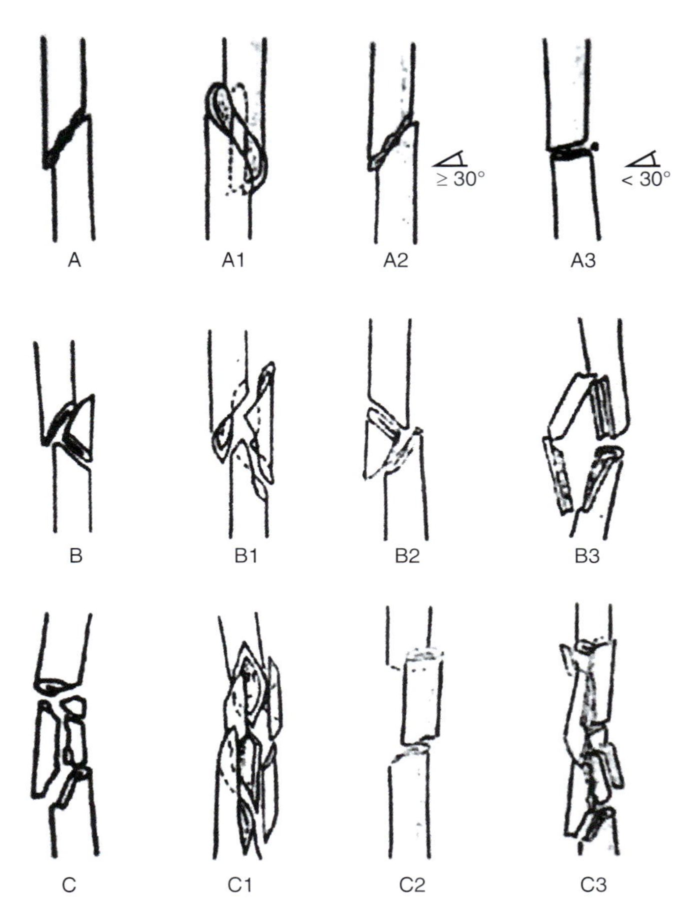

Figura 17.4 Esquema de classificação AO para fraturas diafisárias do fêmur. **A.** Fratura simples: **A1.** Espiral; **A2.** Oblíqua; **A3.** Transversa. **B.** Fratura em cunha: **B1.** Cunha espiral; **B2.** Cunha de flexão; **B3.** Cunha fragmentada. **C.** Fratura complexa: **C1.** Complexa espiral; **C2.** Complexa segmentar; **C3.** Complexa irregular.

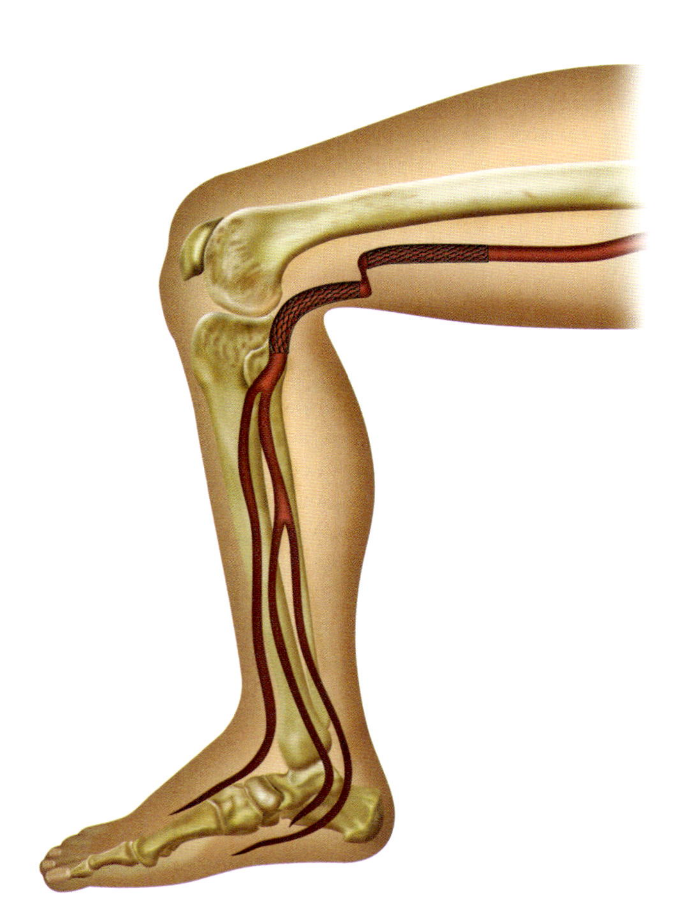

Figura 17.3 Deformidade no trajeto vascular secundária a trauma.

- **Fraturas Tipo C.** São as mais complexas, com múltiplos fragmentos ósseos, também conhecidas como fraturas cominutivas. Envolvem frequentemente outras estruturas não ósseas da extremidade lesada, principalmente estruturas de feixes neurovasculares:
  - C1: Cominutivas em espiral complexa
  - C2: Cominutivas segmentar
  - C3: Cominutivas múltiplas segmentares associadas ou não a fraturas em outras extremidades, envolvendo lesões teciduais graves, muitas vezes com perda de substância.

As fraturas tipo C, mesmo se não associadas a lesões vasculares, são as mais graves em virtude do comprometimento de estruturas anatômicas que dão o suporte à extremidade e do potencial de contaminação.

No trauma de extremidades em que as reconstruções ortopédicas e vasculares são bem-sucedidas, é muito comum que o membro fraturado se torne inviável pela contaminação e necrose de músculos, tecido celular subcutâneo e pele.

Em qualquer fratura de extremidade, deve-se proceder a verificação do pulso e perfusão distal à fratura, antes e depois da imobilização.

LESÕES VASCULARES

As lesões vasculares podem se manifestar de várias maneiras de acordo com o tipo de lesão causada ao vaso. A anatomia dos vasos se compõe de três camadas (Figura 17.5):

- **Íntima ou endotélio.** É a camada mais interna do vaso, em contato direto com o sangue e cuja integridade é fundamental para que não desencadeie um processo de trombose (coagulação do sangue) e interrupção do fluxo sanguíneo
- **Camada média ou elástica.** É a camada intermediária entre a camada interna (endotélio) e a camada externa do vaso. Nas artérias é mais espessa que nas veias, e é composta de fibras elásticas e musculatura lisa. É fundamental para a pulsatilidade dos vasos e apresenta grande capacidade de contração
- **Camada externa ou adventícia.** É a camada de tecido conjuntivo que reveste o vaso.

Assim, dependendo das estruturas do vaso lesado, podemos encontrar um quadro de trombose, hematoma ou sangramento. As contusões de camada íntima se manifestam por trombose local ou extensa e progressiva, dependendo da força do impacto que esse vaso recebeu. Lesões puntiformes, causadas por fragmentos ósseos, fragmentos de projéteis de arma de fogo, iatrogênicas (punção inadvertida de artérias) manifestam-se como trombose da área lesada ou sangramentos de menor intensidade (Figura 17.6).

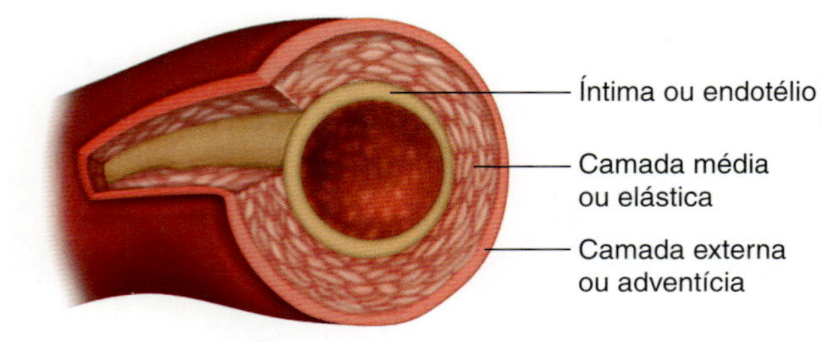

Figura 17.5 Anatomia dos vasos.

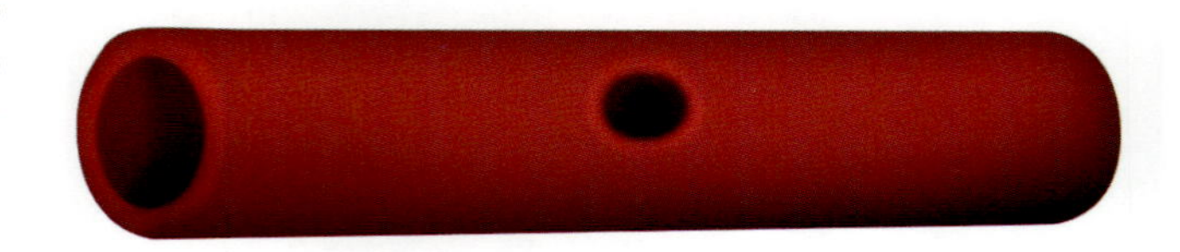

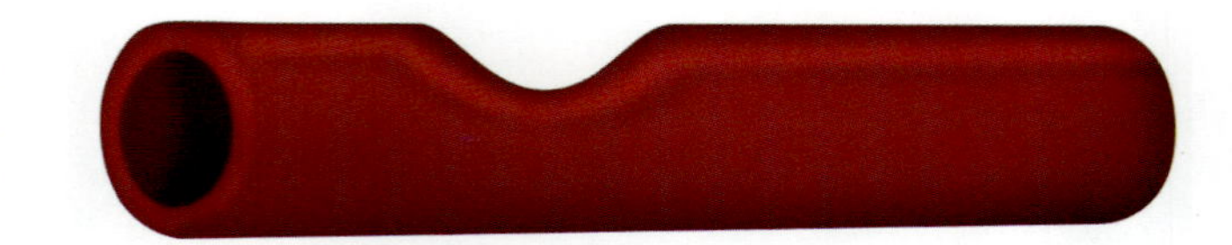

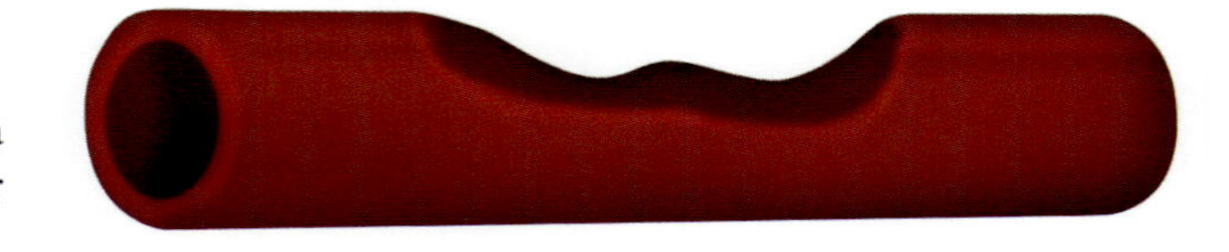

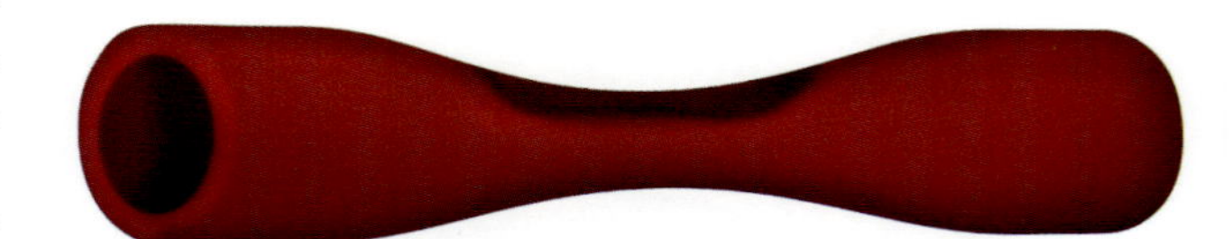

Figura 17.6 Tipos de lesões na parede vascular.

AMPUTAÇÃO TRAUMÁTICA

Muitas vezes, na cena do acidente, nos deparamos com a amputação traumática do membro. Essa amputação pode ter ocorrido por dois mecanismos:

- "Guilhotinamento" do membro, com uma secção completa e linear, observada em acidentes de trabalho com máquinas de corte. Tem bordas relativamente lineares, sem perda de substância, e se socorrido a tempo e de maneira adequada, com transporte da vítima a um *hospital de alta complexidade*, poderá ser reimplantado
- Amputação por avulsão do membro, situação em que o membro é "arrancado" da extremidade, geralmente com perda de substância, bordos irregulares com graves danos às estruturas anatômicas adjacentes. Improvável o reimplante desse membro.

De qualquer modo, em ambas as situações o membro amputado deve ser encaminhado junto com a vítima. A decisão da possibilidade de reimplante será sempre da equipe de politrauma especializada nesse tipo de procedimento.

Cuidados com o membro amputado

- Recolha cuidadosamente o membro amputado
- Higienize com solução salina
- Envolva o membro amputado em compressas umidificadas com a solução salina
- Acondicione-o em um saco plástico estéril, se possível, ou em um que esteja o mais limpo possível
- Após acondicionado na embalagem plástica e envolvido com a compressa levemente umidificada, coloque o membro amputado em recipiente com água gelada e gelo
- Nunca coloque o membro amputado diretamente em contato com a solução salina nem em contato direto com gelo ou solução gelada. No primeiro caso há risco de embebição dos tecidos, prejudicando possíveis reparos, e no segundo caso, queimadura térmica dos tecidos.

Concomitantemente a esses procedimentos relativos ao membro amputado, deve-se cuidar do coto de amputação com controle manual do sangramento ativo, se presente, higienização e curativos tamponantes. Jamais a equipe avançada deverá tentar conter sangramentos com pinças hemostáticas e às cegas. Com grande probabilidade, as lesões das estruturas vasculares, nervosas, musculares serão agravadas. Atualmente, o uso do torniquete está preconizado para conter as hemorragias que não cessam com a compressão direta.

Considere sempre a resistência de cada estrutura ao tempo de isquemia. Tempo de isquemia significa o tempo que o tecido suporta e permanece viável se interrompido o fluxo sanguíneo arterial antes que se instale a morte celular. A Tabela 17.2 indica esse tempo.

Esse tempo pode variar de acordo com o paciente, a gravidade da lesão, a presença de circulação colateral e as síndromes compressivas associadas, como a síndrome compartimental.

Tabela 17.2 Tempo de isquemia.

Tecido lesado	Tolera isquemia
Nervos	4 horas
Músculos	6 horas
Vasos	De 6 a 8 horas
Pele e subcutâneo	De 8 a 12 horas
Ossos	De 12 a 24 horas

SÍNDROME COMPARTIMENTAL

Pode estar presente associada ou não a uma lesão vascular ou ortopédica. A falta de perfusão, a contusão de tecidos moles e hematomas causados por lesões venosas podem causar um edema desses levando ao aumento da pressão intersticial. Esse aumento da pressão intersticial, se atingir um nível acima da pressão de perfusão capilar, interrompe o fluxo arterial e comprime estruturas nervosas e musculares, comprometendo a viabilidade do membro.

Identificamos uma síndrome compartimental por meio dos seguintes sinais e sintomas:

- Aumento do volume do membro
- Rigidez da área edemaciada
- Dor intensa ao mobilizar extremidades distais
- A vítima assume posição antálgica (aquela que alivia a dor)
- Alterações de sensibilidade, que poderá estar aumentada ou diminuída pela compressão de nervos periféricos
- Diminuição da perfusão notada pela hipotermia do membro e pelo retardo de enchimento capilar.

Essa é uma condição que mesmo isolada pode levar à perda do membro caso o paciente não seja atendido o mais rápido possível. O tratamento dessa condição se faz em ambiente hospitalar e cirúrgico com *fasciotomias* (secção da fáscia muscular) para alívio da pressão de perfusão.

Não há conduta no ambiente pré-hospitalar, exceto o controle de sangramento externo, a proteção do membro com talas e a estabilização hemodinâmica. Se determinada imobilização provocar dor muito intensa no paciente consciente, ela deve ser retirada, e o membro posicionado até o alívio da dor, pois a dor pode ser um sinal de síndrome compartimental ou compressão de nervos.

Um vaso pode ser lesado de várias maneiras, com diferentes manifestações. Para entender melhor essa fisiopatologia, devemos conhecer a anatomia básica dos vasos sanguíneos. Artérias são compostas de três camadas ou túnicas:

- Túnica interna ou camada íntima (endotélio do vaso): está em contato direto com o sangue. Sua integridade é fundamental para que não ocorra trombose (coagulação do sangue) e consequente isquemia
- Túnica média ou camada média: camada intermediária mais espessa em artérias do que em veias, composta por fibras elásticas e musculatura lisa. Responde pela contratilidade e pulsatilidade dos vasos arteriais
- Túnica externa ou camada adventícia: tecido conjuntivo que recobre os vasos.

Quando apenas o *endotélio* é lesado, principalmente por traumas contusos, compressões extrínsecas (ossos fraturados, hematomas, corpos estranhos) ou lesões térmicas por projéteis de arma de fogo, desencadeia-se a cascata de coagulação com trombose do vaso. Assim, a manifestação clínica é a isquemia da extremidade. Essa isquemia pode ser identificada pela ausência assimétrica de pulsos, frialdade, dor, parestesia, enchimento capilar ausente ou muito lentificado.

Se a lesão comprometeu a *camada média* com perda da integridade do vaso para o espaço extravascular, pode haver sangramentos maiores ou menores de acordo com a extensão da lesão, com sangramentos externos ou formação de hematomas. Havendo secção completa do vaso, pode não haver sangramento uma vez que o vaso arterial sofre espasmo e forma trombos que tamponam os cotos do vaso.

Comprometida a *camada adventícia*, podemos não ter manifestação imediata da lesão, que vir a se manifestar tardiamente, com trombose ou formação de pseudoaneurismas. Essa condição é observada principalmente em FAF em trajeto vascular, sem lesão direta sobre a parede do vaso, mas com sua lesão térmica.

SITUAÇÃO ESPECÍFICA: AMPUTAÇÃO DE UM MEMBRO NO LOCAL DO ACIDENTE

Há situações muito críticas, como em acidentes automobilísticos ou colapsos de estruturas em desmoronamentos, em que a vítima permanece presa às estruturas como blocos de concreto, ferragens automobilísticas por uma de suas extremidades com difícil extricação. Se nessa situação a vítima instabilizar hemodinamicamente ou apresentar uma parada cardiorrespiratória (PCR), a extricagem se apresenta muito complexa, com demanda de tempo que impossibilite evitar o óbito da vítima, o médico, se presente em uma Unidade de Suporte Avançado, poderá optar pela amputação dessa extremidade (Figura 17.7).

Essa conduta se baseia no princípio de preservar *prioritariamente* a vida, mesmo que em detrimento da preservação do membro. Nessa situação, é fundamental que seja feita uma documentação detalhada da condição da vítima, se possível com documentação fotográfica, uma vez que surgirão questionamentos técnicos e legais.

CONSIDERAÇÕES FINAIS

Como destacado neste capítulo, a lesão de extremidades é uma condição muito frequente em nosso meio e pode envolver todas as estruturas anatômicas da extremidade comprometida. Mesmo que isolado e na ausência de traumas de tórax, abdome, cranioencefálico, raquimedular, o trauma de extremidade pode representar alto nível de morbimortalidade.

A resolução definitiva dessas lesões é sempre feita em ambientes cirúrgicos hospitalares de centros terciários e de alta complexidade, a ser determinado pela regulação médica.

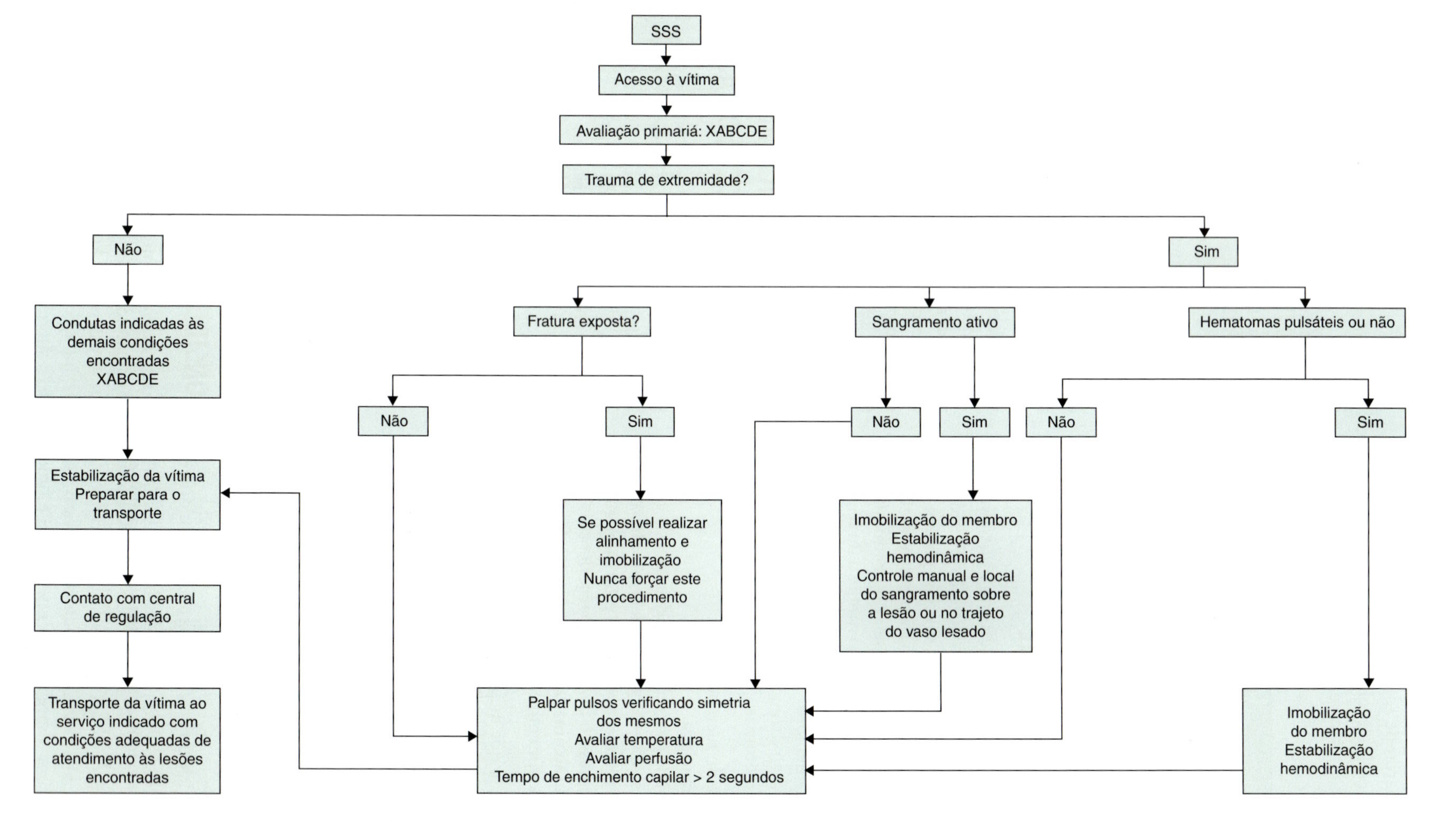

Figura 17.7 Algoritmo do atendimento pré-hospitalar no traumatismo de extremidades.

No entanto, é o manejo adequado com a rapidez necessária e uma regulação eficiente que irão determinar se a vítima sobreviverá ou não, se haverá sequelas temporárias ou definitivas que podem mudar o rumo da história de vida dessa vítima.

Portanto, o APH tem papel fundamental para o sucesso dos procedimentos cirúrgicos hospitalares. De nada servirão centros hospitalares terciários com equipes multiprofissionais, com tecnologias e materiais adequados se houver demora no atendimento, manejo inadequado do trauma e informações inadequadas.

BIBLIOGRAFIA

Compere, E. L., Banks, S. W., & Compere, C. L. (1965). *Fractura: atlas y tratamiento*. México: Editorial Editora Importécnica.

Gustilo, R. B. (1982). Management of open fractures and their complications. *Instructional Course Lectures*, *31*, 64-75.

Jaña Netto, F. C., Canal, MP. P., Alves, B. A. C., Ferreira, P. M., Ayres, J. C., Alvez, R. (2016). Análise das características dos pacientes com fratura exposta de tíbia grau III de Gustillo e Anderson. *Revista Brasileira de Ortopedia*, *51*(2), 143-149.

Maffei, F. H. A., Lastória, S., Yoshida, W. B., Rollo, H. A., Giannini, M., Moura, R. (2015). *Doenças vasculares periféricas: traumatismos vasculares* (4ª ed., p. 1251, 1898-1907). Rio de Janeiro: Guanabara Koogan.

Mueller, M. E., Nazarian, S., Koch, P., Schatzker, J. (1990). *The comprehensive classification of fractures of long bones* (pp. 54-63). New York: Springer.

Ristow, A. V., Perissé, R. (1983). *Urgências Vasculares*. Rio de Janeiro: Cultura Médica.

Sitrângulo Júnior, C. J., Presti, C., Aun, R., Silva, E. S., Estenssoro, A. E. V., & Langer, B. (1987). Ferimentos arteriais associados a fraturas e luxações. *Revista de Medicina*, *67*(2), 40-43.

Wolosker, N., Kaufman, P., Muraco, B. N., Puech, L. E. L. (1969). Diagnóstico e tratamento dos traumatismos arteriais: análise de 95 casos. *Revista Associação Médica Brasileira*, *15*(8), 321-330.

CAPÍTULO

18 Traumatismo do Sistema Nervoso Central

Carla Maria Balieiro Abgussen

INTRODUÇÃO

O tratamento do traumatismo do sistema nervoso central (SNC) no atendimento pré-hospitalar (APH), seja cranioencefálico ou raquimedular, está diretamente ligado ao controle do *status* hemodinâmico do paciente, ou seja: a via aérea deve estar pérvia, a ventilação e a respiração adequadas, e a circulação transportando o oxigênio (O_2) para o tecido nervoso. O famoso mantra do atendimento de emergência (Protocolo XABC). Com isso, o neurônio será perfundido, na tentativa de evitar as consequências catastróficas do dano secundário.

Além disso, em alguns casos, é possível adotar medidas para iniciar o tratamento do traumatismo do SNC já no atendimento inicial.

No Brasil, a maioria dos serviços de APH utiliza essas diretrizes de atendimento. Em alguns casos, há equipes médicas nas unidades de atendimento, e, além da imobilização da coluna, outros traumas e condições clínicas adversas podem ser diagnosticados e ter seu tratamento iniciado, até o momento do tratamento definitivo.

Neste capítulo, é abordado o APH no traumatismo do SNC, a fim de orientar o profissional que proverá a assistência e proporcionar o melhor tratamento possível à vítima até sua chegada ao local de tratamento definitivo.

TRAUMATISMO CRANIOENCEFÁLICO

Epidemiologia

O traumatismo cranioencefálico (TCE) é causa de uma quantidade considerável de mortes e de casos de déficits neurológicos registrados anualmente. Nos EUA, estima-se que 1,7 milhão de pessoas sofram algum tipo de traumatismo craniano por ano; destes, 1,365 milhão são atendidos nos departamentos de emergência, e 275 mil são hospitalizados. Desse número, 52 mil morrem a cada ano em decorrência de traumas graves.

Daqueles que sobrevivem, entre 70 mil e 90 mil terão algum grau de déficit neurológico permanente. Dos pacientes com sequela, 2.500 permanecem em estado vegetativo irreversível.

Os custos diretos e indiretos do tratamento do TCE, incluindo custos médicos e perda de produtividade, totalizaram cerca de US$ 60 bilhões nos EUA, em 2000.

Crianças menores que 4 anos, adolescentes com idade entre 15 e 19 anos, e adultos com idade maior que 65 anos são as faixas etárias mais suscetíveis. Cerca de 500 mil crianças e adolescentes, com idades entre 0 e 14 anos, são atendidos anualmente nos departamentos de emergência dos EUA. Adultos com idade superior a 75 anos são os que têm a maior relação internação/óbitos decorrentes de TCE.

Quando analisadas todas as faixas etárias, as quedas continuam sendo a principal causa (35,2%), seguida de colisões automobilísticas (17,3%) e violência (10%). Quando excluídos os extremos de idades, percebe-se que as colisões automobilísticas e a violência são as principais causas. As lesões decorrentes da prática de esportes e de recreação também são causas de traumatismos cranianos.

Um dado importantíssimo é a constatação de que metade dos óbitos das vítimas de TCE ocorre nas primeiras 2 horas após o trauma. As taxas de mortalidade estão diretamente associadas à gravidade da lesão: no trauma leve, a taxa de mortalidade é em torno de 0%, e nos traumas moderado a grave, esse índice se eleva, respectivamente, para 7 e 36%.

Pacientes com traumatismos cranioencefálicos são aqueles que impõem um maior desafio para quem realiza atendimento pré-hospitalar e atendimento em sala de emergência. Além do trauma em si, existe a grande possibilidade de outros incrementos que dificultam o atendimento, como agressividade, uso abusivo de álcool e drogas, lesões que dificultam ou comprometem o acesso a uma via aérea adequada, choque hemorrágico decorrente de traumas associados, entre outras complicações.

O atendimento inicial tem como objetivos a manutenção dos níveis pressóricos e de oxigenação das vítimas, além da rápida identificação dos pacientes com risco de herniações cerebrais e com pressão intracraniana (PIC) elevada.

Com isso, minimizam-se a mortalidade e a morbidade da lesão primária, e previne-se, pelo menos parcialmente, as lesões secundárias.

Classificação

Existem várias tabelas para classificação do TCE, sendo a mais difundida a Escala de Coma de Glasgow (ECG), usada principalmente na avaliação do traumatismo agudo. Essa escala considera três critérios: melhor resposta ocular, melhor resposta verbal e melhor resposta motora, com a pontuação variando de 3 a 15; quem totaliza 15 pontos não apresenta alteração neurológica, e aqueles com uma soma de 3 pontos não têm nenhuma resposta neurológica. A partir dessa quantificação, classifica-se o trauma em leve, moderado ou grave (Tabela 18.1). Para lactentes, a escala é um pouco modificada, no critério de resposta verbal e no primeiro item da resposta motora (Tabela 18.2).

A classificação pela ECG não deve ser utilizada como parâmetro isolado de avaliação do paciente com TCE. Condições reversíveis devem ser avaliadas e tratadas prioritariamente, como hipoxia, hipovolemia, hipoglicemia, intoxicações.

Anatomia

Para se compreender a fisiopatologia das lesões cerebrais é fundamental o conhecimento da anatomia do crânio e do encéfalo.

Externamente, o crânio é envolvido por uma série de camadas, iniciando-se pelo couro cabeludo – pele, tecido subcutâneo, gália aponeurótica e periósteo. A seguir, há a camada óssea – o crânio –, composto pela fusão de vários ossos, durante os 2 primeiros anos de vida. O crânio é completamente fechado, exceto pelos forames da base do crânio, por onde passam os nervos cranianos e o tronco cerebral em direção à medula espinal. A espessura dos ossos é variável, sendo mais finos nas regiões temporal e etmoidal, tornando-as mais suscetíveis a fraturas. Além disso, apesar da proteção conferida ao cérebro pelo crânio, o assoalho da base do crânio é extremamente irregular e com acidentes ósseos, o que provoca lesões cerebrais durante um impacto, principalmente por aceleração e desaceleração, provocando o deslize do cérebro sobre esses acidentes.

Tabela 18.1 Classificação do traumatismo cranioencefálico (TCE).

TCE leve	ECG 15 pontos
TCE moderado	ECG 09 a 12 pontos
TCE grave	ECG $\leq$ 8 pontos

ECG: Escala de Coma de Glasgow.

Tabela 18.2 Escala de Coma de Glasgow.

Escore	Resposta	Resposta modificada para lactentes
Abertura ocular		
4	Espontânea	Espontânea
3	Ao estímulo verbal	Ao estímulo verbal
2	Ao estímulo álgico	Ao estímulo álgico
1	Ausente	Ausente
Resposta verbal		
5	Orientado	Balbucia
4	Confuso	Choro irritado
3	Palavras inapropriadas	Choro à dor
2	Sons incompreensíveis	Gemido à dor
1	Ausente	Ausente
Resposta motora		
6	Obedece a comandos	Movimentação espontânea
5	Localiza dor	Localiza dor
4	Retirada ao estímulo doloroso	Retirada ao estímulo doloroso
3	Decorticação (flexão)	Decorticação (flexão)
2	Descerebração (extensão)	Descerebração (extensão)
1	Ausente	Ausente

Abaixo do crânio, existem três membranas distintas – as meninges – que recobrem e protegem o encéfalo. A mais externa é a dura-máter, que reveste a parte interna da calota craniana; entre a dura-máter e o crânio, há o chamado espaço epidural (espaço virtual), que pode se encher de sangue em traumas, com a formação de hematomas potencialmente fatais, denominados hematomas extradurais ou epidurais. Esses hematomas são mais comuns nas regiões temporais, pela ruptura de artérias localizadas em sulcos desses ossos.

Abaixo da dura-máter, entre ela e o encéfalo, existe a membrana aracnoide. Entre as duas, há um vão real – o espaço subdural –, atravessado por veias ponte que podem ser rompidas e formar hematomas subdurais. Abaixo da aracnoide, há a membrana pia-máter, intimamente aderida ao tecido cerebral. Entre as duas, existe o espaço subaracnoide, preenchido por tecido frouxo e vasos sanguíneos, cuja ruptura provoca a hemorragia subaracnóidea, que pode ser espontânea ou traumática (na maioria dos casos).

O liquor, ou líquido cefalorraquidiano (LCR), é produzido no sistema ventricular cerebral, circunda o cérebro e a medula espinal, funcionando como um amortecedor de impactos no cérebro. Localiza-se no espaço subaracnóideo.

O encéfalo é formado pelo cérebro, cerebelo e tronco cerebral, ocupando 80% da caixa craniana. O cérebro é responsável pelas funções superiores, como linguagem, memória, inteligência, motricidade e sensibilidade.

O cerebelo coordena as funções de movimento e equilíbrio. Já o tronco cerebral contém os centros respiratório e vasomotor, além de ser responsável pela manutenção do nível de consciência (Tabela 18.3).

Fisiologia

O tecido cerebral, particularmente as células neuronais, são extremamente suscetíveis à falta de O_2. Para que não ocorra morte neuronal, o fluxo sanguíneo cerebral (FSC; Figura 18.1) deve ser constante, e isso é possível mediante a manutenção da pressão de perfusão cerebral (PPC; Figura 18.2) adequada e de mecanismos de autorregulação cerebral que funcionam alterando a resistência vascular dos vasos cerebrais.

Tabela 18.3 Anatomia funcional do encéfalo.

Cérebro	
Lobo frontal	Centro das emoções, função motora e de expressão da fala no lado dominante
Lobo parietal	Responsável pela função sensorial e pela orientação espacial
Lobo temporal	Regula algumas funções da memória; contém a área para recepção e integração da fala em todos os indivíduos destros e na maioria dos canhotos
Lobo occipital	Contém o centro da visão
Tronco cerebral	
Mesencéfalo e ponte	Contém o sistema de ativação reticular, responsável pelo nível de consciência
Bulbo	Contém os centros respiratório e vasomotor
Cerebelo	
Controla a coordenação e o equilíbrio	

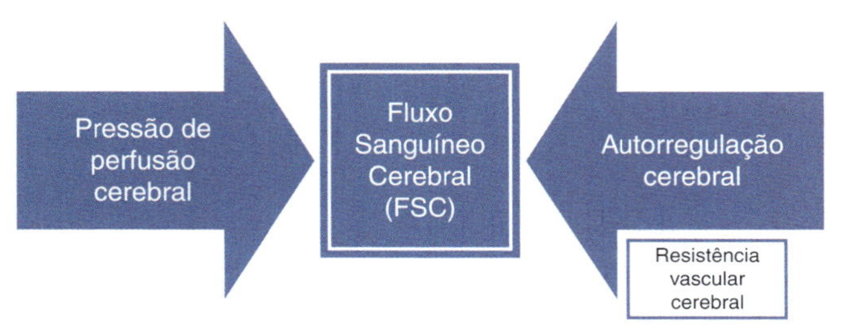

Figura 18.1 Fatores determinantes do fluxo sanguíneo cerebral.

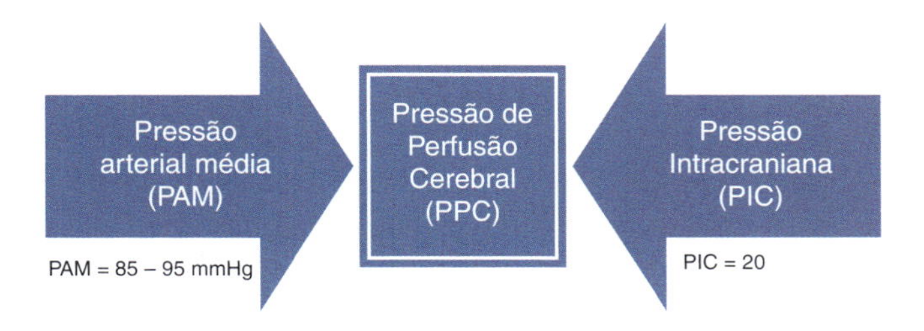

Figura 18.2 Fatores determinantes na manutenção da pressão de perfusão cerebral.

A PPC corresponde à quantidade de sangue que chega ao cérebro e está diretamente relacionada com a pressão arterial média (PAM) e com a pressão intracraniana (PIC), sendo aferida pela diferença entre as duas. A PAM normal varia de 85 a 95 mmHg e a PIC é considerada normal abaixo de 20 mmHg. Assim, a PPC considerada normal varia entre 70 e 80 mmHg.

Como descrito, o fator mais importante para a manutenção da atividade cerebral é o FSC. A autorregulação é o mecanismo fundamental na manutenção desse fluxo, uma vez que, aumentando ou diminuindo a resistência vascular cerebral, na dependência das variações da PPC, ela consegue manter o fluxo constante. Para funcionar normalmente, o mecanismo de autorregulação deve ter uma PPC mínima, que é 60 mmHg. Abaixo desse valor, os mecanismos de autorregulação não conseguem compensar a diminuição da PPC, e o FSC começa a decair, a função cerebral declina e aumenta o risco de lesão cerebral isquêmica. Nos cérebros lesionados, isso se agrava e aumenta a probabilidade de morbimortalidade.

Fisiopatologia

As lesões decorrentes do TCE podem ser divididas em duas categorias:

- Lesão cerebral primária: ocorre no momento do trauma direto no encéfalo, com associação de lesões vasculares. Inclui lacerações e outras lesões diretas ao cérebro, vasos, membranas e caixa óssea. Existe uma expectativa mínima de recuperação da lesão cerebral primária, pois o tecido neural não se regenera. As perdas estruturais e funcionais são, em grande parte, irreversíveis
- Lesão cerebral secundária: é uma extensão da lesão primária ou novas lesões que surgem como consequência de alterações sistêmicas ou intracranianas. Em média, 35% dos pacientes vítimas de TCE desenvolvem lesão secundária. Vários processos fisiopatológicos decorrentes da lesão cerebral primária continuam a danificar o cérebro por horas, dias e semanas. A lesão cerebral secundária é a determinante mais importante de prognóstico e pode ser prevenida ou minimizada, sendo, portanto, o foco primordial do atendimento de urgência.

As principais causas intracranianas de lesão cerebral secundária são hematomas, inchaço e edema cerebrais, hipertensão intracraniana (HIC), hérnias cerebrais, vasospasmo, hidrocefalia, infecções, convulsões, lesões vasculares cerebrais e resposta inflamatória cerebral.

Porém, é importante lembrar que a lesão cerebral secundária também decorre de alterações cardiovasculares e respiratórias, e, em sua maioria, devem-se à hipotensão e à hipoxia. Dentre os mecanismos de lesão cerebral secundária de origem sistêmica, também se incluem hipercapnia, hipocapnia, anemia, febre, hipo e hiperglicemia, sepse, pneumonia e coagulopatia.

Lesões cerebrais – causas cranianas

Fraturas de crânio

Podem resultar tanto de um trauma fechado como de um trauma penetrante.

Fraturas lineares

Correspondem a aproximadamente 80% das fraturas de crânio e podem estar associadas a lesões intracranianas e hemorragias epidurais. O diagnóstico das fraturas lineares é confirmado somente por estudo radiológico (Figuras 18.3 e 18.4).

Fraturas com afundamento de crânio

Podem ser diagnosticadas pela palpação durante o exame físico e, em alguns casos, representam urgência neurocirúrgica,

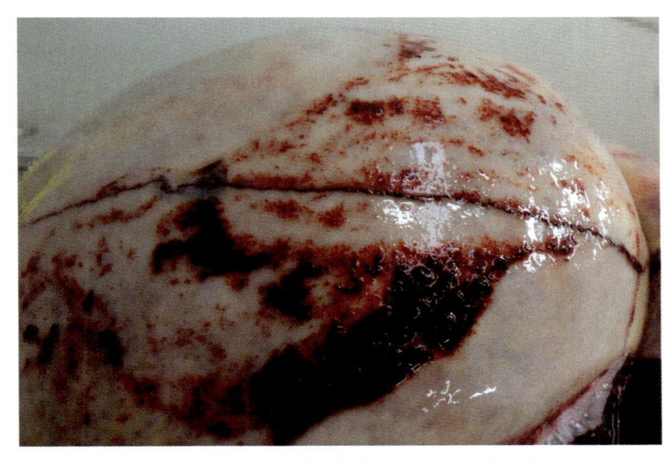

Figura 18.3 Exemplo de fratura linear de crânio.

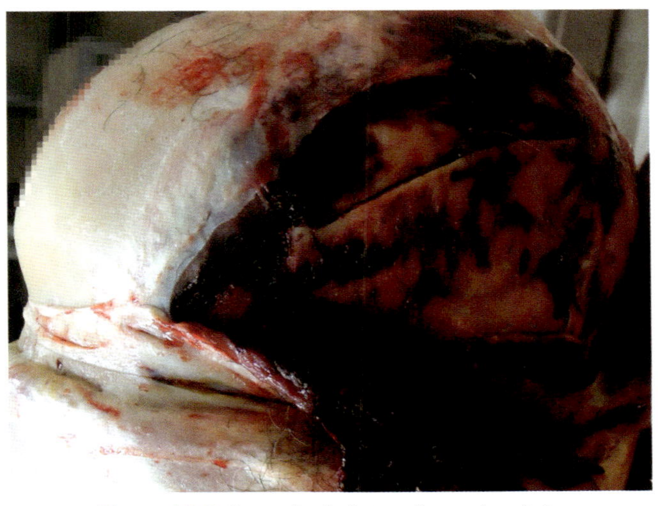

Figura 18.4 Exemplo de fratura linear de crânio.

quando associadas a lacerações de couro cabeludo (90%) com grande perda sanguínea e lesões da dura-máter e do encéfalo (60%), com risco de infecções do SNC (Figuras 18.5 e 18.6).

Fraturas de base de crânio

Diretamente associadas a lesões do SNC, fístulas arteriovenosas e fístulas liquóricas, além de poderem provocar HIC aguda devido ao desenvolvimento de pneumoencéfalo hipertensivo. Sinais clínicos como rinorreia e otorreia, edema, equimose ou hematoma periorbitário ("olhos de guaxinim"), equimose na região mastoide retroauricular (sinal de Battle) e sinal do duplo anel (usando-se uma gaze para aparar o líquido que sai do ouvido ou do nariz) são grandes indicativos de fratura de base de crânio.

Concussão cerebral

Lesão cerebral de grau leve, em grande parte temporária e reversível. Para o diagnóstico, consideram-se a perda temporária da consciência (segundos ou minutos), seguida de desorientação e confusão mental. Outros sintomas incluem cefaleia, incapacidade de concentração, problemas de memória, vertigem, amnésia pós-traumática e irritabilidade. O diagnóstico de concussão cerebral é exclusivamente clínico, pois o resultado da tomografia computadorizada (TC) de crânio é normal. A maioria desses achados pode durar de várias horas a dias, porém a recuperação é completa.

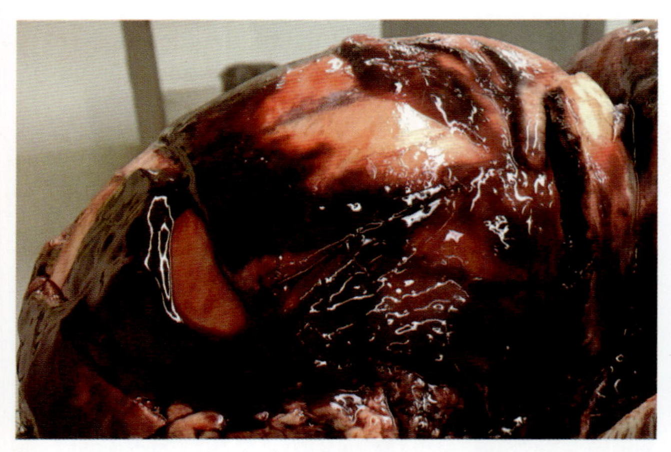

Figura 18.5 Exemplo de fratura com afundamento e cominutivas de crânio.

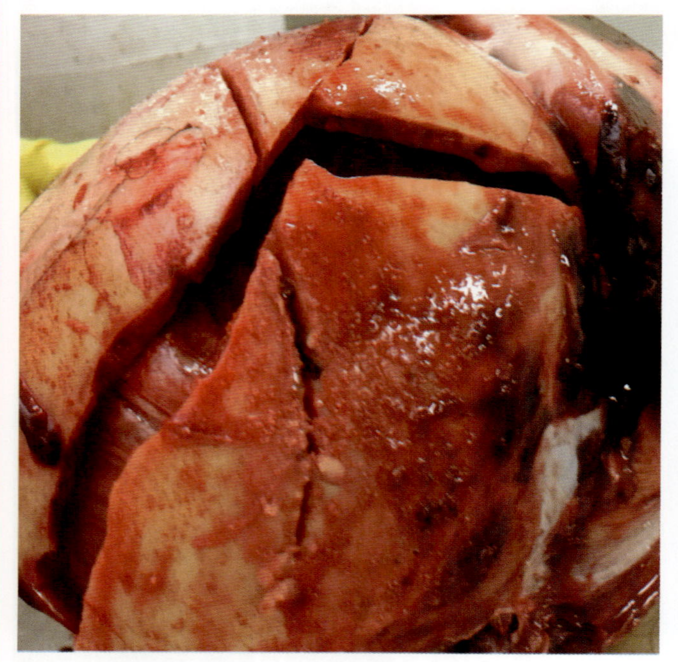

Figura 18.6 Exemplo de fratura com afundamento e cominutivas de crânio.

Contusão cerebral

Dano resultante do impacto do córtex cerebral contra a caixa óssea. Ocorre em aproximadamente 20 a 30% das lesões cerebrais graves. Normalmente, decorre de trauma contuso (lesão de golpe e contragolpe), podendo também se originar de trauma penetrante (Figura 18.7). Devido a mecanismos de transmissão de forças dentro da caixa craniana, as contusões cerebrais são, em sua maioria, múltiplas, bilaterais e simétricas, e mais frequentes nas regiões frontotemporais e occipitais. Podem estar associadas a hemorragias e lacerações corticais, além de apresentarem risco potencial de causar herniações cerebrais e HIC, devido ao extenso edema pericontusional (Figura 18.8). As contusões cerebrais podem demorar

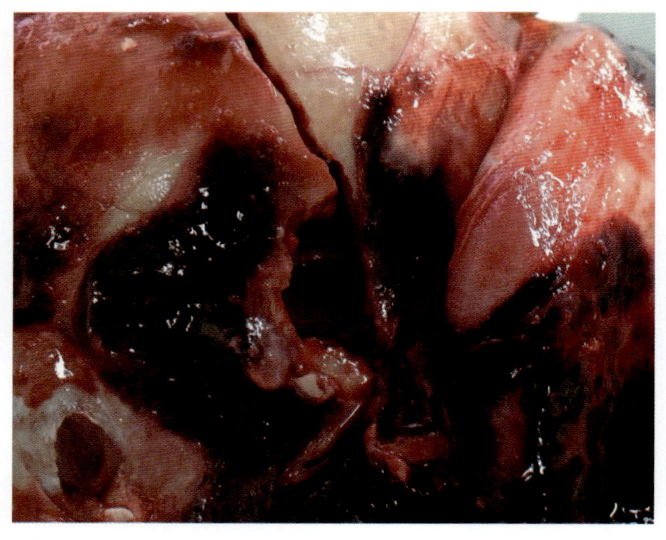

Figura 18.7 Fratura devido a trauma penetrante (arma de fogo).

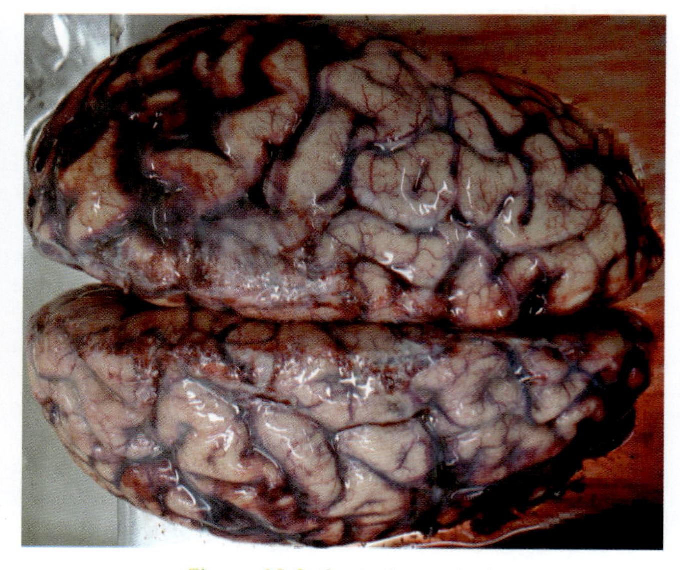

Figura 18.8 Contusão cerebral.

até 24 horas para aparecerem na TC de crânio, sendo, portanto, imprescindível um diagnóstico clínico, feito por exame físico (Figuras 18.9 e 18.10). Atentar para pacientes que apresentam rebaixamento do nível de consciência prolongado, vômito e convulsão.

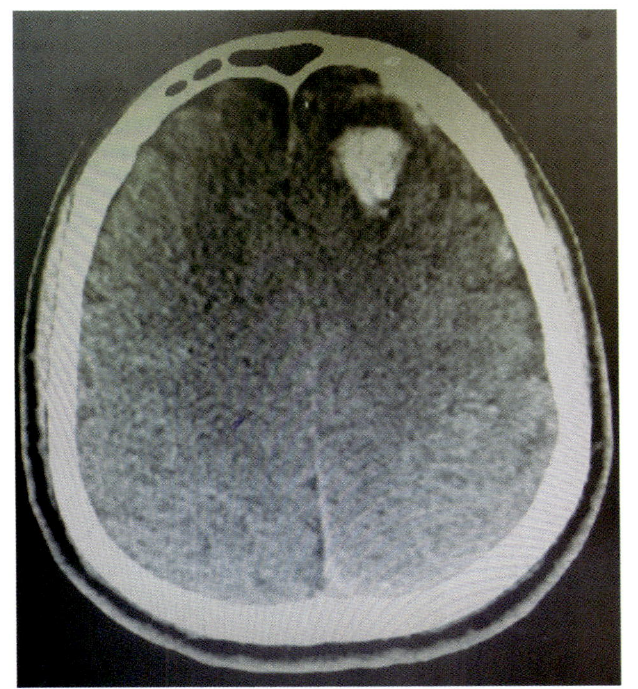

Figura 18.9 Tomografia de crânio evidenciando contusão cerebral na região frontal esquerda.

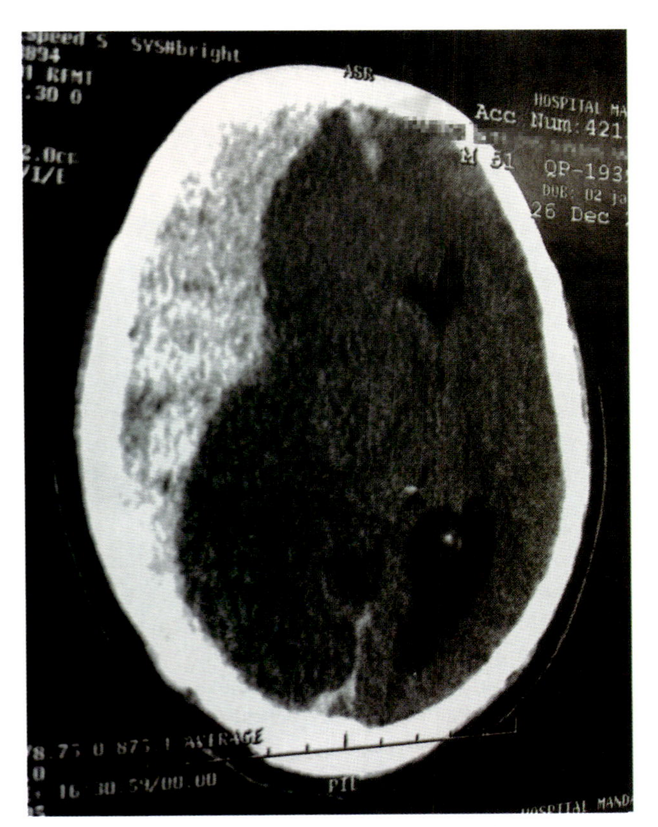

Figura 18.10 Tomografia de crânio evidenciando hematoma extradural (Figuras 18.11 e 18.12).

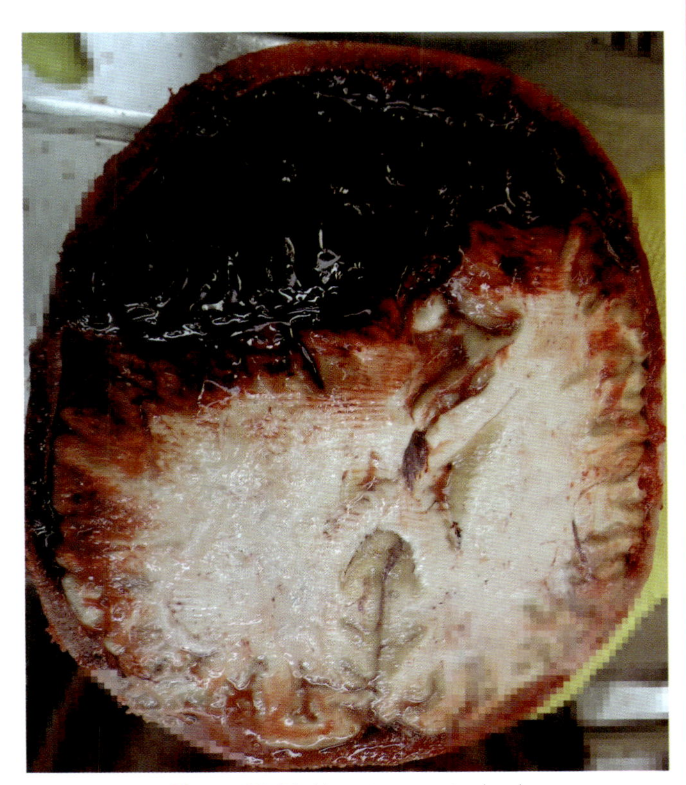

Figura 18.11 Hematoma extradural.

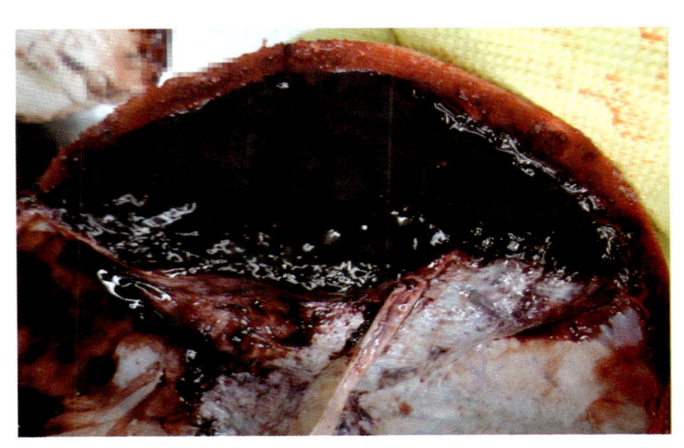

Figura 18.12 Hematoma extradural: detalhe do crescimento do hematoma no espaço extradural (entre o crânio e a dura-máter).

Lesão axonal difusa (LAD)

Lesão disseminada da substância branca, principalmente em regiões subcorticais, corpo caloso e tronco encefálico, resultante do movimento de aceleração e desaceleração brusca, que ocasiona cisalhamento das fibras nervosas. Representa quadro neurológico grave, com instalação aguda de coma, devido à interrupção das funções cerebrais mediadas pelo sistema reticular ativador ascendente (SRAA), representando cerca de 44% dos casos de coma após TCE; a mortalidade é de cerca de 33%. Em uma grande quantidade de casos, o cérebro apresenta atrofia cerebral permanente, com alto grau de sequelas neurológicas.

Hemorragia epidural

Sangramento arterial localizado entre o crânio e a dura-máter, decorrente da lesão da artéria meníngea média (AMM) em 80% dos casos.

O sangramento está associado (em 85 a 95%) às fraturas lineares do crânio, resultantes de impactos de baixa velocidade, e representa de 2 a 10% dos casos de TCE que requerem hospitalização.

A principal consequência ao cérebro das hemorragias epidurais é o desenvolvimento de herniações cerebrais, decorrentes da massa de sangue em expansão. A taxa de mortalidade é de 5 a 43%, e essa diferença é diretamente relacionada com a velocidade do diagnóstico (clínico e radiológico) e com a rápida intervenção cirúrgica, visando à drenagem do hematoma.

Os principais sinais e sintomas são uma pequena alteração da consciência no momento do impacto, seguida por um intervalo de lucidez (de minutos a horas), com rápida deterioração posterior do nível de consciência, progredindo rapidamente para o coma.

Com o aumento do hematoma e, consequentemente, o surgimento de herniação cerebral, aparecem hemiparesia, decorticação e/ou descerebração contralateral e dilatação e fixação pupilar ipsolateral.

Dentre os fatores que pioram o prognóstico do quadro, merecem destaque a idade avançada, a rápida deterioração clínica do paciente, com anormalidades pupilares, HIC e pontuação baixa na ECG quando da admissão, assim como hipoxia e hipotensão.

Hematoma subdural

Responsável por cerca de 30% dos traumas de crânio graves. O hematoma é de origem venosa e localiza-se no espaço subdural, entre a dura-máter e a aracnoide.

Quando associado à contusão do parênquima cerebral, que tem localização mais inferior, eleva a taxa de mortalidade para 60%. O grupo de maior risco para desenvolver hematoma subdural (HSD) é aquele composto por pacientes idosos, hemofílicos, usuários de medicações anticoagulantes e usuários de álcool.

O hematoma pode se desenvolver nas primeiras 24 a 48 horas (agudo), podendo aparecer sintomatologia após algum tempo do trauma, quando são denominados de subagudos (2 dias a 2 semanas) e crônicos (2 semanas até 3 a 4 meses pós-trauma).

O HSD agudo (Figura 18.13) geralmente tem história de trauma com alteração ou perda do nível de consciência, associado a sinais localizatórios (déficits motores e alterações pupilares) ou sintomas de HIC (cefaleia, vômito e hipertensão arterial); já no HSD crônico, (Figura 18.14) frequentemente há alteração do padrão de comportamento, quadro progressivo de cefaleia e sinais de HIC, com déficits neurológicos focais, muitas vezes decorrentes de traumas leves e, não raro, sem história conhecida de trauma.

Hemorragia intracerebral

Coleção de sangue no parênquima cerebral com volume superior a 25 mℓ. As causas mais comuns são fratura de crânio com afundamento, lesões penetrantes por projéteis e movimentos de aceleração-desaceleração bruscos. O efeito de massa causado pelos hematomas deve-se exclusivamente pelo seu tamanho, e a intervenção precoce nesses casos pode definir o prognóstico do paciente, tanto de mortalidade como de morbidade.

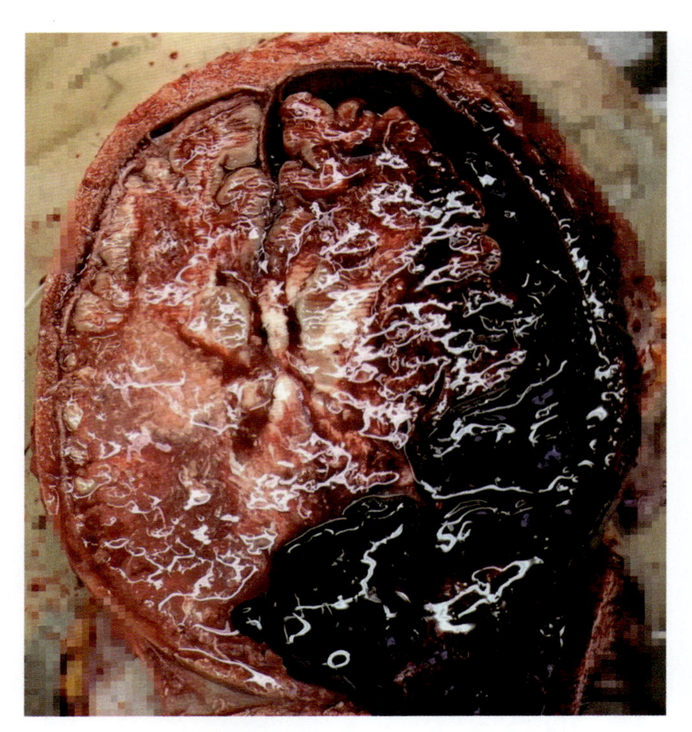

Figura 18.13 Hematoma subdural agudo.

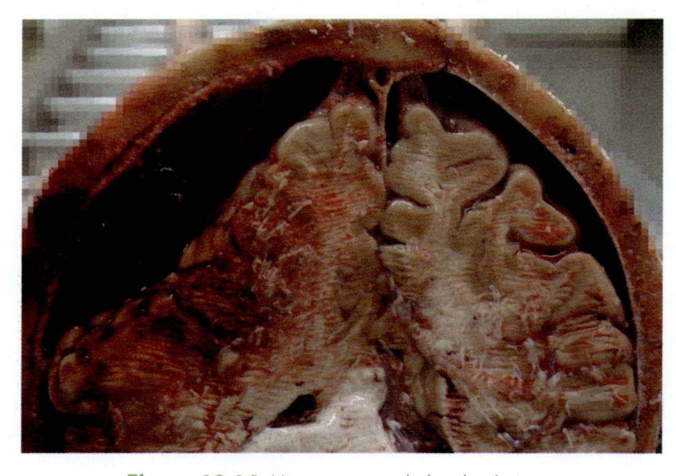

Figura 18.14 Hematoma subdural crônico.

Inchaço cerebral (brain swelling)

Decorrente do aumento do FSC, com consequente HIC. Isso ocorre pela vasodilatação cerebral secundária à perda da autorregulação do FSC.

Edema cerebral

Ocorre no local da lesão cerebral primária. O acúmulo de líquido no tecido cerebral pode ser de origem vasogênica (proveniente dos vasos sanguíneos por lesão endotelial e extravasamento para o espaço extravascular) ou citotóxica (decorre do acúmulo de líquido no espaço intracelular e intumescimento neuronal e glial). À medida que o edema evolui, as lesões isquêmicas e mecânicas agravam o processo, causando mais edema e lesão. O edema pode estar associado a hematomas intracranianos e lesões do parênquima cerebral, ou a mecanismos extracranianos, decorrentes de hipoxia e hipotensão (Figura 18.15).

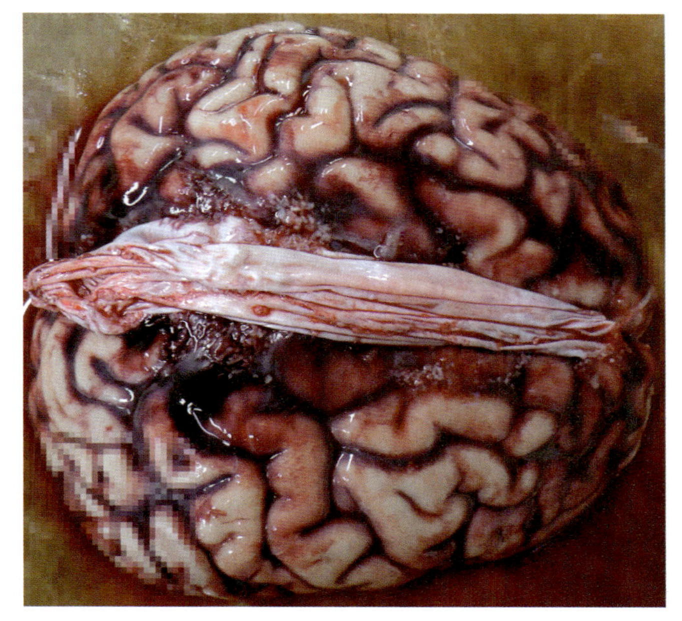

Figura 18.15 Cérebro apresentando hemorragia subaracnóidea com inchaço e edema cerebrais.

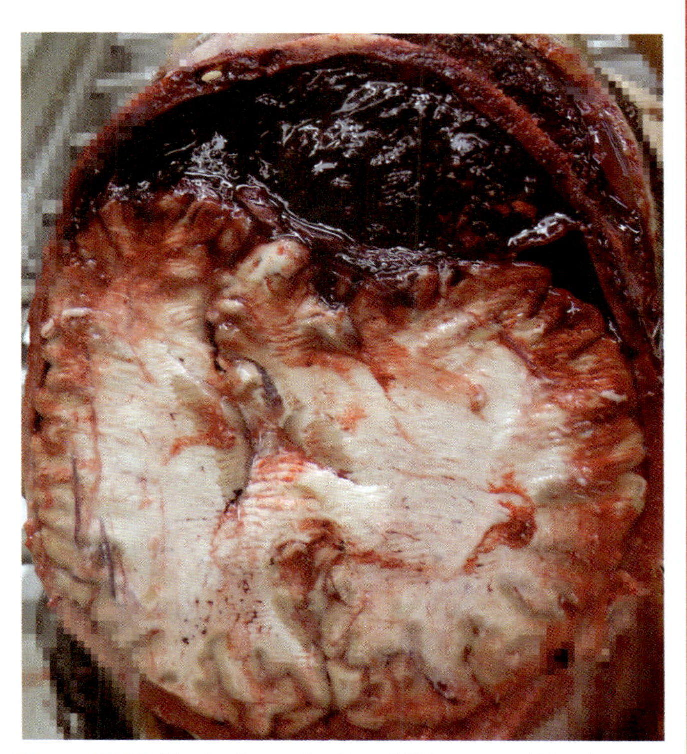

Figura 18.16 Herniação cerebral hemisférica secundária a hematoma extradural.

HERNIAÇÃO CEREBRAL

Condição emergencial que ocorre por deslocamento de tecido cerebral através dos espaços das estruturas rígidas intracranianas. Em virtude de sua localização, pode ser:

- Herniação inter-hemisférica: deslocamento do tecido cerebral sob a foice inter-hemisférica. Com a compressão dos tecidos cerebrais ocorre oclusão das artérias cerebrais, com consequente isquemia e infarto cerebrais
- Herniação uncal: deslocamento do tecido cerebral para a tenda do cerebelo. Nesse caso, ocorre a compressão do 3º nervo craniano, ocasionando midríase (dilatação da pupila), estrabismo divergente e ptose palpebral do mesmo lado da lesão. Com o deslocamento do tronco cerebral para o lado oposto, há compressão e infarto do tronco, afetando, assim, o SRAA. Com a compressão do trato piramidal (responsável pela movimentação), instala-se a hemiplegia contralateral à lesão
- Herniação cerebelar: deslocamento inferior das amígdalas cerebelares através do forame magno, com compressão bulbar e parada respiratória. O paciente evolui para óbito sem apresentar nenhum outro sinal localizatório de descompensação neurológica.

Caso não seja tratada imediatamente, a herniação cerebral provocará consequências catastróficas para o paciente. Assim, é fundamental que os sinais clínicos dessa condição sejam conhecidos por todos que trabalham com emergência, para que medidas para minimizar a HIC possam ser adotadas rapidamente e os recursos necessários para a resolução definitiva sejam acionados.

Os sinais clínicos de herniação cerebral são:

- Pupilas arreativas
- Pupilas assimétricas
- Posturas em extensão ou ausência de resposta motora ao estímulo
- Deterioração progressiva de acordo com a ECG ($\downarrow \geq 2$ pontos na escala inicial em pacientes com pontuação < 9).

As medidas principais para tentar reverter o quadro de herniação foram descritas nos capítulos 10, 11 e 13 e serão citadas mais adiante neste capítulo: o controle da hipoxia e da hipovolemia. Pacientes normoventilados, bem oxigenados e normovolêmicos, que ainda apresentem sinais de herniação, podem ser submetidos à hiperventilação leve. A hiperventilação deve ser por curto período e descontinuada assim que os sinais de herniação desaparecerem.

A frequência respiratória considerada normal é:

- Adultos: 20 irpm
- Crianças: 25 irpm; $PaCO_2$ = 30 a 35 mmHg
- Lactentes: 30 irpm.

Não havendo o controle da HIC, todos os mecanismos de autorregulação cerebral cessam, e a PIC atinge valores incompatíveis com a recuperação neurológica desses pacientes.

Esse quadro se manifesta por um conjunto de sintomas específicos denominado síndrome de Cushing, além de posturas motoras anormais (ver Tabela 18.4). Nesse estágio, a PIC está extremamente elevada, o tecido cerebral herniado e há compressão do tronco cerebral. A chance de recuperação desse paciente é praticamente nula, e, caso ele sobreviva, o aparecimento de sequelas é 100% garantido.

Tabela 18.4 Síndrome de Cushing.

Fenômeno de Cushing	Posturas anormais
Bradicardia Hipertensão arterial sistêmica Alterações no padrão ventilatório	Decorticação Descerebração

LESÕES CEREBRAIS: CAUSAS EXTRACRANIANAS

Hipotensão

Com a diminuição do FSC, reduz-se a oferta de O_2 para os neurônios, em um processo denominado isquemia cerebral. Cerca de 90% dos pacientes que morrem por traumatismo craniano e muitos dos que sobrevivem e têm sequelas apresentam evidências de isquemia.

Conter o impacto da diminuição do FSC nos pacientes com TCE deve ser o foco primário no atendimento, tanto no ambiente pré-hospitalar como na sala de emergência. Trabalhos evidenciam que mesmo um único episódio isolado de pressão arterial sistólica (PAS) < 90 mmHg piora, e muito, o prognóstico dos pacientes, principalmente na população pediátrica.

Em crianças, a hipotensão tem efeito mais deletério do que em adultos. A taxa de mortalidade infantil (até 16 anos) no TCE grave é:

- 22% sem hipotensão
- 61% com hipotensão
- 85% com hipotensão + hipoxia.

Em adultos, a taxa de mortalidade é:

- TCE grave isolado: 26,9%
- TCE grave + hipoxemia: 28%
- TCE grave + hipoxemia + hipotensão: 57,2%.

Três fatores contribuem para a diminuição do fluxo cerebral: hemorragia, perda da autorregulação cerebral e *shunts* arteriais.

Hipoxia

Danos cerebrais irreversíveis podem ocorrer após 4 a 6 minutos de anoxia cerebral. O O_2 é um dos substratos mais importantes transportados ao cérebro pela circulação, juntamente com a glicose. Pressões parciais de O_2 < 60 mmHg apresentam um impacto significativo no prognóstico dos pacientes com TCE.

Assegurar uma boa oxigenação ao cérebro é um dos dois grandes objetivos principais do atendimento às vítimas politraumatizadas. Uma série de problemas típicos nesses pacientes pode comprometer a boa oxigenação cerebral, entre eles, obstrução de vias aéreas por vários motivos (queda da língua por rebaixamento do nível de consciência, presença de sangue, vômito ou corpos estranhos na cavidade oral), grandes hemorragias, problemas ventilatórios e respiratórios que impeçam a adequada disponibilização do O_2 (contusões pulmonares, pneumotórax, hemotórax, broncoaspirações).

Todas essas condições devem ser prontamente identificadas e corrigidas, para que o grau de hipoxia cerebral, assim como em outros órgãos essenciais ao bom funcionamento do organismo, seja minimizado, evitando-se complicações e sequelas posteriores.

Anemia

Hemorragias são muito comuns em pacientes politraumatizados. A perda de sangue promove uma consequente queda da hemoglobina e da capacidade do sangue em transportar O_2 e glicose. A capacidade de condução de substratos ao cérebro é determinada pela quantidade de hemoglobina no sangue; portanto, quedas dessa substância têm efeito negativo na oxigenação do cérebro e influi fortemente nas taxas de morbimortalidade.

Por esse motivo, o controle da hemorragia e o tratamento do choque são pilares para um adequado tratamento do TCE.

Hipoglicemia e hiperglicemia

Tanto o aumento (hiperglicemia) como a queda (hipoglicemia) da quantidade de açúcar no sangue podem pôr em risco o tecido encefálico já isquêmico, tanto pela hipoxia e/ou hipovolemia quanto pelas lesões cerebrais diretas.

Apesar do aumento na necessidade da oferta de glicose ao cérebro, por intensificação desse consumo desse substrato, pacientes que apresentam glicemias elevadas por um longo período podem ter um ampliação nas áreas de infarto cerebral e resposta ineficaz à reanimação nas áreas de penumbra (onde ocorrerá o dano secundário), estando mais sujeitos a um pior prognóstico neurológico.

De outro lado, hipoglicemias acentuadas também podem ser desastrosas ao SNC, pois os neurônios são incapazes de estocar glicose e precisam de um fornecimento contínuo desse nutriente. Ausência de glicose significa dano permanente de neurônios isquêmicos.

No ambiente pré-hospitalar, opta-se por dar ênfase no combate à hipoglicemia, que é bem mais danosa, do ponto de vista imediato, do que a hiperglicemia. O controle glicêmico rigoroso só pode ser feito em ambientes controlados, intra-hospitalares e em unidades de terapia intensiva (UTI).

Hipocapnia e hipercapnia

Tanto a diminuição de CO_2 (hipocapnia) como seu aumento (hipercapnia) podem piorar a lesão encefálica. A regra essencial é normoventilar os pacientes. Hipoventilação e hiperventilação são extremamente deletérios na maioria dos casos. A hiperventilação com consequente hipocapnia resulta em vasoconstrição cerebral e queda do FSC, aumentando a isquemia dos neurônios. A hipoventilação, com consequente hipercapnia, provoca vasodilatação cerebral, com aumento do inchaço cerebral e da PIC. Os valores de $PaCO_2$ devem ficar entre 35 e 45 mmHg (usando-se capnômetro ou capnógrafo, os valores do dióxido de carbono de Final de Expiração [$EtCO_2$] devem situar-se entre 30 e 40 mmHg).

Convulsão

Atividade elétrica anormal do cérebro que provoca contratura muscular involuntária de todo o corpo ou parte dele. Decorre do aumento do consumo de O_2 e glicose, decorrentes do hipermetabolismo que ocorre no momento do quadro e nas horas subsequentes, piorando ainda mais a isquemia cerebral. Vários fatores podem provocar um quadro convulsivo, como hipoxia, hipoglicemia, distúrbios hidreletrolíticos, lesões cerebrais. Na atualidade, não há mais indicação de anticonvulsivantes de forma profilática para o paciente com TCE, devendo ser usado apenas se a vítima apresentar convulsões. No ambiente pré-hospitalar, a crise convulsiva deve ser prontamente controlada com benzodiazepínicos (Diazepam®).

TRATAMENTO DO TRAUMATISMO CRANIOENCEFÁLICO

Avaliação da cena

O mecanismo da lesão deve sempre ser analisado no atendimento ao politraumatizado, e isso não muda na avaliação do paciente com TCE. Muitas vezes, os dados sobre a biomecânica do trauma devem ser obtidos pela observação detalhada da cena ou do relato de testemunhas, pois os pacientes vítimas de TCE podem apresentar nível de consciência rebaixado, não tendo condições de informar o ocorrido. As informações do local são extremamente valiosas e devem ser repassadas à equipe que fará o atendimento na sala de emergência, pois podem determinar o correto diagnóstico e o tratamento mais adequado às vítimas.

Exame físico primário

Vias aéreas

O objetivo inicial no atendimento do politraumatizado é assegurar a perviedade das vias aéreas, independentemente do tipo de lesão. Muitos desses pacientes apresentam rebaixamento do nível de consciência, que pode ser por vários fatores, o que aumenta a chance de obstrução da via aérea pela língua ou por corpos estranhos (dentes, vômito, sangue), além de sangramento e edema que podem ocorrer com traumas de face associados.

As técnicas essenciais e adequadas de abertura e manutenção de vias aéreas são intervenções iniciais importantes, e os esforços para seu controle devem ser realizados, sempre, com estabilização da coluna cervical.

O ideal é que todos os pacientes com TCE grave tenham uma via aérea definitiva na cena, a fim de minimizar os riscos de hipoxia cerebral e, consequentemente, piorar a lesão encefálica.

Isso não significa que todos os pacientes devam ser intubados ou uma via cirúrgica deva ser feita. Se a equipe que atende a vítima não for habilitada ou as tentativas de intubação falharem, ela pode ser ventilada com os dispositivos não invasivos, como a cânula orofaríngea e a bolsa-válvula-máscara com reservatório. O importante é ventilar o paciente. Lembrem-se: evitar a hipoxemia é crucial no paciente com TCE grave.

Respiração

A avaliação do padrão respiratório deve incluir a observação da frequência respiratória, da profundidade e da eficiência da respiração. Lesões graves do SNC, trauma de tórax (fraturas de costelas, tórax instável, contusão pulmonar), trauma raquimedular (TRM), entre outros, podem comprometer a ventilação e a oxigenação adequadas da vítima.

O objetivo no atendimento de emergência visa à manutenção de uma saturação de oxigênio (SpO_2) > 92%, e todos os pacientes politraumatizados devem ser monitorados pela oximetria de pulso. A oximetria é o único sinal vital que pode, e deve, ser aferido desde o início da avaliação primária. SpO_2 < 92% determinam um pior prognóstico das vítimas com TCE, por causa do aumento da lesão secundária.

Além disso, todos os pacientes com suspeita de traumatismo craniano devem receber O_2 suplementar a 100%, por meio de máscara facial não reinalante com reservatório (nos casos de respiração espontânea) ou dispositivos de ventilação bolsa-máscara-válvula (ressuscitador manual) nas vítimas com ou sem via aérea definitiva, que não respiram espontaneamente ou que o fazem de maneira inadequada.

Todos os pacientes intubados devem ser normoventilados, isto é, frequência respiratória em torno de 10 respirações por minuto, com volume corrente entre 350 e 500 mℓ.

Como descrito anteriormente, hiperventilação produz vasoconstrição cerebral e diminuição da oferta de O_2 para o cérebro. Não há nenhuma indicação para hiperventilação profilática, e variados estudos mostram que esse procedimento piora o prognóstico neurológico, não devendo ser utilizado no atendimento inicial ao traumatizado. A hiperventilação permissiva somente deverá ser realizada nos casos de herniação cerebral, de preferência em ambiente de UTI, sob monitoramento contínuo mediante gasometria arterial e capnografia, e somente em casos extremos (HIC não controlada). No ambiente pré-hospitalar, deve-se evitar a hiperventilação, uma vez que o controle dos níveis de CO_2 não é muito fidedigno. Caso haja sistemas de medição do CO_2, pode ser realizada hiperventilação leve, mantendo-se a $EtCO_2$ em torno de 30.

Nos casos em que a SpO_2 estiver em níveis inferiores a 92%, mesmo com O_2 a 100%, outras causas devem ser procuradas e tratadas, como pneumotórax hipertensivo, aspiração pulmonar, obstrução de vias aéreas, entre outros.

Circulação

Controle de hemorragias e prevenção e tratamento do choque têm como objetivo manter a PAS > 90 mmHg durante todo o atendimento e ao longo do transporte da vítima. Sinais e sintomas de choque devem ser observados atentamente e seu tratamento deve ser iniciado o mais rápido possível, uma vez que a hipotensão arterial está relacionada com a piora do prognóstico neurológico nas vítimas com TCE.

Choque hipovolêmico deve ser tratado com uso de soluções cristaloides isotônicas, no ambiente pré-hospitalar, e com soluções isotônicas e sangue no ambiente intra-hospitalar.

Ainda há bastante controvérsia sobre o uso de soluções hipertônicas para reposição volêmica no APH. A carência de estudos adequados na avaliação de possíveis benefícios, além do custo elevado, contraindicam, no momento, o seu uso no atendimento de emergência, no ambiente pré-hospitalar.

Incapacidade (avaliação neurológica)

Após a estabilização ventilatória e circulatória, deve-se estabelecer uma linha basal do escore do nível de consciência da vítima para avaliação mais precisa durante o tempo de atendimento.

Na avaliação primária, então, utiliza-se a ECG (ver Tabela 18.2) e a avaliação das pupilas.

O tamanho das pupilas e a reatividade à luz devem ser avaliados rapidamente, e uma diferença maior que 1 mm entre elas é considerada anormal. Toda anisocoria (pupilas de tamanho diferentes) deve ser reconhecida e tratada como secundária ao traumatismo craniano, até que um exame mais detalhado e específico seja realizado a fim de descartar anormalidades prévias no tamanho das pupilas, lesão nervosa motora ou oftálmica.

No caso de convulsões, devem ser usados benzodiazepínicos por via intravenosa, com atenção especial ao aumento do risco de hipotensão e depressão respiratória.

Pacientes com TCE, que têm alteração do nível de consciência, devem ter a coluna cervical imobilizada, porém com o cuidado necessário para não apertar o colar de maneira a dificultar a irrigação arterial e o retorno venoso da região cefálica.

O tratamento adequado da HIC no APH é um grande desafio, uma vez que não há como aferir diretamente a PIC nesse ambiente. Alguns sinais de alerta podem ser considerados indicativos desse aumento, como perda de 2 pontos ou mais, em um curto espaço de tempo, na ECG, anisocoria e pupilas não reativas à luz, desenvolvimento de sinais localizatórios (hemiparesia ou hemiplegia) e síndrome de Cushing (hipertensão arterial, bradicardia e anomalias no padrão respiratório – que, no paciente em ventilação assistida, não são detectadas). Pode ser considerado o uso de pequenas doses de sedativos, bloqueadores neuromusculares ou terapia osmótica (Manitol®), de maneira muito cuidadosa e criteriosa, pois o monitoramento dos efeitos deletérios desses procedimentos não é mensurável no ambiente pré-hospitalar.

Exposição/ambiente

A exposição do paciente deve ser completa e rápida, procurando-se ativamente lesões que passaram despercebidas, mantendo-se o controle de sua temperatura corporal. Hipotermia é bastante prejudicial no tratamento do paciente politraumatizado, devendo a vítima ser mantida seca, aquecida e protegida com mantas aluminizadas e ambientes aquecidos.

Exame físico secundário direcionado ao traumatismo cranioencefálico

Avaliação criteriosa e cuidadosa da face e do crânio da vítima deve ser realizada com objetivo de detectar possíveis ferimentos, depressões e crepitações, além de sinais de fratura de base de crânio.

Caso o paciente esteja estável, um exame neurológico mais detalhado deve ser realizado, com reavaliação do tamanho pupilar e da reatividade à luz, avaliação da função motora e sensorial a fim de detectar déficits neurológicos localizatórios (hemiplegias e hemiparesias).

Transporte

Durante o transporte da vítima, ela deve ser reavaliada continuamente (pressão arterial, SpO_2 e Glasgow), para detectar qualquer piora do quadro. A utilização da ECG é muito útil nesse momento, pois a piora da pontuação em mais de 2 pontos durante o transporte representa um risco elevado para um processo neurológico em evolução.

O transporte deve ser feito de maneira rápida e segura para um hospital de referência mais adequado para receber a vítima politraumatizada.

Estudo CRASH3 – ácido tranexâmico e traumatismo cranioencefálico

Estudo internacional multicêntrico, randomizado com grupo controle, realizado para estudar os efeitos do ácido tranexâmico na morte e no processo incapacitante do paciente com TCE. Foi realizado em 175 hospitais, em 29 países diferentes, no período de julho de 2012 a janeiro de 2019, e publicado na revista *The Lancet* em 14 de outubro de 2019.

Os critérios de inclusão foram pacientes adultos, avaliados até 3 horas do trauma com ECG ≤ 12 ou qualquer sangramento intracraniano evidenciado em TC, sem outras causas importantes de sangramento extracraniano, foram elegíveis para o estudo.

Para o procedimento, pacientes elegíveis recebiam, randomicamente, uma dose de ataque de 1 g de ácido tranexâmico, infundido em 10 minutos, seguida de mais uma infusão de 1 g nas próximas 8 horas, ou, da mesma maneira, administrava-se o placebo.

O estudo mostrou evidências de que a administração do ácido tranexâmico em pacientes com lesão traumática cerebral até 3 horas do trauma reduz a morte decorrente dessa lesão, sem comprovação de efeitos adversos ou complicações. Foi encontrada uma redução considerável em pacientes com traumas leves e moderados, o que não ocorreu, aparentemente, nos traumas graves. Nos sobreviventes, não foi evidenciado aumento nas sequelas com o uso desse ácido.

O efeito do ácido tranexâmico nas mortes relacionadas com o trauma cerebral parece depender do intervalo de tempo entre a ocorrência e o início do tratamento, e a gravidade da lesão. Tratamentos precoces em pacientes com trauma leve e moderado mostraram um grande benefício na diminuição da mortalidade. Esse achado é consistentemente a hipótese de que o ácido melhora o prognóstico do quadro pela redução do sangramento cerebral. Pacientes com lesão cerebral grave podem apresentar menos benefícios pelo fato de já terem hemorragias extensas antes do início do tratamento, ou mesmo outras lesões cerebrais graves que não são afetadas pelo uso do ácido tranexâmico.

O estudo tem vários pontos extremamente válidos que sugerem fortemente o uso desse recurso em pacientes com TCE, mesmo com suas limitações. Com base nos resultados do CRASH2, o ácido tranexâmico foi incluído nos protocolos de cuidados pré-hospitalares do paciente politraumatizado. O CRASH3 apresenta evidências de que ele é seguro em pacientes com lesão cerebral traumática e que seu uso, nas 3 primeiras horas do evento, reduz as mortes relacionadas com o trauma.

Abordagem inicial do paciente com traumatismo cranioencefálico

A abordagem inicial do paciente com TCE deve abranger a avaliação correta das vias aéreas, ventilação e respiração, reposição volêmica e reconhecimento precoce da HIC. Os principais procedimentos estão descritos no Tabela 18.5.

Considerações

O TCE é uma lesão grave, incapacitante, com uma taxa de morbimortalidade altíssima.

As campanhas de prevenção contra acidentes de qualquer tipo são um mecanismo importante para se tentar diminuir os índices absurdos de traumatismos, de qualquer natureza.

No âmbito do APH, a função do profissional será avaliar o paciente, mantê-lo estável e promover sua reanimação cerebral até que estabelecido o tratamento definitivo, seja ele cirúrgico ou na UTI.

Tabela 18.5 Manejo inicial do paciente com traumatismo cranioencefálico (TCE).

Acessar a via respiratória
Prover oxigenação adequada para manter $PaO_2 > 90$ mmHg
Via respiratória definitiva deve ser estabelecida (a mais apropriada no momento): • Em pacientes inábeis em manter via respiratória pérvia • Hipoxemia não corrigida com O_2 suplementar • Em todos os pacientes com TCE grave (ECG ≤ 8)
Os serviços de emergência devem estar aptos a utilizar protocolos que incluam: • Sequência rápida de intubação (fentanila, etomidato, lidocaína e succinilcolina) • Monitoramento da pressão arterial • Capnografia
Cuidado: não hiperventilar o paciente TCE → hipoperfusão cerebral pode ocorrer ↓ ↓ FSC (até 2/3 do normal) → isquemia < vasoconstrição infarto − Hiperventilação →↓ $PaCO_2$
Manter eucapnia: $PaCO_2$ entre 35 e 45 mmHg FR: 10 a 12 irpm
Reposição volêmica
Os objetivos na sala de emergência são: • Manter adequada a oferta de O_2 • Otimizar a hemodinâmica cerebral
Hemorragia ↓ ↓ Pré-carga/↓ DC ↓ ↓ Perfusão periférica/↓ oferta de O_2 ↓ Sem correção ↓ Perfusão tecidual → ↓ PPC + Dano neurológico primário ⇒ lesão cerebral secundária
Recomendação atual: • Adultos hipotensos: fluidos isotônicos • Em pacientes com TCE grave: hipertônicos podem ser uma opção • Crianças: fluidos isotônicos • Adultos: manter PAS > 90 mmHg • Crianças: até PAS normal para a idade • Cristaloides: ○ ↑ pré-carga ○ Mantém DC ○ Mantém oferta de O_2 adequada • Hipertônicas: trabalhos mostram que, no TCE grave, pode haver discreta melhora no prognóstico, mas não evidências para o uso no atendimento pré-hospitalar

DC: débito cardíaco; FR: frequência respiratória; PaO_2: pressão parcial de oxigênio no sangue arterial; $PaCO_2$: pressão parcial e gás carbônico no sangue arterial; PAS: pressão arterial sistólica; PPC: pressão de perfusão cerebral; O_2: oxigênio; ECG: Escala de Coma de Glasgow.

Assim, o importante é prevenir ou corrigir hipoxemia e hipovolemia, e não agravar lesões preexistentes.

A avaliação do paciente deve ser padronizada, iniciando-se pelas lesões que colocam a vida em risco imediato. Seguindo-se esse raciocínio, previne-se e/ou trata-se a hipoxemia e a hipovolemia rapidamente, preservando o tecido cerebral e minimizando danos secundários.

TRAUMATISMO RAQUIMEDULAR

Refere-se a qualquer trauma na coluna vertebral, que acarrete ou não lesão neurológica, podendo acometer ossos, ligamentos e/ou estruturas neurológicas. Lesão medular traumática resulta em perda ou comprometimento da função motora e da sensibilidade das vítimas e é considerada uma das mais catastróficas condições de inabilidade na prática médica (Figura 18.17). Esse dano pode ser temporário ou permanente, completo ou parcial, e o diagnóstico precoce é fundamental para o correto atendimento, influenciando diretamente o prognóstico do paciente.

Os objetivos dos profissionais que atuam na área de emergência, seja no APH ou na sala de emergência, são estabelecer o diagnóstico e iniciar o tratamento para prevenir déficits neurológicos decorrentes de traumas na coluna vertebral ou secundários à instabilidade hemodinâmica ou insuficiência respiratória.

O manejo precoce do paciente com potencial lesão medular começa na cena do acidente. Estima-se que 3 a 25% das lesões da medula espinal ocorram após o evento traumático inicial, durante a abordagem no local ou no decurso para o hospital. Assim, além da presunção da existência de trauma e da retirada e da imobilização adequadas da vítima, é primordial que condições clínicas que possam piorar a condição neurológica secundariamente sejam identificadas e tratadas, até a chegada no local definitivo. Esses procedimentos, quando não realizados, podem propiciar o aumento do dano neurológico, com consequente ampliação das inabilidades e da invalidez.

Aproximadamente 20% dos traumas da coluna espinal envolvem múltiplos níveis vertebrais não contíguos, o que indica a completa imobilização de toda a coluna no APH, até o diagnóstico definitivo ser feito.

Durante os anos 1970, nos EUA, 55% dos pacientes chegavam aos Centros de Trauma Raquimedular com lesões completas. Já nos anos 1980, 61% das vítimas apresentavam déficits parciais quando da admissão aos serviços de emergência. Essa melhora do *status* neurológico é atribuída ao aprimoramento dos serviços de atendimento de emergência em 1971 e do treinamento e desenvolvimento do APH.

Desde então, a imobilização espinal é parte integrante do manejo pré-hospitalar e é preconizada para todos os pacientes com potencial TRM. Alguns trabalhos recentes tentam minimizar a necessidade de se utilizar a imobilização cervical

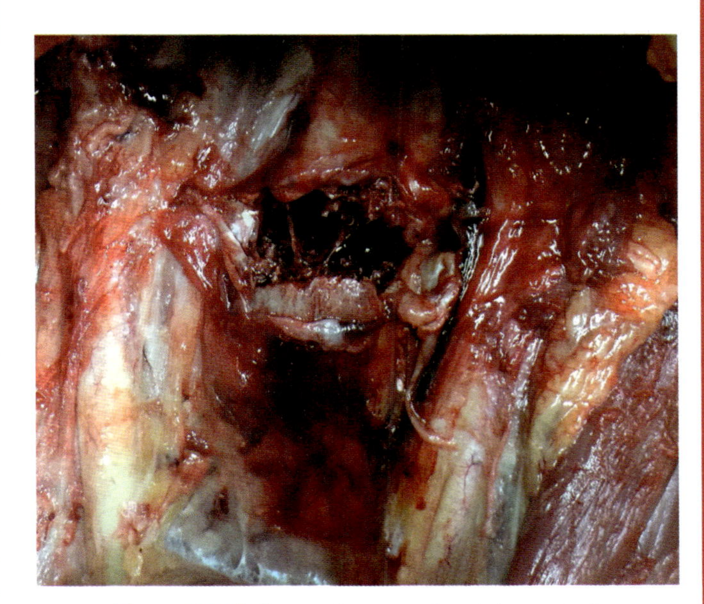

Figura 18.17 Traumatismo raquimedular cervical.

para todos os casos de politraumatizados e, consequentemente, de toda a coluna, mas ainda são necessárias melhores evidências. Não há motivos para não imobilizar o traumatizado, quando há indicação. O procedimento é simples e não exige grande técnica nem equipamentos caros.

Além disso, é fundamental entender que o tempo entre o evento traumático e o tratamento é um fator crítico que determinará a extensão das complicações e o grau de reabilitação. Lembrando que o tratamento começa no APH bem feito.

Epidemiologia

Nos EUA, a incidência anual de TRM é de aproximadamente 40 casos por milhão, cerca de 12 mil pacientes/ano, segundo o banco de dados nacional de TRM. Cerca de 700 pessoas sofrem lesões traumáticas agudas na medula espinal no Reino Unido. Dados publicados previamente indicam que cerca de 4 a 9% das lesões não são reconhecidas.

No Brasil, na cidade de São Paulo, em um estudo realizado na zona norte da cidade, com 95 pacientes vítimas de trauma raquimedular cervical (TRMC), registrou-se uma incidência de 8,6 milhão/ano, e estimou-se a ocorrência de 22,63 milhão/ano de TRM geral. Em uma atualização desse trabalho, realizada no período de 1997 a 2006, nessa mesma região, analisando a epidemiologia do TRMC grave, foram internados 217 pacientes com esse diagnóstico, sendo a incidência anual de 21,6 casos/ano ou 1,8 casos/mês.

Esse alto índice de casos, associado à alta morbimortalidade dos TRMs, tornam mandatórias medidas de prevenção, treinamento intensivo das equipes de APH e das salas de emergência, além de condições adequadas de tratamento definitivo e reabilitação. Atualmente, as principais causas de óbito são pneumonias, embolias pulmonares ou septicemia.

A expectativa de vida de pacientes com TRM associado a déficit neurológico tem aumentado nos últimos anos, mas ainda é menor que da população geral. Segundo dados de 2003, a expectativa de vida de uma pessoa com 20 anos, saudável, é de 78,4 anos, e a de indivíduo diagnosticado com tetraplegia aos 20 anos é em torno de 60 anos.

As causas de TRM nos EUA são, por ordem de frequência, o acidente automobilístico (45%), as quedas (22%), os esportes (14%) e as lesões associadas à violência (14%). Na cidade de São Paulo, em relação aos traumas da coluna cervical, as quedas são as maiores causadoras (mais de 40% dos casos), seguidas pelo acidente automobilístico (22%). As quedas de laje foram as mais frequentes. Mergulho em água rasa foi a terceira causa (12%). Os acidentes motociclísticos, ao contrário do senso comum, correspondem a menos de 5% dos casos. Nessa população estudada, ferimentos por projétil de arma de fogo foram menos prevalentes.

Fatores de risco

Em geral, os TRMs não são eventos esperados. Eles ocorrem subitamente, em virtude dos mais variados acidentes. Mesmo assim, há grupos em que o risco é aumentado.

Os grupos mais descritos na literatura são apresentados a seguir.

Homem e mulher

A razão de incidência é de aproximadamente 4:1, sendo o sexo masculino mais propenso a acidentes. Nos EUA, as mulheres representam apenas 20% do total de vítimas de TRM. No Brasil, a estatística se repete; de 217 pacientes, 88,01% eram homens e 11,99% mulheres, com relação 7,35:1.

Adultos jovens e idosos

As pessoas se ferem mais entre 16 e 30 anos, existindo outro pico após os 60 anos. Os acidentes automobilísticos acometem mais o grupo mais jovem, e as quedas são as responsáveis pelos traumas em idosos. Em algumas cidades, ferimentos por armas de fogo e outros tipos de violência podem ser responsáveis pela maior incidência de traumas. Na estatística brasileira, a média de idade nos traumas cervicais foi de 36,75 anos, e vítimas de 20 a 40 anos corresponderam a 52,6% do total de pacientes. A incidência em crianças é baixa; menos de 5% dos casos ocorrem em crianças menores de 16 anos.

Praticantes de esportes radicais

Nos EUA, esportes e atividades recreacionais correspondem a cerca de 8% dos traumas de coluna por ano, apesar de esse percentual estar diminuindo com as medidas de prevenção adotadas. São considerados esportes de risco futebol, rúgbi, ginástica artística, mergulho e surfe.

Pacientes com condições predisponentes

Pacientes com doenças articulares ou ósseas (artrites, osteoporose etc.) podem sofrer lesões na medula, mesmo em traumas leves.

Fisiopatologia

Da medula espinal origina-se o maior feixe de nervos que transmite impulsos nervosos dentro do SNC, medindo aproximadamente 45 cm, sendo responsável pelo controle das funções motoras e sensoriais, pelo controle de temperatura, dor e regulação hemodinâmica, através de seus tratos e sistemas simpático e parassimpático. Ela se divide em 31 segmentos, sendo cada um formado por duas raízes: a anterior ou motora, e a dorsal ou sensorial. De cada lado, as raízes fundem-se e formam o nervo espinal, que deixa a coluna vertebral através dos forames laterais (de conjugação). Ela se estende da base do crânio até a margem inferior do corpo vertebral de L1. Após esse nível, o canal vertebral contém os nervos lombares, sacrais e coccígeos, compreendendo a cauda equina e os filamentos terminais neurais.

As lesões medulares podem ser primárias ou secundárias. Lesões primárias são causadas por ruptura, transecção ou distração dos elementos neurais. Geralmente, resultam de fraturas e/ou luxações da coluna vertebral, mas podem ocorrer por outros fatores. Ferimentos penetrantes por armas de fogo ou armas brancas também causam dano primário. Dano secundário costuma acontecer após dias ou semanas decorrentes de sangramento, edema e inflamação.

Os efeitos da lesão medular dependem do tipo de trauma e do nível da lesão (Tabela 18.6). Com os avanços de atendimento e tratamento precoce, as lesões incompletas estão se tornando cada vez mais comuns. A lesão medular é um processo dinâmico. Em todas os traumas agudos, uma enormidade de lesões pode ocorrer e não ser aparente inicialmente.

Comumente, o dano em um nível estende-se para um ou dois níveis adjacentes em horas ou dias após o trauma inicial, causado por uma complexa cascata de eventos fisiopatológicos

Tabela 18.6 Tipos de lesão medular.

Completa
Perda completa das funções motora e sensorial abaixo do nível de lesão. Ambos os lados do corpo são acometidos igualmente. O termo *lesão completa* não significa sempre uma secção anatômica da medula, mas, na maioria das vezes, a secção é funcional. Essa diferenciação é importante na avaliação especializada, para definir tratamento e prognóstico dessas lesões, que não devem ser identificados no atendimento pré-hospitalar por aumentar o tempo na cena
Incompleta
Há alguma preservação motora e/ou sensorial abaixo do nível de lesão, e os déficits podem ser assimétricos; pode haver comprometimento exclusivamente motor, com preservação sensorial

que envolvem radicais livres, edema vasogênico e alterações hemodinâmicas locais. Oxigenação normal, perfusão adequada e equilíbrio ácido-básico são fundamentais para prevenir a piora neurológica.

O choque neurogênico é um fenômeno hemodinâmico e caracteriza-se por disfunção autonômica grave, resultando em hipotensão, bradicardia relativa, vasodilatação periférica e hipotermia. É importante ressaltar que em geral não ocorre em lesões abaixo de T6. Choque associado a trauma espinal envolvendo coluna torácica baixa ou coluna lombar deve ser considerado hemorrágico até prova em contrário.

É importante também a diferenciação entre choque neurogênico e choque medular. Esse último é definido pela perda completa das funções neurológicas, inclusive reflexos e tônus retal, abaixo do nível da lesão, ou seja, é um fenômeno neurológico. Choque neurogênico refere-se à tríade hemodinâmica que consiste em hipotensão, bradicardia e vasodilatação periférica, decorrente de disfunção autonômica por interrupção do controle simpático na lesão medular aguda, um evento cardiovascular.

O nível do traumatismo é um importante fator preditivo de quais partes do corpo poderão ser acometidas com perda da função neurológica. Os casos de evolução fatal antes mesmo do APH são as lesões cervicais altas, principalmente no nível de C2, por ser o local mais vulnerável a lesões dessa natureza. Já as lesões de C3 a C7 são responsáveis por inabilidades importantes, como tetraplegia e disfunção respiratória grave.

Lesões medulares não são sempre óbvias. Paralisias ou déficits parciais podem ser imediatos ao trauma ou surgir gradualmente em decorrência de hemorragias ou edemas em torno da medula.

Nos tempos atuais, tratamento precoce e adequado e reabilitação intensiva podem ajudar pacientes com lesão medular a ter atividade produtiva e um modo de vida independente.

Abordagem no atendimento pré-hospitalar

Sinais e sintomas

Na atividade pré-hospitalar, o diagnóstico de lesões raquimedulares é sempre clínico e presuntivo, considerando-se o mecanismo de trauma, as lesões associadas e o exame neurológico sucinto do paciente.

Nas vítimas de acidentes de carro com alta energia, quedas de escadas ou outros locais elevados e mergulhos em águas rasas, traumas na coluna vertebral devem ser sempre presumidos até a completa avaliação e o afastamento da existência da lesão.

O que fazer com o paciente no local do acidente?

Os riscos de se mover o paciente devem ser contrabalançados com a ameaça de piora de uma possível lesão neurológica – o princípio não é "não mover", e sim "mover cuidadosamente", mantendo a coluna vertebral alinhada em todo o seu eixo.

A correta imobilização do paciente, assim como seu transporte cuidadoso, evita lesões medulares e/ou agravamento das já estabelecidas.

Mesmo com alto grau de suspeição, a avaliação neurológica do TRM nunca deve ser prioritária no ambiente pré-hospitalar, a fim de não retardar o transporte para o hospital e o tratamento definitivo de lesões potencialmente fatais. Durante a avaliação inicial, sintomas que possam significar risco imediato à vida, como a insuficiência respiratória e a hipotensão, devem ser tratados rapidamente.

A grande questão é: como avaliar o paciente – quais as condições que indicam ou excluem a possibilidade de lesão raquimedular? As Tabelas 18.7 e 18.8 evidenciam critérios de avaliação dos riscos de TRM.

Quais são os sinais e sintomas mais indicativos de lesão raquimedular? Quais os sinais emergenciais, com alto valor preditivo de TRM? O que procurar na vítima politraumatizada, de maneira rápida e sistematizada, a fim de definir a melhor intervenção e o local mais adequado para o atendimento definitivo desse paciente? As Tabelas 18.9 e 18.10 auxiliam nessa avaliação.

Pode-se dizer, após o exposto, que a imobilização não é necessária em pacientes que se encontram alertas, deambulando, com menos de 65 anos, sem sinais e sintomas neurológicos, sem traumas associados, que podem movimentar o

Tabela 18.7 Critérios que indicam baixo risco de lesão raquimedular.

- Quando o paciente está em estado de alerta, não há trauma cranioencefálico
- Ausência de sinais de intoxicação por álcool ou outras drogas
- Ausência de dor cervical
- Ausência de sintomas neurológicos
- Ausência de áreas dolorosas em outros pontos da coluna vertebral
- Movimentação completa do pescoço sem dor

Tabela 18.8 Mecanismos de trauma com alto grau de suspeição.

- Quedas de altura maior que 1 metro
- Tombos de escadas acima de 5 degraus
- Trauma axial da cabeça (mergulhos ou esportes de contato)
- Colisões de veículos automotores: alta velocidade, capotamento, ejeção, acidentes de bicicleta, carros de corrida
- Colisões traseiras de ônibus, caminhões ou veículos em alta velocidade

Tabela 18.9 Sinais e sintomas indicativos de lesão raquimedular.

- Dor ou intensa sensação dolorosa (queimação) causada pela lesão de fibras nervosas
- Plegias, habitualmente bilaterais, de membros superiores ou inferiores
- Hipoestesia ou anestesia, inclusive sensações térmicas e táteis
- Disfunções dos intestinos e bexiga – incontinência ou retenção
- Hiper-reflexia ou espasmos
- Alterações da função ou da sensibilidade sexual e da fertilidade
- Dificuldade ou insuficiência respiratória e incapacidade de tossir

Tabela 18.10 Sinais emergenciais de lesão medular.

- Alterações do nível de consciência
- Dor intensa na região posterior do pescoço, sensação de pressão na cabeça, transição craniocervical ou na região torácica posterior
- Fraqueza, incoordenação ou paralisia de qualquer parte de corpo
- Dormência, formigamento ou anestesia em mãos, pés e dedos
- Retenção esfincteriana vesical e retal
- Dificuldades para deambular
- Comprometimento respiratório após o trauma
- Posições anômalas da região cervical (rotação laterolateral, flexões, extensões)

pescoço 45° para a direita e para a esquerda sem restrições. Em contrapartida, pacientes que apresentarem apenas um dos sinais emergenciais devem ser imobilizados, e também aqueles intoxicados por drogas e/ou álcool.

No APH, pacientes com alto grau de suspeição de lesão medular, sinais e sintomas indicativos da mesma ou qualquer um dos sinais emergenciais devem ser sempre imobilizados. A não indicação de imobilização com prancha e colar deve sempre ser da equipe médica no local, considerando-se os fatores já descritos. Na dúvida, a imobilização deve ser realizada.

Diagnóstico

Os serviços de APH devem ter equipe treinada para identificar vítimas que apresentem sinais de TRM ou alto grau de suspeição dessa condição. A base do bom tratamento é a imobilização da coluna vertebral.

Como já descrito anteriormente, vítimas de TRM podem apresentar choque neurogênico. É fundamental no paciente traumatizado a diferenciação diagnóstica entre esse choque e o hemorrágico. A Tabela 18.11 demonstra os critérios clínicos que auxiliam nessa diferenciação.

Na avaliação neurológica, o paciente pode ser avaliado em relação ao déficit neurológico; existem classificações, preconizadas pela literatura médica especializada em traumatismos da coluna vertebral, que, apesar de práticas e rápidas de serem feitas, não são realizadas pelos especialistas, tanto para o diagnóstico do tipo de lesão como para indicação terapêutica e prognóstico.

A título de informação, as classificações atualmente utilizadas são as da American Spinal Injury Association (ASIA) (Tabela 18.12), o sistema de classificação do trauma espinal cervical subaxial (SLIC) (http://emedicine.medscape.com/article/2172534-overview) e o sistema de classificação e escala de gravidade do trauma toracolombar (TLICS) (http://emedicine.medscape.com/article/2172540-overview). A classificação ASIA pode ser utilizada no ambiente pré-hospitalar, apesar de não ser necessário, e está descrita na Tabela 18.12.

Essa avaliação nunca deve retardar o diagnóstico e o tratamento de lesões que indiquem risco eminente de morte. Na sala de emergência, a vítima vai ser avaliada da maneira mais completa e tranquila, por meio de inspeção e palpação, exame neurológico mais detalhado e exames de imagem necessários (radiografias, TC e/ou ressonância magnética) (Figura 18.18).

Tabela 18.11 Sinais clínicos diferenciais – choque hemorrágico *versus* choque neurogênico.

- Choque neurogênico ocorre apenas em lesões acima de T6; não havendo lesões cervicais e/ou torácicas altas, deduz-se que o choque é causado por hemorragia
- Hipotensão na ausência de déficit neurológico ou aparente lesão raquimedular é sempre de causa hemorrágica
- Pacientes com lesão cervical ou torácica alta podem não apresentar sinais clássicos de hemorragia, como a taquicardia e a vasoconstrição periférica, pela disfunção autonômica

Tabela 18.12 Escala de gravidade neurológica de acordo com a American Spinal Injury Association.

0/1 – Nenhuma contração ou movimento, ou contração mínima – ASIA A
2 – Movimento ativo, mas sem vencer a gravidade – ASIA B
3 – Movimento ativo contra a gravidade – ASIA C
4 – Movimento ativo contrarresistência – ASIA D
5 – Movimentação normal – ASIA E

Tratamento

Há 50 anos, os traumas raquimedulares eram geralmente fatais. Naquele tempo, a maioria das lesões era grave, completa, e havia pouco tratamento disponível. Ainda hoje, não existe como reverter o dano neurológico da medula espinal.

Atualmente, com a evolução diagnóstica ocorrida no APH, mesmo que presuntiva, da lesão de medula espinal, e o início precoce do tratamento, começando pelas medidas de proteção da coluna vertebral, passando pelas técnicas de suporte avançado de vida, os traumas tornaram-se menos graves e a quantidade de lesões parciais tem aumentado.

Por enquanto, o tratamento do TRM está primariamente focado na prevenção e na reabilitação de pacientes para o retorno às atividades diárias, independentemente das suas inabilidades.

Medidas emergenciais

Atenção médica imediata é crítica na prevenção de lesões ou para minimizar as sequelas de qualquer trauma, inclusive os da coluna vertebral. O tratamento do politraumatizado de coluna frequentemente começa na cena do acidente. Quando o déficit neurológico está recém-instaurado, medidas devem ser adotadas para tentar minimizar o dano, se não revertê-lo.

No APH, três são os objetivos principais:

- Manutenção da habilidade de ventilação e oxigenação
- Controle do choque
- Imobilização da coluna vertebral para prevenir dano neurológico inicial ou agravamento de lesão prévia.

Imobilização

A imobilização correta da coluna vertebral pode prevenir traumas ou evitar a piora de qualquer lesão já estabelecida. Assim, é fundamental que as equipes de emergência sejam altamente treinadas em manejar todo politraumatizado sem mobilização da coluna vertebral. Devem ser usados colares rígidos cervicais e pranchas longas até que a avaliação completa possa ser realizada. Nos EUA, a imobilização da coluna vertebral é um dos procedimentos mais realizados pelas equipes de APH. Esse procedimento pode ser desconfortável, atrasar o transporte e está associado a alguma morbidade (cefaleia occipital, dor lombar, sacral e mandibular). Além disso, o uso do colar inadequado ou muito apertado pode provocar aumento da PIC. Imobilização espinal prolongada aumenta o risco de úlceras de pressão, mas isso é um problema exclusivamente hospitalar.

Deve-se atentar para os seguintes cuidados:

- Caso o pescoço esteja rodado, em posturas anômalas, a imobilização deve ser feita mantendo a posição; tentativas de redução e alinhamento da coluna cervical podem agravar possíveis lesões, inclusive promover o óbito do paciente
- Equipamentos de imobilização cervical devem ser utilizados com o objetivo de extricação e transporte seguros, e devem ser retirados assim que possível
- Imobilização espinal reduz movimentos da coluna e pode diminuir a chance de deterioração neurológica em pacientes com lesões instáveis da coluna
- Imobilização de toda a coluna deve ser mantida até a exclusão do diagnóstico de TRM.

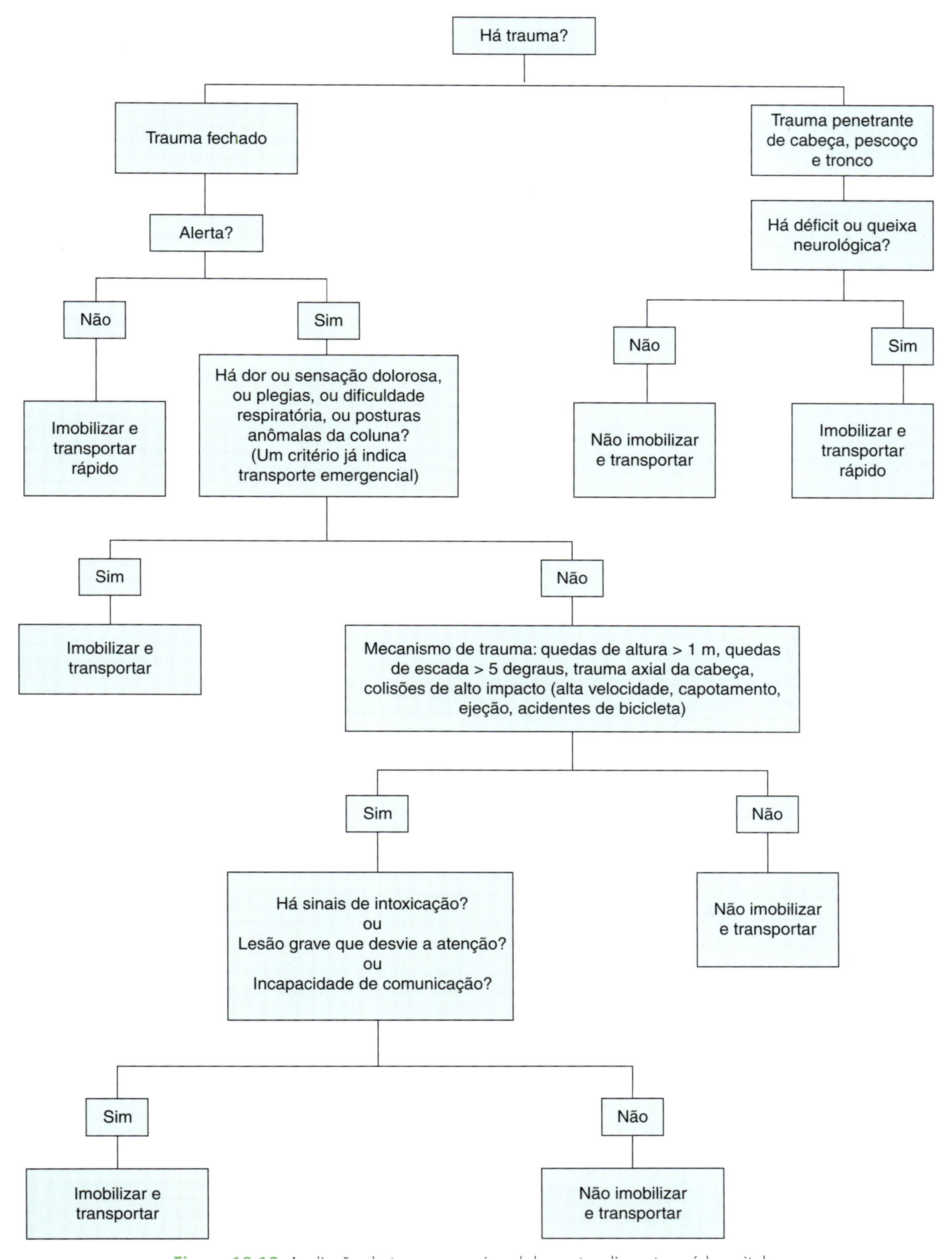

Figura 18.18 Avaliação do trauma raquimedular – atendimento pré-hospitalar.

Vias aéreas e oxigenação

O manejo das vias aéreas em pacientes politraumatizados é complexo e difícil; a coluna cervical deve ser mantida em posição neutra e alinhada todo o tempo – todas as manobras devem ser feitas sem a movimentação da coluna cervical. A suspeita de lesão de coluna não deve impedir ou retardar a abertura das vias aéreas nem atrasar a realização de técnicas invasivas de suporte ventilatório.

Circulação

Hipotensão pode ser causada por hemorragia ou déficit neurológico decorrente de lesão aguda da medula espinal ou pelos dois. A ocorrência de hipotensão associa-se à piora do prognóstico em lesões traumáticas da medula, com a isquemia causando dano secundário importante no tecido nervoso.

Independentemente da causa do choque, é interessante iniciar o tratamento com a reposição de fluidos, cuidadosamente, com soluções cristaloides preferencialmente, até 2 ℓ, a fim de se evitar edema pulmonar, uma vez que pacientes com lesões agudas da medula espinal apresentam um alto risco de desenvolver síndrome de desconforto respiratório agudo.

O objetivo terapêutico no choque neurogênico é manter a perfusão adequada. Os seguintes parâmetros devem ser seguidos no ambiente pré-hospitalar:

- Manter PAS entre 90 e 100 mmHg é fundamental para a preservação da oxigenação tecidual adequada nas medulas traumatizadas
- Manter frequência cardíaca entre 60 e 100 bpm, com ritmo sinusal – bradicardia significativa deve ser tratada com atropina
- Prevenir hipotermia.

Considerações específicas sobre trauma raquimedular em crianças

A incidência de TRM é baixa na população pediátrica; menos de 5% de todos os casos ocorrem em pacientes com menos de 16 anos. Há uma estimativa de que cerca de 50% das crianças com lesões medulares morrem imediatamente ou após 1 hora do trauma.

Imobilização pré-hospitalar

O objetivo primário do manejo pré-hospitalar nos pacientes pediátricos com potencial lesão medular é prevenir dano adicional. Após o estabelecimento de vias aéreas pérvias e ventilação e perfusão adequadas, a imobilização espinal é o mais importante instrumento nessa prevenção.

A imobilização da coluna cervical em posição neutra é desejável; assim, em crianças com idade inferior a 8 anos, adaptações devem ser feitas por causa do tamanho da cabeça em relação ao tronco. As opções são:

- Elevação do tronco com coxins
- Criação de um recesso occipital para apoiar a cabeça e manter a posição neutra da coluna cervical
- Deve-se ter cuidado com a imobilização completa – prancha + colar + tirantes –, pois pode haver comprometimento da função respiratória da criança. As demais condutas devem seguir os protocolos de atendimento de Suporte Avançado de Vida em Pediatria.

BIBLIOGRAFIA

Ampat, G. (2004). The NASCIS trials. *The Journal of Bone & Joint Surgery*. Recuperado de: http://proceedings.jbjs.org.uk/cgi/content/abstract/84-B/SUPP_II/169-c.

Andrade, A. F., Ciquini, J. R., Figueiredo, E. G., Brock, R. S., Marino, J. R. R. (1999, setembro). Guidelines for Prehospital and Emergency Department Management of Traumatic Head Injuries – Special. *Arquivos Brasileiros de Neurocirurgia, 18*(3).

Botelho, R. V. , Abgussen, C. M. B., Machado, G. C. F. P., Elias, A.J. R, Benedito-Silva, A.A; Bittencourt, L.R.A.; Fontoura, E.A.F. (2001). Epidemiologia do trauma raquimedular cervical na zona norte da cidade de São Paulo. *Arquivos Brasileiros de Neurocirurgia, 20*(3-4), 64-76.

Brain Trauma Foundation. (2007, janeiro/fevereiro). Guidelines for prehospital management of traumatic brain injury (2nd ed.). Pre-Hospital Emergency Care. *Official Journal of the National Association of EMS Physicians, 12*(1). Recuperado de: https://www.braintrauma.org/pdf/Prehospital_Guidelines_2nd_Edition.pdf.

Brain Trauma Foundation. (2007). Guidelines for the management of severe traumatic brain injury. *Journal of Neurotrauma, 24*(1).

Brain Trauma Foundation. *Early indicators of prognosis in severe traumatic brain injury*. Recuperado de: http://www.braintrauma.org/pdf/protected/prognosis_guidelines.pdf.

Carney, N., Ghajar, J., Jagoda, A., Bedrick, S., Davis-O'Reilly, C., du Coudray, H. et al. (2014, setembro). Concussion Guidelines Step 1: Systematic review of Prevalent Indicators. *Neurosurgery, 75*(3), S3-S15. Recuperado de: http://www.neurosurgery-online.com.

Christensen, B. (2014). *Subaxial cervical spine injury classification (SLIC) system*. Recuperado de: http://emedicine.medscape.com/article/2172534-overview.

Christensen, B. (2014, dezembro). *Thoracolumbar injury classification and severity (TLICS) scale*. Recuperado de: http://emedicine.medscape.com/article/2172540-overview.

Daley, B. J., Raju, R., Lee, S. Considerations in Pediatric Trauma. Recuperado de: https://emedicine.medscape.com/article/435031-overview#a3.

Knuth, T., Letarte,P.B., Ling, G., Moores, L.E., Rhee, P., Tauber, D., Trask, A. (2005). *Guidelines for the field management of combat-related head trauma*. Nova York: Brain Trauma Foundation.

Kochanek, P. M., Carney, N., Adelson, P. D., Ashwal, S., Bell, M. J., Bratton, S. et al. (2012). Guidelines for the acute medical management of severe traumatic brain injury in infants, children, and adolescents. Society of Critical Care Medicine and World Federation of Pediatric Intensive and Critical Care Societies. *Pediatric Critical Care Medicine, 13*(1), S1-S82.

McSwain. N., Salomone, J. (2007). *Atendimento pré-hospitalar ao traumatizado – trauma raquimedular* (6ª ed.). Comitê do PHTLS da National Association of Emergency Medical Technicians (NAEMT) em Cooperação com o Comitê de Trauma do Colégio Americano de Cirurgiões.

National Association of Emergency Medical Technicians (2021). *Prehospital Trauma Life Support PHTLS* (9ª ed.). Rio de Janeiro: Elsevier.

Santos, E. A. S., Santos Filho, W. J., Possatti, L. L., Bittencourt, L. R. A., Fontoura, E. A. F., Botelho, R. V. et al. (2009, julho). Epidemiology of severe cervical spinal trauma in the north area of São Paulo city: a 10-year prospective study – clinical article. *Journal of Neurosurgery Spine, 11*(1). Recuperado de: http://thejns.org/doi/abs/10.31c71/2009.3.SPINE08325.

Schreiber, D. (2009, abril). *Spinal cord injuries*. Stanford University School of Medicine. Recuperado de: http://emedicine.medscape.com/.

TCE CRASH-3 trial collaborators. (2019, 9 de novembro). Effects of tranexamic acid no death, disability, vascular occlusive events and other morbidities in patients with acute traumatic brain injury (CRASH-3): a randomized, placebo-controlled trial. *The Lancet, 394*(10210), 1713-1723. Recuperado de: https://www.thelancet.com/journals/lancet/article/PIIS0140-6736(19)32233-0/fulltext.

Wardrope, J., Ravichandran, G., Locker, T. (2004). Risk assessment for spinal injury after trauma – the guidelines are simple and evidence based. *The British Medical Journal, 328*, 721-723.

CAPÍTULO

19 Atendimento Pré-Hospitalar aos Queimados

Roberto Stefanelli

INTRODUÇÃO

Inicialmente, gostaríamos de conceitualizar que **todo** paciente **queimado** tem que ser encarado como um **politraumatizado**, pois a origem da maioria das queimaduras está associada a traumas. Situações conhecidas como suicídio **testemunhado** por meio de fogo com álcool podem ser tratadas sem a padronização do atendimento inicial ao politraumatizado; porém, como regra geral, todo queimado é um politraumatizado.

A queimadura é a terceira causa de morte no Brasil, a quarta nos EUA e a segunda na infância, principalmente em acidentes domésticos provocados por líquidos superaquecidos.

Estima-se que existam 1 milhão de acidentes envolvendo queimaduras ao ano no Brasil, sendo 300 mil em crianças, levando 100 mil a procurarem hospitais, com 2.500 mortes predominantemente do sexo masculino.

O profissional que se dispõe a realizar atendimento pré-hospitalar (APH) tem que obrigatoriamente se familiarizar com o atendimento a pacientes queimados, pela frequência e pela gravidade das lesões e porque o atendimento inicial pode definir o resultado e, inclusive, a sobrevivência do paciente.

A pele é o maior órgão do ser humano e tem múltiplas funções, como proteger contra atritos e infecções, realizar o contato com o meio externo, prevenir a perda de líquidos e calor, e manter a estética do corpo. Dependendo da área e da profundidade da queimadura, todas essas características podem ser perdidas, provocando desde sequelas estéticas até o óbito do paciente. Por isso, temos sempre que ter em mente que, durante o atendimento, devemos preservar a maior área possível de pele do paciente.

ETIOLOGIA

As queimaduras podem ser provocadas a partir de fontes de energia externa:

- Térmicas (calor ou frio)
- Eletricidade
- Produtos químicos
- Radiação.

A maioria das queimaduras é provocada por fontes térmicas de **calor**, sendo os líquidos superaquecidos (principalmente a água), os produtos inflamáveis (álcool líquido principalmente ao acender churrasqueiras) e o fogo (incêndios) os principais causadores de lesões.

CLASSIFICAÇÃO

As queimaduras são classificadas em 3 graus, dependendo da profundidade de pele atingida.

Primeiro grau

Atinge a camada mais externa da pele (epiderme) e provoca:

- Dor
- Hiperemia local
- Edema
- Calor.

Habitualmente, em 7 dias ocorre a descamação da pele atingida, e ela se restitui completamente.

O tratamento consiste em resfriar o local, administrar analgésicos e realizar hidratação tópica.

Segundo grau

Atinge a derme e pode ser dividida em superficial e profunda. Para o APH não há diferença entre essas subclassificações. Provoca dor e flictenas (bolhas; Figura 19.1).

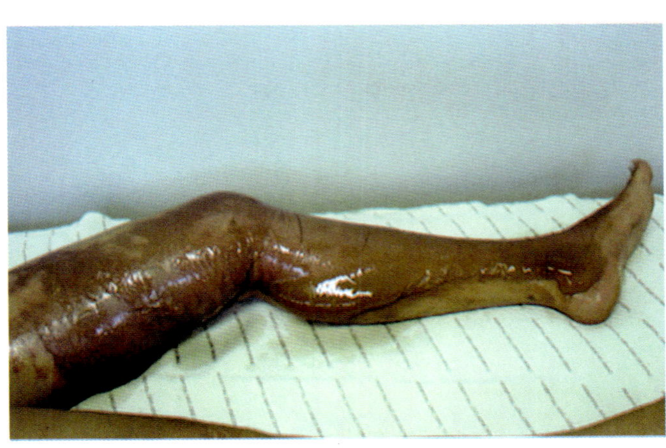

Figura 19.1 Flictenas.

O tratamento consiste em:

- Resfriar a área
- Administrar analgésicos
- Retirar as roupas que estiverem soltas da pele e não retirar as roupas aderidas à pele
- Lavar a área com solução salina aquecida
- Proteger com plástico estéril contra a perda de calor e contaminação.

Não se deve retirar as bolhas íntegras. Diferentemente do atendimento intra-hospitalar, aqui não rompemos bolhas íntegras, pois isso, no ambiente pré-hospitalar, pode provocar mais dor e aumento da infecção.

Terceiro grau

Compromete todas as camadas da pele e atinge o subcutâneo, podendo comprometer também as estruturas abaixo, que variam conforme o local da lesão (gordura, ossos, músculos, tendões). É indolor e apresenta placas de escara (enegrecidas ou brancas; Figura 19.2).

O tratamento consiste em evitar infecções, protegendo a queimadura com protetor plástico estéril.

Não se deve retirar as placas de escaras aderidas (para evitar dor e contaminação). Caso as placas provoquem dificuldade respiratória por dificuldade da expansão da caixa torácica, devemos proceder à escarotomia para liberar o volume torácico.

PRINCÍPIOS BÁSICOS NO SALVAMENTO

O tempo de contato, a área atingida e a intensidade do fator físico provocarão a gravidade do caso. Logo, temos sempre que tentar diminuir esses três itens. Para isso, pode-se:

- Extinguir as chamas que estão atingindo o paciente ou que estão em contato com o seu corpo
- Resfriar a área atingida e secá-la assim que possível, para evitar hipotermia
- Diluir os produtos químicos
- Desligar a rede elétrica ou radioativa
- Tratar a vítima queimada como um politraumatizado.

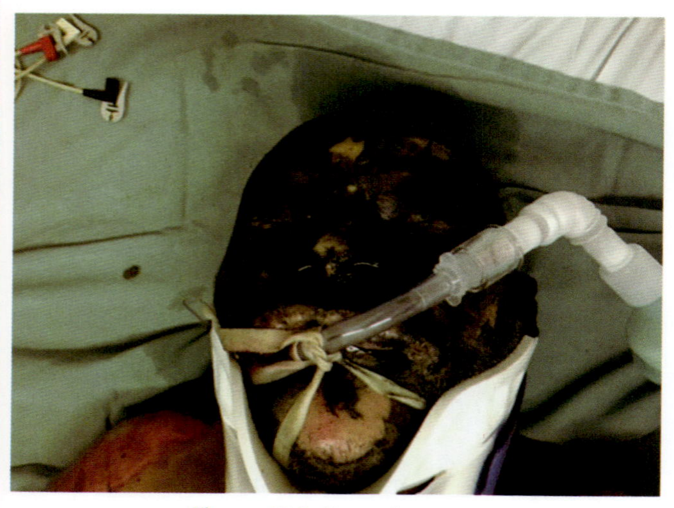

Figura 19.2 Placas de escara.

PRINCÍPIOS BÁSICOS NO ATENDIMENTO INICIAL

O socorrista básico tem que manter o foco no atendimento ao politraumatizado; as áreas de queimaduras frequentemente chamam a atenção e podem desviar o foco no atendimento e nas lesões, o que colocam em risco a vida do paciente imediatamente.

O XABCDE (*exsanguination, airway, breathing, circulation, disability, exposure*; ver seção Princípios no Atendimento Avançado ao Queimado) do atendimento inicial, tão demonstrado quanto eficaz, também o é no atendimento ao queimado e deve ser seguido. É preciso lembrar sempre que deve ser realizada a colocação do colar cervical, mesmo se existir queimadura cervical (nesse caso, deve-se proteger com plástico estéril).

A oferta de oxigênio suplementar deve ser realizada o mais rápido e da maneira mais **segura** possível (lembre-se de que o oxigênio é o combustível do fogo).

A reanimação cardiopulmonar (RCP) também deve ser realizada sobre queimaduras torácicas, quando indicada.

As bolhas não devem ser rompidas no ambiente pré-hospitalar (para evitar dor e contaminação); deve-se retirar somente as vestes soltas e recortar as que estiverem aderidas.

As roupas úmidas e contaminadas (principalmente por produtos químicos) devem sempre ser retiradas do contato com o paciente (muitas vezes as roupas são cortadas, mas ficam embaixo do paciente, mantendo o local úmido ou em contato com o produto químico que provocou a lesão).

As queimaduras oculares devem ser irrigadas com fluxo de soro fisiológico 0,9 % por um período aproximado de 30 minutos.

PRINCÍPIOS NO ATENDIMENTO AVANÇADO AO QUEIMADO

Deve-se revisar os princípios do salvamento e do suporte básico ao queimado, pois esses pacientes são, habitualmente, muito graves e instáveis, além de existirem muitos detalhes que não são comuns a outros politraumatizados, como o resfriamento, a descontaminação, a retirada de roupas contaminadas, entre outros.

X (*exsanguination*): exsanguinação

O primeiro passo no APH, atualmente, é o controle das grandes hemorragias exsanguinantes. O uso do torniquete em sangramentos volumosos é primordial para manter a vida dos pacientes.

A (*airway*): perviedade das vias aéreas e imobilização da coluna cervical

Este é, certamente, um dos pontos mais importantes do atendimento ao queimado, pois, além dos riscos iminentes à vida do paciente, comum a todos os politraumatizados, existe o risco de queimadura e obstrução das vias aéreas (Figuras 19.3 a 19.5).

A obstrução é mecânica, já que o diâmetro da traqueia é fixo, e com o edema da mucosa a luz fica reduzida até chegar à obstrução.

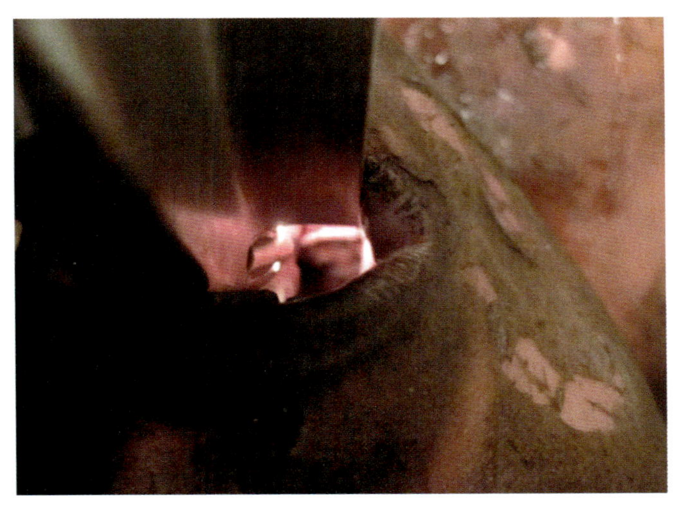

Figura 19.3 Queimadura de via aérea.

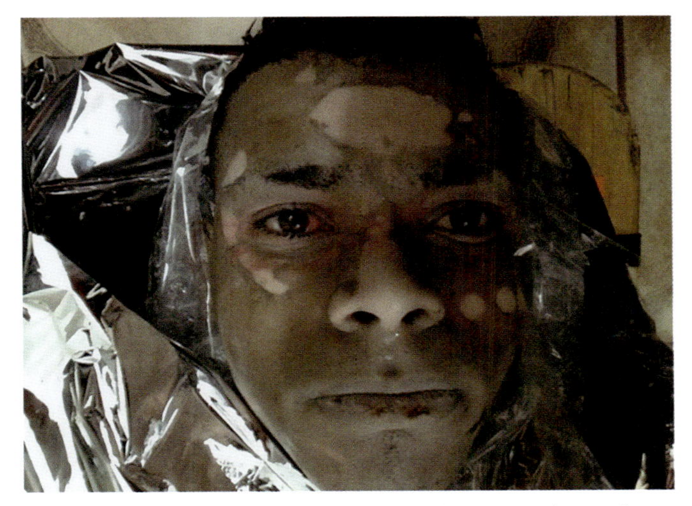

Figura 19.4 Queimadura na linha do cabelo + supercílios e cílios + região malar + borda narinária e lábios.

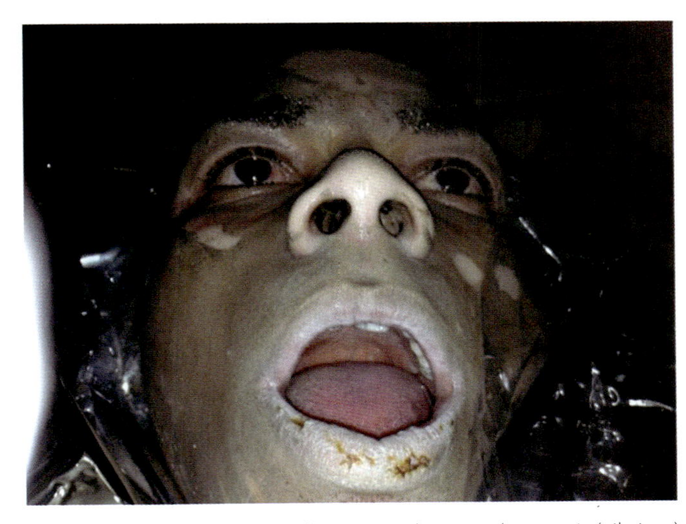

Figura 19.5 Queimadura na língua + palato + pelos nasais (vibrices).

Mecanismo de trauma

Os mais frequentes são:

- Pacientes que permanecem por muito tempo em locais fechados com fogo e acabam respirando ar quente, podendo queimar a via aérea (lembre-se sempre de que ambientes úmidos transmitem mais calor)
- Explosão ambiental: deslocamento da coluna de ar quente associado a hiperinsuflação pulmonar. Nesse caso, há uma grande quantidade de ar quente (as vezes até labaredas) entrando na via aérea, podendo causar queimaduras
- Inalação de produtos químicos de forma gasosa, o que também pode queimar a via aérea.

B (*breathing*): oxigenação e ventilação

O paciente queimado fica frequentemente exposto a gases no ambiente em chamas. Essa atmosfera pode conter, além de fuligem, altas taxas de monóxido de carbono e dióxido de carbono e baixas taxas de oxigênio, levando à hipoxia e à formação de carboxi-hemoglobina, temas que são discutidos, neste capítulo.

Cuidado: pacientes com coloração da pele normal (rósea) podem estar hipóxicos, pois altas concentrações de carboxihemoglobina permitem que o oxigênio se ligue à hemoglobina, mas não permitem a liberação na periferia. Assim, teremos oximetria boa, mas hipoxia tecidual.

A oferta de oxigênio suplementar é essencial para esses pacientes e deve ser iniciada assim que a situação permitir (segurança).

Podemos ter a presença de pneumotórax quando o mecanismo de trauma provocar grande deslocamento de ar, como em explosões (*backdraft*), associações com outros mecanismos, como quedas, acidentes de veículos automotores ou hiperventilações nos pacientes com doenças pulmonares prévias que caminham com bolhas pulmonares.

O atendimento deve sempre focar em oxigênio suplementar (quando seguro), exame clínico torácico acurado (inspeção, ausculta, percussão e palpação), oximetria de pulso com medição da carboxi-hemoglobina e meta-hemoglobina. O tratamento do pneumotórax segue as condutas habituais.

C (*circulation*): circulação

Como todo queimado deve ser avaliado como um politraumatizado e a principal causa de choque no paciente traumatizado é a perda de sangue, no paciente queimado que apresentar choque na fase inicial da avaliação, deve-se procurar uma sede de sangramento; a queimadura só deve ser considerada como causa de choque após todas as outras possíveis sedes de sangramento sejam descartadas. A exsudação de líquidos pela área queimada habitualmente só provoca choque em fases mais tardias; isso pode confundir e provocar atrasos no tratamento correto do choque.

Arritmias podem ser encontradas relacionadas com hipoxia ou, principalmente, com a passagem da corrente elétrica, que habitualmente são autocontroladas e não necessitam de tratamento medicamentoso (os trajetos *mão – mão* e *mão esquerda – pé direito* são os mais perigosos).

O acesso venoso deve ser realizado preferencialmente em área não queimada; caso não seja possível, uma área queimada pode ser utilizada, e acessos como veia femoral e intraósseo devem ser ponderados nessas situações mais estritas.

A reposição volêmica é necessária. Para isso, utiliza-se a seguinte regra:

2 a 4 mℓ de solução de lactato de Ringer aquecida × porcentagem de área queimada × kg de peso.

Esse volume deve ser administrado nas primeiras 24 horas, sendo metade nas primeiras 8 horas e a outra metade nas próximas 16 horas. Não podemos esquecer de que o paciente tem suas necessidades volêmicas habituais e que esse valor deve ser administrado associado à reposição volêmica. Importante lembrar que devemos entender como tempo 0 o momento da queimadura e não o momento em que acessamos o doente.

Atualmente, graças aos métodos de monitoramento existentes em Unidades de Terapia Intensiva (UTIs), o controle desses volumes é muito mais eficaz e muitas vezes as fórmulas de reposição são utilizadas somente como um parâmetro inicial e não como fator único.

Recomenda-se manter a diurese em 0,5 mℓ/kg/h em adultos e 1 mℓ/kg/h em crianças. No caso de queimaduras elétricas, manter em 1 a 1,5 mℓ/kg/h. Já existem trabalhos mostrando o controle por ultrassonografia no diâmetro da veia cava para orientar a reposição volêmica.

Cuidado sempre com pacientes idosos, crianças e/ou pacientes com doenças associadas que podem necessitar de um controle maior na reposição volêmica.

A US Army orienta uma nova fórmula para a reposição volêmica em locais distantes e naqueles em conflito. Calcula-se a área corpórea, aproxima-se para o decimal mais próximo, multiplica-se por 10 e, assim, tem-se o volume em mℓ/h de reposição:

- % de área arredondada para a mais próxima (36 para 40%)
- %. 10 = mℓ/h (40. 10 = 400 mℓ/h)
- De 40 a 70 kg: adicionar 100 mℓ/h para cada 10 kg acima dos 70.

D (*disability*): diagnóstico de déficits neurológicos

A avaliação neurológica no paciente queimado deve seguir as regras habituais. As diferenças que podemos obter podem estar associadas a queimaduras elétricas — quando a corrente, ao passar pelo corpo do paciente, provoca crises convulsivas que podem ser reentrantes; mas essa não é uma condição frequente.

E (*exposure*): exposição e controle das perdas de calor

Após a extinção das chamas e o resfriamento da área corpórea para evitar o aumento da extensão e da profundidade da lesão, devemos realizar a avaliação primária e o tratamento das lesões que podem provocar morte imediata ao paciente. Devemos sempre evitar a perda de calor: assim que possível, secamos e cobrimos o paciente.

A perda da barreira cutânea sozinha já provoca a perda do controle da temperatura corpórea; associando-se a um corpo molhado, perde-se muito mais calor, podendo chegar à hipotermia.

Retirar as roupas molhadas, secar o paciente e aquecê-lo com plástico estéril de queimaduras e manta são procedimentos que preservam a temperatura e evitam contaminação, uma das grandes causas de morte do paciente queimado na fase hospitalar média e tardia.

A retirada das bolhas **não** deve ser realizada no ambiente pré-hospitalar, e, sim, somente no ambiente hospitalar, para evitar mais dor e contaminação.

Nas queimaduras químicas, deve-se lavar o produto com muita água ou muito soro e depois secá-lo e proteger o local. Quando o produto for em pó, devemos escovar o local antes de lavar.

ÁREA COMPROMETIDA

O cálculo da área corpórea comprometida pode ser realizado baseado em diversas fórmulas, mas a mais prática ainda é a regra dos 9 (Figura 19.6).

Nessa regra, dividimos o corpo em porcentagens de 9 ou múltiplos. A cabeça vale 9%; cada membro superior, 9%; cada membro inferior, 9%; o tronco em sua face anterior vale 18%, e na posterior, também 18%; o períneo vale 1% apenas.

Para crianças, mudamos um pouco a proporção, pois elas têm a cabeça proporcionalmente maior que as pernas. Logo, a cabeça vale 18%, cada membro inferior, 13,5%, e o restante permanece igual.

Outra fórmula fácil para cálculo de área corpórea é a regra da mão, na qual a mão do paciente equivale a 1% de sua superfície corpórea. Essa regra pode facilitar em casos de queimaduras pequenas ou partes do corpo não completas.

LESÃO POR INALAÇÃO DE FUMAÇA

A lesão por inalação é a responsável por boa parte das mortes e da morbidade nos casos de queimaduras. Essas lesões frequentemente provocam um quadro inflamatório que pode afetar desde a parte da via aérea superior até áreas mais profundas, com graves lesões parenquimatosas.

Acredita-se que em 70% dos pacientes mortos no local em acidentes com fogo a causa seja a inalação de produtos tóxicos, e que em cerca de 30% dos pacientes considerados

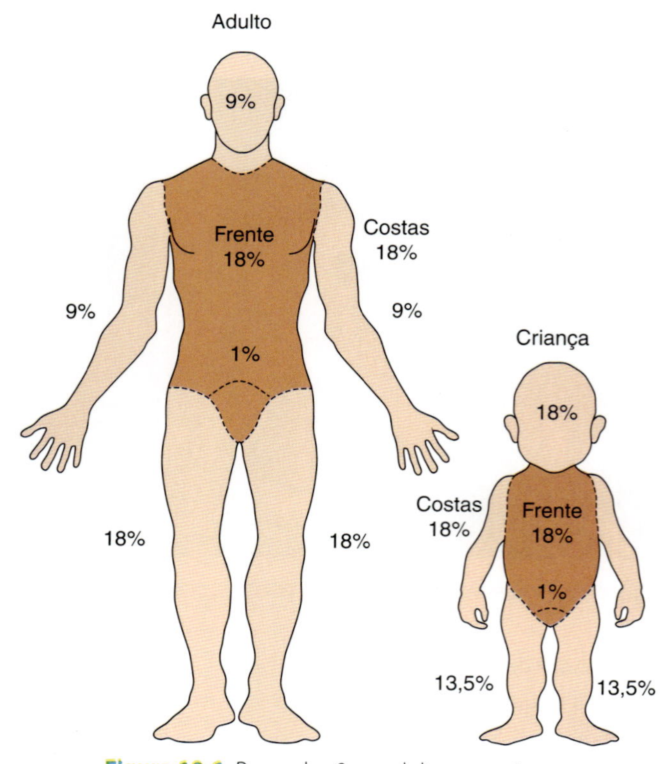

Figura 19.6 Regra dos 9 no adulto e na criança.

grandes queimados tenha lesão inalatória associada. A presença da inalação de produtos tóxicos aumenta a morbimortalidade em até 20% dos casos.

A vítima que permanece em um ambiente de incêndio, assim como as pessoas que entram com o objetivo de socorrer e socorristas ou bombeiros treinados, mas com possíveis vazamentos ou baixa vedação no equipamento de proteção respiratória (EPR), estarão expostos a um ambiente muito hostil, com vários riscos à saúde, o que pode levar à morte.

Ambiente de incêndio

Ambiente hipóxico

Como é muito divulgado, o oxigênio é o grande combustível do fogo; sem oxigênio, não há fogo. Durante o processo de incêndio, o oxigênio vai sendo consumido e o ambiente se transforma em um ambiente hipóxico. O simples ato de respirar sem EPR faz com que a pessoa respire frações de oxigênio menores, que diminuem com o tempo. Dependendo da origem do fogo, muitas vezes o ambiente pode chegar a frações de até 13% de O_2 antes que as chamas se extingam. Assim, quanto maior a permanência da vítima ou do socorrista nesse ambiente, maior será a sua hipoxia resultante – quando a fração chega a 5%, tem-se um ambiente incompatível com a vida.

Muitos sintomas decorrem desse ambiente hipóxico, desde tonturas, vômitos, até baixa capacidade de resolver problemas, desorientação e fraqueza muscular, o que dificulta ainda mais o socorro da pessoa.

Fumaça

A fumaça gerada pela combustão traz consigo várias substâncias, que podem ser divididas em duas partes: partículas e gases.

Partículas

No processo de combustão, desprendem-se dos objetos várias partículas, de várias substâncias diferentes. Dependendo do objeto queimado, as partículas se depositam na via aérea do paciente, podendo provocar desde uma obstrução mecânica do brônquio por deposição até uma obstrução fisiopatológica pela produção de edema decorrente do processo inflamatório local.

As partículas maiores depositam-se nas vias superiores, geralmente supraglóticas, e as de menor diâmetro podem chegar às vias inferiores, provocando as mesmas alterações, mas podendo ocasionar lesões parenquimatosas com maior frequência.

Gases

Os gases podem ser diferenciados em irritantes e asfixiantes. Os irritantes provocam lesões a partir da desnaturação de proteínas ou da oxidação celular, levando a processos inflamatórios locais importantes. Os mais solúveis em água levam a processos mais altos com traqueobronquite química (eles se ligam mais rapidamente à região mais alta, que é mais úmida), já os menos solúveis caminham até regiões mais distais e frequentemente provocam lesões parenquimatosas.

Os gases asfixiantes provocam lesões praticamente de duas maneiras: por retirar o oxigênio do ambiente e provocar a baixa da fração de oxigenação – seu melhor exemplo é o dióxido de carbono (CO_2) – ou por provocar a diminuição de captação ou liberação do oxigênio no sangue – seu maior exemplo é o monóxido de carbono (CO).

A intoxicação por CO tem alta mortalidade. Essa partícula tem uma ligação 200 a 250 vezes mais forte na hemoglobina, formando a carboxi-hemoglobina, que é mais estável e não libera o oxigênio nas células. Sua meia-vida em ar ambiente é de 250 minutos, e com o uso de oxigênio a 100%, cai para 40 a 60 minutos; isso faz com que o paciente tenha oxigênio no sangue (muitas vezes, o oxímetro mostra 100% de saturação), mas esse não é liberado para as células, provocando uma hipoxia importante, o que pode ocasionar a morte do paciente. Importante lembrar que o CO também se liga à mioglobina, piorando ainda mais a hipoxia e a retomada da oxigenação do paciente.

A toxicidade do cianeto é extremamente comum e deve ser suspeitada em todas as vítimas de incêndio. O cianeto é originado pela combustão incompleta de material carbonáceo e nitrogenado, como, algodão, seda, madeira, papel, plásticos, esponjas, acrílicos e polímeros sintéticos em geral, presentes na maioria dos incêndios em residências e edifícios. Estima-se que dois terços das vítimas que sofreram intoxicação por inalação de fumaça tenham sofrido com o envenenamento por cianeto (Shirani, Pruitt Jr, & Mason, 1987; Birky, & Clarke, 1981; Terrill, Montgomery, & Reinhardt, 1978). A maior parte das vítimas do incêndio da Boate Kiss morreu em decorrência da intoxicação de cianeto e CO.

O cianeto de hidrogênio (HCN) é um gás incolor, miscível em água, solúvel em etanol, menos denso que o ar e que se dispersa rapidamente. Normalmente, não tem qualquer tipo de odor, o que aumenta o risco de exposição. Alguns autores mencionam que o cianeto pode ter o odor descrito como de amêndoas amargas (Shirani et al., 1987; Oldham, Guice, & Ward, 1988), mas essa característica, na prática, é difícil de ser reconhecida. Sua absorção ocorre rapidamente por vias inalatória e oral. Uma vez absorvido, é rapidamente distribuído a todos os tecidos, ligando-se às proteínas plasmáticas à taxa de 60% e meia-vida de 20 a 60 minutos. É um potente asfixiante químico, produzindo hipoxia grave em razão da inibição da citocromo oxidase, o que impede a utilização do oxigênio pelos tecidos, lesando os órgãos mais sensíveis à ausência de oxigênio, como o coração e o cérebro.

A inibição dessa enzima respiratória paralisa o funcionamento da cadeia transportadora de elétrons, provocando incapacidade de utilização do oxigênio e diminuição da fosforilação oxidativa, que, por sua vez, leva ao metabolismo anaeróbio e à acidose láctica (Terrill et al., 1978; Young, & Moss, 1989; Oldham et al., 1988). A hipoxia ocorre, primariamente, pela não utilização do oxigênio em razão da inibição do sistema citocromo oxidase, e secundariamente por hipoventilação e diminuição do débito cardíaco. No sistema nervoso central (SNC), o corpo caloso, o hipocampo, o corpo estriado e a substância negra são as estruturas comumente afetadas (Terrill et al., 1978; Young, & Moss, 1989; Oldham et al., 1988).

Em razão da rápida ação do cianeto, o diagnóstico da intoxicação é feito baseado na avaliação clínica e na circunstância do acidente, procurando-se manifestações clínicas e laboratoriais sugestivas de intoxicação por cianeto. Como a concentração plasmática de lactato maior que 90 mg/dℓ ou 10 mmol/ℓ correlaciona-se com envenenamento por cianeto, torna-se a dosagem de lactato um importante marcador, já que a dosagem plasmática de cianeto não é um exame comumente disponível no âmbito da prática clínica (Shirani et al., 1987; Terrill et al., 1978; Young, & Moss, 1989; Oldham et al., 1988).

Tratamento recomendado

Nos casos de suspeita ou intoxicação confirmada, além das medidas de suporte clínico, como suplementação de oxigênio e medidas de manutenção cardiovascular, a terapia com antídotos deve ser realizada (Shirani et al., 1987; Haponik et al., 1988; Ward, & Till, 1990; Weiss, & Lakshminarayan, 1994). Em razão da rápida ação do cianeto, o pronto atendimento e a precocidade na administração do antídoto são essenciais para diminuir as chances de morte do paciente, não devendo o tratamento ser retardado pela espera de resultados de exames laboratoriais (Young, & Moss, 1989).

Entre os antídotos disponíveis (hidroxocobalamina, nitrito de amila, nitrito de sódio, tiossulfato de sódio, 4-dimetilaminofenol e edetato de dicobalto), a hidroxocobalamina é apontada como o antídoto de primeira linha em variadas diretrizes clínicas e sínteses de evidências (Weiss, & Lakshminarayan, 1994; Herndon, Traber, Niehaus, Linares, & Traber, 1984; Demling, 1993; Piantadosi, 1999). Ela substitui seu grupamento hidroxila pelo cianeto livre no plasma formando a cianocobalamina, que é excretada na urina. Quando administrada a pacientes intoxicados por cianeto, melhora rapidamente a frequência cardíaca e a pressão sanguínea sistólica e reduz a acidose, sendo o prognóstico melhor quando a hidroxocobalamina é administrada precocemente, antes da parada cardiopulmonar (Darling, Keresteci, Ibanez, Pugash, Peters, & Neligan, 1996; Ernst, & Zibrak, 1998).

Quando comparado à terapia com outros agentes, a hidroxocobalamina apresenta como principal vantagem a não interferência na oxigenação tecidual, efeito observado com os antídotos à base de nitritos e 4-dimetilaminofenol (4-DMAP), que podem induzir a metemoglobinemia. Nos acidentes com inalação de fumaça nos quais há intoxicação mista (CO e cianeto), o uso desses agentes pode ser prejudicial ou mesmo letal pela concorrente carboxi-hemoglobinemia, ou causar lesão pulmonar. Apesar de o tiossulfato de sódio poder ser administrado individualmente, há suspeita de perda da efetividade, além de apresentar início lento da ação, sendo a melhor opção considerá-lo apenas como uma terapia coadjuvante, em conjunto com a hidroxocobalamina, por exemplo, podendo apresentar efeito sinérgico na detoxificação do cianeto. Todavia, como os dois produtos são incompatíveis em solução, devem ser administrados em acessos venosos isolados (Ward, & Till, 1990; Seger, & Welch, 1994).

Atualmente, não existem diretrizes clínicas do Ministério da Saúde (MS) sobre a intoxicação por cianeto, sendo o seu tratamento orientado por meio de contato com os Centros de Informação e Assistência Toxicológica (CIAT), um serviço gratuito, público, mantido com escalas de plantonistas dispostos a orientar o atendimento às vítimas dos variados acidentes com agentes tóxicos (Shusterman, 1993). No início de 2013, o MS recebeu uma doação do governo norte-americano de 140 *kits* do medicamento hidroxocobalamina 5 g (pó liófilo injetável, com *kit* para infusão). O medicamento foi usado em vítimas do incêndio ocorrido na Boate Kiss, em Santa Maria, no Rio Grande do Sul. Os 72 *kits* restantes foram remanejados para as cidades-sede da Copa do Mundo de 2014.

Características do *kit* do medicamento hidroxocobalamina 5 g:

- Princípio ativo: hidroxocobalamina
- Nome comercial: Cyanokit®
- Fabricante: Merck Santé S.A.
- Indicação aprovada na Agência Nacional de Vigilância Sanitária (Anvisa): sem registro ativo
- Indicação proposta pelo demandante: tratamento de paciente com suspeita ou confirmação de intoxicação por cianeto
- Apresentação: parenteral
- Cada *kit* contém um frasco de 5 g de hidroxocobalamina liofilizada com equipamento para transferência. O frasco tem uma marca para calibração e deve ser reconstituído com 200 mℓ de soro fisiológico estéril a 0,9%, com movimento de rotação delicado para homogeneização. Caso o soro fisiológico não esteja disponível, pode-se usar solução de Ringer — lactato ou glicose a 5% (Haponik, 1990)
- Posologia e forma de administração: administrar 5 g (crianças: 70 mg/kg) por infusão IV durante 15 minutos; 5 g de hidroxocobalamina neutralizarão aproximadamente 40 mmol (1,04 mg) de cianeto por litro de sangue. Em casos graves, uma segunda dose de 5 g poderá ser infundida durante 15 minutos a 2 horas, quando necessário (Haponik, 1990).

CONSIDERAÇÕES FINAIS

Os quatro mecanismos clássicos de morte por inalação são:

- Lesão térmica direta
- Inalação de gases
- Ação de toxinas locais
- Ação de toxinas sistêmicas.

A forma final da lesão resume-se em obstrução e inflamação, levando a todas as outras alterações finais.

Infelizmente, há poucos métodos de auxílio diagnóstico e a base de nosso diagnóstico é clínica. Há alguns oxímetros de pulso que medem a carboxi-hemoglobina/meta-hemoglobina, mas na maioria das vezes será necessário somar dois pontos importantes: mecanismo de trauma e avaliação clínica.

O mecanismo de trauma mais frequente em lesões inalatórias é a permanência em um ambiente hostil por tempo prolongado (esse tempo dependerá muito do material queimado), a presença de ar úmido ou seco e os tipos de produtos queimados, e até mesmo da frequência respiratória da vítima.

As explosões provocam grandes deslocamentos de ar, podendo levar o paciente a inalar ar quente.

Sempre devemos observar o maior número de componentes possíveis no local do incêndio, pois isso nos ajudará e ajudará muito também as equipes hospitalares no tratamento do paciente com lesão inalatória.

A clínica do paciente vai depender do tipo de intoxicação: CO_2 provoca hipoxia que pode causar agitação inicial e evoluir a torpor e até coma; CO leva à hipoxia celular e frequentemente provoca sintomas cardiológicos e do SNC, podendo ser uma cefaleia, evoluindo com torpor, alterações visuais e até convulsões, como também arritmias, angina e parada cardiorrespiratória (PCR).

Quando temos um paciente com mecanismo forte e clínica presente, devemos agir com velocidade, não perdendo tempo e rapidamente tratando o nosso paciente.

As bases de nosso tratamento são:

- Manutenção e permeabilização da via aérea
- Suplementação de oxigênio (100% com máscara não reinalante)
- Suporte ventilatório (atualmente, temos a possibilidade do suporte ventilatório não invasivo)
- Medicamentoso: atualmente, a hidroxocobalamina para as suspeitas de intoxicação por cianeto é a nossa maior e melhor possibilidade terapêutica na fase inicial.

Não devemos nos esquecer de que nosso paciente queimado é vítima de um trauma, um trauma grave que soma mecanismos e que deve ser observado com cuidado extremo e contínuo para que a sobrevida seja maior e com maior qualidade.

BIBLIOGRAFIA

Acute Respiratory Distress Syndrome Network; Brower, R. G., Matthay, M. A., Morris, A., Schoenfeld, D., Thompson, B. T., & Wheeler, A. (2002). Ventilation with lower tidal volumes as compared with traditional tidal volumes for acute lung injury and the acute respiratory distress syndrome. *N Engl J Med., 342*(18), 1301-1308.

Agee, R. N., Long 3rd, J. M., Hunt, J. L., Petroff, P. A., Lull, R. J., Mason Jr, A. D., & Pruitt Jr, B. A. (1976). Use of 133xenon in early diagnosis of inhalation injury. *J Trauma., 16*(3), 218-224.

Amato, M. B., Barbas, C. S., Medeiros, D. M., Magaldi, R. B., Schettino, G. P., Lorenzi-Filho G., ... Carvalho, C. R. (1998). Effect of a protective-ventilation strategy on mortality in the acute respiratory distress syndrome. *N Engl J Med., 338*(6), 347-354.

Antonio, A. C. P., Castro, P. S., Freire, L. O. (2013). Smoke inhalation injury during enclosed-space fires: an update. *J Bras Pneumol., 39*(3), 373-381.

Bang, R. L., Sharma, P. N., Sanyal, S. C., & Al Najjadah, I. (2002). Septicemia after burn injury: a comparative study. *Burns., 28*(8), 746-751.

Bingham, H. G., Gallagher, T. J., & Powell, M. D. (1987). Early bronchoscopy as a predictor of ventilatory support for burned patients. *J Trauma., 27*(11), 1286-1288.

Birky, M. M., & Clarke, F. B. (1981). Inhalation of toxic products from fires. *Bull N Y Acad Med., 57*(10), 997-1013.

Borron, S. W., & Baud, F. J. (2012). Antidotes for acute cyanide poisoning. *Curr Pharm Biotechnol, 13*(10), 1940-1948.

Borron, S. W., Baud, F. J., Barriot, P., Imbert, M., & Bismuth, C. (2007). Prospective study of hydroxocobalamin for acute cyanide poisoning in smoke inhalation. *Ann Emerg Med., 49*(6), 794-801, 801.e1-2.

Borron, S. W., Baud, F. J., Mégarbane, B., & Bismuth, C. (2007). Hydroxocobalamin for severe acute cyanide poisoning by ingestion or inhalation. *Am J Emerg Med., 25*(5), 551-558.

Ceretta, T. (2013). *Perícia confirma que espuma da Kiss liberou cianeto durante incêndio.* RBS TV. Recuperado de http://glo.bo/ZYxHA3

Darling, G. E., Keresteci, M. A., Ibanez, D., Pugash, R. A., Peters, W. J., & Neligan, P. C. (1996). Pulmonary complications in inhalation injuries with associated cutaneous burn. *J Trauma., 40*(1), 83-89.

Demling, R. H. (1993). Smoke inhalation injury. *New Horiz., 1*(3), 422-434.

Demling, R., LaLonde, C., & Ikegami, K. (1996). Fluid resuscitation with deferoxamine hetastarch complex attenuates the lung and systemic response to smoke inhalation. *Surgery, 119*(3), 340-348.

Ernst, A., & Zibrak, J. D. (1998). Carbon monoxide poisoning. *N Engl J Med., 339*(22), 1603-1608.

Filho, A. A., Campolina, D., & Dias, M. B. (2013). *Toxicologia na prática clínica* (2ª ed., 675 p.). Floium.

Fisher, J. A., Rucker, J., Sommer, L. Z., Vesely, A., Lavine, E., Greenwald, Y., ... Iscoe, S. (1999). Isocapnic hyperpnea accelerates carbon monoxide elimination. *Am J Respir Crit Care Med., 159*(4 Pt 1), 1289-1292.

Hamel, J. (2011). A review of acute cyanide poisoning with a treatment update. *Crit Care Nurse, 31*(1), 72-81; quiz 82.

Haponik, E. F. (1990). Clinical and functional assessment. In E. F. Haponik, & A. M. Munster (Eds.), *Respiratory injury: smoke inhalation and burns*. New York: (pp. 137-178). McGraw-Hill.

Haponik, E. F. (1993). Clinical smoke inhalation injury: pulmonary effects. *Occup Med., 8*(3), 430-468.

Haponik, E. F., Crapo, R. O., Herndon, D. N., Traber, D. L., Hudson, L., & Moylan, J. (1988). Smoke inhalation. *Am Rev Respir Dis., 138*(4), 1060-1063.

Haponik, E. F., Meyers, A. D., Munster, A. M., Smith, P. L., Britt, E. J., Wise, R. A., & Bleecker, E. R. (1987). Acute upper airway injury in burn patients. Serial changes of flow-volume curves and nasopharyngoscopy. *Am Rev Respir Dis., 135*(2), 360-366.

Heimbach, D. M., & Waeckerle, J. F. (1988). Inhalation injuries. *Ann Emerg Med., 17*(12), 1316-1320.

Herndon, D. N., Traber, D. L., Niehaus, G. D., Linares, H. A., & Traber, L.D. (1984). The pathophysiology of smoke inhalation injury in a sheep model. *J Trauma., 24*(12), 1044-1051.

Langford, R. M., & Armstrong, R. F. (1989). Algorithm for managing injury from smoke inhalation. *BMJ., 299*(6704), 902-905.

Lawson-Smith, P., Jansen, E. C., & Hyldegaard, O. (2011). Cyanide intoxication as part of smoke inhalation - a review on diagnosis and treatment from the emergency perspective. *Scand J Trauma Resusc Emerg Med., 19*, 14.

Lee-Chiong Jr, T. L. (1999). Smoke inhalation injury. *Postgrad Med., 105*(2), 55-62.

Lull, R. J., Anderson, J. H., Telepak, R. J., Brown, J. M., & Utz, J. A. (1980). Radionuclide imaging in the assessment of lung injury. *Semin Nucl Med., 10*(3), 302-310.

Mayes, R. W. (1993). ACP Broadsheet No 142: November 1993. Measurement of carbon monoxide and cyanide in blood. *J Clin Pathol., 46*(11), 982-988.

Mehta, S., MacDonald, R., Hallett, D. C., Lapinsky, S. E., Aubin, M., & Stewart, T. E. (2003). Acute oxygenation response to inhaled nitric oxide when combined with high-frequency oscillatory ventilation in adults with acute respiratory distress syndrome. *Crit Care Med., 31*(2), 383-389.

MICROMEDEX solutions. POISINDEX®. CYANIDE. (2013). Recuperado de http://www.micromedexsolutions.com

Musgrave, M. A., Fingland, R., Gomez, M., Fish, J., & Cartotto, R. (2000). The use of inhaled nitric oxide as adjuvant therapy in patients with burn injuries and respiratory failure. *J Burn Care Rehabil., 21*(6), 551-557.

Oldham, K. T., Guice, K. S., Till, G. O., & Ward, P. A. (1988). Activation of complement by hydroxyl radical in thermal injury. *Surgery, 104*(2), 272-279.

Piantadosi, C. A. (1999). Diagnosis and treatment of carbon monoxide poisoning. *Respir Care Clin N Am., 5*(2), 183-202.

Reper, P., Wibaux, O., Van Laeke, P., Vandeenen, D., Duinslaeger, L., & Vanderkelen, A. (2002). High frequency percussive ventilation and conventional ventilation after smoke inhalation: a randomised study. *Burns., 28*(5), 503-508.

Ryan, C. M., Schoenfeld, D. A., Thorpe, W. P., Sheridan, R. L., Cassem, E. H., & Tompkins, R. G. (1998). Objective estimates of the probability of death from burn injuries. *N Engl J Med., 338*(6), 362-366.

Saffle, J. R., Morris, S. E., & Edelman, L. (2002). Early tracheostomy does not improve outcome in burn patients. *J Burn Care Rehabil., 23*(6), 431-438.

Sauer, S. W., & Keim, M. E. (2001). Hydroxocobalamin: improved public health readiness for cyanide disasters. *Ann Emerg Med., 37*(6), 635-641.

Scheinkestel, C. D., Bailey, M., Myles, P. S., Jones, K., Cooper, D. J. Millar, I. L., & Tuxen, D. V. (1999). Hyperbaric or normobaric oxygen for acute carbon monoxide poisoning: a randomised controlled clinical trial. *Med J Aust.*, *170*(5), 203-210.

Seger, D., & Welch, L. (1994). Carbon monoxide controversies: neuropsychologic testing, mechanism of toxicity, and hyperbaric oxygen. *Ann Emerg Med.*, *24*(2), 242-248.

Sheridan, R. L., Hurford, W. E., Kacmarek, R. M., Ritz, R. H., Yin, L. M., Ryan, C. M., & Tompkins R. G. (1997). Inhaled nitric oxide in burn patients with respiratory failure. *J Trauma.*, *42*(4), 629-634.

Sheridan, R. L., Kacmarek, R. M., McEttrick, M. M., Weber, J. M., Ryan, C. M., Doody, D. P., ... Tompkins, R. G. (1995). Permissive hypercapnia as a ventilatory strategy in burned children: effect on barotrauma, pneumonia, and mortality. *J Trauma.*, *39*(5), 854-859.

Shirani, K. Z, Pruitt Jr, B. A., & Mason Jr, A. D. (1987). The influence of inhalation injury and pneumonia on burn mortality. *Ann Surg.*, *205*(1), 82-87.

Shusterman, D. J. (1993). Clinical smoke inhalation injury: systemic effects. *Occup Med.*, *8*(3), 469-503.

Smailes, S. T. (2002). Noninvasive positive pressure ventilation in burns. *Burns.*, *28*(8), 795-801.

Souza, R. (TE SBPT), Jardim, C., Salge, J. M. (TE SBPT), & Carvalho, C. R. R. (TE SBPT) (2004). Artigo de Revisão Lesão por inalação de fumaça. *Jornal Brasileiro de Pneumologia*, *30*(6).

Takeuchi, A., Vesely, A., Rucker, J., Sommer, L. Z., Tesler, J., Lavine, E, ... Fisher, J. A. (2000). A simple "new" method to accelerate clearance of carbon monoxide. *Am J Respir Crit Care Med.*, *161*(6), 1816-1819.

Tasaki, O., Mozingo, D. W., Dubick, M. A., Goodwin, C. W., Yantis, L. D., Pruitt Jr., B. A. (2002). Effects of heparin and lisofylline on pulmonary function after smoke inhalation injury in an ovine model. *Crit Care Med.*, (30), 637-43.

Tasaki, O., Mozingo, D. W., Ishihara, S., Brinkley, W. W., Johnson, A. A., Smith, R. H., ... Cioffi Jr., W. G. (1998). Effect of Sulfo Lewis C on smoke inhalation injury in an ovine model. *Crit Care Med.*, *26*(7), 1238-1243.

Terrill, J. B., Montgomery, R. R., & Reinhardt, C. F. (1978). Toxic gases from fires. *Science.*, *200*(4348), 1343-1347.

Ward, P. A., & Till, G. O. (1990). Pathophysiologic events related to thermal injury of skin. *J Trauma.*, *30*(12 Suppl), S75-79.

Weaver, L. K., Hopkins, R. O., Chan, K. J., Churchill, S., Elliott, C. G., Clemmer, T. P., ... Morris, A. H. (2002). Hyperbaric oxygen for acute carbon monoxide poisoning. *N Engl J Med.*, *347*(14), 1057-1067.

Weiss, S. M., & Lakshminarayan, S. (1994). Acute inhalation injury. *Clin Chest Med.*, *15*(1), 103-116.

Young, C. J., & Moss, J. (1989). Smoke inhalation: diagnosis and treatment. *J Clin Anesth*, *1*(5), 377-386.

CAPÍTULO

20 Trauma Pediátrico

Mario Fuhrmann Neto

INTRODUÇÃO

O atendimento pré-hospitalar (APH) da criança é um capítulo de extrema importância, uma vez que existem diversas particularidades anatômicas e fisiológicas, bem como padrões específicos de trauma que requerem um tratamento diferenciado, desde a abordagem pré-hospitalar até o ambiente hospitalar e, posteriormente, a reabilitação.

O trauma é a maior causa de morte na infância, sendo considerada uma epidemia no mundo. É a principal causa de morte em menores de 19 anos nos EUA, seguido por homicídios e suicídios. Os óbitos por causa externa são numericamente mais importantes que a soma das mortes por doenças da infância e contagiosas. São aproximadamente 20 mil mortes por ano, das quais, para cada morte, há 40 hospitalizações e 1.120 crianças tratadas em serviços de emergência.

No Brasil, segundo o Projeto Trauma (2005-2025), do Colégio Brasileiro de Cirurgiões, o acidente e a violência são um problema de Saúde Pública de grande magnitude e, nesse cenário, inclui-se a faixa etária pediátrica. Estima-se que os gastos no atendimento desde o pré-hospitalar às despesas com sequelas produzidas pelo trauma possam atingir bilhões de reais anuais, bem como pelos anos potenciais de vida perdida (Brasil, 2009).

A criança apresenta caracteristicamente uma instabilidade emocional relacionada com uma maior regressão associada a estresse, dor e ambiente hostil. Devem-se ressaltar os danos psicológicos e cognitivos, e a síndrome do estresse pós-traumático, bem como a redução de atenção que representam perda, e, assim, causam desarranjos familiares e sequelas para a criança, a família e a sociedade (Bücker et al., 2012).

Estudos realizados nos EUA, onde o nível de instrução e a educação de trânsito são maiores, mostram, por exemplo, nos casos de acidentes automobilísticos, que crianças maiores de 8 anos cada vez mais são negligenciadas quanto à sua segurança e ao uso do cinto de segurança, mostrando que a prevenção não é devidamente considerada (Macy & Freed, 2012).

Um APH rápido e eficiente no trauma infantil deve ser estruturado com atenção adequada à criança, com sua coordenação exercida corretamente pelo centro regulador, visando o direcionamento do paciente pediátrico para o centro de referência hospitalar apropriado. Manobras de reanimação inadequadas ou inefetivas estão comumente associadas a aumento da morbimortalidade dos traumas pediátricos. Falha na abertura e na manutenção das vias aéreas, falta de proteção adequada da coluna cervical, reposição volêmica excessiva e fracasso ao reconhecer e tratar hemorragias são os pontos mais críticos do atendimento à criança politraumatizada (Ventura & Fuhrmann Neto, 2013). A criança deve estar no local certo, no tempo certo e com menor tempo resposta possível. Aqui vale frisar que, principalmente em nosso meio, a comoção da população em socorrer imediatamente a criança ocasiona retardo no atendimento adequado, bem como sua entrada em serviços que não atendam corretamente a suas necessidades.

Os escores de trauma pediátrico (Tabelas 20.1 e 20.2) são de fundamental importância para a organização e o

Tabela 20.1 Escore de trauma pediátrico I.

Componente avaliado	(+) 2	(+) 1	(–) 1
Peso (kg)	> 20	Entre 10 e 20	< 10
Vias aéreas	Normal	Com suporte O_2	Via aérea definitiva
Pressão arterial sistólica (mmHg)	> 90	Entre 50 e 90 com pulsos carotídeo e femoral	< 50, pulsos filiformes ou ausentes
Nível de consciência	Alerta	Obnubilado	Coma
Fratura	Ausente	Simples ou fechada	Múltipla ou exposta
Pele	Ilesa	Contusão ou laceração < 7 cm	Perda de tecido

Tabela 20.2 Escore de trauma pediátrico II.

Parâmetros	Variáveis	Escore
Frequência respiratória (irm)	10 a 29	4
	> 29	3
	6 a 9	2
	1 a 5	1
	0	0
Pressão arterial sistólica (mmHg)	> 89	4
	76 a 89	3
	50 a 75	2
	1 a 49	1
	0	0
Escala de Glasgow	13 a 15	4
	9 a 12	3
	6 a 8	2
	4 a 5	1
	< 4	0

gerenciamento dos serviços de trauma pediátrico, para a regulação dos casos e seu encaminhamento para serviços adequados e para a documentação científica.

EPIDEMIOLOGIA

No Brasil, o trânsito é a principal causa de morte acidental de crianças e adolescentes com idade de 0 a 14 anos. Em 2014, 1.654 crianças dessa faixa etária morreram no país por esse motivo. Desse total, 34% eram passageiras de veículos, 29% eram pedestres, 11% estavam em motocicletas, 6% eram ciclistas e 20% dos casos entraram na categoria "outros".

Em relação a internações, em 2015, 12.979 crianças foram internadas em decorrência de acidentes de trânsito, sendo 34% pedestres, 26% em acidentes de moto, 19% na condição de ciclista, 8% como ocupante de veículos e 13% das ocorrências estão na categoria "outros".

Não é só dentro de um veículo que a criança corre perigo. Também nas ruas, enquanto vai e volta da escola ou joga bola, por exemplo, muitos acidentes podem acontecer. Para evitar que as crianças sejam atropeladas, é preciso que os adultos estejam sempre atentos ao dirigir, que respeitem a velocidade limite e as regras de trânsito. As crianças também podem aprender sobre comportamento seguro de pedestre, principalmente por meio do exemplo, mas é importante frisar que, até os 10 anos, elas ainda não têm todas as capacidades necessárias para andar sozinhas nas ruas.

Chama atenção o número de crianças que morreram ou ficaram gravemente feridas em acidentes de motos. A legislação brasileira permite que, a partir dos 7 anos, a criança possa ser passageira de motocicleta. Porém, esse meio de transporte é muito perigoso para meninos e meninas, pois eles ainda estão em fase de desenvolvimento e seus ossos e órgãos são mais frágeis do que os de um adulto. Em razão dessa fragilidade, são menos tolerantes a impactos e, para eles, a chance de um acidente de moto ser fatal é mais alta (Ventura & Fuhrmann Neto, 2013).

Na faixa etária acima dos 15 anos, o homicídio representa uma alta taxa de mortalidade. Segundo a ONU, estima-se que o Brasil seja o país com a maior taxa do mundo de mortalidade juvenil por homicídios (Macy & Freed, 2012). Esse valor vem aumentando nos últimos 20 anos.

Outros traumas como queimaduras, morte por choque elétrico, violência doméstica, maus-tratos (*shaking baby syndrome*: hemorragia retiniana e lesões do SNC) e abusos representam outras causas não tão incomuns na população pediátrica.

As lesões mais comuns na criança são: crânio (58%), extremidades/fraturas (38,8%), tórax (4,5%), abdome (5%) e coluna vertebral (1,2%). Com relação à mortalidade, os fatores causais mais comuns são hipoxia, hemorragia maciça e traumatismo cranioencefálico (TCE).

ATENDIMENTOS PRIMÁRIO E SECUNDÁRIO

O atendimento inicial obedece aos conceitos e princípios do protocolo XABCDE, já amplamente discutidos e estudados no ATLS e no PHTLS, sendo respeitadas as particularidades anatômicas, fisiológicas e sociais da vítima na faixa etária pediátrica.

- X (*exsanguination*): exsanguinação
- A (*airway*): vias aéreas e coluna cervical
- B (*breathing*): respiração
- C (*circulation*): circulação
- D (*disability*): avaliação neurológica
- E (*exposure and environmental control*): exposição e medidas de prevenção contra frio e hipotermia.

A criança tem padrões de trauma específicos, respostas fisiológicas próprias e necessidades especiais baseadas em seu desenvolvimento físico e psicossocial.

O sucesso no tratamento depende diretamente da adequação das medidas ao perfil da criança, e um dos artifícios que pode ser utilizado para facilitar essa adequação é a fita de emergência pediátrica Broselow, comumente conhecida como fita Broselow (*Broselow tape*; Figura 20.1). É uma fita métrica codificada por cores, usada no mundo inteiro para emergências pediátricas. A fita Broselow relaciona a altura da criança com o seu peso corporal para fornecer instruções médicas, como as dosagens de medicamentos ou o tamanho dos instrumentos médicos que deverão ser usados. A fita Broselow foi concebida para crianças de até 12 anos e com um peso máximo de 36 kg.

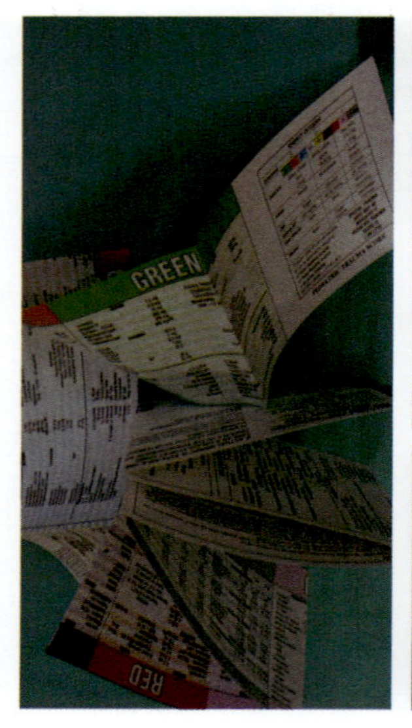

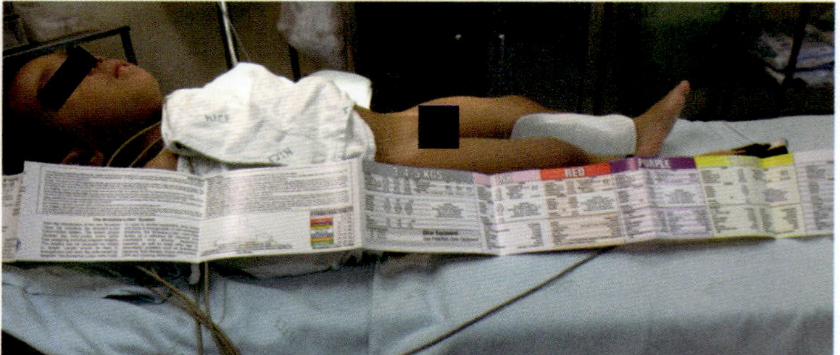

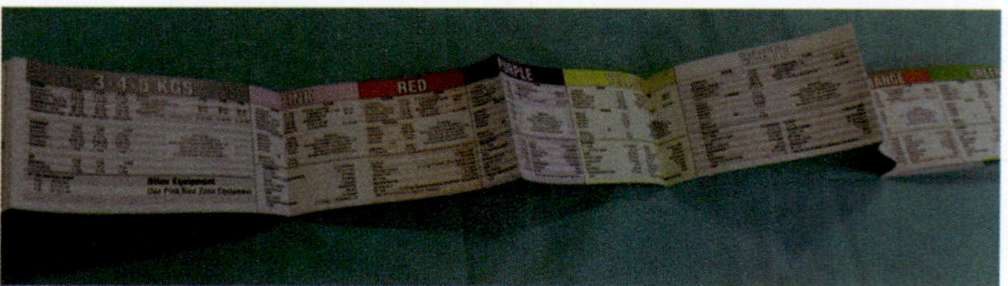

Figura 20.1 Fita Broselow.

Via aérea

A via aérea da criança apresenta particularidades importantes para seu manuseio adequado:

- Há desproporção craniofacial, com a região occipital mais proeminente na criança pequena, sendo necessário coxim sob o dorso para manter a imobilização em prancha rígida, garantindo as vias aéreas pérvias (Figura 20.2)
- Há desproporção do tamanho da língua em relação à cavidade oral, gengiva mais proeminente e vascularizada, alteração do ângulo da mandíbula propiciando menor abertura bucal e podendo dificultar o acesso à via aérea, além de causar edemas e sangramentos em virtude da manipulação excessiva ou intempestiva
- A cartilagem cricoide é a porção mais estreita da via aérea, a traqueia é anteriorizada e mais curta que a posição observada no adulto, dificultando realização do procedimento de intubação traqueal ou favorecendo a intubação seletiva.

Os dispositivos de controle da via aérea são os mesmos, mas, para que sejam efetivos, é de fundamental importância que sejam escolhidos em tamanho e características adequadas para a vítima, sendo respeitadas as particularidades de uso e o manuseio desses materiais.

Cânula orofaríngea (Guedel®)

Deve ser utilizada somente para as vítimas inconscientes, que não tenham reflexo de vômito ou tosse, sempre no tamanho adequado. O uso de cânula orofaríngea de tamanho inadequado para o paciente pode constituir fator de obstrução da via aérea. A medida padrão da cânula para o tamanho da criança é do lobo da orelha à rima labial.

A colocação da cânula deve ser realizada com uso de espátula para levantar a língua, e a cânula com sua concavidade voltada para cima, não devendo ser rodada, como a técnica empregada no adulto, pois a língua é proporcionalmente maior em relação à cavidade oral na criança.

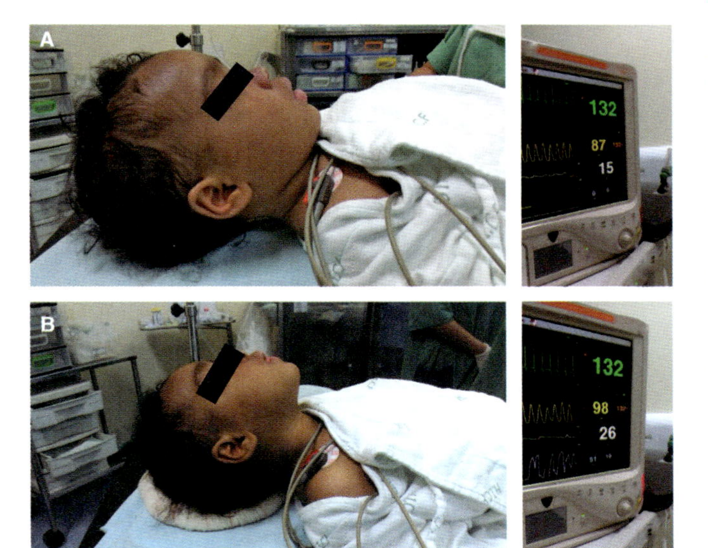

Figura 20.2 **A.** O posicionamento da cabeça da criança provoca uma obstrução da via aérea, causando hipoxemia ($SatO_2$ = 87%). **B.** A colocação do coxim posiciona adequadamente a via aérea, levando à correção da hipoxemia ($SatO_2$ = 98%).

Cânula traqueal

A intubação traqueal é um ato médico e deve ser realizada por profissional habilitado. As múltiplas tentativas de intubação causam edema e sangramentos, impossibilitando definitivamente a realização do procedimento.

É possível ventilar a criança com dispositivo bolsa-válvula-máscara de forma eficaz, desde que o procedimento seja realizado de forma apropriada e com material correto e adequado para o tamanho e a idade do paciente.

A escolha da cânula de tamanho adequado é outro fator muito importante para evitar insucesso na intubação, traumatismos, lesões e sangramentos, bem como prevenir futuras estenoses de traqueia.

A regra matemática para escolher o número da cânula é (idade + 16)/4; para cânula sem *cuff*, utiliza-se um tamanho 0,5 acima.

O procedimento deve ser realizado com o paciente sedado, nunca acordado, a fim de evitar lesões da via aérea e aumento da pressão intracraniana para os casos de TCE. Com relação à intubação, é importante frisar a necessidade de ter atropina sempre à mão, uma vez que pode ocorrer bradicardia durante a laringoscopia em virtude do reflexo vagal.

Máscara laríngea

Trata-se de um dispositivo de ventilação supraglótico, amplamente utilizado em procedimentos eletivos e de curta duração em crianças. Seu uso no pré-hospitalar vem se difundindo, pois pode ser utilizado por enfermeiro treinado. Tem como inconveniente não proteger definitivamente a via aérea.

A negligência na escolha do tamanho do dispositivo torna-o ineficaz na ventilação, podendo, inclusive, ser fator predisponente de broncoaspiração.

A via aérea cirúrgica de emergência no ambiente pré-hospitalar deve ser considerada procedimento de exceção, principalmente em crianças nas quais, como já foi dito, a ventilação com bolsa-válvula-máscara pode ser efetiva.

Ventilação

As alterações ventilatórias devem ser prontamente reconhecidas e tratadas, sempre lembrando que a criança suporta muito mal a hipoventilação e a hipoxia, sendo causa importante de bradicardia e parada cardiorrespiratória.

É muito importante lembrar que, por suas características estruturais, o tórax da criança é mais elástico e menos propenso a fraturas; por outro lado, essas características protegem menos os pulmões, sendo frequente a contusão pulmonar nos casos de traumatismo torácico.

Devem ser observados e identificados prontamente sinais de insuficiência respiratória: balanço da cabeça, roncos e estridores, tiragem intercostal, retração de fúrcula esternal, batimento de asa de nariz e cianose perioral.

A ventilação da criança pode ser prejudicada, como no adulto, por traumatismos e lesões do tórax, que devem ser tratados da mesma forma que no adulto, sempre lembrando que as crianças são mais suscetíveis que os adultos a colapso cardiovascular associado a pneumotórax hipertensivo.

Ar deglutido, choro, distensão gástrica e pneumoperitônio são outros fatores importantes de restrição ventilatória na criança.

No exame físico pediátrico, a avaliação da ventilação e respiração obrigatoriamente deve conter:

- Qualidade das incursões respiratórias
- Frequência (Tabela 20.3)
- Amplitude
- Simetria
- Ausculta (murmúrio vesicular)
- Sibilos, estertores ou roncos (podem significar oxigenação alveolar insuficiente)
- Expansibilidade torácica
- Cor da pele (pele rósea ou mucosas vermelhas significam oxigenação eficiente; por outro lado, pele escura, cinza, cianótica ou mosqueada são sinais de má oxigenação tecidual)
- Presença de ansiedade, inquietação ou combatividade (são possíveis sinais precoces de hipoxia)
- Letargia, rebaixamento do nível de consciência ou inconsciência (podem significar hipoxemia).

Tabela 20.3 Frequência respiratória para pacientes pediátricos.

Grupos etários	Frequência cardíaca (bpm)	Frequência respiratória (irm)	Débito urinário (mℓ/kg/h)
Recém-nascido (até 6 semanas)	120 a 160	30 a 50	2
Lactentes (7 semanas a 1 ano)	80 a 140	20 a 30	1,5
Criança (1 a 2 anos)	80 a 130	30	1
Pré-escolares (2 a 6 anos)	80 a 120	20	0,5
Escolares	60 (80) a 100	16 a 20	0,5
Adolescentes	60 a 100	16 a 20	0,5

Circulação

O controle das grandes hemorragias e a prevenção do choque na criança são bastante semelhantes às medidas realizadas no adulto.

As hemorragias devem ser contidas com compressão direta do local.

A diferença fisiológica fundamental em relação ao adulto é a capacidade da criança de compensar os transtornos hemodinâmicos induzidos pelo choque hemorrágico, mantendo a pós-carga em razão da vasoconstrição periférica, que mantém a perfusão dos órgãos vitais. O volume sanguíneo circulante e o débito cardíaco são maiores por quilograma de peso do que nos adultos; porém, os valores absolutos são menores, dado o menor tamanho do corpo (Ventura & Fuhrmann Neto, 2013).

A criança somente apresenta sinais de hipovolemia após perder em torno de 20 a 30% de seu volume circulante.

Qualquer sinal de choque deve ser cuidadosamente investigado e tratado de forma agressiva, uma vez que os sinais clínicos só surgem quando o choque já estiver instalado, e a deterioração do estado clínico da criança é muito rápida e irreversível em alguns casos.

São sinais de choque hipovolêmico na criança:

- Taquicardia sinusal
- Pressão arterial sistólica menor que 70 mmHg[1]
- Extremidades frias
- Sudorese
- Perfusão distal maior que 2 segundos
- Dispneia/taquipneia
- Agitação
- Letargia
- Hipotonia.

O volume sanguíneo da criança pode ser estimado por: 80 × (peso em kg) mℓ.

A obtenção de um acesso venoso na criança pode representar fator de estresse para a equipe. Até os 18 meses, as veias do escalpo têm bom calibre e sua punção não representa grande dificuldade. A partir dessa faixa etária, as veias dos membros superiores, principalmente mãos e antebraço, são boas opções.

Não se admite perder tempo na obtenção de acesso venoso. O insucesso após duas tentativas é suficiente para se pensar em chegar ao hospital ou pensar em outras vias de acesso, por exemplo a via intraóssea, preferencialmente na tuberosidade anterior da tíbia.

A reposição volêmica da criança, assim como no adulto, é realizada com Ringer com lactato aquecido a 39°C. A administração é feita em *bolus* de 20 mℓ/kg, com reavaliação da criança a cada 10 minutos.

A manutenção do quadro instável após o segundo *bolus* é fator indicativo de gravidade e implica avaliação cirúrgica, exames complementares e de hemocomponentes da vítima no momento de sua admissão na unidade de referência.

Déficit neurológico

O TCE é muito comum na criança, podendo corresponder a até 89% das mortes das crianças nos EUA.

Os exames primário e secundário devem ser realizados de forma cuidadosa e sistemática, atentando para os mínimos sinais e sintomas preditivos de atenção ou gravidade. A observação das pupilas e a Escala de Coma de Glasgow, assim como nos adultos, são importantes na avaliação neurológica. Não se deve esquecer que, nas crianças menores de 2 anos, utiliza-se a escala de coma modificada (Tabela 20.4).

Tabela 20.4 Escala de Coma de Glasgow modificada para lactentes.

	Escala de Glasgow	Escala de Glasgow modificada
Abertura ocular		
4	Espontânea	Espontânea
3	Estímulo verbal	Estímulo verbal
2	Estímulo doloroso	Estímulo doloroso
1	Ausente	Ausente
Resposta verbal		
5	Orientado	Balbucia
4	Confuso	Choro irritado
3	Palavras inapropriadas	Choro à dor, consolável
2	Sons inespecíficos	Choro inconsolável ou gemidos
1	Ausente	Ausente
Resposta motora		
6	Obedece a comandos	Movimentação espontânea
5	Localiza a dor	Retirada ao toque
4	Retirada ao estímulo doloroso	Retirada ao estímulo doloroso
3	Flexão ao estímulo doloroso (decorticação)	Flexão ao estímulo doloroso (decorticação)
2	Extensão ao estímulo doloroso (descerebração)	Extensão ao estímulo doloroso (descerebração)
1	Ausente	Ausente

[1] Como abordado, os equipamentos utilizados devem ter tamanho adequado para que os dados encontrados sejam confiáveis.

Em caso de TCE na criança, são considerações importantes:

- Idade (menores de 2 anos demandam maior atenção)
- Fechamento das fontanelas. Tumefação de fontanela em criança vítima de TCE significa aumento da pressão intracraniana
- Ocorrência de crises convulsivas
- Cefaleia intensa e progressiva
- Alterações no comportamento da criança, como irritabilidade ou agitação, apatia ou indiferença
- Vômitos recorrentes
- Anamnese objetiva
- As exatas condições do trauma (buscar elucidar com riqueza de detalhes)
- Suspeita de maus-tratos
- Alterações na calota craniana ou no escalpo ou equimoses orbitopalpebrais
- Hematoma retroauricular
- Presença da exteriorização de líquido pelo nariz ou pelo conduto auditivo externo com possibilidade de ser uma fístula liquórica
- Hipertensão, bradicardia, alteração respiratória e queda do nível de consciência (são sinais de aumento da pressão intracraniana).

No atendimento à criança politraumatizada e/ou com suspeita de trauma raquimedular, o conceito fundamental é mover a vítima o mínimo possível, assim como no adulto. O uso de colar cervical e imobilizadores adequados, coxins, talas e ataduras são fundamentais para a perfeita imobilização desses pacientes.

Exposição

A exposição da vítima e o exame sistemático da cabeça aos pés devem ser realizados na criança, assim como no adulto, respeitando-se a sua intimidade e o seu poder de compreensão. O socorrista deve interagir com a criança em todos os momentos, transmitindo calma e reduzindo a ansiedade da criança e de seus acompanhantes.

O sistema termorregulador da criança está em desenvolvimento. Quanto mais jovem a criança, maior sua sensibilidade ao frio. Muito cuidado com a hipotermia.

REGULAÇÃO E COMUNICAÇÃO ENTRE AS CENTRAIS

Como abordado anteriormente, um APH rápido e eficiente no trauma infantil deve ser estruturado com atenção adequada à criança. Sua coordenação deve ser exercida corretamente pelo centro regulador, o qual deve enviar a viatura apropriada e, fundamentalmente, o profissional de Saúde ou socorrista que retransmite à central os dados exatos da ocorrência.

Tal mecanismo visa ao direcionamento do paciente pediátrico para o centro de referência hospitalar apropriado. A criança deve estar no local certo, no tempo certo e com o menor tempo resposta possível.

BIBLIOGRAFIA

Abib SCV, Schettini ST, Figueiredo LFP. (2006) Prehospital Pediatric Trauma Classification (PHPTC) as a tool for optimizing trauma care resourses in the city of São Paulo, Brazil. *Acta Cirúrgica Brasileira, 21*(1).

American Heart Association. (2003) SAVP – Manual para provedores. AHA.

Brasil. (2009). *Manual de vigilância de óbito infantil e fetal.* Brasília: Ministério da Saúde.

Bücker, J., Kapczinski, F., Post, R., Ceresér, K. M., Szobot, C., Yatham, L. N., . . . Kauer-Sant'Anna, M. (2012). Cognitive impairment in school-aged children with early trauma. *Comprehensive Psychiatry, 53*(6), 758-64.

Biblioteca Virtual em Saúde. (2008). *Painel de indicadores do SUS. Prevenção de violência e cultura de paz* (Vol. 3).

Cantor, R. M., & Leaming, J. M. (1998). Evaluation and management of pediatric major trauma. *Emergency Medicine Clinics of North America, 16*(1), 229-256.

Colégio Brasileiro de Cirurgiões. Projeto Trauma, 2005-2025.

Colégio Americano de Cirurgiões. (2008). *Suporte avançado de vida no trauma para médicos. ATLS – Manual do curso para alunos* (8ª ed.). Comitê de Trauma.

Comitê do PHTLS da National Association of Emergency Medical Technicians (NAEMT) em Cooperação com o Comitê de Trauma do Colégio Americano de Cirurgiões. (2007). *Atendimento pré-hospitalar ao traumatizado básico e avançado – PHTLS* (6ª ed.) Rio de Janeiro: Elsevier.

Fuhrmann Neto, M. (2013). Trauma pediátrico em pronto-socorro: Medicina de emergência (3ª ed.). Barueri: Manole.

Macy, M. L., Freed, G. L. (2012). Child passenger safety practices in the U.S.: Disparities in light of updated recommendations. *American Journal of Preventive Medicin, 43*(3), 272-81.

ONG Criança Segura. (2016). *Trânsito continua sendo a principal causa de morte acidental de crianças no Brasil.*

Sanchez, J. I., & Paidas, C. N. (1999). Childhood trauma. Now and in the new millennium. *Emergency Medicine Clinics of North America, 79*(6), 1503-1535.

Schvartsman, C., Carrera, R., & Abramovici, S. (2005). Avaliação e transporte da criança traumatizada. *Journal of Pediatrics, 81*(5), 223-229.

Ventura, D. E., & Fuhrmann Neto, M. (2013). Trauma pediátrico em pré-hospitalar. In Secretaria de Estado da Saúde de São Paulo. *GRAU: Grupo de Resgate e Atenção às Urgências e Emergências* (p. 445-453). Barueri: Manole.

Wetzel, R. C., & Burns, R. C. (2002). Multiple trauma in children: Critical care overview. *Critical Care Medicine, 30*(11 Suppl), S468-477.

CAPÍTULO

21 Trauma no Idoso

Silvana Nigro

INTRODUÇÃO

Segundo a Organização Mundial da Saúde (OMS, 2005), a definição de idoso segue uma idade cronológica distinta para o grau de desenvolvimento de cada país. Portanto, nos países em desenvolvimento define-se como idosa a pessoa com idade superior a 60 anos, e nos países desenvolvidos, aquela com 65 anos ou mais. Deve-se salientar que a idade cronológica não é um marcador para as mudanças que acompanham o envelhecimento (Oliveira et al., 2013).

Segundo Mendes, Gusmão, Faro e Leite (2005), envelhecer é um processo natural que caracteriza uma etapa da vida do homem e se dá por mudanças físicas, psicológicas e sociais que acometem de modo particular cada indivíduo com sobrevida prolongada.

O envelhecimento populacional é um fenômeno mundial decorrente de um processo gradual de transição demográfica. Levantamento da Organização das Nações Unidas (ONU) estima que uma em cada nove pessoas no mundo tem idade igual ou superior a 60 anos. Em 2020, a população idosa representava 13,5% da população global, com cerca de 1,1 bilhão de pessoas (NAEMT, 2019; IBGE, 2002). Nas projeções para 2050, a população de idosos deve chegar a 2 bilhões, constituindo 22% da população global, levando a uma inversão da relação entre a população infantil e de idosos, com esses superando em números a infantil. A perspectiva para 2100 é que o número de idosos alcance 3,1 bilhões, representando 28,2% da população global (NAEMT, 2019).

No Brasil, segundo a Pesquisa Nacional por Amostra de Domicílios Contínua do Instituto Brasileiro de Geografia e Estatística (IBGE), o número de pessoas com idade superior a 60 anos tem sido maior do que no cenário global. Em 1950, eram 2,6 milhões, representando 4,9% da população, chegando a 29,9 milhões em 2020, cerca de 14% da população. A projeção é que alcance 57 milhões de pessoas em 2042 (24,5% da população brasileira), tornando-se a quinta maior população de idosos no mundo (Küchemann, 2013). Em 2031, a população de idosos no Brasil deve superar o número de crianças e adolescentes de 0 a 14 anos; portanto, o final do século XXI será grisalho para o Brasil e o mundo. As nações terão que lidar com uma estrutura etária desfavorável do ponto de vista da produtividade, devendo implementar medidas visando o equilíbrio econômico diante da grande dependência demográfica. Essa mudança altera o foco do sistema previdenciário e de Saúde para a população de risco, composta no cenário atual de idosos e não de crianças, considerando o tratamento de doenças mais prevalentes para essa faixa etária.

Diante do crescimento da população idosa associado ao aumento da expectativa de vida com melhores condições de saúde e qualidade de vida proporcionando-lhes maior autonomia, os idosos ficam mais expostos a riscos decorrentes do ambiente e agentes agressores, com aumento nos índices de trauma para essa faixa etária.

Segundo o Departamento de Informática do Sistema Único de Saúde (DATASUS), a taxa de mortalidade preliminar de idosos por causas externas no Brasil em 2021 foi de 36.566. Observa-se na avaliação desse índice uma tendência de crescimento a cada ano, considerando que em 2011 o número de óbitos foi de 24.669, um aumento percentual de 48,2% (Brasil, s.d.).

A maior prevalência de mortalidade se concentra na região Sudeste, com 46,6%, seguida pelas regiões Nordeste (24,0%) e Sul (16,9%) do Brasil. As causas com maior incidência de mortalidade são: agressões (1.948 casos), lesões autoprovocadas (2.606 casos), acidentes de transporte (5.378 casos), quedas (11.603 casos) e eventos cuja intenção é indeterminada (7.252 casos).

Quando se fala em morbidade, o DATASUS mostra que em 2022 aconteceram 315.742 internações decorrentes de causas externas para essa faixa etária frente a 269.956 internações em 2021 (aumento de 16,9%), gerando um custo para o Sistema Único de Saúde (SUS) de R$ 580 milhões, valor 32,7% maior que o ano anterior (Brasil, s.d.).

Registros do DATASUS mostram uma elevada taxa de internações hospitalares no período de 2022 decorrentes de quedas: 158.152 internações, seguidas de 26.045 internações por acidentes de transporte, incluídos os atropelamentos envolvendo pedestres e ciclistas (9.909 internações); as vítimas de agressões somam 2.850 internações, e uma das causas pouco lembradas nas estatísticas, mas com grande prevalência, são as lesões térmicas/elétricas, que totalizam 37.657 internações (Brasil, s.d.).

Considerando as causas para o mecanismo mais prevalente de trauma no idoso, devemos salientar que a maioria das quedas ocorre nos domicílios, que em geral não apresentam condições adequadas para atender suas necessidades, e também em vias públicas, que têm péssimas condições de manutenção e acessibilidade para os idosos.

Outros fatores contribuem para a ocorrência de lesões traumáticas no idoso e estão relacionadas com um conjunto de alterações anatômicas e funcionais que acompanham o envelhecimento e serão expostos no próximo seguimento.

Visando minimizar a morbimortalidade decorrente de lesões traumáticas nessa faixa etária, é preciso investir em estratégias de medidas educativas e preventivas, promovendo um envelhecimento saudável, incrementar políticas públicas de promoção e proteção ao idoso, além de preparar os profissionais de Saúde para o atendimento a essa população no sentido de conhecer as peculiaridades do envelhecimento, como alterações físicas, sociais e psíquicas.

ANATOMIA E FISIOLOGIA DO ENVELHECIMENTO

O que muda no atendimento à vítima de trauma idosa? O atendimento ao paciente idoso vítima de trauma tem as mesmas prioridades e necessidades de intervenções de todas as outras vítimas traumatizadas, mas é imprescindível levar em consideração os aspectos inerentes ao envelhecimento, como as alterações anatômicas, fisiológicas, psíquicas, doenças associadas e uso de medicações, dentre outras.

O fator primordial é estar ciente de que, em uma situação de trauma, as lesões que poderiam ser facilmente toleradas e superadas por pessoas mais jovens podem resultar em morte nos idosos. Muitas vezes, o atendimento do paciente idoso na cena pelas equipes de atendimento pré-hospitalar (APH) demanda mais tempo em virtude da grande variedade de fatores associados, como a avaliação de morbidades que possam estar relacionas com o evento traumático, dificuldades de comunicação com os pacientes e particularidades na imobilização decorrentes de alterações anatômicas na pessoa idosa. Por isso, é de extrema importância que esse paciente receba os cuidados definitivos em uma instituição hospitalar o mais breve possível.

O envelhecimento é um processo biológico natural que se inicia com o passar dos anos, sobressaindo-se no adulto idoso. Nessa faixa etária, o organismo é maduro e passa a apresentar gradualmente alterações fisiológicas, morfológicas, psicológicas e bioquímicas que fazem com que o indivíduo perca sua capacidade de adaptação ao meio ambiente, com declínio acentuado e progressivo até a morte.

O processo fundamental do envelhecimento ocorre no nível intracelular, porém se reflete na estrutura anatômica e fisiológica. A velhice é caracterizada por diminuição da energia (redução do metabolismo basal) e das capacidades motoras, aparecimento de processo crônico-degenerativo, redução da força, velocidade e flexibilidade, diminuição da atenção, depressão das funções fisiológicas e declínio na acuidade sensorial (dos sentidos).

ALTERAÇÕES DO SISTEMA MUSCULOESQUELÉTICO

O processo de envelhecimento transforma progressivamente o sistema musculoesquelético, e o resultado é a perda de massa muscular e de força. As modificações anatômicas na coluna vertebral causam redução na estatura, aproximadamente 1 a 3 cm a cada década (Cardoso, 2009). Ocorrem adelgaçamento dos discos intervertebrais e encurtamento dos corpos vertebrais, com desenvolvimento frequente de cifose, o que dificulta o alinhamento da coluna cervical e o posicionamento da via aérea. Após os 50 anos, inicia-se a atrofia óssea, ou seja, a perda de massa óssea, com maior propensão a fraturas. A cartilagem articular torna-se menos resistente e menos estável, sofrendo processo degenerativo.

Os músculos esqueléticos são a maior massa tecidual do corpo humano e correspondem a cerca de 50% do peso corporal. Com o envelhecimento, há diminuição lenta e progressiva da massa muscular (10% por década a partir dos 50 anos), responsável por transformar e armazenar energia e absorver parte da energia produzida pelo evento traumático; o tecido é gradativamente substituído por colágeno e gordura.

As alterações no sistema osteoarticular geram a piora do equilíbrio corporal do idoso, reduzindo a amplitude dos movimentos e modificando a marcha. Além disso, o envelhecimento modifica a atividade celular na medula óssea, ocasionando reabastecimento inadequado de osteoclastos e osteoblastos e também desequilíbrio no processo de reabsorção e formação óssea, resultando em perda óssea (Cardoso, 2009; Coelho, Santos, Barão, Alves & Gennari, 2006; Betancourt, 2011; Esquenazi, Silva & Guimarães, 2014). Há tendência a ganho ponderal pelo aumento do tecido adiposo e perda de massa muscular e óssea. A distribuição da gordura corporal se acentua no tronco e menos nos membros. A gordura abdominal predispõe ao risco de doenças metabólicas e perda de força e massa muscular esquelética (sarcopenia) (Cardoso, 2009; Porth, 2004). O aumento da gordura corporal total e a diminuição do tecido muscular ocorrem principalmente pela diminuição da taxa de metabolismo basal e inatividade física (Cardoso, 2009).

Como consequência das alterações musculares, o idoso adota posturas viciosas e compensatórias, prejudicando ainda mais o aparelho locomotor, com alentecimento da marcha e perda de equilíbrio. Toda essa transformação faz com que o idoso esteja mais suscetível a ocorrências traumáticas; ossos mais frágeis são sustentados por músculos mais fracos, favorecendo a ocorrência de quedas, e sua consequência mais temida, as fraturas. Por sua vez, os idosos têm menor capacidade de recuperação e maior vulnerabilidade às complicações decorrentes dessas lesões.

ALTERAÇÕES DA PELE

Durante o envelhecimento, a pele passa a perder água e, consequentemente, fibras de colágeno e proteínas, com redução da elasticidade e do turgor, tornando-se mais flácida, o que caracteriza o aspecto da pele do idoso, evidenciado pelas rugas (Medeiros, 2006; Santos & Bianchi, 2013).

A diminuição da espessura da pele e do subcutâneo confere um aspecto translúcido à pele e menor celularidade e vascularização, o que altera a termorregulação e predispõe à hipotermia em condições ambientais de baixa temperatura. Os vasos sanguíneos apresentam maior fragilidade, predispondo seu rompimento com maior facilidade, propiciando o aparecimento de equimoses aos mínimos impactos.

As glândulas sebáceas diminuem sua atividade, resultando em pele seca, áspera e mais sujeita a infecções; o mesmo acontece com as glândulas sudoríparas, reduzindo, com isso, a capacidade de adaptação a variações de temperatura. Há diminuição da regulação térmica pela menor sudorese, o que pode levar a choque térmico em situações de grande aquecimento e diminuição da absorção de água.

ALTERAÇÕES HÍDRICAS E ABSORÇÃO

As necessidades energéticas diminuem com o envelhecimento, como resultado de alterações do metabolismo basal e redução da atividade física. O idoso apresenta redução da capacidade de absorção de fluidos, o que o torna mais suscetível à desidratação. Além disso, um fator peculiar ao idoso é a diminuição dos reflexos de fome e sede. A desidratação na pessoa idosa pode decorrer da diminuição da percepção de sede e consequente ingestão hídrica insuficiente e/ou por aumento das perdas de líquidos (por infecção, demência, uso de diuréticos, entre outros).

ALTERAÇÕES DOS ÓRGÃOS DOS SENTIDOS

Audição

A audição é um dos primeiros sentidos a sofrer déficit com o envelhecimento. A perda de audição (presbiacusia) é comum entre os idosos, e é inevitável algum grau de prejuízo com o avanço da idade. As alterações na acuidade auditiva predispõem o idoso a maiores riscos relacionados com acidentes envolvendo veículos motorizados, principalmente a atropelamentos, pela não percepção auditiva da aproximação de veículos ou da sinalização sonora (NAEMT, 2019).

Olfato e paladar

Com o envelhecer, ocorre declínio progressivo da disfunção do paladar e, mais acentuadamente, do olfato. Essas perdas sensoriais podem resultar em consumo de dieta mais monótona, com perda do prazer para a alimentação e consequente desequilíbrio nutricional nos idosos.

Visão

Há um declínio geral na acuidade visual com a idade, e quase todas as pessoas com mais de 65 anos precisam de correção visual. O tamanho da pupila diminui e ela se torna mais lenta nas respostas à escuridão ou à luminosidade intensa. Há perda do poder de refração do cristalino, que se torna esbranquiçado e opaco (catarata), produzindo visão turva, diminuição do campo visual periférico, diminuição da capacidade de adaptação ao escuro e da noção de profundidade e da capacidade de recuperação após exposição à luz (NAEMT, 2019).

O problema visual mais comum em idosos é a presbiopia, ou dificuldade de enfocar objetos próximos. Ela é causada principalmente pela elasticidade diminuída do cristalino e atrofia do músculo ciliar (Fechine & Trompieri, 2012). Há também diminuição na produção de lágrimas, reduzindo a lubrificação ocular, o que leva à secura ocular, prurido e ardência (NAEMT, 2019).

Estudos demonstram que a diminuição da acuidade visual que acompanha o envelhecimento está relacionada com a redução da estabilidade postural, aumentando o risco de quedas com lesões ortopédicas em idosos (Esquenazi et al., 2014).

ALTERAÇÕES DO SISTEMA RESPIRATÓRIO

O processo natural do envelhecimento promove uma série de alterações que levam a um declínio na função respiratória.

Modificações da estrutura torácica

Relacionam-se com alterações que comprometem a eficiência ventilatória, como a calcificação das cartilagens costais associada à redução e ao achatamento das vértebras, além da redução dos discos intervertebrais, levando à rigidez da parede torácica, menor eficiência da musculatura e perda das propriedades elásticas do tecido pulmonar (Cardoso, 2009; Coelho et al., 2006; Hirano et al., 2007; Betancourt, 2011; Esquenazi et al., 2014; NAEMT, 2019; ACS, 2019).

A diminuição da complacência da caixa torácica decorrente da curvatura acentuada da coluna torácica (cifose) é um problema adicional para a função ventilatória, pois aumenta a dependência da respiração diafragmática levando à redução das pressões máximas inspiratórias e expiratórias, com um grau de dificuldade maior para executar a dinâmica ventilatória.

Há aumento da pressão intra-abdominal pelo rebaixamento do diafragma. Na posição supina, essas alterações podem aumentar a probabilidade de vômitos e piorar os problemas respiratórios. Outro fator importante é a obesidade, que leva à restrição dos movimentos respiratórios, principalmente quando a distribuição da gordura é central.

Modificações na função pulmonar

Ocorre redução da reserva fisiológica respiratória decorrente de alterações como aumento do espaço morto anatômico, redução da superfície alveolar comprometendo a troca gasosa, alterações da perfusão capilar com redução da pressão parcial de O_2 no sangue arterial, diminuição da difusão de O_2 através da membrana alvéolo-capilar, menor sensibilidade do centro respiratório à hipoxia ou à hipercapnia, diminuindo a resposta ventilatória. A capacidade de transporte de O_2 aos tecidos também se reduz com a idade. Há redução do reflexo de tosse, aumentando a possibilidade de retenção de secreções.

Modificações na via aérea

Com certa frequência, idosos apresentam dentição precária, por vezes até endentados. Além disso, a retração da mandíbula também é comum, situação que resulta em alterações no contorno da face e pode dificultar o posicionamento e a vedação adequada da máscara do dispositivo de reanimação manual e adequada visualização em procedimentos da via aérea definitiva.

Atenção para a possibilidade do uso de próteses dentárias, que podem se tornar corpos estranhos, com risco de aspiração e obstrução da via aérea. É preciso muita cautela no manejo da via aérea.

Todas as alterações decorrentes do envelhecimento levam a uma diminuição da eficiência do sistema respiratório, exigindo mais esforço do idoso para respirar, com maior dificuldade para executar suas tarefas diárias.

ALTERAÇÕES DO SISTEMA CARDIOVASCULAR

Com o avanço da idade, o coração e os vasos sanguíneos apresentam alterações morfológicas e teciduais, mesmo na ausência de qualquer doença. O processo de envelhecimento provoca a dilatação das artérias e o espessamento da camada íntima, com depósitos de gordura em suas paredes. As artérias tendem a perder a elasticidade e tornam-se menos complacentes, com consequente aumento da pós-carga e da resistência vascular periférica e elevação progressiva da pressão arterial sistólica.

Essas alterações desencadeiam uma série de modificações, como hipertrofia ventricular esquerda, aumento do átrio esquerdo, diminuição do enchimento ventricular e da distensibilidade do ventrículo esquerdo. Desse modo, a função cardiovascular fica prejudicada, aumentando a disfunção diastólica do ventrículo esquerdo e dificultando a ejeção ventricular.

O sistema de condução do impulso cardíaco também sofre alterações, podendo aumentar a incidência de arritmias cardíacas. Outro fator relevante é a diminuição dos reflexos de resposta à hipotensão, fazendo com que o paciente não consiga responder com o aumento da frequência cardíaca para compensar uma pressão arterial baixa. A frequência cardíaca máxima também diminui com o avançar da idade; portanto, não espere que o idoso atinja uma frequência cardíaca máxima, pois o coração está menos sensível à estimulação beta-adrenérgica.

O idoso apresenta diminuição do volume sanguíneo circulante, comprometendo sua reserva fisiológica para perdas sanguíneas. Durante a avaliação do paciente idoso, é de suma importância obter o histórico de doenças cardiovasculares e identificar o uso de medicações para tratamento de hipertensão arterial, anticoagulantes, betabloqueadores e presença de marca-passo definitivo, que podem alterar a resposta à perda volêmica.

O coração do idoso é competente em repouso, mas apresenta resposta alterada quando submetido a esforço, podendo facilmente entrar em falência quando submetido a uma demanda aumentada. A reposição volêmica no idoso deve ser cautelosa a fim de evitar a sobrecarga de volume sobre o sistema cardiovascular, que apresenta capacidade contrátil reduzida.

ALTERAÇÕES DO SISTEMA NERVOSO

De todos os sistemas do corpo humano, o sistema nervoso central (SNC) é o que mais se transforma e sofre comprometimento com o processo de envelhecimento. O fator preocupante do envelhecimento é o fato de o SNC não apresentar capacidade reparadora (Cardoso, 2009; Coelho et al., 2006; Lei nº 10.741, de 1º de outubro de 2003; Betancourt, 2011; NAEMT, 2019; ACS, 2019).

O idoso apresenta redução do fluxo sanguíneo cerebral e decréscimo no volume e no peso da massa cerebral, com declínio ponderal de 1,4 a 1,7% por década já a partir da segunda década de vida. Essa atrofia cerebral aumenta o espaço na calota craniana e, por vezes, pode haver acúmulo de sangue decorrente de traumatismos cranianos sem que o paciente apresente sinais ou sintomas por algum período (Coelho et al., 2006).

A redução no número de neurônios não é uniforme em todas as áreas do encéfalo, com maior comprometimento no córtex dos giros pré-centrais, temporais e cerebelo. Algumas alterações decorrentes dessa redução neuronal são geralmente acompanhadas de transtornos cognitivos: dificuldades na realização de atividades, planejamento e tomada de decisões, comprometimento da memória e do aprendizado, déficits na audição e visão e alterações no tato fino, no equilíbrio, na coordenação motora, entre outras. Ocorre declínio na velocidade de condução nervosa com efeito discreto sobre o raciocínio e o comportamento, lentidão na intensidade de resposta reflexa, restrição nas respostas motoras, no poder de reação e da capacidade de coordenação. Os idosos podem apresentar tremores periféricos e marcha instável. A memória recente frequentemente está prejudicada; entretanto, a memória passada muitas vezes está preservada. A demência, segundo a definição corrente de deterioração progressiva da memória e cognição, ocorre predominantemente nessa faixa etária. Idosos podem apresentar alterações de comportamento e mudança de personalidade.

Os distúrbios depressivos estão entre as queixas mais comuns de adultos idosos e são a principal causa de suicídio nessa idade. A dificuldade em dormir, o despertar cedo e a letargia são os sintomas cardinais de depressão acentuada.

Segundo estudos, uma em cada 10 pessoas com mais de 80 anos será portadora da doença de Alzheimer. No início, o paciente com doença de Alzheimer mostra apenas uma leve perda de memória, que chega a atrapalhar o pensamento em geral. Depois, pode surgir uma fase com desorientação, dificuldade para tomar decisões ou mesmo para conversar (Lei nº 10.741, de 1º de outubro de 2003).

ALTERAÇÕES PSICOLÓGICAS

O processo de envelhecimento leva a alterações do ponto de vista psicológico (Coelho et al., 2006). O ser humano no processo de envelhecimento passa a apresentar mudanças psicológicas que resultam da dificuldade de se adaptar a novos papéis sociais, circunstâncias estressantes adversas, diminuição de sua autoestima, falta de motivações, dificuldade de mudanças rápidas, perdas orgânicas e afetivas, somatizações, hipocondria e depressão (Coelho et al., 2006). Os transtornos psíquicos podem se manifestar em quadros clínicos diversos, como esquizofrenia, doenças clínicas, demência, alcoolismo, entre outros.

O envelhecimento social da população altera o *status* do idoso e seu relacionamento com outras pessoas. Isso se dá em função de vários fatores: crise de identidade com diminuição da autoestima pela perda de papel social; mudança de papel no trabalho, na família e na sociedade; aposentadoria; perda de autonomia, independência, de poder aquisitivo; perda de pessoas próximas e diminuição de contatos sociais (Coelho et al., 2006).

A manutenção de atividade física compatível para a idade propicia alívio do estresse e das mudanças de humor, diminuindo o impacto do fator estressante do ambiente, além de reduzir e prevenir os transtornos psíquicos no idoso. Conhecer o processo de envelhecimento é importante para o desenvolvimento de estratégias que amenizem os efeitos da senescência, a fim de garantir a vivência do final do ciclo de vida favorecendo a independência, a autonomia e a qualidade de vida. Esse processo não está relacionado apenas com a condição genética, mas sofre influência dos hábitos adquiridos ao longo da vida (Coelho et al., 2006).

MECANISMOS DE TRAUMA

Quedas

A queda e suas complicações são a causa mais frequente de internação e mortalidade dentre as patologias traumáticas nas pessoas com idade superior a 65 anos. As quedas são responsáveis por 40% das mortes nesse grupo etário e contribuem, em grande parte, para a redução da autonomia e da qualidade de vida (NAEMT, 2019).

Para o sexo masculino, o local onde mais acontecem as quedas são as vias públicas, pelo fato de exercerem atividades laborais até faixa etária mais elevada; já para o sexo feminino, a maior incidência desse trauma é no domicílio, provavelmente pela maior exposição a serviços domésticos, maior acometimento por doenças como osteoporose, percentual reduzido de massa magra e força muscular quando comparadas com o sexo masculino.

São inúmeros os fatores que contribuem para a ocorrência de quedas do idoso, como o declínio fisiológico que acompanha o processo do envelhecimento, a existência de doenças associadas, associação de diversos medicamentos, diminuição da acuidade visual e a não utilização de óculos, bem como déficit auditivo. Além disso, os idosos estão vulneráveis aos fatores ambientais que predispõem traumas por queda (p. ex., pisos escorregadios, calçados inadequados, vias públicas em mau estado de conservação, presença de tapetes soltos, degraus altos, ausência de barras de suporte, ambientes mal iluminados, falta de acompanhantes etc.).

As lesões mais frequentes decorrentes das quedas são as fraturas de fêmur (mais comuns no sexo feminino), que ocupam lugar de destaque nas estatísticas. No sexo masculino, o trauma cranioencefálico tem maior incidência, seguido de fraturas de membros superiores.

Medidas para prevenção desse mecanismo podem ser implementadas pelos órgãos responsáveis, como melhoria da acessibilidade em vias públicas, promoção de projetos de casa segura, proporcionar acesso a atividades físicas voltadas para idosos, acesso aos serviços de Saúde para tratamento oftalmológico, reposição hormonal, prevenção e tratamento da osteoporose, dentre outros.

Acidentes com veículos motorizados

Estatisticamente, acidentes com veículos motorizados são a segunda causa mais frequente de trauma no idoso, mas a principal causa de morte para a faixa etária dos 65 aos 75 anos, considerando não só os ocupantes de veículos motorizados, mas também as vítimas de atropelamentos (Carvalho et al., 2014). Demonstrando uma tendência associada à melhora da sobrevida da população, uma porcentagem significativa dos idosos apresenta vida mais saudável e ativa, determinando maior exposição a acidentes externos.

As causas que mais contribuem para esse tipo de evento são: diminuição dos reflexos, podendo comprometer a resposta de reação na condução de um veículo ou na travessia de uma via; redução da força; déficit de cognição; menor agilidade; menor velocidade de marcha, fazendo com que nem sempre consigam concluir a travessia de uma via; diminuição da acuidade visual e auditiva.

Levantamentos mostram que a maioria dos idosos vítimas de atropelamentos estava fora das faixas de pedestres, e geralmente apresentam mais lesões associadas quando comparados com vítimas de outros mecanismos de trauma. As lesões mais comuns nas vítimas de atropelamentos são as fraturas de membros inferiores; podem se somar a estas o traumatismo cranioencefálico, o trauma torácico, abdominal e lesões descolantes de membros. Os idosos vítimas de acidentes automobilísticos ou de atropelamentos apresentam lesões de maior gravidade e com maior risco de complicações clínicas em virtude das morbidades associadas; a idade já é um fator preditivo positivo para essas complicações, com taxa de mortalidade cinco vezes maior que de adultos mais jovens.

Queimaduras

A população idosa apresenta elevada taxa de internação e mortalidade por queimaduras – exposição a correntes elétricas, temperatura e pressão extrema (Brasil, s.d.). Levantamentos demonstram que quanto maior a faixa etária acometida, menor a sobrevida, com taxa de mortalidade sete vezes maior que nas vítimas mais jovens. Queimaduras que comprometem uma pequena superfície corporal já são consideradas graves. Os idosos do sexo masculino são mais frequentemente acometidos. Em geral, os locais das ocorrências de maior incidência são os domicílios.

Os fatores relacionados com o processo de envelhecimento podem contribuir para a gravidade do incidente. Os déficits visual e auditivo podem retardar o reconhecimento de incêndios na residência; a dificuldade de locomoção ou o fato de serem acamados pode impedir sua saída do local; a diminuição da percepção dolorosa pode resultar em queimaduras mais graves; e a menor quantidade de tecido na derme pode ampliar a profundidade da queimadura.

Agressão

As agressões são uma causa crescente de trauma no idoso, e não se referem apenas a lesões físicas provocadas intencionalmente, mas também por negligências, abandono, intimidação e privações. Segundo o Estatuto do Idoso, considera-se violência contra o idoso qualquer ação ou omissão que lhe cause morte, dano, sofrimento físico ou psicológico. O cuidado ao idoso está respaldado pela Constituição Federal, pelo Estatuto do Idoso e pela Política Nacional do Idoso, que estabelecem o núcleo familiar como o principal responsável por seus cuidados (Lei nº 10.741, de 1º de outubro de 2003).

De acordo com a Constituição Federal, o idoso é um sujeito de direitos; está impedida qualquer forma de discriminação por idade; e compete à família, à sociedade e ao Estado

"(...) o dever de amparar o idoso, assegurar sua participação na comunidade, defender sua dignidade e bem-estar e garantir seu direito à vida" (Constituição da República Federativa do Brasil de 1988).

Os profissionais da Saúde devem atentar para qualquer situação que leve à suspeição de abuso contra o paciente idoso, observando a presença e o padrão de lesões que o paciente apresente, as condições de moradia, alimentação e de cuidados proporcionados a ele por seus familiares, cuidadores ou instituições de idosos. Qualquer suspeita ou confirmação de maus-tratos deve ser comunicada imediatamente às autoridades competentes.

O Estatuto do Idoso determina que os casos de suspeita ou confirmação de violência praticada contra idosos sejam objeto de notificação compulsória pelos serviços de Saúde públicos e privados à autoridade sanitária, bem como que sejam obrigatoriamente comunicados por eles a quaisquer dos seguintes órgãos: autoridade policial, Ministério Público, Conselho Municipal do Idoso, Conselho Estadual do Idoso, Conselho Nacional do Idoso (Lei nº 10.741, de 1º de outubro de 2003).

Segundo o DATASUS, em 2019 o número de óbitos de vítimas de agressão com idade acima dos 60 anos foi de 1.955, e o número de internações, de 2.999. De janeiro a setembro de 2021, o número de internações decorrentes de agressões para essa faixa etária foi de 2.086 (Brasil, s.d.).

A ocorrência de lesões autoprovocadas também é elevada entre os idosos. A mortalidade para essa causa em 2019 foi de 2.293 casos, com 857 internações. Em 2021, nos meses de janeiro a setembro, o número de pacientes internados em hospitais para essa causa foi de 523; os dados relativos à mortalidade não estão disponíveis (Brasil, s.d.).

Diante de uma situação crescente de violência ao idoso, e considerando que existe uma subnotificação desses casos, é preciso conscientizar a sociedade e os órgãos do governo para que exerçam suas atribuições no sentido de prevenção do abuso ao idoso, assim como na identificação e notificação dos casos, além da aplicação de medidas punitivas, propiciando que o idoso retome sua dignidade e respeito e viva essa fase da vida de maneira tranquila, com suas capacidades física e mental preservadas, livre de qualquer opressão ou sofrimento.

AVALIAÇÃO E TRATAMENTO DO PACIENTE

O principal objetivo do atendimento ao idoso vítima de trauma não diz respeito apenas à manutenção da vida do paciente, mas também ao grande desafio de proporcionar seu retorno à sociedade com capacidade funcional mais próxima possível de sua condição prévia ao trauma.

O atendimento aos pacientes idosos vítimas de trauma deve obedecer às mesmas prioridades das vítimas de outras faixas etárias, levando em consideração, durante o atendimento, todas as particularidades relacionadas com o processo de envelhecimento, caracterizadas por alterações anatômicas, fisiológicas, uso de medicações e doenças associadas, favorecendo a identificação e o reconhecimento dos sinais e sintomas que indicarão a necessidade de intervenção durante o atendimento.

O idoso geralmente é incapaz de responder ao aumento das demandas fisiológicas impostas pelo trauma, tendo em vista a pequena reserva funcional de diversos órgãos e sistemas. O atendimento inicial ao trauma deve obedecer às diretrizes do American College of Surgeons, que estabelece uma sequência de prioridades considerando inicialmente a identificação e o tratamento das lesões que trazem risco à vida – análise primária (NAEMT, 2019; ACS, 2019). Após a reanimação das condições críticas e da reavaliação, segue-se a avaliação secundária na dependência de haver tempo hábil e se o paciente estiver com seus parâmetros fisiológicos estabilizados; caso contrário, a equipe deve se concentrar na estabilização e no acompanhamento das condições críticas.

Avaliação primária

A avaliação primária obedece à seguinte sequência:

- X (*exsanguination*): controle de hemorragias exsanguinantes
- A (*airway*): manutenção da via aérea e estabilização da coluna cervical
- B (*breathing*): ventilação, respiração e oxigenação
- C (*circulation*): circulação e controle de hemorragias
- D (*disability*): avaliação neurológica sucinta
- E (*exposure*): exposição e prevenção de hipotermia.

Considerando que a avaliação do paciente traumatizado já foi abordada em capítulo anterior, ressaltamos aqui os cuidados na avaliação considerando as particularidades para a faixa etária.

X (exsanguination): controle de hemorragias exsanguinantes

A prioridade na avaliação do paciente traumatizado é a identificação de hemorragias potencialmente fatais e seu controle imediato para evitar uma condição devastadora, principalmente para o idoso, uma vez que as alterações fisiológicas que acompanham a senescência reduzem sua capacidade de recuperação e o colocam sob maior risco.

O controle de sangramentos externos deve ser realizado inicialmente por compressão direta do ferimento. Quando o sangramento está em uma extremidade e a compressão direta não for bem-sucedida, deve-se aplicar um torniquete, tomando-se todos os cuidados para sua sinalização para as equipes do serviço hospitalar.

A (airway): via aérea e estabilização da coluna cervical

Algumas condições relacionadas com o envelhecimento podem resultar em dificuldades para a obtenção de bons resultados nessa etapa da avaliação. O objetivo nessa etapa é estabelecer e manter a permeabilidade da via aérea e administrar O_2 suplementar o mais breve possível. As alterações do estado mental devem ser consideradas decorrentes de hipoxia, inicialmente.

Em se tratando da estabilização da coluna cervical, é frequente encontrarmos pacientes com certo grau de cifose e/ou artrose da coluna torácica, o que pode dificultar ou limitar o correto posicionamento e apoio da cabeça na superfície onde o paciente se encontra ou na prancha para restrição do movimento.

A tentativa de apoiar a cabeça na superfície pode provocar hiperextensão da coluna, com sérios riscos. Contribui para aumentar esse risco a maior fragilidade óssea no idoso. Nesse caso, deve-se posicionar um coxim sob a cabeça da vítima traumatizada para manter o correto alinhamento da coluna.

Com relação à abordagem da via aérea, vários fatores devem ser considerados:

- O uso de próteses dentárias ou pontes, que podem ser um risco potencial de obstrução quando quebradas ou soltas
- Perda da dentição, retração da mandíbula e diminuição dos tecidos de revestimento da face alteram seu contorno, dificultando o posicionamento e a vedação adequada da máscara facial. Por isso, se o paciente fizer uso de prótese dentária e ela estiver íntegra, é preferível mantê-la até que se obtenha o controle da via aérea
- Diminuição do reflexo de vômito, estando mais vulnerável à aspiração de secreções
- Aumento do espaço morto e diminuição da reserva cardiopulmonar, motivo pelo qual se deve pensar em determinar uma via aérea definitiva precocemente a fim de proporcionar adequada ventilação, respiração e oxigenação em pacientes com comprometimento ventilatório e circulatório
- Fragilidade da mucosa nasal e de orofaringe com riscos potenciais de sangramento durante aspiração, passagem de sondas, laringoscopia e outros procedimentos
- Na presença de secreções em orofaringe, a aspiração da via aérea deve ser realizada utilizando-se sonda de aspiração rígida, principalmente quando houver suspeita de fratura de base de crânio
- A escolha da via aérea definitiva deve levar em consideração a suspeita de fratura de base de crânio no caso de intubação nasotraqueal, assim como a possibilidade de fratura de coluna cervical quando se opta pela intubação traqueal.

B (breathing): ventilação, respiração e oxigenação adequadas

Em virtude das inúmeras alterações do sistema respiratório, incursões ventilatórias de menor amplitude e reserva respiratória reduzida que podem resultar em volume minuto inadequado, mesmo com frequência ventilatória dentro dos padrões normais, o idoso pode necessitar de assistência ventilatória precocemente. Portanto, a oferta de O_2 deve ser obrigatória e urgente com o objetivo de manter a saturação de O_2 acima de 94%.

A vigilância sobre o padrão ventilatório e respiratório do paciente idoso deve ser contínua e cuidadosa. Considere que alguns idosos portadores de doenças, como enfisema e doença pulmonar obstrutiva crônica, dependem de um estímulo hipoxêmico para a ventilação, o que, por vezes, faz o socorrista restringir a oferta de O_2 a fim de evitar a perda do estímulo ventilatório por retenção de CO_2 e posterior acidose respiratória.

Em situações de trauma, o paciente com hipoxia deve receber O_2 suplementar, mesmo com risco de hipercarbia; em caso de falência respiratória, as opções são via aérea definitiva e ventilação mecânica.

A oximetria de pulso e a capnometria, ou capnografia, que é a medida de CO_2 no final da expiração, são ferramentas de grande utilidade para auxiliar na avaliação do estado respiratório do paciente traumatizado, mas a interpretação desses dados deve ser correlacionada com todas as informações obtidas da avaliação do paciente.

O paciente idoso está mais sujeito a complicações decorrentes do trauma torácico, como edema pulmonar, atelectasias e infecções pulmonares; por isso, esses pacientes devem ser avaliados cuidadosamente e reavaliados periodicamente. Nesses casos, o paciente pode evoluir rapidamente para hipoxemia e insuficiência respiratória.

A reposição volêmica deve ser cautelosa, uma vez que boa parte dos idosos apresenta reserva cardíaca e pulmonar limitada, com risco de edema pulmonar e piora das contusões pulmonares.

C (circulation): circulação e controle de hemorragias

Na avaliação da condição circulatória, é importante ressaltar que os pacientes idosos nem sempre apresentam sinais de choque em virtude da baixa reserva cardiovascular. Muitos idosos utilizam medicamentos para controle de pressão arterial, betabloqueadores, anticoagulantes, dentre outros, e isso deve ser considerado durante sua avaliação. Uma pressão considerada normal para a maioria dos pacientes pode ser sinal de choque para um idoso com hipertensão prévia.

Do mesmo modo, um paciente idoso que faz uso de betabloqueador dificilmente apresentará taquicardia como resposta à perda volêmica. Por isso, o fato de um idoso traumatizado apresentar pressão arterial e frequência cardíaca normais não significa que ele esteja normovolêmico.

Outro fator a ser considerado é que uma parcela de idosos faz uso crônico de diuréticos, propiciando volume vascular diminuído e déficit de potássio. A reposição volêmica com cristaloides nessa situação deve ser cautelosa, a fim de evitar distúrbios eletrolíticos e, principalmente, sobrecarga de volume em pacientes com doença cardíaca.

Pacientes que fazem uso de anticoagulantes podem apresentar sangramentos externos e internos mais significativos. O socorrista deve redobrar a atenção durante a avaliação e realizar o controle rápido e efetivo dos sangramentos possíveis; nas suspeitas de sangramentos internos, o transporte rápido para um serviço hospitalar é crucial para um desfecho favorável.

Se for possível obter informações sobre as condições do aparelho cardiovascular prévias ao evento traumático, podemos interpretar mais adequadamente os achados da avaliação do idoso.

Em virtude da limitação da reserva cardíaca, a avaliação da função circulatória em pacientes idosos traumatizados deve ser minuciosa e rápida, com o objetivo de identificar e tratar possíveis focos de sangramento sem perda de tempo e, sobretudo, evitando falhas na interpretação dos sinais e sintomas do choque.

O uso de recursos diagnósticos são os mesmos utilizados para as demais faixas etárias, e os critérios para reposição sanguínea devem seguir os mesmos dos adultos.

D (disability): avaliação neurológica suscinta

As diferenças na percepção, orientação no tempo/espaço e memória podem interferir na avaliação neurológica, bem como hipoxia, choque hemorrágico e demência prévia. No idoso, deve-se sempre considerar a possibilidade de diminuição da acuidade auditiva e visual durante a avaliação, que pode inibir a capacidade de compreensão e de respostas adequadas aos questionamentos.

Para a avaliação neurológica de um paciente idoso traumatizado, é importante obter informações de sua condição mental basal e, na impossibilidade, deve-se presumir que quaisquer déficits encontrados estejam relacionados com lesão neurológica, hipotensão ou hipoxia. O socorrista deve questionar, na cena do evento, alguém que conheça o idoso e que possa dar informações sobre seu estado neurológico prévio e sua condição de saúde.

As perguntas formuladas devem ser objetivas e fechadas, como: "A dor em seu ombro é fraca ou forte?", "Consegue movê-lo?". As perguntas não devem deixar espaço para dúvidas, e é preciso muita cautela para não considerar uma alteração no estado mental decorrente de lesão traumática como parte do processo fisiológico de envelhecimento.

A avaliação das pupilas pode ficar comprometida em virtude de doenças oculares como catarata e glaucoma.

E (exposure): exposição e prevenção de hipotermia

Nessa fase do atendimento, o objetivo é identificar e tratar lesões com risco à vida que não foram encontradas na fase inicial. Para isso, o paciente deve estar em ambiente protegido, com temperatura adequada (29°C), as vestes retiradas, se possível por segmentos e por um breve período, e o exame realizado. Ao final do exame, o paciente deve ser coberto e aquecido. O paciente idoso tem maior propensão a hipotermia pela diminuição da celularidade cutânea e do tecido subcutâneo, e é mais suscetível a mudanças do ambiente.

O paciente deve permanecer o menor tempo possível sobre a superfície rígida da prancha longa, e as saliências ósseas devem ser protegidas com o uso de coxins para prevenir formação de úlcera por pressão. Exames de imagem devem ser feitos com agilidade, descartando lesões de coluna.

Avaliação secundária

Nessa fase, o objetivo é identificar lesões que não trazem risco à vida. A avaliação secundária só será realizada se o houver tempo disponível e após a finalização dos procedimentos pertinentes ao atendimento primário, e se tiver sido constatada a estabilidade clínica do paciente.

Alguns fatores podem dificultar a avaliação adequada do paciente geriátrico, como as alterações anatômicas e fisiológicas citadas. Elas podem levar a dificuldades de comunicação que exijam do socorrista mais paciência em virtude do comprometimento auditivo ou visual; às vezes, é necessário envolver um familiar ou cuidador para obter informações fundamentais para a anamnese. É importante respeitar as limitações do idoso e evitar linguagem que possa ser mal interpretada por ele ou seus familiares.

A avaliação secundária começa com a observação do ambiente onde o paciente se encontra, das condições de higiene, suas vestes e do comportamento dos familiares e cuidadores a fim de identificar qualquer condição de abuso ou negligência. Deve-se sempre relacionar se o quadro clínico é compatível com a cinemática informada. A seguir, procede-se com exame físico minucioso da cabeça, tronco, membros superiores e inferiores, genitália externa e períneo.

A exposição do paciente idoso para o exame clínico deve ser o mais breve possível, buscando expor apenas a área a ser avaliada a fim de evitar perda de temperatura corporal, uma vez que seus mecanismos termorreguladores estão prejudicados.

Em alguns pacientes, a dor decorrente do trauma pode estar reduzida ou ausente em virtude de alterações do sistema nervoso periférico, mas deve-se sempre questionar o idoso quanto à intensidade da dor e realizar analgesia, considerando a medicação de melhor indicação para a condição do paciente.

Todos os recursos disponíveis para monitorização dos parâmetros vitais devem ser empregados, mantendo-se vigilância constante a fim de identificar qualquer sinal de agravo na condição do paciente.

SAMPLA

Nesta fase da avaliação, deve-se obter um histórico sucinto da vítima, que pode colaborar com a avaliação e o diagnóstico. Na impossibilidade de contato com o próprio paciente, é importante buscar informações com familiares ou pessoas conhecidas dele.

A fase SAMPLA tem início pelos sinais e sintomas apresentados pelo paciente, relato de alergias e, principalmente, as informações referentes a doenças preexistentes e medicações em uso. Se possível, obtenha as receitas médicas ou as embalagens das medicações que o paciente faz uso.

A possibilidade de um acometimento de causa clínica deve ser considerada como desencadeante do evento traumático (p. ex., infarto agudo do miocárdio, hipoglicemia ou acidente vascular encefálico como causa de queda da própria altura ou acidente automobilístico).

O tempo de avaliação do paciente na cena e a execução de medidas necessárias para estabilização do quadro devem ser limitados aos 10 minutos de platina, exceto em situações excepcionais. O transporte deve ser direcionado sempre para um hospital com recursos adequados para as necessidades do paciente.

Complicações do trauma

Dentre as complicações do trauma, a infecção é a que ocorre com maior prevalência entre as vítimas que sobrevivem à fase inicial de lesão. Os quadros infecciosos mais comuns são pneumonias decorrentes da imobilidade, as infecções do trato urinário, sepse, flebites, infecções dos ferimentos e da ferida operatória, perda da imunidade antitetânica e comprometimento do estado nutricional com sérios prejuízos ao sistema imunológico.

CUIDADOS PALIATIVOS

Esse tema vem se tornando uma das áreas que mais cresce na Medicina. Cicely Saunders, fundadora do movimento de *hospices* modernos, atuando no St. Christopher's Hospice de Londres, enfatizava que "o sofrimento nunca é apenas físico, mas inclui inevitavelmente aspectos psicossociais e espirituais". Esse hospital foi a base do movimento que originou os cuidados paliativos, que considera que o paciente na fase final de sua vida precisa de cuidados que abranjam todos os aspectos do seu ser, garantindo que ele viva com dignidade até o fim.

O cuidado paliativo é uma abordagem que visa promover a qualidade de vida para os pacientes portadores de doenças que ameaçam a continuidade da vida ou relacionada com o sofrimento de uma doença grave e seus familiares, por meio da prevenção e do alívio do sofrimento. Para isso, é necessário avaliação precoce e controle de sintomas físicos, sociais, emocionais e espirituais.

Atualmente, entende-se que cuidados paliativos são uma abordagem que deve ocorrer associada aos cuidados curativos ou modificadores da doença. A demanda por essa abordagem é crescente em todo o mundo, em virtude do envelhecimento populacional.

Vale a pena abordar minimamente esse assunto para compreender essas medidas ao deparar com atendimentos de pacientes idosos sob esses cuidados. Deve-se sempre observar e respeitar as orientações da equipe multiprofissional que assiste o paciente idoso quanto às limitações para realização de procedimentos invasivos e reanimação.

Outro fator a observar é se o paciente idoso tem uma diretiva antecipada de vontade (DAV) ou testamento vital. O artigo 1º da Resolução nº 1.995/2012 do Conselho Federal de Medicina conceitua as DAVs como um conjunto de desejos, manifestados previamente e expressos pelo paciente, a respeito de todos os cuidados e tratamentos que deseja ou não receber quando não puder expressar, livre e autonomamente, sua vontade. O intuito por trás desse documento é garantir ao paciente que seu desejo seja atendido no momento de sua terminalidade e oferecer respaldo jurídico ao médico responsável pela tomada de decisão, cabendo a ele respeitar a decisão expressa pelo paciente. O testamento vital nada mais é do que um documento feito por um indivíduo com capacidade mental preservada que, ciente de sua condição informada pelo médico, descreve os tratamentos pelos quais quer ou não se submeter. Esses documentos não devem, em hipótese alguma, ser confundidos com eutanásia, ortotanásia, distanásia ou suicídio assistido, práticas vedadas por lei.

O enunciado 528 aprovado pelo Conselho Nacional de Justiça na V Jornada de Direito Civil estabeleceu que: "É válida a declaração de vontade expressa em documento autêntico, também chamado 'testamento vital', em que a pessoa estabelece disposições sobre o tipo de tratamento de saúde, ou não tratamento, que deseja no caso de se encontrar sem condições de manifestar a sua vontade." No entanto, não há lei dispondo sobre o assunto; portanto, não é obrigatório acatá-lo. Seu cumprimento dependerá do médico, dos familiares ou de quem tiver sido indicado pelo paciente para representá-lo.

BIBLIOGRAFIA

American College of Surgeons (ACS). (2019). *Advanced Trauma Life Support*. Chicago: Autor.

Ataide, M. F. D., & Amorim, E. D. S. (2015). Perfil epidemiológico do trauma no idoso no Brasil. *Anais Congresso Internacional de Envelhecimento Humano*. Recuperado de https://editorarealize.com.br/artigo/visualizar/12661

Betancourt, G. M. (2011). Envejecimiento fisiológico y predisposición al trauma cranioencefálico. *Revista Archivo Medico de Camaguey, 15*(5), 917-932.

Brasil. Ministério da Saúde. Departamento de Informática do Sistema Único de Saúde (DATASUS). (s.d.). Óbitos por causas externas [Online]. Recuperado de http://tabnet.datasus.gov.br/cgi/tabcgi.exe?sim/cnv/ext10uf.def

Camargo, A. B. M. (2016). Idosos e mortalidade: preocupante relação com as causas externas. *1ª Análise Seade, 35*. Recuperado de https://www.seade.gov.br/wp-content/uploads/2016/03/Primeira_Analise_35_fev16.pdf

Cardoso, A. F. (2009). Particularidades dos idosos: uma revisão sobre a fisiologia do envelhecimento. *Revista Digital, 13*(130). Recuperado de https://efdeportes.com/efd130/idosos-uma-revisao-sobre-a-fisiologia-do-envelhecimento.htm

Carvalho, E. M., Delani, T. C. O., & Ferreira, A. A. (2014). Atenção à saúde do idoso no Brasil relacionada ao trauma. *Revista UNINGÁ Review, 20*(3), 88-93.

Carvalho, K. (2009, novembro 02). Nutrição e envelhecimento [Blog]. Recuperado de https://karinanutricao2.wordpress.com/tag/envelhecimento-saudavel/

Coelho, M. G., Santos, M., Barão, R. V. A., Alves, P. A., & Gennari, H. F. (2006, maio-setembro). Odontogeriatria e a doença de Alzheimer. *Pesquisa Brasileira em Odontopediatria e Clínica Integrada*, p. 207-212.

Enunciado 528, V Jornada de Direito Civil, Conselho da Justiça Federal. Recuperado de https://www.cjf.jus.br/enunciados/enunciado/597

Esquenazi, D., Silva, S. B., & Guimarães, M. A. (2014). Aspectos fisiopatológicos do envelhecimento humano e quedas em idosos. Departamento de Patologia e Laboratórios. *Revista HUPE, 13*(2), 11-20.

Fechine, B. R. A., & Trompieri, N. (2012). O processo de envelhecimento: as principais alterações que acontecem com o idoso com o passar dos anos. *Revista Científica Internacional, 1*(7), 106-194.

Hirano, E. S., Fraga, G. P., & Mantovani, M. (2007). Trauma no idoso. *Medicina (Ribeirão Preto), 40*(3), 352-357.

Instituto Brasileiro de Geografia e Estatística. (2002). *Perfil dos idosos responsáveis pelos domicílios no Brasil 2000*. Rio de Janeiro: Autor. Recuperado de https://biblioteca.ibge.gov.br/visualizacao/livros/liv929.pdf

Katz, M., Okuma, M. A. A., Godoy-Santos, A. L., Guglielmetti, C. L. B., Sakaki, M. H., & Zumiotti, A. V. (2008). Epidemiologia das lesões traumáticas de alta energia em idosos. *Acta Ortopédica Brasileira, 16*(5), 279-283.

Küchemann, B. A. (2012). Envelhecimento populacional, cuidado e cidadania: velhos dilemas e novos desafios. *Revista Sociedade e Estado, 27*(1), 165-180.

Lei nº 10.741, de 1º de outubro de 2003. Dispõe sobre o Estatuto da Pessoa Idosa e dá outras providências. Recuperado de http://www.planalto.gov.br/ccivil_03/LEIS/2003/L10.741compilado.htm

Lima, R., & Campos, M. L. P. (2011). Perfil do idoso vítima de trauma atendido em uma Unidade de Urgência e Emergência. *Revista da Escola de Enfermagem da USP, 45*(3), 659-664.

Lopes, A. R. C. (2014). *Desidratação no idoso* (Dissertação de mestrado). Faculdade de Medicina da Universidade de Coimbra, Coimbra, Portugal.

Medeiros, B. F. (2006). *Úlcera por pressão em idosos hospitalizados: análise da prevalência e fatores de risco* (Dissertação de mestrado). Universidade Estadual do Ceará, Fortaleza, CE, Brasil.

Mendes, M. R. S. S. B., Gusmão, J. L., Faro, A. C. M., & Leite, R. C. B. O. (2005). A situação social do idoso no Brasil: uma breve consideração. *Acta Paulista de Enfermagem, 18*(4), 422-426.

Mizuki, T. (2011.). *Observações especiais no atendimento ao idoso vítima de trauma*. (Monografia). Atualiza Associação Cultural, Salvador, BA, Brasil.

National Association of Emergency Medical Technicians (NAEMT). (2019). *Atendimento pré-hospitalar ao traumatizado: básico e avançado* (9ª ed.). Porto Alegre: Artmed.

Oliveira, A., Rodrigues, C., Ribeiro, R. C. H. M., Martins, C. S., Abelan, U. S., & Fernandes, A. B. (2013). Causas de trauma em pacientes idosos atendidos em unidade de emergência. *Revista de Enfermagem da UFPE on-line, 7*(4), 1113-1119.

Organização Mundial da Saúde (OMS) (2005). *Envelhecimento ativo: uma política de saúde*. Brasília: Organização Pan-Americana da Saúde.

Porth, M. (2004). *Fisiopatologia* (6ª ed.). Rio de Janeiro: Guanabara Koogan.

Renteria, J. L. A. S. (2011). *Perfil epidemiológico del trauma geriátrico em paciente del Hospital General Balbuena de la SSDF* (Tese). Escuela Superior de Medicina, México.

Resolução CFM nº 1.995, de 9 de agosto de 2012. Dispõe sobre as diretivas antecipadas de vontade dos pacientes. Recuperado de https://sistemas.cfm.org.br/normas/visualizar/resolucoes/BR/2012/1995

Santos, D. C. A., & Bianchi, L. R. O. (2013). Envelhecimento morfofuncional: diferença entre os gêneros. *Arquivos do MUDI, 18*(2), 33-46.

Silva, H. C.; Pessoa, R. L., & Menezes, R. M. P. (2016). Trauma em idosos: acesso ao sistema de saúde pelo atendimento pré-hospitalar móvel. *Revista Latino-Americana de Enfermagem. 24*, e2690.

CAPÍTULO

22 Trauma na Gestante

Silvana Nigro

INTRODUÇÃO

Neste capítulo, pretende-se orientar o leitor sobre as alterações fisiológicas e anatômicas que acontecem durante o período de gestação e a necessidade de considerar essas modificações no atendimento emergencial, levando em consideração as prioridades no tratamento das gestantes vítimas de trauma e do feto. Deve-se ter em mente que o melhor tratamento para o concepto é o manejo adequado da mãe; logo, todos os esforços de reanimação devem ser concentrados nela.

A crescente participação da mulher na sociedade propicia sua maior exposição e sujeição a ocorrências envolvendo trauma e violência. Nessa classe populacional, a elevada prevalência de lesões traumáticas está relacionada com acidentes envolvendo veículos motorizados, quedas e atos de violência.

Atualmente, a principal causa de morte durante a gestação, excetuando-se as obstétricas, é o trauma decorrente de acidentes automobilísticos, situação em que o percentual de mortalidade do feto é alto.

Com a evolução da gestação, aumentam-se os riscos para os acidentes, com maior predomínio no 3º trimestre, e o fator que mais contribui para isso é a diminuição da sua agilidade associada à variação do centro de gravidade.

A principal causa de morte do feto é a morte materna. Na gestante, o choque hipovolêmico associa-se a uma alta mortalidade fetal, seguida de outras causas como descolamento de placenta e rotura uterina. A equipe que atende a uma gestante vítima de trauma precisa ter em mente que está assistindo duas vidas, e como a do feto depende das condições da mãe, o atendimento deve ter como prioridade a reanimação dela.

ALTERAÇÕES ANATÔMICAS E FISIOLÓGICAS DA GESTAÇÃO

A gestação compreende um período de cerca de 40 semanas que são divididas em três trimestres. O 1º trimestre estende-se da 1ª até a 12ª semana, aproximadamente. O 2º trimestre vai da 13ª a 28ª semana, e o terceiro, a partir da 29ª semana até o nascimento.

No 1º trimestre de gestação, apensar das modificações uterinas e do desenvolvimento fetal, o útero ainda está em posição intrapélvica, ou seja, protegido de traumatismos diretos. A partir do 2º trimestre, esse órgão torna-se palpável no abdome e, por volta da 20ª semana, ele já se encontra mais exposto, na altura da cicatriz umbilical, mas o feto ainda é protegido pela maior quantidade de líquido amniótico. No último trimestre, o útero ocupa boa parte da cavidade abdominal, chegando ao nível dos arcos costais. Suas paredes estão mais finas, e o feto menos protegido pela quantidade reduzida de líquido amniótico, o que o torna mais vulnerável aos traumatismos.

As alterações anatômicas e fisiológicas da gravidez podem influenciar a avaliação da gestante traumatizada pela possibilidade de alteração de alguns sinais e/ou sintomas das lesões que ela possa apresentar.

Sistema respiratório

A partir do 3º trimestre, o diafragma eleva-se cerca de 4 cm, e o gradil costal dilata-se, podendo aumentar a circunferência torácica em cerca de 10 cm. A respiração exige mais do diafragma do que dos arcos costais. A gestante pode apresentar desconforto respiratório (dispneia), especialmente quando está deitada.

O aumento do volume uterino associado a estímulos hormonais da progesterona são responsáveis por alterações pulmonares que promovem a elevação da pressão parcial de oxigênio no sangue arterial (PaO_2) e a diminuição da pressão parcial de gás carbônico ($PaCO_2 \cong 30$ mmHg) com aumento da frequência ventilatória (hiperventilação) e da quantidade de ar movimentado em cada ciclo respiratório. Essa hiperventilação facilita o transporte de CO_2 do concepto para a mãe e parece aumentar a oferta de O_2 no sentido oposto. Durante a gestação, níveis de $PaCO_2$ de 35 a 40 mmHg podem refletir uma insuficiência respiratória iminente.

A gestação provoca o aumento do consumo de O_2 e do metabolismo em torno de 20%, além de diminuir a capacidade residual funcional. Essas alterações promovem uma diminuição da reserva de O_2 materno com maior risco de hipoxia para o feto, podendo ocorrer hipoventilação ou apneia materna.

Em decorrência do aumento do consumo de O_2 durante a gestação, uma das prioridades no atendimento à gestante é a oferta desse gás por máscara com o objetivo de manter sua saturação ($SatO_2$) acima de 95%.

Devido à elevação do diafragma e à hiperinsuflação pulmonar decorrente da hiperventilação, a gestante está mais propensa ao pneumotórax em caso de trauma torácico.

Podem ocorrer com mais facilidade episódios de epistaxe, explicada pelo aumento da vascularização do sistema respiratório nasal como resposta ao estímulo estrogênico.

Sistema cardiovascular

Uma das primeiras alterações observadas no organismo da gestante é a vasodilatação periférica, muito provavelmente à custa do aumento do óxido nítrico produzido pelo endotélio vascular.

A frequência cardíaca (FC) materna eleva-se progressivamente a partir da 5ª semana, com acréscimo de 15 a 20 bpm no 3º trimestre, acompanhado de um aumento proporcional do volume sistólico (10%), durante a primeira metade da gestação, devido à expansão do volume plasmático. Esse aumento da FC deve ser considerado na avaliação da gestante traumatizada a fim de evitar erros de interpretação de taquicardia secundária à hipovolemia. Assim, por exemplo, uma gestante de 8 meses com FC de 100 bpm pode não estar taquicárdica como resposta à perda volêmica.

O débito cardíaco, que em condições normais apresenta valores em torno de 5 ℓ/min, a partir da 16ª semana de gestação, eleva-se progressivamente (30 a 50%), chegando ao pico na 24ª semana com cerca de 7 ℓ/min. Esse aumento se dá à custa da elevação da FC e do volume sistólico (débito cardíaco = volume sistólico × FC). No 3º trimestre, cerca de 20% do débito cardíaco é destinado aos fluxos uterino e placentário.

A partir da 30ª semana, esse débito pode decair cerca de 30% em decorrência da compressão da veia cava inferior pelo útero gravídico, por reduzir o retorno de sangue dos membros inferiores (MMII). Por isso, nesta fase, a gestante deve deitar preferencialmente voltada para a esquerda, uma vez que a veia cava está à direita e, nessa posição, melhora a compressão sobre o vaso, diminuindo edema de MMII e melhorando o débito cardíaco. Isso será de extrema importância na avaliação e tratamento dessas gestantes politraumatizadas.

Apesar do aumento do débito cardíaco e do volume plasmático, a pressão arterial apresentará queda, atingindo os menores valores por volta da 20ª semana, mas se normalizará no final do 3º trimestre. A pressão sistólica diminuirá de 5 a 10 mmHg, e a diastólica terá uma queda mais acentuada de 10 a 15 mmHg, devido à redução da resistência vascular sistêmica em torno de 35%. A gestante apresenta hipotensão quando deitada em decúbito dorsal, devido à compressão da veia cava inferior pelo útero, podendo ser corrigida ao ser posicionada em decúbito lateral esquerdo.

Grávidas com quadro de hipertensão arterial sistêmica (HAS) devem ser cuidadosamente avaliadas quanto à possibilidade de estarem desenvolvendo quadro de pré-eclâmpsia.

O aumento do volume sanguíneo (30 a 50%) amplia a capacidade de contração do coração, alcançando seu pico ao final do 2º trimestre e diminuindo esse efeito nas últimas semanas. Esse aumento do volume sanguíneo pode causar grande perda de quantidade de sangue na gestante traumatizada (35% do volume), sem que ela apresente sinais de choque. Nessa situação, o feto já pode estar em sofrimento pela privação da perfusão placentária, mas a mãe ainda apresentar sinais vitais estáveis.

Ocorre deslocamento do eixo cardíaco para cima e para a esquerda, podendo haver inversão da onda T em algumas derivações que devem ser consideradas normais, alteração da FC em alguns decúbitos e extrassístoles com maior frequência na fase inicial da gestação. A pressão venosa dos membros inferiores eleva-se cerca de 3 vezes além do normal, devido à compressão do sistema venoso do abdome inferior pelo útero, podendo ocorrer perda sanguínea volumosa se houver algum ferimento nos membros inferiores, além de maior risco para tromboses e edema estático.

Com o aumento do volume uterino que tende a comprimir a veia cava inferior, pode ocorrer hipotensão ortostática e síndrome da hipotensão supina devido à redução do retorno venoso e, consequentemente, da capacidade cardíaca. Nessa situação, a vítima pode apresentar episódios de síncope com sinais de choque. O posicionamento da gestante traumatizada em decúbito lateral esquerdo restaura o seu débito cardíaco, com melhora do quadro.

A gestante apresenta uma anemia fisiológica devido à diminuição da taxa de hemoglobina, podendo sair de um valor médio considerado para não gestante de 13,3 g/dℓ para 11 g/dℓ. O aumento da quantidade de hemácias (15 a 20%) é proporcionalmente menor, o que resulta em redução do hematócrito e, quando considerado o aumento do volume plasmático, observa-se uma diluição dos fatores sanguíneos.

As alterações sanguíneas mais observadas são: diminuição na quantidade de hemácias, redução do hematócrito e da concentração de hemoglobina decorrente da hemodiluição, enquanto aumentam os leucócitos, a concentração de fibrinogênio e a velocidade de hemossedimentação.

Sistema digestório

Desde a fase inicial da gestação, pode ocorrer oscilação do apetite e da sede, persistindo ou não até o final da gravidez.

O aumento do volume uterino determina maior demora no esvaziamento do estômago, devido à diminuição da motilidade gástrica. Por esse motivo, a vítima deve ser sempre manejada como se estivesse com estômago cheio, sendo muitas vezes necessário o esvaziamento gástrico precoce para evitar vômito e broncoaspiração.

São muito comuns episódios de regurgitação e azia decorrentes do relaxamento do esfíncter esofágico e também pela diminuição da motilidade gastrintestinal.

Em decorrência do aumento do volume uterino, as alças intestinais são deslocadas para a porção superior do abdome. O movimento peristáltico intestinal torna-se mais lento devido à ação da progesterona na musculatura lisa, que promove o aumento no tempo da digestão.

Sistema urinário

O fluxo sanguíneo renal eleva-se cerca de 30 a 50% e induz o aumento na taxa de filtração glomerular, com consequente aumento da eliminação de urina, sendo comum a ocorrência de polaciúria, disúria e nictúria.

Efeitos da progesterona na musculatura lisa produzem diminuição do peristaltismo e dilatação dos ureteres, além de relaxamento da musculatura da bexiga, propiciando maior volume residual e permanência de urina na bexiga após as micções, com risco aumentado para infecções urinárias.

Pode ser observada glicosúria enquanto os níveis de ureia e creatinina decaem pela metade, além do aumento da excreção de água e sódio.

Com o aumento uterino, a bexiga é deslocada para a frente e para cima, estando mais suscetível ao trauma.

Sistema musculoesquelético

Dentre as mudanças que ocorrem nesse sistema, pode-se mencionar o fenômeno da embebição gravídica. Resultante do aumento do volume plasmático e relacionado com as alterações hormonais, esse processo provoca a frouxidão de ligamentos e cartilagens, tornando-os mais suscetíveis a rupturas e lesões como torções e luxações.

Evidenciam-se uma ampliação da mobilidade das articulações, principalmente a sacroilíaca, e um alargamento da sínfise púbica (4 a 8 mm), além de um aumento do sistema venoso da pelve que envolve o útero, podendo ocasionar grande perda sanguínea retroperitoneal em situações de trauma pélvico com fratura.

Para compensar a elevação de volume do abdome gravídico e das mamas, os quais forçam o tronco para a frente e mudam o centro de gravidade da gestante, ocorre aumento da curvatura da coluna (lordose aumentada) ao jogar o tronco para trás e afastar os pés para manter o equilíbrio, estando mais sujeita à queda. Ao caminhar com passos curtos e os pés afastados, alargando sua base de sustentação, a grávida deambula de maneira similar à marcha de patos e gansos.

Sistema nervoso

Assim como em outras partes do organismo, também ocorrem alterações no sistema nervoso, que podem se manifestar em maior ou menor grau.

De acordo com vários autores, as manifestações mais comuns estão relacionadas também com alterações hormonais, glandulares e metabólicas, dentre as quais podem ser citados: tremores, convulsões, contraturas, hiperêmese, hipotonia dos sistemas digestório e urinário, hipotensão, entre outras.

Por influência da progesterona, que age de modo depressor no sistema nervoso central, pode haver sonolência mais intensa, lentidão psicomotora e fadiga. Podem ocorrer crises convulsivas, devido à excessiva retenção de líquidos, ou hiperventilação, assim como episódios de enxaqueca.

No 3º trimestre, algumas gestantes podem desenvolver uma complicação da fase final denominada eclâmpsia, caracterizada por HAS, edema periférico e proteinúria, podendo ocorrer crises convulsivas, que podem simular um trauma craniano. Ao se confirmar o quadro de eclâmpsia, é necessária a avaliação do obstetra, e geralmente o desfecho será a interrupção da gestação com antecipação do parto.

Pele e mucosas

Em geral, as mudanças mais comuns nessas áreas são: hiperpigmentação da pele, principalmente em mamilos e na linha média abaixo do umbigo (*linea nigris*); cloasmas gravídicos; hiperatividade das glândulas sebáceas, sudoríparas e folículos pilosos; estrias nas mamas, abdome e nádegas; produção aumentada de saliva; aumento da circulação sanguínea da pele, e consequentemente, da temperatura corporal.

ALTERAÇÕES PSICOLÓGICAS

A gestante passa a vivenciar experiências positivas e negativas nesse período, que, na verdade, é um momento de adaptação: emocional, existencial, física e até sexual.

Durante a gestação, ocorrerão transformações, muitas vezes desconhecidas, que, ao final dessa fase, irão alterar todo o cotidiano da mulher. Esse período exigirá uma série de reestruturações na vida e nos papéis de cada indivíduo envolvido.

Nas grávidas, as alterações do humor são as mais comuns, não só influenciadas pela gestação, mas por vários outros fatores relacionados com esse estado, como ansiedade e temor referente ao parto, mudança da relação social do casal, que adquire a função de pai e mãe, reajuste no relacionamento conjugal, irritação causada pelos efeitos colaterais das mudanças fisiológicas, fatores financeiros decorrentes do aumento da família, dentre outros.

Metabolismo de carboidratos

As necessidades fetais promovem a elevação da metabolização de carboidratos, que, associada à produção de hormônios placentários, interferem na ação da insulina.

Há uma tendência à hipoglicemia quando em jejum. Os níveis de glicemia encontram-se cerca de 15 a 20 mg/dℓ abaixo dos valores considerados normais para uma mulher não gestante. Deve-se considerar que as necessidades energéticas do feto provêm do suprimento de glicose da mãe, por isso é importante a avaliação da glicemia e sua correção se estiver alterada.

Sistema genital

Órgãos genitais

Ocorre aumento gradual e acentuado no tamanho do útero para acomodar o embrião em crescimento. O útero não gravídico pesa cerca de 70 g e seu lúmen, um volume de cerca de 10 mℓ. Durante a gestação, esse órgão sofre um grande aumento, alcançando um peso de 1.100 a 1.200 g e seu volume chega a 5 ℓ em decorrência do alongamento e do espessamento das fibras musculares. Com isso, ele desloca as alças intestinais e outros órgãos para cima e para os lados.

A consistência uterina altera-se, ficando mais amolecida. O suprimento sanguíneo aumenta de 20 a 40 vezes, os ligamentos hipertrofiam e alongam-se. As contrações do miométrio têm início a partir da segunda metade da gestação (contrações de Braxton Hicks), tornando-se mais acentuadas à medida que a gestação avança.

Aumenta a vascularização do colo uterino e da vagina com edema do colo uterino, que se torna mais macio, encurtado e elástico, com aumento da secreção mucosa (tampão mucoso).

A vagina e a vulva tornam-se mais edemaciadas, com consistência mais amolecida e com alteração da sua coloração. Devido à embebição gravídica e ao aumento da vascularização, os ovários e as trompas tornam-se mais volumosos.

MECANISMOS DE LESÃO

Trauma fechado

Os mecanismos de lesão no trauma fechado que mais comumente podem provocar a lesão do útero e do feto são os movimentos de desaceleração brusca, compressão, cisalhamento e contragolpe. Apesar de o feto estar protegido por estruturas como parede abdominal, líquido amniótico e parede uterina, esses mecanismos podem comprometer a viabilidade fetal pelo impacto indireto nele ou por outras lesões decorrentes do trauma, como descolamento de placenta e rotura uterina.

Mecanismos de lesão que provocam trauma fechado estão relacionados principalmente com acidentes envolvendo veículos motorizados, seguidos das quedas, agressões e atropelamentos. Fatores agravantes relacionados com trauma na gestante são o baixo nível socioeconômico, o consumo de bebidas alcoólicas e o uso de drogas ilícitas.

Durante o atendimento da mulher grávida ou daquelas em idade fértil, todas as informações referentes à cinemática devem ser obtidas, como o uso e o tipo de cinto de segurança, acionamento do sistema de *airbag*, impacto da vítima contra estruturas rígidas, local do impacto primário nas quedas e outras informações que possam auxiliar, e têm valor significativo para elaboração das hipóteses diagnósticas.

Lesões provocadas por trauma fechado podem ocasionar ruptura uterina ou descolamento de placenta com perda sanguínea volumosa, choque hemorrágico e até a morte, se não houver uma rápida intervenção das equipes envolvidas no atendimento. Na suspeita de choque por qualquer tipo de lesão, não se deve retardar o transporte e, sempre que possível, solicitar suporte avançado.

Dependendo da intensidade do trauma, pode haver sofrimento fetal e evolução do quadro para óbito, o que é uma situação de difícil identificação no atendimento pré-hospitalar (APH).

Trauma penetrante

Em geral, decorrente de agressão por arma de fogo, arma branca ou algum outro objeto pontiagudo. A mortalidade materna ocorre em cerca de 5% dos casos.

Devido ao aumento progressivo do útero, ele passa a ocupar boa parte da cavidade abdominal e torna-se mais vulnerável, enquanto as outras vísceras ficam mais protegidas; assim, lesões penetrantes podem atingir diretamente o útero e o feto.

Nesse tipo de lesão, o prognóstico materno é melhor do que o fetal pelo maior risco de agressão direta contra o mesmo. Em gestantes vítimas de ferimentos penetrantes, a literatura registra lesão de vísceras maternas em 19% dos casos, enquanto o feto é atingido em 2/3 das lesões que penetram o abdome.

A avaliação dos possíveis orifícios produzidos pelo trauma deve ser minuciosa com o objetivo de identificar: quantidade de ferimentos, locais de entrada e saída, trajetória do objeto e prováveis estruturas acometidas.

Se houver perda sanguínea nas vestes ou coletada em local onde a vítima se encontra, deve-se tentar quantificar o volume de sangue perdido e informar às equipes que darão continuidade ao atendimento no hospital.

AVALIAÇÃO E TRATAMENTO

Essas etapas seguem a mesma sequência de prioridades que em outros segmentos populacionais, atentando-se, no caso das grávidas, para as alterações fisiológicas relacionadas com a gestação que podem modificar vários parâmetros morfológicos e funcionais de seu organismo.

A avaliação da gestante traumatizada visa controlar as hemorragias volumosas, garantir a permeabilidade da via aérea, ventilação e oxigenação eficientes e a restauração do volume circulatório.

Avaliação primária

Materna

X (*exsanguination*) – controle de hemorragias exsanguinantes. A primeira prioridade na avaliação da gestante traumatizada é a identificação de hemorragias exsanguinantes e seu controle imediato pelo risco de sério comprometimento para as duas vidas. Mesmo com o aumento do volume circulatório durante a gestação, grandes perdas sanguíneas podem provocar sofrimento fetal antes que a mãe apresente sinais de choque.

O controle de sangramentos externos deve ser realizado inicialmente por compressão direta do ferimento. Quando localizado em uma extremidade e a compressão direta não for bem-sucedida, deve-se aplicar um torniquete, utilizando-se as técnicas adequadas e sinalizando a localização e o tempo de aplicação para as equipes do serviço hospitalar.

Na suspeita de sangramentos intensos em locais de difícil controle, o transporte rápido da paciente para um serviço hospitalar que possua os recursos necessários para o tratamento definitivo é a melhor medida.

A (*airway*) – manutenção das vias aéreas e estabilização da coluna cervical. O objetivo é manter a via aérea pérvia utilizando as mesmas técnicas e dispositivos empregados para todas as outras vítimas. Uma vez garantida a perviedade da via aérea, a oferta de O_2 em altas concentrações deve acontecer precocemente, principalmente em virtude das necessidades aumentadas desse recurso para o feto. O objetivo é manter uma $SatO_2 \geq 95\%$. Considerar o risco aumentado de regurgitação de conteúdo gástrico pela compressão do estômago e das alças intestinais a partir do 3º trimestre, além da diminuição do peristaltismo, principalmente quando houver indicação de ventilação com dispositivo bolsa-válvula-máscara.

Caso haja necessidade de via aérea definitiva, o procedimento também deve ser cauteloso pelo risco de broncoaspiração durante a laringoscopia. Se necessário, promover o esvaziamento gástrico previamente pela introdução de sonda nasogástrica, se não existir contraindicação, e manter um dispositivo de aspiração de secreções pronto para uso e próximo da paciente.

B (*breathing*) – ventilação, respiração e oxigenação. Avaliar a ventilação, a respiração e a oxigenação pela inspeção, palpação, percussão e ausculta, além de proceder ao monitoramento da $SatO_2$. Se na avaliação for constatada a necessidade de suporte ventilatório, deve-se tentar manter a $PaCO_2$ em níveis adequados para a idade gestacional que, ao final da gestação, mantém-se em torno de 30 mmHg, conforme diretriz do Suporte Avançado de Vida no Trauma (ATLS, do inglês Advanced Trauma Life Support).

Considerando-se que no 3º trimestre a gestante pode apresentar desconforto respiratório quando em posição supina, devido ao aumento do volume uterino pressionando o tórax, na avaliação emergencial, deve-se pensar na maior propensão de a gestante desenvolver pneumotórax devido à hiperventilação com consequente aumento da insuflação pulmonar.

C (*circulation*) – circulação e controle de grandes hemorragias. Nessa fase, a identificação de possíveis sangramentos e o seu controle são prioridades. Durante o período de gestação, ocorre aumento do volume circulatório e do débito cardíaco e, em decorrência disso, a gestante pode perder de 30 a 35% do volume sanguíneo sem apresentar sinais de hipovolemia (taquipneia, taquicardia, diminuição da perfusão periférica, redução da pressão de pulso, hipotensão etc.), mas, em contrapartida, o feto já pode estar em sofrimento devido à restrição da oferta de sangue e de oxigênio ao útero, decorrente do aumento da resistência vascular uterina.

A avaliação deve ser cuidadosa e com alto índice de suspeita, a fim de identificar sinais de perda sanguínea, que, por vezes, podem ser sutis.

No tratamento do choque hipovolêmico, o objetivo principal deve ser o controle mais precocemente possível dos focos de hemorragia e a restauração do volume circulatório por meio de reposição com solução cristaloide e, dependendo do volume sanguíneo perdido, será necessária a associação de hemoderivados tipo-específicos. Evitar sempre que possível o uso de medicações vasoativas na tentativa de melhorar o nível pressórico materno, pois essas substâncias diminuem ainda mais o fluxo de sangue ao útero e à placenta, piorando as condições do feto.

A partir do 2º trimestre, gestantes vítimas de trauma com restrição de movimento em prancha longa na posição supina estão sujeitas à síndrome da hipotensão supina, que nada mais é do que a compressão da veia cava pelo útero com reduções do retorno venoso e do débito cardíaco, com consequente hipotensão, que pode ser grave e com sérios riscos ao feto. Esse quadro pode ser prevenido por meio de inclinação da prancha para o lado esquerdo, elevando-a cerca de 15 cm e inserindo um coxim sob a mesma, ou então deslocando-se manualmente o útero para a esquerda.

Nessa fase, deve-se providenciar o monitoramento da FC, da pressão arterial e do traçado eletrocardiográfico, se possível em monitor multiparâmetros, com aferições frequentes para avaliação da eficácia das medidas adotadas.

D (*disability*) – avaliação neurológica sucinta e precisa. Consiste em determinar o escore da Escala de Coma de Glasgow e o tamanho e a reatividade das pupilas ao estímulo luminoso.

A identificação de possíveis lesões encefálicas deve levar à adoção de medidas que evitem ou minimizem o desenvolvimento de danos secundários, por meio de correção da hipoxia, controle da perda sanguínea, manutenção da pressão arterial média para proporcionar fluxo sanguíneo cerebral adequado, equilíbrio da $PaCO_2$ (30 mmHg), evitando os efeitos de vasoconstrição e vasodilatação cerebral, correção da glicemia e prevenção de crises convulsivas.

E (*exposure*) – exposição e proteção da hipotermia. É imprescindível que as vestes da vítima sejam retiradas em ambiente protegido dos olhares de pessoas não relacionadas com o atendimento. O local escolhido para a exposição deve ser mantido aquecido apropriadamente para a realização do exame, a fim de evitar a perda da temperatura corpórea, e a vítima deve ser coberta, mas ter seu corpo minuciosamente avaliado.

Avaliar a vítima com o objetivo de identificar lesões que possam causar risco à sua vida. Para a gestante traumatizada, em especial, procurar por estigmas de trauma em abdome e genitália, sangramento vaginal, contrações uterinas ou dor à palpação do abdome que revelem risco para o feto.

Fetal

A viabilidade fetal está diretamente relacionada com as lesões que a mãe apresenta e com o tratamento instituído. A condição do feto depende da condição da mãe; entretanto, ele pode estar em sofrimento mesmo que as condições maternas e os sinais vitais pareçam estáveis.

Devem-se avaliar condições da vitalidade fetal pela movimentação do feto, por meio da palpação uterina, ou questionando a gestante quanto à percepção dos movimentos e sua frequência. A ausculta dos batimentos cardíacos fetais é mais difícil de ser realizada no APH.

O objetivo primordial do tratamento é oferecer altas concentrações de O_2 para suprir as necessidades da mãe e do feto e manter o volume circulatório suficiente para assegurar a demanda fetal.

Avaliação secundária

Deve ser realizada desde que não haja retardo no transporte da gestante traumatizada, uma vez que tenham sido finalizadas a avaliação primária e as medidas para reanimação, e se observe uma tendência de restabelecimento das funções vitais.

Nessa fase, o objetivo é identificar as lesões de menor gravidade e, para isso, deve-se realizar um exame minucioso da cabeça aos pés, obedecendo-se a mesma sequência das vítimas traumatizadas não grávidas.

Avaliar altura uterina como medida para estimar a idade gestacional, observar qualquer evidência de trabalho de parto prematuro sugerido por contrações uterinas frequentes, altura e sensibilidade anormal à palpação do útero, perda de líquido amniótico, assim como sinais de descolamento de placenta e rotura uterina, que são descritos a seguir.

TRAUMA NA GESTAÇÃO

Pode produzir lesões com alto risco para a gestante e o feto. A avaliação deve ser criteriosa e sempre com alto grau de suspeição. Duas lesões de gravidade próprias da vítima gestante são abordadas a seguir.

Ruptura uterina

Lesão com considerável nível de gravidade que ocorre com maior frequência em gestações mais avançadas, geralmente após a 28ª semana, e pode ser dividida em rotura completa (ruptura total da parede uterina) ou incompleta (peritônio parietal apresenta-se intacto).

Esse tipo de lesão apresenta alta taxa de mortalidade fetal e, por vezes, é de difícil avaliação pelas equipes de APH, devendo sempre ser suspeitada com base no mecanismo de trauma.

Os sinais de alerta são: dor abdominal aguda e lancinante, defesa e rigidez da parede abdominal quando realizada a palpação (irritação peritoneal), deformidade abdominal, palpação de partes fetais etc. Geralmente, as vítimas apresentam hemorragias intensas e choque.

Descolamento de placenta

Causa com alto percentual de morte fetal. Seu mecanismo se dá pela distribuição de forças entre um útero com características elásticas e a placenta que não apresenta essa particularidade.

O descolamento da placenta pode ser sugerido quando há sangramento vaginal, o que ocorre em 70% dos casos. Pode não haver exteriorização de sangue se o descolamento ocorrer na porção central da placenta, mas com as bordas ainda aderidas.

Sinais adicionais podem ser dor à palpação do abdome e do útero, irritabilidade uterina (quando o órgão se contrai quando levemente pressionado) e contrações uterinas frequentes.

CESÁREA *PERIMORTEM*

Sobre a parada cardiorrespiratória (PCR) em gestantes, deve-se considerar inicialmente como provável causa traumas ou outras causas não traumáticas relacionadas com esse evento.

As principais causas de PCR são: tromboembolismo venoso, doenças hipertensivas relacionadas com a gestação, embolia do líquido amniótico, rotura uterina, descolamento de placenta, hemorragia, atonia uterina, eclâmpsia e trauma.

As próprias alterações fisiológicas que acompanham a gravidez contribuem para o aumento do risco de PCR nessa população, como anemia fisiológica, elevação do débito cardíaco, relaxamento do esfíncter gastresofágico, atraso no esvaziamento gástrico, desvio do eixo cardíaco, elevação do diafragma com redução da capacidade residual funcional pulmonar, aumento da produção salivar, entre outras.

Não existem evidências significativas para indicação da cesárea *perimortem* em gestantes vítimas de trauma quando ocorre hipovolemia, pois o feto pode estar sofrendo hipoxia mesmo quando a mãe não apresenta sinais de perda volêmica.

Para outras causas de PCR, a cesárea *perimortem* pode ter maior sucesso desde que se considere a idade gestacional, o tempo da PCR e a possibilidade de sobrevivência do feto.

Índices de êxitos nessa intervenção estão relacionados com a idade gestacional maior que 24 a 28 semanas. A cesárea é indicada após 4 minutos de reanimação cardiorrespiratória (RCP) de qualidade sem retorno do pulso, e a retirada do concepto deve acontecer no 5º minuto desse procedimento.

O objetivo da cesárea de emergência durante um procedimento de RCP é reduzir a compressão da veia cava e da artéria aorta, melhorando o retorno venoso e, consequentemente, o débito cardíaco, com recuperação da capacidade funcional respiratória, redução do consumo de O_2, aumento da volemia pela diminuição do volume uterino, e possibilitar compressões torácicas mais eficientes, ampliando a possibilidade de sucesso na reanimação materna.

As orientações para adoção de medidas diante de uma PCR na gestante podem ser resumidas da seguinte maneira:

- Gestante em PCR e feto com idade gestacional < 24 semanas – as intervenções têm como prioridade a recuperação materna
- Gestante em PCR e feto com idade gestacional < 20 semanas – não será necessária a cesárea de emergência, uma vez que não existe grande comprometimento circulatório nessa fase
- Gestante em PCR e feto com idade gestacional > 20 semanas – deve ser realizada cesárea de emergência para melhorar as condições circulatórias da mãe
- Gestante em PCR e feto com idade gestacional > 24 semanas – as intervenções devem priorizar as duas vítimas.

A tomada de decisão por parte das equipes de APH diante das situações descritas anteriormente deve ser baseada em uma avaliação criteriosa da condição do binômio materno/fetal, com bom senso e respaldada por protocolos institucionais. Os profissionais devem estar preparados e habilitados para a realização dos procedimentos necessários.

BIBLIOGRAFIA

American College of Surgeons (ACS). (2018). *ATLS - Advanced Trauma Life Support* (10th ed.).

Cab, J. R. F. (2008). *Obstetrícia fundamental* (11ª ed.). Rio de Janeiro: Guanabara Koogan.

Campanharo, R. V., Okuno, M. F. P., Lopes, M. C. B. T., Batista, E. A. (2016, janeiro). Ressuscitação cardiopulmonar na gestação: uma revisão integrativa. *ABCS Health Sci, 41*(3), 181-187.

Costa, J. B., Furtado, L. G. S, Silva, P. A., Ribeiro, H. F. (2017). Conceito, diagnóstico e tratamento da rotura uterina: uma abordagem revisando a literatura. *Revista Científica Semana Acadêmica,* 106. Recuperado de: https://semanaacademica.org.br/artigo/conceito-diagnostico-e-tratamento-da-rotura-uterina-uma-abordagem-revisando-literatura.

Fonseca, M. G., Marques, B. R. M., Rocha, A. L. F., Pereira, M. G. (2013, junho). O atendimento à gestante vítima de trauma. *EFDeporte, 181.*

Gallo, D. M. (2008, julho). Cesárea postmórtem. Reporte de caso. *Revista Colombiana Salud Libre,* 197-201.

Godinho, J. V. V. G., Andrade, T. S., Silva, T. R. F. P. (2014, fevereiro). Cesariana perimortem. *Femina, 42*(1).

Magalhães, E. M., Gouveia, C. S., Ladeira, C. (2007). Trauma na grávida e anestesia – trauma torácico. Medicina Perioperatória. 2012; 85,3.

Martins-Costa, S. H., Ramos, J. G. L., Serrano, Y. L. G. S. (2005, setembro). Trauma na gestação. *Revista Brasileira de Ginecologia e Obstetrícia, 27*(9). Recuperado de: https://doi.org/10.1590/S0100-72032005000900001.

National Association of Emergency Medical Technicians. (2019). *PHTLS – atendimento pré-hospitalar. Atendimento pré-hospitalar ao traumatizado: básico e avançado* (9ª ed.). Porto Alegre: Artmed.

Pereira Júnior, A., Haikel Júnior, L. F., Atique, J. M. C., Nakamura, E. J., Basile-Filho, A., Andrade, J. I. (1999). *Atendimento à gestante traumatizada.* Simpósio: Trauma I, Medicina, Ribeirão Preto.

Posada, R. A. G. (2007). *Embarazo y trauma.* XV Curso de Actualización en Ginecología y Obstetricia.

Sant'ana, L. F., Melilo-Carolino, R. F., Souza, V. F., Ordones, M. B., Soares, R. M., Xavier, V. S. *et al.* (2010). Ressuscitação cardiopulmonar na gravidez: artigo de revisão. *Revista Médica de Minas Gerais, 20*(2 Suppl 1), S60-S63.

Urrego, J. L. A., Cárdenas, D. (2012, setembro/dezembro). Cesárea perimortem y reanimación materno-fetal en el servicio de urgencias. *Archivos de Medicina de Urgencia de México, 4*(3).

Vasco-Ramírez. (2014, julho/setembro). Cardiopulmonary and cerebral resuscitation in pregnancy at the end of maternal collapse. *Revista Colombiana de Obstetricia y Ginecología, 65*(3).

CAPÍTULO

23 Trauma Urológico e Genital

Nelson Gaspar Dip Júnior

INTRODUÇÃO

O trato urinário pode ser dividido em dois conjuntos de órgãos, isto é, os que compreendem o trato urinário superior (TUS) e aqueles que formam o trato urinário inferior (TUI). O conhecimento de especificidades de ambos os tratos é fundamental para o manejo adequado dos órgãos que sofreram determinado traumatismo. Anatomicamente, o que segrega TUS de TUI é uma estrutura denominada junção uretrovesical (JUV), que nada mais é que um conjunto de musculatura lisa especializada que envolve o trajeto do ureter distal até o meato ureteral, de ambos os lados. Todo o TUS e parte do TUI estão localizados em uma cavidade virtual denominada retroperitônio – e, portanto, fora da cavidade abdominal –, limitada anteriormente pelo peritônio posterior e pela musculatura dorsal, posteriormente. Tanto no homem como na mulher, o TUS abrange quatro órgãos: dois rins (direito e esquerdo) e dois ureteres (direito e esquerdo). O TUI, por sua vez, é formado pela bexiga e pela uretra feminina, na mulher, e pela bexiga, pela próstata e pela uretra masculina, no homem. Além disso, com exceção da próstata e das vesículas seminais, os demais órgãos do sistema genital masculino são externos e compreendem o pênis, os testículos (direito e esquerdo), os cordões espermáticos (direito e esquerdo) e a bolsa escrotal (ou escroto).

Fisiologicamente, cada um desses órgãos tem seu papel, tanto para produção, transporte, armazenamento e eliminação da urina, em ambos os sexos, como para o estabelecimento de características sexuais secundárias e função reprodutiva no homem, além de outras funções importantes. De forma bastante simples, essas funções serão definidas nas próximas linhas.

Os rins são responsáveis pela produção de urina, pelo equilíbrio hidreletrolítico, pela homeostase, pelo controle da pressão arterial por meio da produção de renina como parte integrante do sistema renina-angiotensina-aldosterona, pela produção de eritropoietina, além de participar do metabolismo da vitamina D, convertendo 25-OH-vitamina D em sua forma ativa 1,25-$(OH)_2$-vitamina D. Os ureteres têm apenas a função de transporte de urina dos rins para a bexiga em fluxo unidirecional, ou seja, somente de cima para baixo. A bexiga, além de sua principal função, que é a de armazenar urina sob baixas pressões, atua na eliminação da urina para fora do organismo. A uretra feminina funciona apenas como trajeto para a eliminação da urina, enquanto a masculina, além da eliminação de urina, serve como via de transporte para o meio externo do esperma produzido pela próstata, que, por sua vez, tem um papel exclusivamente reprodutivo. Os cordões espermáticos e os testículos estão protegidos pela bolsa escrotal. Cada cordão espermático tem função de vascularização, inervação, drenagem linfática e transporte de espermatozoides do seu testículo correspondente. Por fim, os testículos trabalham na produção de espermatozoides e do principal hormônio masculino, a testosterona.

TRAUMA UROLÓGICO

Trauma renal

Como mencionado, os rins são órgãos localizados no retroperitônio e, pelo fato de serem bem vascularizados, são protegidos por gordura e pela cápsula de Gerota, uma cápsula fibrosa que envolve ambos os rins lateral, medial e superiormente (incluindo a glândula adrenal). Na porção inferior, a cápsula de Gerota é aberta e, medialmente, suas porções direita e esquerda se comunicam por meio da continuidade profunda delas. Cada rim recebe suprimento arterial diretamente da aorta (artéria renal) e drenam o sangue venoso diretamente na veia cava inferior (veia renal). Em razão de suas funções cruciais, os rins recebem aproximadamente de 20 a 25% do volume arterial sanguíneo que sai do coração (débito cardíaco), depurando o organismo de uma série de impurezas e íons (p. ex., ureia, amônia, sódio, hidrogênio, potássio, entre várias outras) por meio da produção diária de 2 ℓ de urina, em média. Essas considerações associadas à posição anatômica renal são importantes, pois, embora o retroperitônio possa restringir a disseminação do sangramento em traumas renais, o hematoma pode se estender para baixo (até o anel pélvico inferior) e para o lado oposto em sangramentos de grande monta.

Traumatismos que envolvem os rins podem ser contusos ou penetrantes. Os contusos representam aproximadamente 90% de todos os traumas renais, e são principalmente provocados por desaceleração abrupta em impactos de alta velocidade de veículos automotores, em vítimas sem cinto de segurança que sofreram impacto frontal do abdome contra o volante ou lateral com intrusão de mais de 30 cm na lataria do veículo. Esse mecanismo de lesão, também conhecido como cisalhamento, traduz-se pela separação abrupta de dois pontos de uma mesma estrutura, um móvel e um fixo. Por exemplo, a artéria renal parte da aorta (ponto fixo) e adentra o rim pelo seu hilo (ponto móvel). Quando ocorre a transferência de grande quantidade de energia cinética durante a desaceleração rápida, o ponto fixo tende a parar de se movimentar imediatamente, enquanto o ponto móvel continua seu movimento, promovendo a ruptura ("cisalhando") da artéria renal. Entretanto, outros danos tão importantes quanto a lesão da artéria renal podem ocorrer, como as lesões venosas do pedículo renal, as lesões do parênquima renal e do sistema coletor (incluindo cálices e pelve renal), a trombose da artéria renal e a avulsão completa do pedículo renal. As lesões parenquimatosas renais ocorrem mais comumente por mecanismo de compressão do que por cisalhamento.

Segundo dados americanos, ferimentos penetrantes, que representam a minoria dos traumas renais, ocorrem por ferimentos de arma de fogo e arma branca em 86 e 14% dos casos, respectivamente. Lesões penetrantes estão associadas a sangramento mais importante e persistente, e quase sempre necessitam de tratamento cirúrgico no ambiente hospitalar para correção definitiva das lesões.

Outros dados importantes relacionados com o trauma renal são:

- Lesões associadas, em ferimentos contusos
- O ponto anatômico pelo qual a energia entra, em ferimentos penetrantes. Hematoma em flanco com hipersensibilidade abdominal/flanco está associado a traumatismo renal contuso, e fratura de costela (principalmente as flutuantes) pode aumentar em três vezes a incidência de lesão renal contusa significativa. Ferimentos penetrantes na linha axilar anterior estão associados a lesões no hilo/pedículo, enquanto aquelas na linha axilar posterior lesam mais frequentemente o parênquima renal.

Segundo a American Association for the Surgery of Trauma (AAST), o trauma renal pode ser classificado em cinco níveis, como mostrado na Figura 23.1. Contusões renais e hematomas subcapsulares sem lesão do parênquima compreendem o grau I; hematomas associados a lacerações do parênquima menores que 1 cm são considerados grau II; hematomas com lacerações parenquimatosas maiores que 1 cm, mas sem envolvimento do sistema coletor, são classificados como grau III; lacerações que comprometem o sistema coletor ou que promovem infarto renal por lesão/trombose da artéria renal são alocadas como grau IV; e aquelas que provocam explosão do parênquima renal ou avulsão do pedículo renal são classificadas como grau V.

Considerando os sinais e os sintomas, a hematúria macroscópica (sangue na urina visto a olho nu) ou microscópica (cinco ou mais hemácias por campo de grande aumento) é compreendida como o melhor indicador de trauma da via urinária, especialmente quando associada à cinemática de desaceleração rápida, ao trauma penetrante ou à pressão arterial sistólica (PSA) menor que 90 mmHg. Contudo, o nível de hematúria não necessariamente está relacionado com a gravidade da lesão. Isso porque lesões menores, mas que acometem uma artéria segmentar maior ou o sistema coletor, podem cursar com hematúria macroscópica importante. Por outro lado, lacerações graves associadas à avulsão do pedículo renal podem não apresentar hematúria. Desse modo, o mais importante aqui é o alto índice de suspeição baseado nos dados de cinemática e lesões encontradas, sendo a presença da hematúria mais uma peça desse quebra-cabeça. Os achados de cinemática são tão importantes que, por si só, indicam a necessidade de exame de imagem nos principais protocolos de atendimento intra-hospitalar do mundo.

Os princípios de tratamento pré-hospitalar do trauma renal seguem um racional baseado em tudo o que foi discutido até aqui e nos ensinamentos do atendimento pré-hospitalar.

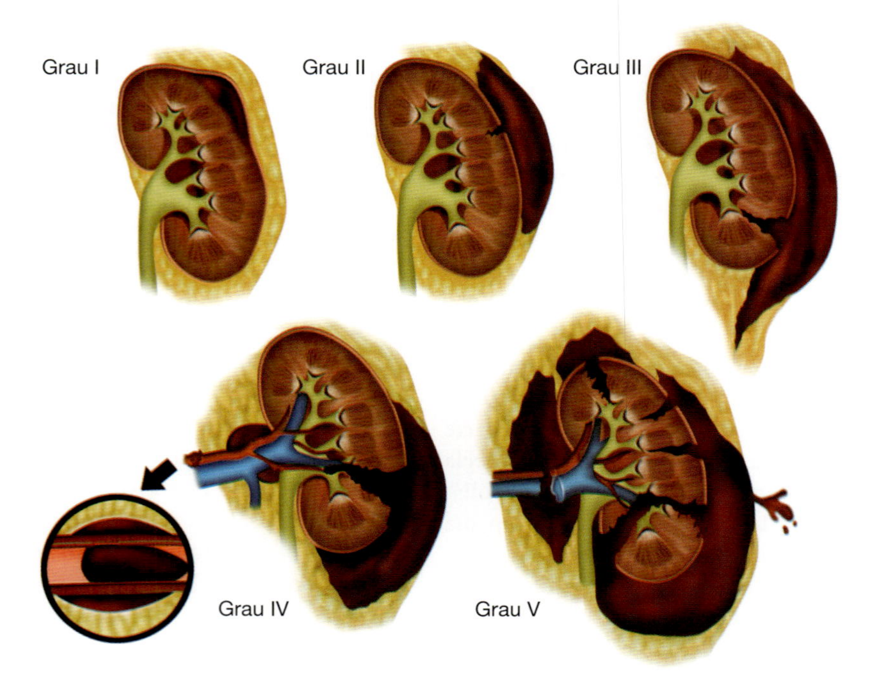

Figura 23.1 Classificação do trauma renal, segundo a American Association for the Surgery of Trauma. Fonte: Adaptada de Moore et al. (1989).

Assim, a via aérea com controle da coluna cervical e a ventilação devem ser manejadas primeiro, nunca esquecendo que lesões que envolvem alta transferência de energia, em geral, são graves e que, portanto, a manutenção da via aérea patente, da coluna cervical corretamente imobilizada, do fornecimento de altas concentrações de oxigênio e da ventilação adequada são cruciais ao sucesso do atendimento e à sobrevivência da vítima.

Lesões traumáticas em um órgão que recebe alto volume sanguíneo podem ser responsáveis por grandes sangramentos e choque de todas as classes, que deve ser prontamente tratado assim que identificado, principalmente quando hipotensão arterial já está instalada (choque classe III ou IV). A sensibilidade renal à hipoxia é intermediária, mas, seguindo as regras, o mais importante é a preservação de órgãos nobres vitais de alto metabolismo e pouco sensíveis à baixa oferta de oxigênio, que são: cérebro, coração e pulmão. Desse modo, a reposição volêmica deve ser direcionada para cada tipo de choque. Choques classes I e II geralmente apresentam resposta duradoura à reposição com cristaloide, enquanto os de classes III e IV podem cursar com os três tipos de resposta (duradoura, transitória ou sem resposta), dependendo do tamanho da lesão responsável pelo sangramento. A reposição volêmica deve estar apoiada no conceito de hipotensão permissiva, isto é, a infusão de cristaloide necessária para manter uma pressão arterial sistólica mínima em torno de 80 a 90 mmHg e capaz de manter vivos os órgãos vitais. Finalmente, é muito importante não se esquecer de que:

- O acesso venoso ideal é o antecubital, com cateter curto e calibroso (Jelco®)
- A temperatura da solução cristaloide deve ser de 39°C ou a mais próxima possível dessa temperatura
- O controle de temperatura corporal da vítima é fundamental
- O transporte para tratamento definitivo deve incluir, de preferência, um centro de trauma que tenha tomografia e urologista para o pronto atendimento da vítima e o tratamento definitivo de suas lesões.

Trauma ureteral

Os ureteres, órgãos exclusivamente retroperitoneais, têm a função de transportar a urina produzida pelos rins até a bexiga por meio de um fluxo unidirecional de cima para baixo. Por conta disso, são estruturas de fino calibre, grande comprimento e os maiores órgãos do trato urinário em extensão, que estão protegidas pela forte musculatura dorsal. Essas características anatômicas permitem aos ureteres uma chance muito baixa de comprometimento por trauma.

Traumatismos externos que envolvem o ureter podem ser contusos ou penetrantes, que podem lesá-lo por transecção ou comprometer o seu suprimento vascular. De um modo geral, o ureter é lesado em apenas 1% de todos os traumas contusos e 4% de todos os penetrantes.

A lesão por transecção ocorre por trauma direto no ureter, ou (1) provocada por projétil de arma de fogo de alta energia e arma branca de baixa energia, ou (2) por desaceleração abrupta e cisalhamento, ocasionando uma avulsão do ureter superior na junção ureteropiélica (JUP). A primeira situação é encontrada em adultos, enquanto a segunda é mais comum em crianças. Para a criança, vale o conceito de ponto fixo e ponto móvel, já descrito para a cinemática da desaceleração abrupta com cisalhamento. Desse modo, o ponto fixo é o ureter, fortemente aderido ao retroperitônio, e o móvel, o rim e a pelve renal. Em crianças, o rim, a pelve renal e o ureter são mais móveis e alvos mais fáceis de lesões traumáticas por uma série de razões:

- Tanto o rim como a pelve renal têm pouca gordura de proteção
- São mais próximos da pele
- Têm delicadas estruturas vasculares (p. ex., artéria e veia renal)
- São menos protegidos pelos músculos (que ainda são frágeis) e pelo gradil costal (ainda em fase de formação e pouco calcificado).

Os ureteres também podem sofrer lesões que comprometem a sua vascularização e são provocadas por trauma penetrante de alta energia cinética. Essas lesões ocorrem quando um projétil de arma de fogo penetra no retroperitônio, não atingindo diretamente o ureter, mas passando a uma distância de até 2 a 3 cm dele. A grande quantidade de energia acaba sendo transferida ao ureter em forma de calor e compromete a sua vascularização, levando à necrose tardia (em torno de 7 dias) do órgão com extravasamento de urina para o retroperitônio. Tais lesões são sutis e costumam passar despercebidas, mesmo após o tratamento cirúrgico intra-hospitalar.

Outras lesões peculiares podem ocorrer associadas e devem corroborar para o alto índice de suspeita de trauma ureteral. São elas: perfurações intestinais, renais e de bexiga, fraturas de processo lombar e deslocamento vertebral toracolombar. Lesões renais ocorrem associadas às ureterais em 10 a 28% das vezes, e as vesicais, em 5% delas.

A AAST (1992) também classifica de forma bastante fácil e didática o trauma ureteral (Tabela 23.1). Entretanto, essa classificação apenas tem importância no ambiente hospitalar quando o tratamento definitivo está sendo planejado. Aqui, funciona mais como aprendizado, não tendo papel relacionado com o manejo pré-hospitalar do trauma ureteral.

Lesões ureterais sozinhas não causam sangramentos importantes que coloquem a vida da vítima em risco, mesmo aquelas mais importantes e que envolvem avulsão do ureter. Além disso, extravasamentos de urina para o retroperitônio também não se caracterizam como um problema imediato e, portanto, não têm maior importância no ambiente pré-hospitalar. Exceto pela suspeição da lesão ureteral por meio do mecanismo de trauma, o diagnóstico, o manejo inicial e o tratamento definitivo são condutas exclusivamente intra-hospitalares. Lesões associadas, como trauma renal, podem ocasionar problemas sérios, incluindo o choque com risco à vida (ver seção anterior, *Trauma renal*). O manejo de cada situação associada deve seguir sempre o racional lógico de diagnóstico e tratamento no ambiente pré-hospitalar.

Tabela 23.1 Classificação do trauma ureteral segundo a American Association for the Surgery of Trauma.

Grau	Tipo	Descrição
I	Hematoma	Contusão ou hematoma sem desvascularização
II	Laceração	Transecção menor que 50% do diâmetro
III	Laceração	Transecção maior que 50% do diâmetro
IV	Laceração	Transecção completa com menos de 2 cm de desvascularização
V	Laceração	Avulsão com mais de 2 cm de desvascularização

Fonte: Moore et al. (1992).

Trauma de bexiga

A bexiga, embora localizada no retroperitônio, tem sua porção mais superior em íntimo contato com a parte mais inferior do peritônio. Devido a essa proximidade, determinadas lesões da bexiga são passíveis de comprometimento intraperitoneal. Mecanismos de trauma envolvendo desaceleração abrupta, quedas e impactos diretos sobre o abdome inferior podem provocar danos na bexiga.

Lesões da bexiga podem ser classificadas como extra ou intraperitoneais e comumente estão associadas a outras lesões não urológicas em 80 a 94% das vezes. Lesões extraperitoneais se traduzem por perfurações vesicais em porções da bexiga que não estão em contato (e, portanto, não se comunicam) com o peritônio e causam um extravasamento de urina, associado ou não a sangramento, que fica restrito ao espaço pélvico. Por outro lado, lesões vesicais intraperitoneais, isto é, que se comunicam com a cavidade abdominal, ocorrem na maioria das vezes por trauma contuso e levam a extravasamento de urina para o interior da cavidade abdominal.

Traumas extraperitoneais de origem externa são geralmente provocados por espículas ósseas provenientes de fraturas. A fratura pélvica (de bacia) é a principal causa, e a bexiga é lesada em 5 a 10% das vítimas com esse tipo de fratura. Entretanto, quando existe uma lesão extraperitoneal de bexiga, a fratura pélvica estará presente em 83 a 95% dos casos.

Por outro lado, os traumas vesicais intraperitoneais são contusos e ocorrem com a bexiga cheia. O aumento abrupto da pressão intravesical com a bexiga repleta de urina promove o rompimento da cúpula vesical, porção superior e mais frágil da bexiga, que está em íntimo contato com o peritônio, como já explanado anteriormente. Exemplo clássico desse tipo de trauma é o golpe direto sobre o abdome inferior provocado pelo cinto de segurança.

O diagnóstico clínico de lesões traumáticas da bexiga é difícil e quase nunca pode ser definido no ambiente pré-hospitalar, porque é fundamental um exame de imagem para estabelecê-lo. O alto índice de suspeição é a peça-chave para a previsão diagnóstica, principalmente quando existe a presença de fratura de bacia. A condição da bexiga, por si só, raramente leva a risco iminente de morte, mas a fratura de bacia pode levar ao choque grave e, este sim, levar a vítima a óbito.

O tratamento, assim como o diagnóstico do trauma de bexiga, seja extra, seja intraperitoneal, é condição a ser manejada em ambiente intra-hospitalar por um profissional especializado em urologia. De um modo geral, o diagnóstico é estabelecido por meio da uretrocistografia retrógrada, e o tratamento definitivo é baseado no tipo e na gravidade da lesão vesical. Entretanto, as lesões concomitantes, como a fratura de bacia, por exemplo, devem ser prontamente identificadas e inicialmente tratadas no ambiente pré-hospitalar, com foco para o manejo da via aérea, a ventilação e a correção sistemática do choque hemorrágico, que comumente irá existir. Parte fundamental do tratamento pré-hospitalar do choque nesses casos é a contenção da hemorragia advinda da fratura pélvica, que deve ser prontamente identificada e tratada. Isso é feito com um lençol dobrado em forma de uma faixa (ou cinta) de aproximadamente 30 a 40 cm de largura por 2 m de comprimento, que deve ser passado por baixo da vítima por meio da curvatura lombar da coluna e deslizado até a pelve, para depois ser amarrado, fechando o anel pélvico e evitando maior perda sanguínea. A contenção da bacia com lençol não é, por si só, uma contraindicação de sondagem vesical, em vítimas que necessitam de controle de diurese.

Uma situação especial é o transporte prolongado de vítimas que possam ter um trauma vesical. Esses pacientes, em geral, necessitarão de controle de diurese, que é utilizado para avaliar a perfusão tecidual adequada e o tratamento do choque. Lesões vesicais não causam uretrorragia (sangramento que se exterioriza pela uretra não associado à micção), a não ser que estejam associadas ao trauma uretral. Vítimas que não apresentam uretrorragia podem ser cateterizadas com sonda vesical de demora para o controle de diurese, mas um alerta importante deve ser feito nessas situações. O traumatismo extraperitoneal é mais restrito e geralmente existe diurese associada a diferentes graus de hematúria (sangramento que se mistura com a urina). Por outro lado, lesões intraperitoneais não permitirão que a urina se acumule no interior da bexiga aberta em sua cúpula, e a ausência de diurese não necessariamente significa choque não tratado adequadamente nesses casos. A presença de uretrorragia implica contraindicação absoluta de passagem de qualquer tipo de cateter via uretral em ambiente pré-hospitalar.

Trauma de uretra

A uretra é um órgão tubular, cuja função é transportar a urina para o meio externo. Na mulher, ela é curta (4 a 5 cm), íntima à parede vaginal anterior e não tem divisão anatômica de maior importância. No homem, a uretra é longa (entre 20 e 25 cm), atravessa o diafragma urogenital e é dividida em quatro porções, de dentro para fora: (1) uretra prostática; (2) uretra membranosa; (3) uretral bulbar; e (4) uretra peniana. As porções 1 e 2 estão localizadas antes da musculatura perineal denominada diafragma urogenital e compreendem a uretra posterior. As porções 3 e 4 estão posicionadas depois dessa musculatura e formam a uretra anterior. A uretra prostática tem estrita relação com a bexiga e atravessa a próstata. A uretra membranosa é envolvida pelo esfíncter uretral masculino, que mantém o homem continente e sem perdas urinárias. A uretra bulbar é relativamente curva e calibrosa, e a peniana entra no pênis envolta pelo corpo esponjoso e termina no meato uretral.

Duas considerações são importantes no trauma uretral. Primeiro, a uretra membranosa é mantida em sua posição anatômica pela fáscia endopélvica, que se fixa no anel pélvico. Segundo, a uretra bulbar posiciona-se no períneo e passa logo abaixo do ramo inferior do púbis. Essas questões são cruciais para o entendimento dos mecanismos de trauma da uretra. O trauma de uretra posterior ocorre como consequência da fratura de pelve (bacia) em livro aberto (compressão anteroposterior do anel pélvico), que traciona a fáscia endopélvica e provoca o cisalhamento da uretra membranosa. Por outro lado, a uretra anterior é lesada por compressão direta e esmagamento entre o osso (ramo inferior do púbis) e uma estrutura fixa, quando a vítima sofre queda a cavaleiro.

O diagnóstico do trauma uretral comumente se apresenta por uma tríade representada por sangramento no meato (uretrorragia), incapacidade para urinar (retenção urinária) e bexiga palpável (bexigoma). Além disso, sinais de lesões associadas frequentemente estão presentes, por exemplo, a fratura de pelve e o hematoma perineal. Tanto a fratura pélvica como um hematoma perineal podem ser facilmente identificados no ambiente pré-hospitalar.

Traumas uretrais posteriores, que são associados à fratura de pelve em mais de 95% das vezes, cursam com grande instabilidade pélvica e sangramentos importantes com choque que coloca a vida em risco. Essas lesões comumente cursam com uretrorragia, mas lesões mais graves podem não apresentar esse sinal importante. O exame digital da próstata (toque retal) sempre deve ser feito, principalmente quando a uretrorragia não está presente e existe a necessidade de sondagem vesical de demora por algum motivo. Na presença de uretrorragia ou deslocamento da bexiga e da próstata da sua posição original (deslocamento cefálico do segmento vesicoprostático), a sondagem vesical ou qualquer cateterismo via uretral estão contraindicados.

Lesões anteriores, que decorrem de compressão por queda a cavaleiro, tendem a promover hematomas perineais que envolvem a coxa (hematoma em asa de borboleta), geralmente restritos a essa região. Esse mecanismo de lesão, quando não associado à fratura de pelve, geralmente não cursa com sangramentos importantes. Traumatismos da uretra anterior quase sempre causam uretrorragia e, portanto, a sondagem vesical está contraindicada até que a vítima seja avaliada por um urologista. Essas lesões são avaliadas por uretrocistografia retrógrada e geralmente tratadas cirurgicamente para correção definitiva.

Tanto no trauma uretral anterior como no posterior, tentativas de sondagem vesical ou qualquer forma de cateterismo podem piorar o grau da lesão uretral, dificultando ainda mais o tratamento definitivo intra-hospitalar.

Situação especial é o transporte prolongado (longa distância do local do trauma até o hospital para tratamento definitivo) de vítima que apresenta forte suspeita de trauma uretral e/ou uretrorragia. Se portadoras de lesões graves, essas vítimas certamente irão necessitar de controle de diurese, mas têm contraindicação de sondagem vesical de demora. Essas situações representam um desafio à equipe de atendimento. Nesses casos, o atendimento não deve ser retardado e todas as medidas de tratamento devem ser instituídas, inclusive o tratamento do choque. O controle do débito urinário pode ser conseguido de maneira alternativa por meio de punção suprapúbica. Entretanto, para que o procedimento seja realizado, obrigatoriamente a bexiga deve estar repleta e o médico socorrista deve ter alguma habilidade para realizar a punção. O procedimento é relativamente simples, uma vez que o bexigoma desloca o recesso peritoneal inferior para cima, reduzindo bastante a possibilidade de punção de outras estruturas que não a bexiga, como as alças intestinais. A técnica de punção deve ser asséptica e realizada com um Jelco® calibroso (14 ou 16) 2 cm acima da borda superior do púbis, na linha mediana. Assim que a agulha atingir a bexiga e a urina começar a ser drenada, a parte metálica do Jelco® deve ser imediatamente retirada e um cateter venoso central inserido no interior da bexiga, fixado e conectado a um sistema coletor. Mesmo longe de ser um procedimento ideal, a punção com cateterização suprapúbica pode ser de extrema utilidade nesses casos, tanto para o controle estrito de resposta de tratamento ao choque como para a prevenção do reflexo vagal e suas consequências, que podem ocorrer por conta da retenção urinária aguda com grande distensão vesical.

TRAUMA DA GENITÁLIA EXTERNA

A genitália externa é formada basicamente pelo pênis, pelos testículos, pelos cordões espermáticos e pela bolsa escrotal (ou escroto). Traumas externos penetrantes ou contusos raramente acometem esses órgãos porque eles são bastante móveis e difíceis de serem lesados.

Pênis

Basicamente, além da pele, o pênis é composto de três órgãos: dois corpos cavernosos, que terminam em fundo cego no interior da glande, e o corpo esponjoso, que contém a uretra peniana e a glande. A maioria dos traumas externos penianos com o pênis flácido é provocada por ferimentos penetrantes por arma de fogo. Lesões isoladas do pênis são raras e, portanto, quase sempre estão associadas a outras lesões abdominais, pélvicas, de extremidades inferiores, vasculares e outras lesões genitais. Comprometimento da uretra peniana associada ocorre em 15 a 50% dos casos, e a uretra deve sempre ser avaliada no ambiente hospitalar quando lesões penetrantes de alta energia acometem o pênis.

Mordedura animal e humana também são causas de trauma externo peniano. A morbidade dessas lesões está diretamente relacionada com suas gravidades. Em mordeduras animais, os mais afetados são meninos que são agredidos por cães. Em mordeduras humanas, homens adultos são as principais vítimas. Os cuidados pré-hospitalares são voltados à ferida, sendo muito mais infectantes as feridas provenientes da mordedura humana. Assim, a limpeza local é importante e o controle de sangramento e curativo deve ser feito com gazes estéreis. O tratamento definitivo intra-hospitalar geralmente é cirúrgico e a antibioticoterapia é de largo espectro.

A amputação peniana é uma causa rara de trauma externo e geralmente ocorre por automutilação provocada por pacientes psicóticos (65 a 87% das vezes). Nessas situações, três coisas são importantes: (1) o controle do sangramento, (2) o controle da dor e (3) o acondicionamento do coto peniano. O sangramento pode ser facilmente contido com compressão local e o controle da dor é feito com opioides. O coto peniano deve ser acondicionado em duas bolsas. A primeira deve conter solução fisiológica suficiente para embeber o órgão amputado. Essa primeira bolsa deve ser envolvida por uma segunda bolsa contendo gelo. Entretanto, deve-se ter em mente que temperaturas muito baixas por tempo prolongado podem danificar o coto e seu posterior implante. A vítima deve ser transportada para hospital com equipe urológica altamente especializada e com experiência em reimplante de pênis.

Em qualquer uma das situações anteriores, a sondagem vesical deve ser evitada em primeiro momento, quando se suspeita de comprometimento uretral (p. ex., presença de uretrorragia). Situações que exigem sondagem vesical para controle de diurese devem ser bem avaliadas, sempre pesando os riscos e os benefícios.

Testículos

Embora protegidos pela mobilidade do escroto, pela contração do cremáster e pela túnica albugínea resistente, traumatismos contusos e penetrantes podem comprometer os testículos. Os contusos provocados por esporte e colisões automobilísticas são os mais comuns, ocorrendo em aproximadamente 75% dos traumas testiculares. Lesões penetrantes por arma de fogo e empalamentos, e lacerações produzidas por explosões são responsáveis pelos 25% restantes. Tanto lesões contusas como penetrantes podem levar à ruptura da túnica albugínea, hematomas, contusões, deslocamentos ou até mesmo à torção testicular. Assim como para o pênis, lesões penetrantes dos testículos geralmente estão associadas ao comprometimento de estruturas vizinhas, como a coxa, o pênis, o períneo, a uretra, a bexiga e os vasos femorais.

O diagnóstico é feito pelo exame físico da genitália no ambiente pré-hospitalar. Como a bolsa escrotal é formada por tecidos finos e delicados, sangramentos provenientes do cordão espermático e do testículo se disseminam e se acumulam rápido, tornando o hematoma escrotal facilmente visível. Esses sangramentos ocorrem abaixo da fáscia de Buck e, portanto, tendem a ficar limitados à região escrotal. A conduta terapêutica é definida no intra-hospitalar por meio de ultrassonografia (USG) de bolsa escrotal e testículos. De maneira bem concisa, se houver ruptura da túnica albugínea testicular, hematoma em expansão ou dano vascular do testículo, o tratamento cirúrgico definitivo deve ser instituído.

Bolsa escrotal

Como mencionado anteriormente, lesões da bolsa escrotal são incomuns por conta da sua grande mobilidade e elasticidade. Traumas penetrantes acometem de modo mais importante os órgãos internos que ela contém (testículos e cordões espermáticos) do que o escroto propriamente dito. Entretanto, forças externas que envolvem alta transferência de energia (incluindo mordeduras) podem provocar contusões e lacerações importantes que expõem os testículos ao meio externo e desviam a atenção do socorrista. Essas lesões, embora possam acometer gravemente os órgãos genitais, não colocam a vida em risco e jamais devem modificar as estratégias de tratamento da vítima. Assim, o manejo da via aérea (A), da ventilação (B), do choque (C) e das lesões neurológicas (D) deve vir primeiro. As lesões da bolsa escrotal devem ser abordadas por último, quando a exposição (E) da vítima é procedida. A genitália externa deve ser limpa e protegida com compressas estéreis e umedecidas com solução salina, até a chegada ao hospital para tratamento definitivo. Em raras ocasiões, sangramento ativo pode ocorrer e, nesses casos, a genitália deve ser abordada antes, isto é, quando o choque está sendo identificado e tratado, porque a compressão externa do ferimento genital fará parte do controle da hemorragia externa. O tratamento definitivo é sempre cirúrgico em qualquer uma das situações descritas.

BIBLIOGRAFIA

Basta, A. M., Blackmore, C. C., & Wessells, H. (2007). Predicting urethral injury from pelvic fracture patterns in male patients with blunt trauma. *J Urol, 177*(2), 571-575.

Bjurlin, M. A., Fantus, R. J., Mellett, M. M., & Goble, S. M. (2009). Genitourinary injuries in pelvic fracture morbidity and mortality using the National Trauma Data Bank. *J Trauma, 67*(5), 1033-1039.

Bjurlin, M. A., Kim, D. Y., Zhao, L. C. Palmer, C. J., Cohn, M. R., Vidal, P. P., ... Hollowell, C. M. P. (2013). Clinical characteristics and surgical outcomes of penetrating external genital injuries. *J Trauma Acute Care Surg, 74*(3), 839-844.

Elliott, S. P., & McAninch, J. W. (2003). Ureteral injuries from external violence: the 25-year experience at San Francisco General Hospital. *J Urol, 170*(4 Pt 1), 1213-1216.

Kuan, J. K., Kaufman, R., Wright, J. L., Mock, C., Nathens, A. B., Wessells, H., & Bulger, E. (2007). Renal injury mechanisms of motor vehicle collisions: analysis of the crash injury research and engineering network data set. *J Urol, 178*(3 Pt 1), 935-940, discussion 940.

McAninch, J. W., Carroll, P. R., Armenakas, N. A., & Lee, P. (1993). Renal gunshot wounds: methods of salvage and reconstruction. *J Trauma, 35*(2), 279-283, discussion 283-4.

McGeady, J. B., & Breyer, B. N. (2013). Current epidemiology of genitourinary trauma. *Urol Clin North Am, 40*(3), 323-334.

Moore, E. E., Cogbill, T. H., Jurkovich, G. J., McAninch, J. W., Champion, H. R., Gennarelli, T. A., ... Trafton P. G. (1992). Organ injury scaling iii. chest wall, abdominal vascular, ureter, bladder, and urethra. *J Trauma, 33*(3):337-339.

Moore, E. E., Shackford, S. R., Pachter, H. L., McAninch, J. W., Browner, B. D., Champion, H. R., ... Ramenofsky, M. L. (1989). Organ injury scaling: spleen, liver, and kidney. *J Trauma, 29*(12), 1664-1666.

Morey, A. F., Brandes, S., Dugi, D. D., Armstrong, J. H., Breyer, B. N., Broghammer, J. A., ... Wessells, H.; American Urological Association (2014). Urotrauma: AUA Guideline. *J Urol, 192*(2), 327-335.

Najibi, S., Tannast, M., & Latini, J. M. (2010). Civilian gunshot wounds to the genitourinary tract: incidence, anatomic distribution, associated injuries, and outcomes. *Urology, 76*(4), 977-981, discussion 981.

CAPÍTULO

24 Acidentes por Animais Peçonhentos

Ceila Maria Sant'Ana Malaque • Fan Hui Wen

INTRODUÇÃO

No Brasil, são considerados animais peçonhentos de importância médica e que podem determinar envenenamento sistêmico alguns tipos de serpentes, escorpiões, aranhas, lagartas e abelhas (quando provocam ataques maciços). Os efeitos dos envenenamentos podem ser locais e/ou sistêmicos e variam de acordo com o mecanismo de ação das toxinas presentes nos venenos de cada agente. A rapidez e a precisão na intervenção terapêutica são fatores cruciais para evitar o óbito e reduzir os danos causados por sequelas permanentes e incapacitantes. Em particular, nos envenenamentos decorrentes de picadas de escorpião e aranha-armadeira (*Phoneutria*), os sintomas surgem logo após a picada e, por isso, a precocidade no atendimento é especialmente importante, dada a possibilidade de manifestações sistêmicas potencialmente graves. Da mesma forma, o acidente causado por abelha em indivíduo hipersensível pode evoluir com quadro de anafilaxia logo após a picada e, portanto, a presteza do tratamento adequado é fundamental.

Nem todos os envenenamentos têm indicação de receber o antiveneno específico. Por exemplo, em acidentes escorpiônicos e acidentes causados por aranha-armadeira que evoluem com quadro local, sem alterações sistêmicas, o tratamento é sintomático.

Em 2014, foram notificados 171.238 acidentes por animais peçonhentos no país, cuja distribuição indica a predominância dos envenenamentos escorpiônicos e ofídicos (Tabela 24.1).

Tabela 24.1 Total de acidentes por animais peçonhentos no Brasil, 2014.

Animal	Nº de notificações	%
Serpentes	27.170	15,9
Escorpiões	88.277	51,5
Aranhas	27.085	15,8
Lagartas	3.530	2,1
Abelhas	14.205	8,3
Outros	10.971	6,4
Total	**171.238**	**100**

Fonte: Sinan, 2016.

ACIDENTE OFÍDICO

As serpentes podem ser classificadas quanto à dentição em quatro grupos: áglifas (não têm presa para inoculação de veneno); opistóglifas (têm presa conectada a uma glândula na região posterior da boca); e proteróglifas e solenóglifas (têm presa na região anterior da boca). Todas podem causar acidentes, entretanto são as que possuem presa na região anterior da boca as que causam envenenamentos sistêmicos que podem requerer antiveneno específico. Por isso, são consideradas peçonhentas, enquanto as serpentes com presa na região posterior da boca são consideradas não peçonhentas.

No Brasil, são notificados anualmente cerca de 30 mil acidentes ofídicos, com incidência de 13,3 casos/100 mil habitantes. Entre as diversas serpentes encontradas no Brasil, quatro gêneros são peçonhentas: *Bothrops*, *Crotalus*, *Lachesis* e *Micrurus* (Tabela 24.2), sendo o acidente por *Bothrops* o mais comum. A letalidade geral dos acidentes ofídicos nos casos tratados é baixa e tem se mantido em menos de 0,5% nos últimos anos.

Na maioria dos acidentes, o diagnóstico do tipo de envenenamento é realizado a partir da história epidemiológica do acidente e das manifestações clínicas observadas. O diagnóstico por meio da identificação do animal é pouco frequente.

Tabela 24.2 Tipos de envenenamento, agentes e distribuição geográfica das serpentes peçonhentas.

Tipo de envenenamento	Gênero causador	Nomes populares	Distribuição geográfica
Botrópico	*Bothrops*	Jararaca, jararacuçu, urutu, cruzeira, comboia	Ampla distribuição em todo o território, desde florestas a áreas abertas
Laquético	*Lachesis*	Surucucu, pico-de-jaca	Floresta amazônica e áreas remanescentes de Mata Atlântica
Crotálico	*Crotalus*	Cascavel	Cerrado, regiões áridas e semiáridas, campos abertos
Elapídico	*Micrurus*	Coral verdadeira	Distribuição em todo o território nacional

Nos acidentes botrópico e laquético, o quadro local costuma ser proeminente, enquanto nos acidentes crotálico e elapídico prevalecem as manifestações neurológicas sistêmicas decorrentes da paralisia muscular.

A gravidade depende da quantidade de veneno inoculado, da região atingida e da espécie envolvida.

Acidente botrópico

As serpentes do gênero *Bothrops* são encontradas em todo o país, variando as espécies de acordo com a região. Por sua ampla distribuição e adaptação aos ambientes periurbanos, o acidente botrópico é o mais comum entre os acidentes causados por serpentes peçonhentas, com frequência de cerca de 85%.

As manifestações observadas no acidente botrópico decorrem de ações do veneno, como atividade pró-coagulante, que leva à incoagulabilidade sanguínea por consumo de fatores de coagulação; atividade hemorrágica decorrente de ação sobre membrana basal de capilares sanguíneos; e liberação de mediadores inflamatórios, causando, às vezes, intenso processo inflamatório.

O acidente botrópico pode evoluir com alterações locais e/ou sistêmicas. Após a picada, observa-se sangramento em pequena intensidade pelo(s) orifício(s) de inoculação do veneno, seguido de edema, dor, eritema e equimose. Bolhas podem surgir no decorrer das primeiras 24 horas do acidente (Figura 24.1). Incoagulabilidade sanguínea é a alteração sistêmica mais frequente, detectada por meio de testes de coagulação. Equimose (local e regional) e sangramentos espontâneos, como gengivorragia, epistaxe e hematúria, podem ocorrer. Sangramentos de maior intensidade ou gravidade, como hematêmese, enterorragia e sangramento em sistema nervoso central, são mais incomuns. Com menor frequência também podem ocorrer hipotensão e choque.

Acidentes causados por serpentes filhotes podem evoluir com alteração local mínima (Figura 24.2), observando-se, porém, evidente alteração na coagulação.

As complicações locais mais frequentes são infecção (Figura 24.3) (celulite, abscesso e fasceíte) e necrose tecidual. Mais raramente, são observadas síndrome compartimental (decorrente do edema que pode levar à compressão do feixe vasculonervoso) e amputação. Complicações sistêmicas como lesão renal aguda (LRA) e, menos frequentemente, septicemia podem ocorrer.

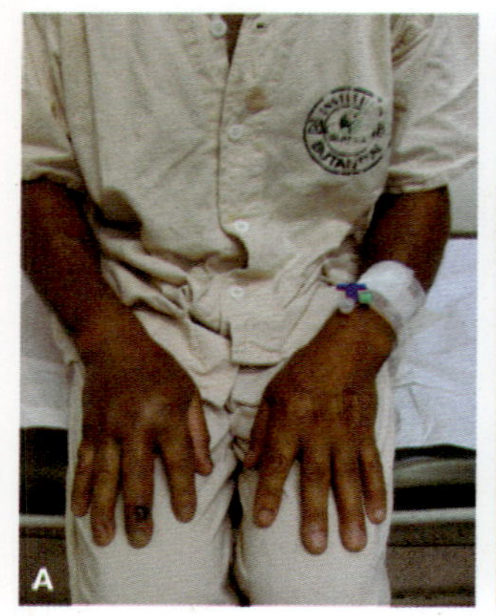
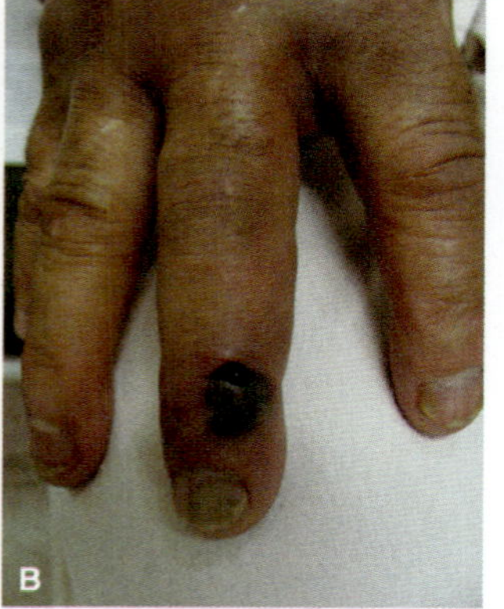

Figura 24.1 **A** e **B**. Lesão causada por acidente botrópico.

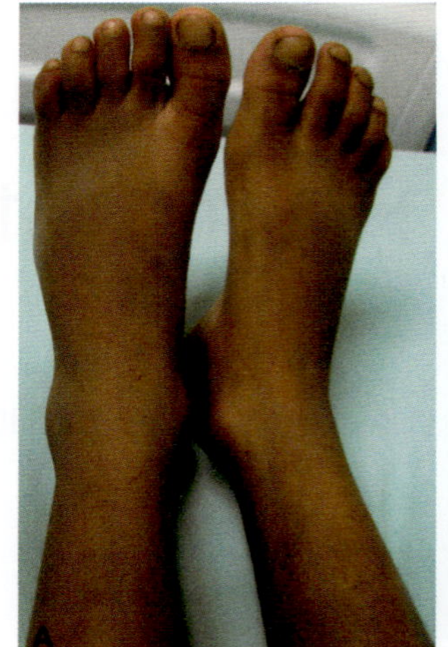
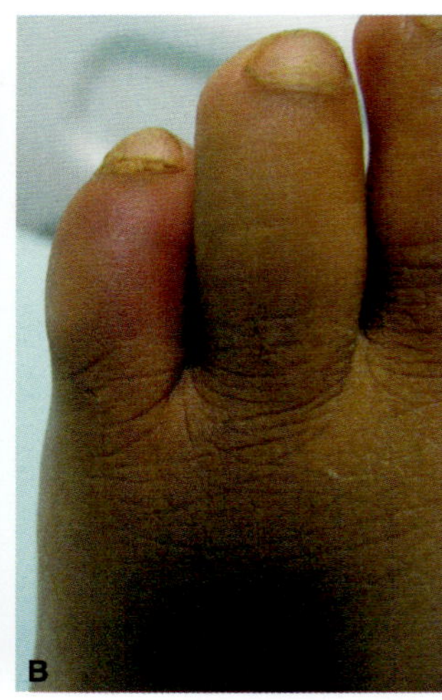

Figura 24.2 **A** e **B**. Lesão causada por acidente botrópico – serpentes filhotes.

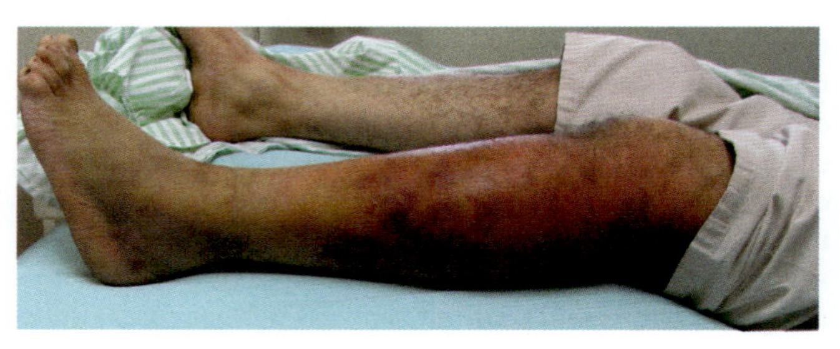

Figura 24.3 Complicação infecciosa após acidente botrópico.

O óbito decorre de insuficiência renal aguda, hemorragia grave, choque ou septicemia.

As alterações laboratoriais encontradas resultam do envenenamento ou de complicações. Os testes de coagulação são muito importantes, pois auxiliam no diagnóstico e no controle de tratamento. A alteração na coagulação não tem implicação na gravidade do quadro, porém é um importante parâmetro para avaliar a eficácia da soroterapia. Testes de coagulação devem ser solicitados na admissão do paciente, 12 e 24 horas após o término da soroterapia. Caso não haja nenhuma melhora da coagulopatia após 12 horas e o sangue permaneça incoagulável como previamente à soroterapia, deve-se considerar a possibilidade de erro na administração do antiveneno específico.

Acidente laquético

As serpentes do gênero *Lachesis* (surucucu, pico-de-jaca) estão presentes em áreas de floresta da região Amazônica e na Mata Atlântica da região Nordeste até o norte do Rio de Janeiro. A frequência desses acidentes é pequena no Brasil, cerca de 3% dos acidentes ofídicos peçonhentos.

Seu veneno apresenta atividades fisiopatológicas semelhantes ao das serpentes que causam o acidente botrópico, portanto, o quadro clínico pode ser indistinguível nas regiões onde ocorrem jararacas e pico-de-jaca. Entretanto, também podem ser observados sinais e sintomas vagomiméticos, cujo mecanismo fisiopatogênico não está esclarecido.

Após o acidente, a região da picada apresenta edema, dor, equimose, eritema e bolhas, podendo se estender por todo o membro atingido. Alterações de coagulação, com ou sem sangramentos espontâneos, são observadas. Manifestações vagomiméticas como náuseas, vômitos, sudorese, dores abdominais, diarreia, hipotensão e choque podem ocorrer. A presença dessas alterações estabelece o diagnóstico de acidente laquético, mas a ausência de tal sintomatologia não o descarta.

Apesar de poucos relatos na literatura, complicações semelhantes às observadas no acidente botrópico podem ocorrer, como infecção, necrose, síndrome compartimental, lesão renal aguda e septicemia. Na Tabela 24.3 estão descritas as alterações laboratoriais.

Acidente crotálico

O acidente crotálico, causado por serpente do gênero *Crotalus* ("cascavel"), representa a segunda causa de acidente ofídico no país, correspondendo a cerca de 10% dos acidentes por serpentes peçonhentas no Brasil.

Diferentemente do veneno das serpentes dos gêneros *Bothrops* e *Lachesis*, as principais alterações observadas no acidente crotálico não ocorrem na região da picada, mas decorrem de bloqueio neuromuscular e rabdomiólise sistêmica. Além dessas alterações, o veneno da serpente *Crotalus* apresenta também atividade pró-coagulante.

Manifestações na região da picada são pouco proeminentes em relação às que ocorrem nos acidentes botrópico e laquético. São observados edema, eritema, dor e, eventualmente, parestesia ao redor do local da picada. As principais manifestações do acidente crotálico são as sistêmicas, nas quais as queixas iniciais são visão turva e "olhos pesados". Com a progressão do envenenamento, o paciente evolui com ptose palpebral, diplopia e oftalmoplegia, podendo apresentar dificuldade para deglutição e ptose mandibular. Casos graves podem desenvolver insuficiência respiratória secundária ao comprometimento da musculatura respiratória. Também são observadas manifestações decorrentes de rabdomiólise como mialgia e colúria (por mioglobinúria). Mais raramente, ocorrem sangramentos como gengivorragia e equimoses, decorrentes da ação pró-coagulante do veneno.

Em casos leves, as manifestações clínicas podem progredir mais lentamente, sendo necessário manter uma observação mais rigorosa e prolongada nos acidentes crotálicos por, pelo menos, 12 horas após a picada.

Complicações locais, como infecção na região da picada, são pouco frequentes.

A complicação sistêmica mais comum é a lesão renal aguda (LRA), decorrente da rabdomiólise. Além disso, pacientes vítimas de envenenamento grave, com comprometimento da deglutição e musculatura respiratória, sem adequada proteção de vias aéreas e suporte ventilatório, podem evoluir com atelectasia e pneumonia aspirativa.

As principais alterações laboratoriais são as decorrentes da rabdomiólise. Cerca de 50% dos pacientes apresentam testes de coagulação alterados (ver Tabela 24.3).

Acidente elapídico

O acidente causado pelas cobras corais verdadeiras (gênero *Micrurus*) é denominado elapídico porque essas serpentes pertencem à família Elapidae. O envenenamento é pouco frequente, representando cerca de 1% dos acidentes por serpentes peçonhentas registrados no Brasil, apesar de serem encontradas em todo o território brasileiro. Isso decorre das características dessas serpentes: de hábitos subterrâneos, boca pequena e presa não articulada.

O veneno das *Micrurus* do Brasil apresenta atividade neurotóxica, resultando em bloqueio neuromuscular (interfere na liberação de acetilcolina na pré-sinapse e/ou na sua ligação na pós-sinapse).

Em geral, a região da picada não apresenta alterações significativas, podendo ser observado eritema, além dos sinais de inoculação. Podem ocorrer parestesia e dor, em geral de fraca intensidade.

Os principais sinais e sintomas do acidente elapídico são: turvação visual, diplopia, ptose palpebral, ptose mandibular, dificuldade para deglutição e sialorreia. Em casos graves, o paciente pode evoluir com dispneia e insuficiência respiratória por paralisia da musculatura respiratória. Mialgia discreta localizada e, mais raramente, distante da região da picada, pode ocorrer. Outras manifestações, como náuseas ou vômitos, também são observadas.

Nesse envenenamento, não há comprometimento da coagulação. Na Tabela 24.3 estão descritas as alterações laboratoriais encontradas.

Acidentes por serpentes não peçonhentas

Outras serpentes que não pertencem aos quatro gêneros anteriormente discutidos podem causar acidentes com manifestações locais, entretanto, não há evidências de que possam provocar envenenamento sistêmico.

Tabela 24.3 Alterações laboratoriais que podem ser observadas, segundo o tipo de acidente ofídico.

Exame laboratorial	Acidente botrópico	Acidente laquético	Acidente crotálico	Acidente elapídico
Hemograma	Neutrofilia; leucócitos normais ou leucocitose; plaquetopenia pode ocorrer	Leucocitose com neutrofilia; plaquetopenia pode ocorrer	Neutrofilia; leucócitos normais ou leucocitose; plaquetopenia é rara	Leucocitose
Bioquímica	Aumento de ureia e creatinina pode ocorrer; CK pode estar aumentada devido ao efeito miotóxico local do veneno de algumas espécies; aumento de DHL e BI devido hemólise intravascular	Registros escassos, perfil bioquímico provavelmente semelhante ao do acidente botrópico	Aumento de CK (pode estar *muito* elevada; proporcional à gravidade), AST, DHL; aumento de ureia, creatinina, potássio, fósforo e ácido úrico na presença de LRA; diminuição do cálcio na fase inicial da LRA	CK pode estar um pouco aumentada em virtude do efeito miotóxico *local* do veneno de algumas espécies
Coagulação	Normal ou alargamento de TP, TTPA; TC alterado; fibrinogênio diminuído; aumento de PDF e dímero-D			Normal
Urina 1	Hematúria, proteinúria, leucocitúria, hemoglobinúria	Hematúria	Mioglobinúria	Não descrito

LRA, lesão renal aguda.

A maioria das mordidas causadas por serpentes consideradas não peçonhentas leva apenas a traumatismo local. Entretanto, acidentes causados por algumas serpentes de dentição opistóglifa, como *Phylodrias* (cobra-verde, cobra-cipó), *Clelia* (muçurana, cobra-preta) e *Thamnodynastes* (cobra-espada), podem evoluir com manifestações locais, como edema, dor e equimose na região da picada, porém sem alterações sistêmicas. O tratamento para esses acidentes é sintomático, não existindo antiveneno específico.

Conduta pré-hospitalar nos acidentes ofídicos

Como conduta pré-hospitalar para os acidentes ofídicos, orienta-se:

- Realizar avaliação XABCDE e reanimação, se necessário
- Retirar adornos e vestimentas apertadas do local lesionado
- Avaliar a presença de alterações na região da picada (sinal de inoculação, edema, equimose, eritema, intensidade da dor, parestesia)
- Avaliar a presença de manifestações sistêmicas como sangramentos, fenômenos neuroparalíticos como ptose, oftalmoplegia, disfagia, diminuição da força muscular
- Manter o paciente em repouso, com o membro elevado se houver edema
- Manter o local da picada limpo (lavar com água e sabão, se possível)
- Encaminhar a um serviço médico o mais rapidamente possível, de preferência onde haja antiveneno
- Não cortar o local da picada
- Não fazer torniquete
- Não fazer sucção
- Não colocar gelo
- Não colocar produtos químicos ou orgânicos na região da picada
- Não aplicar choque na região da picada.

Tratamento dos acidentes ofídicos peçonhentos

Antiveneno

O tratamento com o antiveneno específico está indicado quando há evidências de envenenamento, e a dose varia conforme a gravidade, avaliada a partir das manifestações clínicas observadas na admissão do paciente (Tabela 24.4).

No Brasil, os antivenenos são adquiridos pelo Ministério da Saúde e distribuídos pelas secretarias estaduais de saúde a hospitais credenciados em municípios estratégicos, e estão disponíveis em serviços de referência pelo país. Isso permite que a terapia antiveneno seja realizada sem ônus para o paciente.

Dessa maneira, sempre que possível, após a avaliação inicial do paciente e da gravidade do envenenamento, o paciente deve ser encaminhado ao serviço de referência mais próximo onde há o antiveneno disponível.

Tratamento de suporte

Além da administração do antiveneno específico, algumas medidas de suporte são importantes no manejo dos acidentes ofídicos:

- XABCDE: os sinais vitais devem ser checados e, caso necessário, realizar reanimação
- Drenagem postural: em pacientes que evoluem com edema do membro picado, mantê-lo elevado
- Hidratação: com cristaloide nos acidentes botrópico, laquético e especialmente no envenenamento crotálico (que pode evoluir com rabdomiólise), com intuito de manter uma boa diurese e prevenção de lesão renal

Tabela 24.4 Estadiamento de gravidade e doses de antiveneno nos acidentes ofídicos.

Acidente	Gravidade	Manifestações clínicas	Tipo de soro	Nº de ampolas de antiveneno
Botrópico	Leve	Quadro local de até 2 segmentos*, sangramento discreto em pele ou mucosas; pode haver apenas distúrbio na coagulação	Antibotrópico (pentavalente)**	2 a 4
	Moderado	Edema que atinge 3 a 4 segmentos* e equimose evidentes, sangramento sem comprometimento do estado geral; pode haver distúrbio na coagulação		4 a 8
	Grave	Edema que atinge 5 segmentos*, hemorragia grave, hipotensão/choque, insuficiência renal, anúria		12
Laquético	Moderado	Quadro local presente; pode haver sangramento, sem manifestações vagais	Antibotrópico (pentavalente) e antilaquético	10
	Grave	Quadro local intenso, hemorragia intensa, com manifestações vagais		20
Crotálico	Leve	Alterações neuroparalíticas discretas; sem mialgia, escurecimento da urina ou oligúria	Anticrotálico***	5
	Moderado	Alterações neuroparalíticas evidentes, mialgia e mioglobinúria (urina escura) discretas		10
	Grave	Alterações neuroparalíticas evidentes, mialgia e mioglobinúria intensas, oligúria		20
Elapídico	Considerar todos os casos potencialmente graves, pelo risco de insuficiência respiratória		Antielapídico	10

*O membro picado é dividido em 5 segmentos. Por exemplo, em relação ao membro superior: 1) Mão; 2) 1/2 distal do antebraço; 3) 1/2 proximal do antebraço; 4) 1/2 distal do braço; 5) 1/2 proximal do braço. Do mesmo modo, divide-se o membro inferior em 5 segmentos.
**Na ausência do soro antibotrópico, pode ser utilizado o soro antibotrópico-crotálico ou o antibotrópico-laquético, nas mesmas doses preconizadas.
***Na ausência do soro anticrotálico, pode ser utilizado o soro antibotrópico-crotálico.

- Droga vasoativa: não é frequente hipotensão ou choque nos acidentes ofídicos; entretanto, em casos não responsivos à expansão com cristaloide, pode ser necessário administrar droga vasoativa
- Atropina: indicada no acidente laquético que evolui com bradicardia e instabilidade hemodinâmica
- Analgesia: quando necessário o controle da dor, recomenda-se a utilização de dipirona, paracetamol ou opioide, evitando-se o anti-inflamatório não esteroidal (AINE)
- Diuréticos: em aciente que evolui com oligúria e está adequadamente hidratado, administrar diurético do tipo furosemida para estimular diurese; isso pode facilitar o manejo de volume em paciente com lesão renal
- Inibidor de acetilcolinesterase: no acidente por *Micrurus*, caso o paciente evolua com desconforto respiratório decorrente do bloqueio neuromuscular e necessite de ventilação assistida, o uso de inibidor de acetilcolinesterase do tipo neostigmina ou edrôfonio deve ser considerado para tentar reverter os efeitos neuroparalíticos. Recomenda-se fazer *bolus* de neostigmina (0,05 mg/kg) e, para prevenir os efeitos muscarínicos da acetilcolina (como bradicardia e hipersecreção), administrar atropina 0,5 mg para adultos e 0,02 mg/kg/dose (máximo 0,5 mg/dose) para criança, previamente à injeção de neostigmina. Caso haja resposta com melhora das manifestações neuroparalíticas e para evitar a recorrência, a neostigmine deve ser repetida a cada 2 a 4 horas ou manter infusão contínua, titulando a dose conforme a resposta clínica. Se não houver resposta ao medicamento, não se deve manter o anticolinesterásico e deve ser avaliada a necessidade de instituir ventilação mecânica
- Antibióticos: em acidentes ofídicos que evoluem com infecção secundária, especialmente botrópico e laquético, administrar antibióticos de amplo espectro que tenham atividade contra bactérias Gram-negativas (especialmente *Morganella* spp), bactérias Gram-positivas e anaeróbios: cloranfenicol, clindamicina associada a ceftriaxona ou ciprofloxacino, ampicilina com sulbactam. Sempre que possível, reavaliar o tratamento com base em resultado de cultura
- Procedimentos cirúrgicos: abscessos devem ser drenados no tempo apropriado, necrose debridada quando a área está delimitada. Quando há suspeita de síndrome compartimental, avaliar criteriosamente a indicação de fasciotomia
- Hemoderivados: a transfusão de plasma fresco, fibrinogênio, crioprecipitado ou plaquetas não deve substituir a administração de antiveneno para correção da coagulopatia. Sangramentos espontâneos cessam poucas horas após a infusão do antiveneno. Entretanto, os hemoderivados podem ser necessários caso haja necessidade de realizar procedimentos invasivos antes da normalização da coagulopatia
- Terapia substitutiva renal (TSR): em alguns pacientes que evoluem com lesão renal aguda, a TSR pode ser necessária
- Assistência ventilatória: pacientes vítimas de acidente crotálico ou elapídico que evoluem com manifestações neuroparalíticas e comprometimento da função respiratória devem ser submetidos à intubação orotraqueal e ventilação mecânica
- Profilaxia antitetânica: deve ser realizada de acordo com a avaliação do histórico vacinal do paciente. Quando indicada, recomenda-se fazê-la após a reversão da coagulopatia (geralmente, 24 horas após a administração do antiveneno) para evitar formação de hematoma no local da injeção.

ACIDENTE ESCORPIÔNICO

Nos últimos anos, o número de acidentes escorpiônicos notificados no Brasil tem aumentado significativamente em virtude da proliferação desses animais, sobretudo nas periferias das áreas urbanas. Em 2014, foram registrados cerca de 90 mil acidentes em todo o país, com maior incidência na região Nordeste. Apenas o gênero *Tityus* é considerado de importância em Saúde, e a espécie *T. serrulatus* está associada a casos graves em crianças. A letalidade desses acidentes é relativamente baixa, 0,2%, porém os óbitos ocorrem predominantemente em pacientes menores de 14 anos.

As manifestações observadas nos acidentes resultam da ação do veneno sobre canais de sódio voltagem–dependente. As manifestações sistêmicas decorrem da hiperatividade do sistema nervoso autônomo, com liberação maciça de neurotransmissores adrenérgicos e colinérgicos.

A dor é o principal sintoma do escorpionismo e ocorre imediatamente após a picada. Sua intensidade é variável, podendo ser de fraca intensidade ou apenas como parestesia, até insuportável. Também se observam na região da picada eritema, sudorese e piloereção.

Com menor frequência, são observadas manifestações sistêmicas: vômitos, sudorese, taquicardia, taquipneia, sialorreia, agitação, coma, bradicardia, insuficiência cardíaca e edema agudo de pulmão. Os sinais e sintomas sistêmicos, quando ocorrem, são precoces e mais frequentes em crianças. A intensidade e a frequência dos vômitos são sinal premonitório da gravidade do envenenamento.

Na região Norte do Brasil, são descritos acidentes por *T. obscurus* nos quais o paciente refere sensação de choque elétrico pelo corpo e pode apresentar mioclonia, dismetria, disartria e ataxia da marcha.

As alterações encontradas nos exames complementares nos pacientes com manifestações sistêmicas são: leucocitose com neutrofilia, hiperglicemia, hiperamilasemia, hipopotassemia e hiponatremia.

Nos casos graves, pode-se observar:

- Elevação da CK, CKMb e troponina I séricas
- ECG: arritmias como taquicardia ou bradicardia sinusal, extrassístoles ventriculares, alterações similares às encontradas no infarto agudo do miocárdio, bloqueio de condução atrioventricular ou intraventricular
- Radiografia de tórax com aumento da área cardíaca e congestão pulmonar
- Ecocardiografia: hipocinesia transitória do septo interventricular e da parede posterior do ventrículo esquerdo.

O tratamento, na maioria das vezes, é dirigido para o controle da dor e depende da intensidade, sendo utilizados desde analgésicos, como paracetamol e dipirona para dor leve, até infiltração anestésica com xilocaína, sem vasoconstritor, para pacientes com dor intensa/insuportável. Em situações de recorrência da dor após infiltração anestésica, pode ser necessário repetir o bloqueio e associar analgésico opioide. O uso de compressas mornas pode auxiliar como adjuvante no tratamento.

O antiveneno específico está indicado apenas para os casos que evoluem com manifestações sistêmicas, classificados como moderados e graves (Tabela 24.5). Nos quadros graves,

Tabela 24.5 Classificação da gravidade do acidente escorpiônico de acordo com as manifestações clínicas.

Classificação	Manifestações clínicas	Nº de ampolas de antiveneno
Leve	Dor, eritema, sudorese, piloereção	–
Moderado	Quadro local e uma ou mais manifestações como: náuseas, vômitos, sudorese, sialorreia discreta, agitação, taquipneia e taquicardia	2 a 3
Grave	Além das manifestações anteriores, há presença de vômitos, sudorese, sialorreia intensa, prostração, convulsão, coma, bradicardia, insuficiência cardíaca, edema agudo de pulmão, choque	4 a 6

além do antiveneno, é necessária terapia de suporte, e o paciente deve ser internado de preferência em unidade de terapia intensiva.

No atendimento pré-hospitalar (APH), recomenda-se:

- Realizar compressa morna; *não* colocar gelo no local da picada
- Não realizar torniquete
- Não furar, cortar, queimar, espremer, realizar sucção local ou aplicar folhas, pó de café ou terra sobre a lesão.

ACIDENTES CAUSADOS POR ARANHAS

As aranhas consideradas de importância médica no Brasil pertencem a três gêneros: *Loxosceles*, *Phoneutra* e *Latrodectus*, responsáveis em 2014 por cerca de 12 mil acidentes no Brasil, sendo 68% causados por *Loxosceles*, 31% por *Phoneutria* e 1%, por *Latrodectus*.

Acidente por *Loxosceles*

As aranhas do gênero *Loxosceles* são conhecidas como "aranha marrom". São pequenas, atingindo 1 cm de corpo e até 3 cm de envergadura de perna, e apresentam coloração marrom. Não são agressivas e são encontradas sob telhas, tijolos, madeiras e, quando no interior de domicílios, em porões, atrás de móveis, cantos escuros, entre roupas e dentro de calçados. Provocam acidentes quando comprimidas contra o corpo.

Os acidentes causados por *Loxosceles* são registrados com maior frequência na região Sul do Brasil, especialmente na região metropolitana de Curitiba (Paraná). Estão relacionados com o ato de vestir e dormir, e acometem principalmente a região proximal de membros e o tronco.

O veneno de *Loxosceles* ativa sistema complemento, célula endotelial e epitelial e plaquetas; degrada moléculas da membrana basal do endotélio, além de ativar metaloproteinases endógenas que lesam glicoforinas da membrana de hemácias, tornando-as suscetíveis à ação do complemento.

O envenenamento pode evoluir com uma lesão cutâneo-necrótica (forma cutânea) e, mais raramente, associada a lesão cutânea, com hemólise intravascular (forma cutâneo-hemolítica). A forma cutânea é a mais frequente, ocorrendo em cerca de 90% dos casos de loxoscelismo. Inicialmente, observa-se dor discreta após a picada e, depois, a região evolui com edema e eritema, em período que pode variar de 2 a 8 horas. Nas primeiras 24 horas após a picada, pode surgir na região atingida uma mácula com áreas de eritema violáceo mesclada com equimose, e palidez (mácula marmórea), muitas vezes com halo eritematoso ao redor; bolhas ou vesículas podem ser observadas. Essa lesão pode ser muito dolorosa. Após cerca de 1 semana, a lesão pode evoluir para uma escara seca e, posteriormente, úlcera de tamanho e profundidade variáveis. Nem toda lesão evolui com necrose cutânea.

A forma cutâneo-hemolítica é menos frequente. Nesse quadro, além da lesão cutânea no local da picada, ocorre anemia aguda, icterícia e hemoglobinúria, em razão da hemólise intravascular. Na maioria dos casos, os sinais e sintomas de hemólise surgem nas primeiras 72 horas após a picada.

Em ambas as formas, nas primeiras 24 a 72 horas, podem surgir manifestações gerais como febre, náuseas, vômitos, tontura, cefaleia e exantema macular ou maculopapular, frequentemente pruriginoso.

As complicações que podem ocorrer são: infecção da lesão cutânea, causada por bactérias da flora de pele, ocorrendo, com pouca frequência, na fase de escara; na forma cutâneo-hemolítica, LRA pode ser observada e, com menos frequência, coagulação intravascular disseminada (CIVD).

Não há exame específico para diagnóstico. Na forma cutânea, há leucocitose com neutrofilia. Nos casos que evoluem com hemólise intravascular, as alterações observadas são:

- Leucocitose com neutrofilia, queda de hemoglobina proporcional à intensidade da hemólise, aumento de reticulócitos e, mais raramente, plaquetopenia
- Aumento de DHL, de bilirrubina total com predomínio de bilirrubina indireta e livre
- Diminuição de haptoglobina quando há hemólise mais intensa
- Possível presença de hemoglobinúria
- Em caso de lesão renal, há elevação de ureia e creatinina, além de alterações hidreletrolíticas e distúrbios do equilíbrio ácido-base.

Na forma cutânea, recomenda-se o tratamento com antiveneno específico (soro antiaracnídico ou o soro antiloxoscélico) na fase inicial, em geral nas primeiras 48 horas após o acidente, e corticosteroides. Quanto maior o tempo ocorrido após o acidente, menor é a eficácia da soroterapia sobre a evolução da lesão cutânea. Na forma cutâneo-hemolítica, indicam-se administração de corticosteroide e soroterapia específica, independentemente do tempo decorrido após a picada, caso persista a evidência de hemólise ativa. Na Tabela 24.6 encontram-se as orientações terapêuticas para o loxoscelismo.

Tabela 24.6 Medidas terapêuticas indicadas para o loxoscelismo.

Forma cutânea	Forma cutâneo-hemolítica
Prednisona: 5 a 7 dias 40 mg/d (adulto); 1 mg/kg/d (criança)	Prednisona: 1 mg/kg/d, 5 a 7 dias
*SALox ou SAA: 5 ampolas	SALox ou SAA: 10 ampolas
–	Correção de alterações hidreletrolíticas e de distúrbios do equilíbrio ácido-base Diálise Concentrado de hemácias
Analgesia de acordo com a intensidade da dor Anti-histamínico para os casos com exantema pruriginoso Antibiótico em caso de infecção secundária (com espectro para microrganismos usuais da flora da pele, p. ex., cefalexina) Desbridamento cirúrgico, quando há delimitação da necrose Cirurgia plástica reparadora, se necessário	
*Soro antiloxoscélico (SALox) ou soro antiaracnídico (SAA): 1 ampola = 5 mℓ	

Acidente por *Phoneutria*

A *Phoneutria* é conhecida como aranha-armadeira, por causa da posição que toma quando se sente em perigo: apoia-se nos dois pares de patas traseiras e ergue as dianteiras. Tem hábitos noturnos, sendo encontradas em cachos de banana, palmeiras, sob troncos caídos, pilhas de madeira e entulhos, além de se esconderem dentro dos calçados. Pode atingir até 3 cm de corpo e até 15 cm no total, com as pernas. Tem coloração marrom-acinzentada ou amarelada, e o corpo é coberto de pelos curtos.

Os acidentes são notificados principalmente nas regiões Sul e Sudeste do Brasil. Ocorrem com frequência em circunstâncias como o ato de calçar sapatos, ao realizar limpeza de quintal ou jardim e no manuseio de legumes, verduras e frutas, principalmente bananas, sendo mais acometidos mãos e pés.

O veneno de *Phoneutria* atua sobre canais de sódio voltagem-dependente. Leva à despolarização de fibras musculares esqueléticas, terminações nervosas sensitivas, motoras e do sistema nervoso autônomo, com consequente liberação de catecolaminas e acetilcolina.

As manifestações clínicas são muito semelhantes àquelas descritas para o acidente escorpiônico. No local da picada, podem ser observados um ou dois pontos de inoculação. A principal alteração é a dor, com ou sem irradiação, podendo ser de intensidade insuportável. São observados também edema, eritema e sudorese na região da picada. Muitas vezes, a queixa é apenas de parestesia ou queimação.

Raramente, esses acidentes evoluem com manifestações sistêmicas, as quais, quando ocorrem, são mais frequentes em crianças. São observados vômitos, sudorese, hipertensão arterial, priapismo, bradicardia, hipotensão arterial, arritmias, edema agudo do pulmão, convulsões e coma.

Quanto aos exames complementares, em casos graves, são descritos leucocitose com neutrofilia, hiperglicemia e acidose metabólica.

Tratamento

Na maioria das vezes, o tratamento é apenas sintomático, visando controle da dor; quando é intensa, recomenda-se bloqueio ou infiltração local de anestésico, do tipo lidocaína 2%, sem vasoconstritor. Se houver necessidade de repetir o anestésico local, sugere-se associar analgésicos opioides. Quando a dor é menos intensa, analgésicos de uso oral e compressas mornas no local podem ser suficientes. Não utilizar compressas frias ou de gelo, pois comumente intensificam a dor.

O antiveneno está indicado nos casos com manifestações sistêmicas em crianças e em todos os casos graves (Tabela 24.7). O paciente que evolui com manifestações sistêmicas deve ser internado, preferencialmente em unidade de terapia intensiva.

Tabela 24.7 Classificação da gravidade do foneutrismo de acordo com as manifestações clínicas.

Gravidade	Manifestações	Dose de antiveneno
Leve	Dor local, edema, eritema, sudorese, piloereção	–
Moderado	Dor local intensa, sudorese, vômitos ocasionais, agitação psicomotora, hipertensão arterial	2 a 4
Grave	Sudorese profusa, sialorreia, vômitos profusos, priapismo, choque, edema pulmonar agudo	5 a 10

Acidente por *Latrodectus*

A *Latrodectus* é popularmente conhecida como "viúva-negra". Tem coloração vermelha e preta na espécie *L. curacaviensis* e esverdeada ou acinzentada na espécie *L. geometricus*. No ventre do abdome, há um desenho em forma de ampulheta de cor vermelha ou laranja. As fêmeas atingem até 2 cm de comprimento total, enquanto os machos medem entre 2 e 3 mm.

Os acidentes causados pela aranha *Latrodectus* são raros no Brasil. As fêmeas causam o acidente, em geral, quando comprimidas contra o corpo.

O veneno de *Latrodectus* promove liberação de neurotransmissores adrenérgico, colinérgico e ácido gama-aminobutírico (GABA).

Após a picada, ocorre dor local, que pode persistir por até 48 horas, pápula eritematosa, edema e sudorese. Em alguns pacientes, a dor pode se generalizar e evoluir com manifestações sistêmicas, como tremores, agitação, contraturas musculares e dor abdominal. Também são descritos blefaroconjuntivite, sudorese, hipertensão arterial e taquicardia, que pode evoluir para bradicardia, retenção urinária, priapismo e choque.

Não há um padrão de exames laboratoriais nos acidentes ocorridos no Brasil. Também não há antiveneno específico para esse envenenamento no Brasil. O tratamento inclui analgésicos e benzodiazepínicos do tipo diazepam (5 a 10 mg em adultos e 0,05 a 0,3 mg/kg/dose em crianças, dose máxima de 10 mg IV a cada 4 horas), clorpromazina (25 a 50 mg em adultos, 0,5 mg/kg/dose em crianças IM a cada 8 horas) até a reversão da sintomatologia do envenenamento.

Para os acidentes causados por *Phoneutria* ("armadeira"), recomenda-se como atendimento pré-hospitalar:

- Realizar compressas mornas; não colocar gelo local
- Não furar, cortar, queimar, espremer, realizar sucção local ou aplicar folhas, pó de café ou terra sobre a lesão
- Se possível, levar o animal para identificação.

ACIDENTE POR LAGARTAS DO GÊNERO *LONOMIA*

Várias famílias e gêneros de lagartas de fogo, também conhecidas como taturanas, orugas e tapurus, podem causar acidentes com alterações limitadas ao local de contato das cerdas do animal com a pele. Após o contato, há dor em queimação local, muitas vezes intensa, com irradiação para o membro, edema, eritema e enfartamento ganglionar regional.

Entretanto, lagartas do gênero *Lonomia* podem causar envenenamento sistêmico, insuficiência renal e óbito decorrente de hemorragia, em consequência à coagulopatia de consumo. São acidentes mais frequentemente observados na região Sul do Brasil, com registros isolados na Amazônia e outras regiões do país. Os sinais e sintomas no local do contato são semelhantes aos observados nos acidentes causados por outros gêneros, porém cerca de 50% dos casos evoluem com alteração de coagulação com ou sem sangramento. São observados gengivorragia, equimoses de aparecimento espontâneo ou provocado por traumatismo/venopunção, epistaxe e, em outros sítios, podem determinar maior gravidade, como hematúria, hematêmese, hemoptise e hemorragia intracraniana. Pacientes que evoluem com síndrome hemorrágica podem apresentar manifestações inespecíficas como cefaleia, mal-estar, náuseas e dor abdominal, muitas vezes associadas ou antecedendo o aparecimento de sangramentos.

Pacientes que evoluem com alteração de coagulação, com ou sem sangramento, devem receber o antiveneno específico, o soro antilonômico (SALon) (Tabela 24.8).

Em atendimento pré-hospitalar para acidentes com lagartas, recomenda-se:

- Lavar a região com água fria
- Realizar compressas frias
- Elevar o membro acometido em caso de edema
- Pela possibilidade de se tratar de acidente por *Lonomia* sp., todo paciente que não trouxer a lagarta para identificação deve ser orientado a retornar ao Serviço de Emergência caso apresente sangramentos.

ACIDENTE POR HIMENÓPTEROS

Fazem parte da ordem Himenoptera as abelhas, as vespas e as formigas, que têm no ferrão o aparelho inoculador de veneno.

Esses agentes podem causar quadro alérgico, decorrente de poucas picadas em pessoa previamente sensibilizada, com manifestações locais ou sistêmicas, ou quadro tóxico, resultante de ataque por abelhas ou vespas.

Os registros de acidentes por abelhas se concentram nas regiões Sul e Sudeste do Brasil; entretanto, a incidência de ataques maciços é pouco conhecida.

Os principais componentes do veneno de abelha, responsáveis pelas manifestações observadas no envenenamento, são fosfolipase e melitina, que atuam sinergicamente levando à lise de membranas celulares. O peptídeo degranulador de mastócitos (PDM) promove a liberação de histamina, serotonina e derivados do ácido araquidônico.

Os acidentes causados por múltiplas picadas provocam dor, prurido, rubor e calor generalizados, podendo surgir pápulas e placas urticariformes disseminadas, hipotensão, taquicardia, cefaleia, náuseas e/ou vômitos, cólicas abdominais e broncospasmo. Convulsões e arritmias cardíacas são menos frequentes. Complicações como insuficiência respiratória aguda, insuficiência renal aguda e CIVD podem ocorrer.

Alterações laboratoriais encontradas nos envenenamentos decorrentes de ataques maciços por abelhas são: anemia, leucocitose com neutrofilia, plaquetopenia, reticulocitose; elevação de CPK, AST, ALT, DHL, bilirrubina total com predomínio de indireta, hemoglobina livre e diminuição dos níveis séricos de haptoglobina livre. Ureia e creatinina elevadas na presença de alteração renal, bem como há alteração de eletrólitos como sódio e potássio.

Tabela 24.8 Classificação da gravidade do acidente lonômico de acordo com as manifestações clínicas.

Gravidade	Manifestações	Nº de ampolas SALon
Leve	Apenas quadro local, sem alteração de coagulação	-
Moderado	Alteração de coagulação; sangramento pode ou não ocorrer; quando presente, em pele e/ou mucosas	5
Grave	Alteração de coagulação; presença de sangramento em vísceras ou complicações com risco de morte ao paciente	10

Tratamento

Em caso de reação de hipersensibilidade:

- Local: aplicar compressas frias ou geladas, analgésicos, anti-histamínico H_1 oral, corticosteroide tópico
- Anafilaxia: a epinefrina é a medicação de escolha para tratamento da reação anafilática; a dose a ser utilizada é 0,01 mg/kg em solução de 1:1.000 (1 mg/mℓ), sendo a dose máxima de 0,5 mg (0,5 mℓ) para adulto e 0,3 mg (0,3 mℓ) para criança; aplicar na face anterolateral do terço médio da coxa. A administração da epinefrina deve ser repetida em intervalos de 5 a 15 minutos, em caso de sintomas refratários ou recorrentes
- Para os sintomas respiratórios, utilizar O_2 e inalação com beta-2-agonista
- Pacientes com hipotensão devem receber expansão volêmica com soro fisiológico, rapidamente, em dose de 5 a 10 mℓ/kg nos primeiros 5 a 10 minutos em adultos e 10 mℓ/kg em criança
- Posteriormente, administram-se anti-histamínicos (bloqueador H_1), por via enteral ou parenteral, e corticosteroides
- Após a resolução dos sintomas, observar o paciente por pelo menos 2 horas, dada a possibilidade de recorrência. Pacientes com reação de hipersensibilidade sistêmica devem ser encaminhados para médico alergista.

Em caso de quadro tóxico sistêmico (envenenamento), não existe antiveneno disponível no Brasil. O tratamento de suporte inclui:

- Retirada do ferrão imediatamente após o acidente e de forma cuidadosa, para não comprimir a glândula presente no aguilhão
- Anti-histamínico e corticosteroides
- Expansão com cristaloide: para os casos de hipotensão, bem como para facilitar a excreção de mio e hemoglobina
- Controle da intoxicação adrenérgica; quando necessário, prazosina
- Dependendo das complicações, avaliar a necessidade de diálise e ventilação mecânica.

BIBLIOGRAFIA

Azevedo-Marques, M. M., Cupo, P., Coimbra, T. M., Hering, S. E., Rossi, M. A., & Laure, C. J. (1985). Myonecrosis, myoglobinuria and acute renal failure induced by South American rattlesnake (*Crotalus durissus terrificus*) envenomation in Brazil. *Toxicon*, *23*(4), 631-636.

Brasil. Ministério da Saúde. (1998). Centro Nacional de Epidemiologia. Fundação Nacional de Saúde. *Manual de diagnóstico e tratamento de acidentes por animais peçonhentos* (p. 131). Brasília: Ministério da Saúde.

Bucaretchi, F., Capitani, E. M., Vieira, R. J., Rodrigues, C. K., Zannin, M., Da Silva, N. J. J. . . . Hyslop, S. (2016). Coral Snake bites (*Micrurus* spp.) in Brazil: A review of literature reports. *Clin Toxicol (Phila)*, *54*(3), 222-234.

Cardoso, J. L. C., França, F. O. S., Fan, H. W., Malaque, C. M. S., & Haddad Jr., V. (2009). *Animais peçonhentos no Brasil: Biologia, clínica e terapêutica dos acidentes*. São Paulo: Savier/Fapesp.

Carrijo-Carvalho, L. C., & Chudzinski-Tavassi, A. M. (2007). The venom of the Lonomia caterpillar: An overview. *Toxicon*, *49*(6), 741-757.

Casale, T. B., & Burks, A. W. (2014). Hymenoptera-sting hypersensitivity. *N Engl J Med*, 370, 1432-1439.

Cupo, P. (2015). Clinical Update on scorpion envenoming. *Rev Soc Bras Med Trop*, *48*(6), 642-9.

França, F. O., Benvenuti, L. A., Fan, H. W., Dos Santos, D. R., Hain, S. H., Picchi-Martins, F.R. . . . Warrell, D. A. (1994). Severe and fatal mass attacks by "killer" bees (Africanized honey bees-*Apis Mellifera scutellata*) in Brazil: Clinicopathological studies with measurement of serum venom concentrations. *Q J Med*, 87, 269-282.

Gamborgi, G. P., Metcalf, E. B., & Barros, E. J. (2006). Acute renal failure provoked by toxin from caterpillars of the species *Lonomia obliqua*. *Toxicon*, *47*(1), 68-74.

Jorge, M. T., Sano-Martins, I. S., Tomy, S. C., Castro, S. C., Ferrari, R. A., Ribeiro, L. A., & Warrell, D. A. (1997). Snakebite by the bushmaster (*Lachesis muta*) in Brazil: Case report and review of the literature. *Toxicon*, *35*(4), 545-54.

Malaque, C. M., Santoro, M. L., Cardoso, J. L., Conde, M. R., Novaes, C. T., Risk, J. Y. . . . Fan, H. W. (2011). Clinical picture and laboratorial evaluation in human loxoscelism. *Toxicon*, *58*(8), 664-671.

Pardal, P. P., Ishikawa, E. A., Vieira, J. L., Coelho, J. S., Dórea, R. C., Abati, P. A., . . . Chalkidis, H. M. (2014). Clinical aspects of envenomation caused by *Tityus obscurus* (Gervais, 1843) in two distinct regions of Pará state, Brazilian Amazon basin: A prospective case series. *J Venom Anim Toxins Incl Trop Dis*, *20*(1), 3.

Pinho, F. M., Yu, L., & Burdmann, E. A. (2008). Snakebite-induced acute kidney injury in Latin America. *Semin Nephrol*, *28*(4), 354-362.

Pinho, F. M., Zanetta, D. M., Burdmann, E. A. (2005). Acute renal failure after *Crotalus durissus* snakebite: A prospective survey on 100 patients. *Kidney Int*, *67*(2), 659-667.

Sano-Martins, I. S., Tomy, S. C., Campolina, D., Dias, M. B., Castro, S. C. B., Sousa-e-Silva, M. C. C. . . . Theakston, R. D. (2001). Coagulopathy following lethal and non-lethal envenoming of humans by the South American rattlesnake (*Crotalus durissus*) in Brazil. *QJM*, *94*(10):551-559.

Santoro, M. L., Sano-Martins, I. S., Fan, H. W., Cardoso, J. L., Theakston, R. D., Warrell, D. A., Butantan Institute Antivenom Study Group. (2008). Haematological evaluation of patients bitten by the jararaca, *Bothrops Jararaca*, in Brazil. *Toxicon*, *51*(8), 1440-1448.

Simons, F. E. R., Ardusso, L. R. F., Bilò, M. B., Dimov, V., Ebisawa, M., El-Gamal, Y. M. . . . World Allergy Organization. (2012). 2012 Update: Guidelines for the assessment and management of anaphylaxis. *Curr Opin Allergy Clin Immunol*, *12*(4), 389-399.

Sistema de Informação de Agravos de Notificação (Sinan). (2016). *Acidente por animais peçonhentos*. Brasília: Ministério da Saúde. Recuperado de http://tabnet.datasus.gov.br/cgi/deftohtm.exe?sinannet/cnv/animaisbr.def

Torrez, P. P., Quiroga, M. M., Abati, P. A., Mascheretti, M., Costa, W. S., Campos, L. P., França, F. O. (2015). Acute cerebellar dysfunction with neuromuscular manifestations after scorpionism presumably caused by *Tityus obscurus* in Santarém, Pará/Brazil. *Toxicon*, *96*, 68-73.

Toschlog, E. A., Bauer, C. R., Hall, E. L., Dart, R. C., Khatri, V., Lavonas, E. J. (2013). Considerations in the management of pit viper snake envenomation. *J Am Coll Surg*, *217*(4), 726-735.

CAPÍTULO

25 Afogamento no Atendimento Pré-Hospitalar

David Szpilman • Waltecir Lopes

INTRODUÇÃO

Situações de catástrofe familiar podem ser observadas quando famílias inteiras se afogam juntas, por desconhecimento ou pela tentativa infrutífera de salvar uns aos outros (Szpilman et al., 2012). A perda que ocorre por afogamento é sempre inesperada e provoca um desastre emocional familiar sem precedentes – "filhos nunca deveriam morrer antes dos pais". O trauma, diferentemente de outras doenças, ocorre de forma inesperada na grande maioria das vezes, principalmente em crianças, o que gera, com frequência, uma situação caótica no âmbito familiar. Dentre todas as possibilidades de trauma, o afogamento é, sem dúvida, o de maior impacto familiar, social e econômico, tendo um risco de óbito 200 vezes maior quando comparado aos eventos de trânsito (Szpilman et al., 2012).

A Organização Mundial da Saúde (OMS) estima que 0,7% de todas as mortes no mundo – ou mais de 500 mil mortes a cada ano – são decorrentes de afogamento não intencional. Como alguns casos de óbitos não são classificados como afogamento pela Classificação Internacional de Doenças, esse número subestima a realidade, mesmo para países de alta renda, e não inclui situações como inundações, acidentes de navegação e tsunâmis (Szpilman et al., 2012).

O afogamento é uma das principais causas de morte em crianças e adultos jovens no mundo, embora estejamos quantificando apenas 6% do problema. Isso ocorre pela maneira como os dados sobre o assunto são coletados, classificados e relatados, assim como pela dificuldade em interpretar e ajustar esses dados para nossa realidade (Szpilman, 2015) (Tabela 25.1).

Tabela 25.1 Dados sobre afogamento.

No mundo
• Afogamento é a principal causa de morte entre meninos de 5 e 14 anos • Nos EUA, é a segunda causa de morte por trauma em crianças de 1 a 4 anos • Em muitos países da África e América Central, a incidência de afogamentos é de 10 a 20 vezes maior do que a incidência nos EUA • No sul da Ásia, o afogamento é a causa mais frequente, dentre os traumas, de morte na infância, mesmo quando comparada ao acidente de transporte • Na zona rural de Uganda, 27% de todas as mortes são por afogamento • O afogamento tem como principais fatores de risco: sexo masculino, idade inferior a 14 anos, uso de álcool, baixa renda familiar, baixo nível educacional, residência rural, maior exposição ao meio aquático, e, principalmente, falta de supervisão • O custo do afogamento no litoral é estimado em U$ 273 milhões por ano nos EUA e U$ 228 milhões por ano no Brasil • Para cada pessoa que morre de afogamento, quatro recebem atendimento no setor de emergência nos EUA, e 53% delas necessitam de internação (Szpilman et al., 2012)
No Brasil
• Em 2019, o afogamento foi a segunda causa óbito de 1 a 4 anos, terceira causa de 5 a 14 anos e quarta causa de 15 a 24 anos • 5.627 brasileiros (2,7/100 mil habitantes) morrem afogados todos os anos • Homens morrem seis vezes mais por afogamento que mulheres • Adolescentes têm maior risco de morte por afogamento • O Norte do Brasil tem a maior mortalidade por afogamento • 51% de todos os óbitos ocorrem até os 29 anos • 75% dos óbitos por afogamento ocorrem em rios e represas • 51% das mortes por afogamento na faixa de 1 a 9 anos ocorrem em piscinas e residências • Crianças < 9 anos se afogam mais em piscinas e em casa • Crianças > 10 anos e adultos se afogam mais em águas naturais (rios, represas e praias) • Crianças de 4 a 12 anos que sabem nadar se afogam mais pela sucção da bomba em piscina • 44% dos afogamentos ocorrem entre novembro e fevereiro • Cada óbito por afogamento custa R$ 210.000,00 ao Brasil • Os incidentes não fatais chegam a mais de 100 mil casos • Dentre os óbitos em piscinas, 54% ocorrem na faixa de 1 a 9 anos • Os afogamentos durante lazer na piscina constituem, em média, o dobro dos afogamentos decorrentes da queda acidental em piscina • Trauma raquimedular é menos comum em praias oceânicas, onde a água é mais clara (0,09% de todos os salvamentos realizados por guarda-vidas) (Szpilman, 2015), e sua incidência é maior em rios, cachoeiras, lagos e locais onde a visibilidade da água não é boa • Estima-se que 94% da informação dos incidentes aquáticos em nosso país sejam desconhecidas por falta de notificação ou registro (Szpilman et al., 2012), já que informações coletadas diretamente dos serviços de salvamento mostram que apenas 2% de todos os resgates realizados por guarda-vidas necessitam de cuidados médicos, e 0,5% sofreram reanimação

(*continua*)

Tabela 25.1 Dados sobre afogamento. (*Continuação*)

No Brasil
• Onde acontecem? ○ Águas naturais – 90% ▪ Água doce – 75% ▪ 25% rios com correnteza ▪ 20% represa ▪ 13% remanso de rio ▪ 5% lagoas ▪ 5% inundações ▪ 3% baía ▪ 2% cachoeiras ▪ 2% córrego ▪ Praias oceânicas – 15% ○ Águas não naturais – 8,5% ▪ 2,5% banheiros, caixas d'água, baldes e similares ▪ 2% galeria de águas fluviais ▪ 2% piscinas ▪ 2% poço ○ Durante transporte com embarcações – 1,5%

Para a sociedade em geral, a palavra "afogamento" remete ao salvamento e às medidas de primeiros socorros como as mais importantes; no entanto, a ferramenta de maior eficácia na luta contra os afogamentos é a prevenção. Então, por que é tão difícil convencer nossa sociedade e os gestores públicos e privados a investir nesse segmento? Os maiores motivos para isso são o desconhecimento do tamanho exato do problema (número de pessoas que diariamente se submetem ao risco de incidentes aquáticos) e os custos humanos e financeiros dessas tragédias (fatais ou não). Um dos grandes desafios nesse segmento é impactar a sociedade com a possibilidade de essa ocorrência poder acontecer com qualquer pessoa. O conhecimento das variáveis permitirá fazer um balanço entre os benefícios e os custos para a sociedade e elaborar estratégias que possam mitigar o elevado fardo do afogamento, utilizando melhor os recursos disponíveis em prevenção (Szpilman, 2015).

A realidade dos dados sobre afogamento aqui apresentados não destaca um novo problema, mas uma velha e grave endemia pouco conhecida e divulgada em nossa sociedade. A tragédia do afogamento está presente em nosso dia a dia, com 17 mortes diárias (dados de 2013) (Szpilman, 2015). Incidentes silenciosos, cercados de mistérios indecifráveis e, muitas vezes, atribuídos a uma fatalidade do destino, os afogamentos ocorrem no ambiente extra-hospitalar em sua grande maioria, e por terem pouca ou nenhuma repercussão, não ganham a notoriedade e a atenção que necessitam. Campanhas de prevenção, além de poder informar e evitar o desastre de um afogamento, impactam a sociedade com a possibilidade real dessa ocorrência.

O afogamento envolve, principalmente, a assistência pré-hospitalar prestada por leigos, guarda-vidas, socorristas e profissionais de Saúde. Portanto, é essencial que esses profissionais tenham conhecimento da cadeia de sobrevivência no afogamento, que inclui desde a assistência proativa de prevenção praticada em ambientes de Saúde, a identificação de comportamentos e situações de risco iminente no ambiente aquático, passando pela assistência pré-hospitalar de atender uma ocorrência em seu ambiente familiar, até finalmente a internação hospitalar, se necessária. No afogamento, o resgate é um dos componentes vitais para salvar o paciente, e a avaliação e os primeiros cuidados são fornecidos em um ambiente altamente hostil – a água. Aos profissionais de Saúde, o conhecimento da assistência reativa prestada ao afogado para ajudá-lo sem, contudo, tornar-se uma segunda vítima, é fundamental. Saber como e quando realizar o suporte básico de vida ainda dentro da água e acionar o suporte avançado pode fazer a diferença entre a vida e a morte do paciente. Quando esse tipo de assistência não é realizado adequadamente no local do evento, pouco se pode realizar no hospital ou em terapia intensiva para modificar o resultado (Szpilman et al., 2012).

DEFINIÇÃO E TERMINOLOGIA

O desconhecido impacto que o afogamento representa para a Saúde Pública deve-se, em parte, à enorme falta de dados epidemiológicos. A coleta é enormemente prejudicada pela falta de uma definição uniforme e aceita internacionalmente. Isso significa a exclusão errônea de casos fatais e não fatais. Em 2002, durante o I Congresso Mundial Sobre Afogamentos, uma nova definição de afogamento e terminologia foi estabelecida em consenso e está em uso atualmente pela OMS (Beck et al., 2005).

- *Afogamento* é a "aspiração de líquido não corporal por submersão ou imersão"
- *Resgate* é a "pessoa socorrida da água, sem sinais de aspiração de líquido"
- *Cadáver por afogamento* é a "morte por afogamento sem chances de iniciar reanimação, comprovada por tempo de submersão maior que 1 hora ou sinais evidentes de morte a mais de 1 hora, como rigidez cadavérica, livores ou decomposição corporal".

O afogamento ocorre em qualquer situação em que o líquido entra em contato com as vias aéreas da pessoa em imersão (água na face) ou por submersão (abaixo da superfície do líquido). Se a pessoa é resgatada, o processo de afogamento é interrompido, o que é denominado *afogamento não fatal*. Se a pessoa morre como resultado de afogamento, isso é denominado *afogamento fatal*. Qualquer incidente de submersão ou imersão sem evidência de aspiração deve ser considerado um resgate na água, e não um afogamento. Termos como *quase afogamento* (*near-drowning*), *afogamento seco ou molhado*, *afogamento ativo e passivo* e *afogamento secundário* (reafogamento horas após o evento) ou apenas *submersão* são obsoletos e devem ser evitados.

Assim como todos os tipos de trauma, a falta de uma definição e terminologia clara das fases do evento (pré-evento, evento e pós-evento), bem como os gatilhos, ações e intervenções, prejudica a coleta sistemática de dados. Essa situação impacta o conhecimento real do fardo do afogamento e, consequentemente, afeta sobremaneira a efetividade das estratégias de prevenção. A nova proposta de um modelo sistemático sobre afogamento – linha do tempo – resolve essa falta de modelos adequados ao trauma e reforça o importante papel da prevenção no combate ao afogamento no mundo. A linha do tempo do afogamento reflete um consenso no entendimento cronológico na sequência do evento. A definição exata de cada fase, gatilhos, ações e intervenções propicia um efetivo emprego de recursos, melhor coordenação entre os atores envolvidos em prevenção, resgate e mitigação (Figura 25.1), estratégias de prevenção melhores e mais adequadas, e a futura medida de custos/benefícios relacionada com impactos sociais, financeiros, políticos e na saúde.

FISIOPATOLOGIA

Quando uma pessoa está em dificuldades na água e não pode manter as vias aéreas livres de líquido, a água que entra na boca é voluntariamente cuspida ou engolida. Se não interrompida a tempo, uma quantidade inicial de água é aspirada para as vias aéreas, e a tosse ocorre como resposta reflexa (evidência de aspiração). Em raras situações ocorre laringospasmo (menos de 2%) (Szpilman et al., 2002), mas nesses casos é rapidamente terminado pela hipoxia. Se a pessoa não é resgatada, a aspiração de água continua e a hipoxemia leva de segundos a poucos minutos à perda de consciência e apneia, que acontecem ao mesmo tempo. Em sequência, a taquicardia se deteriora em bradicardia, atividade elétrica sem pulso, e, por fim, em assistolia. Geralmente, o processo todo de afogamento, da imersão (parte do corpo dentro da água) ou submersão (todo o corpo dentro da água) até uma parada cardíaca, ocorre de segundos a alguns minutos. Se a pessoa é resgatada viva, o quadro clínico é determinado predominantemente pela quantidade de água que foi aspirada e seus efeitos. A água nos alvéolos provoca a inativação do surfactante e sua lavagem. A aspiração de água salgada e água doce causam graus similares de lesão, embora com diferenças osmóticas. Em ambos os tipos de afogamento – água salgada e água doce – o efeito osmótico na membrana alvéolo-capilar rompe em parte sua integridade, aumenta sua permeabilidade e, por consequência, provoca sua disfunção. O quadro clínico causado por essa alteração na membrana alvéolo-capilar se traduz em edema pulmonar, que diminui principalmente a troca de O_2 e pouco afeta a troca de CO_2. O efeito combinado de fluidos nos pulmões com a perda de surfactante resulta em redução da complacência pulmonar, aumento da área de *shunt* arterial, atelectasias e broncospasmos. Se a reanimação cardiopulmonar (RCP) for necessária, o risco de dano neurológico é semelhante a outros casos de parada cardíaca. No entanto, o reflexo de mergulho e a hipotermia, em geral associados com afogamento, podem proporcionar maiores tempos de submersão sem sequelas. A hipotermia pode reduzir

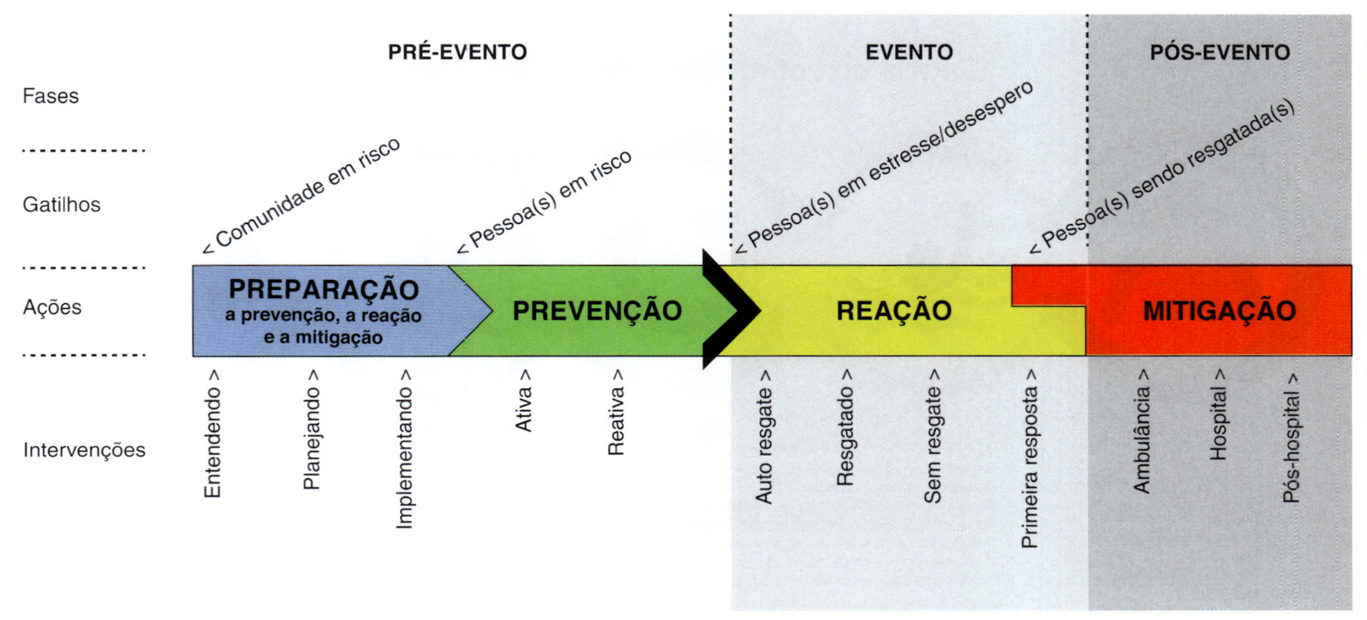

Figura 25.1 Linha do tempo no afogamento. (Adaptada de Szpilman et al., 2016).

o consumo de O_2 no cérebro, retardando a anoxia celular e a depleção de ATP. A hipotermia reduz a atividade elétrica e metabólica do cérebro de modo dependente da temperatura. A taxa de consumo de O_2 cerebral é reduzida em cerca de 5% para cada redução de 1°C na temperatura dentro do intervalo de 37 a 20°C, o que explica casos de sucesso na RCP realizadas em pacientes com tempo prolongado de submersão em que supostamente não teriam chances de recuperação sem sequelas.

CLASSIFICAÇÃO DO AFOGAMENTO

Quanto ao tipo de água

Importante para campanhas de prevenção.

- Afogamento em água doce: piscinas, rios, lagos ou tanques
- Afogamento em água salgada: mar
- Afogamento em água salobra: encontro de água doce com o mar
- Afogamento em outros líquidos não corporais: tanque de óleo ou outro material e outros.

Quanto à causa do afogamento

Identifica a doença associada ao afogamento.

- Afogamento primário: quando não existem indícios de uma causa do afogamento
- Afogamento secundário: quando existe alguma causa que tenha impedido a vítima de se manter na superfície da água e, em consequência, precipitou o afogamento: drogas (36,2% – mais frequente o álcool), convulsão, traumatismos, doenças cardíacas e/ou pulmonares, acidentes de mergulho e outras. Em geral, a cãibra não se caracteriza como causa de afogamento secundário, já que não pode ser responsabilizada por um afogamento: nadadores, surfistas e mergulhadores enfrentam cãibras dentro da água com frequência e não se afogam por esse motivo.

Quanto à gravidade do afogamento

A classificação de afogamento permite ao socorrista estabelecer a gravidade de cada caso, indicando a conduta a ser seguida (Szpilman et al., 2012). Foi estabelecida com o estudo de casos de afogamento no Centro de Recuperação de Afogados (CRA) de Copacabana, e seu acompanhamento no Hospital Municipal Miguel Couto durante 20 anos. A classificação não tem caráter evolutivo, devendo ser estabelecida no local do afogamento ou no primeiro atendimento, com o relato de melhora ou piora do quadro. O primeiro passo no entendimento do processo de afogamento é diferenciarmos entre um caso de resgate e afogamento.

Resgate

Vítima resgatada viva da água que *não apresenta tosse ou espuma na boca e/ou nariz* – pode ser liberada no local sem necessitar de atendimento médico, após avaliação do socorrista, quando consciente. Todos os casos podem apresentar hipotermia, náuseas, vômitos, distensão abdominal, tremores, cefaleia (dor de cabeça), mal-estar, cansaço, dores musculares, dor no tórax, diarreia e outros sintomas inespecíficos. Grande parte desses sintomas é decorrente do esforço físico realizado dentro da água sob estresse emocional do medo, durante a tentativa de se salvar do afogamento.

Afogamento

Pessoa resgatada da água que *apresenta evidência de aspiração de líquido: tosse ou espuma na boca e/ou nariz* – deve ter sua gravidade avaliada no local do incidente, receber tratamento adequado e acionar, se necessário, uma equipe médica para prover suporte avançado de vida (ver Procedimentos mais adiante).

CADEIA DE SOBREVIVÊNCIA DO AFOGAMENTO

Apresentada na Figura 25.2 e descrita a seguir.

Cadeia de sobrevivência do afogamento

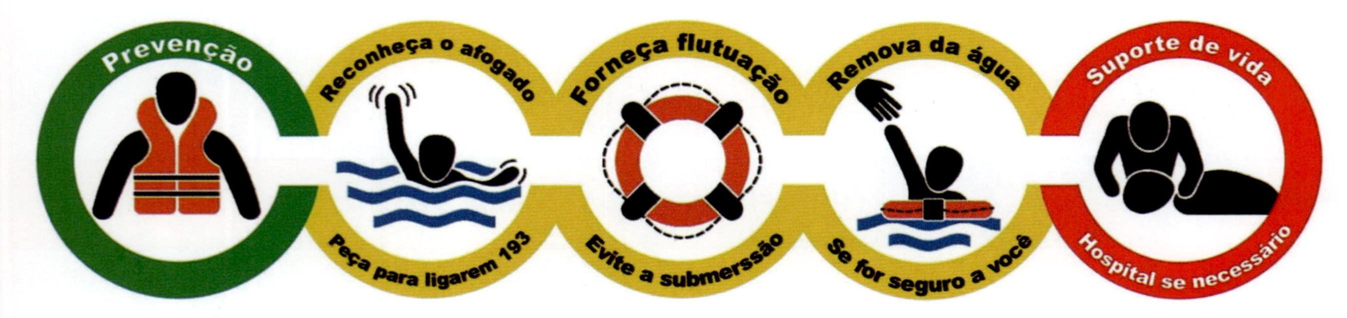

1. Crianças à distância de um braço mesmo que saibam nadar.
2. Nade onde exista a segurança de guarda-vidas.
3. Restrinja o acesso a piscinas e tanques com uso de cercas.
4. Sempre utilize colete salva-vidas em barcos e esportes com pranchas.
5. Aprenda natação, medidas de segurança na água e primeiros socorros.

Ao ajudar alguém em perigo na água

1. Reconheça o afogamento – banhista incapaz de deslocar-se ou em posição vertical na água com natação errática.
2. Peça a alguém que chame por socorro (193).
3. Pare o afogamento – forneça um flutuador.
4. Tente ajudar sem entrar na água – mantenha sua segurança.
5. Use uma vara ou corda para atingir o afogado.
6. Só entre na água para socorrer se for seguro a você, e use algum material flutuante.

Para sua própria ajuda

7. Se você estiver se afogando, não entre em pânico, acene por socorro e flutue.

1. Se o afogado não estiver respirando, inicie a reanimação cardiopulmonar com ventilação imediatamente.
2. Se houver respiração, permaneça junto ao afogado até a ambulância chegar.
3. Procure hospital se houver qualquer sintoma.

Figura 25.2 Cadeia de sobrevivência do afogamento – da prevenção ao hospital. (Adaptada de Szpilman et al., 2014).

Prevenção

Apesar da ênfase no resgate e no tratamento, a prevenção permanece sendo a mais poderosa intervenção e a de menor custo, podendo evitar mais de 85% dos casos de afogamento. Campanhas de educação na prevenção de afogamentos podem ser visualizadas em www.sobrasa.org e na Tabela 25.2.

Reconheça o afogamento e acione o socorro

Qualquer atitude de ajuda deve ser precedida pelo reconhecimento de que alguém está se afogando. Ao contrário da crença popular, o banhista em apuros não acena com a mão e tampouco chama por ajuda, principalmente o sexo masculino, no qual o afogamento é mais frequente. O banhista encontra-se tipicamente em posição vertical, com os braços estendidos lateralmente, batendo com os mesmos na água. Indivíduos próximos da vítima podem achar que ele esteja apenas brincando. A vítima pode submergir e emergir sua cabeça diversas vezes, enquanto está lutando para se manter acima da superfície. As crianças geralmente resistem de 10 a 20 segundos nessa situação, enquanto os adultos resistem por até 60 segundos antes da submersão. Como a respiração instintivamente tem prioridade, a vítima de afogamento geralmente é incapaz de gritar por socorro. Ao reconhecer que uma vítima está se afogando, a prioridade inicial é dar o alarme que um incidente está em curso. Peça que alguém ligue 193 (Corpo de Bombeiros) ou 192 (SAMU) e avise o que está acontecendo, onde é o incidente, quantas pessoas estão envolvidas e o que já fez ou pretende fazer. Só então o socorrista deverá partir para ajudar a realizar o resgate.

Tabela 25.2 Medidas de prevenção em afogamento.*

Medidas gerais
1. Atenção 100% às crianças a distância de um braço, mesmo na presença do guarda-vidas
2. Restrinja acesso à área aquática com o uso de grades ou cercas transparentes (altura que impeça a criança de entrar no recinto sem um adulto, com portões de abertura para fora da área aquática com trancas autotravantes)
3. Nade sempre perto a um posto de guarda-vidas e pergunte o local mais seguro para o banho
4. Guarda-vidas sempre presentes em áreas aquáticas coletivas – com materiais e equipamentos apropriados
5. Nunca tente um salvamento na água se não tiver confiança para fazê-lo; em vez disso, avise o socorro profissional (193) e jogue algum material flutuante
6. Nade sempre acompanhado
7. Boias não são equipamentos de segurança confiáveis – cuidado!
8. Evite ingerir bebidas alcoólicas e alimentos pesados antes do lazer na água
9. Encoraje a todos, especialmente as crianças, a fazer natação (aprenda a nadar a partir dos 2 anos) e a tomar medidas de prevenção em afogamento
10. Tome conhecimento e obedeça às sinalizações. Conheça as condições do banho e do tempo antes de entrar na água
11. Não superestime sua capacidade de nadar, tenha cuidado – 46,6% dos afogados acham que sabem nadar
12. Não pratique hiperventilação para aumentar o fôlego
13. Em água rasa, escura ou desconhecida, entre sempre primeiro com os pés
14. Pratique a pescaria embarcado ou em áreas de risco com o colete salva-vidas
Lagos, rios e represas
1. Em rios, sempre use um colete salva-vidas. Isso não é vergonha nenhuma, lembre-se que todos os profissionais de resgate aquático do corpo de bombeiros usam um colete diariamente durante todo o serviço. Ruim mesmo é não voltar para casa
2. Cuidado com buracos e fundos de lodo, você pode afundar rapidamente. Mantenha sempre a água, no máximo, na altura do umbigo
3. Se for praticar esportes de aventura (canoagem, *boia-cross, rafting* ou rapel na cachoeira), use sempre colete salva-vidas e capacete
4. Cuidado com o limo nas pedras e o barro liso nos barrancos – eles podem fazer você escorregar e cair na água
5. Se você cair no rio, não lute contra a correnteza; guarde suas forças para flutuar e acene por socorro imediatamente. Coloque os pés à frente e a barriga para cima e direcione o braço de modo a usá-lo como um leme; assim, a própria correnteza o levará à margem
6. Se for socorrer alguém em um rio, jogue uma corda com algum objeto de flutuação na ponta, amarre a outra extremidade, se possível, e mantenha firme após a vítima se agarrar na corda; a correnteza levará a vítima mais adiante na sua própria margem
Praias
1. Nade sempre perto de um posto de guarda-vidas
2. Pergunte ao guarda-vidas o melhor local para o banho
3. Não superestime sua capacidade de nadar – 46,6% dos afogados acham que sabem nadar
4. Nade longe de pedras, estacas ou píer
5. Mais de 85% dos afogamentos ocorrem em correntes de retorno. Esse é o local de maior correnteza, que aparenta uma falsa calmaria e que leva para o alto-mar. Se entrar em uma corrente, tenha calma, nade transversalmente a ela até conseguir escapar ou peça socorro imediatamente
6. Não tente ajudar alguém entrando na água. Muitas pessoas morrem dessa maneira
7. Ao pescar em pedras, observe antes se a onda pode alcançá-lo
8. Antes de mergulhar, certifique-se da profundidade
9. Tome conhecimento e obedeça às sinalizações de perigo na praia
Piscinas
1. Fique atento em crianças à distância de um braço, mesmo na presença de um guarda-vidas
2. Guarda-vidas certificado por entidade reconhecida para cada piscina, devidamente equipado com seu flutuador de resgate (não se aplica a piscinas residenciais)
3. Urgência – aprenda como agir em emergências aquáticas. O uso de cilindro de oxigênio é restrito ao guarda-vidas e deve estar em local visível e à disposição na área da piscina
4. Acesso restrito à(s) piscina(s), com uso de grades ou cercas transparentes com portões autotravantes a uma altura que impeça crianças de entrar no recinto da piscina desacompanhadas de um adulto
5. Sucção de cabelo e partes do corpo devem ser evitados com uso de ralo(s) antiaprisionamento e precauções de desligamento do funcionamento da bomba
6. Não pratique hiperventilação para aumentar o fôlego

*Vídeos recomendados sobre prevenção em afogamento:

Vídeo sobre prevenção em afogamento em praias: http://www.youtube.com/watch?v=RIHEIjQIlq0

Vídeo sobre prevenção em afogamento em água doce (piscinas, rios e lagos): http://www.youtube.com/watch?v=fFv1NsbooPc&feature=youtu.be

Vídeo sobre prevenção em afogamento em inundações: http://youtu.be/VKrxfPeWMoI?list=UUJuK-3Ip1pMza4SHj-VhKUQ

Forneça flutuação – evite a submersão

Depois de reconhecer que uma vítima está em perigo e pedir a alguém para chamar ajuda, a próxima prioridade é interromper o processo de afogamento fornecendo flutuação para a vítima. Fornecer flutuação é uma estratégia muito importante, mas não muito utilizada, apesar de ganhar um tempo valioso para o serviço de emergência chegar, ou para aqueles que estão ajudando na cena a planejar os esforços necessários ao resgate. A maioria das ações de resgates por leigos tende a se concentrar no objetivo estratégico de conseguir retirar a vítima da água, mesmo que para isso haja alto risco de morte ao socorrista. Dispositivos de segurança, como boias salva-vidas, foram propositadamente concebidos para proporcionar flutuação. No entanto, eles nem sempre estão disponíveis na cena de um incidente de afogamento. Portanto, improvisar na flutuação é fundamental na hora de ajudar. Objetos como garrafas de plástico vazias, pranchas de surf, *cooler* ou outros materiais em isopor, espumas diversas e madeiras devem ser usados. É fundamental que leigos tomem precauções para não se tornarem uma segunda vítima na hora de ajudar. Levando-se em consideração o número de leigos que se afogam, e por vezes morrem nessa tentativa de salvar outros, a prioridade é ajudar jogando o material de flutuação sem entrar na água, se possível.

Remover da água – apenas se for seguro

Após prover flutuação e parar o processo de submersão, retirar a vítima da água é essencial a fim de proporcionar um tratamento definitivo ao processo de afogamento. Várias estratégias para essa retirada podem ser usadas. O ideal é, sempre que possível, tentar ajudar a retirar a vítima sem entrar totalmente na água, seja apontando direções e locais mais próximos e mais seguros para a vítima sair ou utilizando técnicas de salvamento como jogar algum equipamento (corda, vara, galho de árvore etc.). Se tudo mais falhar, o socorrista leigo pode, então, considerar sua entrada na água, sabendo que a entrada de uma pessoa inexperiente na água para salvar alguém é extremamente perigosa e não é recomendada. A fim de mitigar o risco durante um socorro dessa natureza, deve-se trazer sempre um objeto de flutuação para ajudar a vítima e reduzir o risco ao leigo/socorrista de ser afogado junto.

A decisão de realizar o suporte básico de vida ainda dentro da água baseia-se no nível de consciência do afogado e no nível de experiência do socorrista (Szpilman & Soares, 2004).

- Afogado consciente (99,5% das ocorrências): resgatar a pessoa para fora da água sem demais cuidados médicos. No entanto, é preciso ter cuidado, pois um banhista apavorado pode ser muito perigoso para o socorrista. Por isso, é mais prudente aproximar da vítima utilizando um objeto de flutuação intermediário (bola, garrafa PET 2 ℓ, isopor)
- Afogado inconsciente (0,5% das ocorrências): a medida mais importante é a instituição imediata de ventilação ainda dentro da água. A hipoxia causada por afogamento resulta primeiramente em apneia, ocasionando parada cardíaca em um intervalo de tempo variável, porém curto, caso não seja revertida. A reanimação ainda dentro da água (ventilação apenas) proporciona à vítima uma chance quatro vezes maior de sobrevivência sem sequelas. Os socorristas devem checar a ventilação e, caso ausente, devem iniciar respiração boca a boca ainda na água. Infelizmente, compressões cardíacas externas não podem ser realizadas de maneira efetiva na água; logo, só devem ser realizadas fora da água.

Métodos de ventilação dentro da água

- Sem equipamento: só é recomendável com dois socorristas ou com um socorrista em água rasa
- Com equipamento: pode ser realizado com apenas um socorrista, que obrigatoriamente seja treinado para esse procedimento. O tipo de material deve ser escolhido conforme o local do resgate. O material de flutuação deve ser utilizado no tórax superior, promovendo uma hiperextensão espontânea do pescoço e a abertura das vias aéreas.

Casos de ventilação dentro da água não podem ser realizados com barreira de proteção (máscara), por impossibilidade técnica; aconselha-se a realização da respiração boca a boca. O risco de adquirir doenças como a AIDS nessa situação é uma realidade, embora não exista nenhum caso descrito na literatura em todo o mundo até hoje. É recomendável que todos os profissionais de Saúde sejam vacinados para hepatite B.

Considerando a baixa incidência de trauma raquimedular nos salvamentos aquáticos e a possibilidade de desperdício de precioso tempo para iniciar a ventilação e oxigenação, a imobilização de rotina da coluna cervical durante o resgate aquático de vítimas de afogamento sem sinais de trauma não é recomendada (Wernicki et al., 2005; Szpilman, 2011; Szpilman et al., 2002; Watson et al., 2001).

Suporte de vida – hospital, se necessário

O transporte da vítima para fora da água deve ser realizado de acordo com o nível de consciência, mas preferencialmente na posição vertical para evitar vômitos e demais complicações de vias aéreas. Em caso de vítima exausta, confusa ou inconsciente, o transporte deve ser feito em posição mais próxima possível da vertical, mantendo-se a cabeça acima do nível do corpo sem, contudo, obstruir as vias aéreas, que devem permanecer abertas sempre que possível. O posicionamento da vítima para o primeiro atendimento em área seca deve ser paralelo ao do espelho d'água, o mais horizontal possível, deitada em decúbito dorsal, distante o suficiente da água a fim de evitar as ondas. Se estiver consciente, coloque o afogado em decúbito dorsal a 30°. Se estiver ventilando, porém inconsciente, coloque a vítima em posição lateral de segurança (decúbito lateral sob o lado direito) (Szpilman, 2004). As tentativas de drenagem da água aspirada são extremamente nocivas e devem ser evitadas. A manobra de compressão abdominal (Heimlich) nunca deve ser realizada como meio para eliminar água dos pulmões – ela é ineficaz e gera riscos significativos de vômitos com aumento da aspiração. Durante a reanimação, tentativas de drenar água ativamente, colocando a vítima com a cabeça abaixo do nível do corpo, aumentam as chances de vômito em mais de cinco vezes, levando ao aumento da mortalidade em 19% (Szpilman, 1997). Um estudo australiano (Manolios & Mackie, 1988) constatou-se que o vômito ocorre em mais de 65% das vítimas que necessitam de ventilação de urgência e em 86% dos que necessitam de respiração assistida ou RCP. Mesmo naqueles que não necessitam de intervenção após o resgate, o vômito ocorre em

50%. A presença de vômito nas vias aéreas pode acarretar em maior broncoaspiração e obstrução, impedindo a oxigenação, além de poder desencorajar o socorrista a realizar a respiração boca a boca. Em caso de vômitos, vire a cabeça da vítima lateralmente e remova o vômito com o dedo indicador usando um lenço ou aspiração, e continue prestando a assistência ventilatória (Szpilman, 1997).

Uma das decisões mais difíceis é como tratar uma vítima de afogamento corretamente. Com base nessa necessidade, um sistema de classificação foi desenvolvido no Rio de Janeiro em 1972, revisto em 1997 (Szpilman, 1997) e revalidado em 2001 (Szpilman et al., 2002) para orientar guarda-vidas, socorristas e profissionais de Saúde em geral no tratamento dos afogados. Esse sistema foi baseado na análise de 41.279 casos de afogamento resgatados, dos quais 5,5% necessitaram de cuidados médicos. Essa classificação engloba todo o suporte desde o local do acidente até o hospital, recomenda o tratamento e revela o prognóstico. É baseado na gravidade das lesões identificadas na cena do acidente utilizando apenas variáveis clínicas (Figura 25.3).

PROCEDIMENTOS

1. Ao chegar na areia, ou na borda da piscina, *coloque o afogado em posição paralela à água*, de modo que o socorrista fique com suas costas voltada para o mar e a vítima com a cabeça do seu lado esquerdo. A cabeça e o tronco devem ficar na mesma linha horizontal. A água que foi aspirada durante o afogamento não deve ser retirada, pois essa tentativa prejudica e retarda o início da ventilação e oxigenação do paciente, além de facilitar a ocorrência de vômitos. Confira a resposta da vítima perguntando: "Você está me ouvindo?".
2. *Se houver resposta da vítima, ela está viva*, e indica ser um caso de resgate Grau 1, 2, 3 ou 4. Coloque em posição lateral de segurança e aplique o tratamento apropriado para o grau de afogamento (ver Figura 25.3). Avalie, então, se há necessidade de chamar o socorro avançado (ambulância) e aguarde o socorro chegar. *Se não houver resposta da vítima (inconsciente), ligue 193 (Corpo de Bombeiros) ou 192 (SAMU), ou peça a alguém para chamar a ambulância ou o guarda-vidas, e;*
3. *Abra as vias aéreas*, colocando dois dedos da mão direita no queixo e a mão esquerda na testa, e estenda o pescoço;
4. *Confira se existe respiração – ver, ouvir e sentir* – ouça e sinta a respiração e veja se o tórax se movimenta (ver Figura 25.3). Se houver respiração, é um caso de resgate Grau 1, 2, 3 ou 4. Coloque a vítima em posição lateral de segurança e aplique o tratamento apropriado para o grau (ver Figura 25.3).
5. *Se não houver respiração, inicie a ventilação boca a boca.* Obstrua o nariz utilizando a mão (esquerda) na testa, e com os dois dedos da outra mão (direita) abra a boca e realize cinco ventilações boca a boca iniciais, observando um intervalo entre cada uma que possibilite a elevação do tórax, e logo em seguida seu esvaziamento. É recomendável a utilização de barreira de proteção (máscara).
6. *Confira sinais de circulação (movimentos ou reação à ventilação realizada):* simplesmente observe movimentos na vítima ou reação à ventilação feita.
7. *Se houver pulso, é uma parada respiratória isolada – Grau 5.* Mantenha somente a ventilação com 10 a 12 vezes por minuto até o retorno espontâneo da respiração (em geral, isso acontece antes de terminar as 10 ventilações) (Schmidt et al., 2016). Se não houver sinal de circulação, retire os dois dedos do queixo e passe-os pelo abdome localizando o encontro das duas últimas costelas, marque dois dedos, retire a mão da testa e coloque-a no tórax e a outra por sobre a primeira e inicie 30 compressões cardíacas externas em caso de um socorrista, ou 15 compressões em caso de dois socorristas para casos de afogamento. A velocidade dessas compressões deve ser de 100 a 120 vezes em 60 segundos (Kleinman et al., 2015) (Class IIa, LOE C-LD). Em crianças de 1 a 9 anos, utilize apenas uma das mãos para as compressões. Mantenha alternando duas ventilações e 30 compressões ou 2 × 15 com dois socorristas (RCP em afogamento com dois socorristas), e não pare até que:
   - Haja resposta e retornem à respiração e os batimentos cardíacos. Coloque, então, a vítima de lado e aguarde o socorro médico solicitado
   - Entregue o afogado a uma equipe médica
   - Ou esteja exausto.

Assim, durante a RCP, fique atento e verifique periodicamente se o afogado está ou não respondendo, o que será importante na decisão de parar ou prosseguir nas manobras. Existem casos descritos de sucesso na reanimação de afogados após 2 horas de manobras e casos de recuperação sem danos ao cérebro depois de até 1 hora de submersão.

- Sempre inicie todo processo com apenas um socorrista, para então, após um ciclo completo de RCP, iniciar a alternância com dois socorristas
- Os socorristas devem se colocar lateralmente ao afogado e em lados opostos
- Aquele responsável pela ventilação deve manter as vias aéreas da vítima desobstruídas
- Em caso de cansaço, realize a troca rápida de função com o outro socorrista
- Após os 2 minutos de compressão e ventilação, reavalie a ventilação e os sinais de circulação. Se ausentes, prossiga a RCP e interrompa-a para nova reavaliação a cada 2 minutos

A RCP deve ser realizada no local, pois é onde a vítima terá a maior chance de sucesso. Nos casos do retorno das funções cardíaca e respiratória, acompanhe a vítima com muita atenção durante os primeiros 30 minutos, até a chegada da equipe médica, pois a vítima ainda não está fora de risco de ter uma nova parada cardiorrespiratória (PCR).

Observações importantes

- Nos casos em que não haja efetividade da manobra de ventilação boca a boca, refaça a hiperextensão do pescoço e tente novamente. Caso não funcione, pense em obstrução por corpo estranho e execute a manobra de Heimlich (compressões torácicas) e, antes de ventilar, observe (olhe) a via área; se o objeto aparecer, remova-o
- As próteses dentárias só devem ser retiradas se estiverem dificultando a ventilação boca a boca

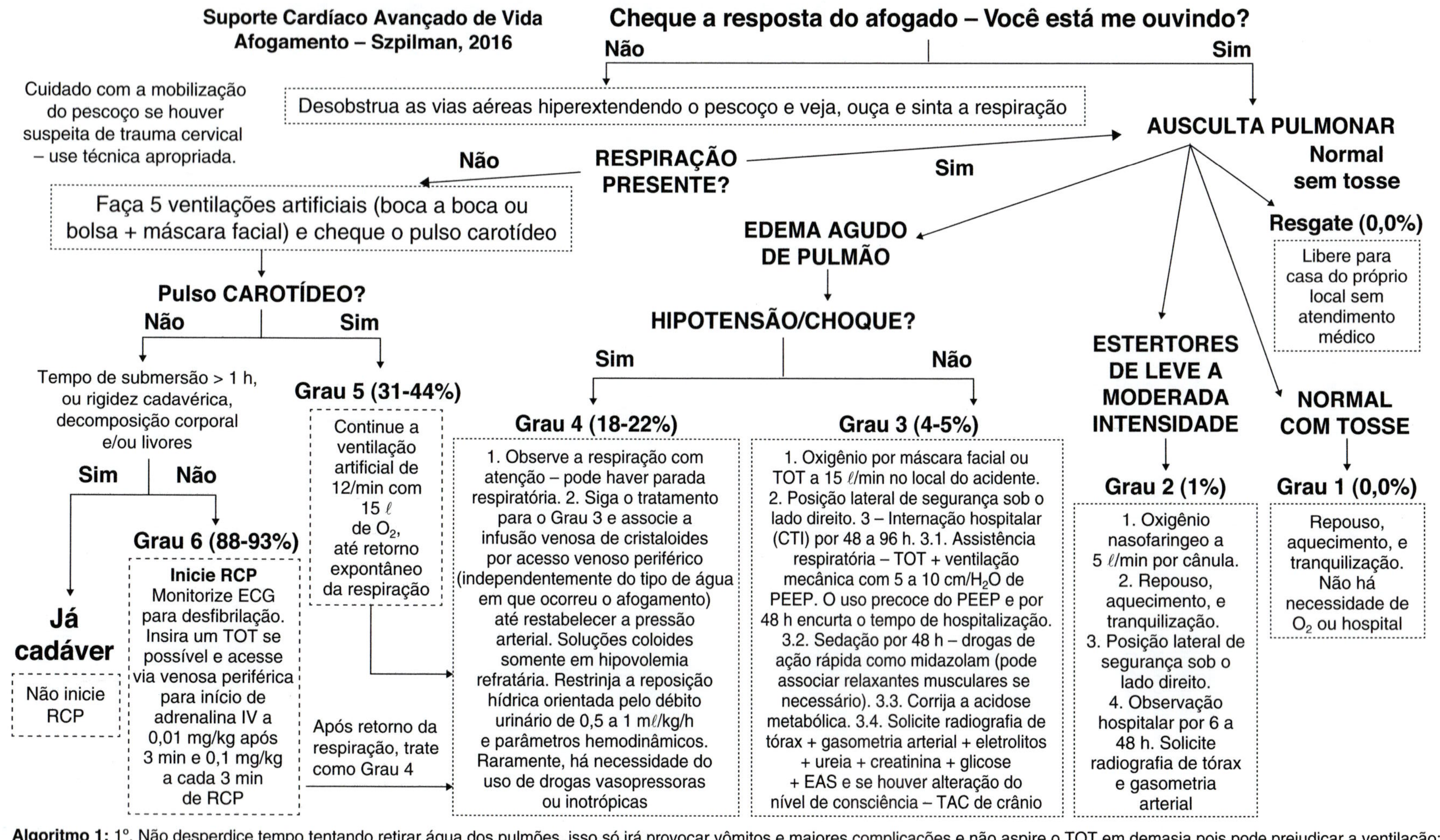

Figura 25.3 Classificação da gravidade do afogamento e seu tratamento básico (algoritmo 1). (Adaptada de Szpilman, 1997).

- O ar atmosférico é uma mistura gasosa que apresenta cerca de 21% de O_2 em sua composição. Em cada movimento respiratório, gastamos cerca de 4% desse total, restando 17% de O_2 no ar expirado pelo socorrista. Essa quantidade de O_2 é suficiente para a ventilação boca a boca ser considerada a maneira mais eficiente de ventilação artificial de emergência.

QUANDO VALE A PENA TENTAR A REANIMAÇÃO CARDIOPULMONAR EM AFOGAMENTO?

O tempo é um fator fundamental para um bom resultado na RCP. Os casos de afogamento apresentam uma grande tolerância à falta de O_2, o que nos estimula a tentar a RCP além do limite estabelecido para outras patologias. Inicie a RCP em:

- *Todos os afogados em PCR com tempo de submersão inferior a 1 hora.* Três fatos juntos ou isolados explicam o maior sucesso na RCP de afogados: o "reflexo de mergulho", a continuação da troca gasosa de O_2-CO_2 após a submersão e a hipotermia. O CRA tem registrados 13 casos de PCR com submersão maior do que 7 minutos, dos quais oito com mais de 14 minutos, ressuscitados com sucesso (2003)
- *Todos os casos de PCR que não apresentem um ou mais dos sinais a seguir:*
  - Rigidez cadavérica
  - Decomposição corporal
  - Presença de livores.

Quando parar as manobras de reanimação cardiopulmonar em afogados?

- Se houver resposta e retornar à função respiratória e os batimentos cardíacos
- Em caso de exaustão dos socorristas
- Ao entregar o afogado a uma equipe médica.

Assim, durante a RCP, fique atento e verifique periodicamente se o afogado está ou não respondendo, o que será importante na decisão de parar ou prosseguir com as manobras. Existem casos descritos de sucesso na reanimação de afogados após 2 horas de manobras. Para a equipe médica, a reanimação deve ser encerrada apenas quando a vítima estiver com temperatura corporal acima de 34°C e se mantiver com ritmo em assistolia. Caso contrário, a reanimação deverá ser mantida.

Suporte avançado de vida no local

Ao contrário de opiniões do passado, levar o equipamento médico à vítima, em vez de levá-la ao hospital, poupa um tempo precioso aos casos de afogamento. O tratamento médico avançado é instituído de acordo com a classificação do afogamento, e de preferência no local do incidente, onde todo atendimento inicial básico e avançado será realizado. Dessa maneira, em situações críticas de atendimento avançado em casos de afogamento, prepare-se para ficar ao menos por 15 a 30 minutos no local do incidente.

Grau 6 – parada cardiorrespiratória

A reanimação iniciada por leigos ou guarda-vidas na cena deve ser mantida por pessoal médico especializado até que seja bem-sucedida ou caso a vítima necessite de aquecimento por meios sofisticados, situação que só o hospital poderá fornecer. Nesse último caso, e como única exceção, a vítima deve ser transportada ao hospital enquanto recebe reanimação. O pessoal médico deve continuar com as compressões torácicas e manter a ventilação artificial com máscara de reanimação e suplemento de O_2 até que uma bolsa auto inflável e O_2 a 15 ℓ/min esteja disponível (são necessários, em geral, dois socorristas para manusear uma boa ventilação com a bolsa). Assim que possível, deve-se realizar a intubação orotraqueal. A aspiração das vias aéreas antes da intubação costuma ser necessária, mas não deve ser excessiva a ponto de prejudicar a própria ventilação. Uma vez intubada, a vítima pode ser ventilada e oxigenada adequadamente, mesmo na presença de edema pulmonar. A aspiração de vias aéreas ou do tubo orotraqueal (TOT) somente deve ser realizada quando a quantidade de fluido presente no interior das vias interferir com a adequada ventilação. Caso contrário, a aspiração excessiva produz mais hipoxia. É recomendado na RCP dos afogados uma relação de duas ventilações para 30 compressões antes da inserção do TOT com um socorrista, ou 2 × 15 com dois socorristas. Desfibriladores externos podem ser utilizados para monitorar o ritmo cardíaco ainda na cena do incidente, porém o ritmo mais comum nesses casos é a assistolia. Em vítimas hipotérmicas (< 34°C) e sem pulso, a RCP deve ser mantida. A PCR em afogamentos ocorre 100% em assistolia quando não existem comorbidades ou fatores precipitantes ao afogamento. A fibrilação ventricular pode estar presente em adultos com doença coronariana ou como consequência da terapia de suporte avançado de vida, com o uso de pró-arritmogênicos (epinefrina). O acesso venoso periférico é a via preferencial para administrar medicamentos. Embora algumas medicações possam ser administradas por via traqueal, mesmo na vigência de edema agudo de pulmão, a absorção é incerta e deverá ser feita em último caso. A dose de epinefrina a ser utilizada ainda é um ponto de controvérsia, principalmente no afogamento, no qual o intervalo de tempo da PCR até o início da reanimação e o resultado da mesma pode variar muito em comparação a outras causas. Uma dose inicial alta ou progressiva de epinefrina aumenta as chances de recuperação da circulação. No entanto, altas doses de epinefrina não parecem melhorar a sobrevida, nem o prognóstico neurológico em paradas por outras causas, quando utilizada como terapia inicial. Tampouco ficaram demonstradas que altas doses dessa substância sejam prejudiciais. Portanto, dose alta de epinefrina não é recomendada como rotina, mas pode ser considerada no afogamento, caso a dose de 1 mg não tenha o efeito esperado (classe indeterminada – aceitável, mas não recomendável). Nossa recomendação é que se utilize uma dose inicial de 0,01 mg/kg IV após 3 minutos de RCP e, caso não haja resposta, aumentar para 0,1 mg/kg infundida a cada 3 a 5 minutos de RCP.

Grau 5 – parada respiratória

A vítima em apneia exige ventilação artificial imediata. Esses são casos mais presenciados pelo socorrista no local do ocorrido. Os protocolos de ventilação e oxigenação, que são os mesmos do Grau 6, devem ser seguidos até que a respiração espontânea seja restaurada, o que, em geral, ocorre após poucas ventilações, e, então, seguir os protocolos para o Grau 4.

Grau 4 – edema agudo de pulmão com hipotensão arterial

Fornecer O_2 com suporte de ventilação mecânica é a terapia de primeira linha. Inicialmente o O_2 deve ser fornecido por máscara facial a 15 ℓ/min até que o TOT possa ser introduzido. O afogado Grau 4 necessita de intubação orotraqueal em 100% dos casos em virtude da necessidade de ventilação com pressão positiva. A ventilação mecânica é indicada, pois o paciente nesse grau apresenta SaO_2P menor que 92%, frequência respiratória alta e grande esforço respiratório. Os pacientes nessa situação devem permanecer relaxados com sedativos, analgésicos e bloqueadores neuromusculares, se necessário, para tolerarem a intubação e a ventilação mecânica, que deve fornecer um volume corrente de pelo menos 5 mℓ/kg de peso. A fração de O_2 inspirada (FiO_2) pode ser 100% inicialmente, mas deve, assim que possível, ser reduzida para 45% ou menos. Uma pressão expiratória final positiva (PEEP) é indicada inicialmente, com valor de 5 cmH_2O, e aumentada em 2 a 3 cmH_2O até que se atinja um *shunt* intrapulmonar (QS:QT) de 20% ou menos ou uma PaO_2/FiO_2 (P/F) de 250 ou mais. Caso a hipotensão arterial não seja corrigida com O_2, uma infusão rápida de cristaloide (independentemente do tipo de água responsável pelo afogamento) deve ser tentado primeiro, antes de reduzir temporariamente a PEEP ou dar início à terapia com vasoativos.

Grau 3 – edema agudo de pulmão sem hipotensão arterial

Vítimas com $SaO_2P > 90\%$ em uso de O_2 a 15 ℓ/min via máscara facial conseguem permanecer sem TOT e ventilação mecânica em apenas 27,6% dos casos. A maioria dos casos (72,4%) necessita de intubação e ventilação mecânica, observando-se os mesmos protocolos para os afogados Grau 4.

Grau 2 – ausculta pulmonar com estertores

Das vítimas com esse quadro clínico, 93,2% necessitam apenas de 5 ℓ/min de O_2 via cânula nasofaríngea e têm recuperação satisfatória em 6 a 24 horas com observação hospitalar.

Grau 1 – tosse com ausculta pulmonar normal

Esses pacientes não necessitam de O_2 ou suporte ventilatório e podem ser liberados a suas residências caso não existam comorbidades ou doenças associadas.

Resgate

Ausência de tosse ou dificuldade respiratória. Deve-se avaliar a vítima e liberar do local do acidente sem necessidade de cuidados médicos, caso não apresente nenhuma comorbidade ou doença associada.

ABORDAGEM HOSPITALAR

A maioria dos casos de afogamentos aspira apenas pequenas quantidades de água e irá recuperar-se espontaneamente. Menos de 6% de todas as pessoas que são resgatadas por guarda-vidas precisam de atenção médica em um hospital.

Indicações de internação

Cuidados hospitalares são indicados para afogados de Graus 2 a 6. O atendimento hospitalar de casos graves (Graus 4 a 6) só é possível se os cuidados pré-hospitalares de suporte básico e avançado tiverem sido fornecidos de maneira eficiente e rápida. Caso isso não tenha ocorrido, siga o protocolo do algoritmo 1 na emergência (ver Figura 25.3). A decisão de internar o paciente em um leito de CTI ou de enfermaria *versus* mantê-lo em observação na sala de emergência ou dar alta ao paciente deve levar em consideração fatores como anamnese completa, história patológica pregressa, exame físico detalhado e alguns exames complementares, como telerradiografia de tórax e, principalmente, gasometria arterial. Hemograma, dosagem de eletrólitos, ureia e creatinina também devem ser solicitados, embora alterações nesses exames sejam incomuns. Pacientes com boa oxigenação arterial sem terapia adjuvante e que não tenham doenças ou comorbidades associadas podem ter alta (resgate e Grau 1). A hospitalização é recomendada para todos os pacientes com grau de afogamento de 2 a 6. Os casos de Grau 2 são resolvidos com O_2 não invasivo no prazo de 6 a 24 horas e podem, então, ser liberados. Pacientes Grau 2 com deterioração do quadro clínico devem ser internados em unidade de cuidados intermediários para observação prolongada. Pacientes Graus 3 a 6, em geral, precisam de intubação e ventilação mecânica e devem ser internados em Unidade de Terapia Intensiva (UTI).

Suporte ventilatório

Os pacientes Graus 4 a 6 geralmente chegam ao hospital já com suporte de ventilação mecânica e com oxigenação satisfatória. Caso contrário, o médico da sala de emergência ou da UTI deve seguir o protocolo de ventilação para afogamento Grau 4. A conduta no paciente Graus 3 e 4 depende de avaliação clínica na cena do acidente, e assim que o nível de oxigenação aceitável seja estabelecido com o uso da PEEP, deve ser mantida inalterada pelas próximas 48 a 72 horas para que haja tempo de regeneração do surfactante alveolar. Durante esse período, caso o nível de consciência do paciente permita que ele respire espontaneamente bem adaptado ao respirador, uma boa opção de método de ventilação pode ser a pressão positiva contínua nas vias aéreas (CPAP) com pressão de suporte ventilatório (PSV). Em raros casos, a CPAP pode ser oferecida apenas com o uso de máscara facial ou por meio de cânula nasal, pois geralmente as vítimas de afogamento não toleram esse tipo de ventilação pela falta de colaboração usual no paciente jovem vítima de insuficiência respiratória aguda. Uma entidade clínica muito semelhante à síndrome de desconforto respiratório agudo (SDRA) pode ocorrer após episódios de afogamento Graus 3 a 6. A diferença parece estar apenas no tempo de recuperação e na sequela pulmonar residual, pois no afogamento o curso da doença é rápido e não deixa sequela. O manejo clínico do afogado é similar aos demais pacientes que apresentam SDRA por outros motivos, incluindo cuidados para reduzir os riscos de volutrauma e barotrauma. A utilização da hipercapnia permissiva deve ser evitada para vítimas de afogamento Grau 6, pois pode incrementar a lesão cerebral hipóxico-isquêmica. A PCO_2 deve ser mantida em torno de 35 mmHg, visando evitar lesão cerebral secundária.

Suporte hemodinâmico

Qualquer reposição volêmica inicial deverá ser feita com cristaloides. As soluções coloides só devem ser usadas diante de hipovolemia refratária à administração de cristaloides. Não existem evidências para indicar a administração rotineira de soluções hipertônicas e transfusões para vítimas afogadas em água doce, tampouco de soluções hipotônicas para vítimas de afogamento de água salgada. O monitoramento hemodinâmica por meio da cateterização da artéria pulmonar ou, mais recentemente, o monitoramento minimamente invasivo do débito cardíaco e da oximetria venosa contínua permite acompanhar e avaliar a função cardíaca, a função pulmonar e a eficiência da oxigenação e da perfusão dos tecidos e, ainda, a resposta desses parâmetros às várias terapias utilizadas em pacientes instáveis hemodinamicamente ou que apresentem disfunção pulmonar grave (Graus 4 a 6) e que não tenham respondido à reposição de volume com cristaloides. O ecocardiograma pode ser utilizado para estimar a função cardíaca, a fração de ejeção e a necessidade de reposição volêmica, ajudando a decidir o início da infusão de aminas vasoativas, inotrópicas ou ambas, no caso de falha da reanimação com cristaloides. Alguns estudos demonstram que a disfunção cardíaca com baixo débito cardíaco é comum imediatamente após casos graves de afogamento (Graus 4 a 6). O baixo débito cardíaco está associado a altas pressões de oclusão da artéria pulmonar, pressão venosa central elevada e resistência vascular pulmonar aumentada, que podem persistir por vários dias após a restauração da oxigenação e do débito cardíaco. O resultado não comum é a sobreposição de um edema pulmonar cardiogênico ao edema pulmonar não cardiogênico. Apesar da diminuição do débito cardíaco, a terapia com diuréticos não é uma boa opção. Estudos indicam que a infusão de dobutamina para melhorar a função cardíaca é a opção mais lógica e potencialmente mais benéfica.

Suportes diversos

Somente após a obtenção de uma via aérea definitiva e uma oxigenação e circulação otimizadas, uma sonda nasogástrica deve ser colocada para reduzir a distensão gástrica, prevenindo a aspiração de mais material. O reaquecimento do paciente deve, então, ser instituído, exceto nos casos pós-RCP, nos quais a manutenção da hipotermia está indicada. Isso é seguido por exame físico, radiografia de tórax e gasometria arterial. Acidose metabólica ocorre em 70% dos pacientes que chegam ao hospital. A acidose deve ser corrigida quando o pH estiver abaixo de 7,2 ou o bicarbonato for inferior a 12 mEq/ℓ, com a vítima recebendo suporte ventilatório adequado. A queda significativa do nível de bicarbonato raramente ocorre nos primeiros 10 minutos de RCP e seu uso, portanto, deve ser indicado apenas em reanimações prolongadas. O uso de corticosteroides no afogamento não está indicado, exceto em casos de broncospasmo.

Na história de eventos que envolvem afogamento, devemos incluir informações sobre as atividades do salvamento e da reanimação e qualquer doença atual ou anterior. O afogamento é, por vezes, precipitado por uma condição médica (p. ex., trauma, convulsões ou arritmia cardíaca). Essas condições devem ser diagnosticadas, já que afetam diretamente as decisões de tratamento. Se o afogado permanece inconsciente sem uma causa óbvia, uma investigação toxicológica e tomografia computadorizada do crânio e coluna cervical devem ser considerados. Anormalidades nos eletrólitos, ureia, creatinina e hematócrito são incomuns, e sua correção raramente é necessária (Szpilman et al., 2012).

Cuidado neurointensivo

Apesar do tratamento, nos afogamentos Grau 6 podem ocorrer lesões e sequelas neurológicas graves, como o estado vegetativo persistente. A isquemia cerebral anóxica, que ocorre em casos de RCP com êxito, é a complicação mais importante. A maioria das sequelas e das causas de mortalidade tardia é de origem neurológica. Embora a prioridade seja restaurar a circulação espontânea, todo o esforço feito nos primeiros estágios pós-resgate deve ser direcionado para a reanimação cerebral e a prevenção de maiores danos ao encéfalo. Esse primeiro esforço envolve as medidas para fornecer uma adequada oxigenação ($SatO_2$ > 92%) e perfusão cerebral (pressão arterial média em torno de 100 mmHg). Qualquer vítima que permaneça comatosa e não responsiva após medidas bem-sucedidas de reanimação, ou que deteriora neurologicamente, deve ter uma investigação neurológica cuidadosa e frequente, buscando sinais de lesão neurológica. O tratamento intensivo da lesão cerebral inclui: cabeceira do leito elevada a 30°C (caso não haja hipotensão), evitar compressões da veia jugular interna e situações que possam provocar manobra de Valsalva; realizar ventilação mecânica eficaz sem esforço desnecessário; realizar aspirações da cânula traqueal sem provocar hipoxia; usar, se necessário, terapia anticonvulsivante e proteção contra uso voluntário ou espasmos involuntários da musculatura; evitar correções metabólicas bruscas; evitar qualquer situação que aumente a pressão intracraniana, incluindo retenção urinária, dor, hipotensão ou hipoxia, antes da sedação e relaxamento muscular prolongados; e realizar dosagens de glicemia capilar frequentes, mantendo-se valores de normoglicemia. O monitoramento contínuo da temperatura central ou timpânica é mandatório na sala de emergência e na UTI. Vítimas de afogamento Grau 6, nas quais houve sucesso na restauração da circulação espontânea, mas que permanecem comatosas, não devem ser aquecidas ativamente a temperaturas superiores a 32 a 34°C. Caso a temperatura central exceda os 34°C, a hipotermia moderada (32 a 34°C) deve ser provocada o quanto antes e mantida por 12 a 24 horas. A hipertermia deve ser evitada a todo custo durante o período agudo de recuperação. Além disso, embora não haja evidência suficiente para defender um valor específico ideal de $PaCO_2$ ou de saturação de O_2 durante e após a reanimação, a hipoxemia deve ser evitada. Infelizmente, os estudos que avaliam os resultados da reanimação cerebral em vítimas de afogamento não demonstram melhora de prognóstico em pacientes que receberam terapia para redução da pressão intracraniana e manutenção da pressão de perfusão cerebral. Esses estudos mostram um prognóstico sombrio (p. ex., morte, sequela cerebral moderada a grave) quando a pressão intracraniana atinge 20 mmHg ou mais e a pressão de perfusão cerebral é de 60 mmHg ou menos, até mesmo quando condutas são usadas para o controle e a melhora desses parâmetros. Novas pesquisas são necessárias para analisar a eficiência das condutas neurointensivas em vítimas de afogamento.

Pneumonias

Em geral, rios, lagos, piscinas e praias não apresentam colonização bacteriana em número suficiente para promover pneumonia direta. Caso a vítima necessite de ventilação mecânica, a incidência de pneumonia secundária aumenta de 34% para 52%

no terceiro ou quarto dia de hospitalização, quando o edema pulmonar está praticamente resolvido. A vigilância para eventos sépticos, não só pulmonares como nos demais órgãos, se faz necessária. Os antibióticos profiláticos apresentam um valor duvidoso em afogamento e tendem apenas a selecionar organismos mais resistentes e agressivos. Uma radiografia de tórax não deve ser interpretada como sinal de pneumonia, pois deverá ser apenas o resultado do edema pulmonar e da broncoaspiração de água nos alvéolos e bronquíolos. A conduta mais apropriada é a coleta diária de aspirados traqueais para a realização de exame bacteriológico, cultura e antibiograma. Ao primeiro sinal de infecção pulmonar, geralmente após as primeiras 48 a 72 horas, caracterizada por febre prolongada, leucocitose mantida, infiltrados pulmonares persistentes ou novos, resposta leucocitária no aspirado traqueal, a terapia com antimicrobianos é instituída com base no organismo predominante na unidade e seu perfil de sensibilidade. A broncoscopia pode ser útil para avaliar a gravidade e a extensão das lesões provocadas por broncoaspiração sólida e, em casos raros, para a lavagem terapêutica de materiais como areia e outros sólidos, mas principalmente serve para a coleta de material para qualificação e quantificação das culturas de colônias bacterianas. Nos casos em que a água aspirada contiver uma formação de colônias por unidade (CFU) > 10 (Szpilman et al., 2011), existe potencial de causar infecção direta. O líquido onde ocorreu o afogamento poderá ser coletado para cultura qualitativa de modo a identificar o(s) germe(s) predominante(s). Nesses casos, devemos sempre considerar um amplo espectro de possibilidades, incluindo os Gram-positivos e negativos, anaeróbios e ainda as algas de água doce.

Complicações no curso do tratamento

O pneumotórax é uma complicação comum (10%), secundária à ventilação mecânica com pressão positiva em áreas de hiperinsuflação. Diante de qualquer mudança hemodinâmica brusca, após o início da ventilação mecânica, deve ser considerada a possibilidade de um pneumotórax ou outro barotrauma. Quadros de síndrome de reação inflamatória sistêmica (SIRS) ou choque séptico são descritos nas primeiras 24 horas após a reanimação da vítima. A insuficiência renal aguda secundária ao afogamento é rara e pode ocorrer em virtude de hipoxia, choque ou hemoglobinúria. Raramente, vítimas de afogamento estáveis clinicamente, durante a avaliação na sala de emergência e que apresentam radiografia de tórax normal, podem desenvolver edema agudo de pulmão tipo fulminante após o incidente (SDRA). Ainda é incerta a causa desse edema pulmonar, mas é muito rara.

PROGNÓSTICO E ESCALAS DE GRAVIDADE

Afogamentos Grau 1 a 5 recebem alta hospitalar em 95% dos casos sem sequelas. Os afogamentos Grau 6 podem evoluir com falência de múltiplos órgãos. Com o progresso da terapia intensiva, o prognóstico é cada vez mais baseado na lesão neurológica. Questões como "Quais vítimas devemos tentar ressuscitar? Por quanto tempo devemos investir? Qual conduta adotar e o que devemos esperar em termos de qualidade de vida após a reanimação?" necessitam de respostas mais precisas. Tanto na cena como no hospital, nenhuma variável clínica parece ser absolutamente confiável para determinar o prognóstico final no afogado Grau 6; portanto, a recomendação é insistir na reanimação em todos os casos. A RCP deve ser iniciada sem demora em todas as vítimas sem pulso carotídeo, que estiveram em submersão por menos de 1 hora, ou que não apresentem sinais clínicos evidentes de morte (*rigor mortis*, decomposição corporal ou livores). Embora alguns autores afirmem que a reanimação com êxito de vítimas com grande tempo de submersão só ocorre em águas geladas, existem relatos de vítimas com grande tempo de submersão que foram ressuscitadas sem sequelas, mesmo quando resgatadas em águas consideradas quentes (acima de 20°C) (Szpilman, 2005). Diversos estudos mostram que o prognóstico depende quase que unicamente de um único fator: o tempo de submersão, embora não seja determinante para não se realizar a RCP. Os esforços de RCP só devem ser interrompidos após o aquecimento da vítima acima de 34°C e o monitor cardíaco mostrando assistolia – "ninguém está morto até estar quente e morto!". Após a realização da RCP com êxito, a estratificação da gravidade das lesões cerebrais é crucial para a comparação das diversas opções terapêuticas. Vários escores prognósticos foram desenvolvidos para prever quais pacientes evoluirão bem com a terapia padrão e quais estão mais propensos a desenvolver encefalopatia anóxica isquêmica, requerendo medidas mais agressivas e inovadoras para proteger o cérebro. Um dos escores mais poderosos é a avaliação da Escala de Coma de Glasgow no período imediato após a reanimação (primeira hora) e de 5 a 8 horas depois. Variáveis prognósticas são importantes para o aconselhamento dos familiares de afogados nos primeiros momentos após o incidente e, principalmente, para indicar quais pacientes são propensos a se recuperar com a terapia de suporte padrão e quais deveriam ser candidatos a terapias de reanimação cerebral ainda em fase experimental de investigação clínica.

CONSIDERAÇÕES FINAIS

O afogamento representa uma tragédia que geralmente pode ser evitada. A maioria dos afogamentos é o resultado final de violências contra o bom senso, da negligência para com as crianças e de abuso de bebidas alcoólicas.

Esse cenário requer intervenção preventiva radical e imediata para a reversão dessa catástrofe diária que é o afogamento em nosso país.

BIBLIOGRAFIA

Beck, E. F., Branche, C. M., Szpilman, D., Modell, J. H., & Bierens J. J. L. M. (2005). A new definition of drowning: towards documentation and prevention of a global health problem. *Bulletin of World Health Organization, 83*(11), 853-856.

Bierens, J., Berg, R., Morley, P., Szpilman, D., & Warner, D. (2007). Drowning. In N. A. Paradis, H. R. Halparin, K. B. Kern, V. Wenzel, & D. A. *Chamberlain. Cardiac Arrest. The Science and Practice of Resuscitation Medicine* (pp. 1088-1102). Cambridge: Cambridge University Press.

Kleinman, M. E., Brennan, E. E., Goldberger, Z. D., Swor, R. A., Terry, M., Bobrow, B. J., ... & Rea, T. (2015). Part 5: Adult basic life support and cardiopulmonary resuscitation quality. 2015 American Heart Association Guidelines update for cardiopulmonary resuscitation and emergency cardiovascular care. *Circulation*, *132*(18 Suppl 2):S414-S435.

Manolios, N., & Mackie, I. (1988). Drowning and near-drowning on Australian beaches patrolled by life-savers: a 10 year study, 1973-1983. *The Medical Journal of Australia*, *148*, 165-171.

Orlowski, J. P., & Szpilman, D. (2001). Drowning. Rescue, resuscitation, and reanimation. *Pediatric Clinics of North America*, *48*(3), 627-646.

Schmidt, A., Szpilman, D., Berg, I., Sempsrott, J., & Morgan, P. (2016). A call for the proper action on drowning resuscitation. *Resuscitation*, *105*, e-9-e-10.

Szpilman, D., Bierens, J. J. L. M., Handley, A. J., & Orlowski, J. P. (2012). Drowning: Current Concepts. *The New England Journal of Medicine*, *366*(22), 2102-10.

Szpilman, D., Brewster, C., & Cruz-Filho, F. E. S. (2002). Aquatic cervical spine injury – how often do we have to worry? (Oral Presentation). *World Congress on Drowning,* Amsterdam, Holanda.

Szpilman, D., Elmann, J., & Cruz-Filho, F. E. S. (2002). Drowning classification: a revalidation study based on the analysis of 930 cases over 10 years. (Book of Abstracts). *World Congress on Drowning*. Amsterdam, Holanda.

Szpilman, D., Elmann, J., & Cruz-Filho, F. E. S. (2002). Dry-drowning – fact or myth? (Book of Abstracts). *World Congress on Drowning*. Amsterdam, Holanda.

Szpilman, D., Magalhães, M., & Silva, R. T. C. (2012). Therapeutic hypothermia after return of spontaneous circulation: should be offered to all? *Resuscitation*, *83*(6), 671-673.

Szpilman, D., Orlowski, J. P., & Bierens, J. (2011). Drowning. In: J. L. Vincent, E. Abraham, A. F. Moore, P. Kochanek, M. Fink (eds.). *Textbook of Critical Care* (6th ed., pp. 498-503). Elsevier Science.

Szpilman, D., & Soares, M. (2004). In-water resuscitation – is it worthwhile? *Resuscitation*, *63*(1), 25-31.

Szpilman, D., Tipton, M., Sempsrott, J., Webber, J., Bierens, J., Dawes, P., Seabra, R., Barcala-Furelos, R., & Queiroga, A. C. (2016). Drowning timeline: a new systematic model of the drowning process. *American Journal of Emergency Medicine*, *34*(11), 2224-2226.

Szpilman, D., Webber, J., Quan, L., Bierens, J., Morizot-Leite, L., Langendorfer, S. J., Beerman, S., & Løfgren, B. (2014). Creating a drowning chain of survival. *Resuscitation*. *85*(9), 1149-1152.

Szpilman, D. (1997). Near-drowning and drowning classification: a proposal to stratify mortality based on the analysis of 1.831 cases. *Chest*, *112*(3), 660-665.

Szpilman, D. (2004). Recommended technique for transportation of drowning victim from water and positioning on a dry site varies according to level of consciousness. Recomendações Mundiais em Emergências Junto à American Heart Association (AHA) e International Liaisson Comittee for Resuscitation (ILCOR). Budapeste, setembro.

Szpilman, D. (2005). A case report of 22 minutes submersion in warm water without sequelae. In: J. Bierens (ed.). *Handbook on drowning: prevention, rescue and treatment* (pp 375-376). Springer-Verlag.

Szpilman, D. (2011). Aquatic cervical and head trauma: nobody told me it could be a jump in the darkness! (Book of Abstracts). *World Conference on Drowning Prevention*, Danang, Vietnã.

Szpilman, D. (2021). *Afogamento – boletim epidemiológico no Brasil* – ano 2021 (ano base de dados 2019 e outros). Sociedade Brasileira de Afogamento Aquático [Internet]. Recuperado de https://www.sobrasa.org/afogamento-boletim-epidemiologico-no-brasil-ano-2021-ano-base-de-dados-2019-e-outros/

Watson, R. S., Cummings, P., Quan, L., Bratton, S., & Weiss, N. S. (2001). Cervical spine injuries among submersion victims. *Journal of Trauma*, *51*(4), 658-62.

Wernicki, P., Fenner, P. J., Szpilman, D. (2005). Spinal injuries: immobilization and extraction In J. Bierens. *Drowning: prevention, rescue and treatment* (pp. 291-295). Springer-Verlag.

CAPÍTULO

26 Intoxicação Exógena

Mauricio Augusto Gonçalves • Maira Cristhiane Bogado da Silva

INTRODUÇÃO

Intoxicações exógenas agudas podem ser definidas como as consequências clínicas e/ou bioquímicas da exposição aguda a substâncias químicas encontradas no ambiente (ar, água, alimentos, plantas, animais peçonhentos ou venenosos etc.) ou eventuais (pesticidas, medicamentos, produtos de uso industrial, produtos de uso domiciliar etc.).

No Brasil, apesar da insuficiência de dados estatísticos, é possível afirmar que a intoxicação aguda constitui importante problema de Saúde Pública.

O paciente vítima de intoxicação difere daqueles assistidos no cotidiano de um atendimento de emergência. As diferenças estão nos aspectos clínicos, patológicos e farmacológicos, e, também, no relacionamento médico-paciente. Habitualmente, não são pessoas doentes no sentido estrito da palavra. Na maioria dos casos, são indivíduos saudáveis que desenvolvem sintomas e sinais decorrentes do contato com substâncias externas e dos efeitos sistêmicos delas. As substâncias podem ser de aplicação industrial, doméstica, agrícola, automotiva etc. Outras são de uso humano, médico, na maioria, resultando em efeitos tóxicos pelo mau uso ou uso abusivo.

A farmacologia da intoxicação é outro ponto notório. Não se pode aplicar os conceitos de farmacodinâmica ou farmacocinética ao paciente intoxicado. Um produto, em doses tóxicas, apresenta efeitos distintos dos habituais, em doses terapêuticas, pois passa a atuar em mecanismos moleculares variados, muitos deles ainda desconhecidos. Conhecer o quadro clínico e o manejo das principais intoxicações é essencial àqueles que prestam assistência médica de emergência.

A dosagem sérica da substância é um dado importante na classificação de gravidade da intoxicação por alguns compostos, e as repetições dessa dosagem são importantes em intoxicações graves, sendo indicadores de resposta ao tratamento, bem como do momento em que o tratamento específico pode ser interrompido. A dosagem seriada, entretanto, só é passível de ser acompanhada no ambiente hospitalar.

O atendimento do paciente intoxicado segue uma série de etapas, geralmente, mas que não são necessariamente sequenciais. Apesar de bem delimitadas, sua execução apresenta, até o momento, numerosos aspectos duvidosos e controversos.

Esquematicamente, as etapas são:

- Avaliação clínica inicial
- Estabilização
- Reconhecimento da toxíndrome e identificação do agente causal
- Descontaminação
- Administração de antídotos
- Aumento da eliminação do tóxico absorvido
- Tratamento sintomático.

CONCEITOS BÁSICOS

Toxicologia é a ciência que estuda a natureza e o mecanismo das lesões tóxicas nos organismos vivos expostos aos venenos. Segundo definição de Casarett: "Toxicologia é a ciência que define os limites de segurança dos agentes químicos, entendendo-se como segurança a probabilidade de uma substância não produzir danos em condições especiais".

Veneno é toda substância que, incorporada ao organismo vivo, produz, por sua natureza, sem atuar mecanicamente, e em determinadas concentrações, alterações da físico-química celular, transitórias ou definitivas, incompatíveis com a saúde ou a vida. No século XVI, Paracelso já estabelecia o aforismo básico: "Todas as substâncias são venenos, não existe nada que não seja veneno. Somente a dose correta diferencia o veneno do remédio".

Intoxicação exógena ou envenenamento é o resultado da contaminação de um ser vivo por um produto químico, excluindo reações imunológicas, como alergias e infecções. Para que ocorra o envenenamento, são necessários três fatores: substância, vítima em potencial e situação desfavorável.

Toxicidade é a capacidade de uma substância produzir efeitos prejudiciais ao organismo vivo. Fatores que interferem na toxicidade: dose, via de contato, distribuição no tempo, fatores relacionados com as substâncias (composição química, quantidade e concentração, duração de exposição, solubilidade, estado de dispersão etc.) e com o organismo (idade, sexo, gravidez, idiossincrasia, hábito, tolerância etc.).

A Toxicologia busca o conhecimento das manifestações produzidas pelos venenos no organismo e tudo que se associa a eles.

Por suas variadas áreas de interesse e por ser uma ciência multidisciplinar, é integrada pelas seguintes ciências:

- Química toxicológica: estrutura química e identificação dos tóxicos
- Toxicologia farmacológica: efeitos biológicos e mecanismos de ação
- Toxicologia clínica: sintomatologia, diagnóstico e terapêutica
- Toxicologia ocupacional: prevenção e higiene do trabalho
- Toxicologia forense: implicações de ordem legal e social
- Epidemiologia das intoxicações
- Toxicologia ambiental
- Toxicologia dos alimentos.

EPIDEMIOLOGIA DAS INTOXICAÇÕES

Os produtos químicos são indispensáveis para o desenvolvimento das atividades do homem, a prevenção e a cura das doenças, e o aumento da produtividade agrícola. Apesar disso, o uso inadequado e abusivo desses produtos tem causado efeitos adversos à saúde humana e à integridade do meio ambiente, ocasionando acidentes individuais, coletivos e de grandes proporções: as catástrofes químicas.

Envenenamentos são um grave problema de Saúde Pública em todos os países do mundo, tendo duplicado nos últimos 10 anos, devido, principalmente, à grande quantidade de produtos químicos lançados, anualmente, no mercado, para consumo das populações.

Nos países desenvolvidos, o envenenamento pode atingir 2% da população, e naqueles em desenvolvimento, 3%. Os EUA estimam que 4 milhões de pessoas sejam expostas a substâncias tóxicas anualmente, sendo registrados cerca de 2 milhões de casos, 50% em menores de 5 anos. No Brasil, as estimativas são de 3 milhões de intoxicações anuais, a maioria sem registro devido à subnotificação e às dificuldades de diagnóstico. As estatísticas variam em função dos padrões culturais, sociais e econômicos. Nos países desenvolvidos, há maior ocorrência de intoxicações por produtos químicos e medicamentos, e nos países em desenvolvimento, além desses agentes, há casos provocados por animais peçonhentos, plantas venenosas e pesticidas agrícolas. O Brasil, sendo um grande polo industrial, tem elevado percentual de intoxicações por produtos químicos em todas as fases: fabricação, manipulação, transporte e descarte. Além disso, é um país com grande consumo de medicamentos, registrando também intoxicações provocadas por automedicação, superdosagens, iatrogenias, acidentes e tentativas de suicídio. Nosso país é igualmente grande consumidor de pesticidas, e essas intoxicações ocorrem devido ao uso excessivo e indiscriminado desses produtos, desconhecimento dos trabalhadores rurais sobre os seus riscos, falta de equipamento de proteção individual (EPI) e, principalmente, pelo uso doméstico de pesticidas de elevado potencial tóxico, fabricados exclusivamente para fins agrícolas.

Há também elevada ocorrência de acidentes causados por animais peçonhentos, o que representa, para alguns estados do Brasil, o maior percentual de envenenamentos registrados.

ABORDAGEM INICIAL AO INTOXICADO AGUDO

Atualmente, a Toxicologia tem se desenvolvido em várias áreas do conhecimento humano, adquirindo novas características, com implicações de natureza social, profissional, ambiental etc.

Nesse contexto, semelhante ao que ocorreu em outras áreas da ciência, em todo o mundo, houve progressivamente a necessidade da criação de centros especializados que pudessem armazenar e disponibilizar informações sobre os agentes tóxicos em geral, assim como capacitar pessoas, visando universalizar os procedimentos que possibilitam diagnosticar e tratar de forma eficaz, eficiente e em local mais próximo possível de onde tenha ocorrido o envenenamento. Todas essas ações têm o objetivo de diminuir a ocorrência de casos graves e óbitos, combatendo também a tão comum "iatrogenia antitóxica".

De maneira geral, o atendimento de uma pessoa intoxicada representa um momento diferenciado no atendimento pré-hospitalar (APH) ou em uma unidade de Saúde, especialmente em situações agudas. Independentemente da origem e do agente causador, o envenenamento agudo costuma estar acompanhado de intensa carga emotiva, não somente de pacientes, acompanhantes e familiares, mas também da equipe de Saúde. Toda essa "pressão" recai principalmente sobre o médico/emergencista, que se vê aflito pela falta de informação sobre o agente responsável pela intoxicação, aliada ao seu pouco conhecimento básico sobre toxicologia, substâncias tóxicas, seus efeitos no organismo, diagnóstico, terapêutica etc.

Em uma população, são identificados os principais grupos de risco para intoxicação: crianças menores de 5 anos, idosos, alguns trabalhadores, deficientes e pessoas com transtornos mentais, analfabetos, portadores de doenças agudas ou crônicas e os animais.

História toxicológica

Em geral, os pacientes intoxicados não estão dispostos ou são incapazes de colaborar com informações e/ou com um exame físico participativo. Isso limita a história, que pode ser obtida a partir de testemunhas, como emergencistas ou familiares, e pelas conclusões do profissional que realizou o exame físico do paciente, que se restringe às funções sobre as quais o paciente não tem controle consciente.

Informações sobre os medicamentos ou as substâncias que estavam acessíveis para o paciente e a hora da ingestão também são importantes.

A equipe de APH rotineiramente levará todos os frascos de medicamentos presentes na cena, e não apenas os medicamentos prescritos para o paciente ou com relato de ingesta. Um paciente que tentou suicídio pode enganar intencionalmente a equipe de APH, armazenando essas medicações em recipientes mal identificados. Outras fontes de informações potencialmente úteis incluem registros oficiais de substâncias controladas, registros de farmácia e prontuários médicos anteriores. O acesso ao histórico de mensagens de texto do paciente também pode ser útil, se ele ou seu responsável concordarem com isso.

Exame físico na intoxicação exógena

O exame físico toxicológico baseia-se em dados observacionais que não necessitam de cooperação para serem obtidos.

Muitos agentes ingeridos podem causar alteração da pulsação, da frequência respiratória e da pressão arterial (PA), bem como do estado mental. Assim, o registro rápido e preciso dos sinais vitais do paciente pode fornecer pistas valiosas para descoberta do agente envolvido e possibilitam a classificação do paciente em um estado de excitação fisiológica ou de depressão.

A excitação fisiológica é caracterizada por:

- Taquicardia
- Elevação da PA
- Hipertermia
- Aumento da profundidade respiratória.

É mais comumente causada por agentes anticolinérgicos, simpatomiméticos ou alucinógenos centrais, ou por estados de abstinência de substâncias.

A depressão fisiológica, por sua vez, é caracterizada por:

- Estado mental deprimido
- Hipotensão
- Bradicardia
- Redução da frequência respiratória
- Diminuição da temperatura.

É mais comumente precipitada por etanol, outros agentes sedativos-hipnóticos, opiáceos, agentes colinérgicos (parassimpaticomiméticos), simpatolíticos ou álcoois tóxicos (metanol ou etilenoglicol).

Nível de consciência, tamanho pupilar e presença ou ausência de atividade convulsiva podem sugerir um agente em particular. Exame neurológico cuidadoso, com foco em intensidade do tônus muscular, clônus ou hiper-reflexia, pode auxiliar no diagnóstico da síndrome serotoninérgica ou síndrome neuroléptica maligna (SNM).

O exame da pele e das membranas mucosas, com especial atenção para a coloração e o grau de umidade, pode sugerir intoxicação por vários agentes. Também pode revelar evidências de uso abusivo de drogas injetáveis, como os *track marks* (marcas que indicam o uso prolongado e repetido no mesmo local de injeção de drogas) ou ulcerações de *skin popping* (geralmente, é uma injeção subcutânea ou intradérmica de depósito, e não uma injeção intramuscular).

Os agentes tóxicos são classificados em grupos, e, segundo a classificação utilizada pelo Sistema Nacional de Informações Tóxico-Farmacológicas da Fundação Oswaldo Cruz (Sinitox/Fiocruz), dividem-se em: medicamentos, agrotóxicos (agrícola/doméstico), produtos veterinários, raticidas, domissanitários, cosméticos, produtos químicos industriais, metais, drogas de uso abusivo, plantas, alimentos, serpentes, aranhas, escorpiões, outros animais peçonhentos, animais não peçonhentos e outros agentes. Apesar da grande variedade de agentes tóxicos, alguns grupos são responsáveis pela maioria dos casos. Historicamente, em todo o mundo, os medicamentos são as substâncias mais envolvidas em intoxicações (25%). No Brasil, segundo o Sinitox, os acidentes por animais peçonhentos ocupam o 2º lugar em número de casos (20%), seguidos dos raticidas, domissanitários, agrotóxicos e produtos químicos em geral. Menos frequentes são os registros de intoxicações por plantas, uso abusivo de drogas, cosméticos e produtos veterinários.

Apesar dessa distribuição, alguns agentes tóxicos merecem destaque, seja por suas características toxicológicas ou, principalmente, pelo potencial de causar lesões graves, irreversíveis ou óbito. São exemplos: os raticidas clandestinos, os gases tóxicos, as substâncias cáusticas, os derivados de petróleo, as múltiplas picadas por abelhas e vespas, dentre outros. A maior quantidade de óbitos tem sido causada por agrotóxicos, raticidas, medicamentos e animais peçonhentos.

Uma vez que as diferentes substâncias tóxicas agem causando manifestações específicas, de acordo com seu mecanismo de ação, é de extrema importância que os profissionais da Saúde conheçam os principais sinais e sintomas dessas síndromes, para que possam atuar no APH de maneira rápida e adequada para o início do tratamento da vítima, quando possível.

As toxíndromes podem ser divididas da seguinte maneira:

- Síndrome anticolinérgica:
  - Sintomatologia: rubor de face, mucosas secas, hipertermia, taquicardia, midríase, retenção urinária, agitação psicomotora, alucinações e delírios
  - Principais agentes: atropina, derivados e análogos, anti-histamínicos, antiparkinsonianos, antidepressivos tricíclicos, antiespasmódicos, midriáticos, plantas da família Solanaceae, particularmente do gênero *Datura*
- Síndrome anticolinesterásica:
  - Sintomatologia: sudorese, lacrimejamento, salivação, aumento das secreções brônquicas, miose, bradicardia, fibrilações e fasciculações musculares
  - Principais agentes: inseticidas organofosforados, inseticidas carbamatos, fisostigmina, algumas espécies de cogumelos
- Síndrome narcótica:
  - Sintomatologia: depressão respiratória, depressão neurológica, miose, bradicardia, hipotermia, hipotensão, hiporreflexia
  - Principais agentes: opiáceos, incluindo também elixir paregórico, difenoxilato, loperamida
- Síndrome depressiva:
  - Sintomatologia: depressão neurológica (sonolência, torpor, coma), depressão respiratória, cianose, hiporreflexia, hipotensão; a concomitância de lesões traumáticas pode ser alta
  - Principais agentes: barbitúricos, benzodiazepínicos, etanol
- Síndrome simpatomimética:
  - Sintomatologia: midríase, hiper-reflexia, transtornos psíquicos, hipertensão arterial sistêmica (HAS), taquicardia, piloereção, hipertermia, sudorese, reação de "luta ou fuga"
  - Principais agentes: cocaína, anfetamínicos, derivados e análogos, descongestionantes nasais, cafeína, teofilina
- Síndrome extrapiramidal:
  - Sintomatologia: distúrbios do equilíbrio e/ou da movimentação, hipertonia, distonia orofacial, mioclonias, trismo, opistótono, parkinsonismo
  - Principais agentes: fenotiazínicos, butirofenonas, fenciclidina, lítio
- Síndrome metemoglobinêmica:
  - Sintomatologia: cianose de pele e mucosas, de tonalidade e localização peculiares, palidez de pele e mucosas, confusão mental, depressão neurológica
  - Principais agentes: acetanílida, azul de metileno, dapsona, doxorrubicina, fenazopiridina, furazolidona, nitratos, nitritos, nitrofurantoína, piridina, sulfametoxazol.

DIAGNÓSTICOS DIFERENCIAIS

Os pacientes intoxicados têm, geralmente, algum grau de delírio como parte da manifestação clínica. Por esse motivo, devem-se excluir outras causas de rebaixamento do nível de consciência ao iniciar o tratamento toxicológico apropriado.

Na emergência, em qualquer paciente intoxicado, deve-se começar o atendimento excluindo todas as causas reversíveis mais comuns de rebaixamento do nível de consciência, como a hipoglicemia ou deficiências nutricionais.

O trauma é frequentemente concomitante com a intoxicação; portanto, um exame cuidadoso, com o paciente despido, procurando-se por evidência de lesão traumática, também deve ser realizado.

O reconhecimento da síndrome tóxica agiliza a identificação do agente causal e propicia um tratamento mais adequado. A confirmação laboratorial da intoxicação é de valor relativamente pequeno no atendimento de emergência, em virtude da escassez de métodos adequados de detecção e da demora da obtenção dos resultados.

DESCONTAMINAÇÃO

Etapa em que se procura diminuir a exposição do organismo ao tóxico, quer reduzindo o tempo e/ou a superfície de exposição, quer diminuindo a quantidade do agente químico em contato com o organismo. A conduta varia de acordo com a via da possível absorção do tóxico. As principais vias de exposição aguda humana são: digestiva, respiratória, cutânea e percutânea.

Via digestiva

É a mais comum nos casos pediátricos, em que, na maioria das vezes, a intoxicação ocorre após ingestão de um produto químico. Apesar de os procedimentos de descontaminação serem conhecidos e descritos há muito tempo, nota-se atualmente uma tendência em questionar sua eficácia, particularmente em virtude da inexistência de evidências científicas válidas. A seguir, serão descritas as principais medidas utilizadas atualmente.

Antídotos locais

Todos os tipos de antídotos denominados universais são considerados inúteis e obsoletos. O uso rotineiro de soluções de variadas substâncias químicas que agiriam sobre o tóxico, impedindo de algum modo sua absorção, não é mais recomendado. Neutralização do produto tóxico ácido ou básico é, de um modo geral, contraindicada, pois, como a maioria das reações de neutralização libera calor, também há aumento dos riscos de lesão ou de agravamento de lesões mucosas.

Medidas provocadoras de vômito

Qualquer que seja o procedimento utilizado para essa finalidade, sua validade é discutível, pois, entre outros motivos, sua eficácia depende da rapidez de execução, que não ocorre na quase totalidade dos casos. Além disso, apresentam várias e importantes contraindicações, como ingestão de derivados de petróleo ou de produtos cáusticos, agitação psicomotora e convulsões ou depressão neurológica. Os procedimentos mais comuns incluem indução do reflexo nauseoso por estimulação mecânica da faringe, xarope de ipeca e apomorfina. Na indução mecânica, são indispensáveis a colaboração do paciente e um socorrista bem treinado. Sua eficácia é duvidosa. Há risco de trauma e de aspiração. Xarope de ipeca é um medicamento relativamente barato e fácil de usar; no entanto, sua validade é atualmente questionada. As doses usuais variam de 10 a 30 mℓ, de acordo com a idade do paciente. Em recente posicionamento, a American Academy of Clinical Toxicology e a European Association of Poison Control Centers and Clinical Toxicology informam que o xarope de ipeca não deve ser administrado rotineiramente no tratamento do paciente intoxicado, pois, em estudos experimentais, a quantidade removida de marcadores é muito variável; não há evidências originadas por estudos clínicos sobre a ação da ipeca na melhora da evolução do paciente; seu uso rotineiro em unidades de emergência deve ser abandonado; há dados insuficientes para apoiar ou excluir a administração logo após a ingestão do tóxico. Em estudos realizados com voluntários humanos, Saincher et al. concluíram que os resultados não demonstravam benefícios da ipeca quando administrada após 30 minutos ou mais da ingestão do tóxico e que esse benefício era perdido em algum momento entre 5 e 30 minutos. Apomorfina é um potente emético de rápido início de ação. Deve ser aplicada, quando necessário, pela via parenteral, apenas em ambiente hospitalar, por equipe experiente, tendo à sua disposição antagonistas específicos dos narcóticos. As justificativas para seu uso são excepcionais.

Lavagem gástrica

Apesar de exigir pessoal capacitado, equipamento adequado, ambiente hospitalar, sonda de grosso calibre com orifícios de dimensões suficientes para viabilizar a passagem de fragmentos sólidos e envolver riscos importantes, ainda é exageradamente realizada. No posicionamento da American Academy of Clinical Toxicology e da European Association of Poison Centers and Clinical Toxicology, considera-se que a lavagem gástrica não deve ser empregada de rotina no tratamento do paciente intoxicado; que em estudos experimentais a quantidade removida de marcadores é muito variável e diminui com o tempo; e que não há evidência válida de melhora da evolução após seu uso. As contraindicações são as mesmas descritas com os eméticos. O procedimento é formalmente contraindicado nos pacientes com reflexos protetores das vias aéreas comprometidas, se não for realizada prévia intubação endotraqueal.

Carvão ativado

A administração desse produto parece ser, até o momento, o melhor procedimento para descontaminação digestiva. É um medicamento barato, fácil de usar e praticamente sem contraindicações. A dose usual é de 1 g/kg, pela via oral, em suspensão aquosa. Seu aspecto desagradável pode dificultar o uso. Sua eficácia diminui com o tempo, e os melhores resultados são observados na primeira hora após ingestão do tóxico. É menos efetivo com tóxicos de grandes massas, como ferro e lítio. Ainda não há evidência de que sua administração melhore a evolução do intoxicado.

Catárticos

Não há razão para usar isoladamente um catártico no tratamento do paciente intoxicado e sua administração não é recomendada como um método de descontaminação digestiva. Não há estudos clínicos demonstrando sua capacidade, com ou sem carvão ativado, para reduzir a biodisponibilidade do tóxico ou para melhorar a evolução do paciente. Sua utilização pode ser justificada para contrabalançar os efeitos obstipantes do carvão ativado.

Via respiratória

A principal providência no atendimento inicial do paciente exposto ao tóxico por via aérea ainda é a retirada desse indivíduo do ambiente contaminado e, na maioria das vezes, a remoção de sua vestimenta. O socorrista deve se precaver ao entrar no ambiente contaminado.

Via cutânea

Remoção da vestimenta e lavagem corporal continuam sendo as medidas básicas no atendimento imediato do intoxicado. A lavagem deve ser feita com água corrente, tendo especial cuidado com cabelos, axilas, umbigo e regiões retroauricular, genital e subungueal.

Via transcutânea

A tendência atual é não realizar rotineiramente incisões cutâneas, sucção ou garroteamento, pois a relação risco-benefício é desfavorável.

ETIOLOGIA DAS INTOXICAÇÕES

Alguns exemplos:

- Acidental: medicamentos e domissanitários em crianças. Animais peçonhentos em adultos
- Iatrogênica: alergias, superdosagem – ácido acetilsalicílico (AAS), xaropes etc.
- Ocupacional: animais peçonhentos, agrotóxicos e produtos industriais
- Suicida: medicamentos, agrotóxicos, raticidas etc.
- Violência: homicídios e maus-tratos
- Endêmica (água, ar e alimentos): metais, poeiras, resíduos etc.
- Social: toxicomanias: tabaco, álcool, maconha, cocaína, *crack* etc.
- Genética: falhas genéticas, déficits enzimáticos
- Esportiva: *doping*
- Ambiental: gases e vapores industriais, transporte de cargas químicas, contaminações da água e alimentos.

Na avaliação do paciente com suspeita ou intoxicação confirmada, podem-se observar alguns dos seguintes sintomas:

- Taquicardia: atropina, anfetamina, corante, antidepressivos tricíclicos etc.
- Bradicardia: digitálicos, betabloqueadores, espirradeira, barbitúricos etc.
- Hipertermia: anfetaminas, atropina e AAS
- Hipotermia: barbitúricos, sedativos e insulina
- Hiperventilação: salicilatos e teofilina
- Depressão respiratória: morfina, barbitúricos, antidepressivos e sedativos, álcool etc.
- HAS: anfetaminas e fenciclidina
- Hipotensão: barbitúricos antidepressivos, sais de ferro e teofilina
- Rubor da pele: atropina, plantas tóxicas etc.
- Midríase: atropina e anfetaminas
- Miose: organofosforados e carbamatos, pilocarpina, fenotiazínicos
- Hemorragia oral: anticoagulantes, sais de ferro, acidentes ofídicos etc.
- Delírios e alucinações: anfetaminas, atropina, salicilatos, plantas, álcool, cocaína, maconha etc.
- Distúrbios visuais: metanol, ofidismo etc.
- Convulsão: organoclorados, anti-histamínicos, estricnina, cianetos, anfetaminas, nicotina.

Para a avaliação do estado de consciência desses pacientes, é utilizada a Escala de Reed (Tabela 26.1).

Tabela 26.1 Escala de Reed.

Grau	Achados clínicos
0	Acordado, responde a perguntas
1	Comatoso, reflexos intactos, recolhe o membro ao estímulo doloroso
2	Comatoso, reflexos intactos, não recolhe o membro ao estímulo doloroso, sem depressão respiratória ou cardiovascular
3	Comatoso, reflexos ausentes, sem depressão respiratória ou cardiovascular
4	Reflexos ausentes, com depressão respiratória ou cardiovascular

ANTÍDOTOS

Medicamentos ou produtos químicos que atuam no veneno ou se opõem aos seus efeitos, por meio de diferentes mecanismos. Alguns autores utilizam uma definição mais restrita, considerando apenas aqueles antídotos mais específicos e excluindo outros, como o carvão ativado. Neste capítulo, será considerado o conceito mais amplo.

O prognóstico do paciente intoxicado depende da exatidão do diagnóstico, além da rapidez e da eficácia de condutas terapêuticas. É importante ressaltar que, na maioria das vezes, a antidototerapia não é a primeira conduta a ser adotada, mas, sim, a manutenção das funções vitais. Apenas em algumas situações, a utilização de antídotos específicos torna-se imprescindível, como nas intoxicações por cianeto. A avaliação da necessidade de sua indicação deve ser acompanhada da utilização correta, para prevenção de possíveis riscos e precauções devidas. Vale ressaltar que alguns desses medicamentos têm elevada toxicidade, sendo necessário pesar o risco/benefício antes da sua administração.

Tudo isso requer um bom conhecimento da natureza dos próprios antídotos. Além disso, devem ser avaliadas a sua eficácia e contraindicações. Algumas vezes, uma monitorização constante desses produtos deve ser feita, coletando-se e comparando-se dados para a avaliação adequada de sua eficácia e efeitos adversos.

A problemática dos antídotos no Brasil

Infelizmente, a quantidade de antídotos disponíveis é muito pequena quando comparada com a diversidade de venenos existentes. Além disso, há uma grande dificuldade na obtenção de alguns deles, até mesmo por centros especializados em toxicologia. No Brasil, assim como em outros países, essas questões são problemas de âmbitos científico, técnico, econômico e administrativo. As indústrias farmacêuticas não demonstram interesse em produzir esses medicamentos em virtude da pequena demanda de mercado, por isso centros de informações e atendimento toxicológico muitas vezes têm que recorrer a farmácias de manipulação para a sua obtenção.

Classificação dos antídotos

O veneno, assim como os fármacos, para agir no organismo, necessita ser absorvido, distribuído a um ou vários locais do organismo, sofrer biotransformação e posterior excreção. O antídoto também pode agir contra o veneno em qualquer uma dessas fases, mediante diferentes mecanismos, por ações físicas ou químicas. Didaticamente, os antídotos podem ser classificados de acordo com o seu mecanismo de ação.

Antídotos que inibem a absorção do tóxico

Nesse grupo, são abordados os antídotos que agem por *adsorção*. São utilizados com o objetivo de prevenir ou reduzir a absorção do agente tóxico pelo organismo quando o contato se dá pela via oral, facilitando a sua excreção pela via intestinal.

Os três produtos mais utilizados com essa finalidade são: carvão ativado, bentonita e terra de Füller.

O carvão ativado é um material em forma de pó, finamente dividido, obtido da polpa da madeira, que é submetida a elevada temperatura (800 a 1.000°C), sob controle, para que não ocorra sua queima total e de modo que seja mantida sua estrutura porosa. Em seguida, passa por um processo de tamisação, para obtenção de uma granulometria finíssima e grande área superficial. Todo esse processo lhe confere alta capacidade de *adsorção*, de maneira que 1 g equivale a mais de 1 m^2 de área *adsorvente*. Graças a essa intensa e extensa ação *adsorvente*, sua administração é considerada por muitos a conduta mais adequada, melhor que o emprego de eméticos ou lavagem gástrica. É fundamental, contudo, que seja bem preparado e administrado precocemente. Realmente, é eficaz na prevenção da absorção de numerosas substâncias, quando empregado na primeira hora após a ingestão do tóxico. O seu efeito protetor é diminuído após períodos mais prolongados e por uma série de fatores relacionados com o paciente e a molécula tóxica.

Assim como qualquer medicamento, o carvão ativado também tem contraindicações: não deve ser utilizado na intoxicação por paracetamol – quando tratada com N-acetilcisteína (NAC) para evitar que seja também adsorvida, com o consequente prejuízo da sua ação terapêutica. Não possui capacidade de adsorção sobre metais, ácido bórico, sulfato ferroso, cianetos, derivados de petróleo e malation. Não deve ser empregado também nos casos de ingestão de ácidos ou bases cáusticas.

Esse produto é administrado por via oral ou sonda de lavagem, em suspensão aquosa adequadamente preparada, evitando a formação de grumos. A posologia recomendada para adultos é de 50 g/dose em até 4/4 horas, em suspensão aquosa. Em crianças, utiliza-se 1 g/kg/dose em até 4/4 horas em suspensão aquosa. Sua administração em doses múltiplas deve ser seguida de um laxante salino, como o sulfato de sódio.

Bentonita e terra de Füller são argilas compostas principalmente de silicatos de alumínio e magnésio que adsorvem óleos e gorduras, dificultando a sua absorção pelo organismo e aumentando a excreção intestinal. Administra-se 1 ℓ de suspensão a 30%, pela via oral, na intoxicação por herbicidas, como o Paraquat, e a seguir um laxante salino. Repetir posteriormente, 200 a 300 mℓ da suspensão a cada 2 horas no 1º dia e a cada 4 horas no dia seguinte. Embalagens de 60 g.

Antídotos que reagem quimicamente com o tóxico

Os antídotos que integram esse grupo reagem quimicamente com o agente tóxico, formando um produto de difícil absorção pelo organismo e facilitando a sua excreção. São eles:

- Cloreto de sódio: utilizado no tratamento de envenenamento por sais de prata, formando cloreto de prata, que é insolúvel (deve-se ter atenção para o risco da intoxicação por sal, especialmente em crianças). A dose é de 1 colher de sopa para 1 ℓ de água
- Hexacianoferrato férrico de potássio (azul da Prússia): empregado na intoxicação por tálio, com o qual forma um quelato não absorvível no intestino, facilitando a sua excreção fecal. Administrado por sonda duodenal em doses de 250 mg/kg/24 horas, em 2 a 4 vezes, junto com manitol a 15%, até que os níveis urinários de tálio estejam abaixo de 0,5 mg/dia
- Amido: neutraliza o iodo, formando um precipitado. Administra-se em solução, utilizando 80 g em 1 ℓ de água, para lavagem gástrica.

Antídotos que agem impedindo a fixação do tóxico no local de ação

O exemplo clássico de agentes desse grupo são os antídotos utilizados no tratamento da intoxicação cianídrica. Os cianetos agem no organismo fixando-se ao ferro trivalente (férrico) de enzimas respiratórias celulares (citocromo oxidase), provocando, assim, uma hipoxia citotóxica. Os antídotos empregados são os agentes meta-hemoglobinizantes como os apresentados a seguir.

Nitrito de anila, nitrito de sódio e tiossulfato de sódio. Essas três substâncias são utilizadas em conjunto, sendo denominadas por alguns profissionais como "*kit* cianeto" (não confundir com o Cyanokit®). O objetivo do uso dos nitritos de amila e de sódio é a produção de altas taxas de meta-hemoglobina, que apresenta ferro férrico (trivalente, $HbFe^{+++}$) e maior afinidade pelo cianeto que a citocromo-oxidase. A ampola de nitrito de amila é rompida e o conteúdo despejado em uma gaze, por meio da qual o paciente fará uma inalação durante 20 a 30 segundos, a cada minuto. Concomitantemente, é preparada a solução de nitrito de sódio para administração intravenosa: 300 mg em adultos (10 mℓ da solução a 3%) em 3 a 5 minutos e 4,5 a 10 mg/kg em crianças – de acordo com o nível de hemoglobina (ver Tabela 26.1). Deve-se ter cuidado com o uso dos nitritos, pois, quando administrados de forma rápida, podem resultar em hipotensão arterial grave por serem potentes vasodilatadores. Em caso de necessidade, deve-se usar nova ampola de nitrito de amila a cada 3 minutos enquanto não se administra o nitrito de sódio. Essa reação final é lentamente reversível por ação da tiocianato-oxidase. Isso explica por que os sintomas às vezes reaparecem após o tratamento inicial, que deve ser repetido, em doses fracionadas. O grau de meta-hemoglobina pode ser maior que o desejado para a desintoxicação. Haverá necessidade de se administrar, lentamente, azul de metileno a 1%, 1 a 2 mg/kg, pela via intravenosa, quando alcançar valores > 30%.

4-dimetilaminofenol (4-DMAP). Antídoto excepcionalmente ativo na rápida destruição da ligação entre íons cianeto e o ferro da citocromo-oxidase, consistindo em uma alternativa para o tratamento da intoxicação pelo cianeto. A utilização do 4-DMAP no organismo possibilita alcançar um nível elevado de meta-hemoglobina em poucos minutos. O 4-DMAP apresenta uma baixa toxicidade e é facilmente excretado do organismo. A dose recomendada é de 3 a 4 mg/kg, pela via intravenosa, seguida de 100 a 500 mg de tiossulfato de sódio/kg.

Hidroxicobalamina (Cyanokit®). (Figura 26.1) Alguns relatos clínicos sobre a hidroxicobalamina (vitamina B_{12}) mostram resultados aparentemente satisfatórios no tratamento da intoxicação cianídrica, tendo como vantagem a não produção de meta-hemoglobinemia ou hipotensão arterial. Combina-se com o íon cianeto formando cianocobalamina (forma ativa da vitamina B12), atóxica, que é excretada pela urina (Tabela 26.2). Teoricamente, seria necessária uma relação equimolar para neutralização do cianeto pela hidroxicobalamina (52 mg de hidroxicobalamina para 1 mg de cianeto). A dose para adultos é de 50 mg/kg de peso ou 4 a 5 g. *É o antídoto utilizado na emergência.*

Tabela 26.2 Ação da hidroxicobalamina no tratamento da intoxicação cianídrica.

Reação 1: $HbFe_{++} + NO_{2-} \rightarrow HbFe^{+++}$
(hemoglobina; nitrito; meta-hemoglobina)

A meta-hemoglobina formada compete com a citocromo-oxidase (Cit-Fe^{+++}) pelo íon cianeto formando a cianometa-hemoglobina (HbFeCN)

Reação 2: $HbFe_{+++} + CN_{-} \rightarrow HbFeCN + Cit\text{-}Fe_{+++}$
(Meta-hemoglobina; Cianeto; Cianometa-hemoglobina; citocromo oxidase)

A desintoxicação real é, então, conduzida pela administração de tiossulfato de sódio – na dose de 12,5 mg em adultos (50 mℓ de solução a 25% IV) e 0,4 mg/kg até o máximo de 12,5 mg/kg em crianças – em que reage com o íon cianeto formando tiocianato, substância relativamente atóxica imediatamente excretada na urina

Reação 3: $Na_2S_2O_3 + CN_{-} \leftrightarrow SCN$
(Tiossulfato; Cianeto; Tiocianato)

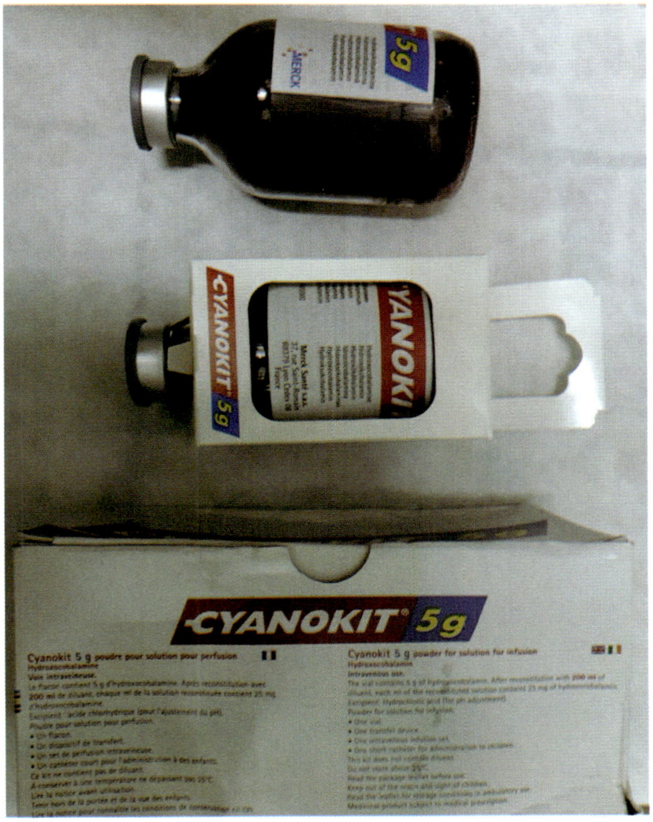

Figura 26.1 Cyanokit® – antídoto emergencial para intoxicações por cianeto.

Edetato dicobáltico (Kelocyanor®). Na Europa, utiliza-se o edetato dicobáltico associado a hidroxicobalamina no tratamento das intoxicações por cianetos. São considerados antídotos mais seguros que a combinação de nitrito de sódio/tiossulfato de sódio. É um agente quelante que tem a propriedade de formar complexos relativamente pouco tóxicos com o cianeto, que são rapidamente eliminados pela via renal.

Fragmento fab-antidigoxina (Digibind®). Usado no tratamento da intoxicação por digitálicos, em virtude da maior afinidade destes pelo anticorpo do que pelos sítios de ligação tecidual. É obtido de anticorpos específicos submetidos à digestão com papaína. O complexo formado por sua ligação ao fármaco é eliminado pela via renal. O seu uso deve ser reservado apenas para os casos mais graves, nos quais não há resposta ao tratamento convencional. É produzido sob o nome de Digibind®, em frasco-ampola com 40 mg.

Antídotos que agem impedindo a biotransformação do tóxico

Algumas substâncias só se tornam tóxicas ou mais tóxicas após serem metabolizadas no organismo, como é o caso do paration e o metanol ou álcool metílico. Os antídotos desse grupo impedem a biotransformação desses agentes e o aumento de sua toxicidade. O etanol etílico, como exemplo, é o antídoto utilizado no tratamento da intoxicação por metanol, que apresenta grande toxicidade orgânica devido a sua metabolização em ácido fórmico e aldeído fórmica. O etanol, por sua vez, compete pela mesma via oxidativa do metanol – por meio da álcool desidrogenase –, impedindo a sua transformação em metabólitos mais tóxicos. Como a metabolização do metanol é muito lenta, cerca de 1/7 do tempo levado pelo álcool etílico, o antídoto deve ser administrado por vários dias seguidos. Com base nesse mesmo princípio, também se utiliza o etanol na intoxicação pelo etilenoglicol.

O etanol pode ser administrado por via oral ou intravenosa. Para uso intravenoso, emprega-se a solução de soro glicosado (SG) a 5% no seguinte esquema:

- Dose de ataque: 8,8 mℓ/kg da solução a 10% em SG pela via intravenosa (em pacientes diabéticos, usar soro fisiológico)
- Dose de manutenção: 1,4 mℓ/kg/h da solução pela via intravenosa.

Para o uso oral, recomenda-se 0,5 mℓ/kg de solução a 50% a cada hora. Podem-se utilizar bebidas alcoólicas de graduação conhecida. Por exemplo: uísque com graduação alcoólica de 40% – dilui-se a metade com água destilada, administrando-se 1 a 1,5 mℓ/kg a cada hora. O objetivo é manter uma alcoolemia entre 100 e 150 mg/dℓ. Para isso, a administração do etanol deverá ser acompanhada pela determinação periódica da alcoolemia. A terapia deve ser mantida até que a acidose metabólica seja corrigida e os níveis séricos de etilenoglicol/metanol não sejam mais detectáveis.

Antídotos que agem cessando a ação farmacológica do tóxico

Oximas. São usadas no tratamento da intoxicação por inseticidas organofosforados, nos casos de moderada ou alta gravidade. Esses antídotos têm a propriedade de reativar a colinesterase de modo muito mais rápido que a regeneração espontânea por hidrólise. A velocidade de reativação depende do tipo de fosforado responsável (p. ex., em ordem decrescente: demitir, dietil, di-isopropil) e do processo de "envelhecimento" da enzima fosforilada, que se torna totalmente resistente ao reativador. A administração deve ser precoce e, de preferência, após as doses iniciais de atropina. A primeira dose para adultos é de 200 a 400 mg, lentamente, por via intravenosa. A injeção muito rápida pode provocar fraqueza, distúrbios visuais, cefaleia, náuseas e taquicardia. A seguir, devem-se administrar 200 a 400 mg em infusão contínua, até a dose máxima de 1 a 2 g nas primeiras 24 horas. Doses excessivas podem inibir a colinesterase.

As doses pediátricas não estão bem definidas. Sugerem-se 20 a 40 mg/kg, por via intravenosa, repetidas várias vezes, sem ultrapassar as dosagens de adultos. As oximas combinam-se com o átomo de fósforo eletrolítico, formando um complexo oxima-fosforado que é liberado, deixando a colinesterase regenerada. No Brasil, está disponível o sulfoxilato de N-metil-piridilaldoxima (pralidoxima), comercializado sob o nome de Contrathion®. Seu uso deve ser sempre associado à atropina.

Azul de metileno e vitamina C. São indicados em meta-hemoglobinemia tóxica produzida por anilina e derivados, sulfona, piridium, nitratos e nitritos. Provocam, como redutores, regeneração do ferro férrico (Fe^{+++}) em ferroso (Fe^{++}), o que em outras palavras significa que transformam a meta-hemoglobina em hemoglobina. O azul de metileno age na enzima nitrato redutase e é convertido em leucoazul de metileno, produzindo uma coloração azul-esverdeada na urina e nas fezes. A dose recomendada é de 1 a 2 mg/kg em infusão venosa lenta (5 minutos) e pode ser repetida a cada 12 horas, se necessário. Nos casos em que haja persistência da cianose e dos sintomas, pode-se administrar dose complementar de 1 mg/kg após 1 hora da dose inicial. A sua administração por via oral produz distúrbios gástricos e por subcutânea pode provocar necrose no local. Doses excessivas ou pacientes com deficiência de glicose-6-fosfato desidrogenase (G6PD) podem apresentar aumento dos níveis de meta-hemoglobina ou anemia hemolítica.

Flumazenila. Utilizada em intoxicações por benzodiazepínicos. Consiste em um antagonista altamente específico, exercendo seus efeitos por interação competitiva nos sítios receptores desse grupo de medicamentos. Após administração por via intravenosa, sua meia-vida é inferior a 1 hora. A dose inicial usual é de 0,2 a 0,3 mg, por via intravenosa, em 15 segundos. Repete-se a quantidade em intervalos de 1 minuto até obtenção do grau desejável de consciência ou até um total de 2 mg. Em adultos com intoxicação diazepínica confirmada, pode-se administrar dose inicial de 1 mg, seguida, se necessário, por infusão contínua de 0,5 mg/hora, diluída em SG 5% ou soro fisiológico. A administração intravenosa rápida em paciente sob tratamento prolongado com um benzodiazepínico pode precipitar síndrome de abstinência. É comercializado sob o nome de Lanexate®.

Antídotos que agem no tóxico ou em seus metabólitos

Nesse grupo de antídotos, encontram-se os antagonistas dos metais pesados, isto é, aquelas substâncias que têm a propriedade de se ligar a metais prevenindo ou revertendo a ligação com moléculas celulares. Essas substâncias também são denominadas agentes quelantes, entendendo-se por quelação a formação de complexos químicos estáveis em anel, a partir da ligação de elétrons do metal com um par de elétrons do composto orgânico.

Edetato dissódico de cálcio (EDTA – Versenate®). Agente quelante eficaz que forma compostos rapidamente solúveis, praticamente não ionizados e não tóxicos, quando associados a metais polivalentes. Sua utilidade como antídoto, no entanto, é limitada àqueles metais ligados mais fortemente que o cálcio, como é o caso do chumbo, ferro, zinco, manganês e berílio. O EDTA é dado sob a forma de um quelato de cálcio, no sentido de prevenir a rápida remoção do cálcio orgânico. Diante do chumbo, esse quelato troca rapidamente o cálcio pelo chumbo, proporcionando a detoxificação e a excreção desse metal. Sua via de administração é intravenosa e desaparece rapidamente da circulação, apresentando meia-vida de 20 a 60 minutos. A substância localiza-se no plasma com excreção de mais de 95% pela urina em 24 horas. A administração por via intramuscular tem boa absorção, contudo, produz dor intensa no local. Na encefalopatia saturnina e no aumento da pressão intracraniana, usa-se o EDTA por via intramuscular. Quando essa via for escolhida, recomenda-se a associação com lidocaína a 2%. O EDTA é pouco absorvido pela mucosa gastrintestinal e parece não ser metabolizado pelo organismo. Em sua forma sódica (Na2EDTA), o EDTA provoca tetania hipocalcêmica. Por esse motivo, ele é utilizado como edetato dissódico de cálcio no tratamento da intoxicação por metais, desde que tenham maior afinidade pelo quelante do que o íon de cálcio. Apresenta como reações adversas dor e abscesso no local da injeção: náuseas, vômito, dores musculares, febre, taquicardia, HAS, convulsões e coma. O seu uso pode provocar, ainda, necrose tubular renal. Não está disponível comercialmente no Brasil. Nos EUA, é comercializado sob o nome de Versenate® em ampolas de 5 mℓ de 200 mg/mℓ.

2,3-dimercaptopropanol (*British anti-lewisite* [BAL]). Agente quelador que apresenta dois grupos sulfidrila em sua molécula que competem com os grupos sulfídricos das enzimas e proteínas teciduais na combinação com metais. Não age em algumas intoxicações, como as causadas por urânio, pois esse metal não afeta enzimas contendo radicais sulfídricos. É o medicamento de escolha no tratamento da intoxicação por arsênico e ouro. Mostrou relativa eficácia no tratamento da intoxicação por antimônio, cromo, níquel e tungstênio. Apresenta efeitos discutíveis ou contraditórios na intoxicação por tálio, mercuriais ou bismuto. Está disponível comercialmente em ampolas de 1 mℓ na concentração de 100 mg/mℓ, em substância oleosa. Deve ser sempre administrado por via intramuscular profunda. Em geral, a dose recomendada é de 5 mg/kg, em intervalos de 4 horas nos primeiros 2 dias; no terceiro e no quarto dia, 2,5 a 3 mg/kg a cada 6 horas e, a seguir, duas doses por dia (a cada 12 horas) até o 10º dia. Na encefalopatia saturnina, após a primeira dose de 4 mg/kg, aplicam-se 3 a 4 mg/kg a cada 4 horas juntamente com EDTA cálcico durante alguns dias. Nas intoxicações por mercúrio, a dose é de 5 mg/kg, por via intramuscular, a cada 8 a 12 horas no 1º dia. Depois, 2,5 a 3 mg/kg, por via intramuscular, a cada 12 a 24 horas, até completar 10 dias. Os efeitos colaterais como náuseas, vômito, dores abdominais, cefaleia, lacrimejamento, rinorreia, salivação, sensação de queimação em boca, lábios e garganta, ansiedade, HAS e taquicardia são comuns. Esses sintomas são agudos e, geralmente, desaparecem em 30 a 90 minutos. A injeção é dolorosa, e pode ocorrer abscesso no local. Em crianças, há relatos de hipertermia após a segunda ou terceira dose, podendo persistir durante todo o tratamento. O BAL também é nefrotóxico e pode causar, embora com pouca frequência, necrose tubular e insuficiência renal aguda (IRA).

Deferoxamina. Medicamento utilizado na terapêutica da intoxicação por ferro e alumínio. Comercializado sob o nome de Desferal® (Novartis) na concentração de 500 mg. A deferoxamina quela o íon ferroso, formando o complexo queladorferro (ferroxamina), que é eliminado pela urina, a qual adquire uma coloração avermelhada. A persistência dessa cor indica a necessidade de continuidade do tratamento. Pode também se ligar aos íons trivalentes de alumínio, formando a aluminoxamina. A sua eficácia depende do momento da sua utilização. No caso do ferro, a sua ação principal ocorre pela ligação com o ferro livre circulante. Seu efeito terapêutico será bastante reduzido quando administrada após 24 horas da ingestão do metal, uma vez que a maior parte do ferro livre já terá se depositado nos tecidos, causando a toxicidade. Recomenda-se a sua administração em todos os pacientes sintomáticos com níveis de ferro no sangue superiores a 350 mg/dℓ. O esquema terapêutico varia de acordo com o quadro clínico e os níveis desse metal. Não existe consenso em relação à melhor via de administração e à duração do tratamento. Quando os níveis sanguíneos forem superiores a 500 mg/dℓ, preconiza-se a administração por via intravenosa. A via intramuscular não é muito recomendada porque é dolorosa e menos eficaz que a intravenosa, apesar de oferecer menos riscos. A sua diluição deve ser feita com 100 mℓ de soro fisiológico. Sua administração é feita por infusão contínua a 15 mg/kg/h (máximo de 90 mg/h em 8 horas), por via intravenosa. Em pacientes em choque, iniciar com 1 g, seguido de duas doses de 500 mg cada 4 horas. A via intramuscular pode ser utilizada, com 90 mg/kg a cada 8 horas (máximo de 1 g/dose). A dose máxima não deve ultrapassar 6 g/dia (dose capaz de se ligar com 500 mg de ferro, equivalente a 2,5 g de sulfato ferroso), e a velocidade de infusão não deve exceder a recomendada, sob o risco de causar hipotensão devido à liberação de histamina. Por via oral, seus resultados são discutíveis. Pode ser usada na solução de lavagem gástrica, considerando que 1 g de deferoxamina quela cerca de 85 mg de ferro férrico e 41 mg de alumínio.

D-penicilamina. Trata-se de um agente quelante graças aos grupos NH2 e SH que apresenta. É absorvida pela via oral, alcançando concentrações sanguíneas máximas em 1 a 2 horas de sua administração. A metabolização dessa substância ocorre no fígado e sua excreção, pela urina. É indicada nas intoxicações por metais pesados, como chumbo, cobre e mercúrio. É administrada por via oral, de preferência em jejum para evitar interferência de outros metais da dieta. A dose média recomendada para crianças é de 20 a 40 mg/kg/dia e para adultos 250 mg a cada 6 horas. É comercializada como Cuprimine® (Merck Sharp & Dohme), em cápsulas de 250 mg.

N-acetilcisteína (NAC). Medicamento utilizado normalmente como monolítico, fluidificante e expectorante, comercializado no Brasil sob o nome de Fluimucil®, e também indicado nas intoxicações por paracetamol. Interfere na metabolização dessa substância, substituindo o glutation e, dessa maneira, poupando-o, na prevenção da formação de metabólitos tóxicos do paracetamol ou na prevenção da necrose do hepatócito, principal efeito tóxico do antitérmico. A eficácia do tratamento é maior quando iniciada sua administração entre 8 e 16 horas após a ingestão do paracetamol. Administra-se uma dose inicial de 140 mg/kg por via oral em 200 mℓ de SG 5%, ou em veículo de sabor agradável, como suco ou refrigerante, para torná-lo mais palatável. A seguir, 70 mg/kg, a cada 4 horas, durante 3 dias, também via oral. A administração pode ser feita mediante sonda nasogástrica (SNG) em pacientes comatosos ou naqueles que não consigam ingerir o medicamento. Alternativamente, pode-se utilizar a via intravenosa:

- 1º regime de 20 horas (adotado para casos até 9 horas após a ingesta): dose inicial de 150 mg/kg em 200 mℓ de SG 5% para correr em 15 minutos. Em seguida, 50 mg/kg em 500 mℓ de SG 5% para correr em 4 horas. Posteriormente, 100 mg/kg em 1 ℓ de SG 5% para correr em 16 horas (dose total: 300 mg/kg nas 20 horas)
- 2º regime de 48 horas (adotado para casos de atendimento 10 a 24 horas após a ingesta do paracetamol): dose inicial (ataque): 140 mg/kg em SG 5% para correr em 1 hora. Em seguida, iniciar administração de 12 doses consecutivas de 70 mg/kg, diluídas em SG 5%, para correr em ± 1 hora, com intervalo de 4 horas entre o início de cada administração (dose total: 980 mg/kg ao longo de 48 horas). Em crianças, a dose do medicamento é igual, variando-se apenas o volume da solução de acordo com seu peso corporal. Os principais efeitos colaterais são náuseas e vômito.

Antagonista farmacológico

Os antídotos que agem por antagonismo farmacológico têm o seu ponto de ação nos receptores em que age o veneno. Nesses locais, a ação do veneno é diminuída ou anulada por um antagonista. Ocorre, então, diminuição do efeito devido à ingesta de uma dosagem tóxica.

Atropina. Utilizada em altas doses na intoxicação por organofosforados e carbamatos, antagonizando as ações da acetilcolina em excesso, provocada pela inibição da colinesterase. A atropina bloqueia os efeitos muscarínicos da acetilcolina. Recomenda-se a administração em *bolus* (3 a 4 vezes) de 1 a 2 mg a cada 10 a 15 minutos em adultos e 0,01 a 0,05 mg/kg em crianças, uso intravenoso, com monitoramento da frequência cardíaca, até surgirem sinais de atropinização (rubor facial, taquicardia, boca seca, midríase, diminuição da secreção brônquica, entre outros). A manutenção será de acordo com o quadro clínico e/ou a resposta terapêutica, observando-se as limitações, principalmente decorrentes do aumento excessivo da frequência cardíaca. A dose sugerida é de 0,02 a 0,08 mg/kg/h, equivalente a 2 a 8 mℓ/kg/h de uma solução obtida com a diluição de 20 ampolas de atropina 0,25 mg em 250 mℓ de soro, solução com concentração de 0,01 mg/mℓ.

Naloxona (Narcan®). Utilizada na depressão respiratória causada pelos opiáceos/opioides. Tem ação imediata na proteção das vias respiratórias e atua em outras manifestações clínicas, como sonolência e vasodilatação periférica, melhorando o débito cardíaco. A naloxona desloca os opioides dos seus sítios receptores, ligando-se a eles imediatamente. Nos pacientes com depressão respiratória, a dose inicial é de 2 a 4 mg em *bolus* para adultos e crianças. Em 1 a 2 minutos, após injeção intravenosa, surgem os primeiros efeitos. Isso não ocorrendo, deve ser repetida a dose inicial a cada 2 a 5 minutos até 20 mg, no máximo. Nas intoxicações por metadona (opioides de longa duração), a infusão contínua é recomendada tendo em vista a meia-vida curta da naloxona (20 a 60 minutos). As convulsões induzidas pelos opioides são revertidas pela naloxona, excetuando-se os casos de intoxicação por meperidina, em que pode haver agravamento do quadro. Nesse caso, usam-se benzodiazepínicos, tendo-se precaução devido ao risco de se potencializar a depressão dos sistemas respiratório e nervoso central (SNC).

Vitamina K1 (fitomenadiona). Opõe-se aos efeitos das cumarinas e inandionas. O tempo de protrombina (TP) e o parâmetro para dosagem de vitamina K1 são a duração do tratamento. A administração é feita por via intramuscular profunda ou subcutânea. A via intravenosa restringe-se aos casos muito graves em virtude do risco de reação anafilática, não devendo exceder a dose de 1 mg/min. A dose para adultos é de 5 a 20 mg, enquanto em crianças usa-se 1 a 5 mg, podendo repetir a cada 6 a 8 horas, se necessário. Nos casos mais graves, é necessário administrar doses elevadas: adulto até 50 mg e crianças (até 12 anos) 0,6 mg/kg. Quando necessário, utilizar a via intravenosa, diluir a vitamina K em água destilada e administrar a solução lentamente. O início da sua ação acontece 6 horas após sua administração, com pico de ação em 24 horas. Não se recomenda o uso profilático em pacientes sem sangramento e/ou alteração de protrombina, uma vez que ele altera o TP, inviabilizando o uso desse parâmetro para avaliar o grau de gravidade da intoxicação passadas 48 horas da ingestão do cumarínico.

INTOXICAÇÕES

Domissanitários e raticidas

Hipocloritos

Características: soluções de hipoclorito (hipoclorito de Na a 5%) são encontradas em quantidade considerável de produtos de limpeza, geralmente em concentrações inferiores a 5%. Na fabricação desses produtos, em virtude de as soluções de hipocloritos serem instáveis, adicionam-se pequenas quantidades de cloro, observando-se o aumento no seu pH para 11.

Principal efeito: irritação e corrosão de pele e mucosas (ação oxidante do cloro livre e dos agentes alcalinos). Cloro livre = atividade corrosiva. A mistura dessas soluções com agentes contendo amônia pode ser perigosa pela formação de cloraminas, que, em contato com as mucosas úmidas, produzem o ácido hipocloroso – irritante mais persistente. A mistura dessas soluções com agentes contendo soluções ácidas libera cloro sob forma gasosa que é um poderoso irritante da via respiratória e da mucosa ocular.

Quadro clínico: relaciona-se com quantidade ingerida, concentração de hipoclorito e doença prévia. Dores na boca, esôfago e/ou estômago, disfagia, vômito, distúrbios hidreletrolíticos, hipotensão, esofagite ulcerativa e estenose de esôfago. O contato com os olhos causa conjuntivite com lacrimejamento, congestão, fotofobia e edema de pálpebras.

Gravidade: (1) hipoclorito de sódio industrializado; (2) hipoclorito de sódio caseiro, concentração desconhecida; (3) hipoclorito de sódio + amônia.

Complicações: aspiração.

Tratamento: casos graves devem ser tratados como os cáusticos (ver adiante). Em casos leves, a diluição é controversa. Repouso gástrico. Demulcentes, analgésicos. Antibioticoterapia, corticoides (controverso).

Querosene

Composição: mistura de hidrocarbonetos alifáticos, olefínicos, naftênicos e aromáticos.

Uso: industrial (combustível, solventes) e doméstico (limpeza e aquecimento), ampla utilização por famílias de baixa renda, vendido em recipientes inadequados e a granel (garrafas de refrigerantes, latas de leite etc.). Principal causa de acidente tóxico na infância.

Absorção: digestiva e inalatória.

Quadro clínico: lesão das células endoteliais; alterações da permeabilidade; edema, petéquias, hemorragias. Afinidade pelo SNC; sonolência, torpor, coma. Manifestações gastrintestinais – náuseas, vômito; manifestações respiratórias – taquipneia, estertores (pneumonite de variada intensidade, alterações radiológicas precoces).

Tratamento:

- A lavagem gástrica é geralmente contraindicada. Na ingestão de grandes quantidades (> 1 mℓ/kg), tem sido recomendada em conjunto com a intubação traqueal prévia
- Lavagem brônquica
- Assistência ventilatória e tratamento de suporte
- Radiografar os pulmões
- Antibióticos e corticoides, se necessário
- Correção dos distúrbios hidroeletrolíticos.

Cáusticos – ácidos e álcalis fortes

Produtos de uso doméstico que apresentam concentrações elevadas de substâncias alcalinas ou ácidas que provocam quadros geralmente graves: ácido sulfúrico, ácido clorídrico, hidróxido de sódio (soda cáustica). Os produtos mais usados são: desentupidores, detergentes de máquina de lavar, limpadores de fornos e soluções de limpeza. Os ácidos causam necrose de coagulação; forma-se uma escara que limita mais danos. Lesam mais o estômago que o esôfago. Os álcalis causam rapidamente necrose por liquefação, não formam escara e o dano continua até que o álcali seja neutralizado ou diluído. Os álcalis tendem a acometer mais o esôfago que o estômago, porém ambos são gravemente afetados pela ingestão de grande quantidade.

Quadro clínico: depende do tipo de exposição, do volume e da concentração do tóxico. Inicialmente, tanto a exposição aos álcalis quanto aos ácidos tem efeitos semelhantes, havendo algumas diferenças quanto à sintomatologia e ao tratamento. Logo após a ingestão desses tóxicos, surge dor intensa com espasmo reflexo da glote, o que pode causar morte por asfixia. Também são relatados vômito, desidratação, edema e inflamações de boca, língua e faringe. Produtos sólidos propiciam, com maior frequência, lesões na boca, esôfago e parte superior do estômago. Contato com a pele produz grave queimadura: edema, vesículas e necrose. No contato com os olhos, a exposição rápida promove lacrimejamento, hiperemia conjuntival e fotofobia. Nos casos mais graves, ocorrem dores intensas, edema de conjuntiva e de pálpebras, e ulcerações de córnea.

Complicações: destruição anatômica, perfuração de vísceras, tosse, estridor, dispneia, cianose, esofagite cáustica, estenoses.

Tratamento: a princípio, não descontaminar, ou seja, não se deve induzir o paciente a vomitar, nem submetê-lo à lavagem gástrica. Não alimentar o paciente. O uso de corticosteroides é bastante controverso. O tratamento consiste em suporte, hidratação, antibióticos, internamento hospitalar e analgésicos. A endoscopia digestiva alta, cuidadosa, deve ser realizada preferencialmente nas primeiras 12 a 24 horas do contato com o tóxico.

Raticidas e veneno de rato

Denominam-se praguicidas as substâncias químicas naturais ou sintéticas, destinadas a matar, controlar, ou, de qualquer modo, combater as pragas em seu sentido mais amplo, que atacam, lesionam ou transmitem enfermidades às plantas, aos animais e ao homem. Como pragas, nesse sentido amplo, consideram-se: insetos, carrapatos, ácaros, fungos, aracnídeos, parasitas de plantas, roedores etc. No Brasil, o controle de roedores é um grave problema de Saúde Pública que atinge as zonas urbana e rural. Vários fatores têm sido apontados como determinantes do aumento na proporção rato/habitante nos últimos anos, como urbanização acelerada, deficiência nos serviços públicos, limpeza em geral, coleta de lixo, falta de política específica etc.

No nosso país, estão autorizados somente os raticidas anticoagulantes, compostos derivados da hidroxicumarina ou da indandiona. São antagonistas da vitamina K na síntese de fatores de coagulação. A toxicidade é seletiva para roedores e baixa para outros animais, inclusive para o homem. A ingestão desses produtos pode causar vômito, inicialmente, e hemorragias locais e sistêmicas, devido à ação anticoagulante, sendo mais comuns as nasais, gastrintestinais, cutâneas e urinárias.

O Centro de Informações Antiveneno da Bahia (CIAVE) tem registrado um crescente número de atendimentos por ingestão de raticidas. As ocorrências têm sido relatadas em variadas regiões do Brasil e do mundo já há algum tempo. Acredita-se que o principal fator seja a fácil aquisição no mercado informal, aumentando a disponibilidade de produtos altamente tóxicos no ambiente doméstico, apesar da grande disponibilidade também dos cumarínicos. Algumas dessas ocorrências se devem ao uso de raticidas proibidos, como estricnina, fluoracetato de sódio e tálio. A maioria, no entanto, decorre da utilização de "raticidas clandestinos" ou ilegais, geralmente produzidos à base de agrotóxicos – como o aldicarbe –, fosforados, arsenicais, misturas e outros de composição ignorada.

Características: uso domiciliar e comercial, derivados cumarínicos (4-hidroxicumarina) – anticoagulantes de uso oral, toxicidade seletiva.

Toxicologia: inibição do mecanismo de coagulação. Bloqueio de fatores da coagulação vitamina K-dependentes, fatores II, VII, IX e X. Absorção variável – ação em horas – e período de latência de meses.

Interação com outras substâncias: salicilatos, fenilbutazona, difenil-hidantoína, inibidores da monoamina-oxidase, menor oferta de vitamina K (febre, antibióticos, hepatopatias), fenobarbital, meprobamato, griseofulvina, anticoncepcionais. Dose que diminui a protrombina (ratos): 0,1 mg/kg.

Quadro clínico: na maioria dos casos, a sintomatologia é leve – náuseas, vômito, dor abdominal, epistaxe, sangramento, hemoptise, hematúria, equimose. Há casos em que são relatadas hemorragias, hipoprotrombinemia e diáteses hemorrágicas. Hemorragia intracraniana pode ser causada pela ingestão de brodifacoum, um anticoagulante que interrompe o ciclo de formação da vitamina K1, necessária para a produção de vários fatores de coagulação do sangue.

Tratamento: geral – internação/repouso. Descontaminação: a êmese é contraindicada pelo risco de hemorragia intracraniana. Lavagem gástrica precoce. Carvão ativado – geralmente 1 dose. Específico: vitamina K deve ser usada para sangramento ou atividade de protrombina < 60%. Hemotransfusão nos grandes sangramentos.

Laboratório: controle da atividade de protrombina por 72 horas.

Arsênico

Fontes: mineral, queima do carvão, atividades industriais, alguns alimentos (animais marinhos, porco, vísceras), determinados tipos de solo e rochas.

Uso: pesticidas, tintas, papel de parede, vidros, medicina. Seu uso como raticida (pó branco) é proibido, no entanto é vendido a granel ilegalmente.

Toxicologia: interfere na oxidação celular (grupos sulfídricos intracelulares-sistema piruvato-oxidase). Ação em múltiplos órgãos: intestinos, rins, baço e fígado. Dose letal: adultos 50 a 300 mg. Absorção: digestiva, sintomas de 30 minutos a horas (alimentos); cutânea; respiratória, ocular, parenteral e outras. No plasma, liga-se a hemoglobina, leucócitos e proteínas plasmáticas. Eliminação rápida – rins, bile, suor e 5% em fezes (95% absorvido pelo trato GI). Exposição crônica – pele (unhas e pelos).

Quadro clínico: os sinais e sintomas clínicos iniciais da intoxicação aguda são: dor abdominal, vômito, diarreia, vermelhidão da pele, dor muscular e fraqueza. Esses efeitos frequentemente são seguidos por dormência e formigamento das extremidades, cãibras e pápula eritematosa.

Laboratório: arsênico urinário.

Tratamento: geral – na ingestão: descontaminação: lavagem gástrica, carvão ativado – 1 dose. Correção hidreletrolítica. Admissão em unidade semi-intensiva: monitorar sinais vitais (hipotensão e choque). Olhos e pele – remoção, irrigação. Específico: BAL por via intramuscular por 10 dias. Em caso moderado – 2,5 mg/kg/dose; em caso grave – 3 mg/kg/dose. Outros: D-penicilamina, ácido dimercaptossuccínico (DMSA). Hemodiálise precoce (IRA).

Estricnina

Altamente tóxica – estimulante do SNC. Líquido sem odor, sabor amargo/pó branco, cristais. Absorção rápida (5 minutos) digestiva, respiratória (nasal), parenteral. Dose letal: 5 a 10 mg/kg (crianças) e 30 a 100 mg/kg (adultos).

Toxicologia: bloqueia a ação da glicina e do ácido gama-aminobutírico (GABA).

Quadro clínico: dores musculares, espasmos, tremores, convulsões, HAS, taquipneia. Estimulação auditiva, tátil etc. Complicações: febre, acidose, IRA. Morte por insuficiência respiratória ou cardíaca. Sobrevivência > 12 horas (meia-vida de 10 horas).

Tratamento: descontaminação, imediatamente após ingestão – êmese, lavagem gástrica, carvão ativado, catárticos, hidratação parenteral. Controle das convulsões: diazepam. Tratar a hiper-reatividade neuromuscular (estricnina). Repouso. Tratamento de suporte.

Fluoracetato de sódio

Características: altamente tóxico. Líquido azulado (pó branco).

Toxicologia: fluorocitrato – competição metabólica. Interfere no metabolismo oxidativo celular. Dose letal estimada em 5 mg/kg. Absorção rápida, sintomas em 15 a 30 min. Exposição: oral, cutânea, respiratória.

Quadro clínico: náuseas, vômito, diarreia. Convulsões, coma, insuficiência respiratória. Hipotensão, taquicardia, fibrilação. Acidose, hipocalcemia, hiperglicemia. Choque + IRA + acidose = risco.

Tratamento: descontaminação, imediatamente após ingestão – êmese, lavagem gástrica, carvão ativado, catárticos, hidratação parenteral. Controle das convulsões: diazepam. Tratar a hiper-reatividade neuromuscular (estricnina). Repouso. Tratamento de suporte.

Carbamatos ("chumbinho")

Fabricado como agrotóxico e usado como raticida clandestinamente.

Composição: aldicarbe. São encontradas misturas e falsificações. Exposição: acidental e intencional (tentativas de suicídio e homicídio). Pele e olhos – quadro local. A principal via de exposição é a oral.

Toxicologia: bloqueia a enzima acetilcolinesterase (AChE), com acúmulo de acetilcolina nas sinapses.

Quadro clínico: síndrome colinérgica – sintomas neurológicos indicam gravidade. Sinais e sintomas mais frequentes – miose, fasciculações, tremores, sudorese, sialorreia, náuseas, vômito, broncorreia, dispneia, insuficiência respiratória, ansiedade, fraqueza, hipotensão, taquicardia, desorientação, torpor, agitação, HAS, bradicardia, diarreia, dor abdominal, coma, cianose e hipotermia.

Laboratório: colinesterase sérica ou eritrocitária.

Tratamento geral: descontaminação cutânea, liberar vias aéreas: aspiração, oxigenoterapia, ventilação mecânica; hidratação parenteral; controle de convulsões (diazepam); descontaminação digestiva – lavagem gástrica e uso de carvão ativado (até 4 doses); a primeira logo após a lavagem, e 3 subsequentes, 1 a cada 4 horas.

Tratamento específico: antagonista – atropina 0,25 mg, pela via intravenosa. Indicação: broncorreia ou bradicardia grave (casos moderados e graves); dose: *bolus* – adulto 1 a 2 mg. Crianças: 0,01 a 0,05 mg/kg; Frequência: cada 10 a 15 minutos (3 a 4 vezes); se necessário, infusão contínua – solução padrão: 20 ampolas em 250 mℓ de SF ou SG; infundir 1 a 4 mℓ/kg/h ou 1 a 4 microgotas/kg/min; dificuldade/limites: cianose, taquicardia e HAS.

Complicações: acidose, broncoaspiração e intoxicação atropínica.

Pesticidas

Fosforados e carbamatos

Mecanismo de ação: inibem a colinesterase no SNC, nos glóbulos vermelhos, no plasma e em outros órgãos. Inibem a ação da AChE, responsável pela destruição e pelo término da atividade biológica do neurotransmissor acetilcolina. Com o acúmulo da acetilcolina livre nas terminações (sinapses) de todos os nervos colinérgicos, há um estímulo contínuo da atividade elétrica, resultando em incitação de receptores muscarínicos do sistema nervoso autônomo (SNA) parassimpático e bloqueio de receptores nicotínicos, incluindo gânglios com divisões simpática e parassimpática do SNA.

A principal diferença entre os dois grupos está na velocidade da reversibilidade da inibição. Enquanto no grupo dos carbamatos, a velocidade de decarbamilação é rápida, com inibição reversível; nos fosforados, a velocidade de defosforilação pode ser tão lenta que a enzima é frequentemente considerada irreversivelmente inibida. Não se acumulam no organismo. É possível o acúmulo de efeitos. Ocorrem efeitos neurotóxicos retardados com certos fosforados.

São exemplos:

- Fosforados: Folidol, Malathion, Diazinon, Nuvacron, Tamaron, Rhodiatox, DDVP
- Carbamatos: Carbaril, Temik, Zectram, Furadam, Sevin.

Quadro clínico: intoxicação aguda – inicialmente sudorese abundante, sialorreia, fraqueza, lacrimejamento, tonturas, dor abdominal, embaçamento visual. Depois dos sintomas iniciais, miose, vômito, dificuldade respiratória, choque, bradicardia ou taquicardia, tremores musculares, convulsões e coma.

Tratamento:

- Descontaminação: dérmica – remoção de roupas, banho demorado com água corrente; ocular: lavagem dos olhos com água corrente; digestiva: lavagem gástrica (intubação traqueal prévia em casos de coma), com SNG e soro fisiológico até retorno claro; carvão ativado 30 g (1 g/kg/dose em crianças), diluídos em 200 mℓ de água, por SNG ou via oral, a cada 4 horas nas primeiras 12 horas (4 doses). Em organofosforados, administrar a cada 6 horas durante 72 horas
- Atropina: 1 a 4 mg, por via intravenosa, em intervalos de 10 a 15 minutos, com monitoramento cardíaco, até atropinização leve. Em crianças, 0,02 a 0,04 mg/kg/dose. Manter

medicamento conforme quadro clínico e/ou resposta terapêutica. Observar limitações, decorrentes do aumento excessivo da frequência cardíaca e/ou da HAS

- Pralidoxima (Contrathion®): uso definido somente pela via intravenosa, com medicação diluída em soro fisiológico, mínimo de 20 mℓ por frasco-ampola. Dose de ataque: 400 mg. Manutenção: 200 mg a cada 4 horas ou 400 mg a cada 6 horas. Usar por 72 horas; dose máxima de 5,2 g
- Medidas de suporte: repouso absoluto, assistência respiratória – aspiração, oxigênio úmido sob cateter ou máscara, intubação s/n. Controle de convulsões/ansiedade – diazepam 5 a 10 mg por via intravenosa. Controle de dados vitais – pressão arterial, frequência cardíaca, temperatura, dieta zero enquanto utilizar o carvão ativado (máximo 72 horas). Correção de distúrbios hidreletrolíticos e ácido-básicos.

Contraindicação: uso de aminofilina, morfina e digitálicos, pois podem precipitar arritmias graves.

Inseticidas piretroides

Compostos sintéticos de estrutura semelhante à piretrina, existente nas flores do *Chrysanthemun cinerariaefolium*. Bem absorvido por todas as vias. Mecanismo de ação – estimulantes dos sistemas nervoso central e periférico, são muito alergizantes. Em altas doses, podem produzir lesões duradouras ou permanentes no sistema nervoso periférico.

São classificados em dois grupos, com base na presença ou não do grupo alfaciano na molécula:

- Piretroides tipo I – sem grupo alfaciano: piretro, piretrina, tetrametrina, resmetrina, bioresmetrina, aletrina, permetrina e D-fenotrina
- Piretroides tipo II – com grupo alfaciano: alfacipermetrina, cipermetrina, cialotrina, deltametrina, cifenotrina fenfopantrina e fenvalerato.

Quadro clínico: intoxicação aguda – inicialmente, ocorrem formigamento nas pálpebras e lábios, irritação das conjuntivas e mucosas, espirros. Depois, prurido intenso, manchas na pele, secreção e obstrução nasal, reações agudas de hipersensibilidade, excitação e convulsões.

Tratamento: medidas sintomáticas e de suporte, não havendo tratamento antidotal específico.

Organoclorados

Compostos clorados de lenta degradação no meio ambiente (várias décadas) e em seres vivos, contaminando o homem diretamente ou por meio da cadeia alimentar. Não são permitidos no Brasil desde 1985.

Exemplos: diclorodifeniltricloroetano (DDT), dicofol, aldrin, dieldrina, endossulfan, hexaclorobenzeno (BHC), heptacloro, lindano.

Modo de ação: estimulantes do SNC. São armazenados no tecido adiposo, em equilíbrio dinâmico com a absorção. Em altas doses, são indutores das enzimas microssomiais hepáticas.

Quadro clínico: intoxicação aguda – inicialmente ocorrem irritabilidade, cefaleia, cansaço e mal-estar. Depois, tontura, náuseas e vômito, colapso e convulsões.

Tratamento: descontaminação geral e tratamento de suporte, controle do quadro convulsivo com diazepam 0,3 mg/kg e/ou fenobarbital 15 mg/kg pela via intravenosa.

Fungicidas

Derivados de grande variedade de estruturas simples, incluindo os derivados metálicos do ácido carbâmico. São aplicados nas folhas e no solo após a colheita. Exemplos: maneb, nabam, zineb, mancozeb.

Tiocarbamatos e ditiocarbamatos

Modo de ação: não inibem a colinesterase. São bastante irritantes para pele e mucosas. Em alguns compostos que apresentam manganês, podem causar parkinsonismo por sua ação no SNC. A etilenotioureia (ETU) pode estar relacionada com o câncer.

Quadro clínico: na intoxicação aguda – dermatite, faringite, bronquite, conjuntivite. Efeito antabuse com o álcool.

Tratamento: medidas sintomáticas e de suporte, não havendo tratamento antidotal específico.

Pentaclorofenol e dinitrofenóis

Utilizados em ampla escala como biocida no tratamento de couros, na preservação de madeira, indústria de papel e celulose, pinturas etc. Foi eliminado temporariamente devido à descoberta de que muitas formulações comerciais estavam contaminadas por dibenzodioxinas e dibenzofuronas, produtos persistentes no ambiente e cancerígenos.

Modo de ação: aumento da atividade metabólica. Os compostos organofosforados e carbamatos são inibidores da colinesterase, impedindo a inativação da acetilcolina, permitindo a ação mais intensa e prolongada do mediador químico nas sinapses colinérgicas, no nível de membrana pós-sináptica. Não se acumulam no organismo, mas as exposições repetidas causam complicações a longo prazo.

Quadro clínico: intoxicação aguda – inicialmente ocorrem dificuldade respiratória, hipertermia e fraqueza. Depois, convulsões e perda da consciência.

Tratamento: medidas sintomáticas e de suporte, não havendo tratamento antidotal específico.

Herbicidas

Utilizados no combate a ervas daninhas, têm produção mundial crescente, substituindo a mão de obra na capina, na zona rural.

Fenoxiacéticos

Os dois principais representantes são o ácido diclorofenoxiacético (2,4-D) e o ácido triclorofenoxiacético (2,4,5-T). Bem absorvido por todas as vias.

Exemplo: Tordon®.

Modo de ação: desconhecido. Baixa ou moderada toxicidade aguda para mamíferos. Lesões degenerativas hepáticas e renais; danos no SNC, neurite periférica retardada.

Quadro clínico: intoxicação aguda – inicialmente ocorrem anorexia, irritação da pele, náuseas, vômito e diarreia. Depois, vômito, dor torácica e abdominal, fasciculação, fraqueza, convulsões e coma.

Tratamento: medidas sintomáticas e de suporte, não havendo tratamento antidotal específico.

Dipiridílicos

Herbicidas não seletivos. O paraquat (Gramoxone®) é considerado um dos agentes de maior toxicidade específica para os pulmões. O outro representante é o diquat, menos tóxico. Absorção digestiva, dérmica e respiratória.

Quadro clínico: na intoxicação aguda, ocorrem lesões irritativas na pele e mucosas, unhas quebradiças, epistaxes e conjuntivite. Mal-estar e fraqueza também são observados. Lesão tardia: após 7 a 14 dias, há alterações proliferativas e irreversíveis no epitélio pulmonar. Morte por insuficiência respiratória, renal e hepática.

Tratamento: medidas gerais, sintomáticas e de suporte. Recomendado o uso de terra de Füller inicialmente. Internar em unidade de terapia intensiva (UTI).

Glifosato

Age toxicamente em humanos a partir da dosagem de 0,5 mg/kg. Produto comercial (Round-Up®) contém 41% de glifosato, 15% do surfactante polioxietilenoamina e 44% de água. Tem absorção oral e dérmica. A toxicidade do surfactante é 3 vezes maior que o glifosato.

Quadro clínico: na intoxicação aguda, ocorrem dermatite de contato, conjuntivite, queimor na boca e garganta; disfagia, epigastralgia, vômito, diarreia e melena; hipotensão, choque, tosse, dispneia, oligoanúria; acidose metabólica, cefaleia e coma.

Tratamento: medidas sintomáticas e de suporte, não havendo tratamento antidotal específico.

Fumigantes

Usados para combater insetos, nematoides, ervas daninhas e fungos, principalmente em locais de armazenagem de cereais, vegetais, frutas e roupas. São compostos voláteis e bem absorvidos pelas vias respiratória, cutânea e digestiva. Podem ser encontrados no estado líquido, sólido ou gasoso.

Fosfina

Gás tóxico por seu efeito asfixiante. Forma-se pela ação da água ou da umidade do ar sobre os fosfetos metálicos. Interfere com enzimas na síntese proteica e exerce citotoxicidade direta nas células pulmonares.

Exemplo: Gastoxin® (conhecido como "comprimido de feijão").

Quadro clínico: na intoxicação aguda, ocorrem fadiga, sonolência, tremores, dor abdominal, vômito, diarreia, icterícia, cefaleia, midríase, opressão torácica e hipotensão arterial.

Tratamento: medidas gerais, sintomáticas e de suporte, principalmente respiratório. Internar em UTI. Altamente letal em intoxicações agudas.

Brometo de metila

Gás incolor associado à cloropicrina, por isso é lacrimogênico e provoca odor intenso. Alta toxicidade acarreta depressão do SNC e lesões dos túbulos renais.

Exemplo: Bromex®, Brometila®.

Quadro clínico: na intoxicação aguda, ocorrem edema pulmonar, insuficiência circulatória e perturbações nervosas (tríade característica). A intoxicação se caracteriza clinicamente por edema pulmonar, insuficiência circulatória, perturbações nervosas, cefaleias, vômitos, vertigens, diplopia, andar oscilante por perturbação da coordenação dos movimentos. Nos distúrbios psíquicos e neurocomportamentais, pode se encontrar confusão mental, convulsões epileptiformes e perturbações nervosas.

Tratamento: medidas gerais, sintomáticas e de suporte. Internar em UTI.

Medicamentosas

Ácido acetilsalicílico

Conhecido pela sigla AAS, é analgésico, antitérmico e anti-inflamatório. Bem absorvido pela via oral. Meia-vida variável de até 30 horas, conforme a dose ingerida. Crianças > de 3 anos são mais sensíveis. Os sintomas podem ser tardios.

Quadro clínico: vômito, hiperpneia, zumbido e letargia. Alcalose respiratória e acidose metabólica. Na intoxicação grave, ocorrem coma, convulsões, hipoglicemia, hipertermia e edema agudo de pulmão.

Tratamento: lavagem gástrica. Em grandes ingestas, até tardiamente. Carvão ativado em múltiplas doses, até 72 horas, se necessário. Laxante salino 1 vez/dia. Monitorar funções respiratória e renal, e equilíbrio hidreletrolítico. A hemodiálise, a hemoperfusão e a alcalinização da urina são eficazes.

Aminofilina

Libera teofilina livre no organismo. Broncodilatador. Meia-vida variável, conforme metabolismo e interações, elevada em neonatos, idosos e superdosagens (até 50 horas). Toxicidade aguda e crônica.

Quadro clínico: efeitos nos sistemas nervoso central, cardiovascular e digestório. Taquicardia, arritmias e convulsões.

Tratamento: assistência respiratória, controle de convulsões e monitorização cardíaca. É contraindicado induzir vômito. Superdosagem aguda: lavagem gástrica e carvão ativado em múltiplas doses. Tratamento sintomático e de suporte.

Amitriptilina

Antidepressivo tricíclico, potente sedativo. Rápida absorção. Acima de 1.000 mg = caso grave.

Quadro clínico: excitação seguida de coma, depressão respiratória, hiporreflexia, hipotermia e hipotensão. Efeitos anticolinérgicos marcantes – midríase, boca seca etc.

Tratamento: não induzir vômito. Lavagem gástrica, carvão ativado em múltiplas doses e laxantes. Tratamento de suporte respiratório e cardiovascular.

Carbamazepina

Anticonvulsivante de uso bastante frequente.

Quadro clínico: sonolência, disartria, ataxia, nistagmo, miose. Quadros graves com convulsões, coma, hipotonia, hiporreflexia, hipotermia e parada cardiorrespiratória. Sintomas cardíacos como hipotensão, colapso cardiovascular e parada cardíaca. Retenção urinária e íleo paralítico podem estar presentes.

Tratamento: lavagem gástrica (até tardia), carvão ativado em múltiplas doses e laxante. Tratar convulsões com diazepam; assistência respiratória; monitorização cardíaca e tratamento das arritmias. Em caso de intoxicação de pacientes assintomáticos, mantê-los em observação por 6 horas, no mínimo. Hemodiálise ineficaz. Não há antídoto.

Diazepam

Benzodiazepínico de ação longa, depressor do SNC, amplamente utilizado. Meia-vida: 20 a 50 horas; mas prolongada em neonatos, idosos e pacientes com doença hepática ou renal. Uso contínuo pode causar tolerância e dependência.

Quadro clínico: sedação em graus variados, ataxia e relaxamento muscular. Em casos mais graves, coma e depressão respiratória. Pode causar reações paradoxais de hiperexcitabilidade.

Tratamento: assistência respiratória, monitoramento de dados vitais. Paciente consciente: lavagem gástrica, carvão ativado em múltiplas doses (24 horas) e laxante. Paciente inconsciente (e ingestão de superdosagem): realizar intubação endotraqueal prévia. Hipotensão: fluidos pela via intravenosa ou vasopressores, se necessário. Antídoto: flumazenila (Lanexat®) – reverte sedação, com melhora parcial dos efeitos respiratórios. Suporte.

Digoxina

Digitálico mais usado. Meia-vida de 36 a 48 horas. Ingesta aguda de 1 mg em crianças ou 0,07 mg/kg e 2 a 3 mg em adultos saudáveis pode intoxicar. Doses tóxicas e terapêuticas muito próximas.

Quadro clínico: alterações neurológicas (p. ex., confusão, xantopsia, fraqueza), cardíacas (p. ex., taqui ou bradiarritmias) e gastrintestinais (p. ex., anorexia, náusea, vômito, dor abdominal).

Tratamento: nas superdosagens, êmese até 30 minutos e lavagem gástrica até 2 horas. Havendo manifestação tóxica nesse período, esses procedimentos são contraindicados. Carvão ativado em múltiplas doses. Monitorização de dados vitais, eletrólitos e ECG. Assistência respiratória. Tratar alterações do potássio. Taquiarritmias: lidocaína ou fenitoína. Bradicardia: atropina e/ou marca-passo. Anticorpos antidigitálicos são efetivos nas manifestações graves.

Fenobarbital

Barbitúrico de ação prolongada, de amplo uso. Hipnótico, anticonvulsivante, depressor do SNC. Toxicidade quando dose hipnótica é excedida em 5 a 10 vezes à normal. Dose hipnótica em adultos: 100 a 200 mg; crianças: 5 a 8 mg/kg. Dose letal: 5 a 10 g em adultos. Uso contínuo causa tolerância, dependência e síndrome de abstinência.

Quadro clínicos: sonolência, disartria, ataxia, nistagmo, miose. Em casos graves, pode ocorrer coma, hipotonia, retenção urinária, íleo paralítico, hiporreflexia, hipotermia e depressão respiratória. Sintomas cardíacos como hipotensão, colapso cardiovascular e parada cardíaca. Em idosos e crianças, pode ocorrer excitação paradoxal e irritabilidade.

Tratamento: monitorização respiratório e cardiovascular. Lavagem gástrica (até 24 hora), carvão ativado em múltiplas doses e laxante. Se depressão do SNC e respiratória, realizar intubação endotraqueal previamente à descontaminação digestiva. Alcalinização urinária aumenta excreção. Hemodiálise e hemoperfusão para casos graves.

Haloperidol

Neuroléptico (butirofenonas). Toxicidade nos sistemas nervoso central e cardiovascular. A maioria das manifestações é tardia.

Quadro clínico: no SNC – rigidez e espasmos musculares, distonias, discinesia tardia persistente (liberação extrapiramidal); agitação ou depressão, cefaleia e confusão. Relato de SNM. No sistema cardiovascular – hipotensão, taquicardia, prolongamento de intervalo QT. Hipertermia.

Tratamento: inicialmente, procede-se ao esvaziamento gástrico e à administração de carvão ativado. Monitoramento dos dados vitais e tratamento de suporte. Na hipotensão, infundir fluidos por via intravenosa, realizar manobras posturais ou administrar vasopressores (norepinefrina). Arritmias: lidocaína/fenitoína. Convulsões: diazepam. Extrapiramidalismo: biperideno por via intramuscular ou intravenosa. Mioglobinúria: alcalinizar a urina (previne necrose tubular aguda). Hemodiálise, hemoperfusão ou diurese forçada não são eficazes.

Nafazolina

Amina simpaticomimética, com ação alfa-adrenérgica. Vasoconstritor. Diminui congestão nasal e ocular. Em crianças, hipertensos, diabéticos e pessoas com hipotireoidismo não é recomendada a sua administração.

Quadro clínico: depressão do SNC, hipotermia, bradicardia, náuseas e vômito.

Tratamento: não induzir vômito. A lavagem gástrica e o carvão ativado, mesmo em ingestas recentes, não têm eficácia comprovada e são de uso discutível. Monitoramento dos sinais vitais e suportes ventilatório e hemodinâmico.

Paracetamol

Analgésico e antipirético. Dose tóxica: 6 a 7,5 g em adultos e 140 mg/kg em crianças.

Quadro clínico: inicialmente, ocorrem náuseas, vômito, anorexia, diarreia, sudorese e dor abdominal (primeiras 24 horas). Após 2 a 4 dias, pode haver alterações hepáticas graves, com síndrome hepatorrenal, seguida de morte.

Tratamento: esvaziamento gástrico, carvão ativado, catártico. Antídoto: NAC (Fluimucil®). Deve ser usado se a ingesta tiver atingido a dose tóxica e/ou a dosagem sérica de paracetamol estiver elevada (nomograma). Mais efetivo se iniciado até 12 horas após ingesta. Uso oral ou intravenoso. Doses: ataque 140 mg/kg, 1 dose, e manutenção 70 mg/kg, a cada 4 horas, 17 doses. Hemoperfusão pode ser útil. Monitorar hemograma, glicemia, eletrólitos, provas de função hepática e renal, e TP.

Salbutamol

Simpaticomimético com ação broncodilatadora. Em superdosagem, desaparece a seletividade em receptores B2, ocorrendo efeitos sistêmicos e ação cardíaca.

Quadro clínico: hipotensão, taquicardia, angina, arritmias ventriculares, tremores, agitação, tonturas, náuseas, vômito, midríase, pele quente e sudorese. As crianças são mais suscetíveis, com importantes alterações cardiovasculares e metabólicas.

Tratamento: assistência respiratória. Ingestão: lavagem gástrica até 6 horas, carvão ativado e laxante. Monitoramento cardíaco com ECG e dados vitais, no mínimo até 6 horas da exposição e/ou regressão dos sintomas. Hipotensão: hidratação parenteral. Se resposta inadequada, usar betabloqueador com cautela, por risco de broncospasmo. Monitorar hipocalemia e hiperglicemia. Medidas sintomáticas e de manutenção.

Sulfato ferroso

Risco toxicológico pelo teor de ferro elementar. Efeitos a partir de 20 mg/kg. Pode ser letal acima de 60 mg/kg.

Quadro clínico: inicialmente, ocorre ação local corrosiva em mucosas. Posteriormente, efeitos sistêmicos com ação tóxica celular. Na superdosagem, apresenta fases: (1ª) 30 minutos a 6 horas – vômito, diarreia e sangramento; (2ª) 6 a 24 horas – melhora clínica; (3ª) 12 a 48 horas – quadro sistêmico grave, choque, acidose, convulsões, coma, insuficiência hepática e renal; e (4ª) 2 a 8 semanas – estenoses cicatriciais, dano hepático.

Tratamento: inicialmente, é indicado esvaziamento gástrico para dose ingerida maior que 20 mg/kg de ferro elementar. Êmese somente até 1 hora após ingesta. Se mais tempo, lavagem gástrica (risco de erosão de mucosas). O uso do carvão ativado é contraindicado. Soluções contendo sulfato podem causar hiponatremia, hiperfosfatemia e hipocalemia letal. Convulsões: diazepam. Manter frequência respiratória. Antídoto: deferoxamina (Desferal®), em casos selecionados, com níveis séricos de ferro elevados, acima de 350 mg/mℓ.

BIBLIOGRAFIA

Caldas, L. Q. A., Pacheco, A. (2001). *Intoxicações agudas – bases do diágnostico clínico-laboratorial de urgência*. Rio de Janeiro: Revinter.

Goldfrank, L. R. (Ed.). (2000). *Goldfrank's toxicologic emergencies* (7th ed.). Nova York: McGraw-Hill Professional.

Moraes, A. C. L. (1999). Contribuição para o estudo das intoxicações por carbamatos. o caso do "chumbinho" no Rio de Janeiro (Dissertação de mestrado em Saúde Pública). Rio de Janeiro: ENSP.

Moreira, A. H. P., Caldas, L. Q. A. (2001). *Intoxicações agudas – bases do diagnóstico clínico-laboratorial de urgência* (248 p.). Rio de Janeiro: Revinter.

Mulder, G. J., Dencker, L. (2006). *Pharmaceutical toxicology*. London: Pharmaceutical Press.

Oliveira, R. D. R., Menezes, J. B. (2003, abril/dezembro). Intoxicações exógenas em clínica médica. *Medicina, 36,* 472-479.

Schvartsman, C., Schvartsman, S. (1999). Intoxicações exógenas agudas. *Jornal de Pediatria, 75*(2).

Secretaria da Saúde do estado da Bahia. (2009, agosto). *Apostila de toxicologia básica* (73p). Recuperado de https://www.saude.ba.gov.br/wp-content/uploads/2017/08/Apostila_CIAVE_Ago_2009_A4.pdf

Wong, A. (1992). Hidroxicobalamina como antídoto nas intoxicações cianídricas. *Anais do VIII Congresso Latino-americano de Toxicologia*. Rio Grande do Sul, RS, Brasil.

Zanini, A. C., Oga, S. (1995). *Farmacologia aplicada* (5ª ed.). São Paulo: Atheneu.

CAPÍTULO

27 Tentativas de Suicídio – Abordagem Técnica

Diógenes Martins Munhoz

POLÊMICA SOBRE O TEMA

Uma das principais dificuldades em estudar o fenômeno suicida é o fato de haver muita subnotificação quando efetuamos uma visão mais detalhada às estatísticas em âmbito nacional, pois, além de haver vários órgãos que atendem a esse tipo de ocorrência, temos o fato de algumas tentativas de suicídio não serem tabuladas em qualquer órgão público de atendimento de emergências, como Corpo de Bombeiros, o SAMU ou a Polícia Militar.

É notória a importância que envolve o tema, pois de acordo com todos os dados estatísticos que tive acesso, há um crescimento no que tange aos números totais de suicídio no Brasil, evento que tem trazido uma atenção especial das equipes de emergência de todo o país.

Não há hoje uma padronização de atendimento no país por parte das equipes de emergência, o que dificulta a transversalidade do conhecimento e a permutação de conhecimento a fim de melhor desenvolver o tema na área de atendimento de emergência.

A Psiquiatria e a Psicologia abordam esse evento com um foco em um atendimento de consultório, ou seja, sem qualquer tipo de fator externo que possa vir a influenciar no resultado final, pois atualmente poucos autores direcionam seus compêndios para a área de atendimento a suicidas em cenários emergenciais, ou seja, nos quais o socorrista irá realmente atuar.

Por ser integrante do Corpo de Bombeiros de São Paulo e pesquisador do tema, sempre deparei com as seguintes problemáticas: como abordar um suicida em um local de risco? O que falar para um suicida? Como falar? Distraí-lo, para pegá-lo, é a melhor opção? Durante muito tempo essas perguntas permaneceram sem respostas e graças ao trabalho de alguns integrantes do Corpo de Bombeiros de São Paulo, hoje temos um norte para iniciarmos uma forma padronizada de realização da abordagem a tentativas de suicídio, efetuando e alinhando as técnicas de emergência e urgência com as doutrinas da Psicologia e da Psiquiatria.

A REALIDADE NACIONAL

Segundo reportagem do Ministério Público de Santa Catarina (*Justiça & Saúde*), de 1987 a 2007, a taxa anual de suicídios no Brasil pulou de 3,44 por 100 mil habitantes para 4,68 – um aumento de 36%. Esses números são problemáticos, como alerta o demógrafo Paulo Borlina Maia, da Fundação Seade, que preparou o quadro com a evolução da taxa. Um dos problemas é a má qualidade dos dados de mortalidade em geral. Das 27 unidades federativas, só oito trazem informações que podem ser consideradas confiáveis. No entanto, tem havido uma melhora paulatina. Assim, o aumento da taxa se deve, em parte, ao aprimoramento da cobertura. Se considerarmos só a região Sul, cujas informações sempre foram melhores, o crescimento é mais modesto: 21%. Se pegarmos só São Paulo, houve redução de 12,6%.

De acordo com o documento *Prevenção do suicídio: manual dirigido a profissionais das equipes de saúde mental*, publicado em 2006, pelo Ministério da Saúde, os transtornos mentais, os abalos psicológicos e as restrições impostas pela perda da saúde são fatores importantes de risco ao suicídio. O perfil do grupo mais exposto ao risco de suicídio é de homens entre 15 e 25 anos (ou acima de 75 anos), residentes em áreas urbanas, desempregados ou aposentados, isolados socialmente, solteiros ou separados, e migrantes.

Entretanto, entre os fatores de risco, há dois que se destacam: já ter tentado se matar e ser portador de algum transtorno mental, principalmente a depressão. Segundo Trigueiro (2015), a taxa de letalidade entre os suicidas é de aproximadamente 4% entre os depressivos, 7% entre os alcoolistas, 8% entre os diagnosticados com transtorno bipolar e 5% entre os esquizofrênicos.

De acordo com Felix (2002), em sua obra *Geografia do crime*, no Brasil, as estatísticas mostram uma situação um tanto diferente do resto do mundo, pois, no país, a maioria dos suicídios provém da classe baixa (a incidência dos casos diminui conforme aumenta a renda) e, portanto, atinge justamente os mais expostos às desigualdades sociais. Em São Paulo, em 1992, o suicídio atingiu predominantemente as pessoas com baixa escolaridade: 70,2% tinham apenas o 1º grau, 7,2% eram analfabetos, 11,3% chegaram a cursar o 2º grau e apenas 7% tinham nível superior.

Por todas essas contradições, é verdadeiro afirmar que o suicídio é um problema de patologia social ainda pouco estudado ou pouco compreendido.

Segundo dados do Mapa da Violência (2002 a 2012), o Brasil aparece abaixo da média mundial de suicídios, mas os números apresentam-se em diferentes maneiras, pois, se no mundo, a taxa média de suicídios é de 11,4 mortes por 100 mil habitantes, no Brasil esse índice cai para 5,8 mortes por 100 mil habitantes, o que deixa o país em uma posição aparentemente cômoda: 133º lugar, em um *ranking* de 172 países.

Se, em números relativos, a posição do Brasil parece confortável, em números absolutos o país ocupa a alarmante 8ª posição no *ranking* mundial, com 11.821 óbitos por suicídio em 2012. Essa média totaliza 32 suicídios por dia no país.

Conforme o pesquisador Júlio Jacobo (Mapa da Violência, 2014), com base nos dados ofertados pelo Ministério da Saúde entre 2002 e 2012, a taxa de crescimento de suicídios em todo o país é de 33,6% e é superior ao crescimento da população brasileira no mesmo período, que foi de 11,1%, e ainda ultrapassa o aumento dos homicídios (2,1%) e dos mortos em acidentes de trânsito (24,5%).

De acordo com Mello (2016), o suicídio é um problema de Saúde Pública global: 1 milhão de pessoas se matam todos os anos no mundo. Esses dados não são um problema do passado, ou criado por novas estatísticas. De fato, o número de suicídios tem aumentado no mundo.

CONTEXTO DA CIDADE DE SÃO PAULO

Segundo o portal de notícias G1, o suicídio é a segunda maior causa de morte entre mulheres de 15 a 29 anos na cidade de São Paulo. Em 2014, foram registrados 40 casos de suicídio de mulheres jovens. Esse tipo de morte ficou atrás apenas dos homicídios, que mataram 59 mulheres dessa faixa etária. Os dados são do Programa de Aprimoramento das Informações de Mortalidade (Pro-Aim), da Prefeitura de São Paulo, feitos com base em atestados de óbito. Entre os homens jovens, o número foi mais que o dobro: 91 casos. Porém, como o número de mortos por outras causas, como homicídios e acidentes de trânsito, é muito alto, o suicídio fica só em quarto lugar entre as causas de morte.

De acordo com estudo realizado pelo pesquisador Daniel Hideki Bando (2008), que desenvolveu o tema para seu mestrado em geografia pela Universidade de São Paulo (USP), os bairros Alto de Pinheiros, Morumbi, Itaim Bibi, Jardim Paulista, Moema, Pinheiros, Perdizes, Vila Mariana, Consolação, Bela Vista, Barra Funda, Bom Retiro, Cambuci, Liberdade, Brás, República, Santa Cecília e Sé concentram a população de maior renda e apresentam as maiores taxas de suicídio da cidade: 6,3 ocorrências para 100 mil habitantes. Já nos distritos de Campo Grande, Campo Limpo, Capão Redondo, Cidade Ademar, Cidade Dutra, Grajaú, Jardim Ângela, Jardim São Luís, Santo Amaro, Socorro, Pedreira, Raposo Tavares, Vila Andrade e Vila Sônia, na Zona Sul, o número é de 3,3 casos para 100 mil habitantes. Todavia, cabe ressaltar que esse estudo se contrapõe ao estudo anteriormente citado de Felix (2002), pois relata especificamente o antônimo dessa situação.

O último estudo realizado na cidade de São Paulo abordando o assunto é datado de 2008 e anota uma queda nos números totais de suicídio, de acordo com as respectivas faixas etárias. O estudo, feito a partir de dados da Prefeitura de São Paulo e do Instituto Brasileiro de Geografia e Estatística (IBGE), registrados no período de 1995 a 2006, levou em consideração também um trabalho do sociólogo Émile Durkheim (1858-1917).

O QUE FAZER DE POSITIVO EM UMA ABORDAGEM TÉCNICA

Tentar formar vínculo com o paciente

O vínculo passa a existir de forma adequada e terapêutica quando o profissional tem atitudes adequadas para com a vítima, e esta, por sua vez, passa a ter segurança e confiança no profissional. Isso deve estar presente desde os primeiros momentos do contato.

O profissional deve dar atenção, saber ouvir, saber compreender e aceitar os atos da vítima, orientar a vítima sobre seu estado e o que deverá ser feito; deve se identificar de maneira formal (nome, trabalho, função, por que está ali), e o mesmo deve ser feito com familiares e/ou acompanhantes; deve se tornar receptivo à vítima, abordá-la de forma respeitosa e gentil; sentir-se mobilizado para o sofrimento dela e demonstrar que está ali para tentar ajudá-la.

Essas questões são de grande ajuda para a formação do vínculo, mas devemos ter em mente que a vítima é quem escolhe a quem, quando e como se vincular. Uma vez formado esse vínculo, deve-se preservá-lo, pois é de intensa utilidade para se conseguir atitudes e abordagens terapêuticas.

O vínculo facilmente se quebra se a vítima perceber que foi usada, que mentiram para ela, que a ameaçam ou desafiam, e atitudes as mais variadas possíveis podem ser tomadas por ela, se sentir que o profissional não é confiável.

Manter o canal de comunicação aberto

Quando a vítima estiver desorientada, falando muito, a todo momento mudando de assunto, deve-se colocar limites (fixar assunto, toda vez que sair, fazer o retorno, se fazer ouvir). Para tal, o socorrista deverá efetuar paráfrases resumidas, dispositivos que estudaremos a seguir.

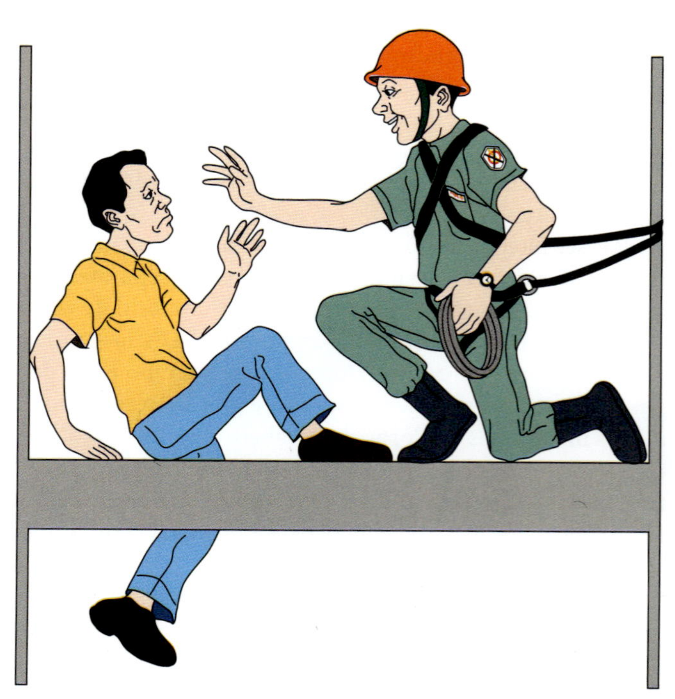

Figura 27.1 Abordagem técnica – boa comunicação com a vítima é fundamental.

Olhar para a vítima

Devemos olhar a vítima durante o atendimento e por uma questão de respeito, demonstrar atenção, perceber comunicação extraverbal, até como proteção para o profissional, já que se estivermos dispersos e a vítima tentar nos agredir, a nossa reação de movimentos não será abrupta e o fator surpresa será fator decisivo para a vítima. Tenha posturas positivas e receptivas, independentemente do que esteja escutando.

Ouvir atentamente

Também para demonstrar atenção, educação, respeito à vítima, devemos ouvir o que ela tem a dizer e, se possível, manter o diálogo, pois momentos de desabafos podem trazer alívio de tensão e fazer com que o vínculo se estreite caso haja demonstração de interesse por quem ouve. No caso de a vítima estar confusa, mudando várias vezes de assunto, sem falar coisas compreensíveis, não se deve em momento algum demonstrar rejeição, rispidez, ameaça moral/física, coerção ou desafiá-la. Deve-se tentar explicar o estado à vítima e fixar limites.

Respeitar pausas silenciosas

Há vítimas que ao relatarem seus conflitos e problemas podem ter um aumento de seu sofrimento e, por vezes, necessitam de uma paralisação, uma pausa para poderem reequilibrar-se, ordenar o pensamento, aliviar as pressões.

Quando ocorrerem essas pausas, o profissional deve por alguns instantes mantê-las e, em seguida, estimular a vítima a voltar a falar. Caso a vítima não queira, não se deve insistir, e, sim, respeitá-la, orientá-la que quando quiser voltar a falar poderá procurá-lo.

Por outro lado, não se deve deixar a vítima por muito tempo em silêncio e estimulá-la a falar. "Quem mais precisa falar é a vítima e não o socorrista!"

Não completar frases para a vítima

Há vítimas que tem o pensamento de forma mais lenta e, por isso, têm dificuldades para se expressar. Por vezes, não conseguem completar frases, falar fluentemente, terminar um assunto. O profissional deve estimular a vítima a concluir a frase, o assunto, com suas próprias palavras, na tentativa de melhorar o curso desse pensamento (estímulo ao "normal").

No caso de a vítima estar com fuga de ideias (muda de assunto várias vezes), deve-se tentar fixar um assunto, e toda vez que ela sair dele, tentar retornar.

No caso de a vítima não conseguir falar de maneira compreensível, o profissional deve ajudá-la quanto à dificuldade de manter a comunicação e se mostrar disponível quando necessário.

Repetir, resumir e relacionar ideias para a vítima

Quando a vítima mantém um diálogo e fornece várias informações importantes, faz-se necessário que, ao final ou ao tempo que achar adequado, o profissional repita as ideias após um pequeno resumo delas e verifique na vítima a repercussão que isso promove.

O profissional, ao devolver essas ideias, deve observar a comunicação extraverbal da vítima, assim como as colocações verbais que venham a ser feitas por ela.

Ajudar a vítima a encontrar soluções

Podemos ajudar a vítima na tentativa de resolução de seus problemas, mas sempre tendo em vista que não devemos dar opinião pessoal, conselho, ver a situação como se nós estivéssemos vivenciando.

A vítima é quem deve decidir as coisas por si, e podemos ajudá-la fazendo uma orientação, relacionando ideias, mostrando pontos ou situações que ela não vê, resumindo seu relato.

Não devemos passar à vítima aquilo que nós queremos que ela faça, e, sim, que ela chegue a uma definição e aja em função dessa definição. Não devemos dar a solução pronta, mas estimular a vítima a buscá-la.

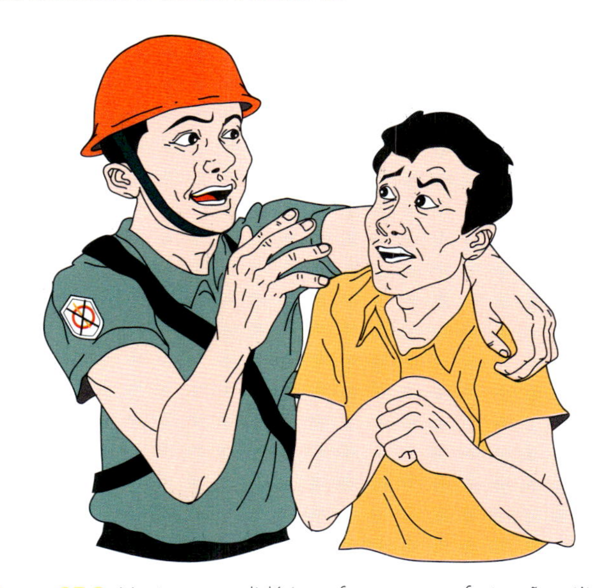

Figura 27.2 Mostrar-se solidário e fornecer conforto são atitudes fundamentais para uma boa abordagem.

Dar espaço para a vítima perguntar

Devemos sempre dar espaço para que a vítima se sinta à vontade para se expressar. O mesmo vale se ela tiver necessidade de fazer perguntas, tirar dúvidas, repetir assuntos, pedir orientação.

O respeito ao seu sofrimento e às suas necessidades devem sempre estar em primeiro plano para que possamos ser terapêuticos na nossa assistência.

O QUE NUNCA FAZER EM UMA ABORDAGEM TÉCNICA

Mentir, prometer ou seduzir

Não devemos em nenhuma ocasião mentir para a vítima, pois ela, ao descobrir a verdade, sentir-se-á enganada e o vínculo que possa existir será perdido.

Devemos prometer algo sempre que isso estiver dentro de nossas possibilidades e de uma atuação adequada. A vítima pode pedir proteção, ajuda e atenção, ou pedir coisas materiais como alimento, café, cigarro.

Devemos usar bom senso frente aos seus pedidos. Não devemos ceder aos pedidos da vítima enquanto ela estiver em situação de risco, no caso de coisas materiais que tivermos facilidade em conseguir, como é o caso de comida e água. Devemos fazer a vítima entender que o solicitado estará disponível assim que ela passar para uma situação segura, já sob acompanhamento e controle do socorrista.

Observação: a vítima psiquiátrica, de posse das informações que lhe passamos frente à situação em que se encontra, pode, em várias ocasiões, fazer tentativas de testes para perceber nossos pontos fracos. Um dos testes mais comuns é quando nos pede algo sob ameaça de consumação do suicídio.

Nesses casos, nunca devemos ameaçar, desafiar ou satisfazer a vontade da vítima; devemos, de maneira educada, orientar-lhe sobre o que podemos fazer, assim como mostrar a ajuda que podemos proporcionar.

Devemos deixar claro que não estamos ali para sermos ameaçados ou deixar-nos ser agredidos.

Devemos perceber a tentativa da vítima em tirar proveito de uma situação e não cair em seus testes. É importante não satisfazer sua vontade caso ela seja inadequada ou não terapêutica.

É comum acontecer de o profissional, diante dessa situação, sentir-se inseguro e/ou com medo e satisfazer a vontade da vítima, mas devemos lembrar sempre que a vítima pode vir a pedir cada vez mais ao ser atendida, tornando a situação insustentável. Por isso, devemos, na primeira tentativa de teste, já demonstrar que percebemos e limitar a ação da vítima.

Chamar por apelidos ou nomes depreciativos

Devemos chamar a vítima pelo seu nome e não colocar apelidos, ou, mesmo que de forma carinhosa e respeitosa, chamar a vítima de "irmão", "tia", "avó", "mano" etc. Também não devemos fazer comentários negativos sobre a vítima entre a equipe ou com os familiares e acompanhantes.

Ser agressivo ou ríspido com a vítima

Em nenhum momento devemos ser agressivos verbal ou fisicamente com a vítima. Nos casos de vítimas agressivas, devemos usar da ação física somente para nos proteger, mas de forma alguma para agredi-la.

Também devemos atuar de forma educada e firme com ela, demonstrando atenção, sem precisarmos ser grosseiros, mal-educados, ríspidos e agressivos verbalmente.

Ameaçar a vítima

Para obtermos uma postura da vítima, não podemos, em situação alguma, ameaçá-la com pressões morais, físicas ou de tratamento. Devemos sempre lembrar que um suicida se encontra fragilizado, e sua tentativa não é nada mais do que um grito de ajuda.

Desafiar a vítima

Há vítimas que ameaçam o profissional frente a uma situação, mas devemos lidar não com a ameaça, mas com a necessidade que a vítima tem diante de um desafio; devemos lhe mostrar a nossa função de ajuda.

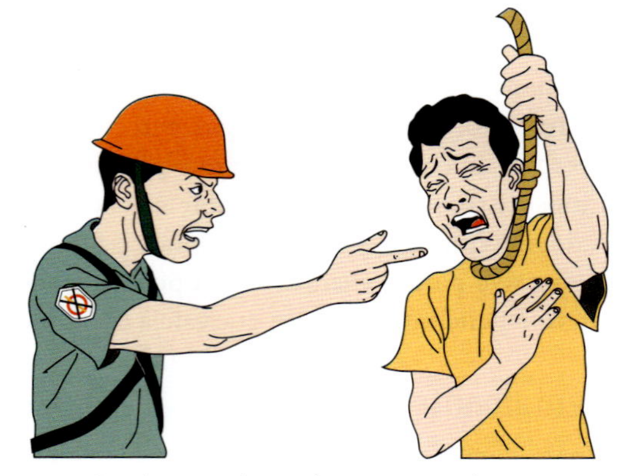

Figura 27.3 Conduta inadequada: ameaças, depreciações e desafios não resolvem a situação.

Julgar, dar opinião pessoal e aconselhar

Mesmo que a vítima ou seu familiar nos peça, não devemos emitir opinião pessoal, julgar seus atos ou dar conselhos, pois isso pode piorar o seu estado.

FASES DE UMA ABORDAGEM TÉCNICA

Aproximação

Trata-se de uma fase crítica, pois ambas as partes (socorrista e vítima) estão nervosas e sem qualquer tipo de vínculo ou confiança. A aproximação deverá ser calma e silenciosa, e com o consentimento da vítima, respeitando o seu espaço. Cada pessoa tem em volta de si algumas zonas de aproximação que devem ser respeitadas (Figura 27.4). A zona mais externa, também conhecida como zona social, trata-se da área em que qualquer pessoa que esteja inserida não irá denotar qualquer risco ou ameaça ao suicida. Já na área de aproximação, a tendência é que o tentante impeça a diminuição dessa circunferência, pois quanto menor essa zona, mais confiança e vínculo com o abordador. A zona interpessoal trata-se de uma área em que poderemos efetuar o toque na vítima; essa região é altamente privada, e para que o socorrista a atinja, o grau de confiança deve estar elevadíssimo.

Por lógica da abordagem, caso o abordador comece seus diálogos a cerca de 6 m e depois de algum tempo esteja a 4 m da vítima, essa abordagem está totalmente positiva e deve ser mantida até o momento da desistência por parte do tentante.

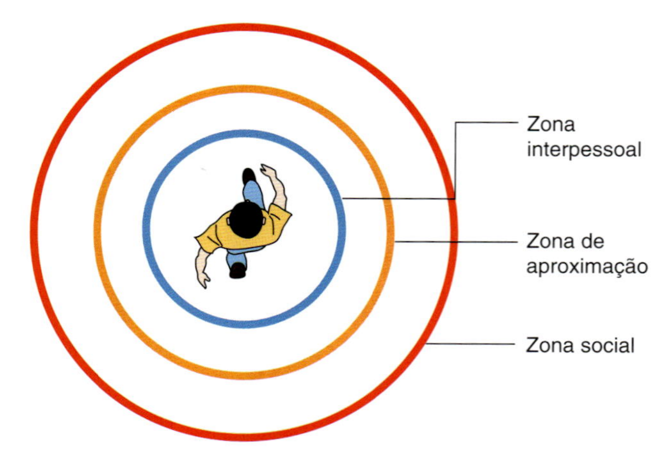

Figura 27.4 Zonas de aproximação.

Silêncio inicial

Alguns segundos de silêncio entre a chegada e a apresentação são recomendados para a vítima acostumar-se com a presença do socorrista, pois qualquer elemento novo no cenário pode vir a prejudicar inicialmente a abordagem. Além disso, a presença de uma pessoa (socorrista) no cenário junto ao suicida tende a fazer com que esse inicie o diálogo, mesmo que seja por palavrões ou agressões, o que é positivo de qualquer forma.

Apresentação pessoal

O socorrista deve se identificar de maneira formal dizendo seu nome, trabalho, função e por que está ali. Certos bordões como: "Estou aqui para te ajudar", "Bom dia", "Boa noite", "Boa tarde", "Como vai?", "Tudo bem?" devem ser evitados, pois não são adequados para a situação de momento. Uma frase indicada para ser usada é: "Meu nome é [dizer o nome], sou socorrista do(a) [dizer o nome do local em que é socorrista] e estou aqui para ouvi-lo!".

Início do diálogo

Com o intuito de criar o vínculo o mais rápido possível, o socorrista deve dizer à vítima que percebe sua aflição diante da situação; por exemplo:

- "Estou vendo que o senhor está realmente muito nervoso"
- "Estou vendo que o senhor está realmente abalado com este fato".

Cabe lembrar que o diálogo deve ser iniciado de forma branda e contínua, ou seja, não é indicado ao socorrista ser impaciente, e de modo inicial já querer estar a par de tudo o que levou à vítima àquela situação.

Perguntas simples

As perguntas simples têm como resposta o "sim" e o "não" e têm o objetivo de colher informações da própria vítima, verificando assuntos que a comovem e a emocionam, ajudando o abordador a encontrar o motivo principal da sua aflição.

Perguntas complexas

A partir do que foi apurado com as perguntas simples, e descoberto o motivo da aflição da vítima, o abordador deverá fixar limites e não divagar para outros assuntos.

Paráfrase resumida

Esse recurso pode ser utilizado em qualquer momento da abordagem quando o paciente mudar o tema principal, motivo da tentativa de suicídio, detectado pelo profissional, divagando para outros assuntos.

Trata-se de um resumo, feito pelo profissional, do que foi dito pela própria vítima, excluindo assuntos paralelos e direcionando a conversa para o problema em questão.

O objetivo é diminuir o tempo de abordagem psicológica, atendo-se ao fato principal que gerou o comportamento suicida.

Ajudar a vítima a encontrar a solução

Em momento algum o abordador deverá dizer à vítima o que fazer, mas ajudá-la a encontrar a solução; por exemplo:

- "Este fato já aconteceu outras vezes?"
- "Então, vejo que o senhor soube lidar com essa situação!".

A vítima pode falar e fazer coisas não compatíveis com a realidade em que está inserida. Há vítimas que se portam como milionárias quando sabemos que são pobres, que falam serem artistas famosos, que dizem ver "monstros", ouvir a voz de Deus etc. Essas vítimas têm um comportamento que os fazem ficar fora do contexto real.

Em hipótese nenhuma o profissional que atende deve estimular a vítima a se manter fora da realidade ou fazer brincadeiras com a situação, por exemplo: ao ver uma vítima bater com o chinelo na parede e dizer estar matando aranhas, não devemos dizer que vamos ajudá-la ou que também estamos vendo.

Quando a vítima estiver fora do contexto real, devemos ajudá-la dando-lhe informações sobre o real, o que é verdadeiro, devemos tranquilizá-la mostrando-nos seguros do que falamos e na maneira de agirmos com ela.

Trazer a vítima para um local seguro

É importante dizer à vítima que é normal que as pessoas percam o controle em situações difíceis. Com a vítima já sob o controle da equipe, tentar afastá-la dos riscos e, de forma singela, enquadrar o nervosismo e a aflição dela pelo assunto em questão dentro da normalidade, com o intuito de evitar os sentimentos de constrangimento e vergonha; por exemplo:

- "É perfeitamente normal que uma pessoa se desespere com a perda de um familiar".

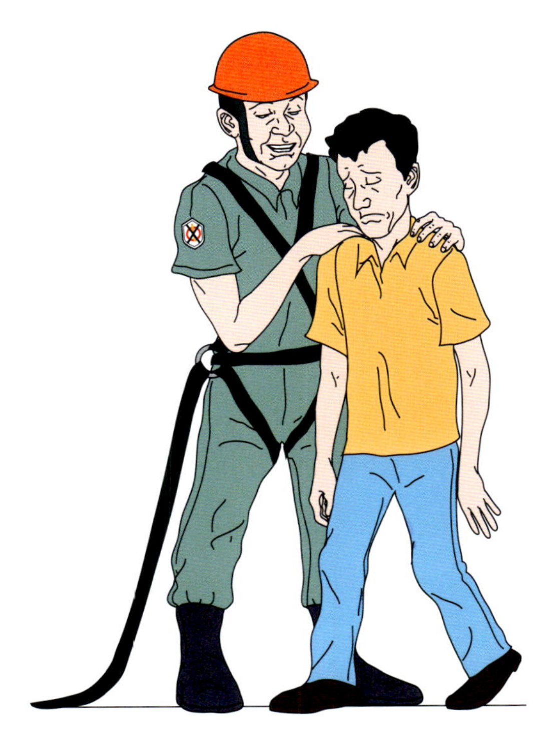

Figura 27.5 Confortar e oferecer soluções faz parte da abordagem correta à vítima.

BIBLIOGRAFIA

Bando, D. H. (2008) *Padrões espaciais do suicídio na cidade de São Paulo e seus correlatos socioeconômico-culturais*. São Paulo: Universidade de São Paulo. Recuperado de https://www.teses.usp.br/teses/disponiveis/8/8135/tde-18122008-103427/publico/DISSERTACAO_DANIEL_HIDEKI_BANDO.pdf

Barbosa, A., Paiva, P. P. (2015). *Suicídio é segunda maior causa de morte de mulheres jovens em SP*. G1. Recuperado de https://g1.globo.com/sao-paulo/noticia/2015/10/suicidio-e-segunda-maior-causa-de-morte-de-mulheres-jovens-em-sp.html

Bertole, J. M. (2012). *O suicídio e sua prevenção*. São Paulo: Editora UNESP.

Botega, N. J. (2015). *Crise suicida: avaliação e manejo*. Porto Alegre: Artmed.

Brasil. Ministério da Saúde. (2006). *Prevenção do suicídio: manual dirigido a profissionais das equipes de saúde mental.*

Conselho Federal de Medicina. (2014). *Suicídio: informando para prevenir*. Brasília.

Corpo de Bombeiros. (2010). *Manual de abordagem técnica em emergências envolvendo tentativas de suicídio*. Revisão de 2010.

Corpo de Bombeiros. (2014). *Manual de Abordagem Técnica a Tentativas de Suicídio*. Revisão de 2014.

Corpo de Bombeiros. POP RES – 09 a 05. (2014). *Distúrbios de Comportamento*.

Corrêa, H., Barrero, S. P. (2006). *Suicídio: uma morte evitável*. São Paulo: Atheneu.

Durkheim, É. (2002). *O suicídio*. São Paulo: Editora Martin Claret.

Felix, S. A. (2002). *Geografia do Crime*. Marília: Editora Unesp.

Fontenelle, P. (2008). *Suicídio: o futuro interrompido. Guia para Sobreviventes*. São Paulo: Geração Editorial.

Freud, S. (2009). *O Id e o Ego (1923)*. Obra Completa (v. XIX). São Paulo: Edição Standart.

Munhoz, D. M. (2018). *Abordagem técnica a tentativas de suicídio*. São Paulo.

CAPÍTULO

28 Agitação Psicomotora

Flavia Ismael

INTRODUÇÃO

Todos os dias, profissionais da Saúde, principalmente aqueles que trabalham com emergências, têm que lidar com pacientes agitados ou agressivos. Esses sintomas são comuns tanto em pacientes psiquiátricos como em pacientes com alterações cérebro-orgânicas.

No mundo, aproximadamente 450 milhões de pessoas apresentam, ao longo da vida, algum transtorno psiquiátrico, neurológico ou comportamental. Segundo dados do Ministério da Saúde, 3% da população brasileira sofre de transtornos mentais graves e persistentes, mais de 6% apresentam transtorno grave por uso de substâncias e 12% necessitam de algum tipo de atendimento psiquiátrico ao longo da vida. O impacto causado por esses quadros na vida do indivíduo e daqueles que o cercam é bastante importante.

No Brasil, com a Reforma Psiquiátrica iniciada na década de 1970 e que se instalou de forma mais definitiva em 2001, a partir da Lei Federal nº 10.216/2001 (que dispõe sobre a proteção e os direitos das pessoas portadoras de transtornos mentais e redireciona o modelo assistencial em saúde mental), os Centros de Atenção Psicossocial (CAPS) passaram a ser considerados o principal instrumento substitutivo dos antigos manicômios. Com esse movimento, que abrange o fechamento progressivo de leitos manicomiais, as crises psiquiátricas passaram a fazer parte da demanda cotidiana dos serviços de emergência. Nesse contexto, a Política Nacional de Atenção às Urgências ratificou a responsabilidade do Serviço de Atendimento Móvel de Urgência (SAMU) em relação às crises psíquicas, por meio da Portaria nº 2.048/GM, de 2002.

Do ponto de vista epidemiológico, estima-se que de 6 a 17% dos casos atendidos pelo SAMU sejam relacionados com pacientes com distúrbios psiquiátricos ou de comportamento. Com esses números, os transtornos mentais estão entre os principais motivos de demanda do serviço móvel de urgência. Além disso, cerca de 3% dos pacientes que chegam à emergência apresentam-se agitados ou agressivos, sendo, muitas vezes, a causa da ida ao serviço de Saúde.

Apesar dos números alarmantes, é comum que o preparo das equipes de atendimento seja insuficiente para dar conta de casos graves e complexos. Não obstante, para a abordagem desses casos, nem sempre é possível o seguimento de protocolos, pela heterogeneidade da apresentação dos quadros.

Um conceito bastante utilizado atualmente é o de crise, isto é, a incapacidade do indivíduo em lidar com o estresse por meio de mecanismos habituais. Quando se defronta com um problema novo ou insuportavelmente angustiante, ele responde com um temporário estado de desequilíbrio emocional. Em saúde mental, considera-se crise psiquiátrica o momento de vida em que o sofrimento é tão intenso que gera uma desestruturação da vida psíquica, familiar e social do indivíduo. Pode haver uma ruptura com a realidade e com os laços afetivos. A crise psiquiátrica pode ser desencadeada por uma ou mais circunstâncias que, às vezes, vão além da capacidade do indivíduo de manter-se em equilíbrio.

Define-se emergência psiquiátrica como manifestação psíquica ou comportamental que denuncie ou represente risco iminente à integridade física do indivíduo, às pessoas em contato com ele ou ao meio. Dois grandes grupos são definidos entre as situações emergenciais em que há alteração importante do comportamento: emergências cérebro-orgânicas, oriundas dos mecanismos de rebaixamento da consciência, e as emergências comportamentais, que abrangem os comportamentos de natureza emergencial de vários transtornos psiquiátricos, bem como ocasionais alterações comportamentais graves de pessoas sem transtorno diagnosticado.

A agitação psicomotora é uma emergência psiquiátrica, e a intervenção terapêutica imediata é imperativa. Esse quadro é caracterizado por inquietação, aumento da excitabilidade psíquica, resposta exacerbada aos estímulos, irritabilidade, atividade motora e verbal aumentada, inadequada e repetitiva, podendo cursar com agressividade. Frequentemente, associam-se insônia, logorreia e hostilidade. A agitação pode ter um curso flutuante, podendo modificar-se rapidamente ao longo do tempo. Em geral, há ausência de autocrítica sobre seu estado e sua necessidade de ajuda médica.

PRINCIPAIS CAUSAS DE EMERGÊNCIAS QUE CURSAM COM ALTERAÇÕES COMPORTAMENTAIS

Transtornos mentais orgânicos ou *delirium*

Define-se transtornos mentais orgânicos (TMO) como alterações comportamentais secundárias a doença ou lesão cerebral ou outro comprometimento que leva à disfunção cerebral.

A disfunção pode ser primária, como em doenças, lesões e comprometimentos que afetam o cérebro de maneira direta e seletiva, ou secundária, como em doenças e transtornos sistêmicos que alteram o cérebro apenas como um dos múltiplos órgãos ou sistemas orgânicos envolvidos.

Esses quadros são mais comuns em idosos e em pessoas que já sofrem de processos degenerativos cerebrais (p. ex., quadros demenciais). Podem ocorrer em indivíduos mais jovens, e são comuns também em estados de intoxicação ou abstinência de substâncias psicoativas.

Clinicamente, caracteriza-se por início abrupto, curso flutuante, rebaixamento do nível de consciência e alterações de atenção, orientação, memória, pensamento, percepção, comportamento e ciclo sono-vigília. Dessa forma, pacientes em *delirium* costumam alternar períodos de agitação e de sonolência. É preciso aventar essa hipótese em pacientes idosos ou usuários de substâncias, que não apresentem quadro psiquiátrico prévio.

Como causas de *delirium* há doenças cerebrais (infecção, tumor, trauma cranioencefálico [TCE], acidente vascular encefálico [AVE], epilepsia), infecções (sistêmicas ou localizadas), alterações endocrinológicas (hipo ou hiperglicemia, hipo ou hipertireoidismo etc.), hidreletrolíticas (desidratação, alterações de sódio, potássio), doenças cardiovasculares e intoxicação por drogas ou medicações (anticolinérgicos, anti-inflamatórios, medicações para problemas cardiovasculares etc.), entre outras.

A importância na diferenciação desses quadros para outros quadros de alteração comportamental se dá principalmente por serem emergências clínicas, e não psiquiátricas. Além disso, se não forem identificadas e tratadas as causas de TMO, o quadro pode se complicar e piorar o prognóstico do paciente. Nem sempre é uma tarefa fácil diferenciar esses quadros. A Tabela 28.1 serve como guia para diferenciar entre quadros orgânicos e psiquiátricos.

Emergências psiquiátricas

São consideradas emergências psiquiátricas casos em que há prejuízo do comportamento de autopreservação (ou autoproteção), comportamento heteroagressivo, agitação psicomotora e/ou prejuízo do comportamento pragmático. Ser capaz de reconhecer essas condições permite tomar decisões no atendimento aos pacientes acometidos, independentemente da possibilidade de se fazer o diagnóstico psiquiátrico subjacente.

Tabela 28.1 Principais diferenças entre TMO e quadros psiquiátricos.

	TMO	Quadro psiquiátrico
Início	Agudo	Insidioso
Curso	Flutuante, pode piorar à noite	Mais estável
Duração	Dias a semanas	Meses a anos
Atenção	Prejudicada	Preservada
Nível de consciência	Alterado	Preservado
Alucinações	Visuais, auditivas	Normalmente auditivas
Perfil do paciente	Idoso	Mais jovem
Orientação em tempo e espaço	Normalmente alterada	Normalmente preservada
Doença clínica	Normalmente presente	Normalmente ausente

Os prejuízos de autopreservação podem ser observados sob um espectro que vai desde comportamentos de risco e automutilação até o suicídio consumado. Esses quadros são comuns em pacientes deprimidos ou com outros transtornos de humor, em transtornos da personalidade, quadros ansiosos graves, transtornos psicóticos ou em transtornos por uso de substâncias.

O comportamento heteroagressivo é um dos principais receios das equipes de atendimento pré-hospitalar. Apesar de muitas vezes dar a impressão de ocorrer de forma abrupta e inesperada, é possível observar uma série de sinais preditivos antes que o comportamento se manifeste. A expressão desse comportamento é normalmente precedida de irritabilidade ou disforia. A disforia é a sensação afetiva percebida quando o indivíduo percebe estar "com raiva", induz as pessoas a desconfiar da lealdade alheia ou inferir estar sendo prejudicado ou tratado de maneira ultrajante, desrespeitosa. Sob estímulo de um afeto disfórico, os indivíduos tendem a demonstrar atitudes hostis, verbais ou comportamentais. Pacientes psiquiátricos podem se apresentar disfóricos em consequência de sintomas psicóticos, maniformes, de personalidade ou sob efeito de substâncias. Atitudes hostis estão associadas ao risco de agressividade e devem ser manejadas como urgência ou emergência.

Agitação psicomotora

A agitação pode ser definida como a atividade motora aumentada associada à sensação subjetiva de tensão. Esses pacientes tendem a ter uma baixa capacidade de discernimento sobre seu quadro e julgamento prejudicado da realidade. Pela dificuldade em reconhecer que estão doentes, não irão reconhecer a necessidade de ajuda externa.

A avaliação e o manejo clínico de um paciente agitado, potencialmente agressivo ou abertamente violento são tarefas complexas e exigem diferentes habilidades dos profissionais de Saúde, que precisam ser aplicadas de forma coordenada (Tabela 28.2).

MANEJO NAS EMERGÊNCIAS PSIQUIÁTRICAS

A primeira preocupação da equipe pré-hospitalar em emergências psiquiátricas é a preservação da integridade do paciente e da equipe. Conversar com familiares antes da abordagem ao paciente e meticulosa observação do espaço são fundamentais. Em caso de risco iminente de agressão física, a equipe deve pedir reforço. Outro ponto importante a ser

Tabela 28.2 Preditores de comportamento violento.

	Hostil	Agressivo	Violento
Postura	Senta-se na beira da cadeira, evita contato visual, tom de voz pode ser elevado	Não se senta. Age de forma intimidadora. Faz ameaças verbais, fala alto	Anda de um lado para outro. Diz que vai agredir ou agrediu
Psicomotricidade	Inquieto	Agitado, gesticula	Agitado, com objeto na mão
Humor	Irritado	Disfórico	Raivoso
Risco	Alto	Muito alto	Iminente
Conduta	Abordagem verbal	Iniciar abordagem verbal com cautela	Contenção

considerado é a interação e o apoio da rede básica e da rede de saúde mental nesses casos. Esses profissionais, muitas vezes, conhecem o caso e já têm uma relação com o paciente, podendo servir de apoio tanto na coleta de dados como no manejo da crise.

Para que esse tipo de abordagem tenha sucesso, é importante que a equipe se mantenha com atitude calma e, ao mesmo tempo, firme. Temer o paciente ou mostrar-se assustado prejudica a efetividade da ação. Equipe segura é o primeiro passo para a segurança do paciente. Mesmo que o medo não seja expresso em palavras, pode ser percebido pela linguagem corporal ou pelo tom de voz. Em caso de paciente psicótico ou delirante, a principal causa de agressão ocorre quando ele se sente ameaçado. Por isso, a atitude empática, o tom de voz calmo e a postura do profissional são fundamentais. Devem-se evitar movimentos abruptos, "cochichos" entre os profissionais ou atitudes irônicas e de escárnio. As mãos dos profissionais devem estar sempre à mostra e não se deve tocar o paciente sem necessidade. Para evitar agressão, os membros da equipe não devem dar as costas ao paciente e devem procurar ficar em um lugar onde, se necessário, eles possam sair do ambiente.

Para o manejo da crise e a tentativa de diminuição da agressividade, os dez princípios apresentados a seguir podem ser considerados.

1. Respeitar o espaço pessoal

Ao aproximar-se do paciente agitado, manter pelo menos 1,5 m de distância. Caso o paciente tente agredir, deve-se aumentar a distância. Se o paciente disser para ficar mais longe, fazê-lo imediatamente.

2. Não ser provocativo

Deve-se demonstrar calma e empatia. Evitar encarar o paciente ou manter o olhar fixo, o que pode ser interpretado como confronto ou ato agressivo. Braços cruzados podem comunicar falta de interesse. Qualquer tipo de atitude que possa parecer humilhante é proibida.

3. Estabelecer contato verbal

O ideal é que apenas um membro da equipe interaja verbalmente com o paciente. Se muitos falam ao mesmo tempo, o paciente pode confundir-se e ficar mais agressivo. Enquanto isso, outros membros organizam o espaço e as condutas. Ser educado e diminuir as preocupações do paciente, explicando que seu papel principal é mantê-lo seguro.

4. Ser conciso

Pacientes agitados podem estar prejudicados em sua capacidade de processamento de informação e interpretação. Usar frases curtas e vocabulário simples, além de dar tempo ao paciente para pensar e interpretar o que lhe é dito. Muitas vezes, é preciso repetir várias vezes uma informação, principalmente regras e acordos.

5. Identificar necessidades e sentimentos

Exemplos de necessidades são ser ouvido de forma empática, querer tomar uma medicação, querer entregar algo a alguém etc. Mesmo que o pedido não possa ser atendido, deve-se dar ao paciente a chance de expor seus desejos. Pode-se, por exemplo, dizer a ele que a equipe percebe que há um sofrimento na situação e que talvez possa ajudá-lo.

6. Ouvir com atenção o que o paciente está dizendo

Prestar atenção no paciente é fundamental. Não há necessidade de concordar com o paciente, mas o exercício de tentar acreditar que o que ele diz é verdade facilita a empatia, mesmo que se trate de um quadro delirante.

7. Concordar ou discordar de forma respeitosa

Mesmo não concordando, deve-se ter uma atitude empática às queixas ou reclamações. Por exemplo, se o paciente diz que está sendo perseguido, pode-se dizer "deve ser muito angustiante sentir-se dessa forma"; ou se ele diz que ouve vozes, pode-se dizer "isso deve te perturbar muito" ou "acredito que você esteja ouvindo, mas eu não ouço essa voz que você me descreve".

8. Estabelecer regras e definir limites claros

É importante deixar claro que comportamento agressivo, por exemplo, não é tolerável. O limite deve ser dado em conjunto com a informação de que você está tentando protegê-lo.

9. Oferecer escolhas

Deve-se oferecer a chance para o paciente de ser conduzido de forma espontânea ou de tomar uma medicação voluntariamente, por exemplo. Não se deve prometer algo que não poderá ser cumprido.

10. Instruir paciente e equipe

Caso seja tomada alguma intervenção involuntária, isso deve ser comunicado ao paciente durante o ato. A discussão em equipe, após a intervenção, é fundamental, assim como abrir a discussão para que membros da equipe sugiram melhores abordagens futuras.

Contenção física

Quando os métodos de manejo verbal são insuficientes e/ou o paciente oferece risco iminente de agressividade, deve-se proceder à contenção física. O posicionamento dos profissionais no momento da abordagem ao paciente é importante. A técnica do semicírculo, muitas vezes, é suficiente para que o indivíduo perceba a situação e mude o comportamento.

Medidas de contenção como enforcamento ou chave de braço são totalmente inaceitáveis. Para uma contenção adequada, o ideal são cinco pessoas, mas é possível fazê-la com quatro pessoas. O ideal é usar quatro, seis ou oito faixas para os membros e uma faixa torácica, de preferência com "janela", para evitar estrangulamento do membro.

Deve-se, então, observar o momento oportuno para segurá-lo; segurar braços e coxas do paciente (quatro elementos, cada um em um membro); amparar a cabeça do paciente (caso haja o quinto elemento); retirar o paciente do chão e levá-lo para a maca ou deitar o paciente no chão. Depois disso, procede-se à contenção de punhos e tornozelos, usando as faixas corretamente. Braços, coxas e tórax devem ser contidos apenas se houver necessidade. Durante a contenção, deve-se esclarecer ao paciente a necessidade do procedimento. Essa informação deve ser dita apenas uma vez. Evitar repetições ou comentários do tipo "viu o que aconteceu por você não se comportar?", ou comentários agressivos do tipo "agora você vai me obedecer". O ideal é fazer um pacto para retirada da contenção e tirar objetos perigosos do paciente.

Contenção medicamentosa

Caso o paciente esteja agitado e precise ser contido, se houver possibilidade, ele deve ser medicado. Em ambiente pré-hospitalar com presença de médico, a medicação de escolha é o haloperidol 5 mg IM. As vantagens dessa medicação são a segurança e o fato de ela não ser muito sedativa, pois o ideal é o paciente chegar acordado ao hospital. Em casos de *delirium*, pode-se usar a mesma medicação. Não se deve medicar o paciente quando houver suspeita ou confirmação de intoxicação por medicações ou por substâncias psicoativas. O principal efeito colateral do haloperidol são os sintomas extrapiramidais: tremores, rigidez muscular e acatisia.

PRINCIPAIS DIAGNÓSTICOS PSIQUIÁTRICOS QUE USAM O SERVIÇO PRÉ-HOSPITALAR

Em um levantamento feito no pronto-socorro psiquiátrico do Hospital Municipal de Emergências Albert Sabin, em São Caetano do Sul (SP), dos casos atendidos em 2015, pouco mais de 10% daqueles que chegaram à psiquiatria eram oriundos da sala de emergência ou do serviço móvel de urgência. Dentre eles, os quadros mais comuns foram de transtorno por uso de substâncias (31%), sendo o álcool o mais prevalente (19% de todos os casos que deram entrada), seguido por uso de múltiplas substâncias e uso de cocaína. Transtornos psicóticos são a segunda causa mais comum para a chegada ao hospital (17%), seguidos de transtornos depressivos (15%). Outros diagnósticos presentes são transtorno afetivo bipolar, transtornos de personalidade, transtornos ansiosos, transtorno de estresse pós-traumático, quadros demenciais, quadros conversivos e dissociativos e retardo mental.

A seguir, são descritos os principais quadros, a fim de auxiliar no manejo e abordagem.

Transtorno por uso de substâncias

No Brasil, estima-se que mais de 22% da população fez uso de alguma substância ilícita (exclui-se álcool e tabaco) ao menos uma vez na vida e mais de 40% fizeram uso de álcool. Ainda em nosso país, 12% da população adulta é dependente de álcool.

O álcool, além de muito prevalente, acarreta diversos quadros que podem levar o paciente ao pronto-socorro. Na intoxicação aguda, o indivíduo pode ficar agitado, agressivo, inadequado e com pouca crítica de seu estado. Muitas vezes, são indivíduos que perturbam o ambiente e podem chegar machucados, agredidos ou envolvidos em acidentes. Nesses casos, a observação psiquiátrica se dá para preservar a exposição social do paciente. Hidratação oral, observação e orientações são suficientes. Entre os dependentes de álcool, é mais comum que cheguem ao pronto-socorro em abstinência alcoólica. Esse é um quadro grave que pode necessitar de observação por alguns dias. Os sintomas mais comuns são tremor de mãos e língua, sudorese, taquicardia, piloereção, irritabilidade ou ansiedade. Quadros complicados cursam com confusão mental, alucinações e crises convulsivas. Há necessidade de investigar traumas, principalmente cranioencefálico, por queda da própria altura, além de desidratação e distúrbios hidreletrolíticos. Quadros graves devem necessariamente ser internados, para evitar complicações. O tratamento de escolha são os benzodiazepínicos; lorazepam ou diazepam são os mais usados. Em casos graves, a medicação pode ser dada a cada hora até sedação leve. Reposição de tiamina (IM), ácido fólico e complexo B é indicada.

O uso de cocaína é bastante comum nas emergências, tanto clínicas como psiquiátricas. O paciente que faz uso tem risco alto de eventos cardiovasculares, como isquemia miocárdica, infarto e acidentes vasculares cerebrais. Também é comum apresentarem sintomas ansiosos importantes e agressividade, além de quadros psicóticos transitórios. Já a maconha está bastante associada ao desencadeamento de sintomas psicóticos, que podem evoluir para um quadro de esquizofrenia.

Pacientes usuários de drogas normalmente são marginalizados, têm laços familiares frágeis, conturbados ou inexistentes, e o envolvimento criminal é comum. É importante que a equipe haja de forma empática e livre de julgamentos, focando que esses pacientes estão doentes e precisam de ajuda. Caso o paciente esteja armado, o apoio policial se torna necessário.

Transtornos psicóticos

Dentre os quadros psicóticos, o mais comum é a esquizofrenia, presente em 1 a 1,5% da população geral. Sintomas psicóticos são delírios e alucinações. Delírio é uma perturbação do pensamento, uma ideia que não corresponde à realidade. Por exemplo, a pessoa acredita que está sendo perseguida ou vigiada por câmeras que espionam seus atos. Os temas dos delírios podem ser bizarros, implausíveis, mas a pessoa acredita neles convictamente, não modificando suas ideias mesmo após exaustiva demonstração da impossibilidade delas. Alucinações são perturbações da sensopercepção. O indivíduo ouve, vê ou sente coisas na ausência de um estímulo real. Normalmente, são auditivas e causam grande perturbação e sofrimento para quem os vivencia. Sintomas psicóticos podem ocorrer nos transtornos de humor, em intoxicação, entre outros. Não se deve convencer o paciente de que aquilo não existe, nem reforçar o sintoma ou dizer que também está ouvindo, por exemplo. A atitude mais adequada é procurar acalmá-lo e se mostrar empático com o sofrimento. O tratamento medicamentoso é feito com antipsicóticos. Na recusa de medicação VO, pode-se usar IM. Em casos de agitação, associa-se benzodiazepínico.

Transtorno depressivo

Um dos transtornos mais comuns em psiquiatria, afeta cerca de 18% da população brasileira ao longo de 1 ano. É a quarta causa de incapacitação no mundo. Pacientes deprimidos apresentam tristeza a maior parte do tempo, desânimo, anedonia, alteração de sono e de apetite, desesperança. Há risco de tentativa de suicídio e quadros graves podem apresentar sintomas psicóticos. Esses pacientes podem estar sujos, emagrecidos, em ambiente pouco cuidado e isolados. Podem estar tão sem esperança ou descrentes que recusam ajuda, mas não costumam oferecer resistência quando abordados. O tratamento se faz com antidepressivos. Caso haja ideação suicida estruturada ou recusa alimentar, a internação é indicada.

Transtorno afetivo bipolar

O transtorno afetivo bipolar (TAB) é um quadro psiquiátrico no qual ocorrem episódios depressivos alternados com episódio de mania e eutimia. A prevalência varia entre 1 e 6%. A mania apresenta sintomas opostos ao da depressão: alegria ou irritabilidade, diminuição de necessidade de sono, gastos excessivos, hipersexualidade e sintomas psicóticos são comuns. O paciente pode se apresentar com roupas extravagantes ou inadequadas, costuma estar desinibido e seu humor oscila rapidamente (labilidade emocional). Podem estar agressivos, mas quando abordados com uma atitude amigável, costumam acatar as orientações. O tratamento medicamentoso é feito com estabilizadores de humor (lítio, ácido valproico, entre outros) e, se necessário, associados a antipsicóticos e benzodiazepínicos.

Transtornos de personalidade

Os transtornos de personalidade são um grupo de doenças psiquiátricas em que traços emocionais e comportamentais são muito inflexíveis e prejudicam as relações, tornando o indivíduo pouco adaptado à sociedade. Esses distúrbios comprometem seriamente a qualidade de vida dos pacientes, que sentem enorme dificuldade em se adaptar a determinadas situações e que, por isso, causam sofrimento e incômodo a eles próprios e aos que estão por perto. Alguns transtornos de personalidade são mais comuns nos serviços de emergências, como *borderline*, histriônico e paranoide. O transtorno de personalidade antissocial está bastante associado à criminalidade e ao uso de substâncias. Muitas vezes, são pacientes manipuladores, que omitem ou distorcem informações. Costumam causar uma contratransferência ruim na equipe, pois podem ser agressivos, irônicos e fazer ataques pessoais. É importante que o profissional não entre nesse jogo e mantenha atitude acolhedora, mas colocando limites claros. O tratamento sempre envolve psicoterapia e pode-se usar inúmeras classes medicamentosas, a depender da sintomatologia mais proeminente.

Transtornos ansiosos

O transtorno ansioso mais comum na emergência é o transtorno de pânico. As crises de pânico são caracterizadas por tremores, taquicardia, taquipneia, sensação de falta de ar ou de sufocamento, alterações gastrintestinais, entre outros. São acompanhadas de sensação de morte ou de perda de controle. Normalmente, o paciente acha que tem algo clínico grave e vai ao pronto-socorro em busca de um diagnóstico (p. ex., infarto). Trata-se de diagnóstico diferencial com emergência clínica, e a investigação muitas vezes é necessária. O tratamento, no momento da crise, se faz com benzodiazepínicos e, no longo prazo, com antidepressivos.

Transtorno de estresse pós-traumático

É caracterizado por um conjunto de sinais e sintomas físicos, psíquicos e emocionais que ocorrem após a vivência de evento traumático. A simples recordação do fato remete à sensação vivida no momento do trauma. Sonhos vívidos, reviver a cena frequentemente e evitar situações próximas ao ocorrido são os principais sintomas. Deve-se abordar o paciente de forma bastante acolhedora, pelo fato de ele já estar assustado.

Transtorno demencial

Condição em que ocorre perda das funções cerebrais, como cognição, memória e raciocínio, normalmente presente no idoso. É um conjunto de sintomas que afetam diretamente a qualidade de vida da pessoa. Pode também alterar a linguagem, o comportamento e a própria personalidade. Em casos mais avançados, o idoso passa a trocar a noite pelo dia, não reconhece mais os familiares e, às vezes, a própria casa. Podem estar agressivos e agitados ou com autocuidado prejudicado. Normalmente, a abordagem não é difícil, por serem idosos e mais vulneráveis. Podem apresentar o *delirium* como quadro sobreposto. A investigação clínica é importante para diagnosticar e tratar comorbidades. O tratamento pode ser feito com medicações anticolinesterásicas ou, se houver muitas alterações comportamentais, com antipsicóticos.

Transtorno conversivo e dissociativo

Os transtornos dissociativos ou conversivos correspondem a quadros nos quais existe uma perda parcial ou completa nas funções habitualmente integradas de memória, consciência, identidade e nas sensações e controle dos movimentos corporais. A etiologia presumida para esses quadros é psicogênica, ou seja, não existiriam causas orgânicas subjacentes. São quadros que fazem parte do cotidiano não só dos psiquiatras, mas também dos clínicos (e médicos, em geral). O paciente pode, por exemplo, apresentar desmaio, crise que se assemelha a convulsão, cegueira ou perda de movimento de uma parte do corpo. É importante lembrar que o paciente, diferentemente da simulação, não produz o sintoma de forma voluntária e não tem a capacidade de controlá-lo. Pode ocorrer depois de algum evento estressante. A diferença com quadros neurológicos é necessária, uma vez que a sintomatologia não segue os padrões neurológicos esperados.

Retardo mental

Caracterizada por capacidade intelectual inferior à normal, com dificuldades de aprendizado e de adaptação social, que geralmente está presente desde o nascimento ou que se manifesta nos primeiros anos da infância. Esses pacientes se tornam agressivos quando não conseguem lidar com problemas ou conflitos. Para eles, o mundo parece ser complexo e, muitas vezes, eles ficam desorganizados. A atitude deve ser empática e deve-se procurar falar de forma clara e simples, para que ele consiga entender e interpretar. Ambientes conturbados pioram a agitação.

INTERNAÇÃO PSIQUIÁTRICA INVOLUNTÁRIA E COMPULSÓRIA

Como já dito, o principal instrumento de tratamento em saúde mental é o CAPS. Porém, em momentos de agudização do quadro ou por riscos envolvidos, a internação é necessária. Quando o paciente concorda com esse procedimento, realiza-se a chamada internação voluntária.

Algumas vezes, porém, o paciente se recusa a ser internado, em geral quando há rebaixamento ou estreitamento da consciência e naqueles sem capacidade para uma decisão racional, como nos transtornos psicóticos.

A decisão do psiquiatra em indicar a internação precisa se pautar em: presença de transtorno psiquiátrico (exceto personalidade antissocial) associada a risco de autoagressão, de heteroagressão, de agressão à ordem pública e de exposição social, além de incapacidade grave de autocuidados. Toda internação involuntária deve ser comunicada ao Ministério Público em 72 horas. Para pacientes dependentes de substâncias, esses critérios devem ser mantidos. Muitas vezes, é preciso lidar com a pressão dos familiares para internar o usuário. No entanto, isso só pode ser feito de forma involuntária se ele corre risco de morte ou coloca realmente alguém em risco. Pacientes que estão calmos, não estão agressivos e dizem claramente que querem continuar a usar a substância devem ser respeitados e não devem ser internados. Porém, se estão psicóticos ou agridem outros, a internação involuntária é indicada.

A internação compulsória judicial necessita de mandado judicial de internação. Atualmente, há uma discussão saudável entre a saúde mental e o sistema judiciário, e dificilmente os juízes mandam internar quando o médico diz não haver indicação. Caso isso ainda ocorra, é fundamental a aproximação da Saúde e da Justiça, para que haja coerência e respeito entre as partes.

BIBLIOGRAFIA

Bonfada, D., & Guimarães, J. (2012). Serviço de atendimento móvel de urgência e as urgências psiquiátricas. *Psicol Estud, 17*(2), 227-236.

Botega, N. J. (2002). *Prática psiquiátrica no hospital geral: interconsulta e emergência.* (2ª ed.) Porto Alegre: Artmed.

Braga, I. P., Souza, J. C., Leite, M. B., Fonseca, V., Silva, E. M., & Volpe, F. M. (2016). Contenção física no hospital psiquiátrico: estudo transversal das práticas e fatores de risco. *J Bras Psiquiatr, 65*(1), 53-9.

Dias, B. V. B., Silva, V. D., Ferreira, D. M., & Perruchi, T. C. (2014). Caracterização dos pacientes com transtornos mentais atendidos pelo Serviço de Atendimento Médico de Urgência em uma cidade do interior do estado de São Paulo: papel do Enfermeiro. *Revista Eletrônica Acervo Saúde, 6*(2), 677-682.

Kaplan, H. I., Sadock, B. J., & Grebb, J. A. (2003). *Compêndio de psiquiatria. Ciências do comportamento e psiquiatria clínica* (7ª ed.). Porto Alegre: Artmed.

Mantovani, C., Migon, M. N., Alheira, F. V., & Del-Ben, C. M. (2010). Manejo de paciente agitado ou agressivo. *Brazilian Journal of Psychiatry, 32*, S96–S103.

Richmond, J. S. Berlin, J. S., Fishkind, A. B., Holloman Jr., G. H., Zeller, S. L., Wilson, M. P., . . . Ng, A. T. (2012). Verbal de-escalation of the agitated patient: Consensus statement of the American Association for Emergency Psychiatry Project BETA De-escalation Workgroup. *West J Emerg Med, 13*(1), 17-25.

Santos, M. S., Coimbra, V. C. C., & Ribeiro, J.P. (2011). O atendimento de urgência realizado pelo enfermeiro do serviço de atendimento móvel de urgência. *Rev Enferm UFPE, 5*(9), 2197-2205.

Shaban, R. Z. (2006). Paramedics' clinical judgment and mental health assessments in emergency contexts: Research, practice, and tools of the trade. *Journal of Emergency Primary Health Care, 4*(2), 1-13.

CAPÍTULO

29 Desastres – Planejamento e Estruturação dos Sistemas de Atendimento Pré-Hospitalar

Júnia Sueoka • Antonio Claudio de Oliveira • Carla Maria Balieiro Abgussen

INTRODUÇÃO

Na assistência médica em situações de desastres, é necessário, em primeiro lugar, diferenciar duas situações distintas:

- Incidente com múltiplas vítimas (IMV): situação em que inicialmente há uma desproporção entre recursos disponíveis e atendimento e, posteriormente, os recursos disponíveis são capazes de proporcionar qualidade de atendimento semelhante ao que se pode oferecer em situações normais
- Catástrofe ou desastre: situação definida como uma grande amplitude de danos de modo a ocasionar uma desproporção entre a assistência necessária e os meios assistenciais disponíveis, fazendo-se necessário empregar recursos não habituais e/ou solicitar recursos externos para auxiliar o atendimento à zona afetada.

A Organização Mundial da Saúde (OMS) define *desastre* como um fenômeno natural súbito ou causado pela ação humana, que resulta em um número de vítimas que excede a capacidade de atendimento dos serviços de Saúde, produzindo tão grande e imediata ameaça à Saúde Pública que a comunidade afetada necessita de assistência externa para enfrentar a situação.

O limite para os conceitos de IMV e desastre é impreciso e depende basicamente de duas variáveis: o desenvolvimento do sistema de Saúde do local afetado e a capacidade operacional de atendimento às vítimas (ações de resgate, atendimento médico pré-hospitalar adequado, transporte eficiente e tratamento hospitalar rápido).

O *Manual de Medicina de Desastres* (Brasil, 2007) classifica os desastres em três níveis:

- Nível I: é aquele em que os serviços de emergência da comunidade afetada e as organizações locais têm a capacidade de controlar o evento e suas consequências
- Nível II: requer recursos locais e das comunidades circunvizinhas
- Nível III: quando os recursos locais e regionais estão sobrecarregados ou sobrepujados, necessitando de recursos externos.

A classificação médica leva em consideração o número de indivíduos a ser atendidos e a capacidade de recursos disponíveis, dividindo-se em pequeno, médio e grande portes.

- Pequeno porte: os recursos são capazes de suprir os atendimentos sem alteração de rotinas diárias
- Médio porte: o número de atendimentos supera parcialmente a capacidade de recursos; é preciso acionar auxílio externo, porém de uma mesma região
- Grande porte: o número de atendimentos supera totalmente a capacidade de recursos; é necessário acionar auxílio externo, inclusive de outras regiões.

Em geral, o procedimento inicial de resposta médica de emergência a uma situação de desastres consta de três passos fundamentais, descritos a seguir.

Proteção das vítimas e equipes de ajuda

O conceito de proteção das vítimas e das equipes engloba ações indispensáveis para garantir a sobrevivência dos indivíduos a ser atendidos e proteger os profissionais que os atenderão, além de outras pessoas no entorno do incidente. O objetivo principal é evitar que novos incidentes ocorram como efeitos colaterais da situação. Em geral, avaliação, sinalização e proteção devem ser realizadas por profissionais preparados e treinados que efetuarão a limitação das zonas de atendimento. No entanto, quando esses profissionais não estiverem disponíveis, a equipe de atendimento pré-hospitalar (APH), sendo a primeira a chegar ao local, deverá efetuar essa avaliação e sinalização.

Alerta e avaliação da situação

Esses passos no atendimento são de extrema importância e devem ser realizados o mais breve possível. Normalmente, a primeira chamada ao centro coordenador de atendimento a emergências é realizada por indivíduos que estão envolvidos no sinistro – portanto, dados simples sobre localização, natureza do incidente, situação dos indivíduos envolvidos, mortos e riscos do local são colhidos rapidamente. As primeiras equipes a chegar ao local completarão as informações com detalhes específicos e dados técnicos a fim de que seja montada uma estratégia de atendimento da ocorrência (número aproximado de vítimas envolvidas, riscos adicionais, necessidade de outros recursos etc.).

Socorro às vítimas

Nessa etapa do atendimento, as ações serão definidas pelo tipo de incidente e traumas identificados. Idealmente, as ações são: resgate, classificação, triagem e estabilização, seguidas da evacuação e do transporte ao hospital de tratamento definitivo.

Diante de um desastre, a prioridade é atender o maior número de indivíduos com o objetivo de reduzir a morbimortalidade das vítimas. São vários os elementos a ser levados em conta no gerenciamento de um desastre e, sem dúvida, a triagem e a evacuação, classificando a prioridade de acordo com a gravidade, são os elementos mais significativos.

O papel da triagem não só reside na classificação por prioridade como também na organização de fluxos de evacuação. São muitas as ferramentas estudadas e projetadas para a realização de triagem em desastres. Esses métodos são baseados principalmente em parâmetros fisiológicos, a fim de identificar indivíduos que necessitam de assistência médica imediata e, portanto, são priorizados para a estabilização. A maioria desses métodos é básica e pode ser utilizada por profissionais não médicos.

Os sistemas de triagem têm seus primeiros registros nos campos de batalha e são adotados até hoje. O procedimento consistia em classificar os feridos, distribuindo-os em grupos, o que facilitava a tomada de decisão para o encaminhamento ao tratamento definitivo. Utilizando essa forma de atendimento rápida e ordenada, um maior número de soldados conseguiu sobreviver aos campos de batalha. As primeiras ambulâncias também foram desenvolvidas nessas situações no campo de batalha.

O Barão Dominique-Jean Larrey (1766-1842), cirurgião-chefe do exército de Napoleão, foi o primeiro a adotar um sistema organizado de triagem utilizando a classificação para os soldados feridos durante as batalhas e estabeleceu os critérios de gravidade priorizando a retirada dos feridos. O principal objetivo era favorecer o retorno do maior número de soldados, o mais rapidamente possível, para a linha de combate. Ele percebeu que, para melhorar a sobrevivência dos soldados, era necessário abordar primeiro e de maneira mais rápida os mais graves. Embora nunca tenha utilizado o termo triagem, Larrey foi o primeiro a agir, antes do fim da batalha, ignorando a posição e lado do soldado, considerando a prioridade da assistência em função das lesões apresentadas:

> "O melhor plano que pode ser tomado nessas situações de emergência, para evitar as consequências desastrosas de deixar os soldados gravemente feridos sem assistência, é ter ambulâncias tão perto quanto possível do campo de batalha e estabelecer quartéis onde todos os feridos que requerem cirurgia delicada possam ser enviados para serem operados pelos cirurgiões do local. Aqueles que estão gravemente feridos devem receber a primeira atenção, independentemente do posto ou distinção. Os feridos em menor gravidade devem esperar até que seus companheiros soldados, que estão gravemente mutilados, sejam operados e curados, porque caso contrário estes não iriam sobreviver nas próximas horas e raramente além do dia seguinte. Por outro lado, pequenas feridas podem ser facilmente reparadas em hospitais de primeira ou segunda linha, especialmente os oficiais que têm o transporte. Em última análise, a vida não está em perigo por essas feridas." (Dominique-Jean Larrey. *L'Hommage des Invalides*, 1792, p. 86-89.)

A palavra triagem é derivada do francês *trier*, que significa "organizar". Assim, o processo de triagem é importante para a avaliação clínica das vítimas, com o objetivo primordial de classificar e definir a prioridade de atendimento de cada uma delas. O objetivo final sempre será, nos casos de desastres, salvar o maior número de pessoas.

Apesar de ter sido uma ferramenta desenvolvida e implantada primeiro no serviço militar, vários métodos de triagem de vítimas em massa têm sido estudados para uso no ambiente civil. As características-chave dos instrumentos de triagem devem ser:

- Simplicidade, para execução em evento caótico
- Eficiência, quando o tempo é igual à vida
- Validade preditiva; a avaliação diz respeito ao resultado pretendido, relacionada com o resultado positivo, ou seja, identificar os feridos graves em uma massa de feridos que andam
- Confiabilidade, na medida em que é reproduzível para qualquer tipo de evento
- Precisão, para minimizar *over* ou *undertriage*, ou seja, classificar as vítimas com maior ou menor gravidade do que realmente se apresentam.

As intervenções devem ser limitadas às ações simples e rápidas durante a fase inicial de triagem. Em geral, isso significa realizar ações do tipo abertura da via aérea, controle de sangramento externo abundante e ações invasivas rápidas, como realizar uma punção no tórax para alívio de um pneumotórax hipertensivo. Intervenção como compressão torácica externa despenderá muito tempo e empenho de muitas pessoas, e não é recomendada em situações de desastre.

Muitos sistemas de triagem têm sido desenvolvidos ao longo dos anos, cada qual com sua particularidade, mas todos devem ser simples, fáceis de recordar em situações de emergência e de aplicação rápida e eficiente. Não há um sistema melhor que o outro; cada serviço ou estrutura organizacional de Saúde deve ter protocolos e diretrizes para o atendimento de desastres ou acidentes com múltiplas vítimas, e utilizar o sistema de triagem mais adequado às características do local onde será aplicado.

Longe de esgotar o assunto, este capítulo destina-se a informar e discorrer brevemente a respeito das técnicas de triagem que podem ser utilizadas no atendimento de ocorrências com múltiplas vítimas, independentemente da causa. É importante ressaltar que toda técnica de triagem deve ser conhecida por toda a estrutura de atendimento de emergência e, mais importante, todas as equipes devem ser treinadas, exaustivamente, nessas técnicas. Isso minimiza erros durante o atendimento de uma ocorrência real, fazendo com que o resultado final de um desastre seja o melhor possível e um maior número de pessoas seja atendido, com diminuição da morbimortalidade desses eventos.

A seguir, serão descritos alguns dos métodos de triagem mais utilizados no mundo.

SALT

SALT é acrônimo de *Sort, Assess, Lifesaving interventions* e *Treatment and/or transport* (Tabela 29.1). Esse método foi idealizado por um comitê de especialistas dos EUA, de diferentes associações e setores da Saúde dos setores público e privado, pertencentes aos serviços de emergência, em resposta à falta de dados científicos sobre a eficácia dos sistemas de triagem de vítimas em massa.

Tabela 29.1 Método SALT.

S	Sort	Classificação
A	Assess	Avaliação
L	Lifesaving interventions	Intervenções salvadoras
T	Treatment and/or transport	Tratamento e/ou transporte

O método SALT combina as melhores características de todos os métodos de triagem disponíveis, fornecendo aos profissionais dos serviços de emergência uma abordagem única e padronizada. São descritas quatro ações: classificação global por comandos de voz, avaliação individual com procedimentos que podem ser rapidamente aplicados, atribuição de uma categoria de prioridade e tratamento e/ou transporte.

O objetivo é diminuir os erros na triagem inicial em desastre. O SALT consiste em dois passos, apresentados a seguir.

S (Sort): Classificar

Consiste na avaliação global, por meio de comando de voz, no qual todas as vítimas envolvidas no evento, sem ferimentos ou com pequenos ferimentos, e que respondam ao comando de voz serão incentivadas a andar até uma área predeterminada e segura. Essas vítimas farão parte do terceiro grupo na avaliação individual, por apresentarem lesões consideradas leves.

Aquelas que não atendem ao comando de voz, mas acenam ou apresentam movimentos voluntários, deverão ser o segundo grupo a ser avaliado.

Já as vítimas que não se movem ou aquelas com lesões que ameaçam a vida, tais como hemorragia grave, insuficiência respiratória, pulso periférico ausente, devem ser avaliadas em primeiro lugar, uma vez que poderão necessitar de intervenções rápidas e salvadoras.

A (Assess): Avaliar

Depois de separar os grupos, as vítimas serão avaliadas individualmente e a prioridade será realizar intervenções rápidas que poderão fazer a diferença entre a vida e morte, como:

- Controlar via aérea com manobras básicas ou colocação de dispositivos para a manutenção da permeabilidade (cânulas oro ou nasofaríngea)
- Controlar sangramento externo abundante por meio de compressão direta e/ou torniquete
- Realizar descompressão torácica utilizando punção de alívio (pneumotórax hipertensivo)
- Fornecer antídotos para eventos com exposição a produtos químicos.

Essas intervenções podem ser feitas rapidamente e têm impacto significativo na sobrevida das vítimas. É interessante notar que as vítimas serão classificadas e priorizadas para o tratamento somente após a realização dessas intervenções, com base na atribuição de um entre cinco códigos de cores, descritos a seguir:

- Verde: vítimas com lesões leves e que podem aguardar para serem atendidos
- Preto: vítimas que não estão respirando, mesmo após as intervenções de abertura da via aérea, são triadas como mortas
- Vermelho: vítimas que obedecem a comandos, têm pulso radial alterado, apresentam desconforto respiratório ou hemorragia externa grave controlada com os procedimentos e que devem ser rapidamente retiradas da cena de desastre
- Cinza: vítimas que apresentam lesões graves, considerando os recursos disponíveis limitados, e a impossibilidade de tratamento imediato, serão triadas como *expectantes*
- Amarelo: todas as vítimas que não se encaixam nos critérios anteriores são triadas como *urgente*.

CARE FLIGHT TRIAGE

Método desenvolvido na Austrália em 2001 com a intenção de padronizar os instrumentos da triagem inicial em situações de desastres com múltiplas vítimas em todo o país.

Esse método tem como base a observação qualitativa, e não quantitativa, dos sinais vitais. O primeiro passo é avaliar a capacidade da vítima em obedecer a comandos simples; em seguida, a presença de respiração; e, por último, a palpação do pulso radial.

É um método simples e pode ser realizado em 15 segundos, incorporando tratamento básico de abertura da via aérea. Pode ser aplicado tanto em adultos como em crianças, o que é um diferencial dos outros métodos de triagem (Tabela 29.2).

JUMPSTART

Todos os métodos que usamos para tomar decisões de triagem no pré-hospitalar estão baseados na avaliação e nos valores fisiológicos. As funções respiratória, circulatória e do estado mental estão incluídas nas decisões de triagem. As vítimas capazes de manter o estado fisiológico compensado geralmente são classificadas com nível de prioridade mais baixo do que aquelas que estão descompensadas.

No entanto, a fisiologia da criança é diferente da dos adultos – elas são mais vulneráveis e têm padrões de lesões diferentes, em virtude da anatomia imatura. Os métodos de triagem com base nos parâmetros fisiológicos devem levar em conta essas diferenças, utilizando critérios específicos para a população pediátrica.

O jumpSTART é um método desenvolvido especificamente para a triagem de crianças com aparência menor de 8 anos (Figura 29.1). Os objetivos são semelhantes à triagem da vítima adulta, ou seja, otimizar a triagem inicial das crianças, melhorar a eficácia da alocação de recursos e reduzir a carga emocional dos profissionais designados para realizar a triagem inicial. Eventos com múltiplas vítimas têm em torno de 1 a 10% de crianças.

O jumpSTART se concentra em parâmetros pediátricos específicos, incluindo intervenção precoce das vias aéreas e ventilação, além da avaliação neurológica.

Tabela 29.2 Método *Care flight triage*.

Anda?	Obedece a comando simples?	Pulso radial é palpável?	Respirações após abertura da via aérea?	Código de cor
Sim				Verde
Não	Sim	Sim		Amarelo
Não	Sim	Não		Vermelho
Não	Não	Sim	Sim	Vermelho
Não	Não		Não	Preto

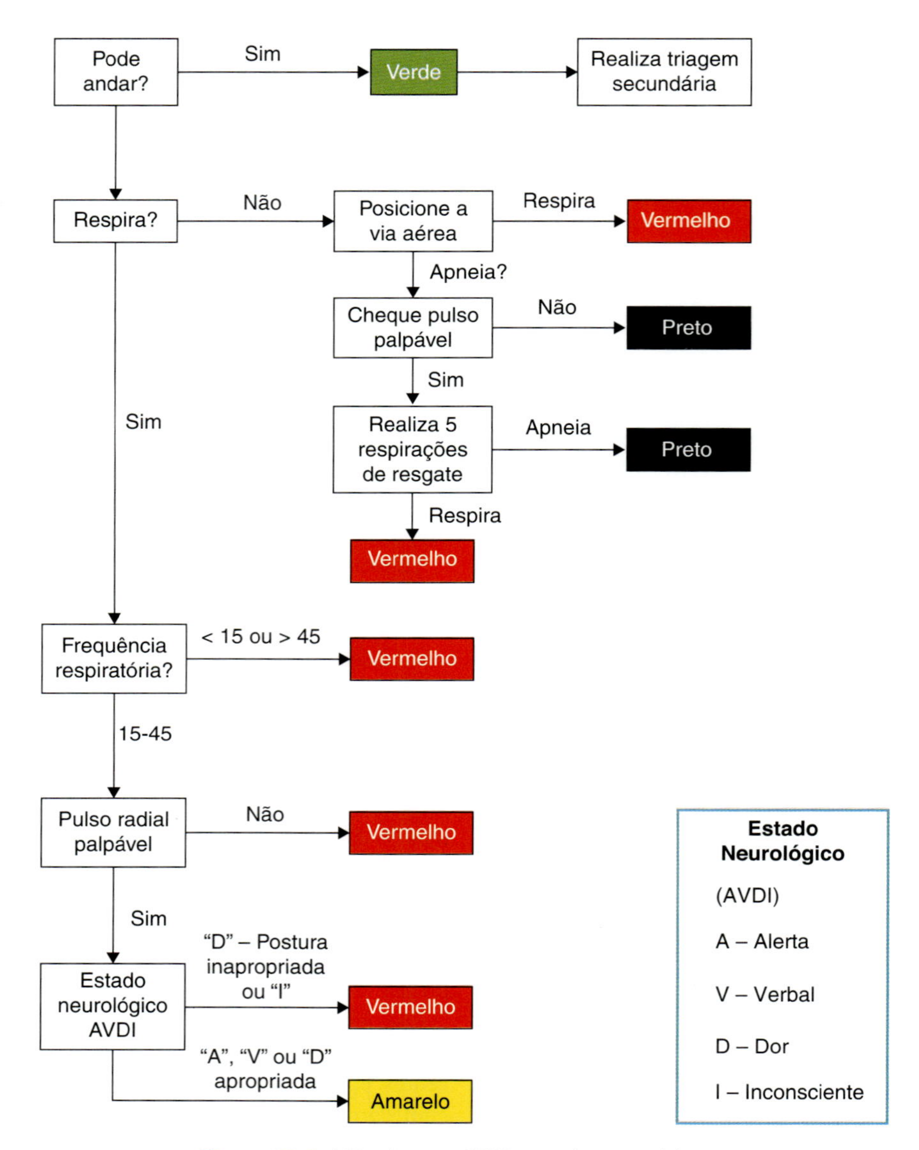

Figura 29.1 Método jumpSTAR, população pediátrica.

A fita de triagem infantil (Figura 29.2) é outro método que auxilia a avaliação de acordo com a idade da criança. Essa informação pode ser conseguida por meio de uma fita à prova d'água, que pode ser usada em conjunto com outro sistema de triagem.

A fita se divide em quatro compartimentos, classificando-os de acordo com o tamanho, estimando peso e idade:

- 50 a 80 cm ou 3 a 10 kg (Figura 29.3)
- 80 a 100 cm ou 11 a 18 kg (Figura 29.4)
- 100 a 140 cm ou 19 a 32 kg (Figura 29.5)
- > 140 cm ou > 32 kg.

Cada compartimento tem um algoritmo a ser seguido de acordo com a idade. A fita de triagem infantil designará a prioridade no tratamento de acordo com a classificação. A primeira avaliação é de mobilidade. Se a criança está andando, a fita não precisa ser utilizada. Em lactentes, a mobilidade não pode ser usada como avaliação viável. Esse sistema utiliza "alerta e movimento de todos os membros" para indicar um nível equivalente da atividade caminhar.

A avaliação classifica em três níveis de prioridade:

- Verde: prioridade 1, sem prioridade para atendimento
- Amarelo: prioridade 2, será atendido após as vítimas classificadas como vermelho
- Vermelho: prioridade 3, atendimento imediato.

START

Criado nos EUA no Hoag Hospital e Newport Beach Fire Department, em Newport Beach, Califórnia, o método START (*simple triage and rapid treatment* – triagem simples e tratamento rápido) foi iniciado nos anos 1980. Ele utiliza uma metodologia de classificação das vítimas pela avaliação de três parâmetros clínicos: respiração, circulação e nível de consciência.

Os profissionais devem iniciar o atendimento, segundo o método START, solicitando que todas as vítimas que andam, sozinhas ou por meio de auxílio, saiam da aérea de desastre e se encaminhem para o posto de atendimento. Raramente,

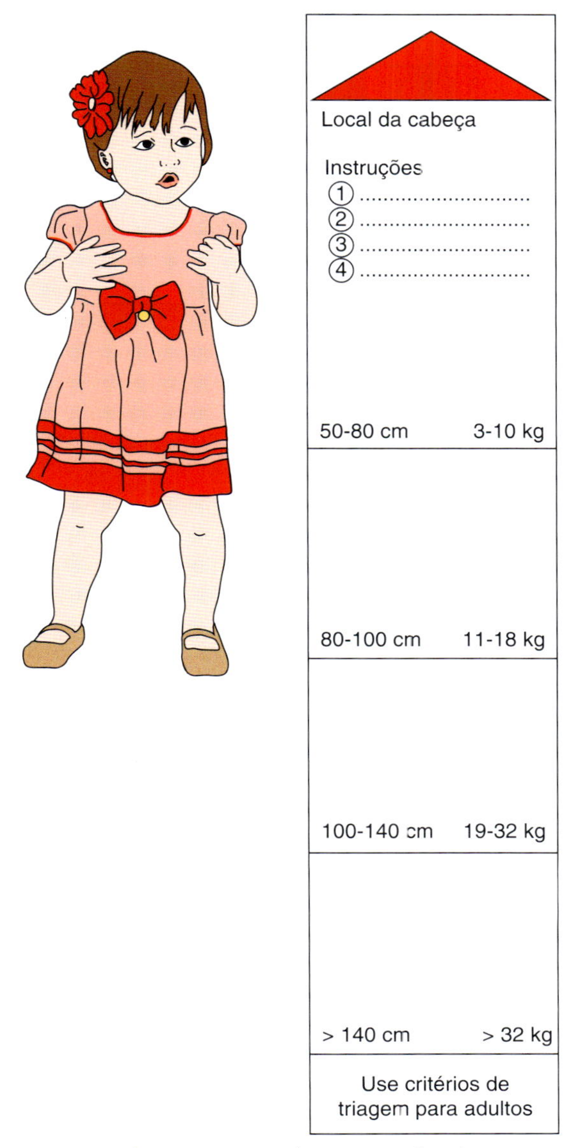

Figura 29.2 Fita de triagem infantil.

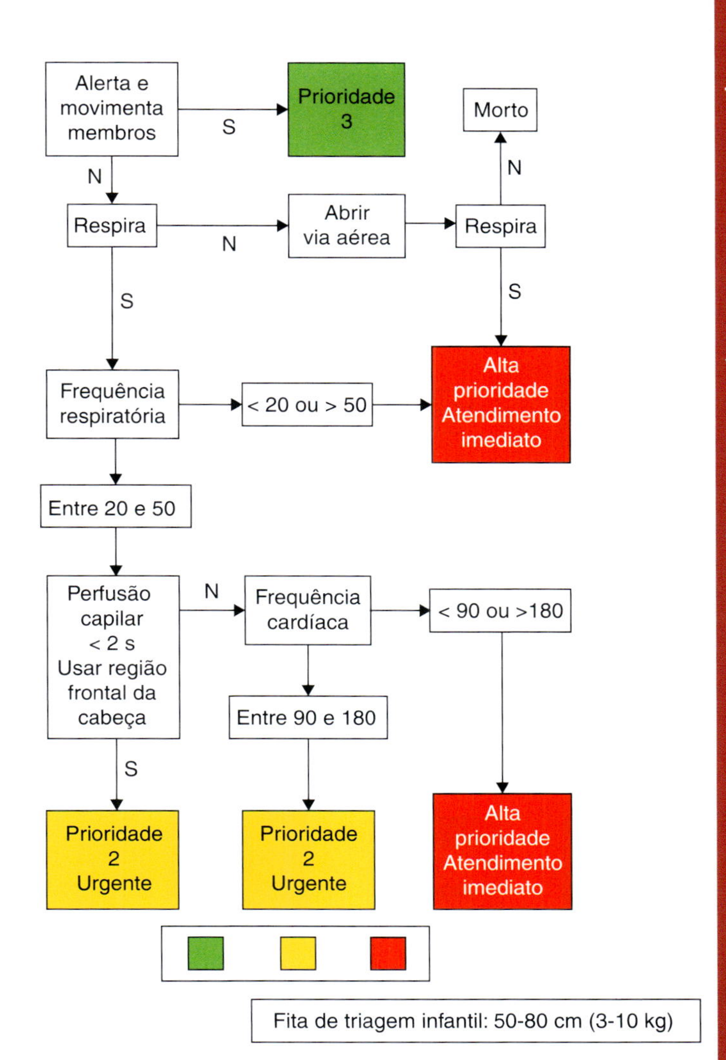

Figura 29.3 Algoritmo para fita de triagem infantil 50 a 80 cm (3 a 10 kg).

essas vítimas têm lesões que as levem a risco de morte, podendo, inclusive, participar do atendimento às outras vítimas, auxiliando no controle de hemorragias ou na abertura da via aérea na vítima inconsciente, por exemplo.

Com as vítimas verdes fora do local de sinistro, será possível identificar aquelas de maior gravidade e que provavelmente necessitarão de atendimento médico. Os próximos passos a ser realizados são: avaliar as funções respiratórias, circulatórias (pulso ou perfusão) e neurológicas (estado mental).

Uma avaliação rápida deve ser instituída na busca de vítimas que deambulam (sim ou não), que respiram (sim ou não), condição circulatória (perfusão capilar ou pulso distal) e que respondem a ordens simples (sim ou não). A identificação desses sinais deve ser feita de maneira sequenciada, levando no máximo 30 segundos para sua realização. Na avaliação das vítimas, assim que o primeiro sinal de gravidade for identificado, a vítima deve ser classificada (Figura 29.6). Por exemplo, uma vítima é encontrada e não respira: após as manobras iniciais de abertura da via aérea, ela volta a respirar e já deve receber a classificação de vítima vermelha. Se não respirar, será classificada como preta. Do mesmo modo, uma vítima que respira, mas não tem pulso, será classificada como vermelha imediatamente.

O atendimento a desastre pode ser composto de duas triagens. A primeira (triagem básica) pode ser realizada por pessoal não médico, utilizando qualquer um dos métodos descritos até agora (Tabela 29.3). Nessa fase, não é necessário despender mais que 1 minuto por vítima. A triagem básica é um denominador comum em matéria de assistência às vítimas múltiplas e a equipe multiprofissional (médicos, bombeiros, polícia, defesa civil etc.).

A retriagem deve ser feita antes de as vítimas efetivamente entrarem no posto médico avançado (PMA) e deve ser feita por um profissional experiente, de modo que as vítimas classificadas inadequadamente possam ser dirigidas para a lona de cor certa. Isso minimiza os erros de classificação e evita *under* ou *overtriage*.

O PMA é um dos locais de atendimento situado em área remota do desastre (zona fria). Nessa área, a segunda triagem, baseada na condição clínica da vítima (triagem avançada), é realizada por equipes médicas. O objetivo da segunda triagem é priorizar os casos graves que serão encaminhados primeiro ao hospital.

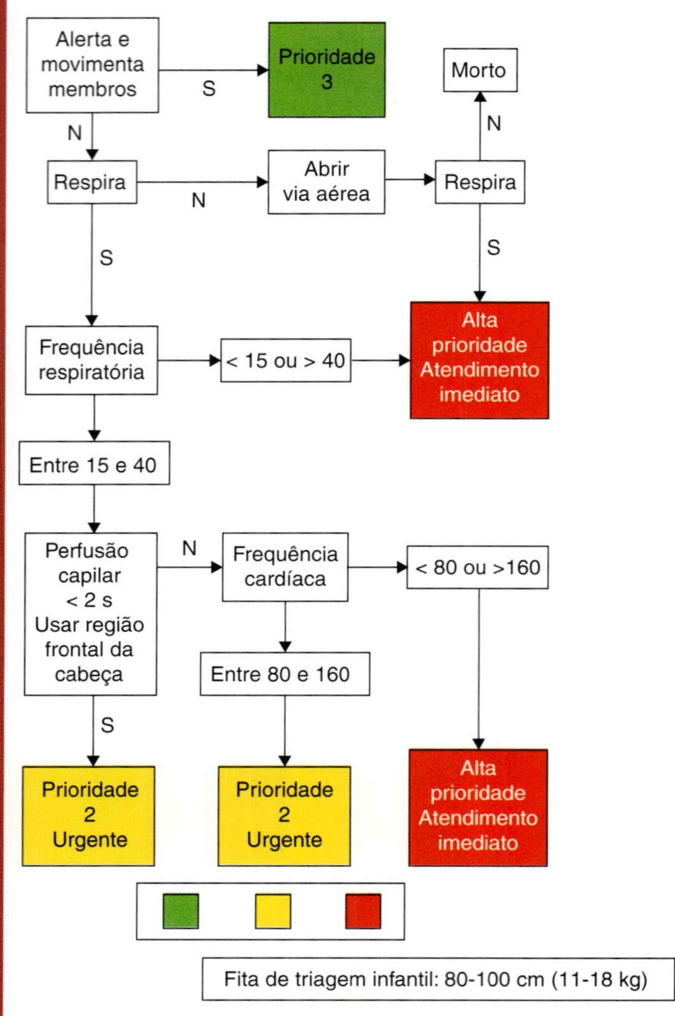

Figura 29.4 Algoritmo para fita de triagem infantil 80 a 100 cm (11 a 18 kg).

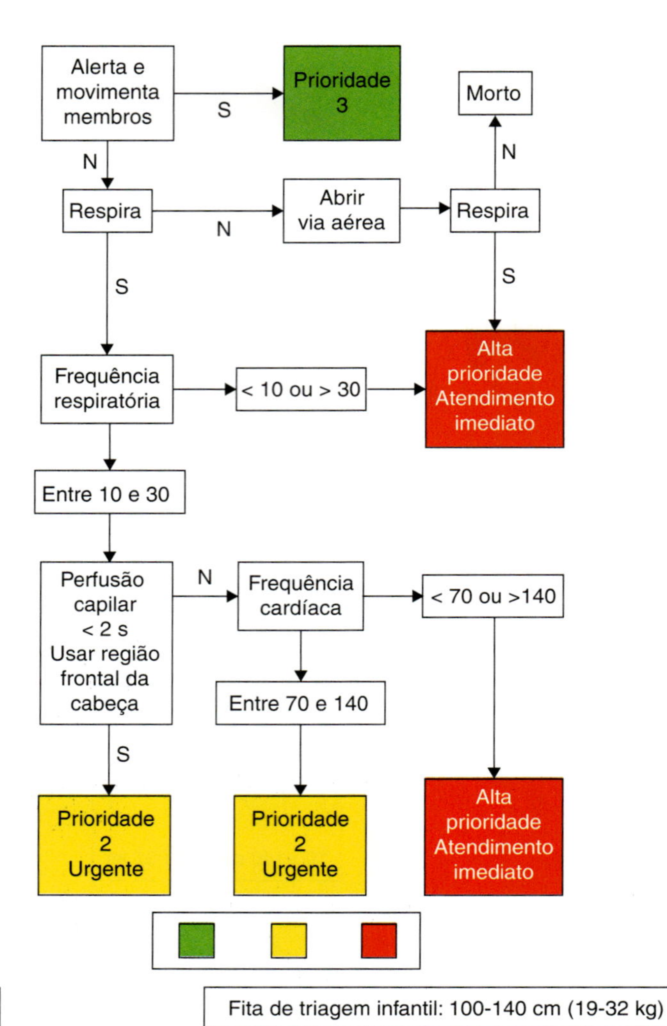

Figura 29.5 Algoritmo para fita de triagem infantil 100 a 140 cm (19 a 32 kg).

MÉTODO EXTRA-HOSPITALAR (PRÉ-HOSPITALAR) DE TRIAGEM AVANÇADO (META®)

O método extra-hospitalar (pré-hospitalar) de triagem avançado (META®) foi desenvolvido na Espanha para melhorar o atendimento das vítimas no que diz respeito à prioridade na evacuação do local de incidente para o hospital. Um objetivo a ser atingido com esse modelo de triagem é identificar, em fase precoce, pacientes que não se beneficiam do APH e precisam ser transferidos rapidamente para o centro cirúrgico (Figura 29.7). No sistema META®, um paciente que foi classificado como prioridade cirúrgica, estabilizado, não teria sua transferência para o hospital atrasada – ou seja, sua passagem pelo PMA seria muito rápida. Resumidamente, esse sistema consiste nas seguintes fases:

- Triagem de estabilização: baseada na avaliação primária do paciente traumatizado. Essa avaliação primária determina que os pacientes com vias aéreas, ventilação ou circulação comprometidas sejam classificados como vermelhos, e entre eles a ordem de prioridade seria a mesma que no ABC do trauma (1º vermelho, 2º vermelho, 3º vermelho). Nessa fase, são empregadas ações salvadoras, como abertura de vias aéreas e controle de sangramento. Os pacientes com desordem neurológica isolada são classificados como amarelo. O restante é classificado como verde
- Identificação do paciente com os critérios cirúrgicos de avaliação urgente: para decidir uma evacuação rápida sem passar pela assistência no PMA. As recomendações do American College of Surgeons, em termos de critérios de evacuação para o paciente com trauma múltiplo a um centro-trauma especializado, são as que têm sido utilizadas. Foram selecionadas condições que não se beneficiam de suporte avançado de vida no APH, mas, sim, de benefício se forem evacuados rapidamente para o centro cirúrgico (Figura 29.8). Os critérios são:
  - Trauma penetrante (cabeça, pescoço, tronco e/ou proximal para joelhos/cotovelos com sangramento)
  - Trauma com fratura pélvica aberta
  - Trauma com fratura fechada da pelve e instabilidade mecânica e/ou hemodinâmica
  - Suspeita de trauma de tronco fechado com sinais de choque
- Estabilização e avaliação das lesões: nessa fase, as recomendações para a estabilização do paciente com múltiplos traumas podem ser consultadas em muitas publicações e manuais. Está diretamente relacionada com os protocolos locais de atendimento e com os recursos disponíveis e mudanças baseadas na pesquisa científica em relação ao paciente traumatizado
- Triagem de evacuação: para decidir a ordem de evacuação de pacientes que receberam atendimento. Com base no META®,

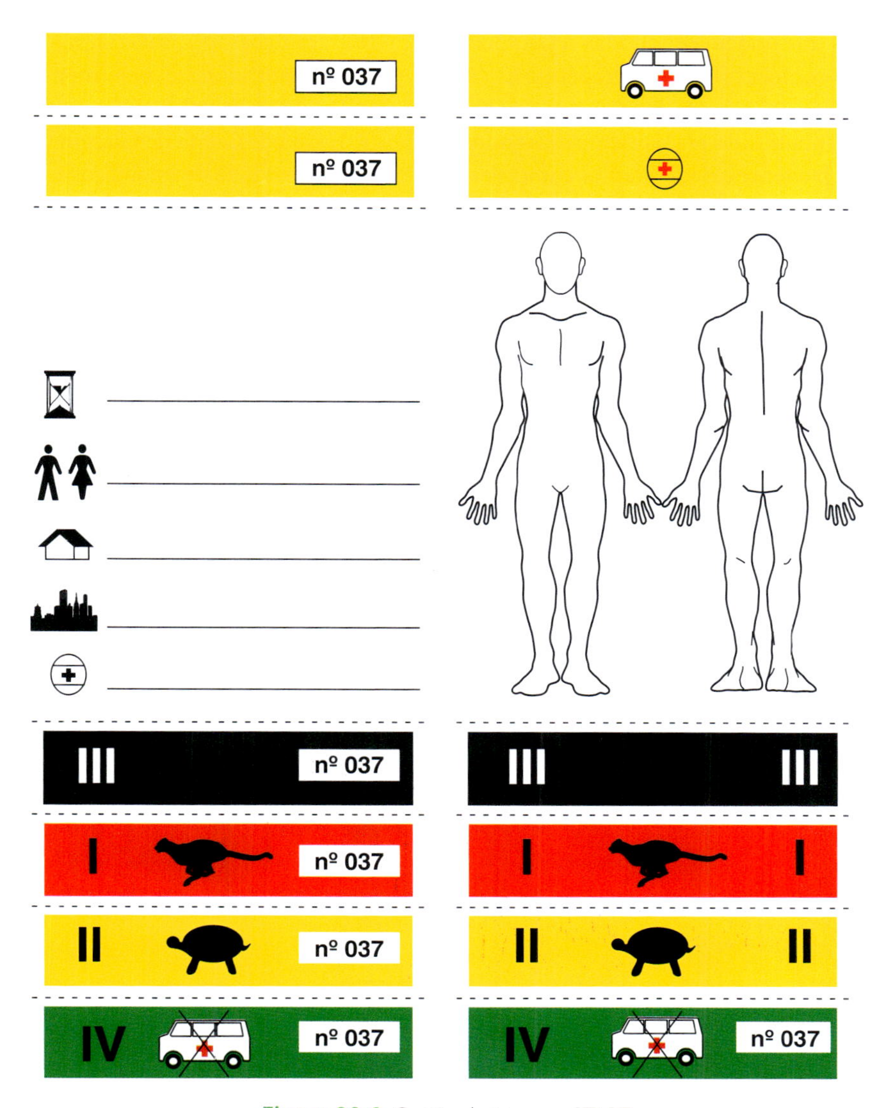

Figura 29.6 Cartão de triagem START.

Tabela 29.3 Comparação de alguns métodos de classificação e triagem que podem ser utilizados em incidente com múltiplas vítimas.

	Care flight triage	START	SALT
Parâmetros	Marcha Respiração e abertura de vias aéreas Obedece a ordens verbais Pulso radial palpável	Marcha Respiração Pulso radial Obedece a ordens	Marcha Respiração e abertura de vias aéreas Obedece a ordens Pulso periférico Hemorragia
Manobras salvadoras	Abertura de vias aéreas	Abertura de vias aéreas Controle de hemorragia Pulso radial	Abertura de vias aéreas Autoinjeção Controle de hemorragia Descompressão torácica
Técnicas clínicas	Palpação de pulso radial	Frequência respiratória Frequência de pulso radial	Palpação pulso radial Técnica de alívio de pneumotórax hipertensivo Técnicas de injeção Avaliação de lesões e prognóstico
Categorias	Imediato (Vm) Urgente (A) Demorado (Vd) Morto (P)	Imediato (Vm) Demorado (A) Menor prioridade (Vd) Inviável (P ou C) Morto (B)	Imediato (Vm) Atrasado(A) Mínimo (Vd) Morto (P) Em espera (C)

Vm, vermelho; *A*, amarelo; *Vd*, verde; *P*, preto; *C*, cinza; *B*, branco.

existem várias categorias que podem ser criadas seguindo a prioridade na evacuação conforme o prazo terapêutico:

- Primeira prioridade: pacientes vermelhos com prioridade cirúrgica que não tenham sido previamente evacuados
- Segunda prioridade: pacientes classificados como vermelho com potencial de instabilidade decorrente de ferimentos graves, ou com instabilidades hemodinâmica ou respiratória e, pelo menos, um dos seguintes:
  - Pressão arterial sistólica < 110
  - Escala de Coma de Glasgow < 6
  - Necessidade de estabilização das vias aéreas
  - Lesão por explosão em espaço fechado.

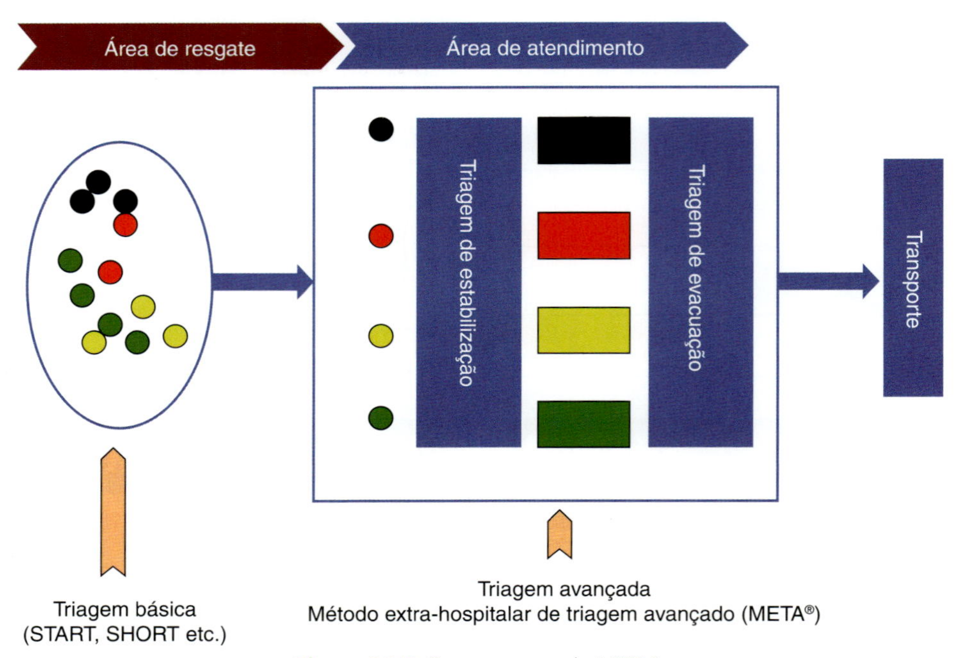

Figura 29.7 Organograma do META®.

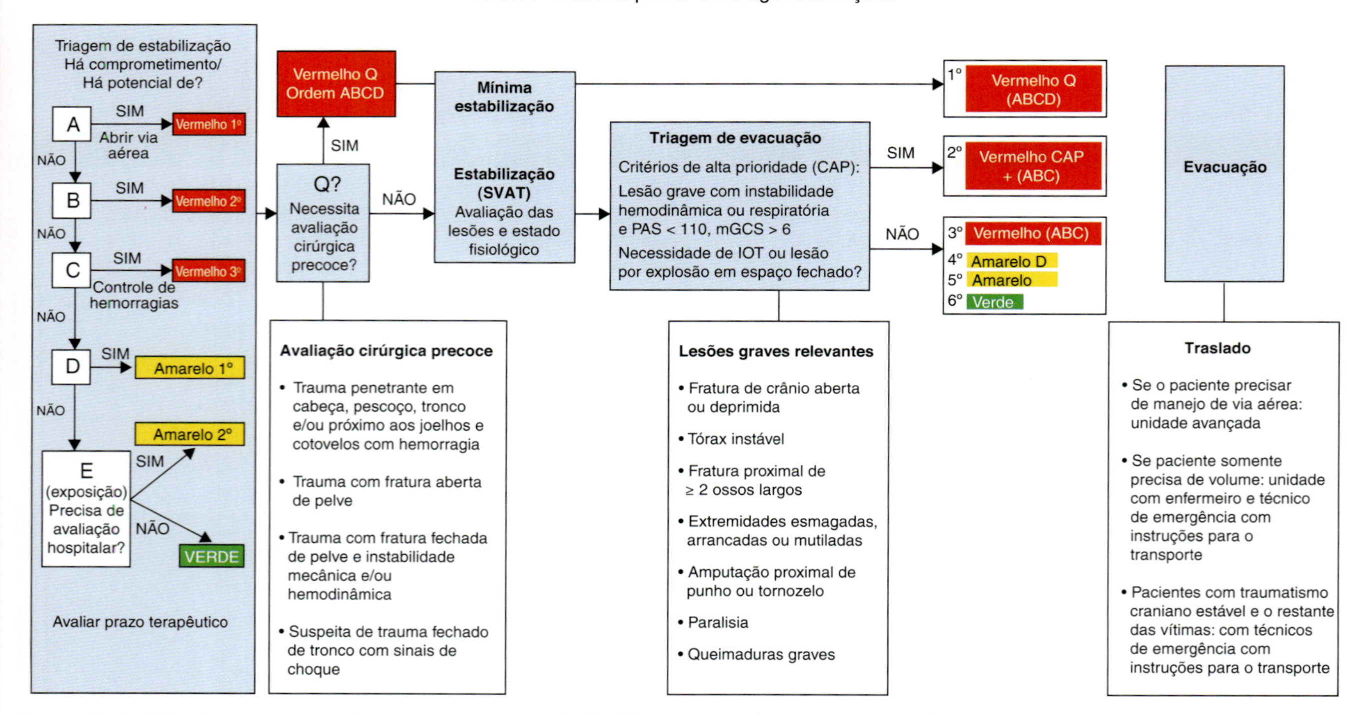

Figura 29.8 Método extra-hospitalar de triagem avançado (META®) para incidentes com múltiplas vítimas. (Fonte: Consejo Espanõl de Triage Preshospitalario y Hospitalario, 2012.)

São consideradas lesões graves: fratura de crânio aberta ou afundamento de crânio, tórax instável, fraturas proximais de dois ossos longos ou mais, membros esmagados ou amputação proximal ao punho ou tornozelo, paralisia ou queimaduras graves.

Posteriormente, são evacuados os pacientes nesta ordem: aqueles com problemas nas vias aéreas, na ventilação ou circulação por resolver. Em seguida, os pacientes com problemas resolvidos segundo ABC a critério médico, de acordo com terapêutica. De maneira resumida, a seguinte ordem deve ser seguida:

- Pacientes amarelos com problemas neurológicos
- Pacientes amarelos que requerem avaliação e critérios médicos hospitalares
- Pacientes verdes que exijam avaliação hospitalar
- Pacientes verdes para outros hospitais
- Pacientes moribundos com lesões claramente incompatíveis com a vida, que precisam de cuidados paliativos.

Um aspecto importante a considerar é que, com base em suporte avançado de vida para o paciente de trauma, a adoção desse método por sistemas de emergência médica não interfere nas técnicas de reanimação conhecidas e dominadas pelo pessoal de Saúde que está realizando o atendimento. Além disso, o modelo se adapta a novas recomendações de cuidados ao trauma de acordo com o surgimento de novas evidências científicas e novas técnicas de atendimento.

MÉTODO START PROTOCOLO RPM-30-2-PODE FAZER

O método START de triagem em incidentes com múltiplas vítimas foi desenvolvido para uma avaliação rápida categorizando-as em quatro grupos distintos e codificados por cores, priorizando os mais urgentes (Tabela 29.4).

O método "RPM-30-2-pode fazer" utiliza o mnemônico RPM na tentativa de facilitar a lembrança das fases importantes do sistema de triagem, auxiliando na memorização, separando vítimas consideradas vermelhas das amarelas. São considerados pacientes verdes e podem aguardar tratamento:

- R: frequência respiratória abaixo de 30 movimentos por minuto
- P: perfusão periférica abaixo de 2 segundos
- M: estado mental adequado, obedece a comandos simples e pode fazer os comandos solicitados pelo socorrista.

Os pacientes que apresentem qualquer uma das características RPM alteradas (frequência respiratória acima de 30 movimentos por minuto, perfusão periférica acima de 2 segundos ou estado mental alterado) serão classificados como vermelho. Eles podem apresentar hemorragia com risco de morte ou obstrução grave de vias aéreas. Os pacientes não classificados como cor verde, vermelho ou preto são designados como amarelos e serão atendidos logo após intervenção nos pacientes vermelhos. O simples mnemônico RPM-30-2-pode fazer ajuda a salvar vidas!

Tabela 29.4 Classificação internacional de cores.

Cor	Prioridade	Símbolo	Gravidade
Vermelho	I	Lebre	Absoluta
Amarelo	II	Tartaruga	Relativa
Verde	III	Ambulância com X	Leve
Preto	IV	Cruz	Morto

BIBLIOGRAFIA

Al-Madhari, A. F., & Keller, A. Z. (1997). Review of disaster definitions. *Prehosp Disaster Medicine, 12*(1), 17-20.

American College of Emergency Physicians. *Disaster Preparedness Department.*

American College of Surgeons. (2008). *Advanced life support in trauma for physicians: ATLS: student course manual* (8th ed.). Chicago: Elsevier.

Armstrong, J. H., Frykberg, E. R., & Burris, D. G. (2008). Toward a national standard primary mass casualty triage. *Disaster Medicine and Public Health Preparedness, 2*(Suppl 1), S8-S10.

Brasil. Ministério da Integração Nacional. Secretaria Nacional de Defesa Civil. (2007). *Manual de Medicina de Desastres* (3ª ed.). Brasília: Autor.

Canadian Emergency Medicine. *Start Triage Protocol RPM 30.2 can do.* Recuperado de https://canadiem.org/start-triage-protocol-rpm-30-2-can-do/

Castro, A. L. C., & Calheiros, L. B. (1996). *Manual de Medicina de Desastres.* Brasília: Ministério do Planejamento e Orçamento. Secretaria Especial de Políticas Regionais. Departamento de Defesa Civil.

Consejo Espanõl de Triage Preshospitalario y Hospitalario. (2012). *Modelo Extrahospitalario de Triaje Avanzado (META) para incidentes con múltiples víctimas.* Fundación Mapfre.

Corres, M. P., Giménez-Bretón, J. A., Martín, F. G., Redín, A. L., Gutiérrez, C. B., & Tarrio, I. C. (2005). Método SHORT. Primer triaje extrahospitalario ante múltiples víctimas. *Emergencias, 17*, 169-175.

Frykberg, E. (2005). Triage: principles and practice. *Scandinavian Journal of Surgery: SJS: Official Organ for the Finnish Surgical Society and the Scandinavian Surgical Society, 94*(4), 272-278.

Garner, A., Lee, A., Harrison, K., & Schultz, C. H. (2001). Comparative analysis of multiplecasualty incident triage algorithms. *Annals of Emergency Medicine, 38*(5), 541-548.

Heckman, J. D. (1993). Patient handling and triage. In J. D. Heckman (ed.), *Emergency care and transportation of the sick and injured* (5th ed., pp. 670-699). Burlington: Jones & Bartlett Learning.

Hodgetts, T. J., Hall, J., Maconochie, I., & Smart, C. (1998). Pediatric triage tape. *Pre-hospital Immediate Care, 2*, 155-159.

Holleran, R. S. (2002). Disaster Management. In Holleran, R. S., Air & Surface Transport Nurses Association. *Air & surface patient transport: principles & practice.* (3rd ed., pp. 80-91). St Louis: Mosby.

Jenkins, J. L., McCarthy, M. L., Sauer, L. M., Green, G. B., Stuart, S., Thomas, T. L., & Hsu, E. B. (2008). Mass-casualty triage: time for an evidence-based approach. *Prehospital Disasters Medicine, 23*(1), 3-8.

Lerner, E. B., Schwartz, R. B., Coule, P. L., Weinstein, E. S., Cone, D. C., Hunt, R. C., ... O'Connor, R. E. (2008). Mass casualty triage: an evaluation of the data and development of a proposed national guideline. *Disaster Medicine and Public Health Preparedness, 2*(Suppl 1), S25-S34.

Mitchell, G. W. (2008). A brief history of triage. *Disaster Medicine and Public Health Preparedness, 2*(Suppl 1), S4-S7.

Mor, M., & Waisman, Y. (2003). Triage Principles in Multiple Casualty Situations Involving Children: the Israeli Experience. *Pediatric Emergency Medicine*, novembro. Recuperado de http://www.pemdatabase.org/files/triage.pdf.

National Association of Emergency Medical Technicians. (2017). *PHTLS – atendimento pré-hospitalar ao traumatizado: básico e avançado* (8ª ed.). Rio de Janeiro: Artmed.

NYC Pediatric Disaster Coalition, & New York City Department of Health and Mental Hygiene. (2009). *Recommendations for NYC pediatric disaster triage and transport DRAFT*. Recuperado de https://www.nyc.gov/assets/doh/downloads/pdf/bhpp/hepp-peds-childrenindisasters-010709.pdf.

Oliveira, M. (2009). *Livro-texto do Projeto Gerenciamento de Desastres - Sistema de Comando de Operações*. Florianópolis: Ministério da Integração Nacional, Secretaria Nacional de Defesa Civil, Universidade Federal de Santa Catarina, Centro Universitário de Estudos e Pesquisas sobre Desastres.

Organização Pan-Americana da Saúde. *Desastres naturais*.

Romig, L. E. *The JumpSTART pediatric MCI. Triage pool and other pediatric disaster and emergency medicine resources*. Recuperado de http://www.jumpstarttriage.com/.

Walls, R., Hockberger, R., & Gausche-Hill, M. (2018). *Rosen Medicina de Emergência - conceitos e prática médica* (8ª ed.). Rio de Janeiro: Elsevier.

CAPÍTULO 30

Acionamento e Gerenciamento de Catástrofes

Jefferson de Mello

INTRODUÇÃO

O Corpo de Bombeiros do Estado de São Paulo vem se aprimorando para melhorar o seu gerenciamento no atendimento a emergências. Ao longo dos anos, pôde-se observar que o início de toda ocorrência acontece de uma maneira desorganizada. Com o tempo, a gestão dos processos tende a melhorar: priorizam-se os objetivos da ocorrência e adotam-se estratégias para resolver o problema, organizando e solicitando os recursos necessários, os quais envolvem a quantidade de profissionais ou os materiais a serem usados.

No passado, quando acontecia uma grande emergência, como, por exemplo, uma queda de avião com muitas vítimas, em que a necessidade de recursos era muito grande, muitos profissionais de todas as áreas direcionavam-se para o local sem o menor preparo ou o equipamento mínimo indispensável e conseguiam adentrar nas áreas de risco sem nenhum controle de efetivo no local, muitas vezes com excesso de recurso, ou o que é pior, expondo as pessoas a um risco desnecessário. Verificou-se, então, a necessidade de um sistema que organizasse as emergências de um modo institucional, no qual todos teriam um conhecimento prévio de como se comportar em uma emergência, desde a hora de sua chegada, para quem uma equipe deveria se apresentar, o local de trabalho para uma guarnição dentro do cenário, até o término do turno de trabalho.

A falta de um sistema não significava que não havia controle nas ocorrências, mas não existia um padrão de organização, por exemplo: poderia ocorrer de uma guarnição de bombeiros chegar em uma ocorrência, definir seu próprio local de trabalho, ficar trabalhando de maneira ininterrupta, sem descanso e, às vezes, sem recursos materiais. No final, as ocorrências sempre eram atendidas, mas talvez pudessem ter sido resolvidas por um meio menos oneroso, em menos tempo ou com menos recursos e com os riscos mais controlados.

Estudos foram iniciados e, com base no Sistema de Comando de Incidentes (SCI ou ICS, do inglês *Incident Command System*) – utilizado nos EUA na década de 1970, no estado da Califórnia, foi criado no Corpo de Bombeiros do Estado de São Paulo o Sistema de Comando de Operações e Emergências (SICOE). Esse sistema foi instituído em 1995 com a finalidade de definir uma unidade de comando, uma forma de cuidar da segurança das equipes e dar continuidade às ações nas emergências de qualquer natureza e magnitude.

No Brasil, todos os Corpos de Bombeiros utilizam um sistema de comando, o que os diferencia principalmente é o nome: alguns estados adotaram o SCI, outros o Sistema de Comando em Operações (SCO). São Paulo utiliza o SICOE, mas o princípio do trabalho é praticamente o mesmo: realizar a gestão da emergência de uma maneira global.

Conforme a Diretriz do Comando do Corpo de Bombeiros do Estado de São Paulo (CCB) nº 004/931/14, o SICOE foi definido como:

> "Uma metodologia de gerenciamento de incidentes fundamentada em 12 (doze) Princípios com comando único ou unificado apoiado por funções modulares com titulações padronizadas, instalações pré-designadas e organograma previamente delineado para gerir e regular recursos disponíveis e participação de multiagências por meio de um processo de planejamento comum com a definição de objetivos, prioridades e períodos com ciclo de planejamento operacional pré-estabelecido, apoiado por formulários padronizados, tarefas pré-definidas que favorecem, agilizam e padronizam Plano de Ação de Emergências (PAE), controle, passagem de comando e reuniões para finalmente suprir as complexidades e demandas de um incidente, transformando a resposta inicial reativa em uma resposta pró-ativa no menor tempo possível, garantindo assim a proteção da vida, meio ambiente e patrimônio."

Os 12 princípios de comando são:

1. A organização do sistema é modular e flexível.
2. O gerenciamento da ocorrência é feito por objetivos.
3. A terminologia deve ser comum.
4. Cadeia de comando e unidade de comando.
5. Conjunto de controle administrável.
6. Comunicação integrada.
7. Dependência no PAE.
8. Comando único ou unificado.
9. Uso de formulários padronizados.
10. Estabelecimento e transferência formal de comando.
11. Instalações e áreas padronizadas.
12. Mobilização/desmobilização de efetivo e recurso.

SISTEMA DE COMANDO DE OPERAÇÕES E EMERGÊNCIAS

Estrutura

Uma das principais características do SICOE é a distribuição de funções de maneira padronizada. Para cada organização que compareça no cenário de uma emergência conhecerá previamente as funções existentes.

O Decreto estadual de São Paulo nº 58.931, de 2013, que define as atribuições do Sistema de Resgate a Acidentados no Estado de São Paulo, preconiza o seguinte em seu artigo 6º:

> "Nos casos de desastres envolvendo múltiplas vítimas, o atendimento poderá ser realizado de forma integrada pelo Sistema de Resgate a Acidentados e serviços municipais e/ou privados de emergências médicas, ficando as operações de salvamento nas zonas de risco sob a incumbência do Corpo de Bombeiros, que estabelecerá o Sistema de Comando de Operações em Emergência (SICOE) para a coordenação das informações, recursos e adoção de decisões estratégicas."

Para que uma gestão emergencial ocorra de maneira organizada, é necessária a distribuição de funções claras e operativas, e cada integrante que assumir uma função deve saber como agir de acordo com esse sistema. A Figura 30.1 mostra um organograma simplificado do SICOE com suas principais funções.

A distribuição das funções inicia-se com o comandante do incidente, que geralmente, mas não obrigatoriamente, passa a ser o militar de maior patente na emergência. Como já citado, o comando poderá ser unificado entre vários responsáveis de determinadas agências ou poderá ser um especialista em uma área específica com a qual o evento ocorrido está relacionado.

O sistema preconiza ainda que, em grandes emergências, sejam usados coletes de identificação para que integrantes de outras organizações que também estejam cooperando na emergência possam reconhecer facilmente a pessoa que está exercendo determinada função, conforme o exemplo da Figura 30.2, que demonstra o comandante do incidente. Nesse caso, foi a ocorrência de soterramento no município de Franco da Rocha que ocorreu em 30 de janeiro de 2022.

As funções apresentadas ainda se subdividem em uma cadeia de comando em que, conforme experiências, o ideal para que se tenha um controle adequado, uma função não ultrapasse a um total de sete subordinações diretas para não se arriscar perder a gestão. O SICOE possibilita aumentar ou diminuir as subordinações conforme a gravidade da emergência ou da fase em que se encontra a operação. A seguir será apresentado um organograma mais completo com as subordinações diretas das principais funções (Figura 30.3).

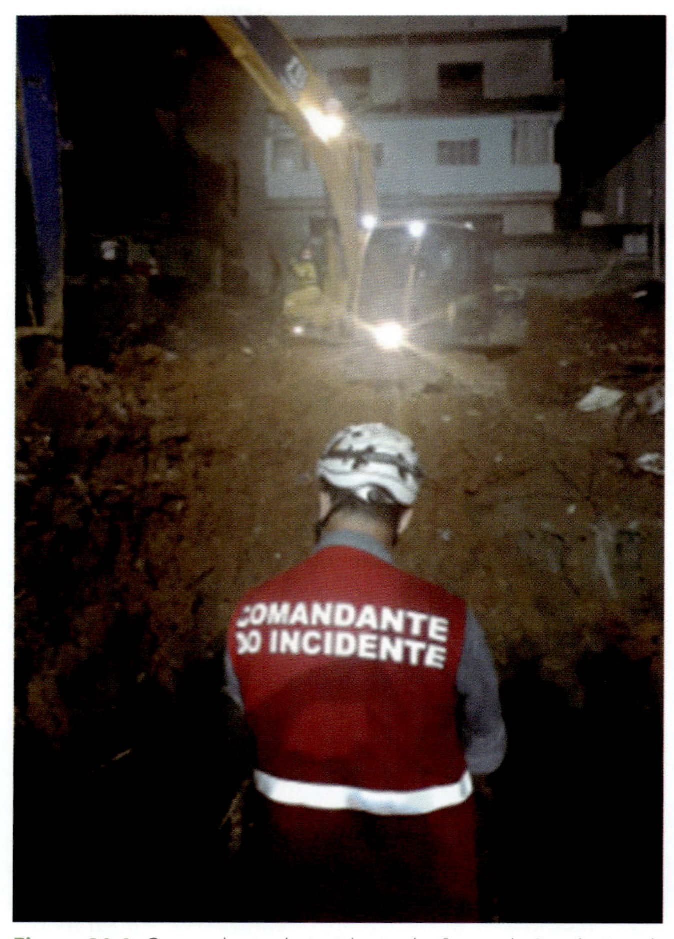

Figura 30.2 Comandante do incidente do Corpo de Bombeiros do Estado de São Paulo em ação.

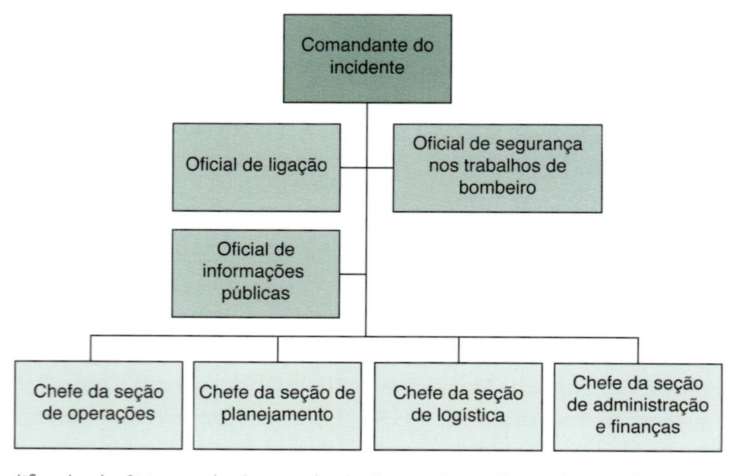

Figura 30.1 Organograma simplificado do Sistema de Comando de Operações e Emergências. (Fonte: Diretriz do Corpo de Bombeiros do Estado de São Paulo nº 004/931/14.)

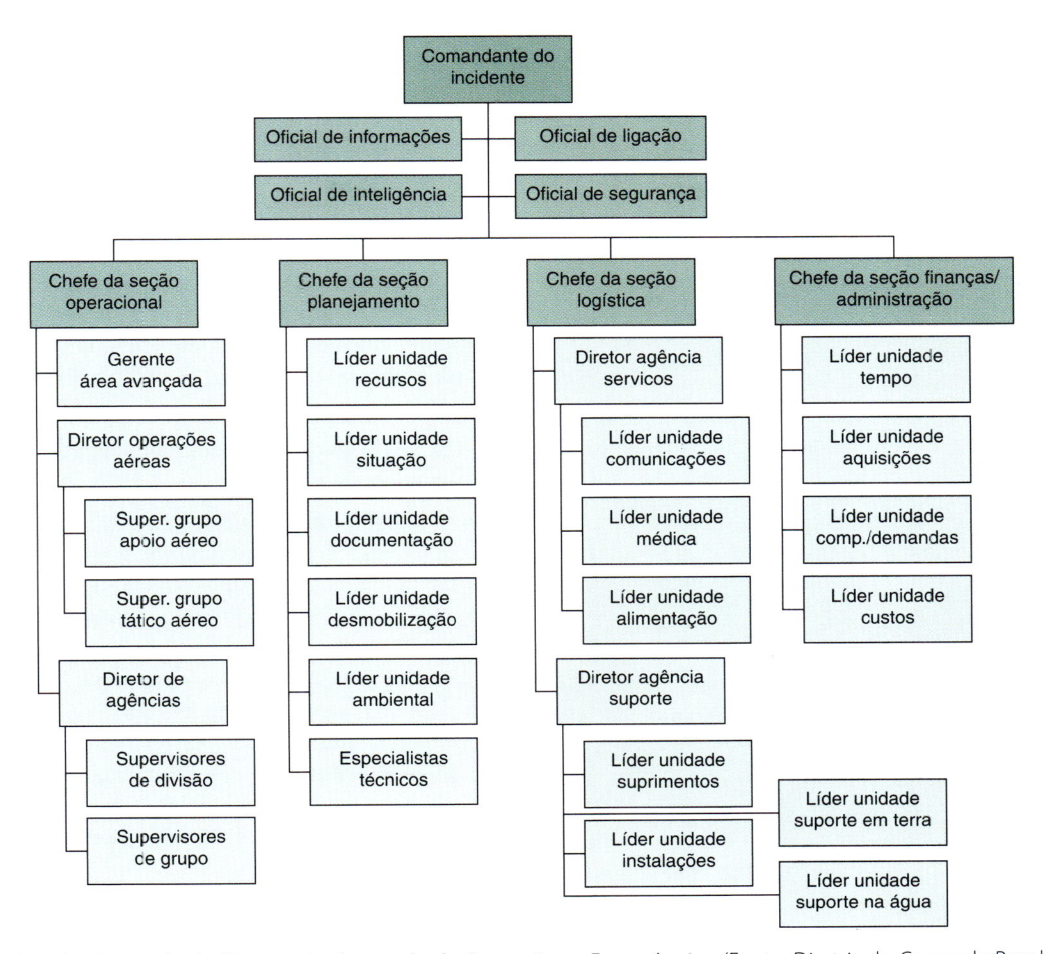

Figura 30.3 Cadeia de Comando do Sistema de Comando de Operações e Emergências. (Fonte: Diretriz do Corpo de Bombeiros do Estado de São Paulo nº 004/931/14.)

Principais funções

Comandante do incidente. Responsável pela gestão geral da ocorrência. Na maioria dos casos, essa função é exercida por uma única pessoa, escolhida por sua experiência e qualificações, e de maior patente no caso dos militares. O comandante do incidente exerce variadas funções, dentre as quais destacam-se: instituir o posto de comando, definir os objetivos da emergência, aprovar e autorizar o PAE, autorizar a divulgação de informações e gerenciar a desmobilização quando for o momento.

Oficial de informações públicas. Pessoa responsável em fornecer informações sobre o evento aos meios de comunicação, à imprensa e a outras organizações, caso seja necessário. O oficial de informações somente poderá divulgar o que for autorizado pelo comando do incidente, podendo organizar coletivas de imprensa com horários definidos para melhor administrar o tempo e as informações a ser divulgadas para o público.

Oficial de ligação. Nos incidentes em que haja a necessidade de outras agências, um oficial de ligação é designado pelo comando do incidente para fazer o controle e a ligação entre essas agências e o posto de comando. Deverá manter as organizações com as informações atualizadas, fazer reuniões, supervisionar as ações e necessidades das agências, entre outras funções.

Oficial de segurança. Deverá desenvolver, recomendar e fiscalizar um plano de segurança para o efetivo que estiver atuando, avaliando e prevendo situações de periculosidade e risco o tempo todo, podendo interromper as operações caso constate essas circunstâncias. Deve apresentar sugestões referentes à segurança no PAE, fazer reuniões para transmitir orientações e informar em tempo real o comandante do incidente sobre a segurança da operação.

Oficial de inteligência. Define e fornece informações sigilosas ao comandante do incidente que possam influenciar na segurança ou no desenvolvimento da operação. Analisa as informações e as fontes que as fornecem, mantém o comando sempre atualizado com as informações, estabelece uma ligação com todas as agências que estão participando do evento e prepara relatórios.

Logística

Um item de extrema importância em toda emergência é a logística, e o responsável pelo seu gerenciamento no evento recebe o nome de chefe da logística. Essa função é responsável por todos os recursos na questão de instalações, recursos materiais de apoio e operacionais, transporte, alimentação, comunicações, e tudo o que for relacionado com o apoio de um evento (Figuras 30.4 e 30.5). O chefe da logística deverá estar atualizado com as alterações da operação para poder prever os recursos adicionais, controlar a utilização dos recursos e realizar os ajustes necessários, avaliando o tempo todo o desenvolvimento da emergência para prever eventuais necessidades, como, por exemplo, se uma ocorrência vai precisar de iluminação no período noturno.

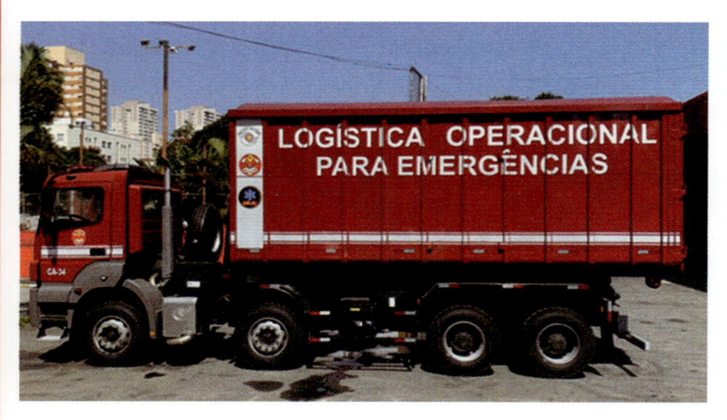

Figura 30.4 Contêiner para o transporte de material de apoio.

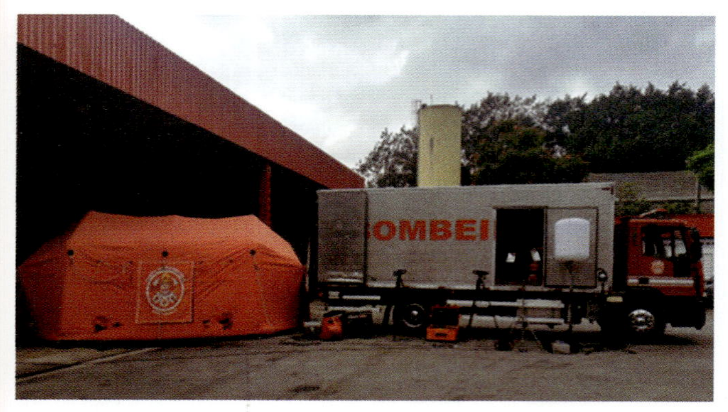

Figura 30.5 Caminhões e barracas para o transporte de materiais de apoio.

Geralmente nas grandes emergências, uma pessoa não é suficiente para desempenhar essa função, sendo necessária uma equipe de logística com vários componentes.

O Corpo de Bombeiros, que é uma corporação designada para ações de incêndio, salvamento e apoio à Defesa Civil nas ações humanitárias, tem que ter um apoio logístico bem estruturado e preestabelecido, não sendo possível providenciar todo apoio necessário somente no momento dos grandes eventos. O Corpo de Bombeiros do Estado de São Paulo possui uma estrutura de logística muito bem organizada e preparada para a pronta assistência, com caminhões, contêineres, materiais operacionais, viaturas, barracas etc.

Instalações

O SICOE prevê também uma padronização nas instalações em uma grande emergência, dividindo-as de acordo com a sua utilização, facilitando, assim, a gestão e a visualização para todos que estão na ocorrência, principalmente para as outras organizações. A Figura 30.6 apresenta alguns exemplos de nomenclatura das instalações-padrão.

Essas instalações já são de conhecimento de todos que tiveram contato com qualquer sistema de comando padronizado; existem outras, mas, neste capítulo, são mencionadas somente as principais.

Posto de comando (PC). Local onde permanece o comandante do incidente, de onde saem todas as ordens e orientações, no qual são realizadas as reuniões com todas as agências envolvidas no evento e se verificam os objetivos e as estratégias para melhor atender a emergência.

Base (B). Local onde se localizam todas as questões referentes à logística da operação.

Área de concentração de vítimas (ACV). Para onde são transferidas as vítimas do sinistro. Nesse local, elas são avaliadas e classificadas de acordo com método START (do inglês *simple triage and rapid treatment*; triagem simples e tratamento rápido). Esse sistema de triagem foi criado pelo Hoag Memorial Hospital e pelo Corpo de Bombeiros de Newport Beach, Califórnia. Atualmente, é o modelo adotado pela California Fire Chiefs Association, nos EUA, pelo Corpo de Bombeiros do Estado de São Paulo e por várias organizações pelo mundo. Vale ressaltar que existem outros métodos de triagem que podem ser adotados de acordo com as especialidades de cada local e a ocorrência.

Heliponto (H). Local destinado para pouso e decolagem de aeronaves de asa rotativa (helicópteros).

Área de espera (E). Local destinado para as equipes de trabalho. Após se apresentarem no posto de comando, as equipes aguardam nesse local até serem designadas para uma área de trabalho.

Acampamento (A). Nesse local, as equipes de trabalho estruturam sua base de operações – onde irão montar seus acampamentos, principalmente caso seja necessário ficarem por longos períodos. Nesse espaço, poderá haver barracas para descanso, áreas de alimentação e de logística da equipe. Importante ressaltar que cada organização é responsável pelo seu acampamento.

Zonas de atendimento

Para que ocorra uma gestão adequada e segura em uma emergência, a região em que ocorreu o evento e seu entorno são delineadas de modo que cada integrante, agência ou guarnições

INSTALAÇÕES PRÉ-DESIGNADAS

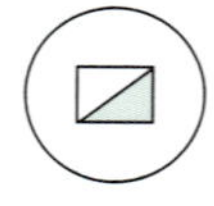

Posto de Comando (PC)
Único
Decisões
Reuniões

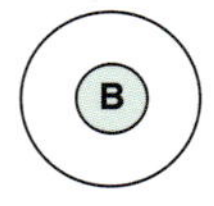

Base (B)
Funções logísticas

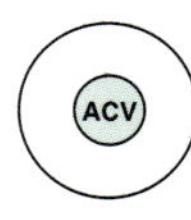

Área de Concentração de Vítimas (ACV)
Triagem
Método START

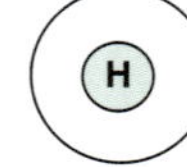

Heliponto (H-1)
Ou Helibase (H)

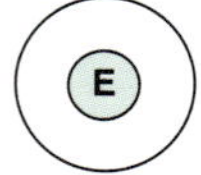

Área de Espera (E)
Check-in
Estacionamento

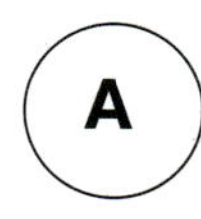

Acampamento (A)

Figura 30.6 Instalações pré-designadas do Sistema de Comando de Operações e Emergências. (Fonte: Corpo de Bombeiros do Estado de São Paulo.)

se posicionem em cada zona conforme a atividade que desenvolvam em determinado momento. A região afetada é dividida em zona quente, morna ou fria (Figura 30.7).

Zona quente. Local exato onde ocorreu o evento, com possibilidade de riscos às pessoas, com acesso limitado, podendo permanecer no local somente aqueles que estão atuando diretamente no controle do incidente. Deverá haver um rigoroso controle de acesso.

Zona morna. Nessa área, deve ficar o controle de acesso para a zona quente, assim como todos os materiais de apoio operacional e efetivo que serão empregados na zona quente.

Zona fria. Região onde fica o posto de comando, a área de concentração de vítimas, demais materiais de apoio, áreas de descanso, alimentação, estacionamento.

Preparação para implantação

Com a implantação do SICOE, em 1995, houve a necessidade de capacitação em massa no Corpo de Bombeiros do Estado de São Paulo, a fim de que todos os seus integrantes assimilassem as informações sobre as fases de atuação nas ocorrências. Aliado ao conhecimento da gestão, o grande laboratório foram as emergências que acontecem todos os anos no estado que promoveram a assimilação natural dessa sistemática.

Conforme o anuário estatístico do Corpo de Bombeiros, em 2021 foram atendidas 525 mil ocorrências em todo o estado. Uma dessas emergências foi a queda do avião da empresa aérea TAM no aeroporto de Congonhas, em 1996, que resultou em 99 mortes (Figura 30.8). Nessa época, o posto de comando foi instalado dentro de uma residência e de lá provinham todas as ordens e orientações.

Para que as outras agências também tivessem conhecimento do SICOE e pudessem trabalhar em conjunto nos eventos, muitos cursos de capacitação foram desenvolvidos pelo Corpo de Bombeiros do Estado de São Paulo aos integrantes das distintas organizações. Um guia de bolso foi confeccionado para auxiliar os públicos interno e externo nas orientações do SICOE (Figura 30.9).

CONSIDERAÇÕES FINAIS

Com a criação do SICOE, as emergências no estado de São Paulo passaram a ser atendidas de um modo mais padronizado. Esse sistema alterou a maneira de atuação de cada bombeiro no evento, com muito mais controle de efetivo, dos recursos, das diversas agências e do sinistro propriamente dito.

Outro fator importante é a semelhança de atuação com os outros estados da nação, favorecendo a atuação conjunta entre as corporações.

O SICOE preconiza ainda a integração entre as diferentes agências que participam das ocorrências. Atualmente, as organizações, ao chegarem a um sinistro, já se direcionam ao posto de comando, o que facilita o controle e a tomada de decisões.

Com o decorrer dos anos, o SICOE vem se atualizando e procurando se adequar às novas exigências, e, principalmente, às novas tecnologias.

Regulamentado e sacramentado, o SICOE serve de modelo para várias organizações no que se refere à gestão de eventos, por meio de coleta de dados, controle do efetivo, economia

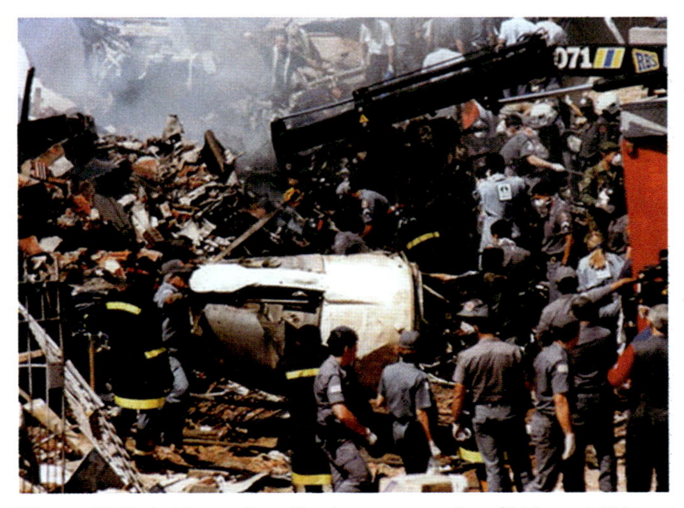

Figura 30.8 Acidente do avião da empresa aérea TAM, em 1996, em São Paulo. (Fonte: Corpo de Bombeiros do Estado de São Paulo.)

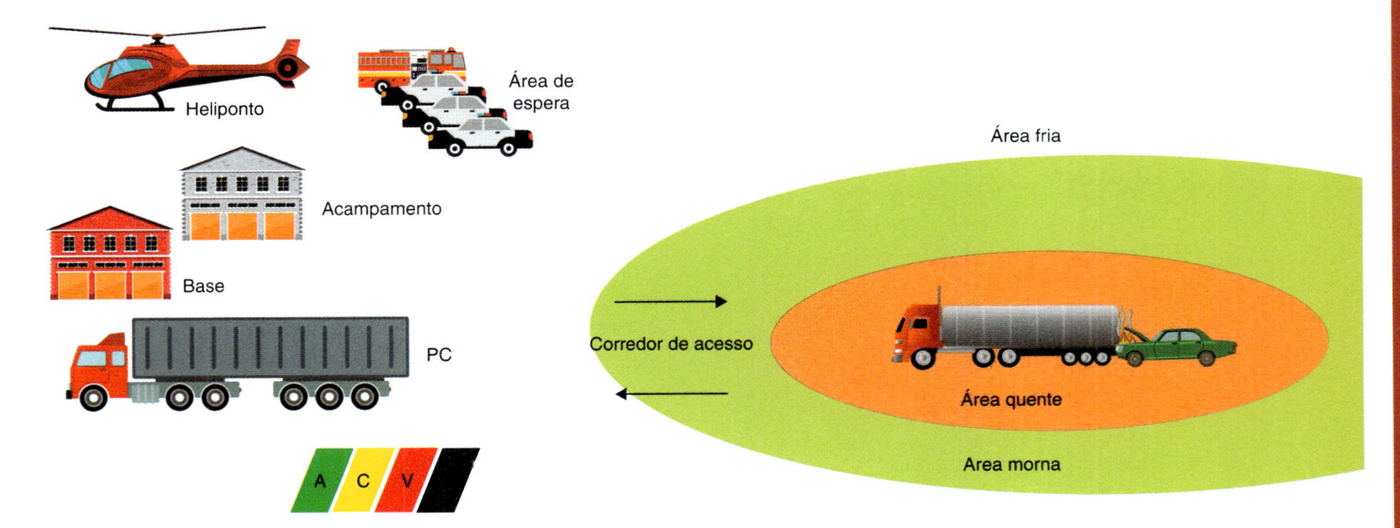

Figura 30.7 Zonas de atendimento da ocorrência. (Fonte: Corpo de Bombeiros do Estado de São Paulo.)

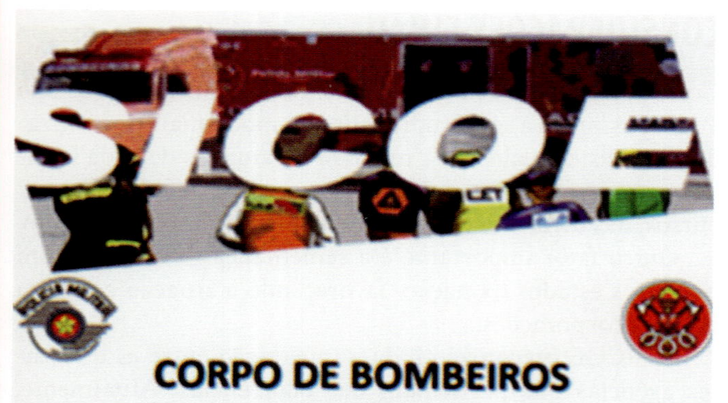

Figura 30.9 Guia de bolso com as orientações do Sistema de Comando de Operações e Emergências. (Fonte: Corpo de Bombeiros do Estado de São Paulo.)

de recursos, integração com as demais agências, prioridade na segurança, elaboração de objetivos e estratégias nas operações e gerenciamento da desmobilização. A distribuição das diferentes funções à equipe promove o bom funcionamento desse sistema, não deixando lacunas que possam colocar toda a operação em risco.

BIBLIOGRAFIA

Corpo de Bombeiros do Estado de São Paulo. *Diretriz do Centro de Comando (CCB) nº 004/931/14.*

Decreto Estadual de São Paulo nº 58.931, de 04/03/2013. Define as atribuições do Sistema de Resgate a Acidentados no estado de São Paulo, especificando as emergências que lhe são próprias e dá providências correlatas. Publicado por Governo do Estado de São Paulo. Recuperado de: https://www.al.sp.gov.br/repositorio/legislacao/decreto/2013/decreto-58931-04.03.2013.html

CAPÍTULO

31 Violência Urbana e Atendimento Pré-Hospitalar Tático

Rodrigo Tadeu Rodrigues Silvestre

CONTEXTUALIZAÇÃO DA VIOLÊNCIA URBANA E MORTALIDADE DE PROFISSIONAIS DE SEGURANÇA PÚBLICA NO BRASIL

A violência urbana no Brasil é algo que vem alarmando a sociedade nacional e internacional em virtude da insegurança pública e da instabilidade social decorrente dos conflitos diários verificados, com violação clara de direitos fundamentais do ser humano. A grave crise de segurança pública é expressa em números assustadores, que demonstram uma realidade de guerra irregular urbana no país. Segundo publicação no *Anuário Brasileiro de Segurança Pública*, entre março de 2011 e dezembro de 2015 foram verificadas 278.839 ocorrências no Brasil, contra 256.124 na Síria, país em situação de guerra (Fórum Brasileiro de Segurança Pública, 2019).

Comparando 100 países que registraram taxa de homicídios, entre 2008 e 2012, para cada grupo de 100 mil habitantes, estudo realizado por meio do Mapa da Violência de 2014 conclui que o Brasil ocupa o sétimo lugar no *ranking* dos analisados. Fica atrás de El Salvador, Guatemala, Trindade e Tobago, Colômbia, Venezuela e Guadalupe (Weber, & Rios, 2014).

Considerando a quantidade de homicídios para cada 100 mil habitantes em 2014, de acordo com os dados obtidos, o Brasil teve um índice de 25,81. A Organização Mundial de Saúde (OMS) considera que taxas acima de 10 por 100 mil habitantes configuram "nível de epidemia".

Criminosos passaram a se estruturar em organizações, trazendo a necessidade do aumento no poderio bélico para cometer crimes. A partir disso, observa-se um consequente aumento dos índices de criminalidade. Isso acontece porque as armas ilegais de calibres de menor energia, como .32 S&W, .38 SPL, .380 ACP, não foram abandonadas pelos criminosos; acredita-se que a maioria continuou no mercado negro, sendo repassada e comercializada para outros criminosos que cometem diversos delitos, como roubos a residências, a transeuntes, em saídas de banco ("saidinhas bancárias"), homicídios, latrocínios etc. Um círculo vicioso que fomenta o comércio ilegal de armas em nosso país. Depois de ingressar em território brasileiro, as armas ilegais percorrem até quilômetros de estradas para chegar às capitais, como o Rio de Janeiro. Assim como no interior de São Paulo, atualmente têm-se visto assaltos cinematográficos a caixas eletrônicos e empresas de valores, em que as armas empregadas na segurança pública estão aquém da combatividade necessária.

Conforme informações do Fórum Brasileiro de Segurança Pública, extraídas do anuário publicado em 2021 (Fórum Brasileiro de Segurança Pública, 2021), apenas em 2020 foram registradas 50.033 mortes violentas intencionais, estando entre elas o total de 194 agentes de segurança pública mortos no exercício da função ou em razão dela, além de milhares de feridos em serviço operacional, mesmo em um ano marcado pela pandemia de covid-19, com restrições das ações policiais (Simões Neto, Silvestre, & Paz, 2023).

Quanto à população de profissionais da segurança pública, a possibilidade de um policial brasileiro ser vítima por um crime de homicídio é 196,70% superior do que seria com qualquer outra pessoa. As taxas de policiais militares mortos em serviço é de 17,8, e fora de serviço, 58,7 por grupo de 100 mil habitantes. A taxa de homicídios das Polícias Militar e Civil (em serviço e fora) chega a 72,1 por 100 mil habitantes, praticamente o triplo da taxa de homicídio nacional (25,1) (Pereira Filho, 2018).

Analisando-se os dados publicados pelo Fórum Brasileiro de Segurança Pública referentes aos anos de 2013 a 2018 (Fórum Brasileiro de Segurança Pública, 2022), o Brasil teve uma média de 397 profissionais de segurança pública mortos em situações decorrentes do exercício da função policial, número nunca visto na história. Somente em 2019 foram 343 policiais mortos no país, conforme afirma Simões Neto et al. (2023).

Para além desses alarmantes dados, em pesquisa realizada pelo Ministério da Justiça, verifica-se que 81% dos policiais militares e 69% dos policiais civis do Rio de Janeiro tinham alta percepção de risco em vista de suas atividades, que, conforme revelam as pesquisas, são também os efetivamente diagnosticados na realidade do dia a dia dos profissionais de segurança pública (Minayo, Souza, & Constantino, 2007).

Portanto, vivemos atualmente uma epidemia de violência, e o objetivo deste capítulo é justamente demonstrar que no Brasil, quando o assunto é a medicina tática, ainda estamos caminhando a curtos passos, enquanto os assassinatos caminham a ritmo de maratona e o sistema público de Saúde e de Segurança ainda não perceberam a sua importância para salvar a vida da população em geral e do profissional de segurança pública, submetido ao risco extremamente superior de morte decorrente do trabalho que exerce.

ATENDIMENTO PRÉ-HOSPITALAR TÁTICO COMO ALTERNATIVA DE SOBREVIDA

Para enfrentar essa triste realidade em nosso país, o Ministério da Justiça e Segurança Pública iniciou em 2020 um projeto para implementar e regular o Atendimento Pré-Hospitalar Tático (APH-Tático) para as instituições de segurança pública brasileiras, entre as quais as polícias (Federal, Rodoviária Federal, Civil, Militar, Força Nacional, Penal, entre outras) e Corpos de Bombeiros Militares, visando tentar salvaguardar a vida dos operadores de segurança pública e contribuir com a redução do coeficiente de mortalidade.

O APH-Tático consiste no conjunto de manobras e procedimentos emergenciais aplicados com vistas à minimização do trauma e de seus efeitos fisiopatológicos, e compreende a execução de manobras técnicas específicas a feridos com risco de morte iminente, consoante conceito extraído da Diretriz Nacional de APH-Tático (Ministério da Justiça e Segurança Pública, 2023). O APH-Tático baseia-se em conhecimentos técnicos de suporte de vida realizados por profissionais de segurança pública, visando o socorro próprio ou de outro operador ferido no ambiente operacional, bem como em treinamentos, ou em localidades que inviabilizem ou dificultem demasiadamente o atendimento por profissionais de Saúde em tempo hábil (Portaria nº 98, 2022).

A intenção principal do APH-Tático, escopo do referido projeto, é reduzir as mortes evitáveis de profissionais das forças de defesa e segurança em confrontos armados, por meio de procedimentos emergenciais necessários à minimização do trauma e seus efeitos fisiopatológicos, aplicados por meio de manejos clínicos e táticos realizados ainda no ambiente operacional de confronto, que permitam que o operador possa prestar o devido atendimento ao ferido ou a si mesmo, prevenindo lesões adicionais, possibilitando completar a missão.

Assim, a referida iniciativa pública tem por objetivo contribuir com a redução de mortes evitáveis de profissionais de segurança pública, por meio do fornecimento de condições diretivas, técnicas, materiais e humanas para rápida resposta ao trauma sofrido no ambiente operacional (Portaria nº 98, 2022).

Conforme Simões Neto et al. (2023), o projeto de APH-Tático para profissionais de segurança pública está sendo estruturado para que os policiais passem a dispor de condições diretivas, técnicas, materiais e humanas para oferecer uma rápida resposta nas situações de traumas sofridos no palco de operações, diminuindo as mortes evitáveis no ambiente tático, tendo como entregas previstas:

- A uniformização doutrinária por meio da elaboração de uma Diretriz Nacional de Atendimento Pré-Hospitalar Tático para Profissionais de Segurança Pública
- A construção da Matriz Curricular mínima e o fomento a capacitações de APH-Tático para profissionais de segurança pública
- Padronização técnica de produtos de APH de aplicação tática na atividade de segurança pública
- Estímulo à aquisição de equipamentos e insumos de APH-Tático pelas instituições de segurança pública.

O projeto conta com uma Câmara Técnica criada no ano de 2021, composta de médicos, enfermeiros e operadores da segurança pública especializados no assunto, representando os estados, as instituições policiais e os bombeiros militares. Após 2 anos de trabalhos, em 1º de julho de 2022 foi publicada a Portaria Ministerial nº 98, que institui a Diretriz Nacional de Atendimento Pré-Hospitalar Tático para Profissionais de Segurança Pública, um marco histórico na busca da salvaguarda da vida desses servidores brasileiros. Nessa Diretriz Nacional, há a previsão de três níveis de emprego do APH-Tático: o Nível Avançado, voltado para profissionais médicos e enfermeiros das instituições de segurança pública; Nível Intermediário, voltado a operadores de grupos especializados, que são submetidos ao maior risco de morte; e Nível Básico, voltado a todos os profissionais da segurança pública.

Desse modo, cumpre salientar que o APH-Tático é uma opção cabal à sobrevida do profissional de segurança pública vitimado no exercício da função ou em decorrência da profissão que exerce, sendo a base doutrinária da existência dessa atenção extra-hospitalar o *Tactical Combat Casualty* Care (TCCC), a maior referência técnica nesse assunto em todo mundo (Defense Health Agency, 2023).

FASES DO ATENDIMENTO PRÉ-HOSPITALAR TÁTICO E ALTERNATIVAS MÉDICAS DE ATUAÇÃO

Como exposto, para o emprego das técnicas relativas ao APH-Tático, são observados os procedimentos previstos no principal protocolo mundial de APH voltado para combate, o TCCC. Neste, bem como nas prescrições da Portaria Ministerial nº 98/2022, o processo de atendimento de um operador de segurança ferido ocorre em três fases:

- 1ª fase: atendimento sob confronto armado
- 2ª fase: atendimento no campo tático
- 3ª fase: atendimento em evacuação tática

Para tal, descreveremos as fases de atendimento, baseando-se em procedimentos relacionados com o nível avançado de atenção pré-hospitalar, com enfoque na atuação médica nessa atividade.

Fase de atendimento sob confronto armado (1ª fase)

Esta fase geralmente se inicia na chamada Zona Quente, ou Zona Vermelha, ou seja, no local onde iniciou o confronto. Para isso, o operador de emergências médicas precisa estar treinado para se familiarizar com técnicas e táticas de progressão, posicionamento e função, uso de armamentos e equipamentos individuais de proteção específicos, como colete balístico e cinto tático, além de materiais usados no atendimento a vítimas em ambiente hostil, e assim ser inserido junto ao time tático, fazendo parte dele, criando consciência situacional tática, que se torna primordial para se estabelecer o primeiro passo no atendimento ao ferido: **a segurança da equipe**.

Os cuidados médicos são muito limitados enquanto o ferido e a equipe estão sob ataque. Suprimir o fogo inimigo e remover a vítima para um local abrigado são as principais preocupações nessa etapa. Não se deve realizar exame clínico detalhado ou tratamento de todas as lesões durante efetivo fogo inimigo. Ferimentos que não implicam em risco de morte à vítima e que não impedem a sua participação no combate devem mantê-lo no apoio à sua equipe, na resposta ao fogo hostil.

Pode ser fundamental que operadores táticos de emergências médicas auxiliem na supressão do fogo inimigo antes de prestarem atendimento médico propriamente dito, especialmente em unidades pequenas em que a capacidade de fogo é limitada e toda arma em capacidade operacional é preciosa.

A principal doutrina no assunto, o TCCC, empregada na fase de atendimento sob confronto armado, ensina: "A melhor medicina no campo de batalha é a superioridade de fogo". O primeiro e melhor passo a ser dado no intuito de salvar uma vida é o controle da situação tática. Mais vítimas, ou o operador tático de emergências médicas ferido, em nada poderá contribuir para o sucesso da missão.

No caso de vítimas com ferimentos que não as impeçam de se locomover a áreas abrigadas, isso deverá ser feito, evitando exposição desnecessária dos operadores táticos de emergências médicas. Para isso, a vítima poderá receber orientação, por meio de verbalização, ou o que no APH-Tático denomina-se atendimento remoto. Se não for possível sua locomoção, ou a vítima estiver arresponsiva, o operador de emergências médicas não deve se arriscar ou se expor a risco desnecessário sob fogo inimigo em área desprotegida, assim como não se deve arriscar a segurança da equipe de socorro.

No caso de vítima que não é capaz de se locomover, arresponsiva ou responsiva, um plano de resgate deve ser coordenado, levando em conta os seguintes tópicos:

- Calcular o risco em potencial à equipe de resgate, levando em consideração que não é permitido deslocar a equipe para áreas de concentração de fogo inimigo. A vítima sofreu uma queda? De onde vem o fogo inimigo? É direto ou indireto (p. ex., pistola, fuzil, metralhadora)? Há riscos elétricos, químicos, biológicos, mecânicos, fogo, água ou outros perigos ambientais?
- Considerar seus recursos: a equipe de socorro terá como cobrir o fogo inimigo, realizar a triagem, a retirada de equipamentos específicos de resgate?
- Cada um deverá estar ciente do seu papel na equipe de resgate e qual técnica de resgate será aplicada para remoção da vítima (p. ex., arrasto, carregamento, corda, maca)
- O manejo da via aérea poderá ser momentaneamente protelado, até que a vítima esteja a salvo do fogo hostil e de outros riscos. Isso minimiza os riscos corridos pela equipe de resgate e evita dificuldades na tentativa de manejo da via aérea durante a remoção da vítima.

Procedimentos médicos indicados para atendimento sob confronto armado

Controle da hemorragia

Em feridos no ambiente tático, o controle precoce de hemorragias externas é a intervenção mais importante. A hemorragia continua sendo a principal causa de mortes evitáveis em confrontos armados. Diretrizes do TCCC dão enfoque no uso de torniquetes pré-hospitalares para prevenir mortes por hemorragias de extremidades (Defense Health Agency, 2023).

Até recentemente, operadores táticos de emergências médicas eram treinados a utilizar torniquetes apenas como último recurso para conter grandes hemorragias nos membros. Recente estudo de Eastridge et al. (2012), abrangendo 4.596 óbitos de norte-americanos em combate, de 2001 a 2011, evidenciou que apenas 2,6% do total de óbitos foi decorrente de hemorragias dos membros. Atribui-se essa acentuada redução nas mortes causadas por hemorragias de membros ao estabelecimento do uso dos torniquetes modernos e ao intenso treinamento de aplicação de torniquetes realizado entre os combatentes.

O controle de quaisquer hemorragias externas significativas é a prioridade (Figura 31.1). Porém, não esquecer, jamais, que a primeira medida é manter a superioridade de fogo e conduzir as vítimas a um local abrigado; apenas os ferimentos de membros que representem ameaça imediata à vida devem merecer atenção imediata durante a fase de atendimento sob confronto armado.

Os membros da equipe, inclusive a vítima, devem desconsiderar ferimentos menores nessa fase, concentrando toda a sua atenção em maximizar o poder de fogo da equipe. O único tratamento nessa fase, se necessário, é a aplicação do torniquete nos membros em casos de sangramento maciço, que preferencialmente deverá ser colocado pela própria vítima, se possível, o que chamamos de autoaplicação do torniquete.

Desmistificando o torniquete no atendimento pré-hospitalar

Segundo Eastridge et al. (2012), o torniquete é um dispositivo de constrição externa temporário, que quando corretamente aplicado, faz a oclusão de veias e artérias, com o objetivo de evitar a exsanguinação do vitimado.

Devemos sempre lembrar de que há uma relação inversa entre a largura e a pressão para ocluir o fluxo arterial e, portanto, devemos evitar torniquetes estreitos, pois teriam apenas um efeito "garrote". Os mais largos (4 a 5 cm de largura), e que se mantêm assim durante o seu uso, são mais eficazes. Em seu amplo estudo contemplando 4.596 mortes em combate no Iraque e no Afeganistão, o Coronel Brian Eastridge encontrou 131 óbitos ocasionados por hemorragias de membros (Eastridge et al., 2012).

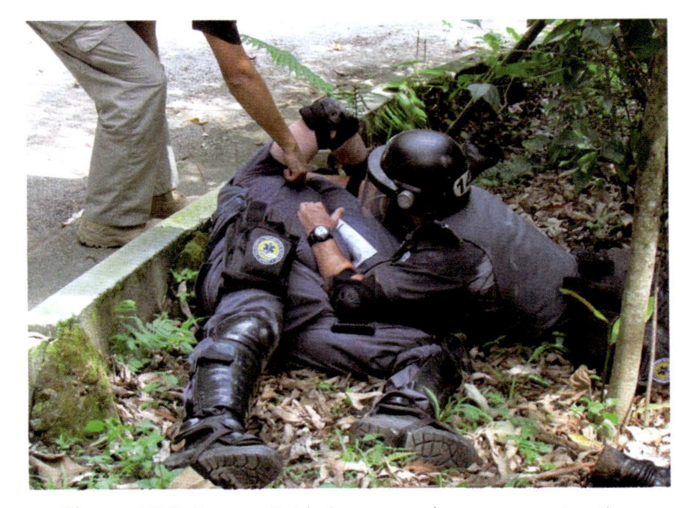

Figura 31.1 Exame rápido à procura de sangramento ativo.

Beekley et al. (2008) notaram que quatro de sete mortes que ocorreram em uma série de 165 óbitos em vítimas atendidas no 31º Hospital de Suporte em Combate, em Bagdá, poderia ter sido evitada com o uso adequado de um torniquete. Portanto, mortes ocasionadas por hemorragias de membros podem ser amplamente prevenidas com o uso precoce de torniquetes.

Sua efetividade em controlar hemorragias de membros e sua relativa facilidade de aplicação constituem a melhor opção no controle temporário de hemorragias de membros potencialmente fatais no ambiente tático, muito superior à compressão direta e às bandagens de compressão nessa fase, que demonstraram menos efetividade no controle das hemorragias potencialmente fatais, especialmente durante a movimentação das vítimas. Os torniquetes são mais efetivos em salvar vidas quando aplicados antes de as vítimas apresentarem choque por hemorragia. Kragh Jr. et al. (2009), ao analisarem o uso do torniquete em relação a uma definição tática de CHOQUE (pulso radial fraco ou ausente), encontraram dez pacientes que utilizaram torniquete após o seu início, dos quais nove morreram (90%); dos 222 que não apresentavam choque antes do uso do torniquete, 22 morreram (10%).

Apesar de seu uso no pré-hospitalar civil ter sido desencorajado no passado em razão da preocupação com danos isquêmicos aos membros, isso não se mostrou um problema significativo quando usados adequadamente em operações no ambiente tático. Desde 1942, o médico inglês Dr. L. Klenerman já relatava que durante procedimentos cirúrgicos vasculares e ortopédicos, o uso de torniquetes era relativamente seguro quando mantidos por menos de 2 horas (Klenerman, 1962).

Em 2008, Eastridge et al. (2012) publicaram o uso de 309 aplicações de torniquetes em 232 pacientes durante a Guerra do Iraque/Afeganistão, sem que tenha havido nenhuma amputação de membros decorrente do seu uso.

O uso prolongado dos torniquetes no ambiente tático, conforme literatura médica atual, pode até provocar a perda de um membro, porém pode levar ao que deve prevalecer, ou seja, salvar a vida da vítima, caso o torniquete não possa ser retirado por motivos táticos.

Comprovadamente eficaz em salvar vidas, com vasta literatura publicada no meio militar (Kragh Jr. et al., 2009, 2011; Beekley et al., 2008) e com as primeiras no ambiente civil (Kue et al., 2015; Roman et al., 2021; Smith et al., 2019; Bonk et al., 2020), os torniquetes são essenciais no campo de atuação tática moderna. Todo operador tático deve ser capaz de autoaplicar o torniquete em sua extremidade ferida, além de estar apto a aplicar o torniquete em um companheiro do time tático que dele necessite. O controle da hemorragia por pessoal operador tático não médico tem sido elemento-chave na redução de mortes evitáveis no ambiente tático.

Avaliação de torniquetes

Atualmente, existem várias marcas e modelos de torniquetes – um deles, inclusive, é brasileiro. De acordo com o Comitê do TC3, alguns deles, após testes como capacidade de oclusão arterial, tempo e simplicidade para aplicação, componentes específicos (p. ex., sistema de travamento, haste de rotação etc.), complicações do uso, relato de aplicações em combate e atendimento civil e capacidade logística, obtiveram a chancela e a aprovação dele (Figura 31.2).

O Combat Application Tourniquet (CAT, Figura 31.3) é um dispositivo sem roldanas, simples, leve, resistente, confiável e pequeno o suficiente para ser facilmente carregado e que pode ser rapidamente aplicado pelo próprio ferido no membro afetado ou no companheiro da equipe que necessite. Atualmente, está na sua 7ª geração, e segundo o fabricante, é o torniquete mais utilizado e com o maior número de trabalhos científicos em todo mundo.

Todos os torniquetes fabricados são desenvolvidos para um único uso, conforme o fabricante. Um grupo específico de torniquetes pode ser usado para treinamento, e os torniquetes de treinamento não devem ser reaproveitados para utilização em combate. Várias unidades militares evoluíram para a política do uso único de torniquetes.

Torniquete brasileiro

Em 2020, foi lançado, pela empresa brasileira Desmodus, o T-APH (Torniquete de Aplicação Pré-Hospitalar, Figura 31.4),

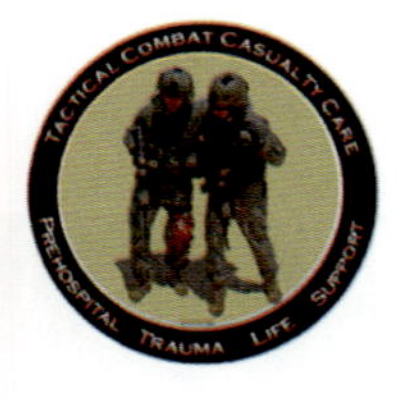

Tactical Combat Casualty Care (TCCC / TC3)

CoTCCC Recommended Devices & Adjuncts
AS OF: 01 AUG 2019

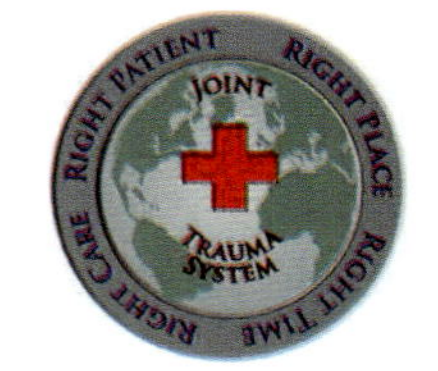

In accordance with CoTCCC Guidelines

Lourniquets, Limb Non Pneumatic

Common Name / Brand Name	DLA Nomenclature	NSN
Combat Application Tourniquet (CAT) Gen 7	Tourniquet Nonpneumatic Combat Application One-Handed 37.5" LG 1	6515-01-521-7976
Combat Application Tourniquet (CAT) Gen 6	Tourniquet Nonpneumatic Combat Application One-Handed 37.5" LG 1	Until Replaced by Gen7
Ratcheting Medical Tourniquet (RMT) Tactical	Tourniquet, One Handed Burke Device Tactical	6515-01-527-3841
SAM Extremity Tourniquet (SAM-XT)	Tourniquet Nonpneumatic 25S	6515-01-670-2240
SOF-Tactical Tourniquet-Wide (SOFTT•W)	Tourniquet Nonpneumatic Nylon Strap 1.5" Wide Nylon Strap for Br	6515-01-587-9943
Tactical Mechanical Tourniquet (TMT)	Tourniquet Nonpneumatic Tactical Mechanical Tourniquet	6515-01-656-6191
TX2 Tourniquet (TX2)	Tourniquet Nonpneumatic TX2 Ratcheting One-Hand Coyote	6515-01-667-6027
TX3 Tourniquet (TX3)	Tourniquet Nonpneumatic TX3 Ratcheting OD Green One Hand	6515-01-667-6208

(Alphabetical)

Figura 31.2 Dispositivos recomendados pelo TCCC. (Adaptada de Deployed Medicine.)

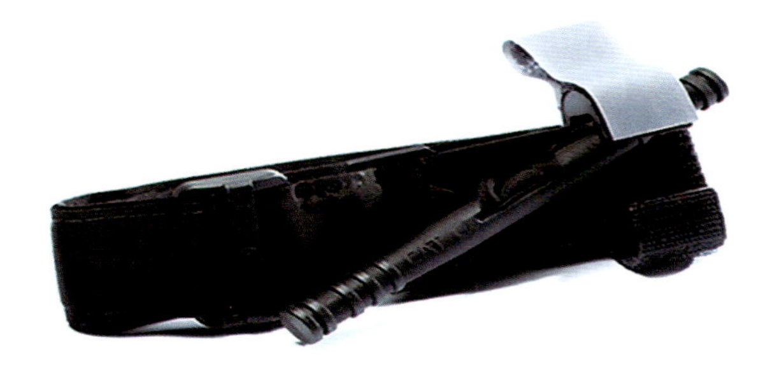

Figura 31.3 *Combat Application Tourniquet*. (Fonte: Torniquete CAT®: Manual CAT®.)

com um sistema inovador de clipe de retenção, com um "aviso" sonoro do travamento da haste. Promete ser mais rápido na aplicação, pois não precisa de outros sistemas para travamento.

Esse equipamento utiliza um sistema de fecho de contato costurado diretamente na fita de tração com 38 mm de largura. Conta com uma base de polímero revestida com fitas, que proporciona um aperto uniforme com mais conforto e menos dor. Tem uma ponteira sem fecho de contato (velcro) na cor laranja com tato diferenciado do restante da fita de tração. Fabricado com materiais exclusivos visando a qualidade que um torniquete necessita.

O T-APH é recomendado pelo Ministério da Defesa como um produto estratégico de defesa e com o devido registro da Agência Nacional de Vigilância Sanitária (Anvisa).

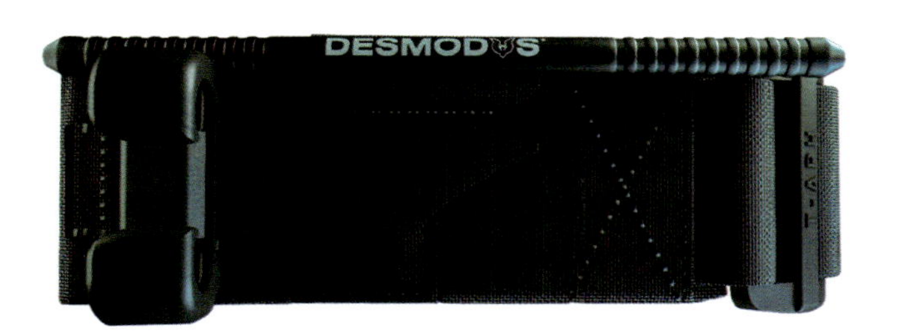

Figura 31.4 Torniquete T-APH da Desmodus®.

Aplicação dos torniquetes

De acordo com estudos existentes até o momento no ambiente pré-hospitalar, a maioria deles militares, os torniquetes devem sem aplicados próximos ao local da hemorragia intensa (Kragh Jr. et al., 2011).

Desde o início, as diretrizes do TC3, baseadas nesses estudos científicos, indicam o uso do torniquete de forma controlada, como foi denominado aqui no Brasil, ou seja, de 5 a 7 cm (2 a 3 polegadas) (Figura 31.5), acima da lesão que está com sangramento maciço, em razão da maior facilidade de oclusão vascular e da diminuição das complicações, como síndrome compartimental, lesões isquêmicas e paralisias nervosas.

Na diretriz publicada em 2015, em razão de uma necessidade tática, principalmente durante a autoaplicação, na fase de atendimento sob confronto armado, devido à dificuldade de avaliação anatômica do local do ferimento (fardamento escuro, atividades em meio líquido e baixa luminosidade), introduziu-se como forma de aplicação o que o nos EUA chama-se "alto e apertado", e no Brasil, na "raiz do membro", com o intuito de diminuir as chances de erros quanto ao local de aplicação e à ferida com sangramento maciço. Nesse momento, o tempo e as condições podem não permitir a exposição do ferimento, e o torniquete deve ser aplicado sobre a vestimenta do ferido.

O pulso distal de cada membro com um torniquete deve ser verificado. Se o pulso distal ainda está presente, o torniquete deverá ser apertado ou um segundo torniquete deverá ser aplicado acima e proximal ao primeiro, se possível, e com as hastes desalinhadas, e o pulso deve ser checado novamente.

É importante que o fluxo de sangue arterial distal seja interrompido pelo torniquete. Se isso não ocorrer, um torniquete venoso poderá estar ocorrendo, aumentando ainda mais o sangramento, além da possibilidade de síndrome compartimental ou de um hematoma em expansão se desenvolver no membro, criando uma complicação evitável para a vítima.

Torniquetes nunca devem ser colocados sobre articulações; também não devem ser aplicados sobre coldres ou bolsos contendo objetos volumosos, como *smartphones*, carteiras e outros que dificultem o aperto do torniquete ou piorem

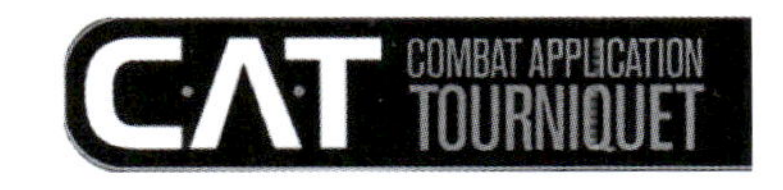

Instruções de uso

Aplicação com duas mãos

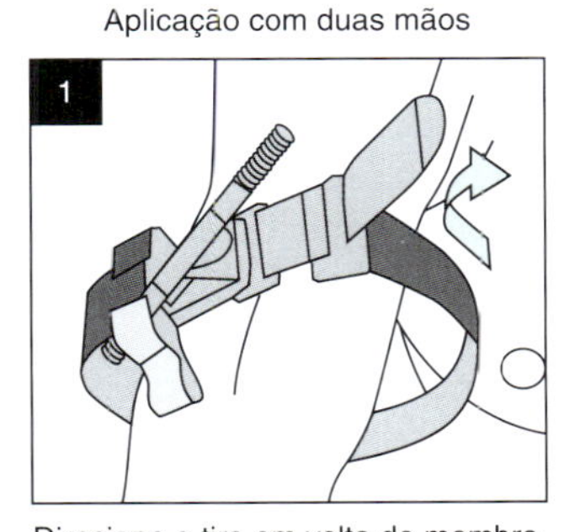

Direcione a tira em volta do membro, passe a linqueta através da fenda da presilha, e posicione o CAT 2-3" (5-7 cm) acima do local do sangramento diretamente na pele

ou

Aplicação com uma mão

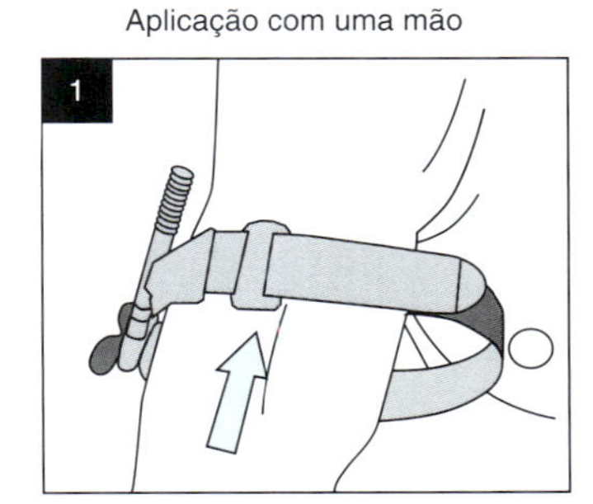

Insira o membro ferido através do laço feito com tira e posicione o CAT2-3" (5-7 cm) acima do local do sangramento diretamente na pele

Figura 31.5 Instruções de uso. (Adaptada do Manual do CAT®.)

a dor do ferido. Caso a hemorragia não seja controlada com a aplicação de um torniquete, um segundo torniquete deve ser colocado imediatamente próximo ao primeiro com as hastes desalinhadas. Uma vez que a situação do tempo permita, principalmente na fase de cuidados táticos de campo, o ferimento deve ser exposto e reavaliado; um torniquete deve substituir o que foi colocado sobre as vestimentas, sendo posicionado diretamente sobre a pele da vítima e proximal ao antigo.

A hora da aplicação do torniquete deve ser sempre anotada junto à vítima, normalmente no torniquete, que possui um local adequado para isso, ou sobre a pele, com caneta marcadora permanente (Figura 31.6).

Os erros a ser evitados na aplicação de torniquetes incluem:

- Não usar um torniquete quando indicado
- Usar um torniquete para sangramentos mínimos
- Posicionar o torniquete muito proximal ao ferimento
- Não apertar o torniquete o suficiente para efetivamente parar o sangramento
- Não utilizar um segundo torniquete, caso necessário
- Esperar demais para usar o torniquete
- Afrouxar periodicamente o torniquete para permitir fluxo sanguíneo ao membro ferido.

Controle de vias aéreas

Nessa fase, no atendimento sob confronto armado, nenhum manejo imediato da via aérea deve ser realizado em razão da necessidade de remoção da vítima para uma área abrigada o mais rápido possível.

Considerando-se que a maioria das mortes evitáveis no ambiente tático é ocasionada por hemorragias, controlar qualquer hemorragia externa evitará que a vítima apresente choque hipovolêmico e necessite de manejo da via aérea. Um ferimento que seja grave o suficiente para provocar inconsciência durante essa fase, como traumatismo penetrante de crânio, tem alta probabilidade de causar a morte.

Portando, o controle da via aérea deve ser protelado até a fase de cuidado em campo tático; a princípio, o controle de todas as principais hemorragias com torniquetes deverá ser a única medida.

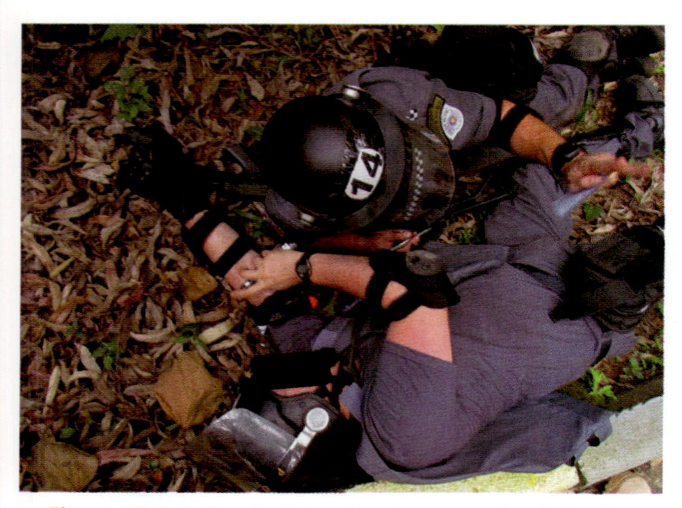

Figura 31.6 Aplicação de torniquete e marcação do horário.

Fase de atendimento em campo tático (2ª fase)

Esta fase ocorre no perímetro chamado de Zona Morna ou Amarela, uma vez que o atendimento ocorrerá "fora do padrão" habitual e convencional de atendimento ao traumatizado, pois ainda existe a ameaça de nova troca de tiros e um novo combate pode acontecer naquele local.

Vale lembrar, nesse momento, que o operador tático de emergências médicas, que será responsável pelo atendimento da equipe tática, precisa novamente estar treinado para poder ser inserido junto ao time tático, pois caso o ambiente volte a se tornar uma Zona Quente, ou seja, novamente uma fase de atendimento sob confronto armado, ele consiga desempenhar o seu papel de maneira integral, inclusive respondendo com disparos de arma de fogo se possível, na tentativa de impor maior poderio de fogo do que o do agressor e sanar o novo ataque, inclusive neutralizando a ameaça, se preciso for.

A segurança deve ser a primeira medida a ser estabelecida por toda a equipe, inclusive pelo operador em emergências médicas, enquanto o cuidado estará sendo realizado ao ferido. Para facilitar, o operador de emergências médicas poderá usar da regra mnemônica F-CAR:

- F: focar na segurança da cena e na situação consciente
- C: controle do sangramento com risco de vida
- A: verificar vias aéreas e desobstrui-las, se necessário
- R: avaliar a respiração.

Deve-se tratar o pneumotórax hipertensivo com a descompressão por agulha e/ou pneumotórax aberto com curativo oclusivo, quando necessário. Assim a vítima deve ser movida para a melhor cobertura/abrigo disponível. Embora a luz seja necessária, é importante ter disciplina em condições de luz ambiente reduzida; uma luz branca ou vermelha pode ser utilizada sob alguma cobertura se isso for essencial para o cuidado do ferido.

Uma vez realizados esses primeiros passos, com certa segurança, abrigado e/ou coberto de forma a estar protegido do fogo hostil eficaz, será muito útil o uso do acrônimo MARCH, usado pelo operador tático e de emergências médicas para facilitar a recordação da sequência de fatores causais de mortes evitáveis, guiando um encadeamento de atendimento lógico.

- M (*massive hemorrhage*): sangramento maciço. Estabelecer o controle imediato da hemorragia externa maciça com o uso de um torniquete na extremidade; reavaliar torniquetes prévios
- A (*airways*): vias aéreas. Verifique se as vias aéreas estão pérveas; realizar as manobras para desobstruí-las
- R (*respiration*): respiração. Tratar o pneumotórax hipertensivo com a descompressão por agulha e/ou pneumotórax aberto com curativo oclusivo, quando necessário
- C (*circulation*): circulação. Avaliar o estado hemodinâmico e tomar as medidas apropriadas. Ácido tranexâmico poderá ser usado quando indicado, iniciando por meio de acesso intravenoso (IV) ou intraósseo (IO); começar a reanimação com fluido, se necessário
- H (*hypothermia/head*): hipotermia e cabeça. Ferimentos moderados/graves na cabeça poderão estar presentes, e os procedimentos adicionais de cuidados para gerenciar o trauma cranioencefálico (TCE) deverão ser executados; evitar hipotermia para que a vítima mantenha um perfil normal de coagulação.

Importante salientar que operadores armados e que apresentem alteração do nível de consciência podem representar uma séria ameaça de lesão ou morte para os outros da equipe tática, pois podem empregar suas armas acidentalmente ou de forma inadequada. Essa alteração do nível de consciência pode ser devido ao TCE, ao choque e/ou a medicações analgésicas administradas ao operador tático. Qualquer um que apresente alteração do nível de consciência deve ser desarmado imediatamente, incluindo armas secundárias e explosivos.

Procedimentos médicos indicados para atendimento em campo tático

Sangramento maciço

Nessa fase, deverá ser feito o controle da hemorragia maciça externa de imediato, revisando-se inclusive procedimentos dessa natureza realizados na fase anterior. Para isso, o operador tático de emergências médicas deverá procurar locais de ferimentos externos, membros inferiores, membros superiores e as chamadas áreas juncionais (região inguinal, região axilar, pescoço, nádegas), além do couro cabeludo.

Aqui, torna-se imperativo expor o local do ferimento, usando preferencialmente tesoura romba para retirar as vestes. Caso já tenha sido aplicado um torniquete na fase de cuidados sob confronto armado, devemos manter a mesma conduta e expor o ferimento a fim de checar seu posicionamento em relação à ferida e sua efetividade.

Para o controle de hemorragias externas, estão descritos a seguir os equipamentos homologados em nosso país até o momento.

Torniquetes

Conforme explicado no atendimento sob confronto armado, o torniquete pode ser utilizado na forma emergencial e controlada para controle de hemorragia maciça nos membros. Nessa fase, a literatura médica traz como melhor conduta a utilização do equipamento próximo à ferida, ou seja, de 5 a 7 cm acima da lesão, de forma controlada, permitindo, assim, a minimização de outros agravantes.

Agentes hemostáticos

Estudos médicos demonstraram a eficácia e certa facilidade de aplicação dos agentes hemostáticos no controle do sangramento em ambientes táticos nos locais anatômicos denominados juncionais, principalmente os polímeros à base de quitosana (p. ex., os produtos Celóx®, Sam® e ChitoGauze® [Figura 31.7]), que forma uma espécie de biogel sobre o vaso lesado; e um mineral inorgânico (p. ex., o kaolin e o produto QuikClot®), que ativa um fator de coagulação e, consequentemente, a cascata de coagulação. Esse equipamento poderá ser utilizado dentro da ferida, o que chamamos preenchimento.

Após esse procedimento, deverá haver a compressão direta sobre o ferimento, para atuação do agente hemostático, variando de 1 a 3 minutos, de acordo com o fabricante. Um curativo hemostático pode ser altamente efetivo no controle de hemorragia potencialmente fatal quando um torniquete não puder ser aplicado no local.

Após esse período de compressão, deverá ser feita a checagem do ferimento e diante do cessar do sangramento, deverá ser aplicada uma atadura tática (Figura 31.8), o que chamamos de empacotamento, mantendo, assim, a pressão local e o hemostático junto ao ferimento.

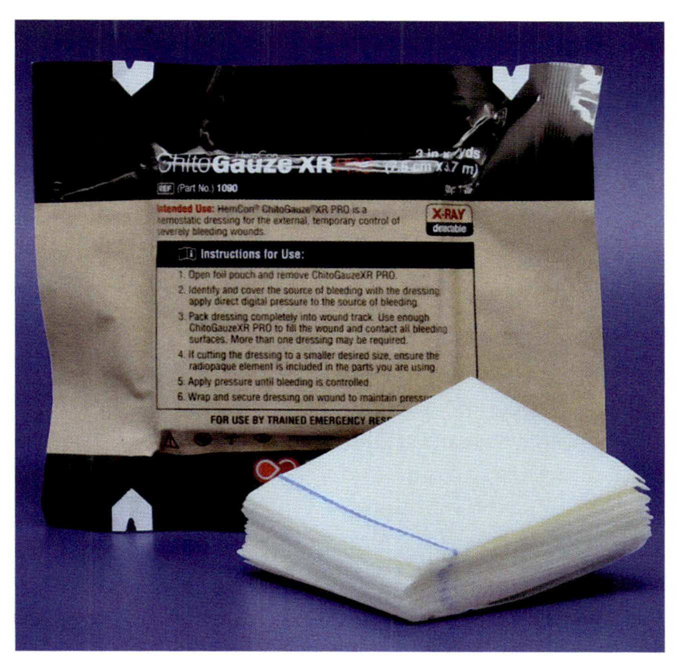

Figura 31.7 ChitoGauze®.

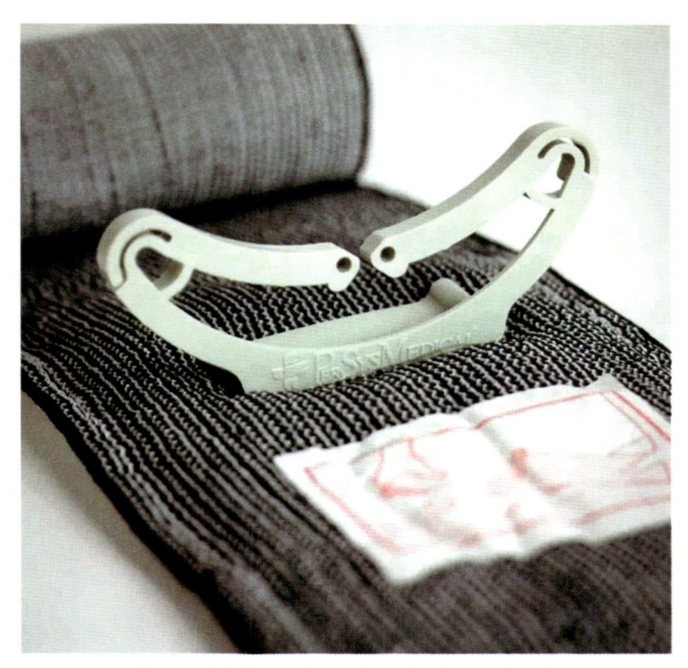

Figura 31.8 Atadura tática PerSys Medical®.

Vias aéreas

A obstrução das vias aéreas na área de conflito normalmente é decorrente do choque e da queda da base da língua e/ou de trauma maxilofacial, que podem levar à interrupção de ar nas vias aéreas e ao sangramento também nas vias respiratórias, principalmente quando há lesões de grandes estruturas vasculares causando hemorragia nas vias aéreas de forma significativa, em que nem mesmo a abordagem cirúrgica dessas vias pode ser bem-sucedida.

Procedimentos básicos em vias aéreas

Feridos inconscientes devem inicialmente ter suas vias aéreas abertas, inspecionadas e, se necessário, desobstruídas, colocando a vítima em decúbito lateral e/ou retirando o fator causal, como saliva, sangue, dentes, vômitos etc.; em seguida, complementa-se com a elevação do mento e a manobra de tração da mandíbula, ou hiperextensão do pescoço e elevação do mento.

Se o ferido apresentar alteração do nível de consciência com ventilações espontâneas presentes, e não havendo mais fatores de obstrução das vias aéreas, o manejo das vias aéreas, a manutenção da permeabilidade poderá ser melhor alcançada com uma cânula nasofaríngea. Esta é mais bem tolerada do que uma cânula orofaríngea; uma vez que o ferido poderá recuperar a consciência, será mais difícil de retirá-la durante o transporte.

O trismo (forte contração dos músculos da mandíbula) é comumente encontrado em pacientes com ferimentos na cabeça, dificultando a colocação da cânula orofaríngea. A cânula nasofaríngea (Figura 31.9) usada no ambiente tático não aumenta os riscos de vômitos e aspiração, podendo causar pouca ou nenhuma complicação em cenário de operação tática quando aplicada corretamente. Vítimas inconscientes devem ser colocadas na posição de recuperação, semipronadas, a fim de evitar a aspiração de sangue, muco ou vômito.

Procedimentos avançados em vias aéreas

Vias aéreas supraglóticas

Vias aéreas supraglóticas (p. ex., máscara laríngea, King Tube®, Combitube®) são projetadas para pacientes em parada cardíaca ou que sofreram paralisia muscular devido ao efeito de fármacos e a intubação falhou, nos quais a ventilação não é facilmente realizada, ou seja, não pode intubar, não pode ventilar.

Esses dispositivos podem ser de difícil colocação em todas as situações. Em uma recente revisão do TCCC sobre as vias aéreas supraglóticas, descobriu-se que existem atualmente muitas alternativas de dispositivos em uso, e que não há provas suficientes para identificar um dispositivo como superior ao restante. Como diretriz, o protocolo indica o uso de máscara laríngea ou i-gel® (Figura 31.10), ficando a escolha a critério do operador de emergências médicas que irá aplicá-las.

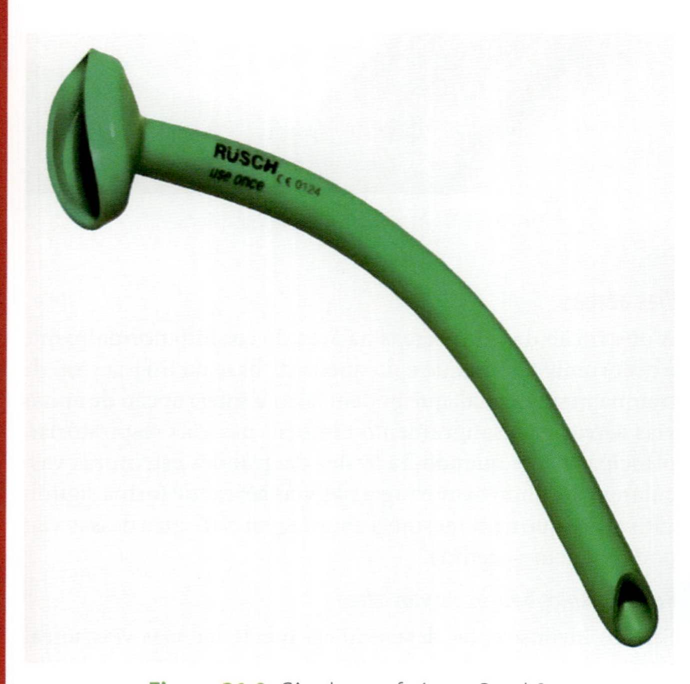

Figura 31.9 Cânula nasofaríngea Rusch®.

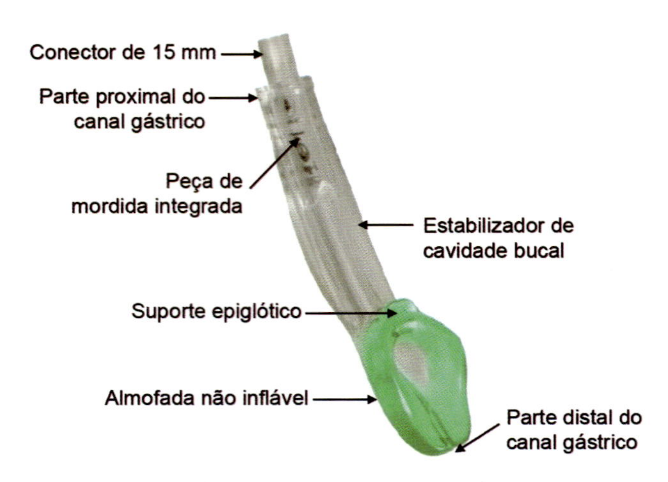

Figura 31.10 Dispositivo i-gel®.

Cricotireoidostomia

A obstrução das vias aéreas em ambiente tático tipicamente resulta de trauma na face ou pescoço, em que o sangue é o fator obstrutivo; a anatomia pode impedir uma boa visualização das cordas vocais, e o acidentado consciente com trauma maxilofacial é capaz de proteger as suas próprias vias aéreas pelo simples ato de sentar-se e inclinar-se para a frente, pois assim o sangue será drenado para fora da boca em vez de descer para a via aérea. Logo, a vítima está autorizada a assumir qualquer posição que a permita respirar mais facilmente, incluindo sentada, se necessário. Vítimas conscientes com trauma maxilofacial não devem ser forçadas a uma posição deitada e supina caso sejam capazes de respirar mais confortavelmente na posição sentada.

Se a posição sentada e inclinada para frente não é viável ou não fornecer uma via aérea aceitável, então, segundo diretrizes do TCCC, uma via aérea cirúrgica, a cricotireoidostomia (Figura 31.11), é preferível à intubação nesses casos; o médico operador em emergências médicas deve estar capacitado para fazer cirurgicamente cricotireoidostomia, que é eficaz e segura em pacientes com trauma, mas não é isenta de complicações.

Mesmo assim, cricotireoidostomia é a melhor saída para a manutenção das vias aéreas nos casos de trauma maxilofacial em ambientes táticos. Além disso, ela pode ser realizada sob anestesia local com lidocaína, mesmo em um acidentado que está acordado.

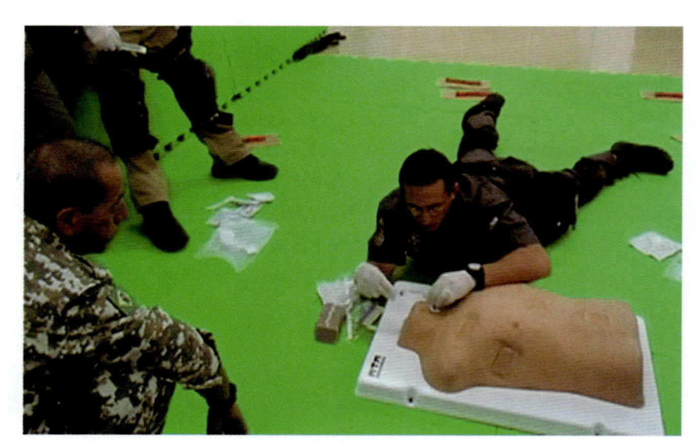

Figura 31.11 Treinamento prático de cricotireoidostomia com médicos militares.

Lesões térmicas de gás ou tóxicos para as vias aéreas

As lesões térmicas de gás ou tóxicos são considerações importantes em determinadas situações táticas. Essas lesões podem resultar em edema das vias aéreas que podem ser agravadas pela administração de fluidos agressivos, levando à obstrução da via aérea superior. Lesão por inalação deve ser suspeitada se o fogo ocorre dentro de um espaço confinado ou se a vítima tem queimaduras faciais, chamuscamento dos pelos nasais ou escarro carbonáceo. Dor de garganta, rouquidão e chiado no peito também podem ser observados. Para essas vítimas, cricotireoidostomia é a via aérea de escolha na fase de cuidados em ambiente tático.

Intubação endotraqueal

Se uma obstrução das vias aéreas persistir apesar do uso de uma via aérea nasofaríngea, uma via aérea mais definitiva será exigida. A capacidade do operador em emergências médicas e do médico em nosso país, experientes na realização da intubação endotraqueal em ambientes pré-hospitalares civis, tem sido bem documentada. Os estudos americanos destacaram a importância da prática continuada para manter a proficiência na intubação. No entanto, considerações para a definição de trauma endotraqueal no ambiente de batalha, para eles, são um pouco diferentes:

- Nenhum estudo avaliou a capacidade dos mais capacitados, e sim os relativamente mais inexperientes durante atendimento médico de combate para realizar a intubação endotraqueal no campo de batalha
- A maioria dos operadores de emergências médicas nunca havia executado uma intubação em um acidente ao vivo ou mesmo em um cadáver
- As técnicas de intubação endotraqueal padrão implicam na utilização de uma luz branca, que acaba colocando em risco o combatente. Houve uma morte causada pela utilização de uma luz branca no campo de batalha durante uma tentativa de intubação em uma missão de Operações Especiais Israelita
- Intubação endotraqueal pode ser extremamente difícil em vítimas com lesões maxilofaciais
- Intubação esofágica pode passar despercebida mais facilmente no ambiente tático, com resultados potencialmente fatais para o acidentado. Em um estudo recente, que incluiu o combate médico/intubações no campo de batalha, bem como médicos e intubações feitas em situação de estação de ajuda pré-hospitalar do batalhão, apenas 22,5% tinham monitoramento do dióxido de carbono para confirmação final da posição correta do tubo endotraqueal.

A intubação endotraqueal pode ser difícil de ser realizada até mesmo nas mãos dos mais experientes operadores de emergências médicas, médicos e até mesmo em condições menos adversas. Em pacientes civis com trauma, é mais bem-sucedida e tem menos complicações quando é feita com sequência rápida. No Brasil, a maioria dos operadores em emergências médicas não é médica e, portanto, não tem formação e é proibida por lei de realizar o procedimento.

De acordo com as diretrizes do TCCC, baseadas em evidências e necessidade tática, a intubação endotraqueal deverá ser realizada na fase de atendimento em evacuação tática, pois, em ambiente tático, a cricotireoidostomia é a primeira escolha de via aérea definitiva.

Pneumotórax hipertensivo

O trauma penetrante é o tipo predominante encontrado nos conflitos armados urbanos. No pré-hospitalar, a descompressão por agulha em lesões potencialmente fatais pode ser um procedimento que salva vidas.

A prática comum de usar equipamentos de proteção individual (colete balístico) em conflitos armados urbanos, tanto por policiais como por criminosos, reduziu a frequência relativa de ferimentos no tórax nesses conflitos. Eventualmente, ferimentos no tórax podem ainda resultar de projétil ou estilhaços decorrentes de impacto perto da borda do colete balístico junto à superfície corporal, ou por contusão torácica do impacto do projétil contra o colete e o tórax, sem mesmo haver perfuração (trauma fechado).

Além disso, a eventual necessidade de cuidar de policiais, marginais e da população que venham a ser vítimas e que não estavam usando o colete balístico, e, portanto, não foram protegidos do trauma de torácico, pode exigir que o médico operador de emergências médicas venha a tratar o pneumotórax hipertensivo. A combinação de colete balístico e descompressão torácica, quando indicada, e o uso de agulhas mais longas, 7 a 8 cm, para descompressão, podem resultar em diminuição no número de mortes evitáveis pelo pneumotórax hipertensivo.

A descompressão por agulha para a gestão inicial em pneumotórax hipertensivo já foi estabelecida como segura e eficaz no ambiente pré-hospitalar civil. Um ferimento penetrante no tórax geralmente tem algum grau de pneumotórax, como resultado da ferida primária. Em caso de trauma adicional causado por uma agulha, a pleurostomia no mesmo lado que a lesão torácica não deve piorar significativamente a condição do acidentado, se ele ou ela não tem um pneumotórax hipertensivo.

Essa consideração fortalece ainda mais o uso agressivo de descompressão por agulha no conjunto pré-hospitalar em cenário tático. Em alguns países, como os EUA, existe a figura dos paramédicos que realizam a descompressão por agulha no tórax em serviços médicos de emergência, e a maioria é médico convencional. No Brasil, por ser considerado um ato médico, o operador que realiza esse tipo de procedimento deve ser preferencialmente um médico operador tático de emergências médicas e deve estar familiarizado com essa técnica. Em tese, somente é possível a realização desse procedimento por profissionais não médicos em caso de grave risco de morte, conforme as exceções da Lei do Ato Médico (art. 4º, § 5º) (Lei nº 12.842, 2013).

Outrossim, a drenagem pleural (dreno de tórax) não é recomendada para uso rotineiro em atendimento ao trauma no cenário tático, pelas seguintes razões:

- Geralmente, os drenos torácicos não são necessários para fornecer o tratamento inicial para um pneumotórax hipertensivo
- Drenos torácicos são uma intervenção mais difícil e demorada para médicos relativamente inexperientes
- Drenagem torácica é mais suscetível de causar dano tecidual adicional e posterior infecção do que a descompressão por agulha.

Drenos torácicos geralmente não fazem parte do escopo de conhecimentos dos operadores táticos de emergências médicas, e não foram encontrados estudos que abordam o uso desse procedimento pelo médico operador tático de emergências médicas em ambientes táticos. No entanto, no caso de falha de descompressão por agulha para aliviar uma suspeita de pneumotórax hipertensivo, o médico operador tático de emergências médicas poderá realizar a pleurostomia simples (criando uma abertura na parede do tórax) e a colocação de um selo torácico valvulado (*finger toracostomy*) ou o dreno torácico para salvar a vítima.

A descompressão torácica por agulha em uma unidade de agulha/cateter calibre 14 G foi sugerida para aliviar a pressão intrapleural elevada rapidamente em um modelo suíno de pneumotórax hipertensivo traumático. Estudos demonstraram efeito terapêutico mantido durante 4 horas. Esse procedimento demonstrou equivalência a uma drenagem torácica com um tubo 32F também por um período de 4 horas. A facilidade e a velocidade na realização do procedimento, junto à diminuição da probabilidade de complicações, tornam a descompressão por agulha um procedimento de escolha para aliviar um pneumotórax hipertensivo no ambiente tático.

Diagnóstico do pneumotórax hipertensivo

Um diagnóstico presuntivo de pneumotórax hipertensivo deve ser aventado quando há uma piora progressiva da hipoxia, insuficiência respiratória ou desenvolvimento de choque em uma vítima com trauma torácico ou de dorso conhecido ou suspeito. Lesões penetrantes em locais como o ombro ou abdome superior também podem resultar em lesões pulmonares e pneumotórax hipertensivo.

O diagnóstico de pneumotórax hipertensivo no ambiente tático não deve ser baseado exclusivamente nos sinais do exame físico na vida civil comumente achados, como a diminuição do murmúrio vesicular, o desvio de traqueia, a distensão jugular ou o hipertimpanismo à percussão. Esses achados nem sempre estão presentes e evidentes, podendo ser de difícil avaliação no ambiente tático.

A descompressão por agulha provou salvar vidas em alguns indivíduos que sofrem parada cardiorrespiratória pré-hospitalar devido ao trauma. A descompressão por agulha bilateral deve ser realizada antes que os esforços de reanimação sejam abandonados em uma vítima com trauma no tórax ou politraumatismo.

Comprimento da agulha

O comprimento da agulha é uma consideração importante no procedimento de descompressão do tórax. No segundo espaço intercostal, a agulha deve passar através dos músculos peitorais, que em militares jovens do sexo masculino podem ser espessos, o que dificulta a chegada ao espaço pleural. Por isso, é imperativo que, durante o procedimento, uma unidade de agulha/cateter tenha comprimento suficiente para alcançar a cavidade torácica.

Estudos recentes têm observado que a espessura da parede do tórax em muitos homens pode exceder o comprimento padrão de 5 cm do cateter. Em 100 necropsias com tomografias computadorizadas de vítimas fatais militares, foi constatada uma espessura média da parede torácica de 5,36 cm. Em vários casos nessa série de necropsias, foram relatadas tentativas fracassadas de descompressão por agulha, porque as unidades de agulha/cateter utilizadas para o procedimento foram muito curtas, impossibilitando a chegada na cavidade torácica. Os autores do estudo recomendam o uso de uma unidade de agulha/cateter com 8 cm de comprimento (3,25 polegadas) (Figura 31.12), a fim de atingir uma taxa de sucesso de 99% para alcançar os espaços pleurais.

Local de inserção

Atualmente, devido aos estudos da espessura da cavidade torácica, a unidade agulha/cateter deve ser inserida como primeira opção no quinto espaço intercostal (5ºEIC LAAM), entre a linha axilar anterior e média, e como segunda opção dentro do segundo espaço intercostal, na linha hemiclavicular (2ºEIC LHC). Sempre sobre a borda superior da costela, no ângulo de 90° em relação ao plano frontal do tórax.

A agulha deve, depois, ser removida e o cateter fixado à parede da caixa torácica. Não há nenhuma exigência para colocar uma válvula de sentido único ou torneira de três vias na extremidade do cateter, porque como o ar não entrará para a cavidade torácica em quantidades significativas através de um pequeno furo do cateter. No entanto, se um pneumotórax hipertensivo está presente, o aumento da pressão intrapleural irá forçar o ar para fora do tórax através do cateter.

Apesar de incomum, complicações potencialmente fatais podem resultar de uma descompressão por agulha. Poderão ocorrer: laceração da artéria subclávia, lesão da artéria pulmonar, laceração cárdia com tamponamento cardíaco e hemorragia com risco de morte. A proximidade do coração e dos grandes vasos quando abordado pela via anterior do tórax, no 2ºEIC-LHC, demonstra a importância da realização do procedimento sob técnica cuidadosa, assim como no 5ºEIC.

Em estudo canadense foram realizadas 17 tentativas de descompressão por agulha na linha clavicular. Descobriu-se que, na verdade, 44% foram realizadas na linha média, mais proximal ao esterno. Um estudo diante de intervenções de TCCC nas forças armadas canadenses descobriu que sete de sete (100%) descompressões por agulhas consideradas no 2ºEIC-LHC eram feitas, na realidade, medial à linha hemiclavicular. Assegurar que o local de inserção do dispositivo agulha/cateter é igual ou lateral à linha dos mamilos pode ser usado e ajudará a evitar complicações. Além disso, deve-se tomar cuidado para dirigir a agulha perpendicularmente à superfície do tórax e não na direção do coração e dos grandes vasos.

Reavaliação

Qualquer ferido que foi submetido à descompressão por agulha para o alívio de um pneumotórax hipertensivo deve ser

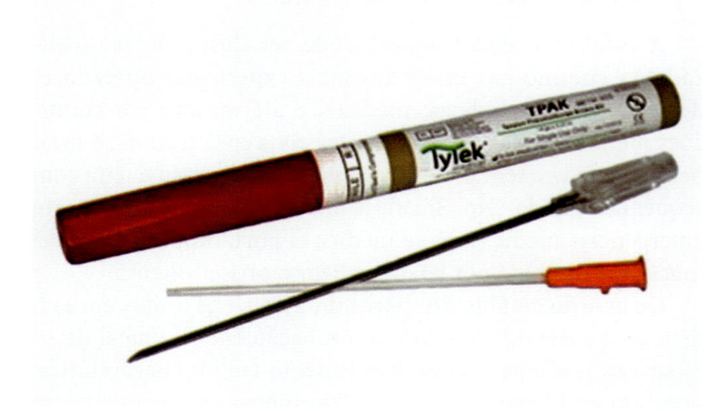

Figura 31.12 Agulha de descompressão TPAK®.

frequentemente reavaliado. Persistência ou recorrência de insuficiência respiratória após a descompressão por agulha pode ocorrer devido a qualquer das possibilidades a seguir:

- Os sintomas respiratórios podem ser uma manifestação de uma condição diferente de pneumotórax hipertensivo, como contusão pulmonar, hemotórax, choque, gás tóxico inalado
- Comprimento da unidade agulha/cateter inadequado
- Coágulos e/ou dobra do cateter utilizado para a descompressão
- O fluxo de ar através da agulha é simplesmente insuficiente para retirar o volume de ar que sai do pulmão lesado para o espaço pleural.

Se houver suspeita de recorrência de pneumotórax hipertensivo, a vítima pode precisar de nova descompressão por agulha. Caso isso não seja bem-sucedido, um dreno de tórax pode ser inserido no quinto espaço intercostal ou uma incisão no local do dreno de tórax pode ser realizada, entrando no espaço pleural com uma pinça ou dedo.

Na vítima com trauma de tórax não penetrante, deve-se ter maior cuidado ao ser considerada a descompressão por agulha, uma vez que esse procedimento pode resultar em um pneumotórax, se este não estiver presente. A descompressão por agulha provou salvar vidas em alguns indivíduos que sofrem parada cardiorrespiratória no pré-hospitalar devido ao trauma. A descompressão por agulha bilateral deve ser realizada antes que os esforços de reanimação sejam abandonados em uma vítima com trauma no tórax, principalmente o penetrante, ou politraumatismo.

Pneumotórax aberto

O pneumotórax aberto ou "ferida aspirativa no tórax" resulta de uma lesão que penetra a parede torácica, podendo ou não incluir lesões no pulmão subjacente e nos vasos sanguíneos pulmonares.

No local de operações táticas, essas lesões são geralmente causadas por projéteis ou estilhaços em indivíduos desprovidos de colete balístico, ou nos que usam esse dispositivo, porém de maneira pouco adequada, deixando normalmente a parte lateral do tórax sem proteção, pois é desprovida de proteção balística.

Quando o ferido realiza a inspiração, a via traumática permite que o ar entre na cavidade pleural, que normalmente é apenas um espaço virtual, enquanto o ar também chega aos pulmões pela sua via normal (por meio da traqueia).

A porcentagem de ar que segue o caminho normal é inversamente proporcional ao tamanho do defeito na parede do peito. Quando a abertura da parede torácica é suficientemente grande (geralmente, dois terços ou mais o diâmetro da traqueia, que mede, em média, 2 a 3 cm), o fluxo de ar tem preferência pela cavidade torácica, por meio do defeito na parede da caixa torácica, em vez de chegar ao pulmão por meio da traqueia, durante o movimento inspiratório.

O ar "aspirado" por meio do defeito na parede torácica causará o colapso do pulmão no lado afetado. O risco de morte associado com pneumotórax aberto não é bem definido. Mesmo que um pneumotórax aberto não seja fatal isoladamente, o resultado é a dificuldade de troca gasosa pulmonar, levando à hipoxia e contribuindo para a lesão cerebral secundária em vítimas com TCE.

Atualmente, o tratamento imediato em ambiente tático para o pneumotórax aberto é fechar a abertura com um curativo oclusivo, chamado de selo de tórax (p. ex., *SAM® Chest Seal* [Figura 31.13]), que preferencialmente deve ter válvula, impedindo a entrada de ar no espaço pleural através do defeito na parede do tórax e permitindo a saída de ar da cavidade torácica para o meio externo.

Isso ajuda a restaurar o fluxo para o pulmão. No passado, e ainda aceito na literatura, porém não de forma inconteste, em ambiente tático, um curativo ocluindo apenas três pontas pode evitar o pneumotórax hipertensivo, pois o lado aberto atuaria como uma válvula unidirecional para liberar qualquer pressão de ar que possa se acumular no espaço pleural, seguindo a mesma premissa dos selos torácicos, só que de maneira improvisada.

Administração de oxigênio

Normalmente, os operadores táticos de emergências médicas não transportam cilindros de oxigênio no ambiente tático como parte de seus materiais médicos devido ao peso dos cilindros de gás comprimido e o potencial risco de explosões secundárias a danos balísticos nos cilindros.

O oxigênio suplementar é particularmente importante para vítimas que estão em hipoxia, estado de choque ou que têm TCE. Logo, se disponível na fase de cuidados em ambiente tático, deverá ser administrado. Hipoxia em vítimas com TCE está associada a resultados desfavoráveis para vítimas classificadas como moderado e grave, e devem receber oxigênio suplementar quando disponível para manter a sua saturação de oxigênio acima de 90%.

Circulação e choque

Torniquetes para controle de hemorragia nessa fase de atendimento

O controle da hemorragia em vítimas de combate tem precedência sobre a infusão de fluidos ou o fornecimento de oxigênio. Mesmo quando o tratamento é de uma vítima que está em estado de choque evidente a partir de suas feridas, o controle da hemorragia externa tem prioridade sobre a reanimação com líquidos.

A hemorragia em extremidade com risco de morte e o uso de torniquete já foram abordados no atendimento sob confronto armado. A vítima deve ser reavaliada para controle de

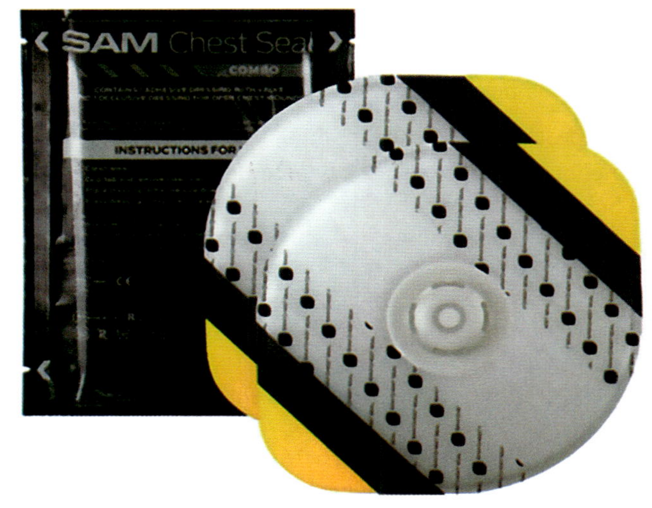

Figura 31.13 Selo de tórax SAM®.

hemorragia durante essa fase de atendimento. Verifique se há quaisquer locais previamente não reconhecidos de sangramento significativo, obtendo o controle de qualquer hemorragia significativa observada. Isso deve ser seguido por uma reavaliação de quaisquer torniquetes em qualquer lugar. O torniquete ainda pode ser o primeiro passo para ganhar o controle de qualquer hemorragia de extremidade com risco de morte em locais passíveis de colocação de um torniquete, que deveria ter sido realizado na fase de atendimento sob confronto armado.

Feridos em uso de torniquetes devem ser reavaliados periodicamente, e toda vez que eles forem movidos, para garantir que a hemorragia ainda esteja controlada. O torniquete que foi inicialmente colocado sobre o uniforme poderá ser substituído por outro torniquete aplicado diretamente à pele, cerca de 5 a 7 cm proximal ao local de hemorragia, o que chamamos transição.

O equipamento geralmente faz com que a vítima sinta dor, o que não significa aplicação incorreta ou que o torniquete deverá ser interrompido e retirado. Quando se espera que a evacuação do ferido ou o seu atendimento exceda 2 horas, todos os esforços deverão ser feitos para substituí-lo por outro equipamento, principalmente se a vítima não estiver em choque, ou se o profissional de Saúde tem condições de tratar o choque e tenha treinamento e equipamento adequados para isso. Assim, há a possibilidade de remover o torniquete e fazer a substituição para um outro método de controle de hemorragia, como a gaze com agente hemostático.

O torniquete não deverá, na verdade, ser retirado do membro durante esse processo, e, sim, ser solto lentamente; depois de controlada a hemorragia, por meio da aplicação de outros métodos, deve-se mantê-lo solto, mas posicionado próximo à lesão para ser utilizado como um "*backup*", caso o sangramento retorne.

Possibilidade de substituição do torniquete

- Retire o torniquete colocando pressão direta e com agentes hemostáticos, se viável e eficaz, a menos que a vítima esteja em choque ou sem possibilidade de tratamento, ou o torniquete tenha sido colocado por mais de 6 horas
- Somente um médico de combate, um assistente de um médico ou um médico deve remover torniquetes
- Não remova o torniquete se a extremidade distal está isquêmica ou em caso de amputação
- Não tente remover o torniquete se a vítima chegará em um hospital e com possibilidade de tratamento em 2 horas ou menos após a aplicação.

Técnicas de substituição

1. Aplique gaze com hemostático, conforme as instruções.
2. Solte o torniquete.
3. Aplique pressão direta no local de sangramento por 3 minutos.
4. Verifique se há sangramento.
5. Se não houver sangramento, aplique curativo compressivo sobre a gaze de combate.
6. Deixe o torniquete no lugar, mas solto; ele deverá ser um *backup*.
7. Monitore o sangramento debaixo dos curativos de pressão.
8. Se o sangramento não permanecer controlado, volte a apertar o torniquete e acelere a evacuação.

Controle da hemorragia – pressão direta

Em muitos casos, o controle da hemorragia externa pode ser realizado por aplicação de pressão direta sobre o vaso sangrante, procedimento aparentemente simples, porém, diante do cenário envolto, pode se mostrar uma tarefa bastante desgastante e dificultosa.

A compressão direta ainda assim é uma manobra de grande valia até mesmo para grandes vasos, como a carótida ou artérias femorais. No entanto, as hemorragias inicialmente com baixo risco de morte muitas vezes podem sangrar até a morte quando a pressão direta é o único tratamento disponível para hemostasia. Para a pressão direta ser eficaz, deverá ser realizada com as duas mãos usando uma força significativa e com a vítima em uma superfície firme o suficiente para que haja contrapressão eficaz.

Normalmente, a pressão direta não pode ser eficazmente aplicada enquanto a vítima está sendo removida, mesmo em uma maca rígida. Além disso, a necessidade de realizar e manter o controle da hemorragia com pressão direta faz com que seja impossível para o operador tático de emergências médicas realizar outras intervenções no ferido ou realizar tratamento em outras vítimas.

Para finalizar, a descontinuação da pressão direta pode voltar o *status* do local do sangramento durante o transporte. A pressão direta deve ser aplicada sem interrupção até que a vítima chegue a um local em que seja possível a colocação de um torniquete ou onde a reparação cirúrgica definitiva possa ser realizada. Por essas razões, torniquetes e agentes hemostáticos são os métodos preferidos para o controle da hemorragia com risco de morte no cenário tático. Feridas com sangramento externo mínimo, que não envolvem a lesão de grandes vasos sanguíneos, podem ser revestidas com um curativo com gaze ou simplesmente ignoradas até que a vítima chegue ao local do cuidado definitivo.

Hemorragias que não são passíveis de compressão

Hemorragia interna toracoabdominal tem como procedimento de salvamento mais importante o transporte rápido para uma instalação para o controle cirúrgico e em que possa ser realizado o tratamento definitivo dessa hemorragia. O sangramento interno pode resultar em choque e, posteriormente, morte.

O transporte da vítima com trauma penetrante no tórax ou no abdome deve ser realizado como um caso de emergência. Evitar anti-inflamatórios não esteroidais e reanimação pré-hospitalar agressiva com fluidos. Controle da hipotermia e administração de ácido tranexâmico podem melhorar a sobrevida de vítimas com esse tipo hemorragia.

Choque hemorrágico

O choque hemorrágico é uma falta generalizada de perfusão tecidual resultante da perda de sangue, causando, assim, a hipoxia celular, levando ao metabolismo anaeróbico e à diminuição da produção de energia celular. Esses efeitos, por sua vez, podem conduzir a uma disfunção metabólica generalizada e à morte. Essa é a causa mais comum de morte potencialmente evitável no campo de batalha.

Em ambientes táticos austeros, os sinais clássicos ligados ao choque (p. ex., frequência cardíaca, pressão de pulso, frequência respiratória, diurese, pressão arterial, nível mental) podem ser mais difíceis de serem avaliados. Assim, os sinais clínicos mais úteis para o operador de emergências médicas para identificar o choque hipovolêmico no campo de batalha são o estado mental e o pulso radial. Portanto, os sinais de choque relevantes em ambiente tático são:

- Inconsciência ou alteração do nível de consciência (confuso ou sonolento), excluindo-se traumatismo craniano ou administração de medicamentos
- Pulso radial anormal (fraco ou ausente)
- Tempo de enchimento capilar maior que 2 segundos.

Acesso intravenoso e choque hemorrágico

No ambiente pré-hospitalar civil, é comum a prática de estabelecer, rotineiramente, o acesso IV para todas as pessoas que sofreram traumatismo significativo. No ambiente pré-hospitalar tático, porém, essa prática tem uma série de desvantagens. Começando pela implicação de custos, tanto em termos de tempo como de equipamento. Materiais para acesso venoso, fluidos e sua administração podem sobrecarregar o operador tático de emergências médicas e atrasar a missão ao encorajar seu uso, um procedimento que não é realmente necessário.

Acesso IV e fluidos devem ser reservados para as vítimas com clara indicação para reanimação no pré-hospitalar. De acordo com recomendações do TCCC, somente os indivíduos que necessitam de reanimação com fluidos decorrente de choque e aqueles que precisam de medicamentos devem ter um acesso IV. Em ambientes táticos-militares, o cateter com calibre 18 G é o escolhido, em razão da relativa facilidade de canulação comparada com a de agulhas de maior calibre.

O acesso IV iniciado em campo muitas vezes é perdido durante o transporte de vítimas. Para garantir boa fixação, o primeiro passo é a inserção de um cateter com calibre 18 G junto a uma extensão de bloqueio de solução salina. Ele, então, é fixado com a aplicação de curativo filme transparente até o local da punção. Fluidos e medicamentos são administrados por meio da inserção de um segundo cateter calibre 18 G, afixado também por meio do curativo filme, e extensão de bloqueio de solução salina. O segundo cateter é deixado no lugar e o acesso IV afixado ao braço com um dispositivo composto de uma cinta de velcro circunferencial. Juntos, eles fornecem segurança para o acesso IV, que pode, assim, suportar a manipulação rudimentar, além de ser facilmente obtido na vida civil.

Se necessário, para facilitar a movimentação da vítima, a cinta de bloqueio de velcro com o acesso IV no segundo cateter pode ser rapidamente desconectado. O primeiro cateter em bloqueio de solução salina permanece no local sob o curativo filme, proporcionando, assim, um acesso rápido IV mais tarde, se necessário.

Acesso intraósseo

Na impossibilidade de conseguir um acesso venoso, por situações táticas e técnicas, o acesso IO mostrou-se extremamente eficaz, com a possibilidade de infusão de fluidos e medicamentos, com 1% de complicações, segundo Lane e Guimarães (2008).

No Brasil, os dispositivos intraósseos, basicamente, podem ser utilizados na tíbia e no úmero. O modelo BIG (Bone Injection Gun), também pode ser utilizado no rádio.

Ácido tranexâmico (TXA-Transamin)

A hemorragia não passível de compressão continua sendo uma das principais causas de mortes potencialmente evitáveis entre combates. O estudo CRASH-2 examinou o efeito do ácido tranexâmico (TXA) como uma intervenção para reduzir a morte por hemorragia em pacientes com trauma. O estudo encontrou uma pequena significância estatística no uso do TXA. Não foram relatados eventos adversos inesperados resultantes do uso de TXA.

A partir disso, o Comitê do TCCC passou a indicar o TXA para os feridos que precisarão de transfusão de sangue significativa, como vítimas com choque hemorrágico, uma ou mais grandes amputações, trauma penetrante no dorso ou evidência de hemorragia grave. Atualmente, a dose recomendada pelas últimas diretrizes após trabalhos militares é de 2 g de TXA em *bolus*, até no máximo 3 horas após a lesão.

Estratégia de reanimação com fluidos em situações táticas

Apesar de seu uso rotineiro, o benefício de reanimação com fluido no atendimento pré-hospitalar (APH) em pacientes com trauma ainda não foi bem estabelecido. Cursos de traumas civis baseados no Advanced Trauma Life Support (ATLS, 2018) geralmente recomendam a reanimação inicial com 1 ℓ de solução cristaloide: Ringer com lactato ou soro fisiológico. Reanimação limitada-permissiva com fluido em caso de hemorragia não controlada.

Atualmente, em razão do nível organizacional das Forças Armadas americanas e das evidências médicas na reanimação de feridos com choque hemorrágico, as últimas diretrizes do TCCC indicam o tratamento atual padrão ouro, por meio da transfusão de sangue total tipo específico e hemoderivados.

Reidratação oral em vítimas de combate

Durante operações táticas ou de combate, atrasos nos transportes são frequentes, por diversos fatores, como local de difícil acesso, condições climáticas, distância dos hospitais, condições do ambiente tático. A falta de ingestão hídrica pela dieta oral ou pela inexistência de fluidos para reposição volêmica, muitas vezes, levam o ferido à cirurgia com importante desidratação, afetando negativamente a sobrevida em ferido apresentando estado de choque hipovolêmico, e o risco de vômito e aspiração foi considerado muito baixo em feridos reidratados pela ingesta oral. Portanto, o TCCC recomenda fluidos orais para todas as vítimas com estado normal de consciência e que tenham a capacidade de deglutir, incluindo aqueles com trauma penetrante de tórax e dorso.

Hipotermia

A perda de calor corpóreo pode levar o ferido à hipotermia, que é a diminuição da temperatura corporal. Somada a outros acometimentos, esse processo poderá comprometer a qualidade da coagulação sanguínea (Legome, & Shockley, 2011).

Essa perda de calor pode ocorrer por convecção (troca com o ambiente), condução (troca com materiais adjacentes ao corpo) ou por perdas no metabolismo interno (ATLS, 2018).

A temperatura corporal do ferido deve ser mantida; para isso, deve-se retirar todo e qualquer material (vestes e equipamentos) que esteja molhado ou embebido em sangue, uma vez que líquidos são potencializadores da perda de calor corpóreo. Outra atitude primordial é evitar o contato com objetos "frios", como pisos cerâmicos e metais. Dentro dos equipamentos, o colete balístico merece atenção especial no julgamento sobre sua retirada ou não, levando em consideração o contexto tático.

Outro ponto importante para evitar a perda de calor por convecção é minimizar o esfriamento do ar, desligando aparelhos de ar-condicionado, ventiladores e fechando as janelas das viaturas ou meios de transporte, devendo-se, inclusive, utilizar o aquecimento de ar sempre que possível.

No intuito de minimizar a perda de calor, podemos lançar mão da utilização de materiais aplicáveis em ambiente tático, como manta térmica e fontes externas de calor artificiais e instantâneas, como veremos a seguir.

Aplicação da manta térmica

O operador de APH-Tático poderá utilizar meios acessórios para a manutenção da temperatura, como a manta térmica (aluminizada ou não), para criar um invólucro do tronco e o recobrimento da cabeça do ferido, minimizando a sua perda de calor. A técnica mais comumente utilizada é a colocação por baixo do ferido (dorsal) com fechamento das abas na parte superior (frontal), permitindo, dessa forma, a sua abertura para reavaliação e realização dos demais procedimentos durante o transporte até um hospital (National Association of Emergency Medical Technicians, 2019; Ellis, & Wick, 2019).

Manejo da dor em configurações táticas: opção tripla de analgesia

Se as feridas não são significativamente dolorosas, não é necessária analgesia. Porém, em muitos casos, dependendo do tipo de ferimento e do efeito causador, podem ser muito dolorosas. Outra situação que não podemos esquecer é o uso de torniquetes, que, em geral, é bastante doloroso e necessita de tratamento medicamentoso para alívio do sofrimento do ferido.

Medicamentos anti-inflamatórios não esteroidais

Muitos analgésicos usados para dor moderada pertencem à classe de medicamentos anti-inflamatórios não esteroidais (AINEs), que, em sua maioria, inibem a função das plaquetas e prolongam o tempo de hemorragia, em razão de sua inibição de ciclo-oxigenase-1 (COX-1). Esses medicamentos não devem ser usados em ambiente tático porque as plaquetas são essenciais na capacidade do corpo em estabelecer a homeostase após a lesão vascular. A disfunção plaquetária aumenta o risco de morte por hemorragia em uma vítima com trauma e sangramento significativo, podendo persistir durante 1 semana ou mais após o uso de medicamentos como ácido acetilsalicílico e/ou ibuprofeno.

Para dor leve a moderada, preferencialmente devem ser usados os inibidores da ciclo-oxigenase-2, o (COX-2), em que o analgésico recomendado é o meloxicam, pois foi documentada a manutenção da função plaquetária. Para potencializar sua analgesia e encurtar o tempo do início do efeito, o paracetamol foi recomendado para administração em conjunto. Esses dois medicamentos orais para dor devem ser distribuídos individualmente para cada operador tático como parte de um pacote de comprimidos de autoanalgesia de combate, devendo ser administrado, logo que possível, após uma lesão sofrida caso seja capaz de deglutir. Essa conduta deve ser iniciada somente após um programa adequado de instrução conduzida para a unidade e para o pessoal que não apresentou alergias a esses medicamentos.

Morfina

Se o ferido apresenta dor grave – lesões ósseas e queimaduras são tipicamente as feridas mais dolorosas – e não está em choque ou dificuldade respiratória, a analgesia opioide deve ser usada. Sulfato de morfina continua sendo uma excelente escolha para analgesia, se tiver sido obtido o acesso IV e a vítima é estável do ponto de vista pulmonar e hemodinâmico. Preferencialmente a via IV deve ser escolhida em relação à intramuscular (IM) por causa do aparecimento muito mais rápido da analgesia quando administrado por via IV em contraste com os 30 a 60 minutos da administração por via IM.

Cetamina

Cetamina oferece a capacidade de aliviar a dor sem os potenciais efeitos adversos dos opioides, que podem potencializar o choque hipovolêmico, o que pode aumentar o risco de morte em vítimas com hemorragia grave ou causar sedação e náuseas, com implicações negativas importantes em ambiente tático-combate. Pode ser útil, portanto, quando a analgesia proporcionada pelos opioides não tem efeito analgésico desejável, e principalmente quando o ferido está em dificuldade respiratória ou em choque hemorrágico. Tem sido recomendado para uso em ambiente tático-batalha pela Military Advanced Regional Anestesia and Analgesia Handbook, Pararescue Medication and Procedure Handbook.

Em doses mais elevadas (nível anestésico), pode levar a efeitos indesejáveis psicoticomiméticos (p. ex., sedação excessiva, disfunção cognitiva, alucinações e pesadelos). Laringospasmo é um efeito colateral raro relatado; um breve período de ventilação com bolsa-máscara normalmente consegue resolver.

Antibióticos

Em qualquer situação tática na qual a vítima com ferimento aberto não pode chegar ao local de ajuda de referência, em 4 ou 5 horas após o ferimento, a terapia com antibiótico se torna imperativa, segundo diretrizes do TCCC. Evidências médicas demonstraram importante diminuição na taxa de infecção em feridos que usaram o medicamento em relação aos feridos que não usaram. Os antibióticos não são usados na maioria dos sistemas médicos pré-hospitalar de emergência civil por causa do curto tempo de transporte tipicamente encontrado no ambiente urbano. No entanto, o cuidado definitivo com as vítimas pode ser significativamente atrasado em combate em razão da longa distância e de restrições táticas de evacuação com helicópteros e veículos.

Os antibióticos devem ser dados assim que possível após a lesão para maximizar a sua capacidade para prevenir a infecção da ferida. A via parenteral (intravenosa ou intramuscular) para administração de antibióticos se faz necessária em vítimas que estão inconscientes ou que não podem tomar medicamentos via oral (VO) em razão de lesões maxilofaciais.

Reanimação cardiopulmonar em configurações táticas

Sabemos que a reanimação cardiopulmonar (RCP) foi desenvolvida para tentar manter algum nível de perfusão e oxigenação em vítimas de parada cardíaca até que pudessem ser empregadas medidas de suporte avançado cardiológico com o desfibrilador. Essas manobras não serão bem-sucedidas e, portanto, não são apropriadas para vítimas de combate no ambiente tático, que sofreram trauma grave o suficiente para causar a perda do pulso, respiração e outros sinais de vida. Reanimação hospitalar de vítimas de trauma em parada cardíaca é um exercício fútil, mesmo em ambientes urbanos nos quais a vítima está perto de um centro de trauma.

Branney, Moore, Feldhaus e Wolfe (1998) relataram apenas a taxa de sobrevivência de 2% (14 de 708) entre as vítimas que foram submetidas à toracotomia depois de chegar a um departamento de emergência do hospital com sinais vitais ausentes. Apenas 2 a 10% dos pacientes com parada cardiopulmonar pré-hospitalar tendem a sobreviver até a alta hospitalar. A chance de sobrevida diminui em 10% para cada minuto em que a desfibrilação é atrasada e não há circulação espontânea. Esses dados demonstram que feridos com parada cardíaca no ambiente tático-batalha, no qual a desfibrilação pode não ser realizada e há perda de sangue junto a lesões graves em órgãos vitais, tornam a restauração da circulação espontânea muito mais difícil de ser obtida do que em parada cardíaca não traumática.

No ambiente tático-batalha, o custo de se tentar RCP nos ferimentos inevitavelmente fatais implicará em perdas de vidas adicionais de operadores de emergência médica, expostos ao fogo hostil durante a execução da RCP. O sucesso da missão repassada à unidade também pode ser desnecessariamente comprometido decorrente desses esforços. A RCP deve ser considerada no contexto pré-hospitalar tático apenas no caso de problemas pontuais, como hipotermia, quase afogamento ou choque elétrico, pois apresentam maior probabilidade de responder à RCP.

Não identificar pneumotórax hipertensivo é uma causa potencialmente reversível de parada cardiorrespiratória em vítimas de combate. Acidentados com trauma no tronco ou politrauma que não têm pulso ou respiração durante os cuidados no ambiente tático deverão receber a descompressão por agulha bilateral do tórax para garantir que eles não tenham um pneumotórax hipertensivo causador da parada cardiorrespiratória antes da interrupção do tratamento.

Fase de evacuação tática (3ª fase)

O operador tático de emergências médicas que está cuidando de uma vítima, durante os cuidados no ambiente tático, deve considerar o grau de urgência do acidentado para chegar a um local de referência em atendimento adequado. Aqui temos como premissa: "Nem sempre o local de Saúde mais próximo é o melhor; o melhor é aquele que dará a assistência que o ferido necessita". A Força Internacional de Apoio à Segurança, que segue a doutrina da Organização do Tratado do Atlântico Norte (OTAN), utiliza o seguinte sistema de classificação, divididos em três categorias:

- A: urgente. Evacuação dentro de 2 horas
- B: prioridade. Evacuação dentro de 4 horas
- C: rotina. Evacuação dentro de 24 horas

Categoria A – Urgente (crítico, lesão com risco de morte)

- Lesões significativas decorrentes de um ataque com artefato explosivo improvisado que foi detonado
- Ferimento de bala ou penetrante com estilhaços no tórax, no abdome ou na pelve
- Qualquer acidente com dificuldade das vias aéreas em curso
- Qualquer dificuldade com manejo respiratório para vítima
- Qualquer vítima inconsciente
- Vítima com lesão na medular conhecida ou suspeita
- Acidentado em estado de choque
- Acidentado com sangramento difícil de controlar
- Moderada/grave TCE
- Queimaduras maiores do que 20% da superfície total do corpo.

Categoria B – Prioridade (lesões graves)

- Isolada, fratura exposta de extremidade com sangramento controlado
- Qualquer acidente com uso de torniquete na lesão
- Perfuração ocular ou outras lesões graves
- Lesões de tecidos partes moles significativas, sem hemorragia grave
- Lesão na extremidade com pulsos distais ausentes
- Queimaduras profundas (mais de 10 a 20% da superfície corpórea).

Categoria C – Rotina (leve a moderada, lesão)

- Concussão (TCE leve)
- Ferimento de bala em extremidade com sangramento controlado sem um torniquete
- Lesão por estilhaços em tecidos partes moles
- Fratura fechada com pulsos distais presentes
- Queimaduras em menos de 10% da superfície corpórea.

Documentos dos cuidados realizados em ambiente tático no ferido

A falta de documentação adequada do APH prestado aos feridos é um claro obstáculo para melhorar os cuidados às vítimas no local de tratamento definitivo. Em razão das condições de atendimento em ambiente tático-combate, associado a operadores táticos de emergências médicas não médicos, torna-se uma prática difícil. Normalmente, exige um formato que possam compreender e utilizar de forma eficaz. Devem ser preenchidos na fase de cuidados em ambiente tático.

Combatentes hostis feridos

Operadores táticos de emergências médicas podem vir a ser chamados para prestar atendimento inicial ao pessoal hostil. Como médico, ou socorrista, eticamente, os princípios de atendimento ao trauma não mudam. No entanto, há considerações táticas adicionais para o cuidado dessas vítimas.

Embora ferido, o opositor ferido em confronto ainda pode atuar como combatente e empregar quaisquer armas ou explosivos que possa estar carregando. Portanto, criminosos devem ser considerados combatentes hostis até que indiquem rendição, sendo retirado todo seu armamento, estando comprovado que não representam nenhuma ameaça.

Por motivos óbvios, cuidados médicos para os combatentes hostis feridos não devem ser realizados durante a fase de cuidados sob confronto armado. Na fase de cuidados em ambiente tático, o operador tático de emergências médicas só poderá prestar assistência médica após a situação tática permitir e os combatentes hostis feridos serem considerados como dominados por outros membros da equipe. Recomenda-se imobilizar os combatentes hostis dominados com algemas ou outros dispositivos, realizar uma busca pessoal de armas, munições e artefatos explosivos e afastá-los de outros combatentes hostis capturados.

Cumpre salientar que, apesar de o APH-Tático estar voltado ao autossocorro e à prestação de assistência ao outro operador ferido, conforme a legislação brasileira, a não prestação de socorro por profissionais da segurança pública a outrem pode caracterizar omissão de socorro.

Todavia, cumpre salientar que para que o profissional seja obrigado a agir, não basta o dever legal, é necessário que na situação concreta o policial possa agir. O "poder agir" depende das condições fáticas, físicas, psicológicas, emocionais e, acima de tudo, das condições técnicas e táticas preexistentes em que o operador garantidor se encontra. Não basta ter a obrigação legal de fazer, querer agir, se não se sabe como fazer, conforme apontam (Simões Neto et al., 2023).

Outrossim, consoante ensinamentos de Simões Neto et al. (2023), importante salientar que, não havendo condições táticas de agir com emprego do APH-Tático, deve o médico operador de emergências médicas e demais operadores envolvidos na ocorrência buscar o acionamento imediato dos serviços de suporte à Saúde Pública (p. ex., SAMU, ambulâncias de resgate etc.) visando à devida prestação do atendimento e salvaguarda da vida alheia, evitando, assim, possíveis alegações de omissão de socorro.

BIBLIOGRAFIA

ATLS. (2018). *Advanced Trauma Life Support.* Coordinator Committee and the acronym ATLS® are marks of the American College of Surgeons 633 N. (10th ed.). Saint Clair Street Chicago, IL 60611-3211. Recuperado de https://www.emergencymedicinekenya.org/wp-content/uploads/2021/09/ATLS-10th-Edition.pdf

Beekley, A. C., Sebesta, J. A., Blackbourne, L. H., Herbert, G. S., Kauvar, D. S., Baer, D. G., … Holcomb, J. B.; 31st Combat Support Hospital Research Group. (2008). Prehospital tourniquet use in Operation Iraqi Freedom: effect on hemorrhage control and outcomes. *J Trauma., 64*(2 Suppl), S28-37; discussão S37. doi: 10.1097/TA.0b013e318160937e.PMID: 18376169

Bonk, C., Weston, B. W., Davis, C., Barron, A., McCarty, O., & Hargarten, S. (2020). Saving Lives with Tourniquets: A Review of Penetrating Injury Medical Examiner Cases. *Medicine Prehospital Emergency Care.* Semantic Sacholar. doi: 10.1080/10903127.2019.1676344. Corpus ID: 203653221

Branney, S. W., Moore, E. E., Feldhaus, K. M., & Wolfe, R. E. (1998). Critical analysis of two decades of experience with postinjury emergency department thoracotomy in a regional trauma center. *J Trauma, 45*(1), 87-94; discussion 94 a 5. doi: 10.1097/00005373-199807000-00019

Brasil. Ministério da Justiça e Segurança Pública. *APH Tático.* (2023). Recuperado de: https://www.gov.br/mj/pt-br/assuntos/sua-seguranca/seguranca-publica/aph-tatico

Defense Health Agency. (2023). *Standardized TCCC Trainig Across the Entire U. S. Military.* Deployed Medicine. Recuperado de https://www.deployedmedicine.com/

Eastridge, B. J., Mabry, R. L., Seguin, P., Cantrell, J., Tops, T., Uribe, P., … Blackbourne, L. H. (2012). Death on the battlefield (2001-2011): Implications for the future of combat casualty care. *Journal of Trauma and Acute Care Surgery, 73*(6), S431-S437. doi: 10.1097/TA.0b013e3182755dcc

Ellis, R., & Wick, P. (2019). PHTLS. *Prehospital Trauma Life Support.* (9th ed.). Military ed. Burlington: Jones & Bartlett Learning.

Fórum Brasileiro de Segurança Pública. (2019). *Anuário Brasileiro de Segurança Pública.* Edição 2019 do Anuário Brasileiro de Segurança Pública Open Society Foundations – OSF. Recuperado de https://forumseguranca.org.br/anuario-brasileiro-seguranca-publica/

Fórum Brasileiro de Segurança Pública. (2021). *Anuário Brasileiro de Segurança Pública.* Edição 2021 do Anuário Brasileiro de Segurança Pública Open Society Foundations – OSF. Recuperado de https://forumseguranca.org.br/anuario-14/

Fórum Brasileiro de Segurança Pública. (2022). *Profissionais de segurança pública – Dados, pesquisas e análises.* Recuperado de https://forumseguranca.org.br/publicacoes/profissionais-de-seguranca-publica/

Klenerman, L. (1962). The tourniquet in surgery. *J Bone Joint Surg Br.*, 44-B, 937-943. Recuperado de https://pubmed.ncbi.nlm.nih.gov/14042193/. doi: 10.1302/0301-620X.44B4.937

Kragh Jr, J. F., Murphy, C., Dubick, M. A., Baer, D. G., Johnson, J., & Blackbourne, L. H. (2011). New tourniquet device concepts for battlefield hemorrhage control. *US Army Med Dep J*, 38-48. Recuperado de https://pubmed.ncbi.nlm.nih.gov/21607905/

Kragh Jr, J. F., Walters, T. J., Baer, D. G., Fox, C. J., Wade, C. E., Salinas, J., & Holcomb, J. B. (2009). Survival with emergency tourniquet use to stop bleeding in major limb trauma. *Ann Surg., 249*(1), 1-7. doi: 10.1097/SLA.0b013e31818842ba

Kue, R. C., Temin, E. S., Weiner, S. G., Gates, J., Colemen, M. H., Fisher, J., & Dyer, S. (2015). Tourniquet Use in a Civilian Emergency Medical Services Setting: A Descriptive Analysis of the Boston EMS Experience. *Prehosp Emerg Care, 19*(3), 399-404. doi: 10.3109/10903127.2014.995842

Lane, J. C., & Guimarães, H. P. (2008). Acesso venoso pela via intraóssea em urgências médicas. *Rev. Bras. Ter. Intensiva, 20*(1). Recuperado de https://www.scielo.br/j/rbti/a/9MXn6GYBHV7rygR7XQ6TvWt

Legome, E., & Shockley, L. W. (2011). *Trauma: A Comprehensive Emergency Medicine Approach.* Publisher Cambridge University Press Edition.

Lei nº 12.842, de 10 de julho de 2013. Dispõe sobre o exercício da Medicina. Recuperado de https://www.planalto.gov.br/ccivil_03/_ato2011-2014/2013/lei/l12842.htm

Minayo, M. C. de S., Souza, E. R. de., & Constantino, P. (2007). Riscos percebidos e vitimização de policiais civis e militares na (in) segurança pública. *Cadernos de Saúde Pública, 23*(11), 2767-2779. doi: 10.1590/S0102-311X2007001100024

National Association of Emergency Medical Technicians (U.S.). (2019). *Phtls: Prehospital Trauma Life Support.* (9th ed.). Military ed. Burlington: Jones & Bartlett Learning.

Pereira Filho, D. dos S. (2018). *Quando a Vítima de Homicídio é o Policial. Os fatores de risco na vitimização por homicídio de policiais civis e militares no estado de Minas Gerais nos anos de 2014 a 2017.* Biblioteca Digital do SUSP. Recuperado de http://dspace.mj.gov.br/handle/1/5818

Portaria nº 98, de 1º de julho de 2022. Cria a Diretriz Nacional de Atendimento Pré-Hospitalar Tático para Profissionais de Segurança Pública – APH-Tático. Diário Oficial da União, Brasília, DF. Recuperado de https://gov.br/mj/pt-br/centrais-de-conteudo/publicacoes/categorias-de-publicacoes/portarias/portaria-no98-de-1o-de-julho-de-2022

Roman, P., Alvarez, A. R., Perez, I. B., Perez, D. B., Padilla, C. R., & Ibañez, L. M. (2021). *Tourniquets as a haemorrhage control measure in military and civilian care settings: An integrative review.* Recuperado de https://onlinelibrary.wiley.com/doi/abs/10.1111/jocn.15834

Simões Neto, J., Silvestre, R. T. R.; Paz, T. M. M. da. (2023). Atendimento Pré-Hospitalar Tático: uma alternativa de sobrevida ao policial brasileiro. In ISSA, J. P. Mardegan (Org.), *Tratado de balística: bases técnico-científicas, médico-legais e aplicações periciais.* (1ª ed., Vol. 1, pp. 535-573). São Paulo: Santos Publicações.

Smith, A. A., Ochoa, J. E., Wong, S., Beatty, S., Elder, J., Guidry, C., … Schroll, R. (2019). Prehospital tourniquet use in penetrating extremity trauma: Decreased blood transfusions and limb complications. *J Trauma Acute Care Surg., 86*(1), 43-51. doi: 10.1097/TA.0000000000002095

Weber, D., & Rios, O. (2014). *Mapa da violência 2014.* Recuperado de https://oglobo.globo.com/politica/mapa-da-violencia-2014-taxa-de-homicidios-a-maior-desde-1980-12613765

CAPÍTULO

32 Resgate em Rodovias

Josiene Germano

INTRODUÇÃO

Quando se aborda o tema resgate em rodovias, a primeira coisa que vem à mente são as vítimas de acidentes em rodovias e como deve ser a estatística no Brasil. As estatísticas do Ministério da Saúde fornecem dados sobre os óbitos por causas externas. Esses óbitos são os que resultam de acidentes (inclusive os acidentes de transporte), agressões, suicídios etc. Tem-se observado uma redução no número de óbitos decorrentes de acidentes de trânsito nos últimos anos, segundo a última avaliação anual (Brasil, 2021). O número de vítimas fatais de acidentes de transporte terrestre foi de 22.744. De acordo com o banco de dados constituído pela Polícia Rodoviária Federal a partir dos boletins de ocorrência de acidentes nas rodovias federais, em 2021, foram 64.515 acidentes, com 147.838 pessoas envolvidas, das quais 5.395 foram vítimas fatais e 17.644 foram vítimas graves. Apesar da redução no número de vítimas fatais por acidente de trânsito, nas rodovias federais observam-se valores um pouco acima em relação ao ano anterior. Dentro desse cenário, mesmo faltando estatísticas dos acidentes em rodovias estaduais e municipais, observa-se a importância desse tema no contexto da doença do século: o trauma.

Dados da literatura mostram que a morte por traumatismos graves, incluindo os acidentes de trânsito, ocorre de acordo com uma distribuição trimodal. O pico inicial ocorre nos primeiros minutos após o acidente e se deve, habitualmente, a lesões do sistema nervoso central, do coração e dos grandes vasos. Por maiores que sejam os recursos disponíveis, é improvável que esses pacientes possam ser salvos. O segundo pico de mortalidade situa-se nas primeiras 2 horas após o trauma. A morte costuma decorrer de hematomas subdurais ou epidurais, lesões broncopulmonares, ruptura do baço, lacerações do fígado, fraturas de ossos longos e da bacia ou, de modo geral, traumatismos múltiplos que resultem em perdas consideráveis de sangue. Essa é, seguramente, a população de traumatizados que mais se beneficia de um atendimento adequado. O terceiro pico de mortalidade é mais tardio e mais protraído. Ocorre dias após o trauma e arrasta-se por semanas, comumente como consequência de infecção e suas sequelas, desnutrição e insuficiências orgânicas.

ACIDENTES DE TRÂNSITO EM RODOVIAS

No caso específico de acidentes de trânsito em rodovias, melhorias na sobrevida de vítimas de traumatismos só poderão ocorrer quando se souber realmente quais são os tipos de lesões mais frequentes, de acordo com o tipo de acidente. A realidade brasileira é diferente de outros países (tipo de veículos e seus equipamentos de segurança, tipo de estradas e seus elementos de segurança e sinalização, leis de trânsito), ou seja, só será possível melhorar a prevenção, o atendimento inicial e o tratamento do traumatizado quando se conhecer a verdadeira epidemiologia e quando houver aperfeiçoamento e respeito às leis de trânsito.

No caso de vítimas graves, que compõem o primeiro pico de mortalidade, somente medidas de prevenção e respeito à legislação, a ser elaboradas com bases em sólidas informações sobre o padrão de lesões ocorridas dentro da realidade brasileira, poderão ser efetivas na redução da mortalidade.

Este capítulo aborda algumas estratégias que auxiliam na melhor maneira de realizar o atendimento de uma vítima de acidente em rodovia com segurança, cujos maiores objetivos são minimizar o sofrimento, o agravamento das lesões, as chances de sequelas e, consequentemente, reduzir os índices de mortalidade que ocorrem no segundo e no terceiro picos da distribuição trimodal, citados anteriormente.

É importante que o socorrista que pretende trabalhar em rodovias tenha algum conhecimento prévio sobre cinemática do trauma, atendimento inicial à vítima politraumatizada e atendimento envolvendo diversas vítimas, que poderia ser adquirido em cursos de reconhecimento internacional, como Pre-hospitalar Trauma Life Support® (PHTLS®, 2017), Advanced Trauma Life Support® (ATLS®, 2012) e Basic Life Support® (BLS®).

O socorrista também deve ter ciência de que outro fator de extrema importância é conhecer bem o trecho da rodovia em que irá atuar. Observar se existem trechos com ribanceiras, rios ou riachos, locais de maior incidência de neblina, qual o tipo de veículo que mais trafega no local, se existe tráfego de veículos com produtos perigosos, se existem matas próximas à área de domínio que, no período de seca, podem sofrer com incêndios; enfim, com o conhecimento prévio desses detalhes importantes, pode-se preparar para uma melhor estratégia de atuação.

Quando se realiza o atendimento pré-hospitalar (APH), foca-se na situação e na cena encontrada, mas não se pode esquecer que a segurança é fundamental. A preocupação com ela deve ser observada em todas as etapas do APH, desde antes do acionamento, durante o deslocamento até o local da ocorrência e durante a realização do atendimento propriamente dito. É importante ter em mente que a rodovia é um local onde os riscos estão presentes de forma intensa, pois é um ambiente hostil, adverso e com tráfego de veículos em alta velocidade.

De acordo com a Associação Brasileira de Normas Técnicas (ABNT), existem duas normas técnicas brasileiras (NBR) a ser seguidas para garantir a segurança antes do acionamento: a NBR 14.561 (2013) e a NBR 15.292 (2000).

Na NBR 14.561, há orientações sobre veículos para atendimento a emergências médicas e resgate. Essa norma fixa as condições mínimas exigíveis para o projeto, a construção e o desempenho de veículos para atendimento a emergências médicas e resgate, descrevendo aqueles que estão autorizados a ostentar o símbolo "Estrela da Vida" e a palavra "Resgate", estabelecendo especificações mínimas, parâmetros para ensaio e critérios essenciais para desempenho, aparência e acessórios, visando propiciar um grau de padronização para esses veículos. É objetivo também torná-los nacionalmente conhecidos, adequadamente construídos, de fácil manutenção e, quando contando com equipe profissional adequada, funcionando de maneira eficiente no atendimento a emergências médicas e resgate ou em outros serviços móveis de emergência médica. O veículo deve ser montado em chassi adequado para essa aplicação, tração traseira ou dianteira (4×2) ou tração nas quatro rodas (4×4). Assim, é possível garantir qualidade e segurança nos veículos que serão empregados no atendimento de resgate em rodovia, pois, como se verá mais adiante, a equipe de APH pode ser responsável pela sinalização inicial em uma ocorrência, tendo como apoio a própria viatura auxiliando na segurança.

Já a NBR 15.292 trata dos requisitos para vestimenta de segurança de alta visibilidade, capaz de sinalizar visualmente a presença do usuário. Essa informação é de suma importância para as pessoas que trabalham na rodovia, pois essa vestimenta destina-se a fornecer conspicuidade, isto é, uma clara percepção ao usuário em qualquer condição de luminosidade, seja com a luz solar, à noite, com a iluminação propiciada pelos faróis. Nessa norma, são recomendados requisitos mínimos para material fluorescente, retrorreflexão, áreas mínimas e configuração dos materiais. Métodos de ensaio são sugeridos para ajudar a garantir que um nível mínimo de conspicuidade seja mantido quando vestimentas de alta visibilidade são sujeitas a processos de uso e lavagem. As vestimentas de segurança de alta visibilidade são divididas em três classes de risco. Em caso de duas ou mais situações de riscos, deve sempre prevalecer a classe de maior risco. No caso das rodovias brasileiras, de acordo com o limite de velocidade de tráfego local, enquadra-se na Classe 3, que inclui trabalhadores expostos ao tráfego de veículos com velocidade superior a 80 km/h, trabalhadores exercendo sua atividade em ambiente complexo e adverso. Outros exemplos de trabalhadores nessa classe são: trabalhadores do setor da construção e manutenção de autoestradas; trabalhadores dos serviços de água, gás, energia, limpeza, telefone, correios etc. atuando em autoestradas; trabalhadores de pedágio e equipes de inspeção; trabalhadores de atendimento de emergências e resgate em autoestradas (equipes médicas, bombeiros, guinchos etc.); e trabalhadores de aplicação da lei (policiais de trânsito, fiscais de tráfego etc.). As faixas de materiais retrorrefletivos e de desempenho combinado não podem apresentar largura inferior a 50 mm e seu desempenho fotométrico mínimo deve estar de acordo com a norma. Além disso, devem circundar o tronco e, quando aplicável, mangas e pernas, garantindo 360° de visibilidade. As partes superiores (camisa ou capa) podem apresentar material retrorrefletivo ou de desempenho combinado sobre os ombros, os quais se conectam com as faixas que circundam o tronco. O objetivo dessa norma é que, nas vestimentas incluídas na Classe 3, tanto o material utilizado como a área da roupa onde ele é aplicado ofereçam maior visibilidade para o indivíduo em ambientes complexos e também por meio dos diversos movimentos do seu corpo. Tornar-se visível em uma rodovia é um dos primeiros requisitos de segurança.

Importante lembrar que a definição dos veículos de APH móvel, materiais e equipamentos das ambulâncias, medicamentos e a tripulação mínima de cada veículo são estabelecidos na Portaria nº 2.048 (2002). Esses critérios devem ser seguidos não apenas por questões legais, mas principalmente por assegurar condições de realizar um atendimento adequado à vítima.

Para garantir a segurança durante o deslocamento, é necessário seguir alguns critérios legais. O condutor do veículo, além de portar a Carteira Nacional de Habilitação (CNH) na categoria correta exigida, deve realizar o curso obrigatório para Capacitação de Condutores de Veículos de Emergência, de acordo com o Artigo 145 do Código de Trânsito Brasileiro (Resolução Contran nº 168, 2004). Vale lembrar que todo veículo de emergência, durante seu deslocamento, tem prioridade nos cruzamentos, pode trafegar na contramão, pode estacionar e parar em local proibido, mas não lhe é permitido ultrapassar o limite de velocidade da via. O uso de dispositivos de alarme e de iluminação vermelha intermitente só poderá ocorrer em caso de efetiva prestação de serviço de urgência (Lei nº 9.503, 1997, art. 29). É importante que o condutor tenha um bom conhecimento da região, do caminho mais rápido, de rotas alternativas e características das vias a fim de poder decidir pelo percurso mais rápido e seguro, conduzindo o veículo segundo os princípios de direção defensiva e direção de veículos de emergência, obedecendo às regras do Código de Trânsito Brasileiro (utilização do cinto de segurança, acionamento do farol baixo quando em operação [mesmo durante o dia], utilização da seta nas conversões e mudança de faixa, trafegar até a velocidade máxima permitida no local, não utilização do pisca-alerta com o veículo em movimento, obedecer à sinalização etc.), zelando, a todo instante, pela sua própria segurança, pela segurança da equipe e dos usuários, e nunca correr riscos desnecessários.

Os tripulantes também precisam se preocupar, antes ou durante o deslocamento, com o uso adequado de equipamentos de proteção individual (EPI), considerado que, no mínimo, devem se proteger do risco biológico, com uso de óculos, máscara e luvas de proteção, além do uniforme de proteção (p. ex., macacão e botas). Existem ocorrências em rodovias nas quais o socorrista não contará com o apoio de equipes de salvamento, como ocorrências com vítima presa em ferragens, envolvendo produtos perigosos ou princípio de incêndio, mas, mesmo assim, ele deve atuar nela. Para isso, é preciso que tenha treinamento prévio e esteja usando o equipamento de proteção adequado para cada atividade que irá desenvolver.

Um item interessante é a terminologia usada em rodovias, não muito comum para o socorrista. A numeração das faixas de trânsito será sempre, para cada sentido da rodovia, iniciada da esquerda para direita, partindo de 1, tomando como referência o elemento separador de plataformas (canteiro central, barreira New Jersey etc.) para o caso de rodovias duplicadas ou, para o caso de rodovia simples, a linha divisória de fluxos opostos (faixa amarela). Ou seja, independentemente da rodovia ser de pista simples ou pista dupla, a faixa de rolamento com maior velocidade (da esquerda) será chamada de faixa 1. Conforme a pista tenha maior número de faixas, elas serão denominadas, da esquerda para a direita, de faixa 2, faixa 3, e assim por diante. Os acostamentos são as faixas laterais construídas em ambos os lados ou de um só lado das faixas de tráfego destinadas a aumentar a segurança da rodovia, propiciar um local de parada para os veículos defeituosos, fora das faixas de tráfego ou aumentar a capacidade da rodovia. A faixa de domínio é a base física sobre a qual assenta uma rodovia, constituída pelas pistas de rolamento, canteiros, obras de arte, acostamentos, sinalização e faixa lateral de segurança, até o alinhamento das cercas que separam a estrada dos imóveis marginais ou da faixa do recuo. Conforme o artigo 50 do Código de Trânsito Brasileiro, o uso de faixas laterais de domínio e das áreas adjacentes às estradas e rodovias obedecerá às condições de segurança do trânsito estabelecidas pelo órgão ou entidade com circunscrição sobre a via. Esse conhecimento é importante para melhorar a comunicação da equipe de resgate junto às equipes de policiamento rodoviário e/ou inspetores de tráfego, além de facilitar a compreensão de protocolos de sinalização de acidentes, caso seja a primeira equipe a chegar ao local.

Em relação às cenas de acidentes de trânsito, é preciso considerar alguns itens para garantir a segurança durante o atendimento. Muitas vezes, as cenas apresentam-se de forma confusa, pois os órgãos envolvidos na resolução da crise possuem protocolos próprios de acionamento, chegada, atendimento e finalização do evento. Estabelecer um protocolo único de atendimento seria uma boa solução para gerenciar o posicionamento de viaturas, equipamentos e pessoal durante a execução das missões, pois o posicionamento correto fortalece a coordenação das operações e aumenta a segurança e a capacidade de atuação das equipes.

É necessário atentar para o estacionamento no local de acidente, pois algumas variáveis podem confundir o condutor, como a qualidade do terreno (terrenos firmes, elásticos, úmidos, irregulares), condições do tempo (direção do vento, presença de chuva, visibilidade), riscos potenciais (existência de produtos perigosos, redes elétricas, árvores, edificações, fumaça, fogo, derramamento de óleo) e as condições da própria ocorrência (necessidade de resgate veicular, múltiplas vítimas, grande número de veículos envolvidos).

Geralmente, a sinalização do local da ocorrência é realizada pela equipe do policiamento rodoviário ou de inspeção de tráfego, mas pode ocorrer se a equipe de resgate chegar primeiro ao evento. Caso a viatura de resgate não seja a primeira a ter acesso à cena do sinistro, o socorrista não deve se esquecer de verificar qual área de estacionamento deve utilizar, seguindo orientações do responsável pelo atendimento do acidente.

Caso os socorristas cheguem à cena do acidente antes do pessoal responsável pela sinalização, além do imediato socorro a vítima, é preciso lembrar que o veículo de resgate não é a única forma de sinalização e proteção da equipe. As áreas de estacionamento e operação devem ser sinalizadas e isoladas com cones, cordas, fitas refletivas, luminosos e triângulo. Os socorristas devem analisar as características do local e demais condições físicas reinantes, implantando a sinalização de forma a permitir a plena visibilidade e adoção de condições preventivas necessárias pelos demais usuários, corrigindo sinalização eventualmente já adotada por outros órgãos ou pessoas presentes na cena. Sempre ter em mente que a sinalização deve ser implantada de forma a garantir a fluidez do trânsito, podendo utilizar desvios, se necessário, e nos casos de "rabos de fila", a sinalização pode ser realizada por bandeirola ou lanterna, por exemplo, a qual deve permanecer a uma distância do final da fila que permita a redução de velocidade dos demais usuários, evitando-se colisões traseiras.

O correto posicionamento da viatura de resgate evita, em caso de impacto, que a viatura seja projetada para cima da equipe, lembrando que, se a viatura de resgate for a primeira a chegar ao local, nunca deve passar do acidente, pois pode perder a proteção e prejudicar a sinalização. Recomenda-se que a viatura seja parada de 10 a 20 m do acidente sem risco eminente. Quando existir comprometimento de rede elétrica energizada, tomar os devidos cuidados e manter distância. Na presença de material radioativo, posicionar-se a uma distância de 100 m na ausência de fogo e a 300 m na presença de fogo, sempre com vento pelas costas. Na presença de carga explosiva, permanecer a 500 m se não existir fogo e a 1.600 m na presença de fogo. Em caso de incêndio e vazamento de produtos perigosos, a primeira abordagem é de 50 m, podendo ser alterada após consulta e orientações presentes no *Manual para atendimento de emergências com produtos perigosos* da Associação Brasileira da Indústria Química (ABIQUIM, 1994) e, ainda, não se esquecer de acionar de imediato o policiamento rodoviário e os demais órgãos responsáveis. Sempre que possível, e de forma que não obstrua ainda mais o trânsito, a viatura deve ser estacionada em ângulo de 45°, com a frente voltada para o tráfego e volante esterçado para fora da ocorrência, de modo que seja plenamente visualizada pelos usuários, indicando o caminho a seguir, o que propicia maior segurança para eles e para os socorristas.

Ao desembarcar da viatura, os socorristas jamais devem dar as costas para o fluxo de veículos. A sinalização deve ser iniciada de forma a ser visível aos usuários da rodovia antes mesmo que eles visualizem o acidente. Para calcular a distância necessária para que o usuário visualize o ocorrido, é preciso saber quanto percorre um determinado veículo, desde que seu condutor se dê conta de um perigo até a sua parada total. De acordo com o Departamento Nacional de Infraestrutura de Transportes (DNIT), considerando um tempo de percepção e reação de 2,5 segundos e uma velocidade de operação da via de 110 km/h, essa distância deve ser de 130 m.

Algumas "medidas" podem ser adotadas para facilitar o desempenho do socorrista na hora de sinalizar o local do acidente. Um modo de acertar a distância em metros seria usar o próprio passo, pois sabe-se que cada passo longo (ou largo) de um adulto corresponde a cerca de 1 m. Uma maneira fácil de registrar a distância necessária para a sinalização é lembrar que, na maioria das vezes, a viatura deve estar estacionada a uma distância em torno de 20 m do acidente e que a sinalização com cones se dará a partir dela; assim, basta considerar que a distância restante equivale à velocidade da via, por exemplo: em uma via de operação de 100 km/h, a distância de sinalização será os 20 m de aproximação da viatura mais 100 m para colocação dos cones, totalizando 120 m; em uma via de operação de 110 km/h, a distância de sinalização será os 20 m de aproximação da viatura mais 110 m para colocação dos cones, com uma distância final de 130 m.

Para iniciar uma sinalização, são necessários, no mínimo, cinco cones; já para fechar uma pista ou faixa, é preciso mais. Considerando a velocidade operacional da via de 110 km/h, os cones devem ser distribuídos ao longo de 110 m a partir da ambulância, em média 28 m de distância entre um cone e outro (cerca de 28 passos), sendo o início próximo à viatura, na faixa de bordo do acostamento; após a colocação dos cinco cones, deve-se retornar fazendo o fechamento, ou seja, dirigindo-se lentamente para dentro da pista, protegendo a área desejada. Sempre trabalhar de frente para o fluxo, nunca de costas para o tráfego de veículos.

Lembrar que, na retirada dos cones, deve-se seguir o mesmo conceito da implantação de manter-se sempre de frente para o fluxo; no entanto, a retirada deve ser iniciada do último cone até o início da agulha. Qualquer membro da equipe pode proceder a sinalização e isolamento (quando aplicável). Com a chegada da equipe responsável pela sinalização, o socorrista passa a desempenhar os procedimentos do APH, não sendo mais responsável pela sinalização.

Não serão abordados neste capítulo os procedimentos a ser adotados pelo socorrista durante o atendimento à vítima de trauma, mas deve-se lembrar que cada órgão ou empresa deve ter seu protocolo operacional para orientar e amparar a equipe de APH. De maneira geral, o socorrista deve avaliar a situação, o doente, os recursos disponíveis e as possíveis soluções; escolher a melhor resposta para manejar a situação e o doente; desenvolver e iniciar um plano de ação; reavaliar a resposta do doente ao plano de ação, e fazer todos os ajustes ou alterações necessárias até que o atendimento seja concluído.

Para finalizar, deve-se ter em mente que os socorristas estão expostos a uma ampla variedade de situações que podem resultar em novos acidentes. As cenas do incidente são muitas vezes inseguras, apesar dos melhores esforços dos socorristas e das equipes responsáveis pela sinalização, pois essas cenas envolvem pessoas que estão passando por crises emocionais e físicas.

A própria natureza do trabalho de emergência implica riscos de trauma. O simples fato de dirigir até a cena do incidente pode ser perigoso. Dependendo da ocorrência, o trabalho pode ser desgastante, com exposição a riscos ambientais e a doenças infecciosas, pode ocorrer privação do sono e estresse, situações que potencializam os riscos para ocorrência de trauma.

O socorrista deve estar preparado para atuar em rodovia, pois o conhecimento lhe dará segurança, e a segurança lhe dará a calma para realizar sua missão.

BIBLIOGRAFIA

3M. Perguntas e respostas mais frequentes – Materiais retrorrefletivos e a NBR 15.292: artigos confeccionados – Vestimenta de segurança de alta visibilidade. (2013).

Associação Brasileira da Indústria Química (ABIQUIM). (2017). *Manual para atendimento de emergências com produtos perigosos*. São Paulo.

Associação Brasileira de Normas Técnicas (ABNT). (2000). NBR 15.292 – Veículos para atendimento a emergências médicas e resgate. Rio de Janeiro.

Associação Brasileira de Normas Técnicas (ABNT). (2013). NBR 14.561 – Artigos confeccionados: vestimenta de segurança de alta visibilidade (2ª ed.). Rio de Janeiro.

Associação Brasileira de Normas Técnicas (ABNT). (2013). Nova norma técnica da ABNT para vestuários de alta visibilidade confere maior segurança aos trabalhadores.

Advanced Trauma Life Support® (ATLS®). (2012). *Suporte Avançado de Vida no Trauma*. Manual do curso de aluno (9ª ed.). Chicago: American College of Surgeons.

Araújo, J. M. (2005). *Código de Trânsito Brasileiro: legislação de trânsito anotada*. São Paulo: Letras Jurídicas.

Brasil. Lei nº 9.503, de 23 de setembro de 1997. Código de Trânsito Brasileiro. Recuperado de https://www.planalto.gov.br/ccivil_03/leis/l9503compilado.htm

Brasil. Ministério da Saúde. (2002). Portaria nº 2.48/GM de 5 de novembro de 2002. Brasília: Ministério da Saúde.

Brasil. Ministério dos Transportes. Departamento Nacional de Infraestrutura de Transporte. (2010). *Manual de sinalização rodoviária* (3ª ed.). Brasília: Ministério dos Transportes.

Brasil. Ministério dos Transportes. Departamento Nacional de Infraestrutura de Transporte. (2012). *Padronização da nomenclatura das faixas de trânsito controladas por equipamentos de controle eletrônico de velocidade*. Brasília: Ministério dos Transportes.

Brasil. Ministério dos Transportes. Registro Nacional de Acidentes e Estatísticas de Trânsito. (2021). Recuperado de https://www.gov.br/infraestrutura/pt-br/assuntos/transito/arquivos-senatran/docs/renaest

Conselho Nacional de Trânsito (Contran). (2004). Resolução nº 168, de 14 de dezembro de 2004. Brasília: Contran.

Mello, J. M. H. P. (2013). *Acidentes de trânsito no Brasil: Um atlas de sua distribuição* (2ª ed.). São Paulo: Abramet.

National Association of Emergency Medical Technicians. (2017). *PHTLS® – Pre-hospitalar Trauma Life Support* (8ª ed.). Burlington: Jones & Bartlett Learning.

Portal Volvo de Acidentes de Trânsito. Distribuição anual de acidentes. Recuperado de http://www.atlasacidentesnotransporte.com.br/

CAPÍTULO

33 Enfermagem no Atendimento Pré-Hospitalar

Lídia Miwako Kimura • Silene Celerino da Fonseca

INTRODUÇÃO

A regulamentação dos serviços de atendimento pré-hospitalar (APH) móvel e fixo no Brasil ocorreu por meio da Portaria GM nº 2.048, Ministério da Saúde, de 5 de novembro de 2002 (Regulamento Técnico dos Sistemas Estaduais de Urgência e Emergência), denominando o APH móvel como Serviço de Atendimento Móvel às Urgências (SAMU).

A Portaria do Gabinete do Ministro da Saúde (GM) nº 1.863, de 29 de setembro de 2003, institui a Política Nacional de Atenção às Urgências (PNAU), e a Portaria GM nº 1.864, dessa mesma data, institui a implantação do SAMU 192, suas Centrais de Regulação (Central SAMU-192) e seus Núcleos de Educação em Urgência em todo o território brasileiro.

Segundo o Ministério da Saúde, o APH pode ser definido como a assistência prestada em um primeiro nível de atenção aos portadores de quadros agudos, de natureza clínica, traumática ou psiquiátrica, quando ocorrem fora do ambiente hospitalar, podendo acarretar sequelas ou até mesmo a morte. Os serviços de APH móvel são responsáveis por prestar assistência à vítima no local do evento após ter ocorrido um agravo à sua saúde, além de seu transporte a um serviço de Saúde adequado a sua necessidade de atendimento. O APH é relativamente novo no Brasil. O Ministério da Saúde optou recentemente pela implantação de um serviço com características do modelo francês, o SAMU, apesar da existência de várias experiências nacionais diferentes. Dentre elas, destacam-se os serviços pioneiros denominados Grupo de Socorro de Emergência (GSE) do Corpo de Bombeiros e o "Projeto Resgate", estabelecidos na década de 1980, respectivamente, no Rio de Janeiro e em São Paulo, nos quais se inseriu o enfermeiro na assistência à atenção pré-hospitalar.

Esse serviço móvel procura chegar à vítima nos primeiros minutos após ter ocorrido o agravo, sejam pacientes adultos, pediátricos ou gestantes, em espaços públicos ou em seus domicílios. Pode ser caracterizado como primário, quando o pedido de socorro for oriundo de um cidadão, ou secundário, quando a solicitação partir de um serviço de Saúde no qual o paciente já tenha recebido o primeiro atendimento necessário à estabilização do quadro de urgência apresentado, mas necessite ser conduzido a outro serviço de maior complexidade para a continuidade do tratamento.

O serviço de APH móvel é um meio utilizado tanto por usuários do sistema público de Saúde como por usuários do sistema privado, e por ser associado a sua facilidade de acesso, um telefonema permite a chegada de uma equipe treinada nos primeiros minutos após ter ocorrido um incidente. Essa equipe atua antes do agravamento do quadro do paciente, promovendo maiores chances de sobrevida à vítima, mantendo suas condições estáveis até o tratamento hospitalar efetivo. Uma assistência qualificada no local da ocorrência, bem como o transporte adequado e a entrada rápida a um serviço de emergência hospitalar, são cruciais para que a vítima tenha a vida preservada.

Outro ponto relacionado ao APH é o transporte inter-hospitalar, em que pacientes internados em unidade hospitalar necessitam ser deslocados a fim de realizar intervenções cirúrgicas ou procedimentos diagnósticos em outro estabelecimento de Saúde, ou até mesmo encaminhados para estabelecimentos de Saúde mais adequados a suas necessidades de atendimento. Nesse sentido, o transporte inter-hospitalar ocorre com grande frequência e, para sua realização, são necessários equipamentos e pessoal habilitado. Em algumas regiões são realizados pelo SAMU.

LEGISLAÇÃO E NORMATIZAÇÃO

Segundo o Conselho Federal de Medicina, em sua Resolução CF nº 1.451, de 10 de março de 1995, *urgência* significa a ocorrência imprevista de agravo à saúde, com ou sem risco potencial de vida, cujo portador necessita de assistência médica imediata. Define, ainda, *emergência* como a constatação médica de condições de agravo à saúde que impliquem risco iminente de vida ou sofrimento intenso, exigindo, portanto, tratamento médico imediato. Esses conceitos estão relacionados com o fator tempo como determinante do prognóstico vital, e o uso desses termos pode causar dúvidas. Pensando nisso, a Coordenação Geral de Urgência e Emergência do Ministério da Saúde propôs a utilização do termo urgência para todos os casos que necessitem de cuidados agudos, deixando de lado a diferenciação da terminologia urgência e emergência.

O Conselho Federal de Enfermagem (COFEN) instituiu resoluções a fim de amparar legalmente a atuação da enfermagem no APH; no entanto, devemos estar atentos às modificações, pois algumas delas já foram revogadas, substituídas ou adequadas, de acordo com as necessidades do momento. A Resolução nº 225, de 28 de fevereiro de 2000, revogada pela

Resolução nº 487/2015 e pela Resolução COFEN nº 689, de 2 de fevereiro de 2022, dispõe sobre o cumprimento de prescrição medicamentosa/terapêutica a distância, tornando legal, para os profissionais da enfermagem, a prática de cumprir prescrições médicas via rádio ou telefone em casos de urgência ou risco de vida iminente.

A Decisão do Conselho Regional de Enfermagem de São Paulo (COREN-SP) DIR/01/2001 discorre sobre a regulamentação da assistência de enfermagem no APH e nas demais situações relacionadas com o suporte básico de vida (SBV) e suporte avançado de vida (SAV) para o estado de São Paulo, conforme modelo norte-americano; os militares da Segurança Pública, desde que treinados, podem executar o SBV. A Resolução nº COFEN 300/2005 dispõe sobre a atuação do profissional de enfermagem no APH e atendimento inter-hospitalar, sendo revogada pela Resolução nº 375/2011 e pela Resolução nº 379/2011 e, posteriormente, pela Resolução nº 713/2022, que dispõe sobre a composição dos membros da equipe de enfermagem nas unidades básicas, intermediárias e avançadas. O Parecer 36/2014/COFEN/CTLN verifica que há conflitos na legislação atual vigente, visto que a Portaria MS/SAS nº 826/2014 não prevê a presença do enfermeiro nas equipes das unidades de suporte básico de vida terrestre. Nesse parecer, o COFEN destaca que o trabalho em uma instituição de APH exige muito da equipe de enfermagem, que se depara quase todo o tempo com situações desconhecidas em um ambiente muitas vezes desfavorável, e o trabalho exige rapidez, agilidade e competência para tomada de decisão imediata. Essa urgência e agilidade na execução do cumprimento de tarefas se justificam por se tratar do cuidado e da manutenção da vida até um hospital de referência.

Destaca, ainda, que quando é acionado o serviço de urgência e emergência, a maioria dos solicitantes é composta de leigos que responderão a um questionário estabelecido em protocolo de cada serviço, efetuado pelo médico regulador. Esse médico estará presumindo o grau de urgência de cada caso.

Analisando a Lei do Exercício Profissional de Enfermagem nº 7.498/1986, que estabelece ser privativa do enfermeiro a organização e direção de serviços e unidades de enfermagem, a assistência direta ao paciente crítico e a execução de atividades de maior complexidade técnica e que exijam conhecimento de base científica e capacidade de tomar decisão imediata; e o Código de Ética dos Profissionais de Enfermagem, que prescreve avaliar sua competência técnica e legal e somente aceitar encargos ou atribuições quando capaz de desempenho seguro para si e a clientela, levanta-se a questão da impossibilidade de a assistência de enfermagem ser executada por qualquer outro agente que não o enfermeiro. Uma vez que o Ministério da Saúde, no exercício legal de suas funções, regulamentou essa prática, não cabe mais pensar em outra solução a não ser a presença obrigatória e constante do enfermeiro nessa atividade.

Em 1983, a American Nurses Association (ANA) estabeleceu os padrões da Prática de Enfermagem em Emergência e classificou os enfermeiros em três níveis. O primeiro nível exige competência mínima para prestar cuidados ao paciente traumatizado; o segundo requer especialização na área de emergência; e o terceiro exige especialização em área bem definida e atuação nos níveis pré e intra-hospitalar.

O COFEN incluiu o APH no rol de especialidades de enfermagem, sem questionar a delimitação das ações de enfermagem e diretrizes para a formação desses profissionais para o APH, que foram deixadas implícitas pelo Ministério da Saúde na Resolução nº 260/2001, revogada pelas Resoluções nº 290/2004, 389/2011, 570/2018, 577/2018, 581/2018, 625/2020 e, posteriormente, atualizada pelas Decisões COFEN nº 065/2021 e 120/2021.

Em virtude das constantes atualizações procedimentais, avanços tecnológicos na área da Saúde, incluindo as inovações pertinentes ao APH, considerando a situação de pandemia de covid-19, o COFEN vem instituindo novas resoluções com o intuito de manter o amparo legal às práticas assistenciais relativas à equipe de enfermagem que compõe as unidades de APH móvel.

Dentre essas, destacam-se as resoluções apresentadas na Tabela 33.1, abrangendo a prática assistencial.

O Parecer de Comissão Nacional de Urgência e Emergência (CONUE/COFEN) nº 008/2020, referente à remoção de pacientes, responde sobre o entendimento sobre transporte extra-hospitalar de pacientes de cuidados mínimos e intermediários, por técnicos e auxiliares de Enfermagem. Revogado pela Resolução nº 713/2022, conclui que a unidade de SBV, composta de técnico ou auxiliar de enfermagem, pode realizar o transporte de pacientes nas remoções simples e de caráter eletivo, em que o paciente não apresente risco de morte, porém necessite de transporte em decúbito dorsal (p. ex., na realização de exames, consultas, procedimentos de rotina e alta hospitalar). Compete às gerências de enfermagem das instituições de Saúde desenvolver protocolos de acordo com as características de suas rotinas internas, devidamente aprovadas pela diretoria técnica da unidade, bem como estabelecer estratégias e ações voltadas para a segurança do paciente.

Em virtude da contínua escassez de médicos e da localização geográfica defeituosa dos serviços existentes, as atribuições do enfermeiro emergencista dependerão do local em que ele exerce seu trabalho. As leis que determinam a esfera de suas atividades variam em cada estado, e os decretos que regulam a profissão dos enfermeiros registrados estão sendo expandidos para definir o seu papel mais amplo, o que leva ao aumento das responsabilidades desses profissionais nos serviços de emergência.

ORGANIZAÇÃO, ESTRUTURA E FUNCIONAMENTO DOS SERVIÇOS DE ATENDIMENTO PRÉ-HOSPITALAR

Os serviços de APH são estruturados em sedes administrativas e operacionais. Nas administrativas ficam os setores de recursos humanos, educação continuada, logística e centrais reguladoras. As sedes operacionais são os locais onde ficam sediadas as ambulâncias e as respectivas equipes de plantão.

No contexto do APH, as ações assistenciais são divididas em SBV e SAV. O SBV é definido como uma estrutura de apoio oferecida a vítimas de baixa complexidade, promovidas por técnico ou auxiliar de enfermagem e um condutor/socorrista, por meio de medidas não invasivas, que visam a manutenção da vida, bem como evitar o agravo das lesões (p. ex., as imobilizações).

Tabela 33.1 Resoluções COFEN.

Resolução COFEN nº	Normatização
639/2020	Dispõe sobre as competências do enfermeiro no cuidado aos pacientes em ventilação mecânica no ambiente extra e intra-hospitalar
641/2020	Dispõe sobre a utilização de dispositivos extraglóticos (DEG) e outros procedimentos para acesso à via respiratória, por enfermeiros, nas situações de urgência e emergência, nos ambientes intra e pré-hospitalares
648/2020	Dispõe sobre a normatização, capacitação e atuação do enfermeiro na realização de punção intraóssea em adultos e crianças em situações de urgência e emergência pré e intra-hospitalares
655/2020	Revogada pela Resolução nº 713, de 04 de novembro de 2022. Normatiza, *ad referendum* do Plenário do COFEN, até ulterior decisão, a atuação dos profissionais de enfermagem no atendimento pré-hospitalar móvel terrestre e aquaviário, quer seja na assistência direta e na Central de Regulação das Urgências
660/2021	Altera a Resolução COFEN nº 656, de 17 de dezembro de 2020, que normatiza a atuação do enfermeiro na assistência direta e no gerenciamento do atendimento pré-hospitalar móvel e inter-hospitalar em veículo aéreo
679/2021	Aprova a normatização da realização de ultrassonografia à beira do leito e no ambiente pré-hospitalar por enfermeiro, considerando o Parecer de Câmara Técnica nº 0052/2021/CTLN/DGEP/COFEN, que apontou que o uso de ultrassonografia pelo enfermeiro como apoio à realização de cuidados de enfermagem de maior complexidade técnica pode aumentar a segurança para os profissionais e os usuários, não constituindo infração ao Código de Ética dos Profissionais de Enfermagem
688/2022	Normatiza a implementação de diretrizes assistenciais e a administração de medicamentos para a equipe de enfermagem que atua na modalidade de suporte básico de vida e reconhece o suporte intermediário de vida em serviços públicos e privados
689/2022	Normatiza a atuação da equipe de enfermagem no cumprimento de prescrições a distância por meios eletrônicos
704/2022	Normatiza a atuação dos profissionais de enfermagem na utilização de equipamento de desfibrilação no cuidado do indivíduo em parada cardiorrespiratória
705/2022	Atualiza, no âmbito do Sistema COFEN/Conselhos Regionais de Enfermagem, a atuação dos profissionais de enfermagem nos cuidados em traumato-ortopedia e procedimentos de imobilização ortopédica
713/2022	Revoga as Resoluções COFEN nºs 655/2020, 375/2011, 379/2011 e o Parecer CONUE 008/2020. Atualiza a norma de atuação dos profissionais de enfermagem no atendimento pré-hospitalar móvel terrestre e aquaviário, quer seja na assistência direta, no gerenciamento e/ou na Central de Regulação das Urgências, em serviços públicos e privados, civis e militares
Parecer da Câmara Técnica 0055/2022/CONUE/CTLN/COFEN	O parecer aponta pela ilegalidade para a utilização do ácido tranexâmico pelo técnico e auxiliar de enfermagem no suporte básico de vida. A medicação deve ser realizada pelo enfermeiro em suporte avançado de vida ou sob regulação no suporte intermediário de vida
718/2023	Altera o Anexo da Resolução COFEN nº 688, de 04 de fevereiro de 2022, que normatiza a implementação de diretrizes assistenciais e a administração de medicamentos, sob orientação da Central de Regulação das Urgências e demais condições técnicas, para a equipe de enfermagem que atua nas modalidades de suporte básico de vida e reconhece o suporte intermediário de vida em serviços públicos e privados

As ambulâncias de SAV funcionam como uma Unidade de Terapia Intensiva móvel, equipadas com todos os materiais necessários para atender a todo tipo de vítima, classificadas em baixa, média e alta complexidades. São despachadas em situações que denotem maior gravidade e que supostamente necessitem de intervenções invasivas, privativas de médicos e enfermeiros. A tripulação desse tipo de ambulância é composta de, pelo menos, três membros: um médico, um enfermeiro e um condutor, que é capacitado para ser socorrista.

Em decorrência da realidade nacional, que revela a falta de médicos no APH, alguns serviços, como o SAMU-SP e o Grupo de Resgate e Atendimento às Urgências e Emergências (GRAU-SP) da Secretaria de Estado da Saúde de São Paulo, têm vivenciado a experiência de unidades de suporte intermediário de vida (SIV), bem como a participação dos enfermeiros nas centrais de regulação, apesar de essa modalidade não estar prevista na Portaria nº 2.048/2002.

O COFEN aprovou, em janeiro de 2022, a resolução nº 688/2022, alterada pela Resolução nº 718/2023, que regulamenta o SIV no APH nos serviços públicos e privados. Essa normatização, apresentada pela CONUE, visa suprir o vazio assistencial que existe entre os serviços básico e avançado, oferecendo maior resposta aos pacientes críticos.

O reconhecimento da SIV busca preencher lacunas existentes aos pacientes graves, conferindo maior autonomia e competências aos enfermeiros e técnicos de enfermagem que atuam no APH.

O SIV é destinado ao atendimento de pacientes críticos na ausência de SAV. Deve ser composto de um condutor devidamente habilitado e dois enfermeiros ou um enfermeiro e um profissional de enfermagem de nível médio, e, como referenciado em sua nomenclatura, presta assistência intermediária – ou seja, nessa unidade podem ser realizados alguns procedimentos de maior complexidade, privativos ao enfermeiro (p. ex., a introdução de dispositivos supraglóticos para manutenção das vias aéreas, bem como a administração de medicamentos orientados por telemedicina e protocolos institucionais). Assim, busca-se compatibilizar as competências profissionais às necessidades dos pacientes de maior complexidade, diferenciando-se tanto das unidades básicas como das unidades avançadas.

Os serviços que trabalham com unidades intermediárias têm se baseado em protocolos institucionais para respaldar legalmente os profissionais que realizam essa atividade.

Outra realidade tem sido a presença dos enfermeiros nas centrais de regulação, com o objetivo de auxiliar na triagem das solicitações, despacho das ambulâncias e orientações de primeiros socorros aos solicitantes por telefone.

Muitos países procuram melhorar a prestação de cuidados de saúde revisando os papéis dos profissionais da Saúde, incluindo enfermeiros. Desenvolver novos e mais avançados papéis para enfermeiros poderia melhorar o acesso a cuidados em face de uma oferta limitada ou decrescente de médicos.

A proposta não é trabalhar de maneira isolada ou substitutiva da possível ausência de médicos no APH, mas ampliar as discussões sobre o APH e o dimensionamento das equipes com o intuito de prestar um atendimento de qualidade, baseando-se em protocolo institucional, telemedicina e com treinamento específico, consolidando as *práticas avançadas de enfermagem* (PAE). Uma questão que se coloca, e que poderá ser partilhada por muitos enfermeiros, é se o caminho dessa PAE não poderá tornar-se uma *enfermagem sustentada em um modelo biomédico*, que possa evoluir para a prática de cuidados que atualmente são executados pelos médicos. A questão será mais profunda e o debate centra-se naquilo que é a *essência* da enfermagem, sendo recomendado e necessário debater uma *enfermagem sustentada nas teorias de enfermagem*.

O termo PAE apareceu pela primeira vez na literatura de enfermagem na década de 1980. No entanto, ainda existe a dificuldade em fornecer uma definição concisa e clara de *práticas avançadas*, em virtude do fato de que elas englobam uma grande (e crescente) variedade de competências e práticas. No nível internacional, alcançar um amplo consenso sobre a definição de PAE é ainda mais difícil, pois os países estão em diferentes estágios na implementação desses papéis avançados. Nos países que só agora estão começando a considerar extensões para os papéis tradicionais de enfermeiros, algumas novas práticas podem ser consideradas avançadas, enquanto essas mesmas práticas já não podem ser consideradas avançadas em países que iniciaram anteriormente.

De acordo com o International Council of Nurses (ICN), International Nurse Practitioner/Advanced Practice Nursing Network, os enfermeiros de práticas avançadas (APN) são "enfermeiros registrados que adquiriram a base de conhecimento especializado, capacidade de tomar decisões complexas e competências clínicas para a prática expandida, cujas características são moldadas pelo contexto ou o país em que são credenciados para atuar. Diploma de mestrado é recomendado para inclusão neste nível".

A implementação da enfermagem em práticas avançadas (EPA) no Brasil foi pactuada em 05 de maio de 2016, pelo Conselho Federal de Enfermagem, pela Coordenação de Aperfeiçoamento de Pessoal de Nível Superior (CAPES), a Associação Brasileira de Enfermagem (Aben) e o Ministério da Saúde. Também foi criada a Comissão de Práticas Avançadas de Enfermagem por meio da Portaria do COFEN nº 379, de 11 de março de 2016.

A Organização Pan-Americana de Saúde (OPAS/OMS) iniciou as discussões sobre a implementação da EPA no Brasil em maio de 2016, voltada para a atenção primária à saúde (APS). O objetivo é aumentar o escopo de práticas e a resolutividade do enfermeiro, desenvolvendo e aprofundando o trabalho interprofissional. O Conselho Nacional de Secretarias Municipais de Saúde (CONASEMS) apoia a proposta, que aumenta a resolutividade das equipes de Saúde e a qualidade do atendimento à população. No entanto, ainda não há nada específico para os enfermeiros que atuam no APH, mas acredita-se que essas práticas avançadas se estendam também a essa área, em virtude da implementação por alguns serviços de APH das unidades de suporte intermediário.

Atualmente, em muitos países latino-americanos, são requeridas para o trabalho habilidades clínicas necessárias à prática avançada, em resposta às necessidades de saúde da população atendida, e não como parte de um programa formal de EPA. Como tal, a prática avançada de enfermagem, a competência e as oportunidades de educação continuada precisam ser credenciadas e geridas por docentes de enfermagem de nível universitário.

A profissão de enfermagem está em constante evolução para atender aos desafios da saúde no âmbito mundial. Os enfermeiros estão preparados para responder e gerenciar a saúde ao longo da vida. Dentro do contexto da APS, os serviços de urgência e emergência podem contribuir muito para a redução da morbidade e mortalidade, muitas vezes em áreas mais carentes. Os enfermeiros são profissionais de primeira linha que utilizam uma abordagem integrada e abrangente, incluindo a promoção da saúde, prevenção da doença, tratamento, reabilitação e cuidados paliativos.

Os serviços de APH contam com equipe de profissionais de diversas áreas que devem ser habilitados pelos Núcleos de Educação em Urgências, que têm como principal objetivo promover o processo de capacitação e educação permanente dos trabalhadores para o adequado atendimento às urgências, em todos os níveis de atenção do sistema. A qualificação das equipes e a experiência prévia na área de urgência/emergência são fatores primordiais que estão diretamente relacionados com o sucesso do atendimento, enfatizando a importância de cursos específicos para as equipes de resgate pré-hospitalar.

COMPETÊNCIAS E ATRIBUIÇÕES DA EQUIPE DE ENFERMAGEM

No APH, compete ao enfermeiro privativamente: supervisionar e avaliar as ações de enfermagem da equipe; participar nos programas de treinamento e aprimoramento de pessoal de Saúde em urgências, particularmente nos programas de educação continuada; participar dos processos seletivos da equipe de enfermagem; prestar assistência de enfermagem a gestante, parturiente e ao recém-nascido; realizar partos sem distocias; planejar, organizar, coordenar, executar e avaliar a Sistematização da Assistência de Enfermagem (SAE); fazer controle de qualidade do serviço nos aspectos inerentes à sua profissão; subsidiar os responsáveis pelo desenvolvimento de recursos humanos para as necessidades de educação continuada da equipe; obedecer à Lei do Exercício Profissional e o Código de Ética de Enfermagem; conhecer equipamentos e realizar manobras de extração manual das vítimas; executar prescrições médicas por telemedicina; prestar cuidados de maior complexidade a doentes críticos com risco à vida que exijam conhecimento científico adequado; e capacidade para tomar decisões imediatas. Portanto, o gerenciamento/supervisão do enfermeiro no APH é uma atividade essencial, especialmente pelo grau de complexidade das ações, bem como pelas características peculiares desse serviço.

Os técnicos e auxiliares de enfermagem exercem atividades de nível médio (apenas assistência básica, não complexa), sob orientação e supervisão do enfermeiro, executando ações assistenciais e procedimentos de enfermagem não privativos ao enfermeiro.

Enfermeiros, técnicos e auxiliares de enfermagem são participantes ativos da equipe de APH e assumem, em conjunto com a equipe, a responsabilidade pela assistência prestada às vítimas. Eles atuam em ambientes hostis, onde há restrição de espaço físico, em locais públicos sob a visão direta de transeuntes e familiares, em situações de limite de tempo, em que é necessário equilíbrio emocional para a tomada de decisões imediatas baseadas em conhecimento técnico-científico e rápida avaliação.

No âmbito assistencial, a equipe de enfermagem executa atividades rotineiras e é responsável pela conferência e reposição dos materiais de consumo e permanentes, equipamentos utilizados nos atendimentos, organização e disposição dos *kits* de atendimento e a manutenção da limpeza das ambulâncias. A periodicidade da conferência é preestabelecida de acordo com as normas internas de cada serviço.

Segundo Thomaz e Lima (2000), os desempenhos das funções podem ser definidos em três fases distintas:

- **1ª fase. Antes do atendimento.** O enfermeiro deve preparar-se organizando uma *checklist* que inclui: conferência e reposição do material padronizado dentro do veículo de emergência; manutenção da padronização dos *kits* de atendimento, acesso venoso, vias de procedimento cirúrgico e de infusão venosa em neonato; checagem conferência e reposição da maleta de medicamentos portátil do tipo "multibox"; verificação do funcionamento de equipamentos (oxímetro de pulso, monitor-desfibrilador e ventilador); verificação do volume de oxigênio existente no cilindro
- **2ª fase. Durante o atendimento.** Avaliar a cena (obtendo informações pertinentes para o atendimento); acessar a vítima com segurança; coletar a história da vítima quando possível; realizar também a triagem para o atendimento, em caso de acidente com múltiplas vítimas; realizar a avaliação primária, isto é, determinar se existe risco imediato à vida da vítima; realizar avaliação secundária (pesquisa abrangente e detalhada do corpo da vítima) após ter afastado o risco à vida; estabelecer prioridades para o atendimento; estabilizar a vítima, se possível antes do transporte; prestar cuidados intensivos; auxiliar nos procedimentos de maior complexidade técnica; assegurar a manutenção do cuidado e evolução de todos os sinais e sintomas; prover um transporte de maneira eficiente e segura até a unidade hospitalar; e passar as informações a respeito do caso para a equipe da sala de emergência
- **3ª fase. Após o atendimento.** Fazer a reposição do material utilizado na ocorrência; recarregar equipamentos que necessitam de bateria; limpar e desinfetar equipamentos; limpar o veículo de emergência; providenciar reposição de oxigênio, se necessário; registrar a ocorrência em impresso próprio; e fazer relatório em livro de ocorrência de enfermagem.

Os serviços de atendimento, em geral, selecionam profissionais com um perfil baseado nas características do APH; portanto, é imprescindível ter formação e experiência profissional em serviço de Saúde voltado ao atendimento de urgências e emergências; extrema competência e habilidade na realização de procedimentos; capacidade de trabalhar em equipe; iniciativa e facilidade de comunicação; condicionamento físico para trabalhar em unidades móveis; capacidade mental para lidar com estresse; disposição para cumprir ações orientadas; capacidade de tomar decisões rapidamente e de definir prioridades.

Sistematização da assistência de enfermagem nas emergências pré-hospitalar e intra-hospitalar: aplicação da tecnologia móvel

A SAE é uma importante ferramenta de gerenciamento do cuidado em meio às condições adversas que permeiam o cenário dos serviços de urgência e emergência. Embora bem definida e respaldada por aspectos legais e científicos, a SAE ainda é pouco presente nesse tipo de serviço de Saúde. Sabe-se que apesar das dificuldades, a importância da SAE na garantia de uma assistência de qualidade em qualquer ambiente de saúde sobrepõe os entraves próprios desse cenário.

A SAE é essencial no trabalho do enfermeiro, proporcionando recursos técnicos, científicos e humanos, no qual visa a melhor qualidade de assistência ao cliente e possibilita seu reconhecimento e valorização. É um instrumento que favorece a organização do processo de cuidar. Como metodologia de trabalho e uma ponte à autonomia, o processo de enfermagem tornou-se um desafio para a qualidade da assistência em virtude das inovações científicas que o processo de cuidar propõe e das particularidades operacionais que cada etapa sugere.

O processo de enfermagem desenvolve-se em cinco fases sequenciais e inter-relacionadas (histórico, diagnóstico, planejamento, implementação e avaliação), coerentes com a evolução da profissão. Essas fases, quando levadas para o APH, são correlacionadas com as sistematizações de atendimentos ao trauma e emergências clínicas (Protocolo XABCDE).

Especificamente no APH, que exige do enfermeiro raciocínio ágil na tomada de decisão para atingir os objetivos do cuidado, o processo de enfermagem é um instrumento essencial por promover um guia sistematizado para o desenvolvimento do julgamento clínico. Entretanto, em virtude das peculiaridades do APH, a implementação da SAE tem sido adaptada, visando viabilizar sua ampla utilização por meio da simplificação e utilização de recursos tecnológicos que facilitem o preenchimento e a adesão da equipe de enfermagem.

CONSIDERAÇÕES FINAIS

A atuação do enfermeiro está diretamente relacionada com a assistência ao paciente grave sob risco de morte. Essa incorporação do enfermeiro e de sua equipe no APH não é nova, data das grandes Guerras, mas começa a ser bem evidenciada no Brasil a partir da década de 1990. Entretanto, não se restringe apenas à assistência. O enfermeiro ocupa cargos de gestão e gerenciamento da equipe de enfermagem pré-hospitalar, elaborando e revisando os protocolos de atendimento, treinando e capacitando novos profissionais, participando de comissões técnicas para avaliação e recomendação de materiais de consumo e equipamentos específicos e mais adequados ao APH.

A urgência/emergência é uma especialidade de enfermagem; no entanto, nos cursos de graduação, a atenção dada à área ainda é bastante insuficiente ou não obrigatória na grade curricular. No que diz respeito à capacitação, habilitação e educação continuada dos trabalhadores do setor, observa-se, ainda, a fragmentação e o baixo aproveitamento do processo educativo tradicional, e a insuficiência dos conteúdos curriculares dos aparelhos formadores na qualificação de profissionais para as urgências, principalmente em seu componente pré-hospitalar.

BIBLIOGRAFIA

Brasil. Ministério da Saúde. (2006). *Política Nacional de Atenção às Urgências* (3ª ed.). Brasília: Editora do Ministério da Saúde.

Cassiani, S. H., & Zug, K. E. (2014). Promoting the advanced nursing practice role in Latin America. Brasília: *Revista Brasileira de Enfermagem*, *67*(5), 673-674.

Conselho Federal de Enfermagem (2016, julho 04). Cofen discute desenvolvimento do suporte intermediário de vida – SIV. Recuperado de https://www.cofen.gov.br/cofen-discute-estrategias-para-desenvolver-o-suporte-intermediario-de-vida-siv/

Conselho Federal de Enfermagem (2017, junho 08). Cofen apresenta proposta para melhoria no atendimento pré-hospitalar [Internet]. Recuperado de https://www.cofen.gov.br/cofen-apresenta-proposta-para-melhoria-no-atendimento-pre-hospitalar/

Conselho Federal de Enfermagem. (2020, outubro 27). Cofen normatiza identificação de morte óbvia no atendimento pré-hospitalar [Internet]. Recuperado de https://www.cofen.gov.br/cofen-normatiza-identificacao-de-morte-obvia-no-atendimento-pre-hospitalar/

Conselho Federal de Enfermagem. (2020, novembro 11). Desafios e evoluções da enfermagem no atendimento pré-hospitalar [Internet]. Recuperado de https://www.cofen.gov.br/desafios-e-evolucoes-da-enfermagem-no-atendimento-pre-hospitalar/

Conselho Federal de Enfermagem. (2020, dezembro 17). Cofen atualiza normativa sobre atendimento pré-hospitalar móvel [Internet]. Recuperado de https://www.cofen.gov.br/cofen-atualiza-normativa-sobre-atendimento-pre-hospitalar-movel/

Conselho Regional de Enfermagem de São Paulo (2016, setembro 02). Comissão de urgência e emergência define proposta de suporte intermediário de vida [Internet]. Recuperado de https://portal.coren-sp.gov.br/noticias/comissao-de-urgencia-e-emergencia-define-proposta-de-suporte-intermediario-de-vida/

Conselho Regional de Enfermagem de São Paulo (2016, novembro 22). Coren-SP e Cremesp debatem desafios do suporte intermediário de vida (SIV). Recuperado de https://portal.coren-sp.gov.br/noticias/coren-sp-e-cremesp-debatem-desafios-do-suporte-intermediario-de-vida-siv/.

Delamaire, M. L., & Lafortune, G. (2010). Nurses in advanced roles: a description and evaluation of experiences in 12 developed countries. *OECD Health Working Papers, 54.*

Martins, P. P. S., & Prado, M. L. (2003). Enfermagem e serviço de atendimento pré-hospitalar: descaminhos e perspectivas. *Revista Brasileira de Enfermagem, 56*(1), 71-75.

Oliveira, W. A., Brandão, E. C., Reis, M. C. G., & Giustina, F. P. D. (2017). A importância do enfermeiro na evolução do atendimento pré-hospitalar no Brasil. *Revista de Enfermagem da FACIPLAC, 2*(2), 2-12.

Parecer de Comissão nº 008/2020 CONUE/COFEN, de 02 de dezembro de 2020. Dispõe sobre Remoção de pacientes – Transporte extra-hospitalar. Recuperado de https://www.cofen.gov.br/parecer-de-comissao-no-008-2020-conue-cofen/

Pelegrini, A. H. W., Santos, J. L. G., Marques, G. Q., Ciconet, R. M., & Lima, M. A. D. S. (2010). Organization of health services attention to emergencies: narrative review. *Online Brazilian Journal of Nursing, 9*(1).

Portaria nº 2.048/GM, de 5 de novembro de 2002. Aprova o Regulamento Técnico dos Sistemas Estaduais de Urgência e Emergência. Recuperado de https://bvsms.saude.gov.br/bvs/saudelegis/gm/2002/prt2048_05_11_2002.html

Resolução COFEN nº 688/2022 – Alterada pela Resolução COFEN nº 718/2023. Normatiza a implementação de diretrizes assistenciais e a administração de medicamentos para equipe de enfermagem que atua na modalidade suporte básico de vida e reconhece o suporte intermediário de vida em serviços públicos e privados. Recuperado de https://www.cofen.gov.br/resolucao-cofen-no-688-2022/

Resolução COFEN nº 689/2022. Normatiza a atuação da equipe de enfermagem no cumprimento de prescrições a distância, através de meios eletrônicos. Recuperado de https://www.cofen.gov.br/resolucao-cofen-no-689-2022/

Resolução COFEN nº 704/2022. Normatiza a atuação dos profissionais de enfermagem na utilização do equipamento de desfibrilação no cuidado ao indivíduo em parada cardiorrespiratória. Recuperado de https://www.cofen.gov.br/resolucao-cofen-no-704-2022/

Resolução COFEN nº 705/2022. Atualiza, no âmbito do Sistema COFEN/Conselhos Regionais de Enfermagem, a atuação dos profissionais de enfermagem nos cuidados em traumato-ortopedia e procedimentos de imobilização ortopédica. Recuperado de https://www.cofen.gov.br/resolucao-cofen-no-705-2022/

Resolução COFEN nº 713/2022. Atualiza a norma de atuação dos profissionais de enfermagem no atendimento pré-hospitalar (APH) móvel terrestre e aquaviário, quer seja na assistência direta, no gerenciamento e/ou na Central de Regulação das Urgências (CRU), em serviços públicos e privados, civis e militares. Recuperado de https://www.cofen.gov.br/resolucao-cofen-no-713-2022/

Resolução COFEN nº 718/2022. Altera o Anexo da Resolução COFEN nº 688, de 04 de fevereiro de 2022, que normatiza a implementação de diretrizes assistenciais e a administração de medicamentos para a equipe de enfermagem que atua na modalidade suporte básico de Vida e reconhece o suporte intermediário de vida em serviços públicos e privados. Recuperado de https://www.cofen.gov.br/resolucao-cofen-no-718-2023/

Silva, J. G., Vieira, L. J. E. S., Pordeus, A. M. J., Souza, E. R., & Gonçalves, M. L. C. (2009). Atendimento pré-hospitalar móvel em Fortaleza, Ceará: a visão dos profissionais envolvidos. *Revista Brasileira de Epidemiologia, 12*(4), 591-603.

Sobral, P. H. A. F., Silva, A. M. P., Santos, V. E. P., Santos, R. A. A., & Santos, A. L. S. (2013). Atuação de enfermagem em serviços de emergência. Revisão sistemática. *Revista de Pesquisa Cuidado é Fundamental Online, 5*(4), 396-407.

Souza, R. M. C., Calil, A. M., Paranhos, W. Y., & Malvestio, M. A. (2009). *Atuação no trauma: uma abordagem para a enfermagem.* São Paulo: Atheneu.

Thomaz, R. R., Lima, F. V. (2000). Atuação do enfermeiro no atendimento pré-hospitalar na cidade de São Paulo. *Acta Paulista de Enfermagem, 13*(13), 59-65.

CAPÍTULO

34 Vigilância Sanitária nos Serviços de Ambulância

Wana Yeda Paranhos • Giuliano Michel Mussi

INTRODUÇÃO

As infecções relacionadas com a assistência à saúde representam um risco potencial à segurança do paciente. Há evidências mostrando que vários patógenos resistentes a antibióticos de última geração contaminam superfícies e equipamentos (bombas de infusão, macas, estetoscópio e outros) mais frequentemente manejados pelos profissionais e utilizados pelos pacientes. Por esse motivo, falhas nos processos de limpeza e desinfecção de superfícies podem ter como consequência a disseminação e a transferência de microrganismos nos ambientes dos serviços de Saúde, promovendo risco à segurança de pacientes e profissionais que atuam nesses serviços (Anvisa, 2010).

Diante do conhecimento de que a remoção ou o transporte de indivíduos, nas ambulâncias, pode auxiliar na propagação de doenças infecciosas, neste capítulo serão descritas as rotinas de limpeza, desinfecção das viaturas de atendimento pré-hospitalar (APH) e as recomendações da vigilância em saúde.

No dia a dia, as equipes devem zelar pela organização e pela disposição dos materiais, equipamentos e insumos, de modo a agilizar o atendimento. A elaboração de um *checklist* com os itens indispensáveis ao atendimento pode contribuir de maneira positiva, facilitando o acesso a esses insumos, além de favorecer a rastreabilidade de tudo o que está disponível dentro das viaturas (Resolução da Diretoria Colegiada [RDC] da Anvisa, nº 63, 2011).

O ambiente limpo e organizado está relacionado com a segurança do usuário/paciente/vítima.

Limpeza e descontaminação das viaturas e dos materiais nela contidos são atividades complexas e requerem da equipe de APH conhecimentos mínimos de vigilância sanitária, limpeza, esterilização, descontaminação, e neste capítulo trataremos disso.

CONCEITOS

Biossegurança. Área de conhecimento definida pela Anvisa como "condição de segurança alcançada por um conjunto de ações destinadas a prevenir, controlar, reduzir ou eliminar riscos inerentes às atividades que possam comprometer a saúde humana, animal e o meio ambiente" (Anvisa, 2010).

Limpeza. Definida como a remoção da sujidade de um artigo ou uma superfície, em fendas, dispositivos, equipamentos, por meio de um processo manual ou mecânico (APECIH, 2010).

Desinfecção. Processo físico ou químico que destrói a maioria dos microrganismos patogênicos de objetos inanimados e superfícies, com exceção de esporos bacterianos (Brasil, 2010).

Desinfecção de alto nível. Destrói a maioria dos microrganismos, inclusive microbactérias e fungos, exceto uma quantidade elevada de esporos bacterianos (Brasil, 2012).

Desinfecção de nível intermediário. Destrói bactérias vegetativas, bacilo da tuberculose, fungos e vírus lipídicos, e alguns não lipídicos (Brasil, 2012).

Desinfecção de baixo nível. Destrói bactérias vegetativas, vírus lipídicos, alguns vírus não lipídicos e alguns fungos (Brasil, 2012).

Esterilização. Processo que elimina completamente todos os microrganismos (esporos, bactérias, fungos e protozoários), por meios físicos (vapor) ou químicos (Brasil, 2012).

A Lei nº 8.080, de 19 de setembro de 1990, no art. 6º, parágrafo 1º, define vigilância sanitária como "um conjunto de ações capazes de eliminar, diminuir ou prevenir riscos à saúde e de intervir nos problemas sanitários decorrentes do meio ambiente, da produção e circulação de bens, bem como da prestação de serviços de interesse da saúde" (Brasil, 1990).

TIPOS DE VIATURAS

Considerando que as áreas de Urgência e Emergência se constituem em um importante componente da assistência à saúde e que as ambulâncias compõem essa área, a Portaria nº 2.048/2002 estabelece padrões mínimos para a prestação desse tipo de serviço, de acordo com a especificação de viaturas, composição das equipes e complexidade de atendimento. As dimensões e outras especificações do veículo terrestre deverão obedecer à norma técnica brasileira (NBR) da Associação Brasileira de Normas Técnicas (ABNT) nº 14.561/2000, de julho de 2000.

Os equipamentos devem sofrer manutenções e calibrações periódicas, devendo ser mantidos ancorados de maneira correta e segura.

O Ministério da Saúde, em 1999, na Portaria nº 824, de 24 de junho de 1999, instituiu normas para veículos de APH e transporte inter-hospitalar de pacientes (Brasil, 1999).

Ambulância é definida como um veículo (terrestre, aéreo ou hidroviário) que se destina exclusivamente ao transporte de enfermos. As dimensões e outras especificações desse veículo deverão obedecer às normas da ABNT.

As ambulâncias são classificadas em:

- Tipo A – ambulância de transporte: veículo destinado ao transporte em decúbito horizontal de pacientes que não apresentam risco de morte; para remoções simples e de caráter eletivo
- Tipo B – ambulância de suporte básico: veículo destinado ao transporte pré-hospitalar de pacientes com risco de morte desconhecido e inter-hospitalar de pacientes, contendo apenas equipamentos mínimos para a manutenção de vida
- Tipo C – ambulância de resgate: veículo de atendimento de emergências pré-hospitalares de paciente com risco de morte desconhecido, contendo equipamentos necessários à manutenção da vida e ao salvamento
- Tipo D – ambulância de suporte avançado: veículo destinado ao transporte de pacientes de alto risco de emergências pré-hospitalares e de transporte inter-hospitalar. Deve contar com os equipamentos médicos necessários para desempenho dessa função
- Tipo E – aeronave de transporte médico: aeronave de asa fixa ou rotativa utilizada para transporte de pacientes por via aérea, dotada de equipamentos médicos homologados pelos órgãos competentes
- Tipo F – embarcação de transporte médico: veículo motorizado hidroviário, destinado ao transporte por via marítima ou fluvial. Deve possuir os equipamentos médicos necessários ao atendimento de pacientes conforme sua gravidade.

LIMPEZA E DESINFECÇÃO DAS VIATURAS

A partir do conceito de biossegurança, que compreende o uso de equipamentos de proteção individual (EPI) e instalações adequadas dos espaços laborais, serão descritos todos os processos envolvidos nesse conceito, incluindo a soma de conhecimentos, hábitos, comportamentos e sentimentos, que devem ser incorporados ao profissional da Saúde, com o objetivo de evitar a propagação de agentes infecciosos.

A lavagem das mãos é indispensável antes e após o manejo do paciente. No caso das unidades móveis, as quais não dispõem de lavatório interno, deve ser utilizado o dispensatório de álcool em gel a 70%, localizado no interior da unidade.

EQUIPAMENTOS DE PROTEÇÃO INDIVIDUAL

Equipamento de proteção individual (EPI) é todo dispositivo de uso individual, usado para proteger a saúde e a integridade física do trabalhador, e tem o seu uso regulamentado pelo Ministério do Trabalho e Emprego (MTE), pela norma regulamentadora (NR) 6 (2004). A NR 32 (2005), destina-se exclusivamente para a segurança do trabalhador de serviços de Saúde, independentemente da função que exerça.

A escolha do tipo de EPI a ser utilizado está condicionada ao tipo de patógeno ou situação ao qual o profissional estará exposto, sendo obrigação deste utilizar o material de acordo com a sua correta indicação, responsabilizando-se por sua conservação, guarda ou substituição.

Além disso, todo profissional da Saúde deve estar com a imunização em dia, como modo de proteção individual, e deve realizar exames periódicos. Incluem-se como EPI:

- Óculos de proteção para trabalhos que possam causar ferimentos nos olhos, provenientes de impacto de partículas ou fluidos corporais
- Uniforme totalmente fechado para trabalhos em que haja perigo de lesões provocadas por riscos de origem biológica ou química
- Luvas para prevenção dos riscos com materiais ou objetos cortantes ou perfurantes e acidentes com agentes biológicos e fluidos corporais
- Calçados fechados para proteção contra agentes biológicos e fluidos corporais
- Máscaras de filtro químico para exposição a agentes químicos prejudiciais à saúde.

COMPARTIMENTO INTERNO

De acordo com a Portaria do Centro de Vigilância Sanitária (CVS) nº 9/1994, que dispõe sobre as condições ideais de transporte e atendimentos de vítimas em ambulâncias:

- Maca de transporte do paciente deve apresentar um sistema seguro de fixação no assoalho
- Cintos de segurança, em adequadas condições de uso, sendo obrigatório o seu uso para todos os tripulantes
- A caixa de descarte de material perfurocortante deverá ser mantida em suporte de tamanho adequado ao da caixa de modo a mantê-la adequadamente ancorada
- Deve ser mantido um sistema de ventilação forçada para proporcionar uma temperatura confortável
- A parte interna da cabine e as superfícies (como bancadas e prateleiras) devem ser revestidas de material de fácil higienização
- Os armários devem ter bordas arredondadas
- As janelas do compartimento do paciente deverão ser de vidros jateados, com a possibilidade da inclusão de linhas não jateadas
- Os cilindros de oxigênio devem ser mantidos ancorados e dispostos sobre suportes plásticos, para impedir o contato da base do cilindro com o piso, o que pode provocar oxidação do mesmo com o tempo
- A disponibilidade de recursos no interior do veículo deve atender ao disposto na referida Portaria.

BOAS PRÁTICAS E PROCEDIMENTOS OPERACIONAIS PADRONIZADOS

A RDC nº 63, de 2011, em seu art. 9º, estabelece que o serviço de Saúde deve ter um regimento interno ou documento equivalente atualizado, contemplando a definição e a descrição de todas as suas atividades técnicas, administrativas e assistenciais, responsabilidades e competências. Sendo assim, todos os profissionais que exercem suas atividades laborais nesses serviços devem conhecer, ter acesso e cumprir todas as etapas durante o atendimento/transporte do paciente, visando minimizar as falhas e padronizando as condutas/ações que serão direcionadas aos usuários do serviço.

Limpeza concorrente e terminal da viatura

A limpeza e a desinfecção de superfícies em serviços de Saúde são elementos primários e eficazes nas medidas de controle para interromper o ciclo epidemiológico das infecções, devendo esses cuidados serem redobrados devido à pandemia do coronavírus (covid-19) que ainda assombra o mundo.

A limpeza e a desinfecção do compartimento interno, e a lavagem externa do veículo devem ocorrer de acordo com a padronização descrita no manual operacional de cada serviço atendendo às NRs.

Nos serviços de Saúde, esse procedimento visa garantir aos usuários dos serviços uma permanência em local limpo e em ambiente com menor carga de contaminação possível, contribuindo com a redução da possibilidade de transmissão de infecções oriundas de fontes inanimadas.

As superfícies em serviços de Saúde compreendem: mobiliários, pisos, paredes, divisórias, portas e maçanetas, tetos, janelas, equipamentos para a saúde, bancadas, macas, suporte para soro, entre outras (Anvisa, 2010).

Utilizar somente produtos saneantes padronizados, na concentração e no tempo recomendados pelo fabricante e pelo serviço de controle de infecção hospitalar, e que estejam em embalagens rotuladas e dentro do prazo de validade. Utilizar rotineiramente sabão ou detergente para os processos de limpeza de superfícies, sendo os desinfetantes restritos às situações específicas, como, por exemplo, diante de matéria orgânica e microrganismos multirresistentes (Anvisa, 2010).

Não misturar produtos saneantes, exceto quando indicado pelo fabricante, pois essas associações podem ser perigosas quando inaladas, causam danos ao meio ambiente e seus princípios ativos podem ser neutralizados e inativados. Preparar soluções somente para uso imediato, evitando armazenamento por longos períodos (Anvisa, 2010).

Deve-se ter em mente que todo paciente com necessidade de atendimento por equipe em ambulância tem risco potencial para desenvolver e/ou disseminar infecção causada por microrganismo. Devem-se preconizar as técnicas de limpeza concorrente ou terminal na viatura quando nesse atendimento forem identificadas secreções, excreções e ou outro líquido do corpo humano, ou, ainda, quando há informações reais de doença infectocontagiosa.

Desinfecção e esterilização de artigos

Os artigos compreendem instrumentos, objetos de natureza variada, utensílios (comadres, papagaios etc.), acessórios de equipamentos e outros.

De acordo com a classificação de Spauding (APECIH, 2010), podem ser categorizados como:

- Críticos: destinados à penetração de pele e mucosas adjacentes, em tecidos subepiteliais e sistema vascular, bem como todos os que estejam diretamente conectados a ele. Esses artigos requerem esterilização para satisfazer os objetivos a que se propõem
- Semicríticos: destinados ao contato com a pele não íntegra ou com mucosas íntegras e requerem desinfecção de alto nível ou esterilização para garantir a qualidade de seu múltiplo uso. Se forem termorresistentes, poderão ser submetidos à autoclavagem
- Não críticos: destinados ao contato com a pele íntegra do paciente ou que não entram em contato direto com o paciente. O risco potencial de transmissão de infecção é baixo, porque a pele age como uma barreira efetiva. Se em contato com matéria orgânica, devem, no mínimo, receber desinfecção de baixo nível; na ausência de matéria orgânica, a limpeza é suficiente.

Todo artigo deverá ser considerado "contaminado", sem que seja considerado o grau de sujidade presente.

A RDC de 15 de março de 2012, nos seus artigos 83, 84 e 85, define a obrigatoriedade da identificação nas embalagens dos produtos para saúde submetidos à esterilização, por meio de rótulos ou etiquetas. Devem apresentar-se legíveis e afixados nas embalagens durante esterilização, transporte, armazenamento, distribuição e até o momento do uso. O rótulo de identificação da embalagem deve conter:

- Nome do produto
- Número do lote
- Data da esterilização
- Data limite de uso
- Método de esterilização
- Nome do responsável pelo preparo.

O art. 101 dessa RDC menciona que os produtos esterilizados devem ser armazenados em local limpo e seco, sob proteção da luz solar direta, e submetidos à manipulação mínima.

Rastreabilidade

Todo serviço deve implementar um método de trabalho que possibilite a rastreabilidade dos materiais e medicamentos disponíveis para os atendimentos, bem como a descrição de como os mesmos serão utilizados. Sugere-se que essa padronização seja feita por meio de um *checklist* contendo a descrição de todos os materiais e medicamentos, e a identificação o número do lote e a validade de cada insumo. Cada serviço deverá instituir a periodicidade de retirada dos materiais e medicamentos com prazo de validade a vencer.

Ressalta-se que os medicamentos de controle especial, conforme estabelece a Portaria nº 344, de 12 de maio de 1998, devem ser mantidos segregados em local específico, identificados e trancados até que sejam direcionados para uso ou descarte final. Essa última etapa deve ser efetuada por empresa devidamente habilitada para essa finalidade. Medicamentos controlados, com prazo de validade expirado, devem ser conferidos pela Vigilância Sanitária antes de sua destinação final.

Gerenciamento de resíduos

De acordo com a RDC nº 222, de 28 de março de 2018, o Plano de Gerenciamento dos Resíduos de Serviços de Saúde (PGRSS) constitui-se em um conjunto de procedimentos de gestão, planejados e implementados a partir de bases científicas e técnicas, normativas e legais, com o objetivo de minimizar a produção de resíduos e proporcionar aos gerados um encaminhamento seguro, de maneira eficiente, visando a proteção dos trabalhadores e a preservação da Saúde Pública e dos recursos naturais e do meio ambiente.

O gerenciamento deve abranger todas as etapas de planejamento dos recursos físicos e materiais, e da capacitação dos recursos humanos envolvidos no manejo dos resíduos dos serviços de Saúde.

Todo responsável deve elaborar um PGRSS, com base nas características dos resíduos produzidos e em sua classificação.

O PGRSS a ser elaborado deve ser compatível com as normas locais relacionadas com a coleta, o transporte e a disposição final dos resíduos gerados nos serviços de Saúde, estabelecidas pelos órgãos locais responsáveis por essas etapas. Os resíduos produzidos durante os atendimentos dentro dos veículos devem ser acomodados em locais específicos (lixo comum em sacos pretos; lixo infectante em sacos brancos, ambos dispostos em lixeiras com tampa e acionamento por pedal; e o resíduo perfurocortante deverá ser descartado em caixa exclusiva para descarte desse tipo de material). Independentemente do tipo de resíduo produzido, deve-se lembrar que esses compartimentos de acomodação de resíduos devem estar ancorados adequadamente, para evitar acidentes durante o transporte, e com a sua capacidade máxima respeitada.

A retirada desses resíduos deve ser realizada por profissionais com treinamento adequado, utilizando EPIs apropriados, direcionando cada tipo de resíduo para o seu abrigo correspondente, até a retirada final do mesmo que deverá ser realizada por empresa habilitada para essa finalidade.

CONSIDERAÇÕES FINAIS

Para que o profissional responsável pela viatura, ao assumir o plantão, não coloque em risco a equipe e o paciente a que está atendendo, e para que não haja nenhuma surpresa durante o atendimento, é prudente conferir os seguintes itens:

- A limpeza da viatura
- Os recursos materiais e medicamentos disponíveis – quantidade, acondicionamento, integridade das embalagens, data de validade
- Os equipamentos – quantidade, ancoragem, funcionamento, validade da manutenção e calibração preventiva.

BIBLIOGRAFIA

Agência Nacional de Vigilância Sanitária (Anvisa). (2005). *Portaria nº 485, de 11 de novembro de 2005.* Aprova a Norma Regulamentadora (NR) 32. Segurança e saúde no trabalho em estabelecimentos de saúde.

Agência Nacional da Vigilância Sanitária (Anvisa). (2010). *Resolução da Diretoria Colegiada (RDC) nº 35, de 16 de agosto de 2010.* Dispõe sobre o regulamento técnico para produtos com ação antimicrobiana utilizados em artigos críticos e semicríticos. Brasília: Diário Oficial da União.

Agência Nacional de Vigilância Sanitária (Anvisa). (2010). *Segurança do paciente em serviços de saúde: limpeza e desinfecção de superfícies.* Brasília: Anvisa.

Agência Nacional de Vigilância Sanitária (Anvisa). (2011). *RDC nº 63, de 25 de novembro de 2011.* Dispõe sobre os requisitos de boas práticas de funcionamento para os serviços de saúde.

Agência Nacional de Vigilância Sanitária (Anvisa). (2012). RDC nº 15, de 15 de março de 2012. Dispõe sobre requisitos de boas práticas para o processamento de produtos para saúde e dá outras providências.

Agência Nacional de Vigilância Sanitária (Anvisa). (2018, 29 de março). *Resolução da Diretoria Colegiada (RDC) nº 222 de 28 de março de 2018.* Regulamenta as boas práticas de gerencialmente dos resíduos de serviços de saúde e dá outras providências. Brasília: Diário Oficial da União.

Associação Paulista de Epidemiologia e Controle de Infecção Hospitalar (APECIH). (2010). *Limpeza, desinfecção e esterilização de artigos em serviços de saúde.* Centro de Vigilância Sanitária (CVS). (1994). *Portaria CVS nº 9, de 16 de março de 1994.* Dispõe sobre condições ideais de transporte e atendimentos de doentes em ambulâncias.

Lei nº 8.080, de 19 de setembro de 1990. Dispõe sobre as condições para a promoção, proteção e recuperação da saúde, a organização e o funcionamento dos serviços correspondentes e dá outras providências.

Ministério do Trabalho e Emprego. (1978). *Norma Regulamentadora 6, de 8 de junho de 1978.* Equipamento de Proteção Individual.

Ministério do Trabalho e Emprego. (2005). *Norma Regulamentadora 32, de 11 de novembro de 2005.* Segurança e saúde no trabalho em serviços de saúde.

Ministério da Saúde. (1998). *Portaria nº 344, de 12 de maio 1998.* Regulamento técnico sobre substâncias e medicamentos sujeitos a controle especial.

Ministério da Saúde. (1999). *Portaria nº 824, de 24 de junho de 1999.* Do 120-E, de 25 de junho de 1999.

CAPÍTULO

35 Sentimentos e Emoções de Profissionais de Emergência

Ligia Florio

INTRODUÇÃO

O tema "bem-estar do profissional de Saúde" está em discussão há algumas décadas, principalmente quando diz respeito às emoções e à saúde física. Um número significativo de estudos e editoriais sugere que o exercício profissional da emergência médica pode ser insalubre, com complicações graves no exercício profissional. O modelo inclui exaustão emocional e programas de redução de estresse, que, provavelmente, devem se concentrar em reduzir o desgaste emocional, talvez mediante a redução da carga de trabalho.

Falar sobre os sentimentos e as emoções dos socorristas apresenta um paradigma da vivência humana. Sabemos que, para atuar de forma objetiva, as emoções e os sentimentos precisam ser transformados em algo que viabilize a ação produtiva do profissional. Durante a prática diária, a forma como se lida com as emoções e os sentimentos pode inibir a conscientização dos profissionais dos seus próprios desejos. A emoção se diferencia do sentimento, porque, conforme observado, é um estado psicofisiológico. O sentimento, por outro lado, é a emoção filtrada por meio dos centros cognitivos do cérebro, especificamente do lobo frontal, produzindo uma mudança fisiológica em acréscimo à mudança psicofisiológica.

Portanto, emoção se concebe como estado de ânimo que produz determinado comportamento e estado mental, ou modificação fisiológica. Diante de um estímulo intenso, a emoção irrompe violentamente, tendo curta duração.

Na prática diária do profissional de Saúde, a emoção muitas vezes passa despercebida, sendo, portanto, passível de atuação pelo profissional. A conscientização e a nomeação das emoções permitem a sua elaboração e transformação em sentimento. Entretanto, o que observamos na maioria das vezes é a repressão de uma emoção com a consequente inconsciência do profissional.

Estudos psicanalíticos consideram a empatia um mecanismo por meio do qual somos capazes de compreender as circunstâncias de outra vida mental. Fenichel (a fonte completa é citada depois) divide-a em dois atos: a identificação com a outra pessoa e, posteriormente, a consciência dos próprios sentimentos após a identificação, que conduz à consciência dos sentimentos do outro. Balint (1988) considera a empatia, na medicina, a valorização da informação sobre os sentimentos do outro. A empatia não resulta necessariamente da mesma reação entre os receptores, mas varia dependendo da competência em lidar com a situação, relacionando-se com experiências passadas e outros fatores. Sua pesquisa indica que a empatia tem uma resposta humana universal, comprovada fisiologicamente. Dessa forma, ela pode ser considerada a causa do comportamento altruísta, uma vez que predispõe o indivíduo a atitudes altruístas.

Sócrates considerava o amor condição necessária para a autorrealização, processo pelo qual nos tornamos seres mais humanos. O amor não é o conjunto de emoções (sensações corporais) que a pessoa sente por outra ou por algo, mas o ato de decidir pelo bem ou a favor de outrem ou de algo, independentemente das circunstâncias. As sensações físicas surgem como consequência da decisão de amar. Muitos estudiosos entendem que as sensações da atração física que uma pessoa sente por outra não podem ser chamadas de amor, ou de algum tipo de sentimento, mas apenas emoções (sensações corporais) consequentes do instinto que leva uma pessoa a sentir atração por outra. Por fim, o sentimento de bem-estar, empolgação e paz é representado pela alegria, prazer, júbilo, contentamento ou felicidade. Um sentimento agradável pode ser caracterizado como alegria e, quando vivido intensamente, como empolgação ou inquietação.

De acordo com as teorias de Freud, as defesas psíquicas mais primitivas são: a cisão, a negação, a projeção e a repressão, seguidas por defesas mais elaboradas: o deslocamento, a regressão, a identificação, a sublimação, o isolamento e a racionalização. Sabe-se que essas defesas são necessárias para o desenvolvimento psíquico; porém, o risco de nos afastarmos da realidade em busca da realização idealizada ocorre principalmente em função dos constantes estímulos da sobrecarga emocional. Assim sendo, prevê-se que profissionais de Saúde, diante de situações de grande impacto emocional, utilizem-se de mecanismos de defesa do ego muitas vezes de forma inconsciente.

Segundo alguns estudos, o serviço de emergência pode ser fonte de grande impacto emocional, potencializado com as vivências das exigências do trabalho. Conscientes das defesas psíquicas e dessas vivências na atuação profissional, podemos pensar na possibilidade dos médicos e profissionais de Saúde que sofrem tais estímulos fazerem uso dos mecanismos de defesa para poderem atuar de maneira racional e fazerem escolhas quanto à sua conduta. A contínua atividade profissional e o uso de defesas mais naturais, como a negação e a projeção, por exemplo, podem alterar a percepção dos sentimentos de empatia, já que o distanciamento afetivo se faz necessário com a consequente não percepção consciente dos sentimentos e das emoções. Existe a necessidade do distanciamento afetivo para a realização dos procedimentos, mas essa repetição constante pode prejudicar o profissional de Saúde que se submete constantemente a esse funcionamento dinâmico.

Estudos realizados no Reino Unido e na Austrália sobre o estresse ocupacional dos médicos de emergência demonstram níveis de aflição psicológica maiores do que em outras especialidades. Alguns desses estudos revelam que esses profissionais, mais especificamente médicos, apresentam maior índice de suicídio, depressão e ansiedade. Entre as especialidades médicas, algumas são mais afetadas que outras, com taxas maiores para anestesistas e psiquiatras. Porém, essa abordagem tende a avaliar apenas a especialização do profissional, e não sua área e local de atuação.

O serviço de emergência apresenta particularidades próprias em razão da alta rotatividade, da necessidade de resposta imediata e da grande pressão no indivíduo, associadas à extensa carga horária, à baixa remuneração por hora e ao grande número de atendimentos em plantões. Alguns estudos que analisam situações de catástrofe não refletem a realidade, já que a própria definição de catástrofe acontece no inesperado e agudo. Emocionalmente, frente a essas situações, sentindo-se valorizados, os profissionais apresentam muito cansaço por um lado, mas, por outro, por conta da união dos esforços e do apoio mútuo, o reconhecimento profissional. A questão a ser explorada se dá no dia a dia do serviço de emergência, já que a rotina estafante, a pressão e a carga horária não originam, geralmente, o retorno esperado.

QUADROS DEPRESSIVOS E SÍNDROME DE BURNOUT

Na escola médica, a competitividade, a busca da perfeição e o excesso de autonomia, concomitantemente à grande responsabilidade e ao medo de mostrar vulnerabilidade, são os gatilhos para o desenvolvimento da doença mental. Alto índice de automedicação, alcoolismo e outros comportamentos destrutivos têm sido registrados entre profissionais de Saúde que tentam controlar sozinhos o estresse e a síndrome de Burnout. A não procura de tratamento associa-se, entre outros fatores, ao temor do estigma de possíveis limitações impostas por outros, diante da angústia e do sofrimento psíquico. É possível identificar diversas fontes de estresse entre os profissionais, como dificuldades no relacionamento interpessoal, entre colegas e pacientes, associadas à redução de horas de sono e repouso, ao contato com a morte, ao medo de cometer erros, à solidão, às 24 horas de alta responsabilidade e à elevada autocrítica.

Todos esses fatores são apontados como preditivos para a depressão entre os profissionais de Saúde. Dados da literatura apontam que aproximadamente um quarto dos médicos sofre de depressão, e mais da metade experencia a Burnout. Importante notar que, além da depressão, uma alta porcentagem de médicos apresenta pensamentos suicidas, sendo mais de 10% com ideação suicida. O acesso a medicações letais e ao conhecimento de como utilizá-las é um fator facilitador de suicídio.

Os sinais e sintomas sugestivos de depressão e outra doença mental em profissionais de Saúde são caracterizados por:

- Irritabilidade e raiva, que comprometem os relacionamentos interpessoais, acentuada oscilação de energia, criatividade, entusiasmo, confiança e produtividade
- Comportamento aberrante no trabalho; limites inapropriados entre médicos, pacientes, colegas e equipe médica; aumento de erros cometidos; e comprometimento da atenção aos pacientes
- Mudança de aspectos da personalidade e frequentes oscilações do humor, decisões ou ações impulsivas ou irracionais, isolamento e/ou ausência, vestimenta inapropriada e/ou mudança nos cuidados de higiene, comportamentos e/ou comentários inapropriados sobre sexo, aumento ou diminuição da necessidade de sono, mudanças frequentes de endereço e emprego, incluindo ausência ao trabalho e trabalhos inconsistentes

Em razão de sua particularidade, os quadros depressivos associados ao trabalho originaram o termo "*burnout*", designando o que deixou de funcionar por exaustão energética, ou seja, um sentimento de fracasso e exaustão causado por um excessivo desgaste de energia com suas consequências, fato que costuma acometer os profissionais que atuam diretamente com o público.

Estudos definem como características pessoais dos profissionais de emergência: afinidade para a concorrência, curiosidade, liderança, espírito de luta, disponibilidade para dar o melhor de si e dedicação. Alguns autores descrevem essa dimensão da personalidade como associada a um desejo de estímulos, alta epinefrina como em esportes, prontidão para assumir riscos elevados, prazer no jogo, tendência ao uso de drogas e taxas ainda mais elevadas de delinquência. Orner, Avery e Boddy (1997) citam que médicos de emergência são geralmente resistentes ao estresse ou trauma. Por outro lado, as taxas de prevalência de Burnout, abuso de drogas, divórcio e suicídio são particularmente elevadas em médicos de serviços de emergência. Possivelmente, essa discrepância pode ser devido a uma diferença entre a percepção desejada do *self* e da autoestima.

Ansiedades e inseguranças podem ser cindidas e substituídas pelo "inconsciente" motivo da concorrência e "tentar o mais difícil". Devido a não estarem preparados para o fato de a prática representar um choque, vários profissionais de Saúde que atuam em serviços de emergência se mostram particularmente mais vulneráveis no futuro. McManus, Winder e Gordon (2002) concluem que, entre o pessoal de emergência médica, existem subgrupos com características de personalidade que podem predispô-los a desenvolver transtornos associados a sofrimento psicológico, como Burnout, depressão e transtorno de estresse pós-traumático.

Efeitos no modelo mostram um ciclo causal em que exaustão emocional faz com que esses profissionais fiquem mais estressados, e o estresse aumenta a quantidade de profissionais de Saúde emocionalmente exaustos. Por outro lado, despersonalização (cinismo) reduz estresse, presumivelmente por meio de um mecanismo de defesa do ego em contraste às reações emocionais. O estresse aumenta tanto direta como indiretamente, pelo aumento da exaustão emocional. Uma crescente ênfase em altos padrões profissionais pode, portanto, aumentar o estresse e o Burnout em profissionais de Saúde, nos quais a despersonalização pode agir como defesa contra o estresse.

Despersonalização (cinismo) também deve ser reconhecida como "adaptativo", enquanto o aumento da sua eficácia profissional pode ser "mal adaptativo", aumentando o estresse futuro e o Burnout. Observa-se que nessa síndrome a "coisificação" das relações interpessoais e a insatisfação no trabalho podem ser agravadas com a não percepção do distanciamento afetivo do outro e de si mesmo. O sofrimento do indivíduo reflete em seu estado de saúde e, igualmente, no desempenho profissional.

Apesar de diversos estudos focarem no Burnout, no desenvolvimento de sintomas depressivos e ansiosos, e em suicídio em médicos, pouco se sabe sobre as emoções subjacentes. Tais síndromes são consequências de emoções e sentimentos muitas vezes reprimidos e não trabalhados, potencializados pelo estresse e por pressões profissionais. O melhor conhecimento dessas emoções e sentimentos favorece o desenvolvimento de estratégias preventivas e terapêuticas para os médicos.

Este capítulo visa chamar a atenção dos profissionais de serviços de Saúde, que atuam em serviços de emergência, para emoções e sentimentos que possam estar implícitos em um processo de exaustão característico do Burnout. Burnout é um fator importante para esses profissionais, associando-se a uma diminuição nos regimes profissionais de bem-estar, aumento do absenteísmo, volume de atendimentos e doença.

Enfermeiros são considerados vulneráveis ao Burnout, e enfermeiros de emergência ainda mais, visto que a enfermagem de emergência se caracteriza pela imprevisibilidade, pela superlotação e pelo confronto contínuo com uma vasta gama de doenças e lesões de eventos traumáticos. O Burnout também é observado principalmente em situações de grande volume de pacientes, trabalhos em turnos, recursos limitados para o atendimento, pressões de tempo, crítica à tomada de decisões com base em informações incompletas, repetidas exposições a situações traumáticas, à falta de *feedback* positivo, entre outras.

A síndrome de Burnout é caracterizada principalmente pela tríade: exaustão emocional, despersonalização e insatisfação pessoal. Há relações também com exaustão física, insônia, disfunção pessoal, desentendimento conjugal ou no trabalho e abuso de substâncias psicoativas. Profissionais de Saúde que atuam em emergência podem apresentar níveis de Burnout de moderado a alto grau, em razão da dificuldade para realizar seu trabalho, incluindo demandas psicológicas importantes, falta de recursos e suporte deficiente. Incluíram-se 17 estudos em uma revisão sistemática, registrando, em média, 26% dos enfermeiros de emergência sofrendo de Burnout. Fatores individuais, como variáveis demográficas, características de personalidade e estratégias de enfrentamento, foram preditivos de Burnout. Trabalhos relacionados com fatores como exposição a eventos traumáticos, características de trabalho e variáveis organizacionais também foram encontrados como determinantes da síndrome nessa população. As taxas de Burnout são elevadas, relacionando-se com exigências do emprego, controle de trabalho, apoio social e exposição a eventos traumáticos, bem como em variáveis organizacionais. Como consequência, em uma ação específica, formulam-se metas para a gestão hospitalar destinadas a evitar o volume de trabalho e, consequentemente, prevenir o Burnout em enfermeiros de serviços de emergência. As estratégias estão relacionadas com os pensamentos de enfrentamento dessa síndrome em relação ao envolvimento no trabalho, ao nível global de produtividade e eficácia, à insatisfação com a carreira, à dificuldade para dormir à noite, ao número de turnos por mês, ao descontentamento com o serviço, ao consumo de álcool (mais de 1 vez/semana), às drogas e à ausência de atividade física.

Um estudo realizado durante 4 anos mostra elevados níveis de Burnout em profissionais de emergência médica: a maioria apresenta uma percepção negativa de si próprio, hábitos e atitudes negativas, profissionais e estilos de vida não saudáveis. Por outro lado, esse estudo revela existirem profissionais de emergência que não desenvolvem a síndrome, ou ser esse processo reversível, quando trabalham longos períodos sem efeitos adversos. O Burnout é um processo dinâmico, capaz de ser revertido com a prática bem-sucedida de habilidades de enfrentamento no decorrer de anos de trabalho.

CONSIDERAÇÕES FINAIS

A pandemia de covid-19 teve, e ainda tem, um grande impacto sobre os profissionais de Saúde em geral. A sociedade espera que esses profissionais sejam altamente resilientes e, portanto, todos os outros, incluindo pacientes, acreditam que os profissionais de Saúde são imunes a qualquer ataque psicológico. Sabemos que o treinamento profissional médico não inclui a questão da vulnerabilidade pessoal. Assim, a compaixão normalmente esperada para com os profissionais de Saúde diminui em razão da "armadura" que eles deveriam ter. Outras disciplinas, especialmente a equipe administrativa, aprenderam um comportamento para "transferir" o estresse para outras pessoas; especialmente aqueles percebidos como tendo resiliência – como os médicos e os profissionais de Saúde. O apoio ao profissional de Saúde está diminuindo na nossa cultura.

Os profissionais de Saúde tentam lidar consigo mesmo além da capacidade individual. Isso pode levá-los a sucumbir à autodestruição (depressão grave, exaustão, esgotamento, uso de substâncias e raiva deslocada para si mesmo ou para os outros). Os profissionais de Saúde frequentemente negligenciam cuidar de suas próprias necessidades de saúde física e mental. Esse problema é bem conhecido há décadas, e muitos pesquisadores e médicos ficaram com muitas perguntas sem resposta.

Exaustão emocional, despersonalização, sentimentos de ineficiência em razão do estresse crônico relacionado com o trabalho são algumas das causas do esgotamento. O suicídio de médicos tem sido associado à depressão e ao esgotamento. Médicos do sexo masculino têm uma taxa de suicídio 40% maior do que a população em geral. Médicos do sexo feminino, até 130% maior. Foi descrito que a taxa de suicídio entre estudantes de medicina e médicos residentes apresentou-se maior na pandemia, assim como a taxa de depressão e esgotamento entre médicos/estudantes de medicina (Kalmoe, Chapman, Gold, & Giedinghagen, 2019). As vulnerabilidades entre os profissionais de Saúde não são diferentes do que nas pessoas no que diz respeito à genética, às variáveis que desempenham um papel de risco e aos estressores de carreira. No entanto, os profissionais de Saúde têm menos apoio, insuficiência de redes de apoio organizadas – por exemplo, um grupo de igreja –, menos saídas para relaxamento, junto ao esgotamento durante a covid-19.

Os profissionais carregam uma imensa carga profissional e exigem muito do que esperam de si mesmos. Isso tem sido associado à depressão, junto à falta de suporte social e histórico de transtorno mental. Na pandemia, com o distanciamento social, os contatos familiares/sociais muito diminuídos, a fadiga de Zoom, a necessidade de lidar com a morbidade e a mortalidade induzida pela contaminação de familiares, amigos, as realidades dos pacientes e os sentimentos por todos eles, pode ter havido trauma cumulativo, sentimentos de solidão, desamparo e desesperança. Algumas entidades estão em atividade e esperam "autodefesa" entre residentes e funcionários/médicos em geral. Os profissionais de Saúde navegam no complexo sistema de Saúde/administrativo/RH, assim como os pacientes que lutam para navegar no sistema de Saúde. Os diretores, administradores e gerentes posicionam-se de que não estão tratando médicos/funcionários e os consideram como outra pessoa na linha de produção – é brutal lá fora, pré-pandemia e parece que a pandemia reduziu os níveis de tolerância dos indivíduos. Agora, estamos no tempo pós-pandemia, com todas essas variáveis ainda mostrando as suas consequências.

Com esses dados, a execução de algum tipo de rede de apoio deveria ser desenvolvida, incluindo orientação e talvez terapia de apoio/espaço seguro para que os profissionais de Saúde se sintam ouvidos e validados. Atualmente, algumas empresas já investem em Gestão da Saúde Emocional do Trabalhador. Para a elaboração dessa assistência, será necessário considerar o profissional com:

- Diferentes origens psicossociais/culturais
- Diferentes níveis de sistema de suporte
- Diferentes idades, experiências sociais e de trabalhos anteriores
- Diferentes recursos internos de enfrentamento
- Diferentes níveis de vulnerabilidade
- Diferentes níveis de aceitação percebida e real e um desejo natural de "se encaixar e ser aceito".

Claro que existem muitos mais. A mudança em todos os níveis pode acontecer apenas com abordagem humanística, respeito mútuo, valores fortes, bons professores/mentores e defesa/autodefesa de profissionais de Saúde/estagiários/funcionários. Precisamos de propostas para estabelecer programas de Gestão da Saúde Emocional em hospitais e serviços de assistência à Saúde, para ser mais proativo no apoio aos médicos, residentes e demais profissionais de Saúde.

BIBLIOGRAFIA

Ahrens, W. R., & Hart, R. G. (1997). Emergency Physicians Experience with Pediatric Death. *Am J Emerg Med, 15*(7), 642-643.

Alexandrino-Silva, C., Pereira, M. L. G., Bustamante, C., Ferraz, A. C. T., Baldassin, S., Andrade, A. G., & Alves, T. C. T. F. (2009). Ideação suicida entre estudantes da área da saúde: um Estudo Transversal. *Rev. Bras. Psiquiatr., 31*(4), 338-344.

Balint, M. (1988). *O médico, seu paciente e a doença*. Rio de Janeiro: Atheneu.

Bellon, J. A., & Fernández-Asensio, M. E. (2002). Emotional profile of physicians who interview frequent attenders. *Patient Educ Couns, 48*(1), 33-41.

Bright, R. P., & Krahn, L. (2011). Depression and Suicide among Physicians. *Curr Psychiatr, 10*(4), 16-30.

Burbeck, R., Coomber, S., Robinson, S. M., & Todd, C. (2002). Occupational stress in consultants in accident and emergency medicine: a national survey of levels of stress at work. *Emerg Med J, 19*(3), 234-238.

Damásio, A. R. (1996). *O Erro de Descartes: emoção, Razão e Cérebro Humano*. São Paulo: Companhia das Letras.

Devi, S. (2011). Doctors in Distress. *Lancet, 377*(9764), 454-455.

Dyrbye, L. N., Massie Jr, F. S., Eacker, A., Harper, W., Power, D., Durning, S. J., ... Shanafelt, T. D. (2010). Relationship between burnout and professional conduct and attitudes among US medical students. *JAMA, 304*(11), 1173-1180.

Fenichel, O. (2000). *Teoria Psicanalítica das Neuroses*. Rio de Janeiro: Atheneu.

Firth-Cozens, J. (1998). Individual and organizational predictors of depression in general practitioners. *Br J Gen Pract, 48*(435), 1647-1651.

Fischer, H. A (1983). Psychoanalytic View of Burnout. In B. Farber (Ed.), *Stress and Burnout in the Human Service Profession* (pp. 40-45). New York: Pergamon.

Freudenberger, H. J. (1980). *Burnout: the High Cost of High Achievement*. Nova York: Doubleday.

Jung, C. G. (1981). *O Desenvolvimento da Personalidade*. Petrópolis: Vozes.

Kalmoe, M. C., Chapman, M. B., Gold, J. A., & Giedinghagen, A. M. (2019). Physician Suicide: A Call to Action. *Mo Med., 116*(3), 211-216.

Kant, I. (1964). *Fundamentação da Metafísica dos Costumes*. São Paulo: Companhia Editora Nacional.

Kidder, T. (2010). Recovering from Disaster – Partners in Health and the Haitian Earthquake. *N Engl J Med, 362*(9), 769-772.

Kohut, H. (1989). *A Psicologia do Self*. São Paulo: Imago.

Koury, M. G. (2005). A Antropologia das Emoções no Brasil. *Rev Bras Soc Emoc, 12*(4), 239-252.

Laplanche, J., & Pontalis, J. B. (2001). *Vocabulário da Psicanálise*. São Paulo: Martins Fontes.

McManus, I. C., Winder, B. C., & Gordon, D. (2002). The Causal Links between Stress and Burnout in a Longitudinal Study of UK Doctors. *Lancet, 359*(9323), 2089-2090.

McPherson, S., Hale, R., Richardson, P., & Obholzer, A. (2003). Stress and Coping in Accident and Emergency Senior House Officers. *Emerg Med J, 20*(3), 230-231.

Orner, R. J., Avery, A., & Boddy, C. (1997). Status and development of critical incident stress management services in the United Kingdom National Health Service and other emergency services combined: 1993-1996. *Occup Med (Lond), 47*(4), 203-209. Recuperado de https://www.researchgate.net/publication/13987171_Status_and_development_of_critical_incident_stress_management_services_in_the_United_Kingdom_National_Health_Service_and_other_emergency_services_combined_1993-1996

Pajonk, F. G., Andresen, B., Schneider-Axmann, T., Teichmann, A., Gartner, U., Lubda, J., Knobelsdorff, G. von (2011). Personality traits of emergency physicians and paramedics. *Emerg Med J, 28*(2), 141-146.

Pines, A. M. (2000). Treating Career Burnout: A Psychodynamic Existential Perspective. *J Clin Psychol, 56*(5), 633-642.

Pines, A. M. (1993) Burnout. In L. Goldberger, & S. Breznitz. *Handbook of Stress: Theoretical and Clinical Aspects* (2nd ed, pp. 386-402). New York: The Free Press.

Platão. (1987). *Defesa de Sócrates (Os Pensadores)*. São Paulo: Nova Cultural.

Probert, J., Sargeant, W., Higginson, I., & Rawlinson, N. (2004). What to do about psychological distress in emergency department senior house officers? *Emerg Med J, 21*(6), 754.

Raven, B. H. (1993). The Bases of Power: Origins and Recent Developments. *J Soc Issues, 49*(4), 227-251.

Shanafelt, T. D., Balch, C. M., Dyrbye, L., Bechamps, G., Russell, T., Satele, D., ... Oreskovich, M. R. (2011). Special report: suicidal ideation among American surgeons. *Arch Surg, 146*(1), 54-62.

Spinoza, B. (2009). *Ética*. Belo Horizonte: Autêntica Editora.

Sponville-Comte, A. (2011). *O Amor*. São Paulo: Martins Fontes.

Spurgeon, C. (2006). *A Imagística de Shakespeare*. São Paulo: Martins Fontes.

Stucky, E. R., Dresselhaus, T. R., Dollarhide, A., Shively, M., Maynard, G., Jain, S., ... Rutledge, T. (2009). Intern to attending: assessing stress among physicians. *Acad Med, 84*(2), 251-257.

Taylor, D. M., Pallant, J. F., Crook, H. D., & Cameron, P. A. (2004). The Psychological health of emergency physicians in Australasia. *Emerg Med Australas, 16*(1), 21-27.

CAPÍTULO 36

Como Recepcionar uma Equipe de Atendimento Pré-Hospitalar – Visão do Intra-Hospitalar

Pedro Henrique Ferreira Alves

INTRODUÇÃO

O tratamento do paciente politraumatizado é particularmente desafiador e exige a integração eficiente de várias disciplinas. Indivíduos com treinamento e experiência diversos estão constantemente se esforçando para definir um espectro de lesões desconhecidas.

A colaboração começa quando um trauma é observado e, em geral, uma pessoa não médica chama o sistema médico de emergência e precisa transmitir informações importantes de forma concisa e organizada. A necessidade de comunicação e cooperação claras aumenta na cena, em que, muitas vezes, policiais, bombeiros, médicos e enfermeiros chegam em diferentes momentos para determinar seu papel no manejo de um paciente gravemente ferido. Nesse momento, os conceitos fundamentais de liderança, trabalho em equipe, comunicação e consciência situacional tornam-se operacionais.

O relato pré-hospitalar que se segue, baseado em informações coletivas, determina a composição da equipe de trauma no departamento de emergência (DE), a qual é montada antes da chegada do paciente no hospital. A necessidade de liderança, trabalho em equipe e comunicação se intensifica à medida que a complexidade da equipe de trauma aumenta. Não existe um ambiente mais desafiador do que o doente ferido que chega à sala de trauma em coma e em choque.

O trabalho em equipe coordenado entre cirurgiões de trauma, médicos e enfermeiros de emergência, neurocirurgiões, cirurgiões ortopédicos, assistentes médicos, enfermeiros, técnicos, bem como suporte respiratório, laboratorial e radiológico, é essencial. O trabalho em equipe na sala de trauma tem sido um dos principais problemas de segurança do paciente durante a última década. Este capítulo fornece recomendações adicionais para garantir que esse problema seja resolvido.

Mudanças no manejo do trauma e a evolução da tecnologia têm melhorado a sobrevida desses pacientes nas últimas décadas. No entanto, o funcionamento da equipe pode influenciar ou não o prognóstico de um paciente. Desenvolver essas habilidades não técnicas é essencial para promover e manter cuidados de qualidade, não apenas em emergências, mas também em todos os aspectos da gestão médica.

Finalmente, este capítulo revisa o requisito essencial para liderança, trabalho em equipe, comunicação e consciência situacional na chegada do paciente gravemente ferido ao centro de trauma.

ATENDIMENTO PRÉ-HOSPITALAR

Os princípios do manejo pré-hospitalar moderno de pacientes gravemente feridos derivam de conceitos desenvolvidos em conflitos militares. Os objetivos do sistema de serviços médicos de emergência são evitar lesões adicionais, iniciar a reanimação e fornecer transporte seguro e oportuno de pacientes feridos. Os cirurgiões de trauma devem estar ativamente envolvidos no treinamento do pessoal do atendimento pré-hospitalar (APH), no processo de melhoria do desempenho e no desenvolvimento dos componentes do trauma do pré-hospitalar. O atendimento de emergência consistente e de alta qualidade exige que todo o pessoal pré-hospitalar em uma região de trauma compreenda os critérios de triagem e de destino, protocolos de tratamento, alternativas de transporte e capacidades de instalações de trauma em sua região geográfica.

Os pacientes feridos devem ser levados diretamente para o centro mais adequadamente equipado e preparado para lidar com suas lesões. Os centros de trauma devem ser claramente identificados e compreendidos pelo pessoal pré-hospitalar e devem ser determinados por diretrizes do sistema, protocolos de destino de trauma e orientação médica *online*. O pessoal da equipe pré-hospitalar deve ignorar instalações não designadas pelo sistema de trauma como destinos apropriados, mesmo que as instalações estejam mais próximas do incidente. Trata-se do conceito: "paciente certo, no local certo e no tempo certo".

Todos os membros da equipe de trauma precisam reconhecer os desafios de cuidar de pacientes politraumatizados durante o processo de atendimento em cena e transporte, facilitando a transição para o atendimento intra-hospitalar sem falhas e utilizando as informações adquiridas no APH.

COMUNICAÇÃO

Na cena

A partir dos dados da chamada de socorro e despacho de viaturas, o centro de trauma deve ser comunicado e preparar sua equipe e local de atendimento.

No momento do atendimento em cena, dados clínicos e eventos relacionados com o trauma são coletados e repassados ao médico *online*. Este, por sua vez, via contato telefônico ou rádio, comunica o hospital habilitado para o atendimento.

O preparo dos recursos e a ativação da equipe de atendimento dependem desse aviso prévio. O tamanho e a composição da equipe podem variar com o tamanho do hospital, a gravidade da lesão e o nível correspondente de ativação da equipe de trauma (Tabela 36.1).

Tabela 36.1 Procedimento operacional padrão 2 (POP 2) do Hospital das Clínicas da FMUSP para ativação da equipe de trauma.

S	Sinais e sintomas
A	Alergia
M	Medicamentos de uso habitual ou drogas de abuso
P	Passado médico/Prenhez
L	Líquidos e alimentos ingeridos
A	Ambiente e eventos relacionados com o trauma

A	*Airway*
B	*Breathing*
C	*Circulation*
D	*Disability*
E	*Exposition*

Intra-hospitalar

Na chegada ao centro de trauma, ocorrem os processos de transferência do paciente, ou seja, o paciente é fisicamente entregue à equipe de trauma. As informações adquiridas no local do trauma e durante o transporte são detalhadamente passadas à equipe.

Na chegada à sala de trauma, os membros da equipe de trauma são incentivados a falar, e eles precisam fazer suas tarefas focados dentro de um tempo adequadamente cronometrado.

As informações do APH devem ser passadas em voz alta e em tom assertivo para que todos ouçam os dados. Nesse momento, o médico responsável pela anotação dos dados (Tabela 36.2) coleta todas as informações e solicita a cópia dos registros do APH, que devem ser entregues ao final do processo.

As interrupções não úteis são consideradas um risco para a segurança tanto na sala de trauma como na aviação, que agora são abordadas nos procedimentos operacionais padrão dessa indústria. A iniciativa *The sterile cockpit* (Sumwalt, 1993) significa que não é permitido falar de forma não operacional durante fases críticas como taxiamento, decolagem ou pouso. O mesmo deve ser respeitado na sala de trauma, onde, em momentos críticos, distrações podem gerar perda de dados, atrasos no atendimento ou mesmo erros. Entende-se a necessidade de esterilidade microbiológica na cirurgia, portanto, faz sentido a "esterilidade na comunicação".

O nível de ruído ambiente está inversamente relacionado com a atividade coordenada da equipe de trauma. Um ambiente profissional sem ruído excessivo deve ser mantido em todos os momentos dentro da área de reanimação do trauma. Controlar o ruído ambiental minimiza a ansiedade do paciente, melhora a eficiência da equipe e permite que o líder da equipe de trauma seja ouvido por todos aqueles que participam da reanimação.

Em outras palavras, todos os membros são responsáveis por criar o ambiente certo para que a comunicação da equipe possa ser aproveitada para beneficiar o paciente.

Tabela 36.2 Procedimento operacional padrão 2 (POP 2) do Hospital das Clínicas da FMUSP. Responsabilidades dos membros da equipe de trauma, exemplo de função do médico 5.

PROCEDIMENTO OPERACIONAL PADRÃO (POP 2)
Critérios para a ativação da equipe de trauma

1. Critérios fisiológicos

A. *Airway*: incapaz de ventilar adequadamente/intubado ou ventilação assistida
B. *Breathing*:
- FR < 10 ou > 29 irm
- Qualquer sinal de insuficiência respiratória (hipóxia, uso da musculatura acessória, roncos)

C. *Circulation*:
- PAS < 90 mmHg
- Qualquer sinal anormal (tempo de enchimento capilar > 2 s, baixa PAS para a idade):

Idade	PAS
< 1 ano	< 60 mmHg
1-10 anos	< 10 (2 × idade) mmHg
> 10 anos	< 90 mmHg

Outros:
- Deterioração clínica de pacientes anteriormente estáveis
- Pacientes transferidos que necessitam de transfusão de sangue para manutenção dos sinais vitais

2. Critérios anatômicos
- Ferimentos penetrantes em cabeça, pescoço, tronco, extremidades proximais ou até cotovelo/joelho
- Fratura exposta ou crânio deprimido
- Paralisia ou suspeita de lesão da medula espinal
- Tórax instável
- Fratura pélvica instável
- Amputação proximal ao pulso no tornozelo
- Duas ou mais fraturas de ossos longos proximais (úmero e fêmur)
- Membro esmagado, desenluvado ou mutilação de extremidade

3. Critérios baseados no mecanismo de trauma
- Quedas: adulto > 6 m; criança > 3 m ou 3 × altura
- Queda de qualquer altura se anticoagulado
- Acidente automobilístico de alto risco com: deformidade do veículo > 30 cm no habitáculo; > 45 cm em outro lugar
- Ejeção (parcial ou total) de automóvel
- Óbito no local
- Automóvel *vs.* pedestre/ciclista lançado, atropelado ou dano com significativo (> 32 km/h)
- Acidente de motocicleta > 32 km/h
- Dissipação de alta energia ou desaceleração rápida
- Lesão elétrica de alta energia
- Queimaduras > 10% da superfície corpórea (2º ou 3º graus) e/ou lesão por inalação
- Suspeita de hipotermia, afogamento, enforcamento
- Suspeita de trauma não acidental
- Julgamento de gravidade da equipe pré-hospitalar
- Trauma abdominal fechado com distensão abdominal ou com sinal de cinto de segurança

No entanto, assim como é preciso controlar a comunicação durante uma crise, também é preciso criar um ambiente mais aberto após o período crítico. Como resultado, em outros momentos também é necessário promover uma comunicação mais livre. Isso é essencial para o *debriefing*, realizado na sala de emergência, no qual os membros da equipe de APH devem ser incentivados a participar quando possível. Em outras palavras, a comunicação também é essencial para manter a equipe resiliente antes da próxima crise.

DADOS DA EQUIPE DO APH

O registro de assistência ao paciente pré-hospitalar deve incluir o tipo e o mecanismo da lesão, assim como o máximo de informações da cena.

Seguindo regras mnemônicas, como a história SAMPLA e o ABCDE do exame primário (ver Tabela 36.1), preconizados pelo ATLS®, a sequência de informações segue um padrão, de modo que dados não são esquecidos (Tabela 36.3).

As informações são passadas durante o processo de transferência de maca e devem terminar no momento que o monitoramento do paciente foi completado.

Nesse momento, os membros da equipe de trauma estão focados na transferência de maca e exposição do paciente, sendo mínima a interferência na comunicação. Assim, os membros da equipe de resgate podem passar as informações seguindo uma ordem lógica e concisa.

Com relação ao ambiente e a eventos relacionados com o trauma, é fundamental a descrição do mecanismo de trauma, incluindo momentos relevantes do incidente, por exemplo: extricação, deformidades, uso de equipamentos de segurança, modelo do automóvel, presença de mecanismos de segurança passivo e óbitos no local. O grau de dano a um veículo e descrições de outros mecanismos de alta velocidade devem ser relatados, especialmente se o paciente parece ter lesões mínimas. Isso também vale para ferimentos por arma de fogo ou arma branca, quedas e outros mecanismos de trauma.

A aquisição de experiência pelo socorrista leva-o a selecionar os dados úteis entre as muitas informações adquiridas na cena e durante o transporte, transmitindo à equipe de trauma as informações essenciais de maneira rápida e concisa. Na ausência dessas informações, não há dúvida de que o líder da equipe deve refinar esses dados. Essa informação leva o pessoal do hospital a avaliar o paciente buscando lesões ocultas.

Cuidados no local, o momento e a resposta às intervenções realizadas são fundamentais. A documentação desses eventos permite que o pessoal do centro de trauma tenha uma compreensão do evento e do potencial de lesões. Fotografias são úteis, mas obtê-las não deve atrasar o processo de atendimento.

Tabela 36.3 Regra mnemônica seguindo a história SAMPLA e o ABCDE do exame primário guiando as informações a ser passadas pela equipe do APH.

Procedimento Operacional Padrão (POP 2) **Critérios para a ativação da equipe de trauma**
RESPONSABILIDADES **Médico registro (MS)**
1. Posicionamento: • Na sala de trauma • "NÃO CALÇA LUVA"
2. Pré-admissão: • Convoca a equipe de trauma • Checa as funções de cada membro da equipe • Checa pedidos de solicitações de exames de imagem e laboratorial.
3. Avaliação primária: • Aciona o cronômetro de tempo • Aciona a campainha de trauma grave • Anota dados do paciente na lousa • Comanda atendimento a PCR • Solicita exames e garante o encaminhamento destes • Efetua o registro na ficha de trauma • Estabelece contato com plantão regulador, banco de sangue, registro, exames de imagem e centro cirúrgico
4. Avaliação secundária: • Anota dados do paciente, medicações e procedimentos realizados • Faz contato com os familiares

EQUIPE DE TRAUMA

O objetivo de estabelecer uma equipe de trauma é assegurar a mobilização e o envolvimento precoce de uma equipe médica mais experiente e, assim, melhorar o resultado do paciente. Embora seja difícil separar os benefícios de uma equipe dos efeitos da implementação de sistemas de trauma, há evidências de que a introdução de equipes de trauma tem melhorado o resultado do paciente. Os dados de Petrie et al. (1996) mostraram que os pacientes com escore de gravidade da lesão (ISS) > 12 tiveram um desfecho significativamente melhor quando uma equipe de trauma foi ativada.

A introdução de uma equipe de trauma em um centro nível I levou a uma melhora significativa no tempo de triagem para todos os pacientes que deixam a sala de trauma. Além disso, resultou em uma tendência para menores taxas de mortalidade global e taxas de mortalidade entre os pacientes com traumatismo craniano grave. Uma redução significativa na taxa de mortalidade geral, de 6 para 4,1%, foi observada em estudo de Ryb et al. (2012). Em pacientes mais gravemente feridos com ISS de 25 ou mais, as taxas de mortalidade diminuíram de 30,2 para 22% (8,3% de redução absoluta na mortalidade, 95% de intervalo de confiança).

A abordagem horizontal da avaliação da equipe de trauma e reanimação dos pacientes pode reduzir o tempo de lesão para intervenções críticas. Um decréscimo no tempo de cuidados definitivos, por exemplo, no tempo para o controle de hemorragia ou intervenções neurocirúrgicas, pode ter um impacto na mortalidade. Uma equipe de trauma bem organizada tem demonstrado realizar uma reanimação completa em média de 56 minutos em vez de 122 minutos, mais da metade do tempo total de reanimação.

A equipe de trauma é composta de médicos, enfermeiros e técnicos. O tamanho e a composição da equipe podem variar com o tamanho do hospital, a gravidade da lesão e o nível correspondente de ativação da equipe de trauma.

No modelo adotado pelo Centro de Trauma do Hospital das Clínicas da Faculdade de Medicina da Universidade de São Paulo (HCFMUSP), centro de referência em trauma, a equipe de resposta à ativação máxima consiste em pelo menos 6 médicos e 4 enfermeiros, além das especialidades médicas de apoio e pessoal técnico/administrativo. Além disso, tem como protocolo de reanimação o tempo alvo de atendimento (fase de reanimação) de 25 minutos. Em contraste, a equipe de reanimação de trauma em resposta a um paciente ferido com menos gravidade geralmente consiste em apenas um médico e enfermeiros de emergência, até que o cirurgião do trauma seja ativado.

Limitar o número de pessoal e o acesso à sala de trauma é fundamental para a equipe de trauma. O líder da equipe deve manter essa consciência situacional, garantindo a qualidade do atendimento.

Os critérios para uma ativação graduada devem ser claramente definidos em cada centro de trauma, ajustando sua equipe baseada em seus recursos e perfil de gravidade dos pacientes atendidos. A informação pré-hospitalar utilizada inclui critérios fisiológicos, anatômicos, de mecanismo de lesão e condições comórbidas.

CONSIDERAÇÕES FINAIS

As avaliações de morbidade e mortalidade revelam que a maioria dos erros médicos são de natureza não técnica, decorrente de tomada de decisões erradas, obtenção de informação assíncrona, falta de consciência situacional, comunicação ineficaz e má liderança de equipe.

O conhecimento dos protocolos de cada sistema de trauma e sua constante reavaliação são necessários, e o treinamento baseado em simulação é parte fundamental desse processo. As estratégias de treinamento baseadas em equipe abordam habilidades "não técnicas" para evitar o erro humano e melhorar a segurança do paciente e da equipe. Isso é, essencialmente, a capacidade de reproduzir o conhecimento do que precisa ser feito em ações efetivas durante uma situação de crise.

A equipe pré-hospitalar desempenha um papel importante na "cadeia de sobrevivência" para os pacientes traumatizados. É imperativo que as equipes de trauma valorizem os desafios do APH, incluindo os provedores em oportunidades educacionais relevantes em sistemas de trauma, e considerem a perspectiva extra-hospitalar ao projetar ou modificar sistemas de trauma.

Na fase de entrega do paciente, a equipe do APH possui uma riqueza de conhecimentos que ajudará as equipes de trauma na compreensão e na previsão dos padrões de lesões. Isso ajuda também nas decisões de cuidados precoces, propiciando um processo de admissão mais abrangente para a equipe de trauma.

A introdução de equipes de trauma melhorou o resultado do paciente de forma independente. O objetivo de se estabelecer uma equipe de trauma é garantir a mobilização precoce e o envolvimento de pessoal médico mais experiente e, assim, melhorar o resultado do paciente. A abordagem da equipe permite distribuir as várias tarefas na avaliação e na reanimação do paciente em uma "abordagem horizontal", o que pode reduzir o tempo de lesão a intervenções críticas e, portanto, tem uma influência direta sobre o resultado do paciente.

Os provedores do APH são parte integrante dessa equipe de trauma, e seu papel começa a partir do acionamento da ocorrência, além da participação ativa nos protocolos do sistema de trauma.

BIBLIOGRAFIA

Brindley, P. G., & Reynolds, S. F. (2011). Improving verbal communication in critical care medicine. *J Crit Care*, *26*(2), 155-159.

Clarke, J., Spejewski, B., & Getner, A. (2000). An objective analysis of process errors in trauma resuscitations. *Acad Emerg Med*, *7*(11), 1272-1277.

Clarke, J. R., Trooskin, S. Z., Doshi, P. J., Greenwald, L., & Mode, C. J. (2002). Time to laparotomy for intra-abdominal bleeding from trauma does affect survival for delays up to 90 minutes. *J Trauma*, *52*(3), 420-425.

Driscoll, P., & Vincent, C. (1992). Organizing an efficient trauma team. *Injury*, *23*(2), 107-110.

Gerardo, C. J., Glickman, S. W., Vaslef, S. N., Chandra, A., Pietrobon, R., & Cairns, C. B. (2011). The rapid impact on mortality rate of a dedicated care team including trauma and emergency physicians at an academic medical center. *J Emerg Med*, *40*(5), 586-591.

Gruen, R. L., Jurkovich, G. J., McIntyre, L. K., Foy, H. M., & Maier, R. V. (2006). Patterns of errors contributing to trauma mortality: Lessons Learned from 2,594 deaths. *Ann Surg*, *244*(3), 371-380.

Hussmann, B., & Lendemans, S. (2014). Pre-hospital and early in-hospital management of severe injuries: Changes and trends. *Injury*, *45*(Suppl 3), S39-S42.

Petrie, D., Lane, P., & Stewart, T. C. (1996). An evaluation of patient outcomes comparing trauma team activated *versus* trauma team not activated using TRISS analysis. Trauma and Injury Severity Score. *J Trauma*, *41*(5), 870-873.

Ryb, G. E., Cooper, C., Waak, S.M. (2012). Delayed trauma team activation: Patient characteristics and outcomes. *J Trauma Acute Care Surg*, *73*(3), 695-698.

Singh, H. (2006). Understanding diagnostic errors in medicine: A lesson from aviation. *Qual Saf Health Care*, *15*(3), 159-164.

Sumwalt, R. L. (1993). *The sterile cockpit*. Aviation Safety Reporting System (ASRS). Recuperado de http://asrs.arc.nasa.gov/publications/directline/dl4_sterile.htm

APÊNDICE

Principais Procedimentos – Imobilizações

BANDAGEM TRIANGULAR

Auxilia na imobilização em traumatismos na cintura escapular, de maneira rápida e simples, ajudando no controle da dor.

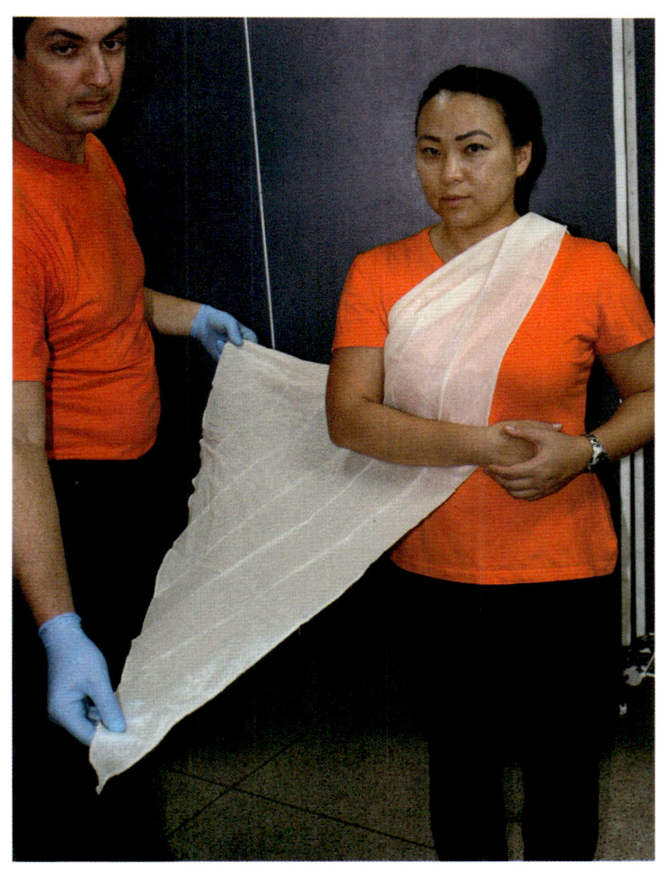

Figura A.1 Passo 1.

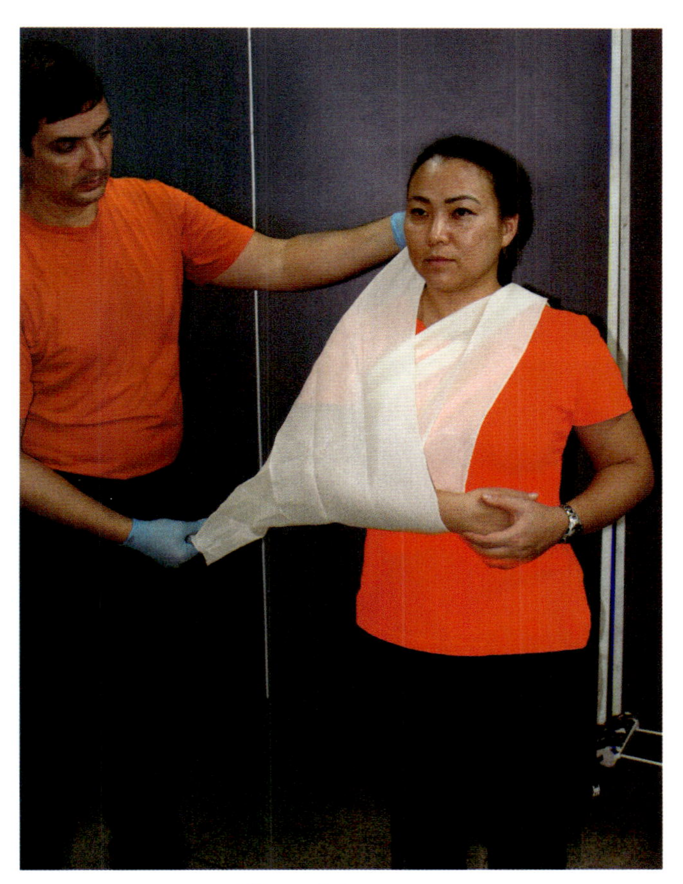

Figura A.2 Passo 2.

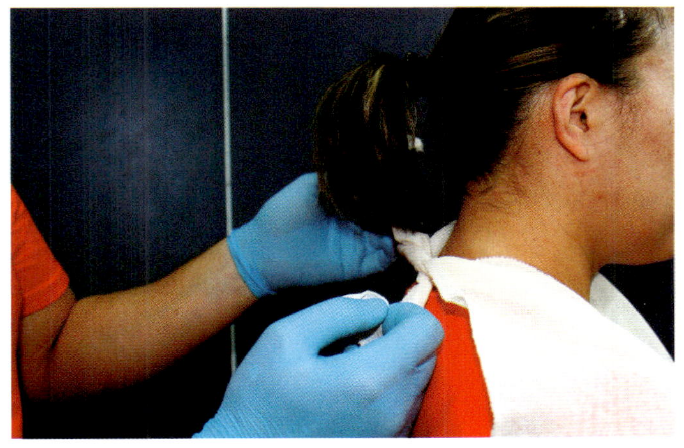

Figura A.3 Passo 3: Fixação cervical.

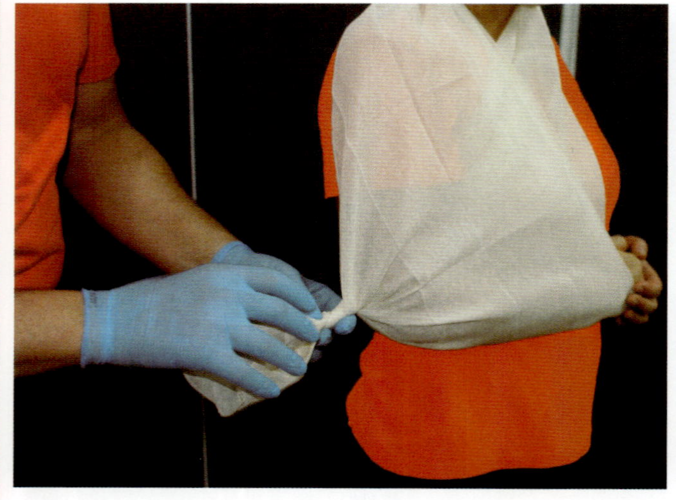

Figura A.4 Passo 4: Fixação no cotovelo.

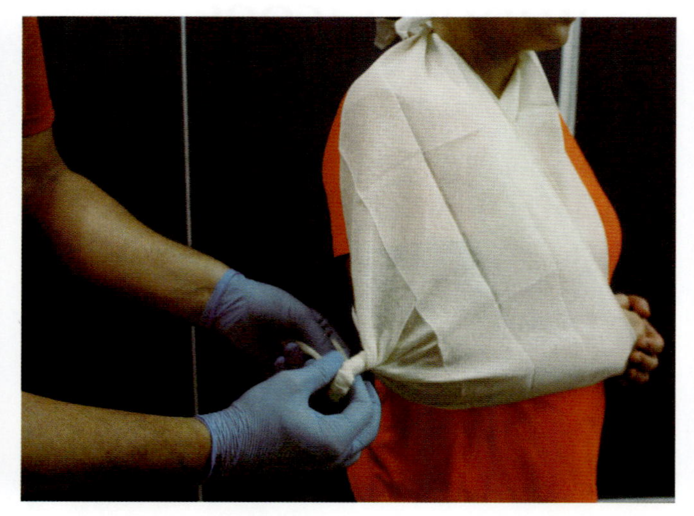

Figura A.5 Passo 5.

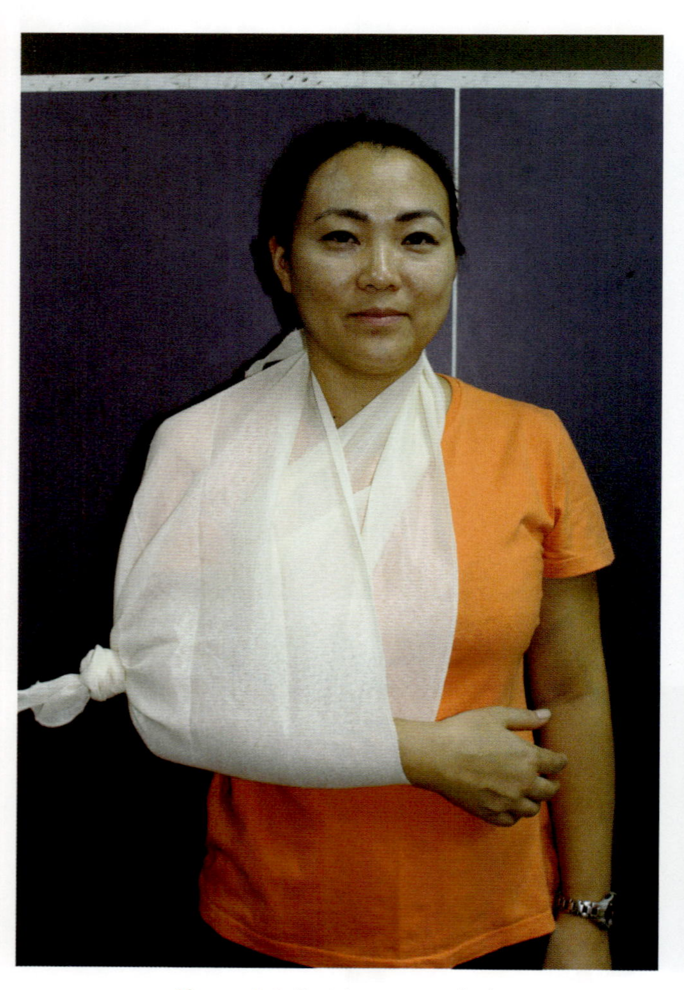

Figura A.6 Posicionamento final.

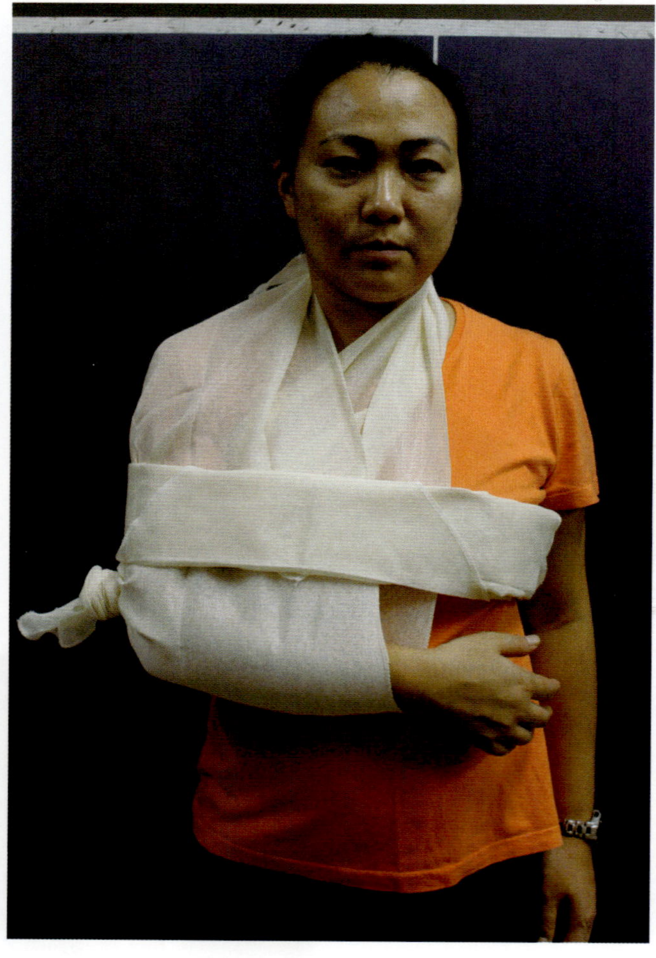

Figura A.7 Fixação opcional.

COLAR CERVICAL

Recurso indispensável em traumas nos quais haja suspeita e/ou possibilidade de lesão da coluna cervical de acordo com a cinemática do trauma, baseadas no algoritmo de avaliação do traumatismo raquimedular.

É importante que seja do tamanho adequado e mantenha a coluna em posição neutra.

Sempre que colocado, verifique se não há constrição do pescoço; para isso, você deve conseguir inserir dois dedos juntos e rentes à mandíbula bilateralmente, entre o colar cervical e o ângulo da mandíbula.

Além disso, a imobilização manual da cabeça deve ser mantida até a completa imobilização do paciente. Depois que fixar o tronco (cintura escapular primeiro e cintura pélvica depois) e colocação do imobilizador lateral da cabeça (*head block*).

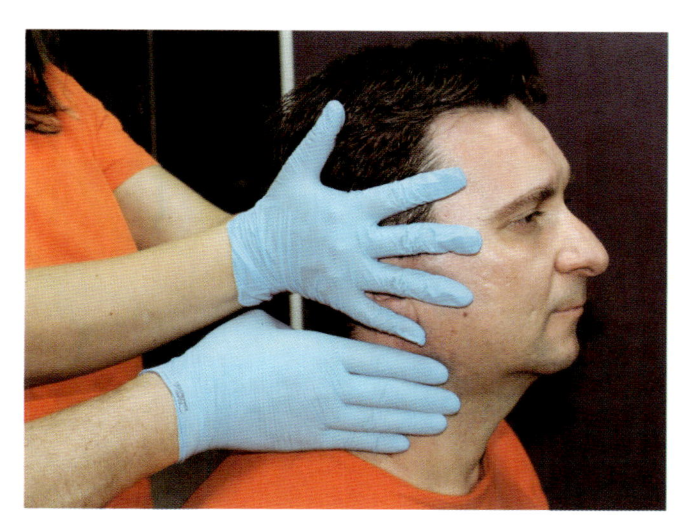

Figura A.8 Medida na vítima.

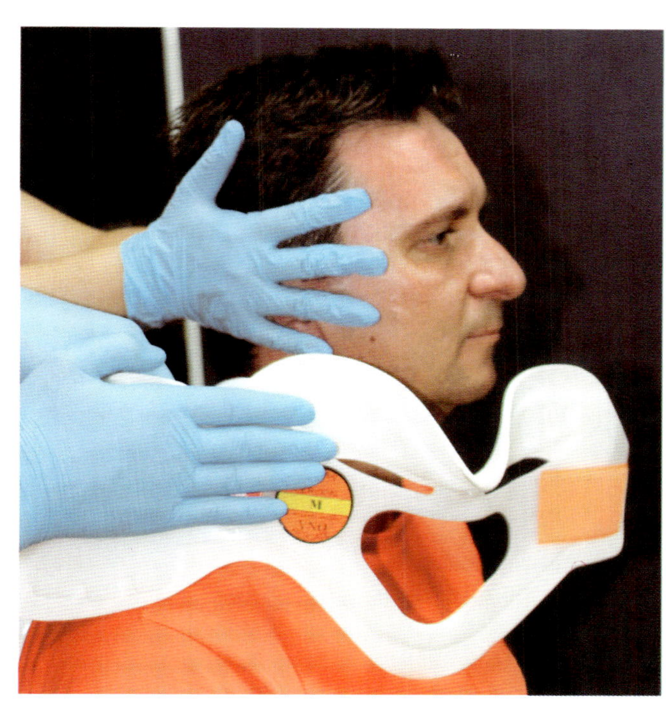

Figura A.9 Medida no colar.

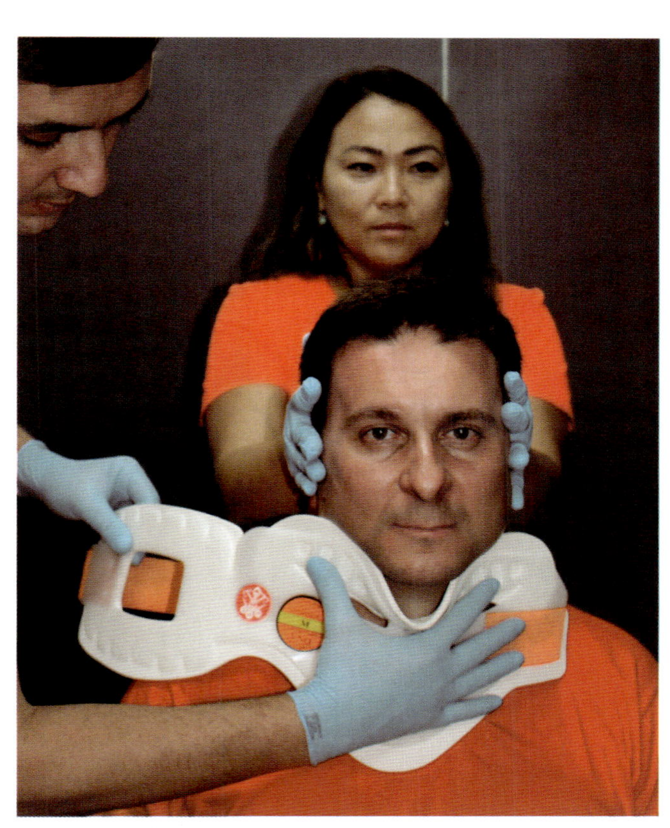

Figura A.10 Colocação anterior do colar.

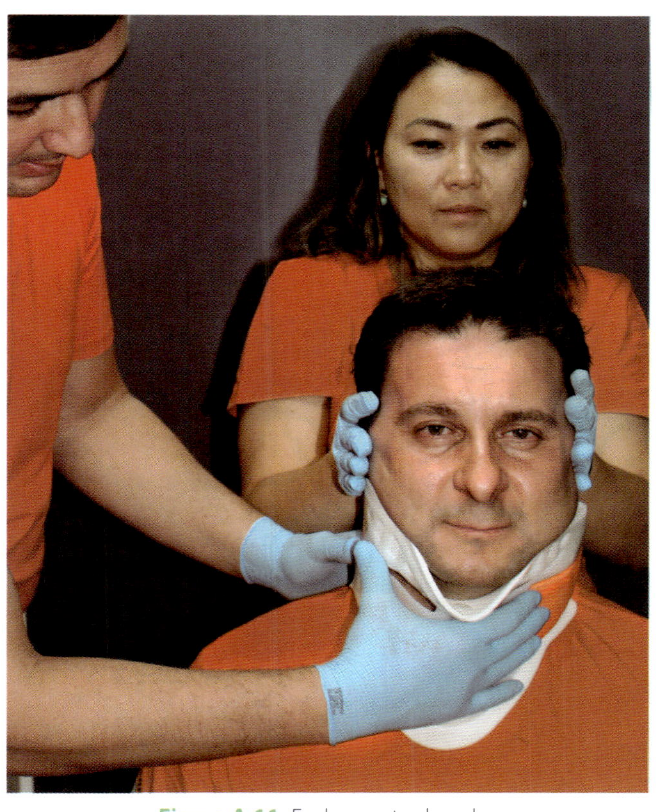

Figura A.11 Fechamento do colar.

KED (*KENDRICK EXTRICATION DEVICE*)

Equipamento utilizado como colete imobilizador da coluna vertebral, promovendo sua completa imobilização.

Seu uso principal é para retirada de vítimas do interior de veículos automotores, inclusive crianças. Entretanto, só pode ser utilizado em vítimas que estejam estáveis, uma vez que demanda um pouco de tempo para ser completamente colocado.

A seguir, fotos da sequência de colocação do KED. Cuidado ao ajustar os tirantes do tronco, que devem ficar justos e não apertados. Atenção especial deve ser dada aos tirantes inguinais, primeiramente já deixando-os esticados na parte posterior do KED, para serem facilmente localizados após a colocação. Além disso, atentar para que estejam na posição correta e sejam abertos assim que a vítima for colocada na prancha, antes de se estender os membros inferiores.

É importante ressaltar que, atualmente, equipes treinadas podem fazer a retirada das vítimas usando a técnica denominada "ângulo zero". Entretanto, é necessário treinamento específico e rotineiro nessa técnica, e isso ainda não ocorre na maioria dos serviços de pré-hospitalar. Assim, mantemos a indicação de uso do KED nas indicações anteriormente descritas.

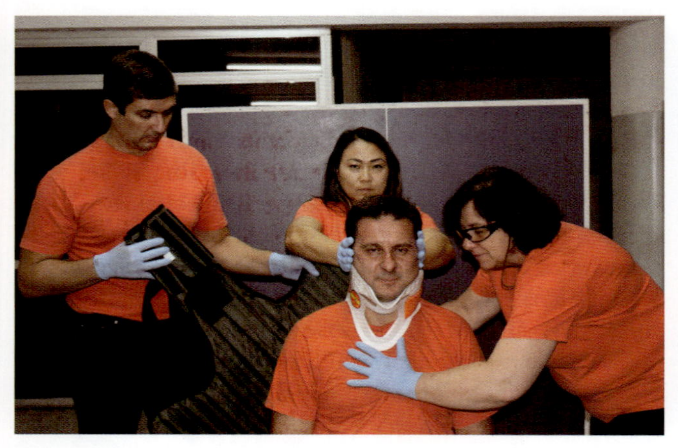

Figura A.12 O primeiro socorrista faz a estabilização manual da cabeça enquanto o segundo socorrista imobiliza a coluna torácica e desloca o corpo para a frente (o colar cervical já está colocado, seguindo as técnicas anteriormente descritas).

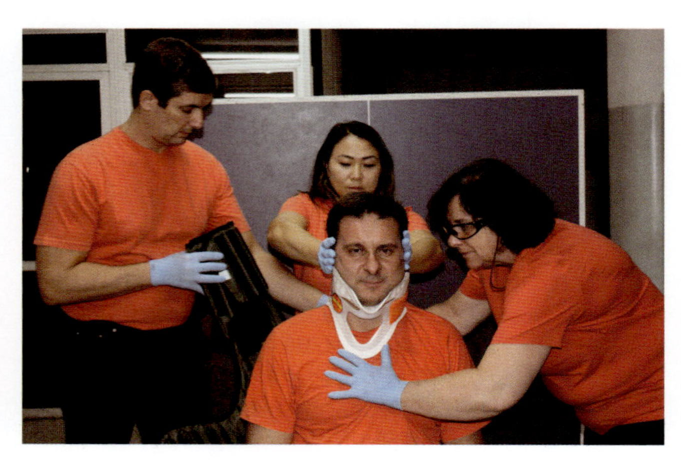

Figura A.13 O terceiro socorrista coloca o dispositivo entre a coluna e o banco.

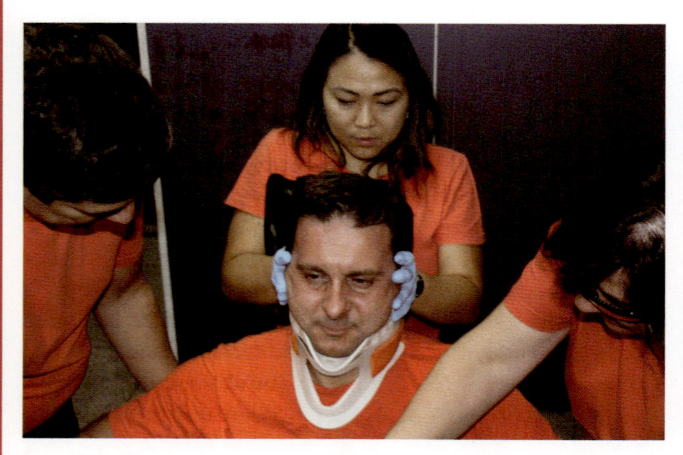

Figura A.14 Detalhe da estabilização manual da cabeça enquanto os demais socorristas ajustam o KED no corpo da vítima.

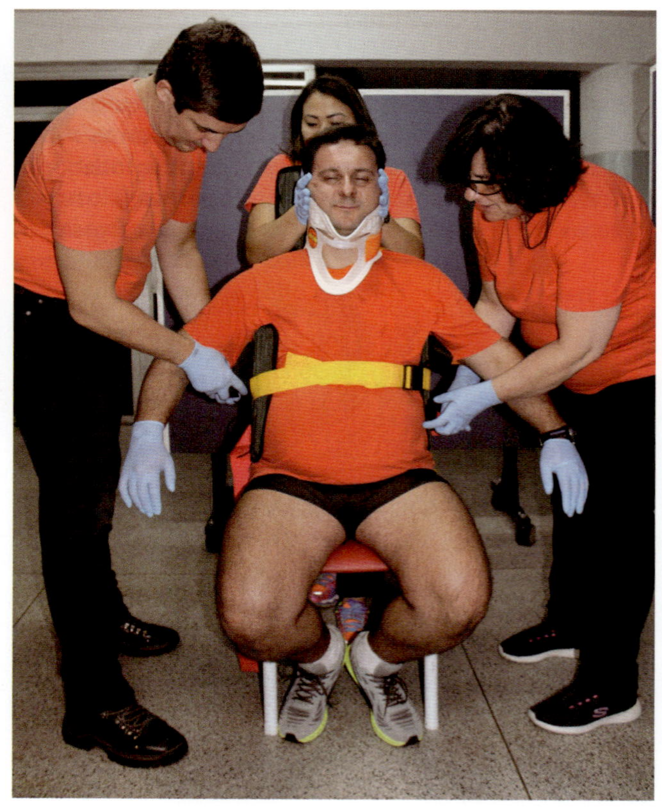

Figura A.15 Colocação do 1º tirante, que deve ser o central.

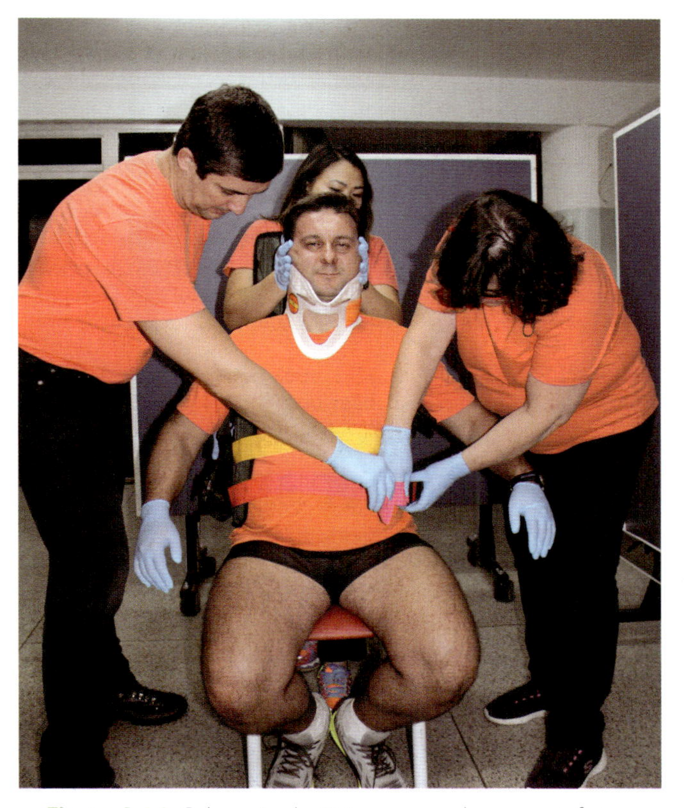

Figura A.16 Colocação do 2º tirante, que deve ser o inferior.

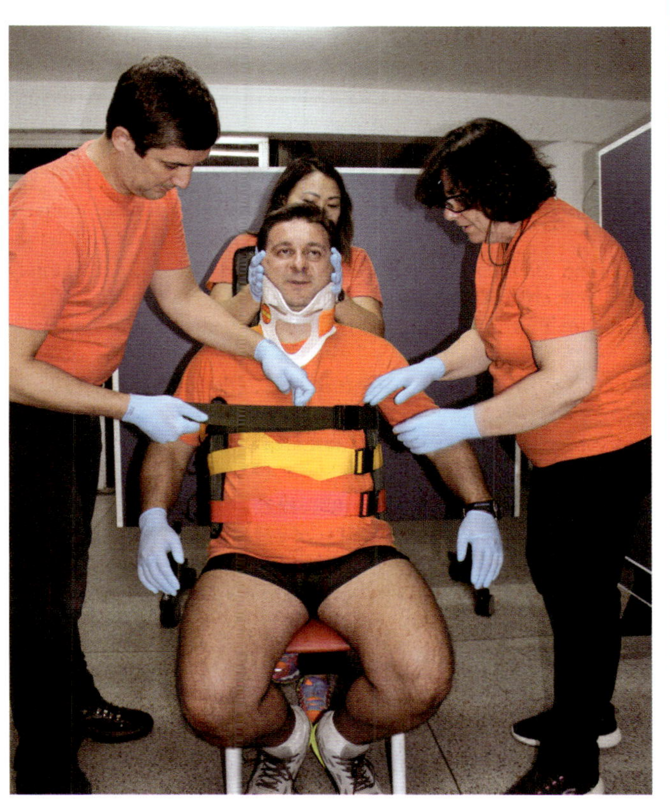

Figura A.17 Colocação do 3º tirante, que deve ser o superior. O ideal é que nesta fase seja solicitado ao paciente que faça inspiração profunda antes do ajuste, para não comprometer a ventilação.

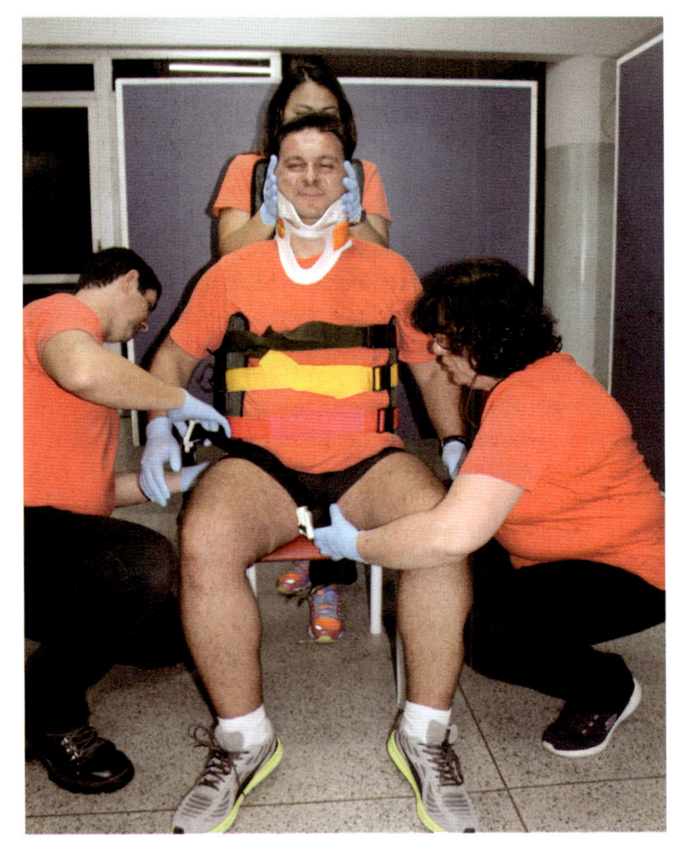

Figura A.18 Colocação dos tirantes inguinais, que devem ser passados pela parte posterior das coxas e, com movimentos de serrote, ajustados na raiz da coxa.

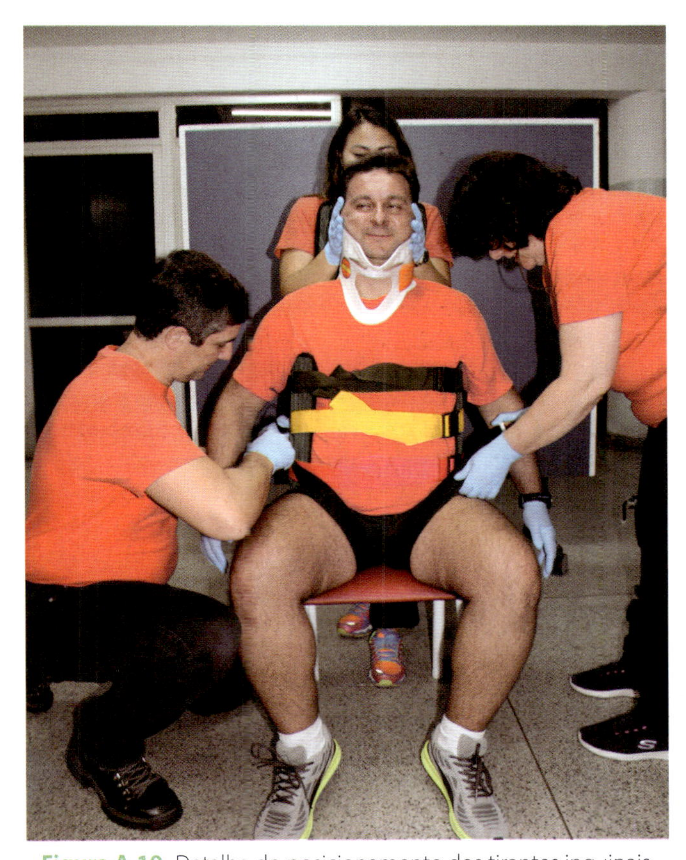

Figura A.19 Detalhe do posicionamento dos tirantes inguinais.

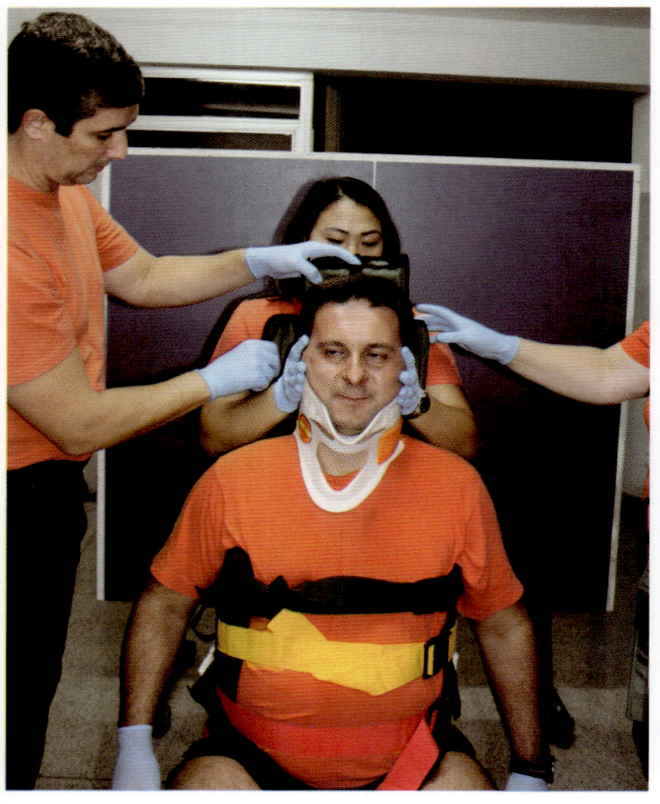

Figura A.20 No momento de imobilização da cabeça, caso exista espaço entre o KED e a cabeça, esse espaço deve ser preenchido com um coxim.

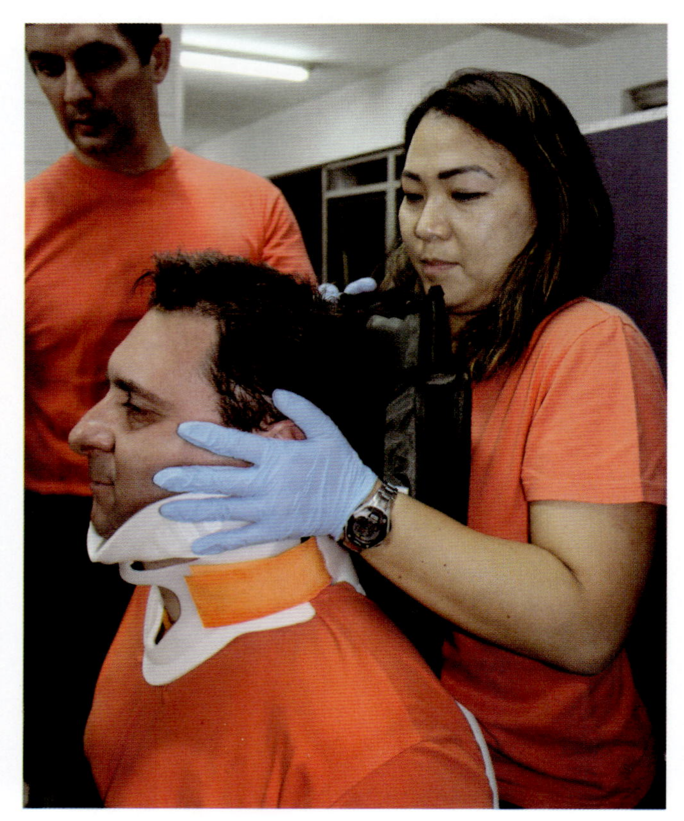

Figura A.21 Detalhe da colocação do coxim.

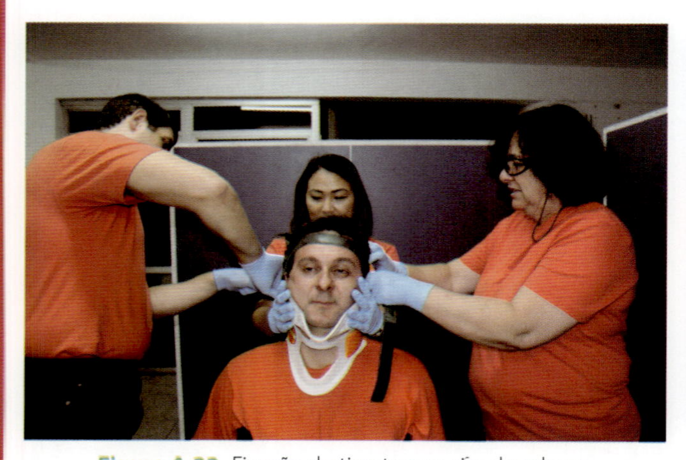

Figura A.22 Fixação do tirante superior da cabeça.

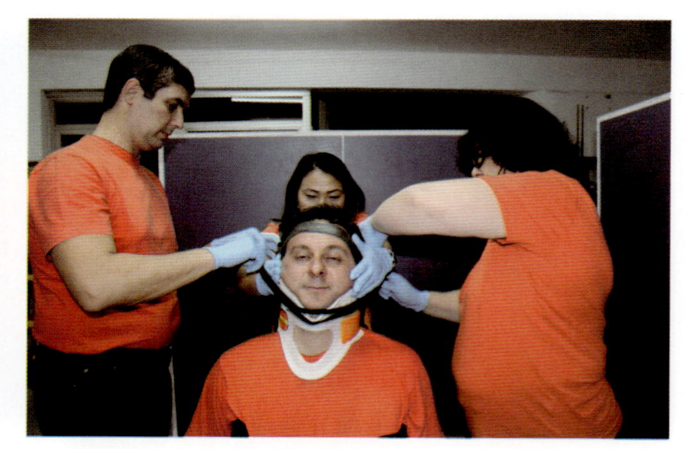

Figura A.23 Fixação do tirante inferior da cabeça.

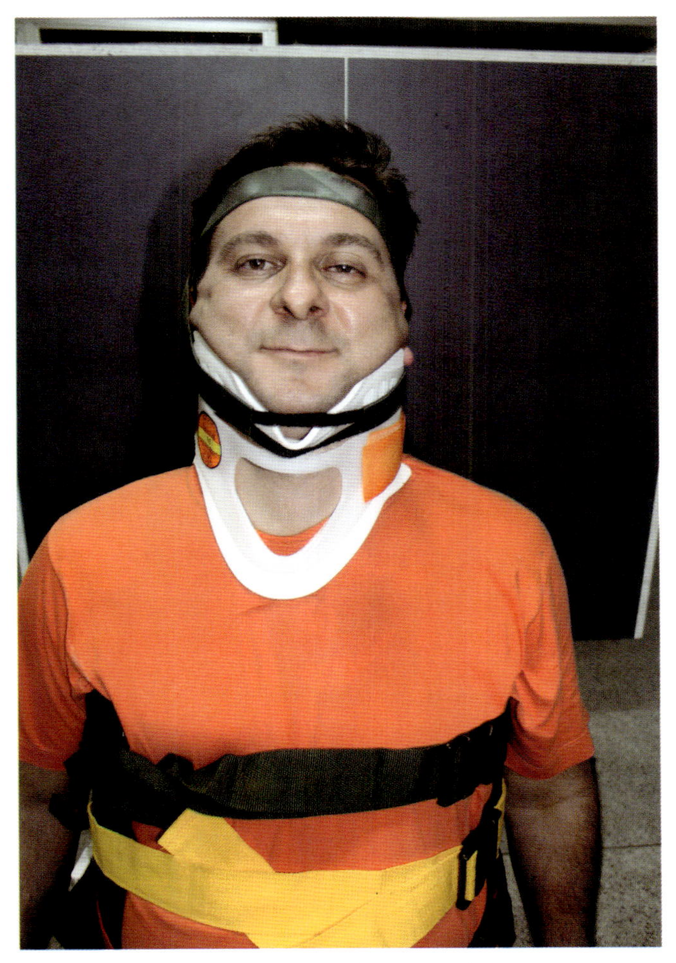

Figura A.24 Imobilização completa com o KED – vista anterior.

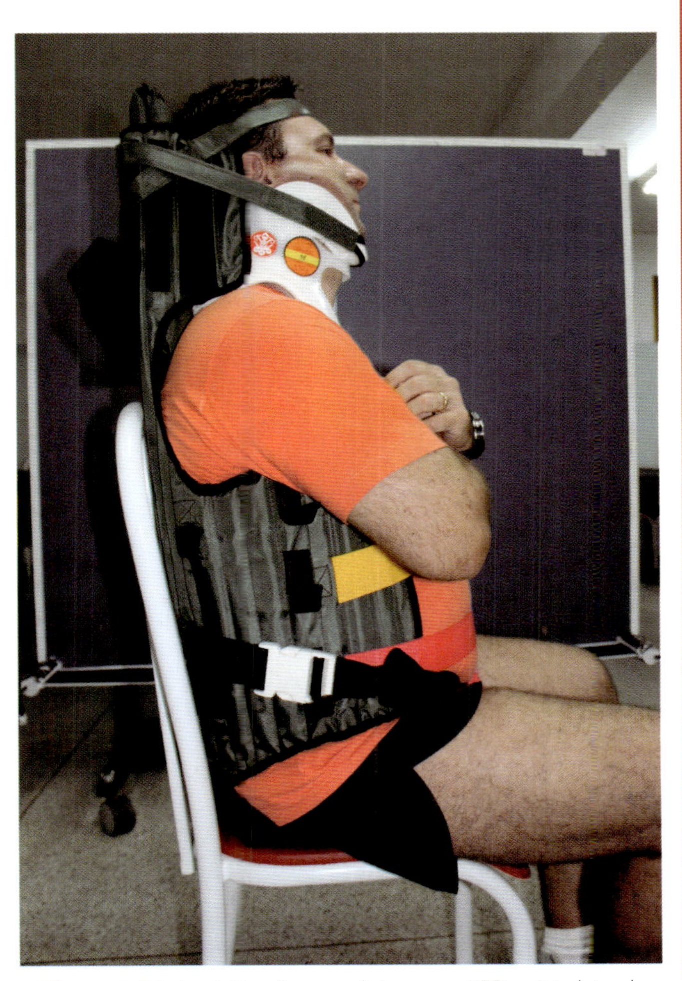

Figura A.25 Imobilização completa com o KED – vista lateral.

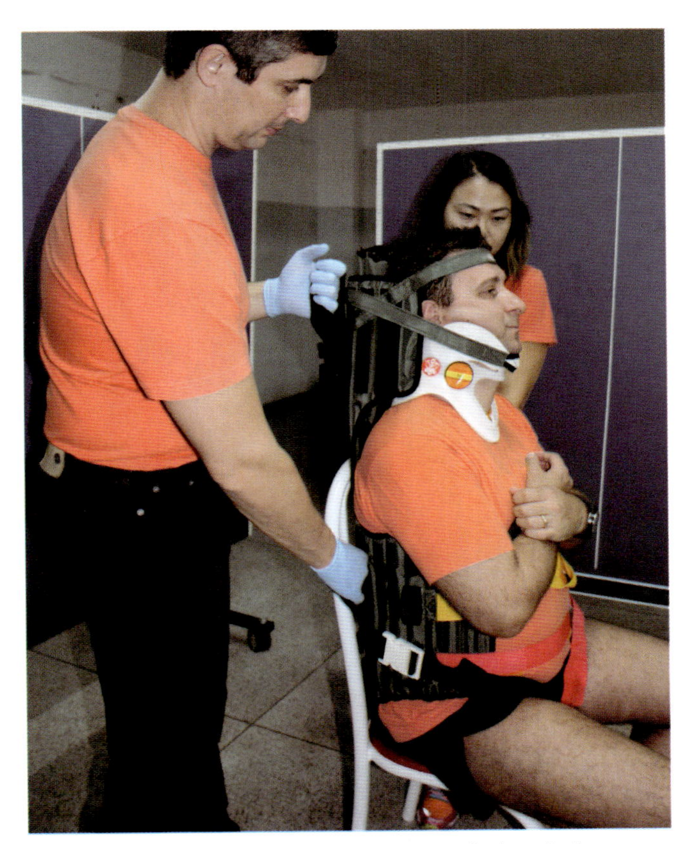

Figura A.26 Preparação para a retirada do veículo.

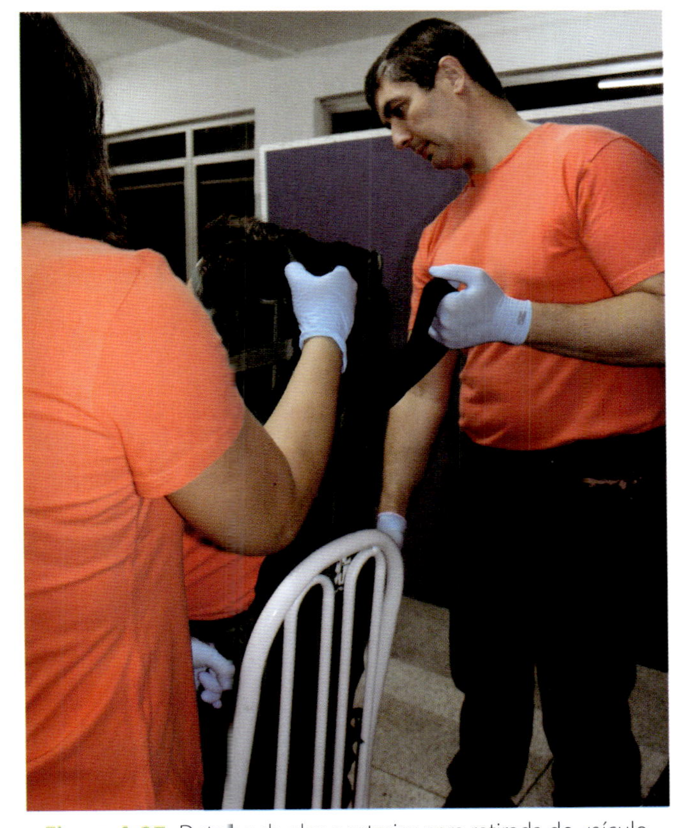

Figura A.27 Detalhe da alça posterior para retirada do veículo.

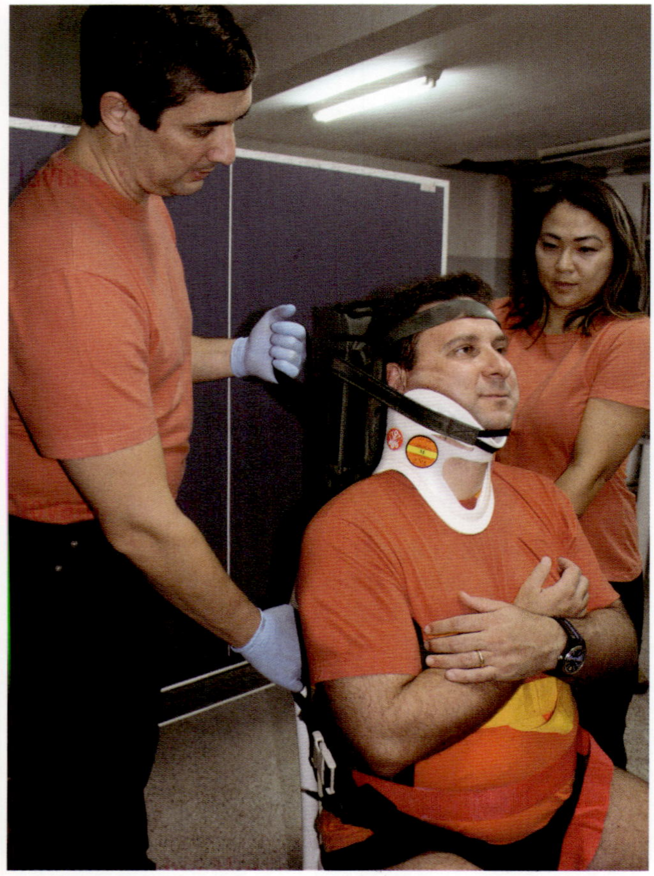

Figura A.28 Detalhe da alça lateral para retirada do veículo.

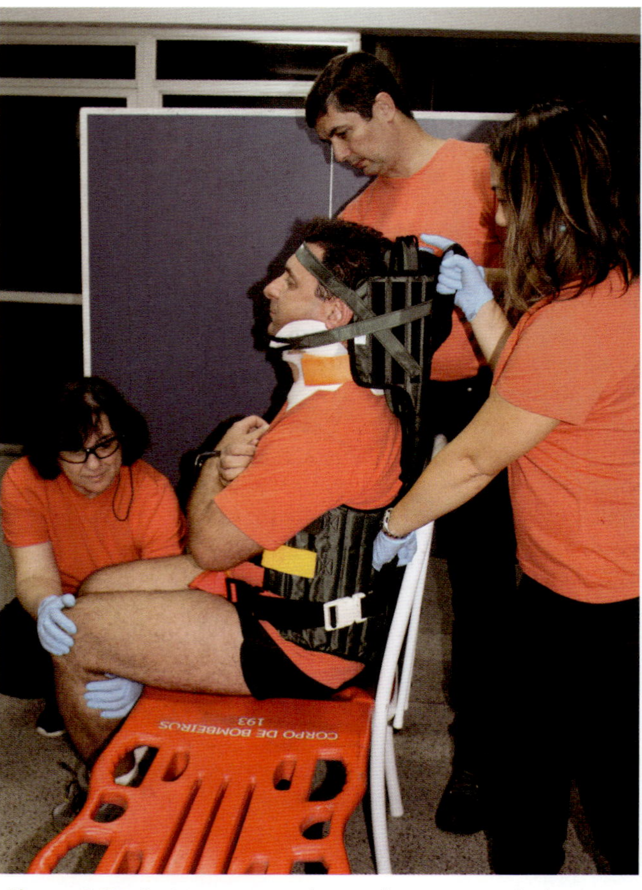

Figura A.29 Posicionamento da prancha para retirada da vítima.

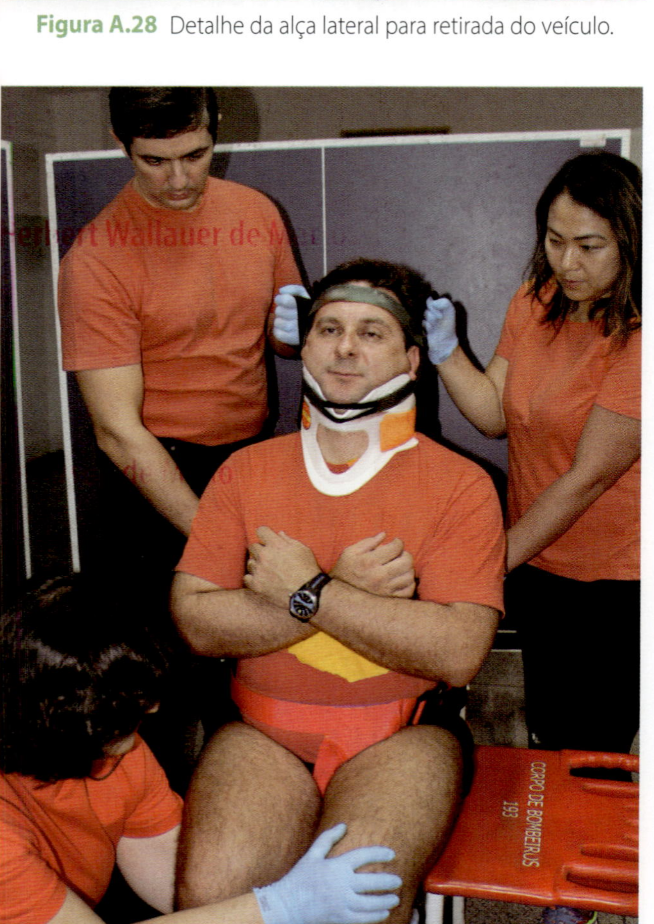

Figura A.30 Preparação para a rotação da vítima sobre a prancha.

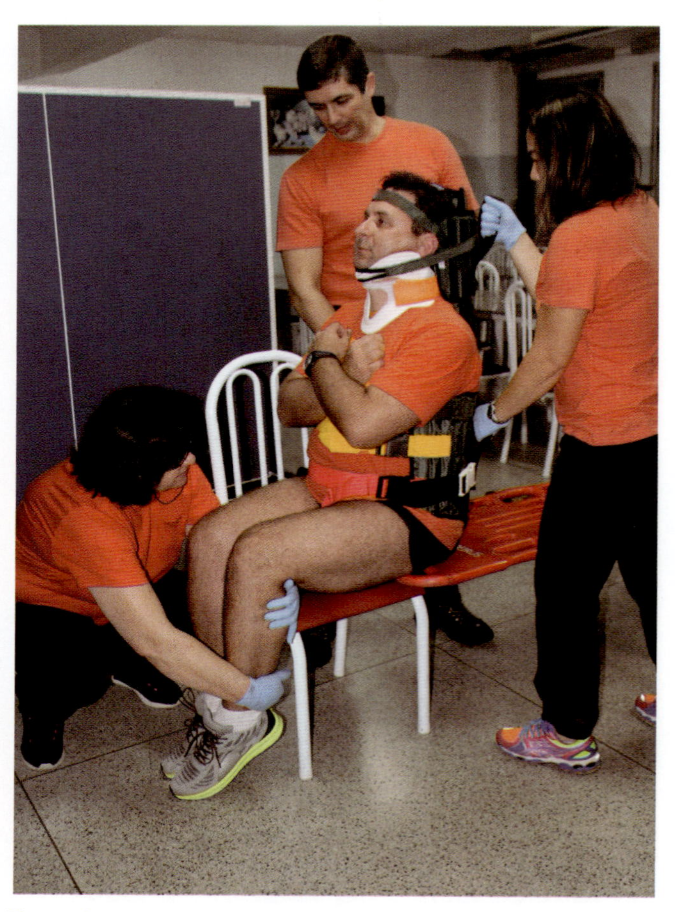

Figura A.31 Detalhe do posicionamento dos socorristas para a retirada da vítima.

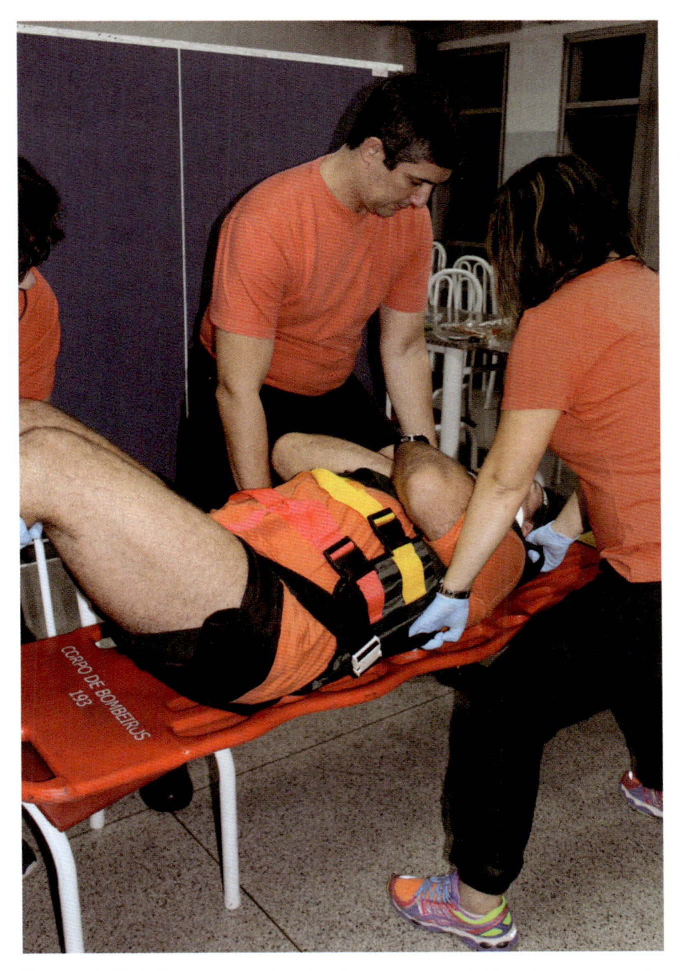

Figura A.32 Deslocamento da vítima com o KED sobre a prancha. Observe que os membros inferiores estão fleticos.

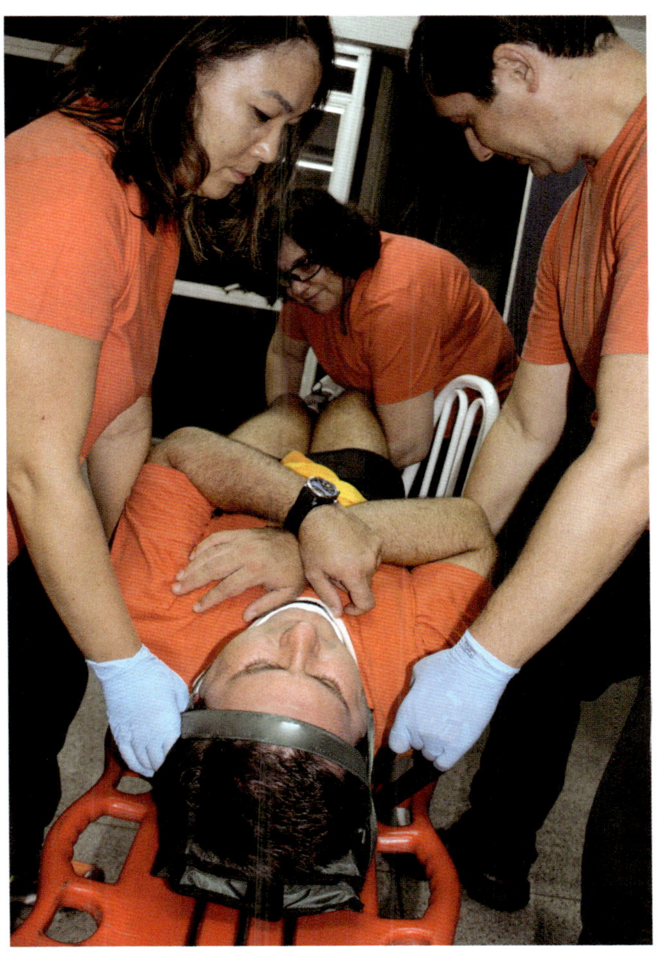

Figura A.33 Vista anterior do posicionamento da vítima, já liberados os tirantes inguinais e estendendo os membros inferiores para melhor ajuste da vítima sobre a prancha, quando, então, será levada para a ambulância.

IMOBILIZAÇÕES EM PRANCHA LONGA

Existem várias técnicas de imobilização em prancha longa, dependendo do local onde a vítima se encontra, do treinamento das equipes de socorro e da quantidade de recursos e socorristas.

Demonstraremos aqui duas técnicas diferentes, ambas utilizadas quando a vítima está no solo. As imobilizações em pé com a prancha já não são preconizadas.

Rolamento lateral (90 graus)

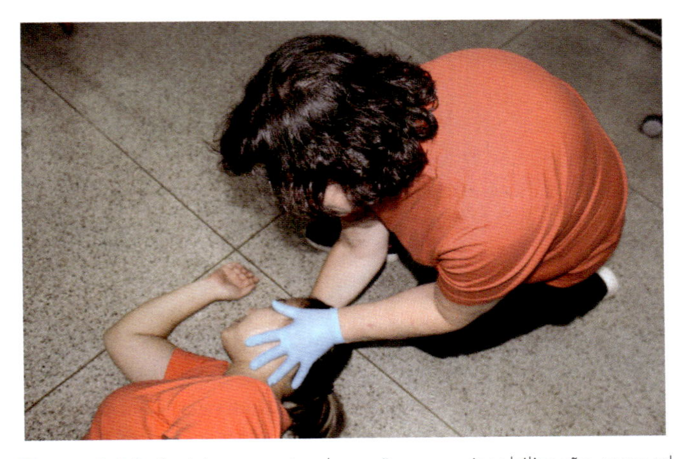

Figura A.34 Posicionamento das mãos para imobilização manual da cabeça.

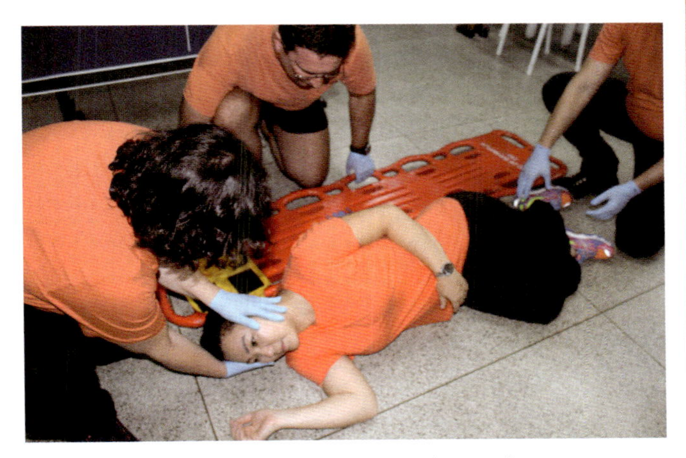

Figura A.35 Aproximação da prancha.

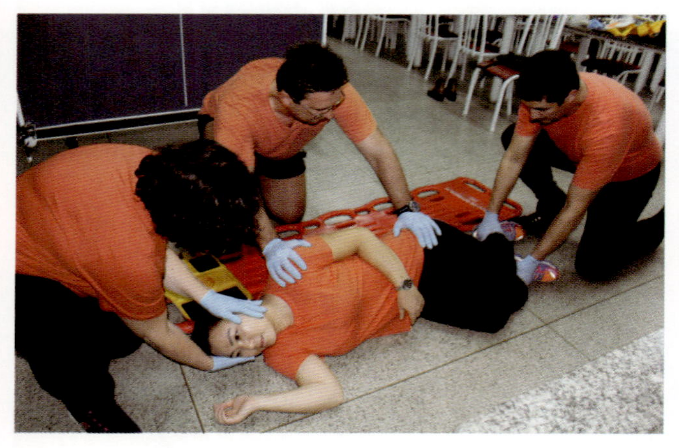

Figura A.36 Posicionamento dos socorristas.

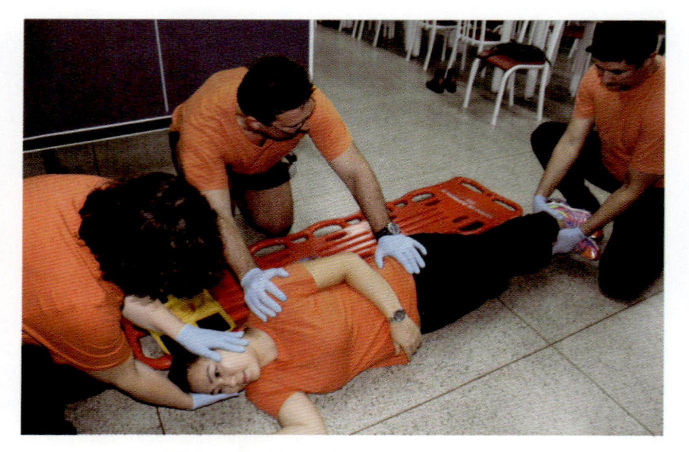

Figura A.37 Alinhamento da vítima.

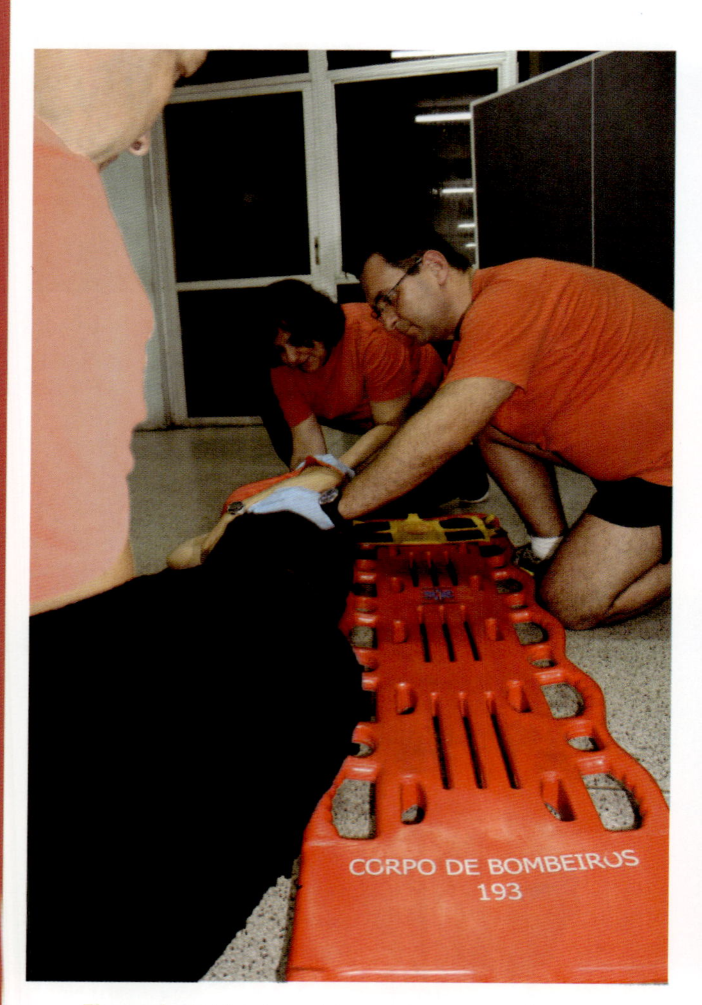

Figura A.38 Vista lateral do posicionamento da vítima.

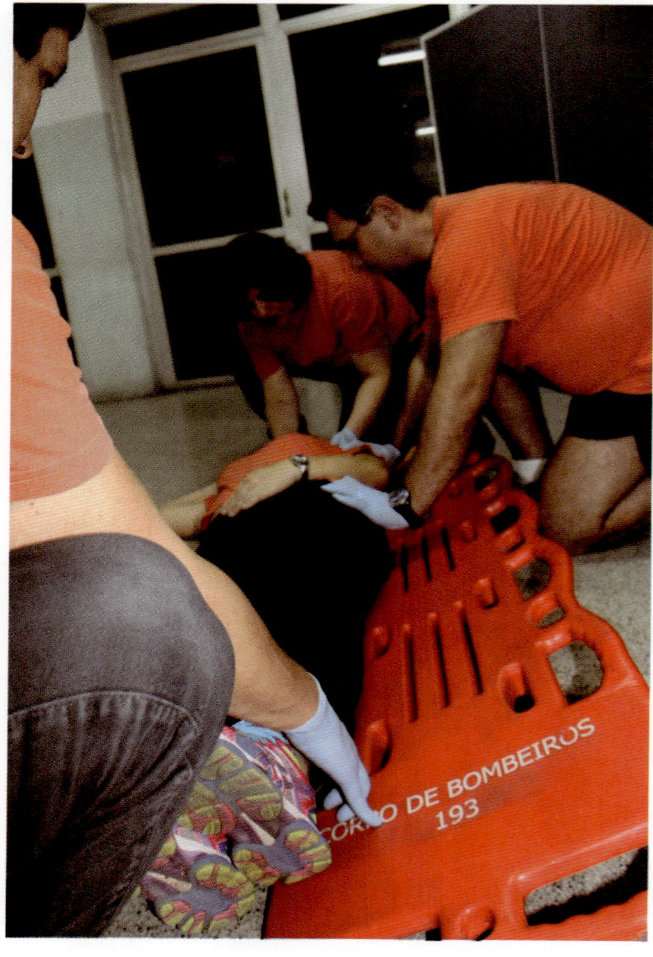

Figura A.39 Rolamento para a prancha.

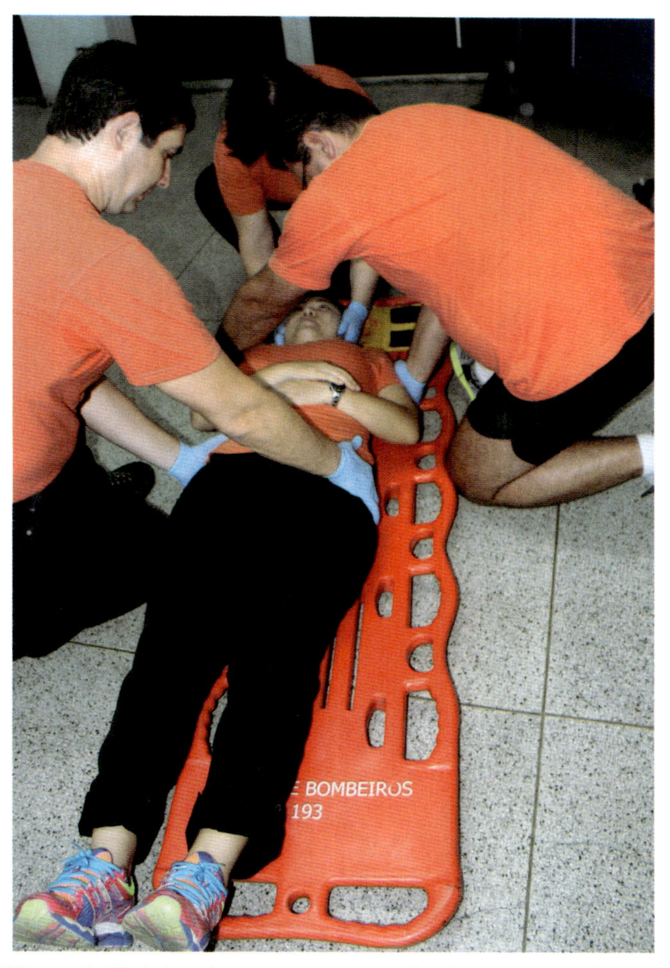

Figura A.40 Início do posicionamento da vítima na prancha, em movimentos de zigue-zague. Atenção à localização das mãos dos socorristas.

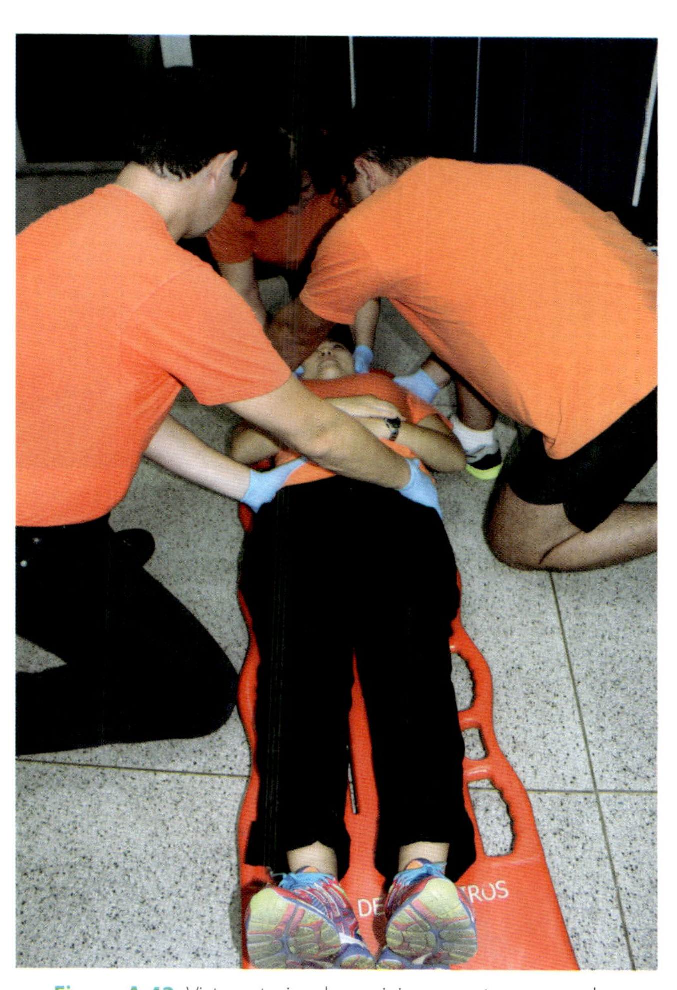

Figura A.42 Vista anterior do posicionamento na prancha.

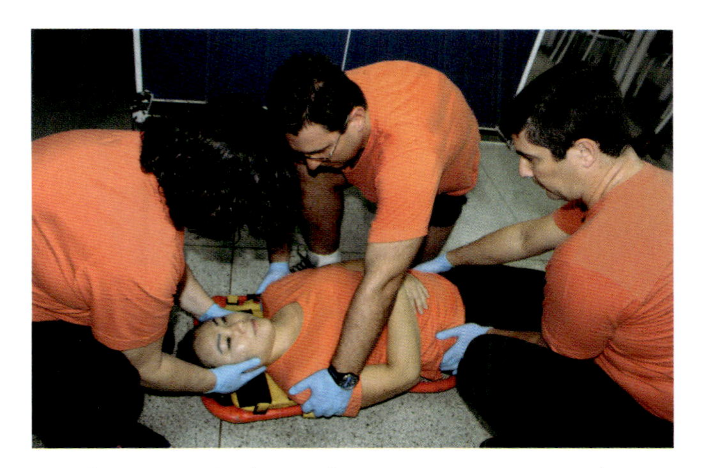

Figura A.41 Finalização do posicionamento na prancha.

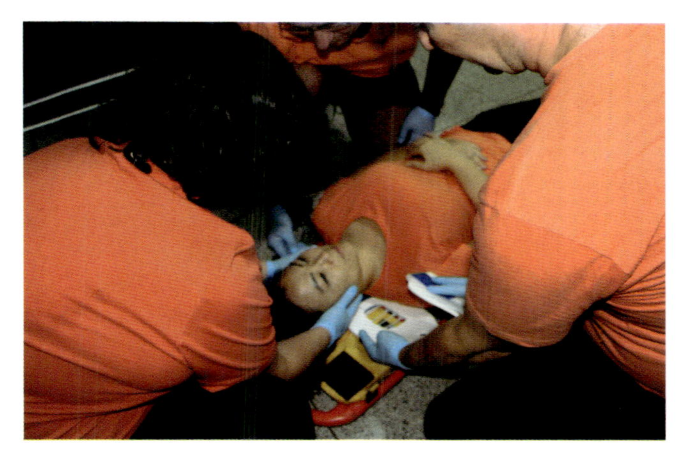

Figura A.43 Colocação do colar cervical.

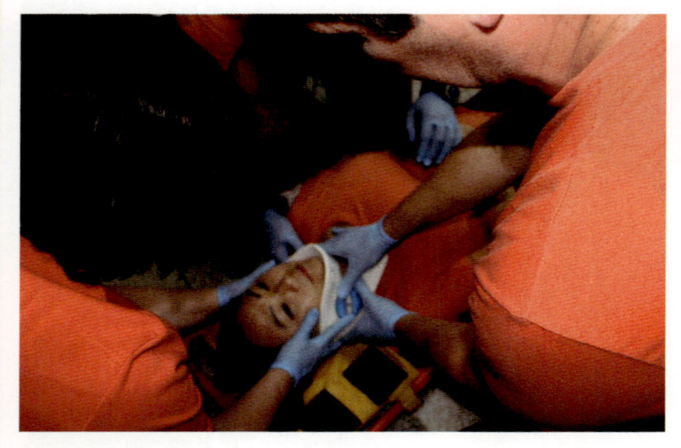

Figura A.44 Ajuste do colar cervical, mantendo a imobilização manual da cabeça.

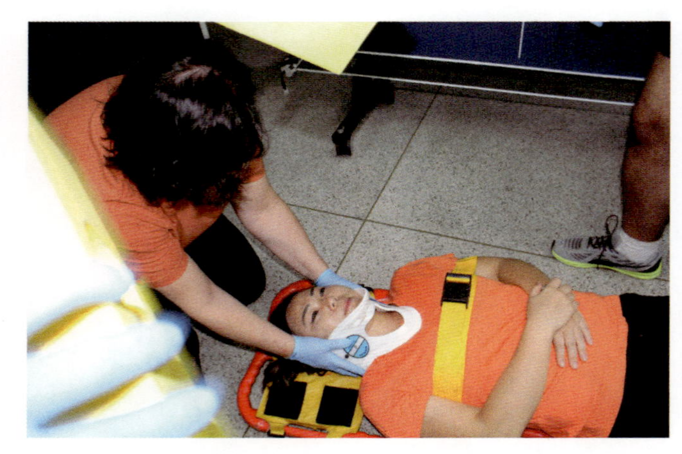

Figura A.45 Colocação do tirante torácico. Observe que o ombro está alinhado com a borda inferior do imobilizador lateral de cabeça.

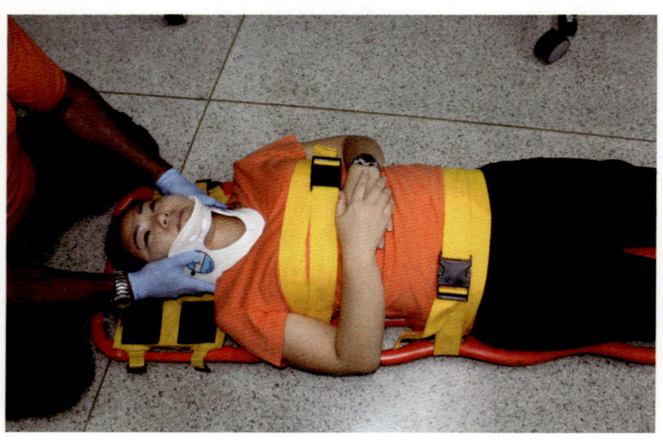

Figura A.46 Colocação do tirante abdominal.

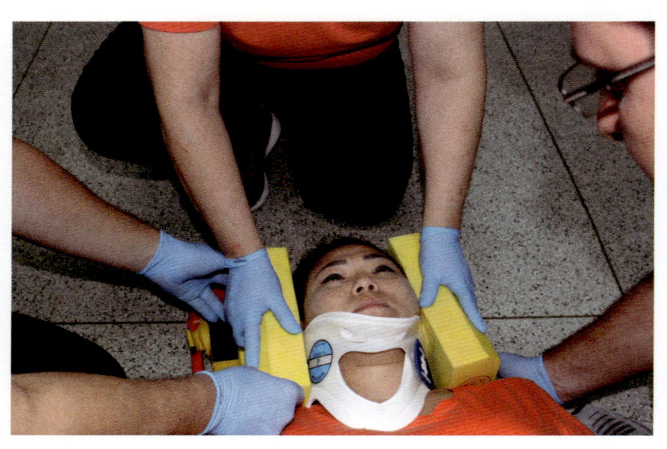

Figura A.47 Colocação do imobilizador lateral de cabeça.

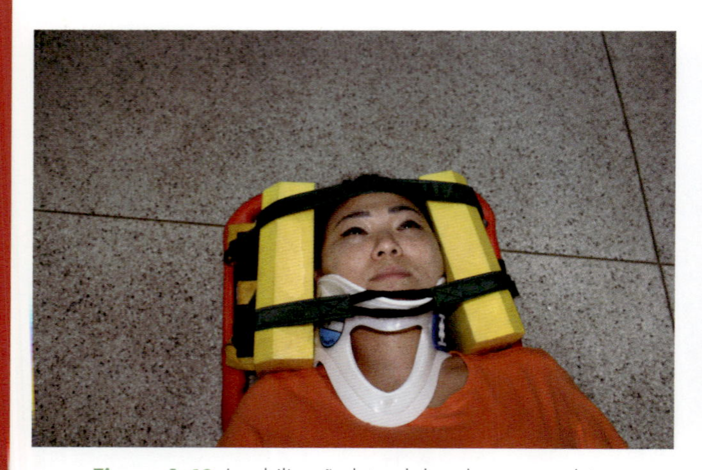

Figura A.48 Imobilização lateral da cabeça completa.

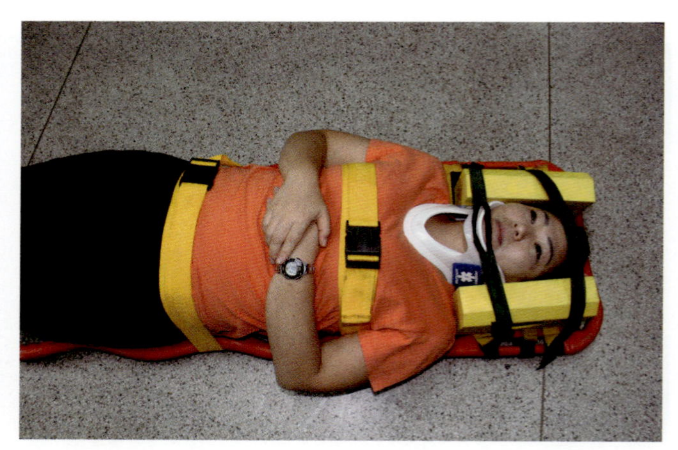

Figura A.49 Imobilização completa.

Rolamento ventral (180 graus)

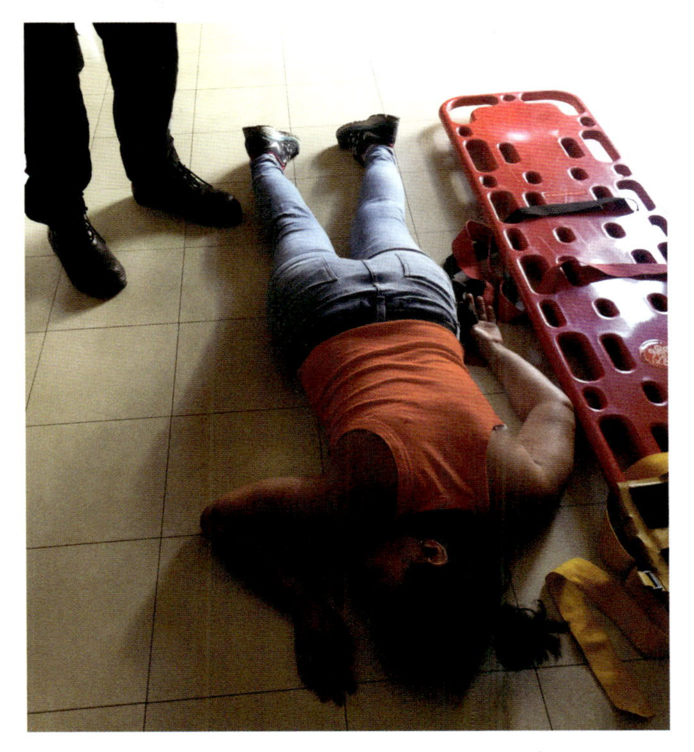

Figura A.50 Vítima em decúbito ventral.

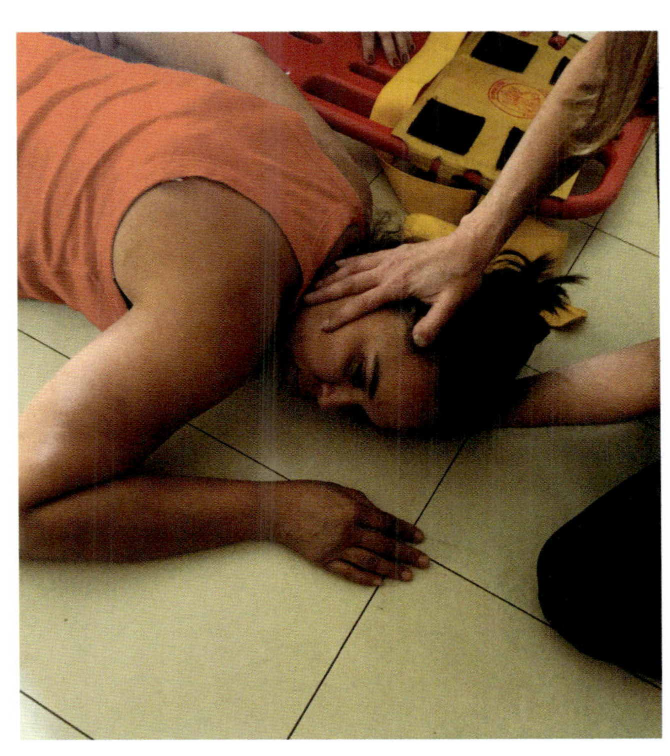

Figura A.51 Imobilização manual da cabeça. Observe o posicionamento da palma da mão direita na orelha direita e palma da mão esquerda na orelha esquerda.

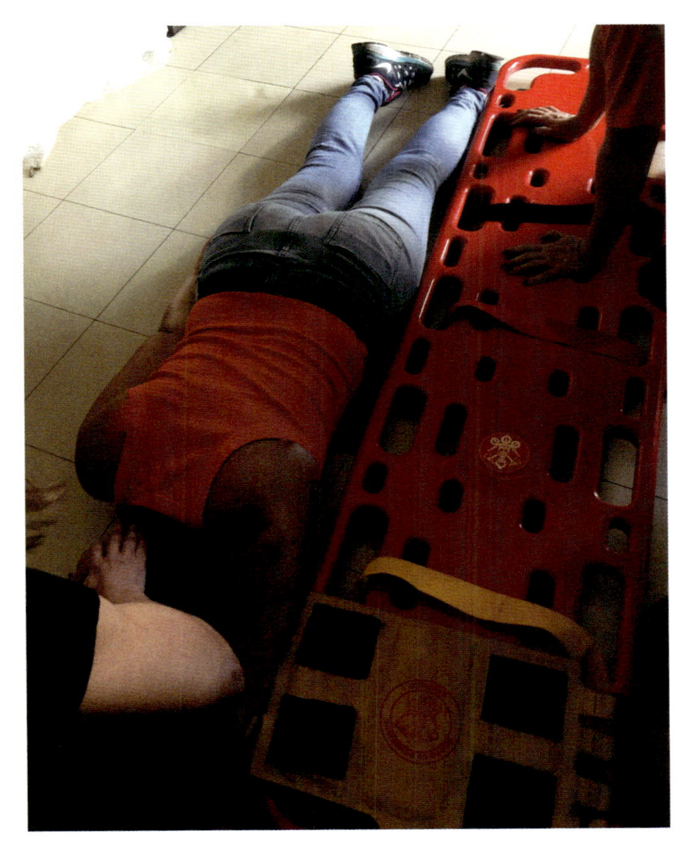

Figura A.52 Aproximação da prancha englobando todo o corpo da vítima.

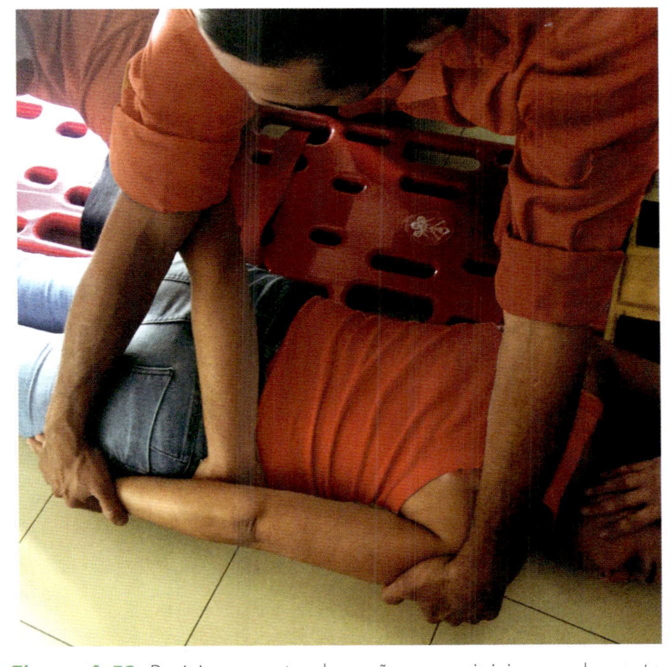

Figura A.53 Posicionamento das mãos para iniciar o rolamento. Observe o cruzamento das mãos na cintura pélvica para que o movimento seja em bloco.

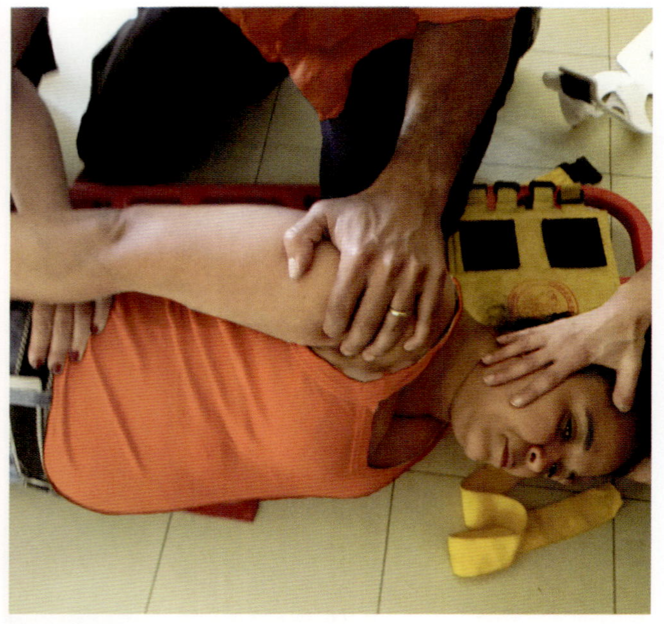

Figura A.54 Início do rolamento. Giro em 90° com alinhamento de todo o corpo.

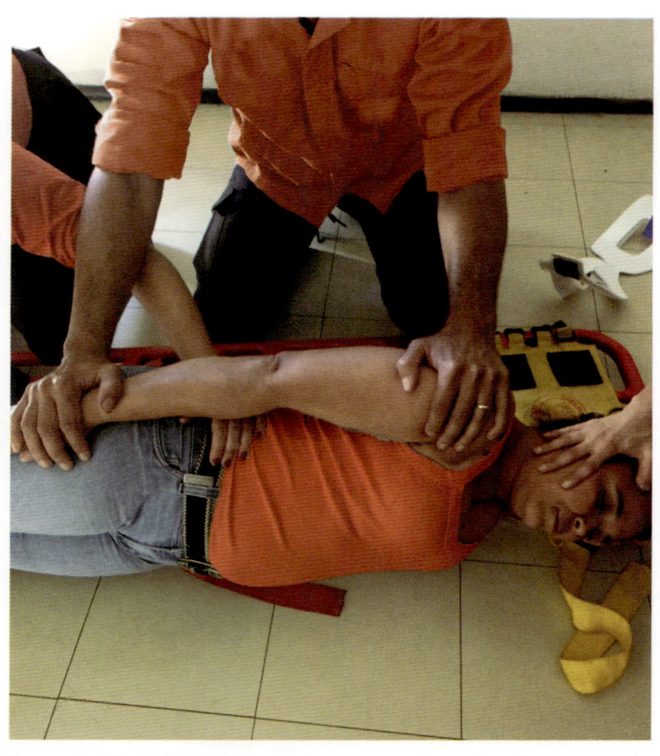

Figura A.55 Detalhe do posicionamento das mãos durante o rolamento.

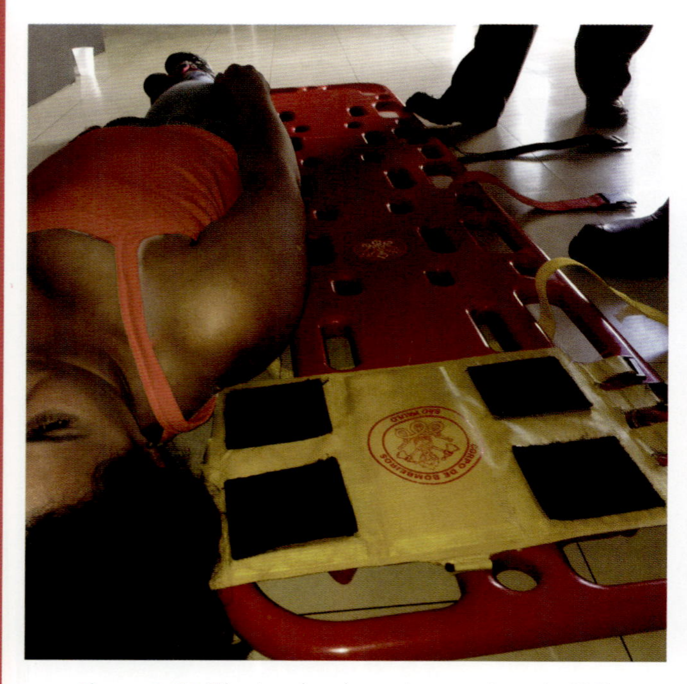

Figura A.56 Término do rolamento, completando 180°.

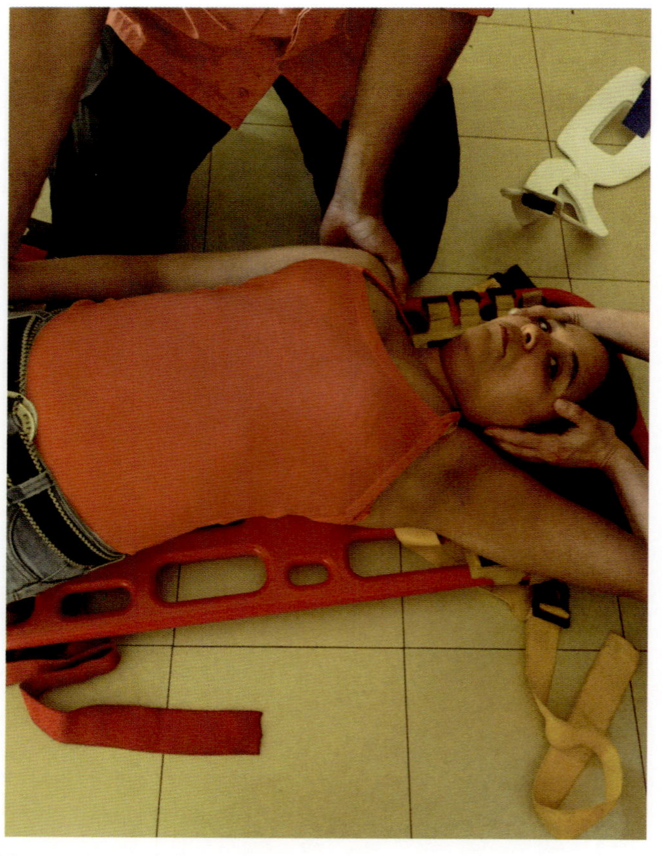

Figura A.57 Alinhamento dos membros superiores ao longo do corpo.

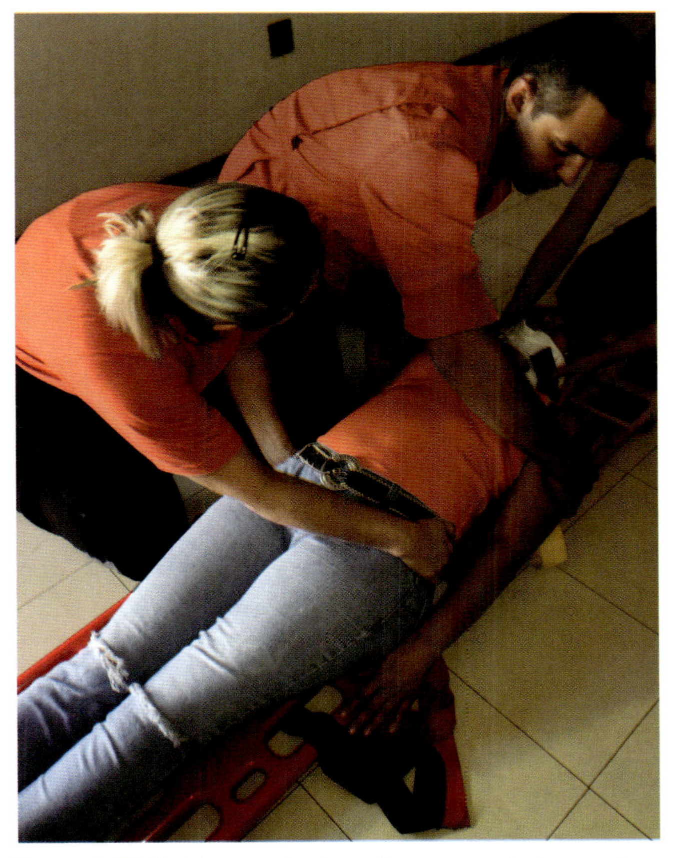

Figura A.58 Posicionamento das mãos para o ajuste em zigue-zague da vítima na prancha.

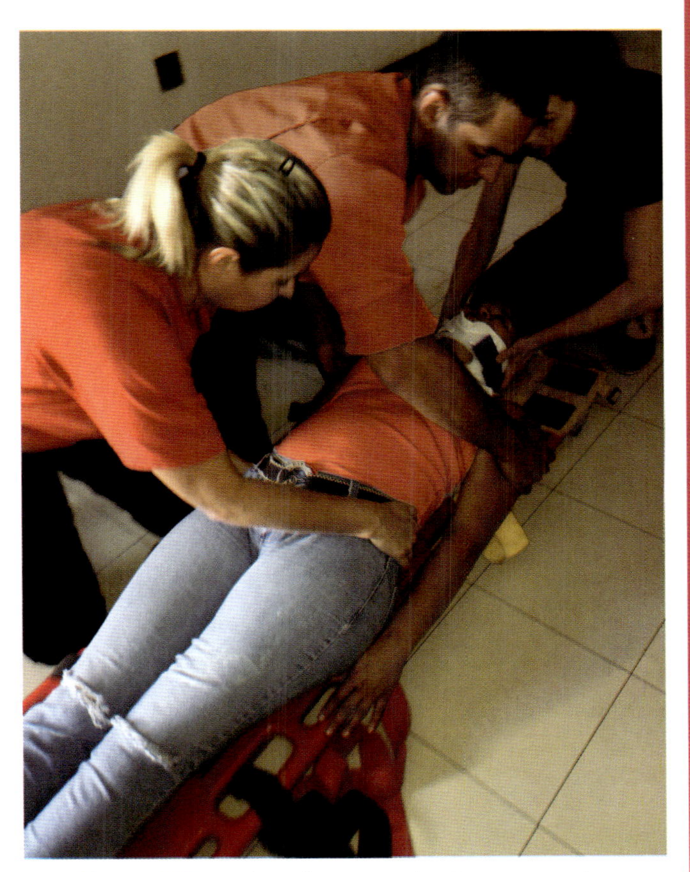

Figura A.59 Finalizando o ajuste da vítima na prancha.

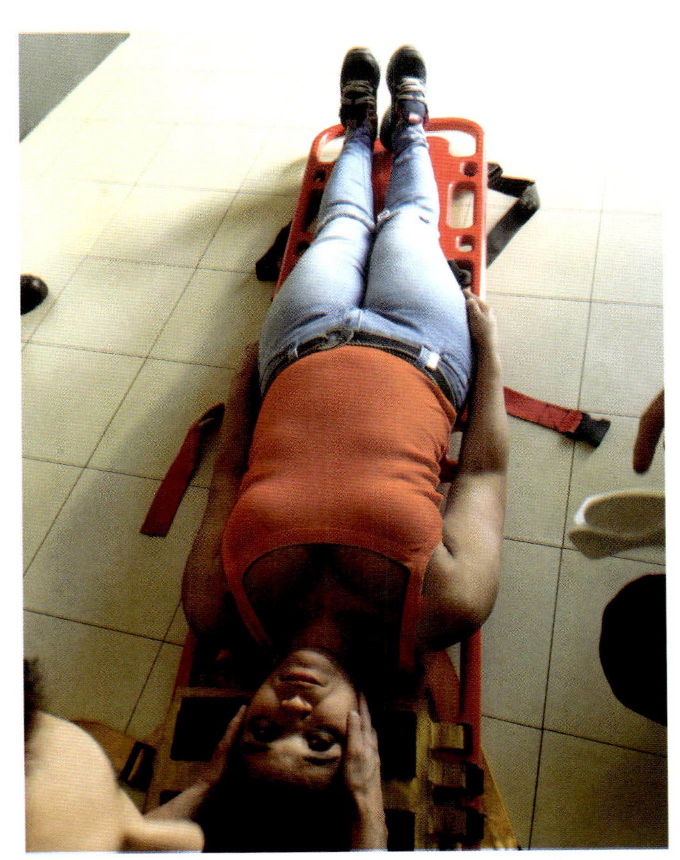

Figura A.60 Correto posicionamento da vítima antes da colocação dos tirantes e imobilizador lateral de cabeça. Observe que a imobilização manual da cabeça deve ser mantida todo o tempo.

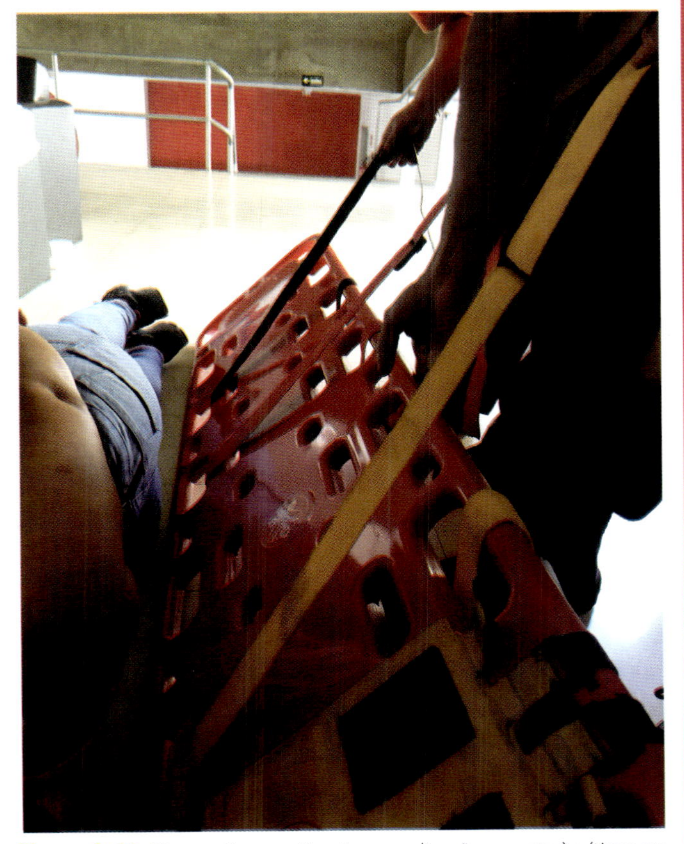

Figura A.61 Dica: esticar os tirantes em direção oposta à vítima antes de posicionar a prancha evita que os mesmos se enrolem embaixo dela.

Índice Alfabético

A

B

C

D

E

F

G

H

I

J

K

L

M

N

O

P

Q

R

S

T

U

V

X

Z

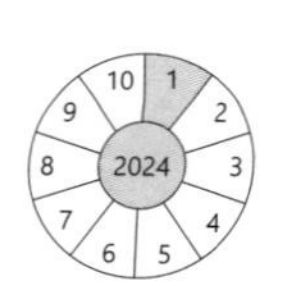